Mit diesem Lehrbuch leichter lernen und verstehen

... durch eine klare Orientierung

- **Farbleitsystem:** Jedes Kapitel ist in einer eigenen *Kapitelfarbe* ge

- **Abbildungen und Tabellen:** bilden zusammen mit den *Legenden* separate kleine Lerneinheiten.

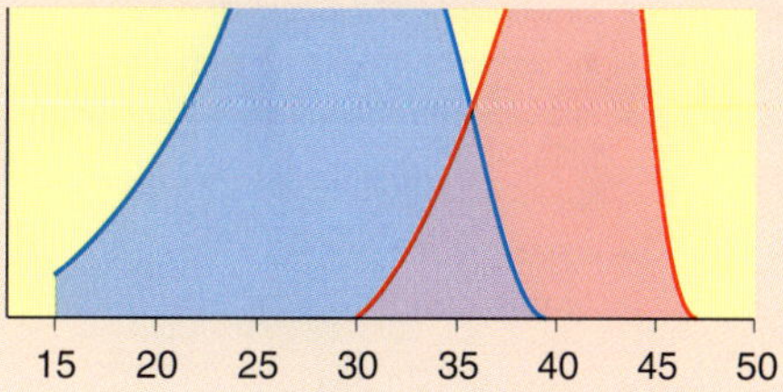

Abb. 5-4 Entladungsraten (Zahl der Aktionspotenziale pro Sekunde) ...

... durch einen strukturierten Lerntext

Eine **Kurzinformation**, ein charakterisierendes **Übersichtsbild** und ein **Fallbeispiel** zum Selbst-Lösen leiten jedes Kapitel ein. Am Ende eines jeden Kapitels findet sich die **Auflösung** des Fallbeispiels.

Texthervorhebungen: Wichtige Inhalte und Fachbegriffe sind **fett** gedruckt.

Verschiedene **Textkästen** erleichtern das Lernen:

Z — Z = **Zusammenfassung:** Zusammenfassungen wichtiger Inhalte zum leichteren Lernen und Wiederholen

K — K = **Krankheitslehre:** Krankhafte Veränderungen der dargestellten physiologischen Vorgänge

G — G = **Gesundheitsvorsorge/Prophylaxe:** Anregungen und Beispiele für vorbeugende Maßnahmen

P — P = **Pflegehinweis:** Praxisorientierte Pflegeaspekte

Ü — Ü = **Übung:** Praktische Übungen zur Selbsterfahrung der Anatomie und der physiologischen Prozesse des Körpers

... durch Wiederholungsfragen

An jedem Kapitelende finden sich ca. 10 Wiederholungsfragen, die die Kernpunkte des Kapitels nochmals aufgreifen und eine kompakte Stoffwiederholung ermöglichen.

Wissenswertes im Überblick

f = weiblich; m = männlich

Häufig benutzte Abkürzungen in der Medizin

ACh	= Acetylcholin
ACTH	= adreno-corticotropes Hormon
ADH	= antidiuretisches Hormon
ADP	= Adenosindiphosphat
AEP	= akustisch evoziertes Potenzial
ANF	= atrialer natriuretischer Faktor
Anti-A	= Antikörper im Plasma zur Blutgruppe B
Anti-B	= Antikörper im Plasma zur Blutgruppe A
Anti-D	= Antikörper im Plasma von rh-negativen Individuen
AP	= Aktionspotenzial
ATP	= Adenosintriphosphat
AV-Rhythmus	= Rhythmus des AV-Knotens
$avDO_2$	= arteriovenöse O_2-Differenz
BSG	= Blutsenkungsgeschwindigkeit
dpt	= Dioptrien
EEG	= Elektroenzephalogramm
EKG	= Elektrokardiogramm
EMG	= Elektromyogramm
EOG	= Elektrookulogramm
EP	= evozierte Potenziale
f	= Frequenz
FSH	= follikelstimulierendes Hormon
GFR	= glomeruläre Filtrationsrate
5-HT	= 5-Hydroxytryptamin, Serotonin
Hb	= Hämoglobin
HCG	= Choriongonadotropin
HDL	= high density lipoprotein
HLA	= human leukocyte antigen
HMV	= Herzminutenvolumen
HZV	= Herzzeitvolumen
IFN	= Interferone
Ig	= Immunglobuline
LDL	= low density lipoprotein
LH	= luteinisierendes Hormon
MCH	= mittlerer Hämoglobingehalt des Erythrozyten
MP	= Membranpotenzial
NA	= Noradrenalin
pCO_2	= Kohlendioxidpartialdruck
pO_2	= Sauerstoffpartialdruck
PRL	= Prolaktin
PTT	= partial thromboplastin time
RBF	= renaler Blutfluss
REM	= Rapid-eye-movement-Schlaf
RhD^-	= Rhesus-negativ
RhD^+	= Rhesus-positiv
RQ	= respiratorischer Quotient
SEP	= somatosensorisch evoziertes Potenzial
STH	= somatotropes Hormon
T	= absolute Temperatur
T_3	= Trijodthyronin
T_4	= Thyroxin
TSH	= thyroideastimulierendes Hormon
VIP	= vasoaktives intestinales Peptid
V_T	= Atemzugvolumen
ZNS	= Zentralnervensystem
ZVD	= zentraler Venendruck

Abkürzungen von häufig verwendeten anatomischen Bezeichnungen

Einzahl		Mehrzahl	
A.	= Arteria	Aa.	= Arteriae
Lig.	= Ligamentum	Ligg.	= Ligamenta
M.	= Musculus	Mm.	= Musculi
N.	= Nervus	Nn.	= Nervi
R.	= Ramus	Rr.	= Rami
V.	= Vena	Vv.	= Venae

Abkürzungen von Ortsbezeichnungen als Bestandteile anatomischer Begriffe

	lateinisch	deutsch
ant.	= anterior	= vorderer
caud.	= caudalis	= unten
dext.	= dexter	= rechts
dist.	= distalis	= weiter vom Rumpf entfernt
dors.	= dorsalis	= hinten (rückwärts)
ext.	= externus	= außen (i.S. von oberflächlich)
inf.	= inferior	= unterer
int.	= internus	= innen (i.S. von tief)
lat.	= lateralis	= außen (i.S. von seitlich)
med.	= medialis	= innen (als Gegensatz von seitlich)
	= medius	= mittlerer (von drei)
palm.	= palmaris	= in oder nach der Hohlhand zu
post.	= posterior	= hinterer
prof.	= profundus	= tief
prox.	= proximalis	= näher zum Rumpf liegend
sin.	= sinister	= links
sup.	= superior	= oberer
superf.	= superficialis	= oberflächlich
ventr.	= ventralis	= vorn (bauchwärts)

Bewegungsrichtungen

Flexion → Beugung
Extension → Streckung
Abduktion → vom Körper weg
Adduktion → zum Körper hin
Rotation → Drehung, Kreiselung

Achsen und Ebenen

1) **Vertikale (longitudinale) Achse** → Längsachse des Körpers
2) **Transversale (horizontale) Achse** → Querachse
3) **Sagittale Achse** → verläuft von der Hinter- zur Vorderfläche des Körpers
4) **Mediansagittalebene** → teilt den Körper in zwei annähernd gleiche Hälften (Symmetrieebene)
5) **Sagittalebene** → Paramedianebene, jede parallel zur Mediansagittalebene stehende Ebene
6) **Frontale Ebene** → eine Ebene parallel zur Stirn
7) **Transversale Ebenen** → stehen senkrecht zur Mediansagittalebene und zu einer Frontalebene. Bei aufrechtem Stand liegen sie horizontal.

E.-J. Speckmann, W. Wittkowski

Handbuch Anatomie

Erwin-Josef Speckmann, Werner Wittkowski

Handbuch Anatomie

Bau und Funktion des menschlichen Körpers

21. Auflage

ELSEVIER

Elsevier GmbH, Hackerbrücke 6, 80335 München, Deutschland
Wir freuen uns über Ihr Feedback und Ihre Anregungen: books.cs.muc@elsevier.com

ISBN 978-3-437-26193-0

Wichtiger Hinweis für den Benutzer
Ärzte/Praktiker und Forscher müssen sich bei der Bewertung und Anwendung aller hier beschriebenen Informationen, Methoden, Wirkstoffe oder Experimente stets auf ihre eigenen Erfahrungen und Kenntnisse verlassen. Bedingt durch den schnellen Wissenszuwachs insbesondere in den medizinischen Wissenschaften sollte eine unabhängige Überprüfung von Diagnosen und Arzneimitteldosierungen erfolgen. Im größtmöglichen Umfang des Gesetzes wird von Elsevier, den Autoren, Redakteuren oder Beitragenden keinerlei Haftung in Bezug auf jegliche Verletzung und/oder Schäden an Personen oder Eigentum, im Rahmen von Produkthaftung, Fahrlässigkeit oder anderweitig, übernommen. Dies gilt gleichermaßen für jegliche Anwendung oder Bedienung der in diesem Werk aufgeführten Methoden, Produkte, Anweisungen oder Konzepte.

Für die Vollständigkeit und Auswahl der aufgeführten Medikamente übernimmt der Verlag keine Gewähr.
Geschützte Warennamen (Warenzeichen) werden in der Regel besonders kenntlich gemacht (®). Aus dem Fehlen eines solchen Hinweises kann jedoch nicht automatisch geschlossen werden, dass es sich um einen freien Warennamen handelt.

Bibliografische Information der Deutschen Nationalbibliothek
Die Deutsche Nationalbibliothek verzeichnet diese Publikation in der Deutschen Nationalbibliografie; detaillierte bibliografische Daten sind im Internet über http://www.d-nb.de/ abrufbar.

25 26 27 28 5 4 3 2

Um den Textfluss nicht zu stören, wurde bei Patienten und Berufsbezeichnungen die grammatikalisch maskuline Form gewählt. Selbstverständlich sind in diesen Fällen immer alle Geschlechter gemeint.

Planung: Susanne Szczepanek, München
Projektmanagement: Sibylle Hartl, Valley
Redaktion: Andreas Knöll, Zwiefalten; Irmela Wedler, München
Satz: abavo GmbH, Buchloe, Deutschland
Druck und Bindung: Egedsa, Sabadell, Barcelona, Spanien
Fotos/Zeichnungen: Mary Anna Barratt-Dimes, Gerhard Bäuerle, Michael Budowick, Jochen Buschmann, Karl Dengler, Jonathan Dimes, Dr. Annette Neumann, Gerda Raichle, Henriette Rintelen (siehe auch Abbildungsnachweis im Buchanhang)
Umschlaggestaltung: hilden-design, München; Spiesz-Design, Neu-Ulm
Titelfotografie: © shutterstock.com

Aktuelle Informationen finden Sie im Internet unter **www.elsevier.de**.

Für

Hildegard Speckmann
mit Bettina und Thomas

Cornelia Wittkowski
mit Thomas, Helmut,
Ulrike und Maik

Vorwort zur 21. Auflage

Die weitverbreitete Akzeptanz der 20. Auflage, die überaus freundliche Resonanz aus dem Leserkreis und die vielen wohlwollenden Rezensionen haben uns bewogen, für die 21. Auflage den Text und die Abbildungen nach sorgfältiger Durchsicht im Wesentlichen unverändert zu halten.

Die am Ende des Buches wiedergegebenen Normalwerttabellen für die Ergebnisse von Blut-, Harn- und Liquor-Untersuchungen wurden kritisch geprüft und aktualisiert. Dabei ist zu beachten, dass die hier angegebenen Referenzwerte nur als Anhaltspunkte dienen. Im individuellen Fall ist der vom untersuchenden Labor angegebene Referenzbereich relevant.

Die in Biologie und Medizin national und international benutzten Fachausdrücke und beschreibende Terminologien haben ihre Wurzeln zu einem sehr großen Teil im Griechischen. Daher wurden zur Verbesserung des Verständnisses und als Gedächtnishilfe eine Herleitung griechischer Begriffe angefügt.

Viele Kolleginnen und Kollegen helfen uns durch anregende Gespräche; dafür gebührt ihnen unser aufrichtiger Dank! Ein besonderer Dank gilt dem Verlag für seine andauernde großzügige Unterstützung!

So hoffen wir nun, dass auch die 21. Auflage dieses Buches die Einsicht in Bau und Funktionen des menschlichen Körpers fördert und nicht zuletzt ein Verständnis ärztlicher Tätigkeit im weitesten Sinne ermöglicht.

Münster, im Frühling 2020

Prof. Dr. Erwin-Josef Speckmann
Prof. Dr. Werner Wittkowski

Schön ist, was wir sehen –
schöner, was wir erkennen –
weitaus am schönsten aber, was wir nicht fassen können.

Niels Stensen (1638–1686)

Vorwort

Der vorliegende Band stellt eine Fortführung des von Professor Dr. med. Dr.-Ing. E.h. E. Schütz (1902–1987) und Professor Dr. med. K. E. Rothschuh (1908–1984) verfassten und über viele Jahrzehnte mit großem Erfolg erschienenen Buches gleichen Titels dar. Unter Beibehaltung der grundsätzlichen Ziele sind Aufbau und Gliederung von Grund auf verändert sowie Text und Abbildungen neu gestaltet worden.

Bau und Funktionen des menschlichen Körpers sind unlösbar miteinander verknüpft. Daher haben die Autoren, die seit vielen Jahren in Forschung und Lehre zusammenarbeiten, Anatomie und Physiologie eng miteinander verzahnt. Das hat den Vorteil, dass der Bau unmittelbar einen funktionellen Sinn erhält und umgekehrt die Funktion eine bauliche Grundlage. Dieses Vorhaben und das Bemühen um eine durchsichtige Systematik erleichtern nach aller Erfahrung das Lernen und Behalten.

Das Ziel dieses Buches besteht darin, eine ganzheitliche Betrachtung des menschlichen Körpers zu vermitteln. Um die Orientierung zu erleichtern, wurde der Organismus in Teilsysteme untergliedert und das Nervensystem als persönlichkeitsbildender Teil in die Mitte gerückt. Der Besprechung der Teilsysteme ist ein „Übersichtskapitel" vorangestellt. Zur Beschreibung des Körperbaus wurde ein großer Teil der Abbildungen neu entworfen sowie in der Regel mit deutschen Namen und mit lateinisch-griechischen Fachbezeichnungen (meistens im Singular) beschriftet; zur Erläuterung der Körperfunktionen wurden stark vereinfachte, jedoch an der Struktur orientierte Schemata entwickelt, die die im Text beschriebenen Prozesse in graphischer Form veranschaulichen sollen. Die Abbildungen stellen also nicht nur Illustrationen zum Text dar, sondern sind ein integrierter Bestandteil der Gesamtdarstellung.

Anatomie und Physiologie werden im vorliegenden Buch in erster Linie als medizinische Disziplinen verstanden. Daraus ergibt sich zwangsläufig eine Ausrichtung der Darstellung auf das Verständnis von Krankheit und die Betreuung von Patienten im weitesten Sinne des Wortes. Die Praxisorientierung ist soweit wie möglich durch Hinweise auf konkrete Krankheitsbilder und Behandlungsweisen unterstützt worden. Damit ist das Buch besonders für Pflegekräfte und Krankengymnasten/innen geeignet. Die Mitarbeit von Herrn A. Enke war dabei eine große Hilfe. Ferner eignet es sich für Diätassistenten/innen und Medizinisch-Technische Assistenten/innen, denen anatomisch-physiologische Kenntnisse das Verständnis ihrer Arbeit erleichtern. „Hörern aller Fakultäten", neben Medizinern insbesondere Biologen, Pharmazeuten und Biochemikern, bietet es notwendige Basisinformationen über Bau und Funktionen des menschlichen Körpers. In der Psychologie spielt das Verständnis der Beziehung zwischen Körper und Seele eine immer größere Rolle, die in der modernen biologischen Psychologie und Psychobiologie ihren Niederschlag findet. Die hierfür notwendigen medizinischen Kenntnisse vermittelt dieses Werk.

Unseren Mitarbeiterinnen Frau F. Rasch und Frau J. Möllers gilt unser Dank für die Hilfe bei der Erstellung des Manuskripts. Nicht zuletzt sind wir Frau Dr. D. Schneiderbanger und Frau A. Heuwinkel vom Verlag Urban & Schwarzenberg für fruchtbare Diskussionen und wertvolle Anregungen bei der Planung und Abfassung des Buches sowie Frau H. Rintelen für die Herstellung des überwiegenden Teils der Abbildungen zu Dank verpflichtet.

Münster, im Mai 1994 *E.-J. Speckmann, W. Wittkowski*

Adressen

Prof. Dr. med. Erwin-Josef Speckmann
Universitätsklinikum Münster
Institut für Physiologie I
Robert-Koch-Str. 27a
48149 Münster

Prof. Dr. med. Werner Wittkowski
Westfälische Wilhelms-Universität
Institut für Anatomie
Vesaliusweg 2–4
48149 Münster
und:
Kösters Kämpken 6A
48161 Münster Roxel

Inhaltsverzeichnis

1. Einleitung: Gesamtsystem Organismus und funktionelle Ausrichtung 1

2. Bau des menschlichen Körpers im Überblick 5
2.1 Lagebeziehungen der Organsysteme des Körpers 6
2.2 Bildgebende Verfahren 12

3. Zellen und Gewebe 37
3.1 Zelle mit Zellorganellen 39
3.2 Zellteilung (Mitose) 46
3.3 Zelltod 48
3.4 Gewebe 48

4. Nervensystem – Allgemeine Grundlagen 55
4.1 Bauelemente des Nervensystems 57
4.2 Grundfunktionen der Nervenzellen 61
4.3 Gliederung und Oberflächenstrukturen von Gehirn und Rückenmark 65
4.4 Hirnnerven und Rückenmarksnerven 69
4.5 Innerer Aufbau von Gehirn und Rückenmark 71
4.6 Architektur der Hirnrinde 75
4.7 Hirn- und Rückenmarkshäute 76
4.8 Blutversorgung von Gehirn und Rückenmark 77
4.9 Gehirn-Rückenmarksflüssigkeit (Liquor cerebrospinalis) 81
4.10 Hirnfunktionen im Spiegel des Elektroenzephalogramms (EEG) 83
4.11 Schlaf-Wach-Rhythmus 87

5. Sensorisches System 91
5.1 Bauelemente und Grundfunktionen des sensorischen Systems 93
5.2 System der somato-viszeralen Sensibilität: Empfindung von Druck, Berührung, Temperatur und Schmerz 96
5.3 Visuelles System: Sehen 107
5.4 Auditorisches System: Hören 119
5.5 Phonetisches System: Sprechen 125
5.6 Vestibuläres System: Empfindung von Beschleunigungen 127
5.7 Gustatorisches System: Schmecken 131
5.8 Olfaktorisches System: Riechen 134
5.9 Efferente Kontrolle, Erregungsbegrenzung und Kontrastbildung 137
5.10 Sensorische Assoziationssysteme: Bewusste Wahrnehmung 139
5.11 Lernen und Gedächtnis 140

6. Motorisches System 145
6.1 Allgemeine Motorik: Bauelemente und Grundfunktionen 147
6.2 Spezielle Motorik: Bewegungsapparat 160
6.3 Spezielle Motorik: Haltemotorik und Zielmotorik 212

7. Verdauungssystem und Resorption 227
7.1 Energiebedarf 229
7.2 Ernährung 230
7.3 Verdauungstrakt 235
7.4 Verdauung und Resorption 253

8. Atmung 263
8.1 Obere Luftwege 265
8.2 Untere Luftwege 268
8.3 Gasaustauschfläche: Lungen 273
8.4 Atemmechanik: Einatmung und Ausatmung 275
8.5 Sauerstoffaufnahme 279
8.6 Kohlendioxidabgabe 280
8.7 Aufgabe der Atmung im Säure-Basen-Haushalt 282

9. Herz-Kreislauf-System 285
9.1 Struktur und Funktionsprinzip 287
9.2 Herz 288
9.3 Funktionen des Herzens 294
9.4 Gefäße 301
9.5 Organdurchblutung 310

10. Nierensystem und Wasserhaushalt 319
10.1 Harnbildende Organe 321
10.2 Harnableitende Organe 325
10.3 Wasseraustausch zwischen Blut und Gewebe 326
10.4 Funktion der Nierenkörperchen 329
10.5 Funktion der Nierentubuli 331
10.6 Aufgabe der Niere im Säure-Basen-Haushalt 334
10.7 Füllung und Entleerung der Harnblase 335

11. Blut und Abwehrsystem 339
11.1 Blutplasma 341
11.2 Rote Blutkörperchen (Erythrozyten) 344
11.3 Weiße Blutkörperchen (Leukozyten) 347
11.4 Abwehrsystem 350
11.5 Lymphatische Organe und Lymphgefäße 356
11.6 Blutplättchen (Thrombozyten) 363
11.7 Blutgerinnung 365

12 Koordination spezialisierter Organfunktionen: Vegetatives Nervensystem 371
12.1 Ausbreitung und Zielorgane des peripheren vegetativen Nervensystems 373
12.2 Erregungsverarbeitung im peripheren vegetativen Nervensystem 380
12.3 Organisation des zentralen vegetativen Nervensystems 387

13 Koordination spezialisierter Organfunktionen: Endokrines System 389
13.1 Wirkung von Hormonen und Aufbau des endokrinen Systems 391
13.2 Übergeordnete endokrine Systeme 392
13.3 Endokrine Teilsysteme 395

14. Temperaturregelung 409
14.1 Temperaturfelder des Körpers und Körpertemperatur 411
14.2 Wärmebildung und Wärmetransport 412
14.3 Einstellung der Körpertemperatur 413
14.4 Fieber, Hyperthermie und Hypothermie 414
14.5 Akklimatisation 415

15. Fortpflanzung 417
15.1 Männliche Geschlechtsorgane 419
15.2 Weibliche Geschlechtsorgane 424
15.3 Ablauf und Regelung der Bildung männlicher und weiblicher Keimzellen 428
15.4 Befruchtung und Keimentwicklung bis zur Implantation 433
15.5 Entwicklung des Embryos sowie Ausbildung von Embryonalhüllen und Placenta 435
15.6 Entwicklung des Feten 443
15.7 Schwangerschaft und Geburt 447
15.8 Entwicklung des Neugeborenen 451
15.9 Vererbung 452

16. Kindheit 455
16.1 Prinzipien der kindlichen Entwicklung: Wachstum und Differenzierung 457
16.2 Entwicklungsstadien 459
16.3 Prävention im Kindesalter 462

17. Alter 465
17.1 Ursachen des Alterungsprozesses 467
17.2 Veränderungen der Organsysteme 467
17.3 Häufige Erkrankungen und Syndrome im Alter 472
17.4 Lebensweise und Prävention im Alter 472
17.5 Sterben und Tod 474

Anhang 475
Glossar 476
Herleitung griechischer Begriffe 481
Abbildungsnachweis 483
Sachverzeichnis 485

1 Einleitung: Gesamtsystem Organismus und funktionelle Ausrichtung

Jedes Lebewesen braucht für seine Existenz eine geeignete **Umwelt.** Der Organismus steht in enger Wechselwirkung mit dieser Umwelt. Darauf ist die gesamte funktionelle Organisation des Menschen ausgerichtet.

Die **Wechselwirkung** mit der Umwelt umfasst zum einen die bewusste Wahrnehmung der Außenwelt durch den Organismus. Diese Funktion übernimmt das Sinnessystem, das als **sensorisches System** bezeichnet wird (Abb. 1-1). Zum anderen reagiert der Organismus auf die Umwelt oder wirkt auf diese durch ein Bewegungssystem ein, das **motorisches System** genannt wird (Abb. 1-1). Beide Systeme besitzen als wesentlichen Baustein Nervengewebe und sind deshalb insgesamt dem **Nervensystem** zuzurechnen. So ermöglicht das Nervensystem mit dem Gehirn als zentralem Bestandteil dem menschlichen Organismus, mit seiner Umwelt in wechselseitige Beziehung zu treten. Gleichzeitig bildet es die materielle Grundlage für das Bewusstsein, für geistige und seelische Vorgänge. Insgesamt ist damit das Nervensystem als **Persönlichkeitsteil** des Organismus beschreibbar.

Sensorisches und motorisches System, die eine direkte Verbindung mit der Umwelt herstellen, können ihre Funktion nur aufrechterhalten, wenn genügend Substrate (z. B. Nährstoffe) für ihren **Stoffwechsel** zur Verfügung stehen und die anfallenden End- und Zwischenprodukte des Stoffwechsels abgeführt werden. Verschiedene Organe, die sich als **Versorgungsteil** des Organismus zusammenfassen lassen, leisten diese Zubringerdienste (Abb. 1-1):

- Die Aufnahme der Stoffwechselsubstrate aus der Nahrung und aus der Atemluft übernimmt der Magen-Darm-Kanal mit seinen Anhangorganen bzw. die Lunge.
- Für den Stofftransport im Organismus sorgen die Organe des Blutkreislaufs.
- Das Ausscheiden der Stoffwechselendprodukte erfolgt über Darm, Niere und Lunge.

Zahlreiche spezialisierte Organe übernehmen also die Einzelfunktionen im Versorgungsteil des Organismus. Für die einwandfreie Funktion des Organismus ist es notwendig, dass die Organe zu einer Gesamtleistung koordiniert werden. Diese Aufgabe übernehmen das **vegetative Nervensystem** und das **endokrine System** (Abb. 1-1). Beide Koordinationssysteme sind aufeinander abgestimmt.

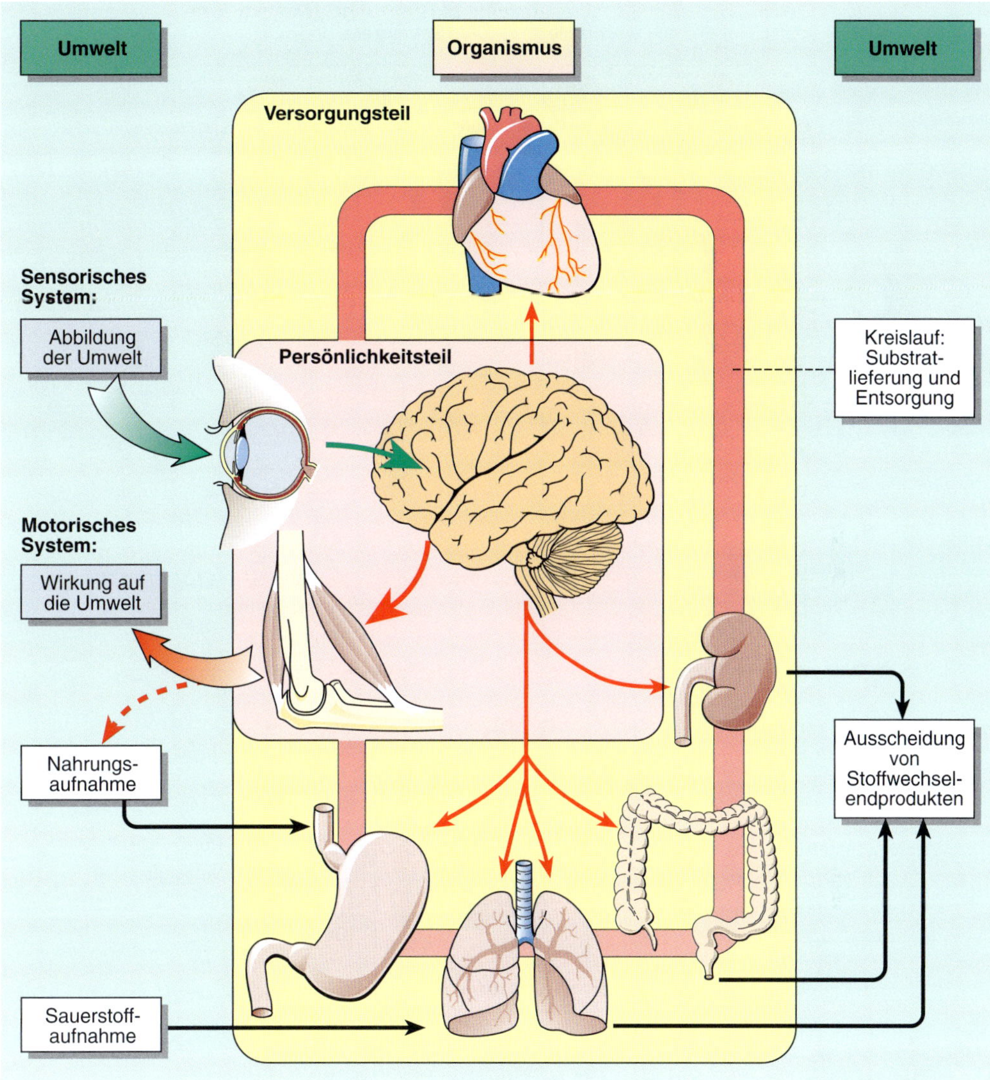

Abb. 1-1 Funktionen von Persönlichkeits- und Versorgungsteil des Organismus. Der Persönlichkeitsteil (rosa) steht über das sensorische (grüne Pfeile) und das motorische System (dicke rote Pfeile) in Wechselwirkung mit der Umwelt. Der Versorgungsteil (gelb) stellt mit seinen verschiedenen Organen die energetische Versorgung des Persönlichkeitsteils sicher. Die verschiedenen Organfunktionen werden vom Persönlichkeitsteil über das vegetative Nervensystem und das endokrine System (dünne rote Pfeile) koordiniert. [L106-R127]

Die **Fortpflanzung** erfordert zusätzliche geschlechtsspezifische Funktionssysteme. Abb. 1-2 zeigt, dass im männlichen wie im weiblichen Organismus Keimzellen gebildet werden (Eierstock und Hoden).

Wenn die männliche Keimzelle in den weiblichen Organismus gelangt, kann es zu einer Verschmelzung der männlichen und weiblichen Keimzelle kommen. Durch diesen Vorgang der Befruchtung entsteht ein neues Lebewesen. Der weibliche Organismus bildet die direkte Umwelt für das Kind und übernimmt seine Versorgung bis zur Geburt (Abb. 1-2). Nach der Geburt ändern sich die Umweltbedingungen für das Kind. Sie entsprechen dann den Verhältnissen beim erwachsenen Organismus, wie sie oben skizziert sind.

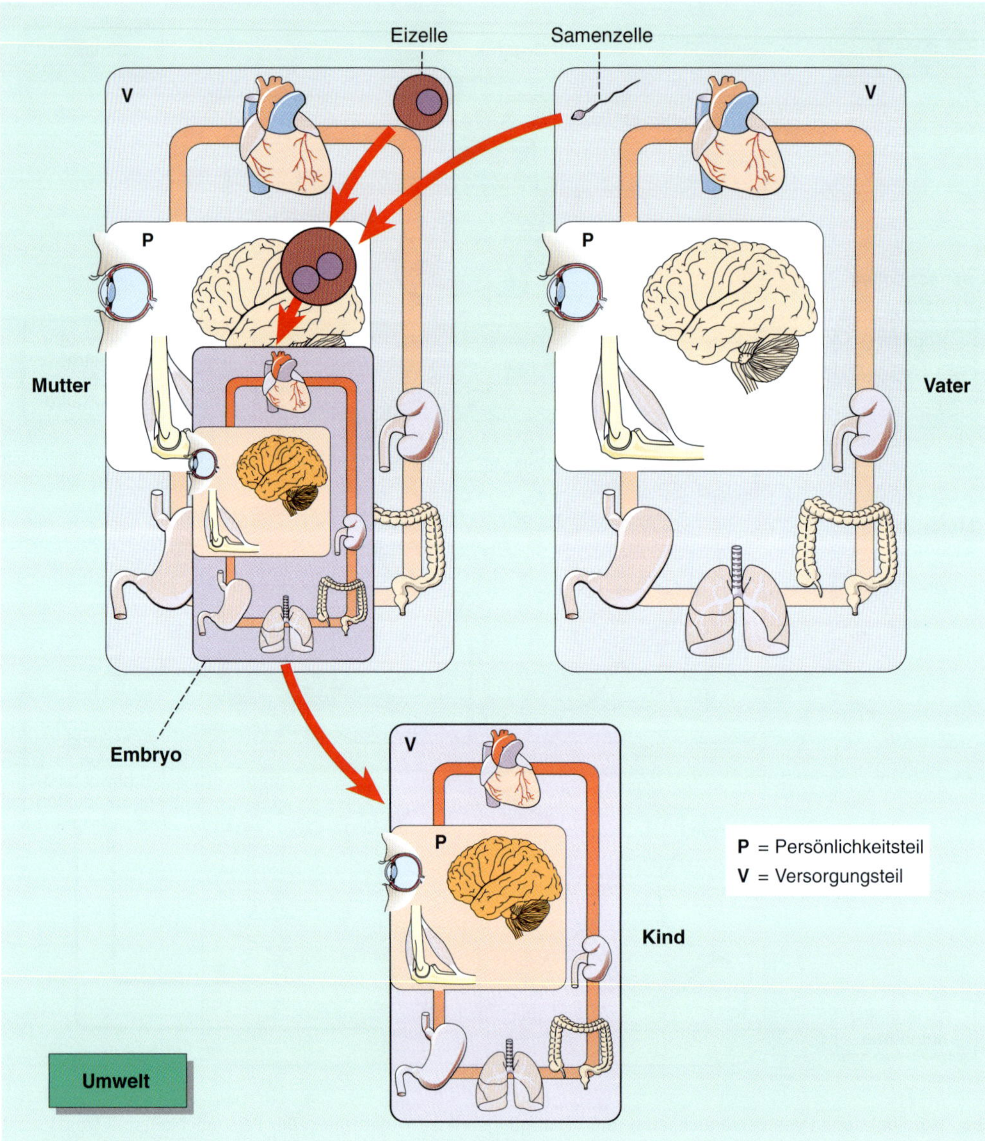

Abb. 1-2 Fortpflanzung. Nach Verschmelzung von Ei- und Samenzelle entsteht ein neuer Mensch. Zunächst ist der Versorgungsteil der Mutter seine Umwelt. Nach der Geburt hat er dieselbe Umwelt wie Mutter und Vater. [L106-R127]

2 Bau des menschlichen Körpers im Überblick

2.1 Lagebeziehungen der Organsysteme des Körpers 6

2.2 Bildgebende Verfahren 28
2.2.1 Röntgendiagnostik 28
2.2.2 Sonographie 29
2.2.3 Magnetresonanztomographie (MRT) 29
2.2.4 Nuklearmedizinische Verfahren 29

2.1 Lagebeziehungen der Organsysteme des Körpers

Der Umgang mit Patienten erfordert in allen medizinischen und pflegerischen Bereichen ein hohes Maß an Vertrautheit mit dem Bau des menschlichen Körpers. Dabei sind sowohl die Form und Größe (Morphologie) der einzelnen Organe und Organsysteme als auch ihre räumliche Beziehung zum Gesamtkörper (Topographie) von Bedeutung. Darüber hinaus ist es für die alltägliche Praxis wichtig, sich bildlich vorzustellen, wie sich die Organe zur Körperoberfläche verhalten (Projektion auf die Körperoberfläche). Einführend wird daher in einer Serie von Abbildungen ein Überblick über die Topographie und die Projektion aller wichtigen Organe gegeben.

Die gebräuchlichen Begriffe zur Lagebeschreibung der einzelnen Organe sind aus Abb. 2-1 zu ersehen. Des Weiteren wird die Lage der inneren Organe von Brust- und Bauchraum in verschiedenen Ansichten des Rumpfes gezeigt (Abb. 2-2 bis 2-5). Einen Überblick über das motorische System mit Skelett und Muskelgruppen einschließlich der versorgenden Nerven und Gefäße geben die Abb. 2-6 und 2-7.

Inzwischen sind verschiedene bildgebende Verfahren entwickelt worden, die in der klinischen Diagnostik eingesetzt werden. Bei Anwendung dieser Verfahren wird die Anatomie des Körpers in Schnittbildern (Tomographie) gezeigt. Zur Einführung werden in Abb. 2-8 bis 2-19 einige typische Schnittbilder (Computertomogramme und Magnetresonanztomogramme) der radiologischen Diagnostik abgebildet und jeweils mithilfe einer Zeichnung erläutert.

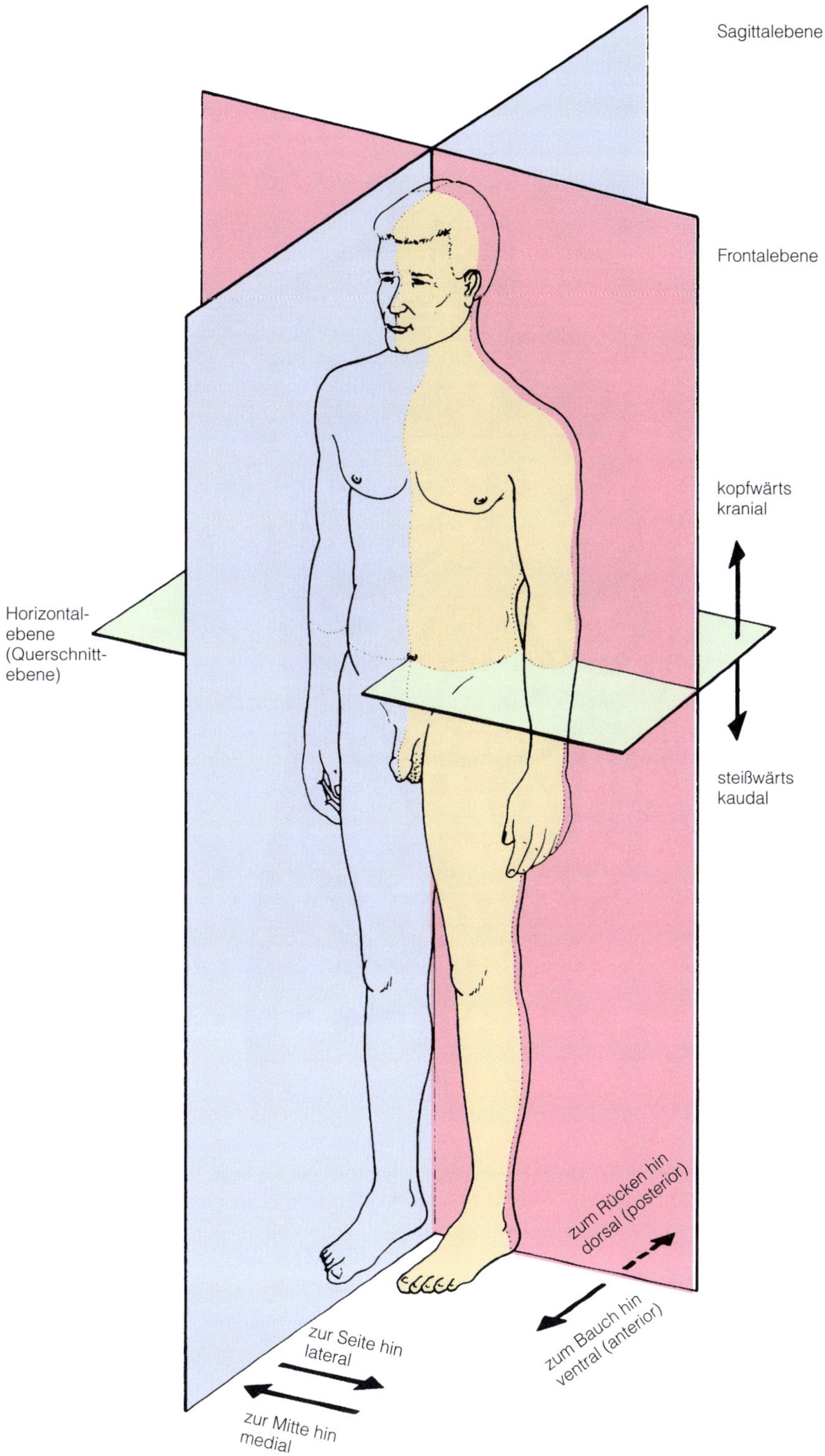

Abb. 2-1 Die wichtigsten Ebenen des menschlichen Körpers sowie Richtungsbezeichnungen zur Beschreibung der Lage der Körperteile. [L113/L106-R127]

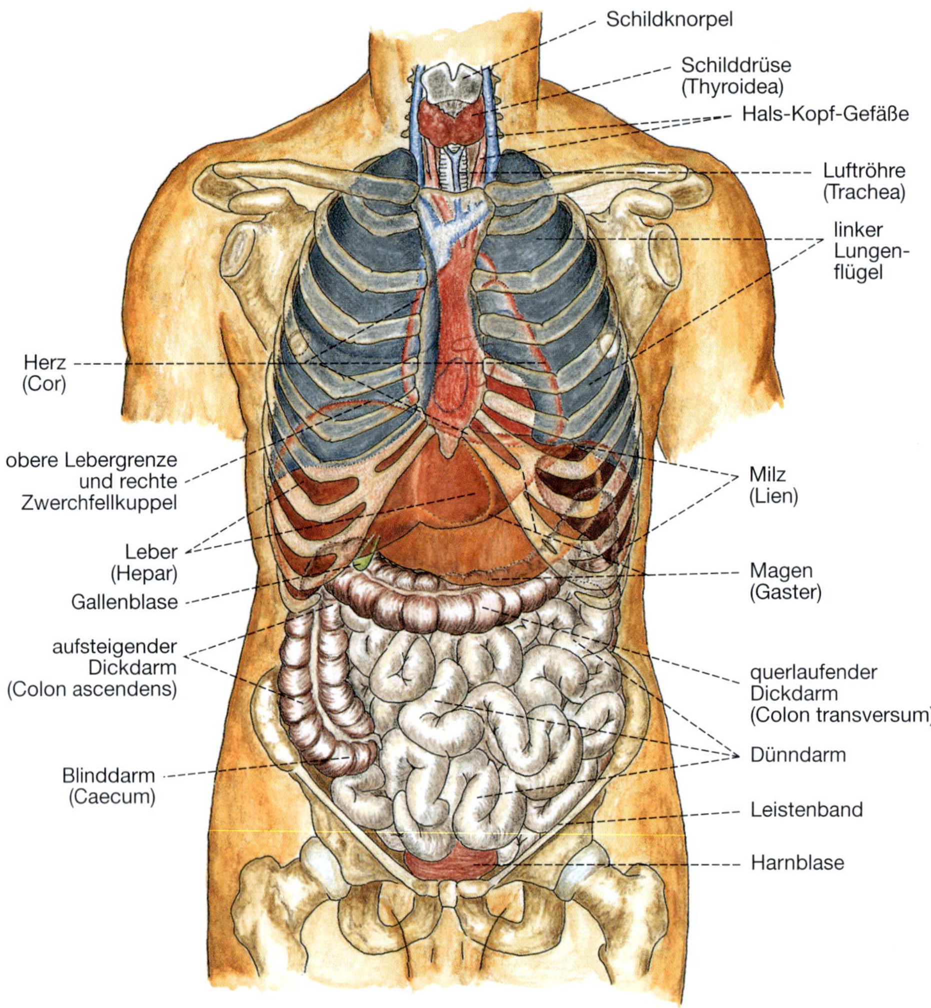

Abb. 2-2 Brust- und Bauchorgane in der Ansicht von vorne. Bezeichnungen mit deutschen Namen, weitere gebräuchliche medizinische Fachausdrücke in Klammern. [L128-R127]

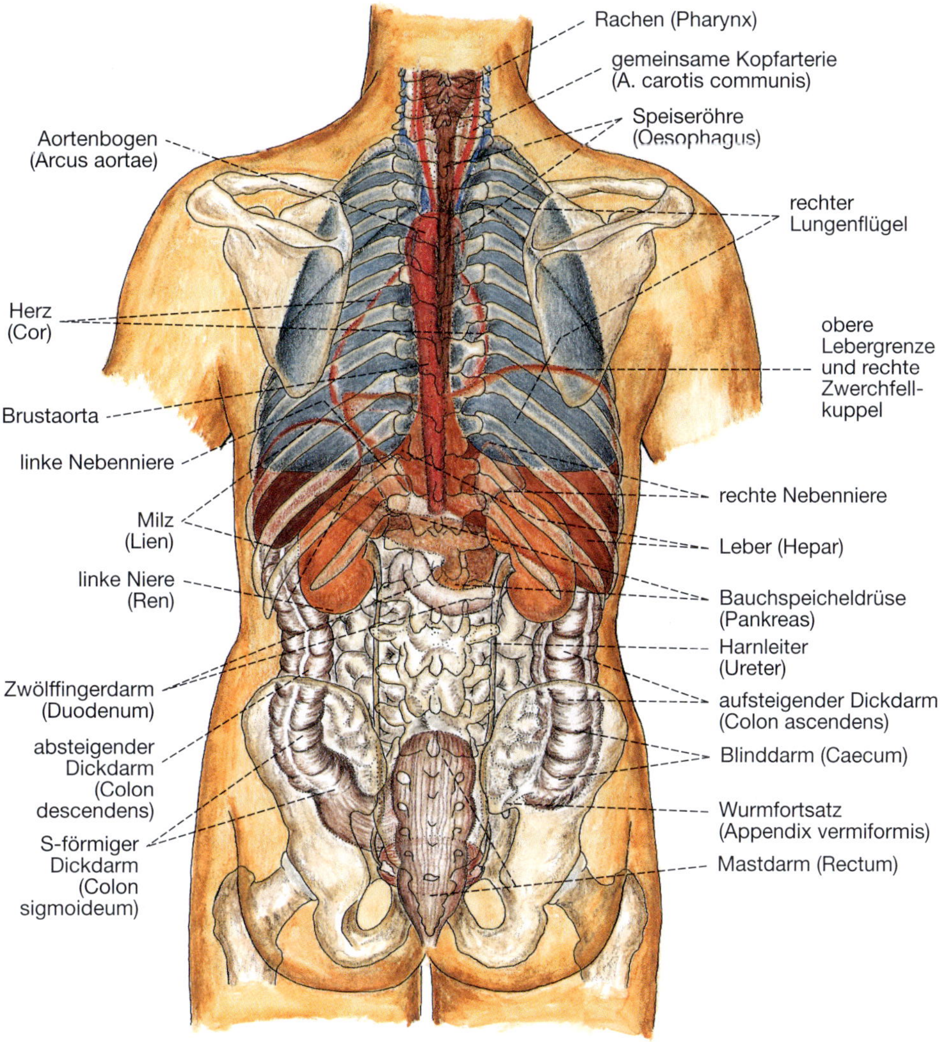

Abb. 2-3 Brust- und Bauchorgane in der Ansicht von hinten. Bezeichnungen mit deutschen Namen, weitere gebräuchliche medizinische Fachausdrücke in Klammern. [L128-R127]

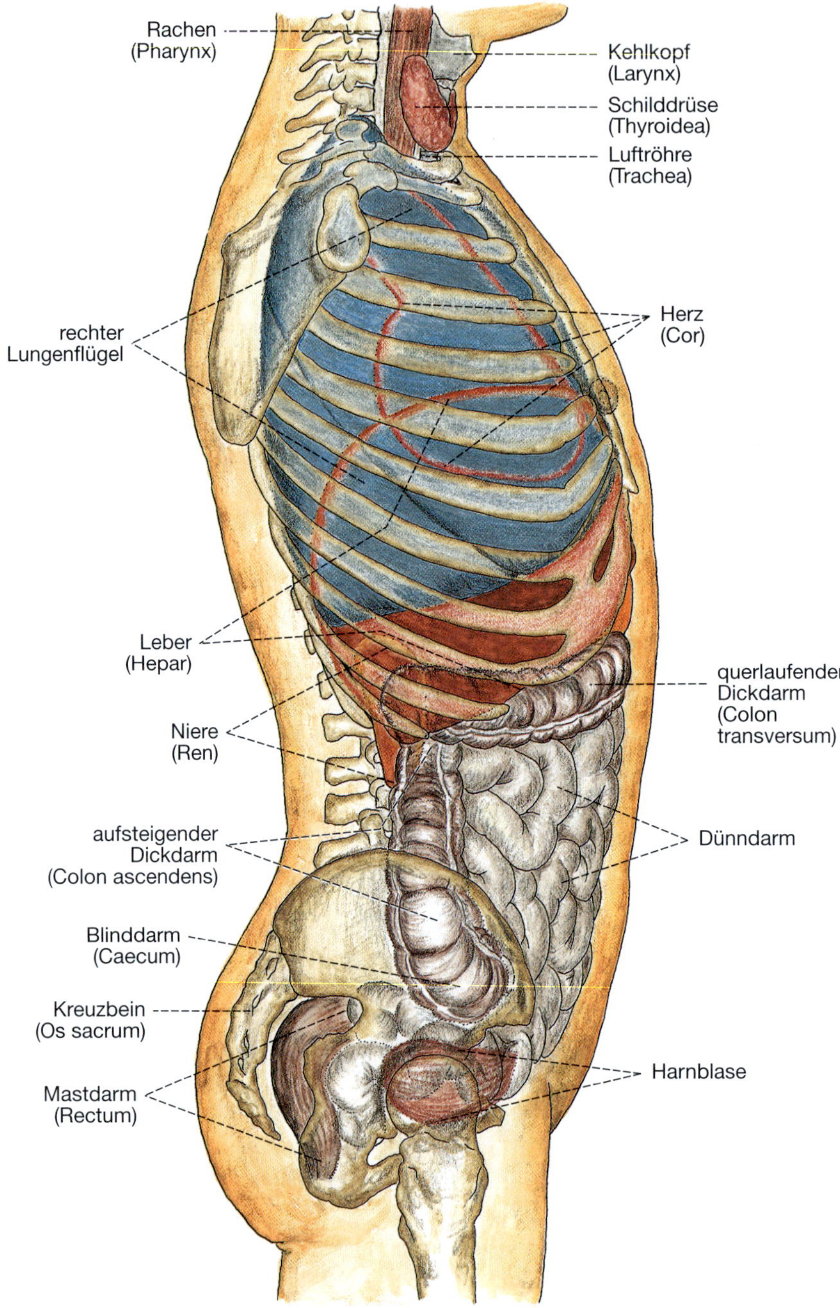

Abb. 2-4 Brust- und Bauchorgane in der rechten Seitenansicht. Bezeichnungen mit deutschen Namen, weitere gebräuchliche medizinische Fachausdrücke in Klammern. [L128-R127]

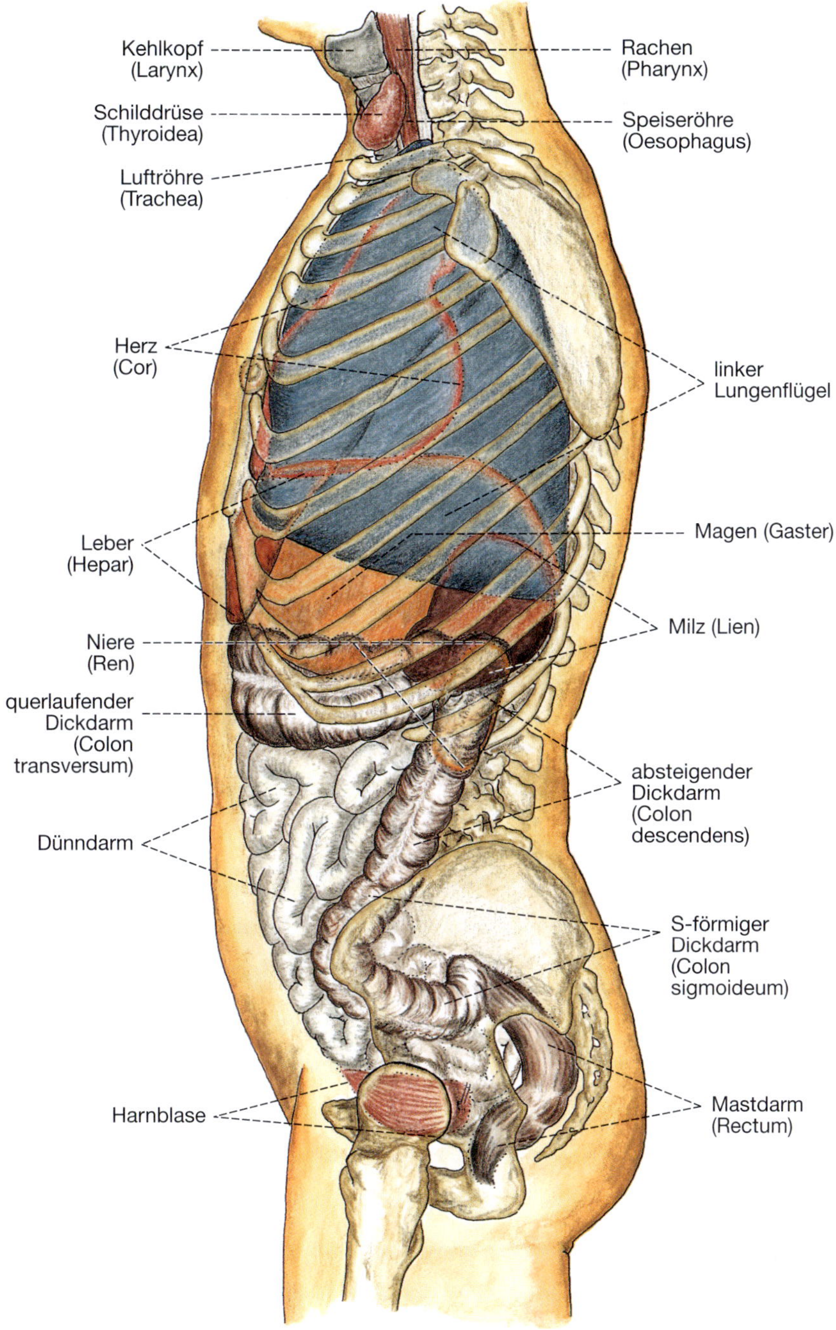

Abb. 2-5 Brust- und Bauchorgane in der linken Seitenansicht. Bezeichnungen mit deutschen Namen, weitere gebräuchliche medizinische Fachausdrücke in Klammern. [L128-R127]

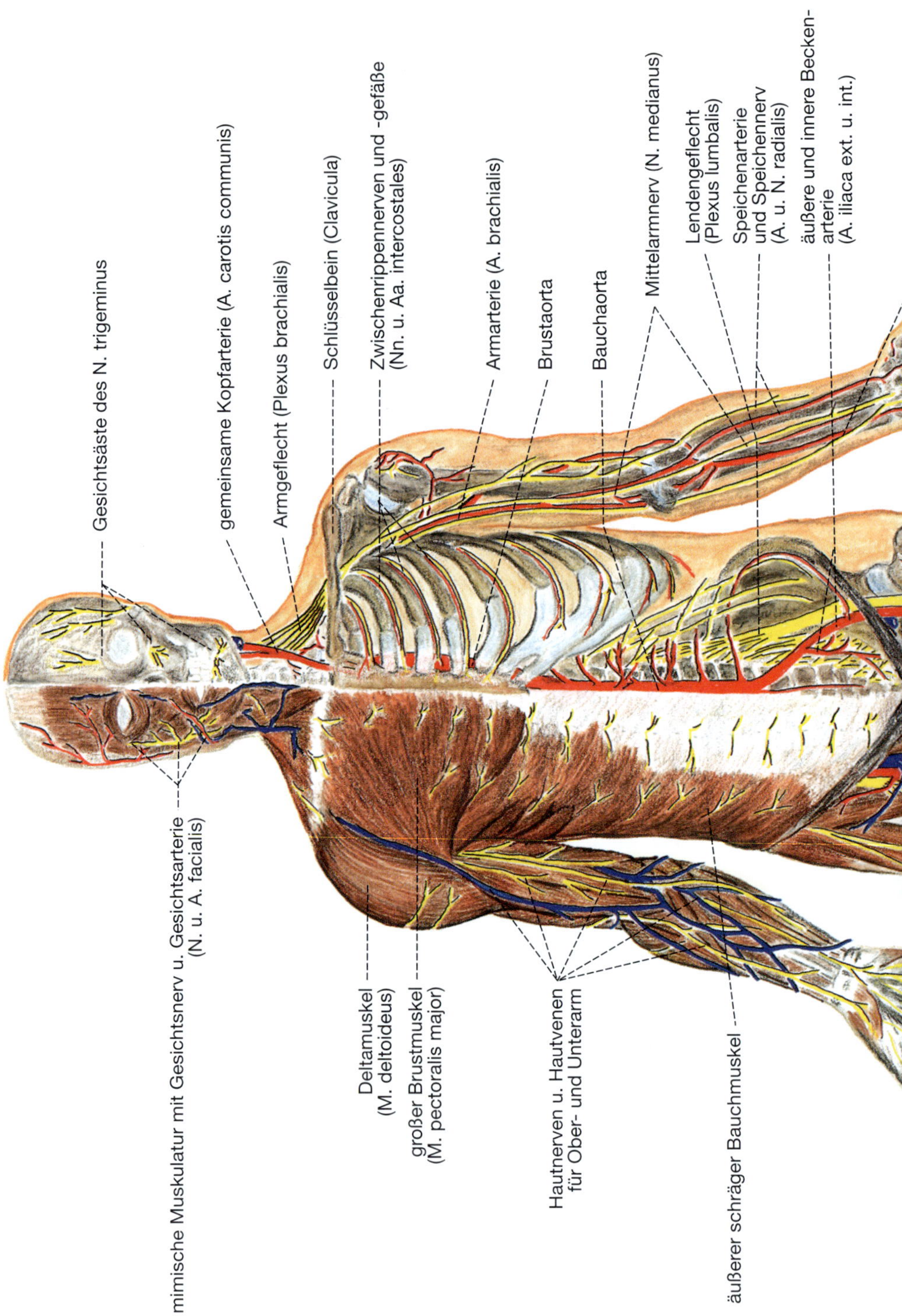

Gesichtsäste des N. trigeminus
gemeinsame Kopfarterie (A. carotis communis)
Armgeflecht (Plexus brachialis)
Schlüsselbein (Clavicula)
Zwischenrippennerven und -gefäße (Nn. u. Aa. intercostales)
Armarterie (A. brachialis)
Brustaorta
Bauchaorta
Mittelarmnerv (N. medianus)
Lendengeflecht (Plexus lumbalis)
Speichenarterie und Speichennerv (A. u. N. radialis)
äußere und innere Becken-arterie (A. iliaca ext. u. int.)
mimische Muskulatur mit Gesichtsnerv u. Gesichtsarterie (N. u. A. facialis)
Deltamuskel (M. deltoideus)
großer Brustmuskel (M. pectoralis major)
Hautnerven u. Hautvenen für Ober- und Unterarm
äußerer schräger Bauchmuskel

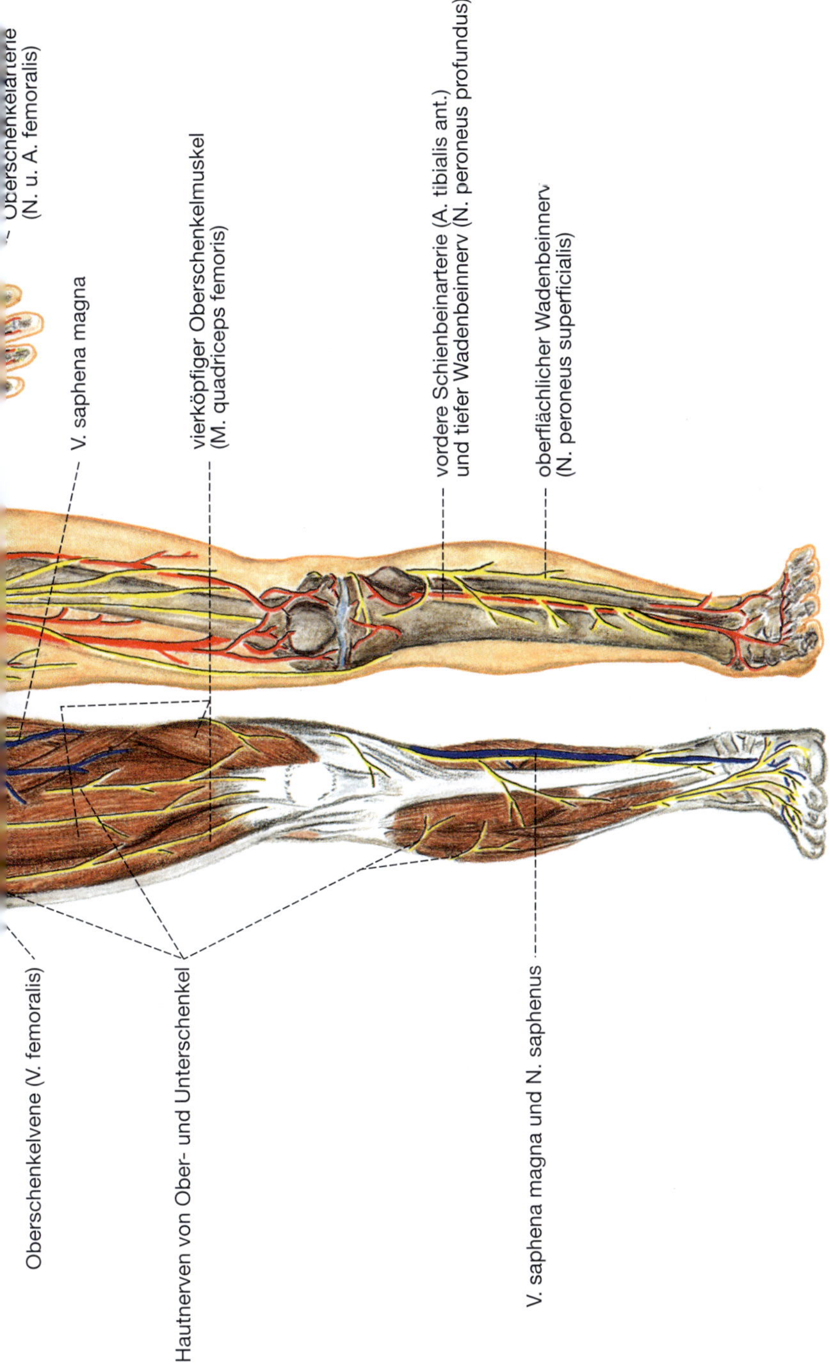

Abb. 2-6 Skelett und Muskulatur in der Ansicht von vorne mit Darstellung der wichtigsten oberflächlichen (rechte Körperseite) und tiefen (linke Körperseite) Nerven und Blutgefäße. [L128-R127]

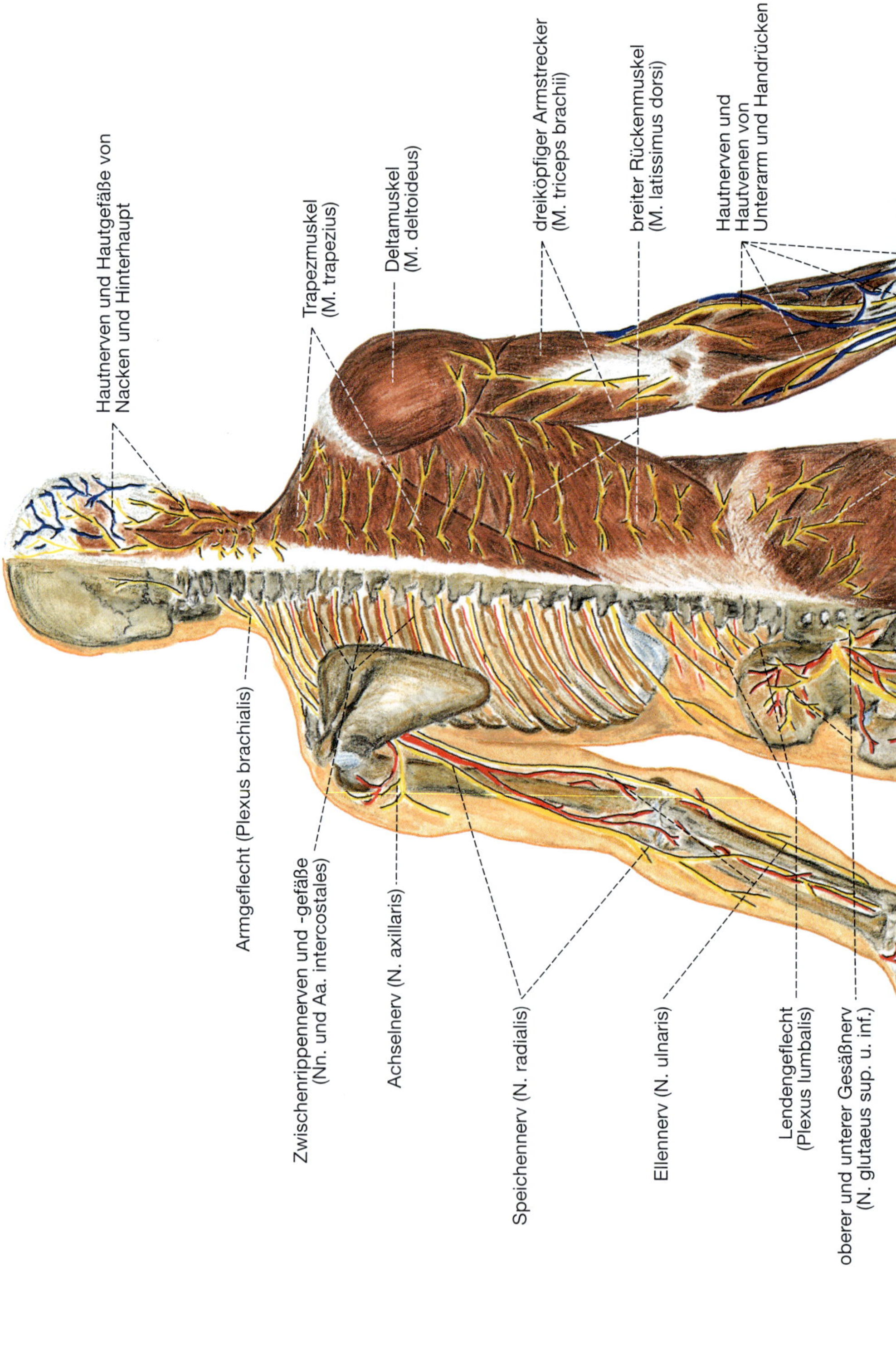

Hautnerven und Hautgefäße von Nacken und Hinterhaupt
Trapezmuskel (M. trapezius)
Deltamuskel (M. deltoideus)
dreiköpfiger Armstrecker (M. triceps brachii)
breiter Rückenmuskel (M. latissimus dorsi)
Hautnerven und Hautvenen von Unterarm und Handrücken
Armgeflecht (Plexus brachialis)
Zwischenrippennerven und -gefäße (Nn. und Aa. intercostales)
Achselnerv (N. axillaris)
Speichennerv (N. radialis)
Ellennerv (N. ulnaris)
Lendengeflecht (Plexus lumbalis)
oberer und unterer Gesäßnerv (N. glutaeus sup. u. inf.)

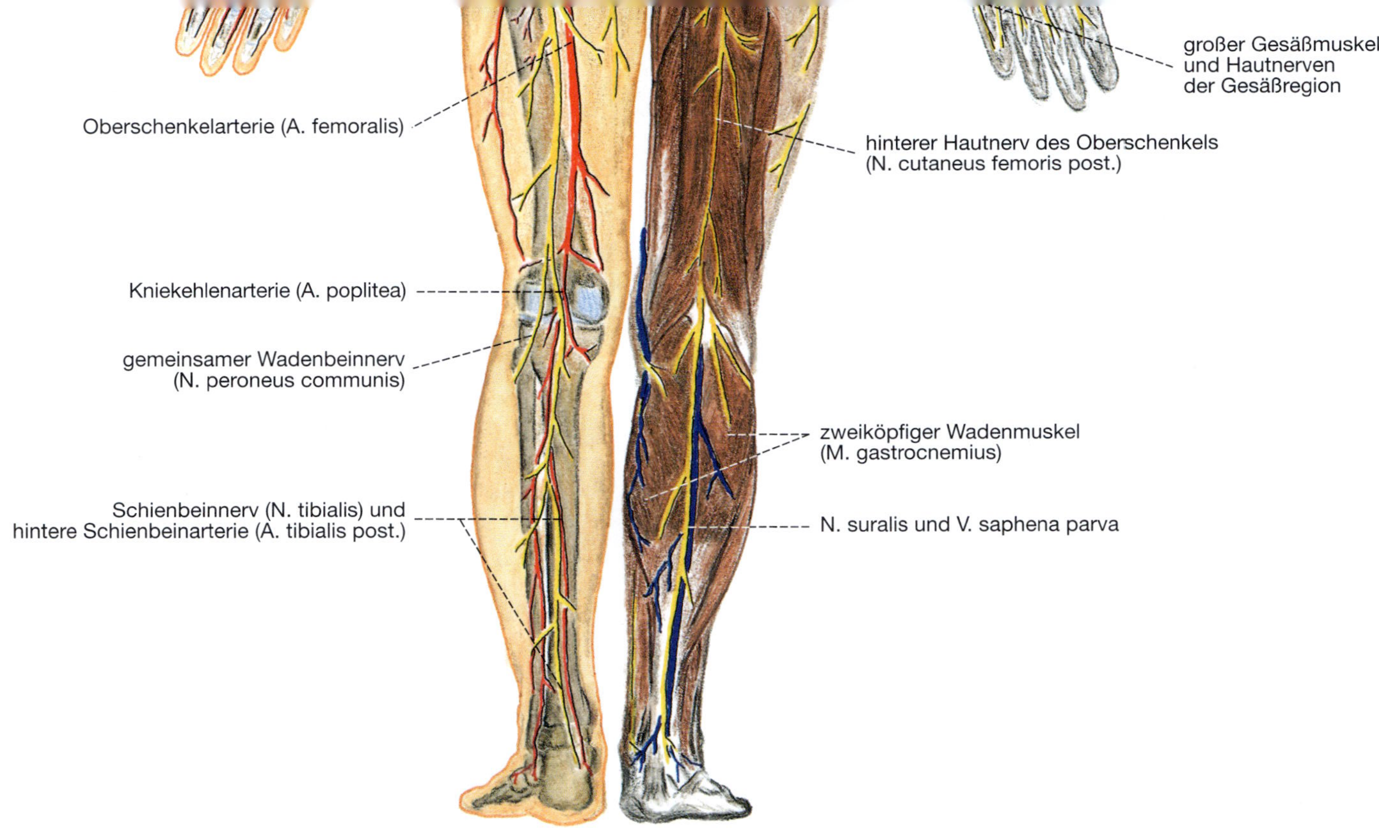

Abb. 2-7 Skelett und Muskulatur in der Ansicht von hinten mit Darstellung der wichtigsten oberflächlichen (rechte Körperseite) und tiefen (linke Körperseite) Nerven und Gefäße. [L128-R127]

A

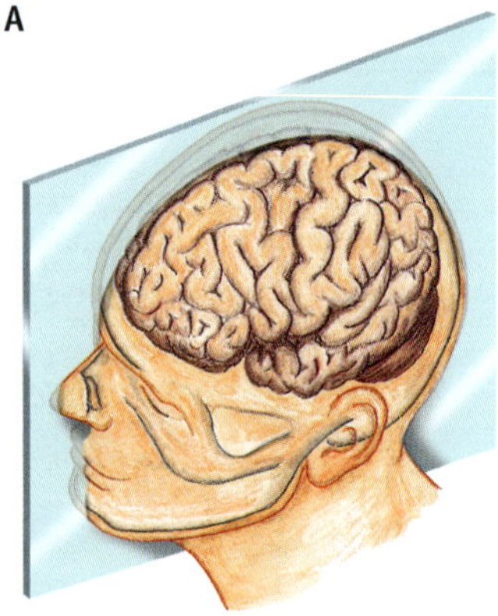

B

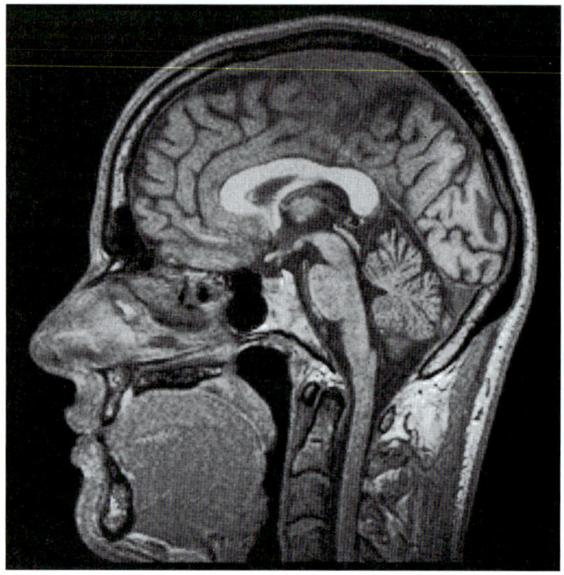

C

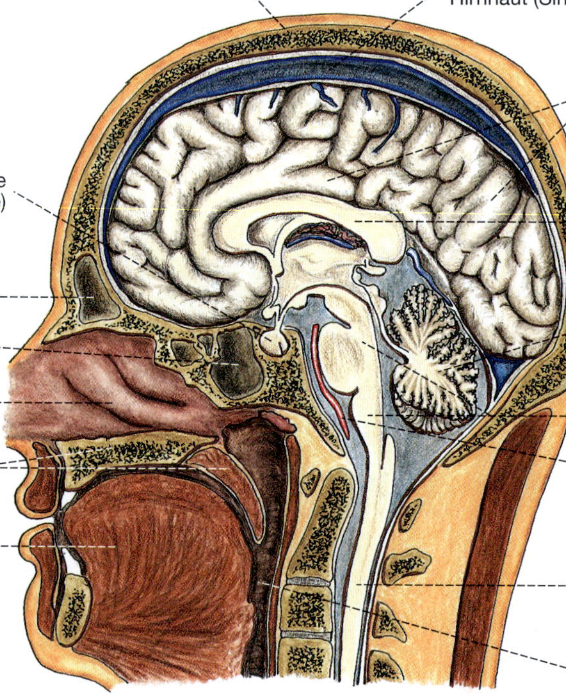

Abb. 2-8 Sagittalschnitt durch die Mitte des Kopfes. **A:** Schnittführung. **B:** Magnetresonanztomogramm (MRT). [T184-R127] **C:** Anatomische Zeichnung zur Erläuterung des MRT. [L128]

A

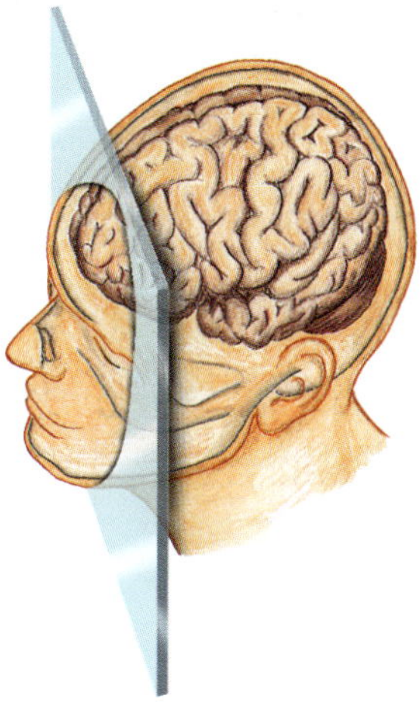

B

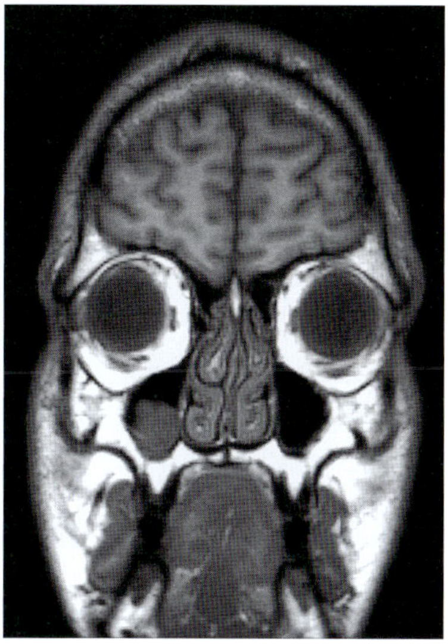

C

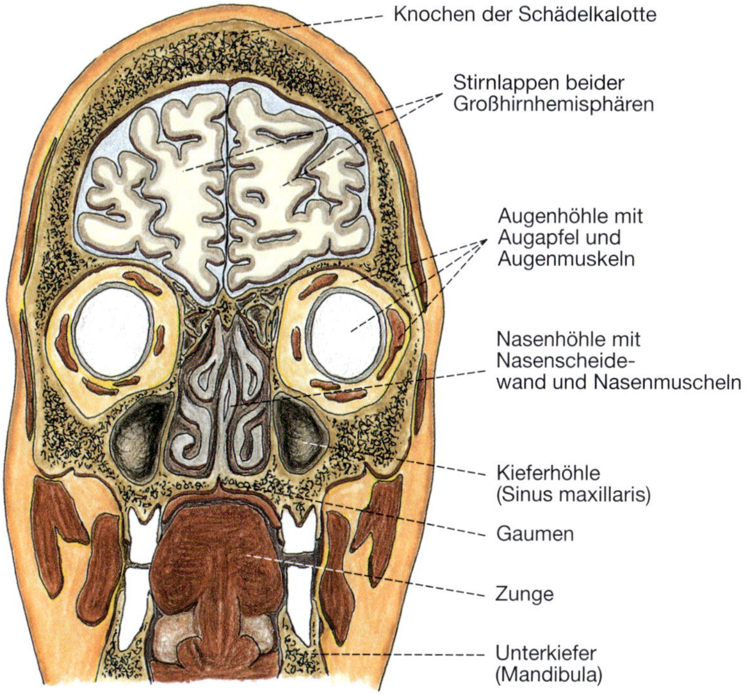

Abb. 2-9 Frontalschnitt durch die Stirnlappen beider Großhirnhemisphären mit Gesichtsschädel (Augen-, Mund- und Nasenhöhle). **A:** Schnittführung **B:** Magnetresonanztomogramm (MRT). [T184-R127] **C:** Anatomische Zeichnung zur Erläuterung des MRT. [L128]

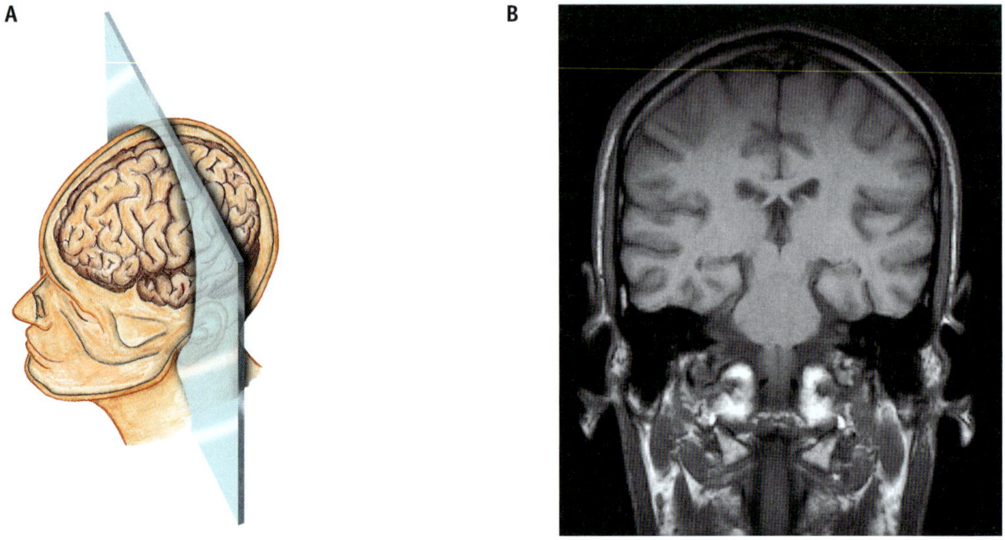

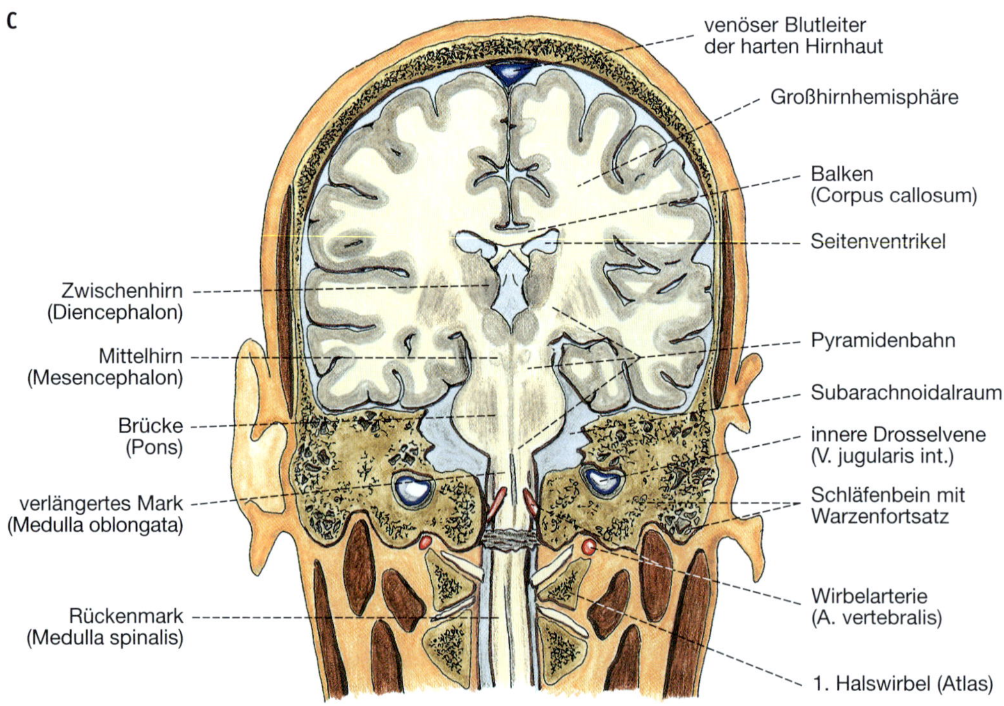

Abb. 2-10 Frontalschnitt durch Gehirn (Großhirnhemisphären und Hirnstamm) und Halsteil des Rückenmarks. **A:** Schnittführung. **B:** Magnetresonanztomogramm (MRT). [T184-R127] **C:** Anatomische Zeichnung zur Erläuterung des MRT. [L128]

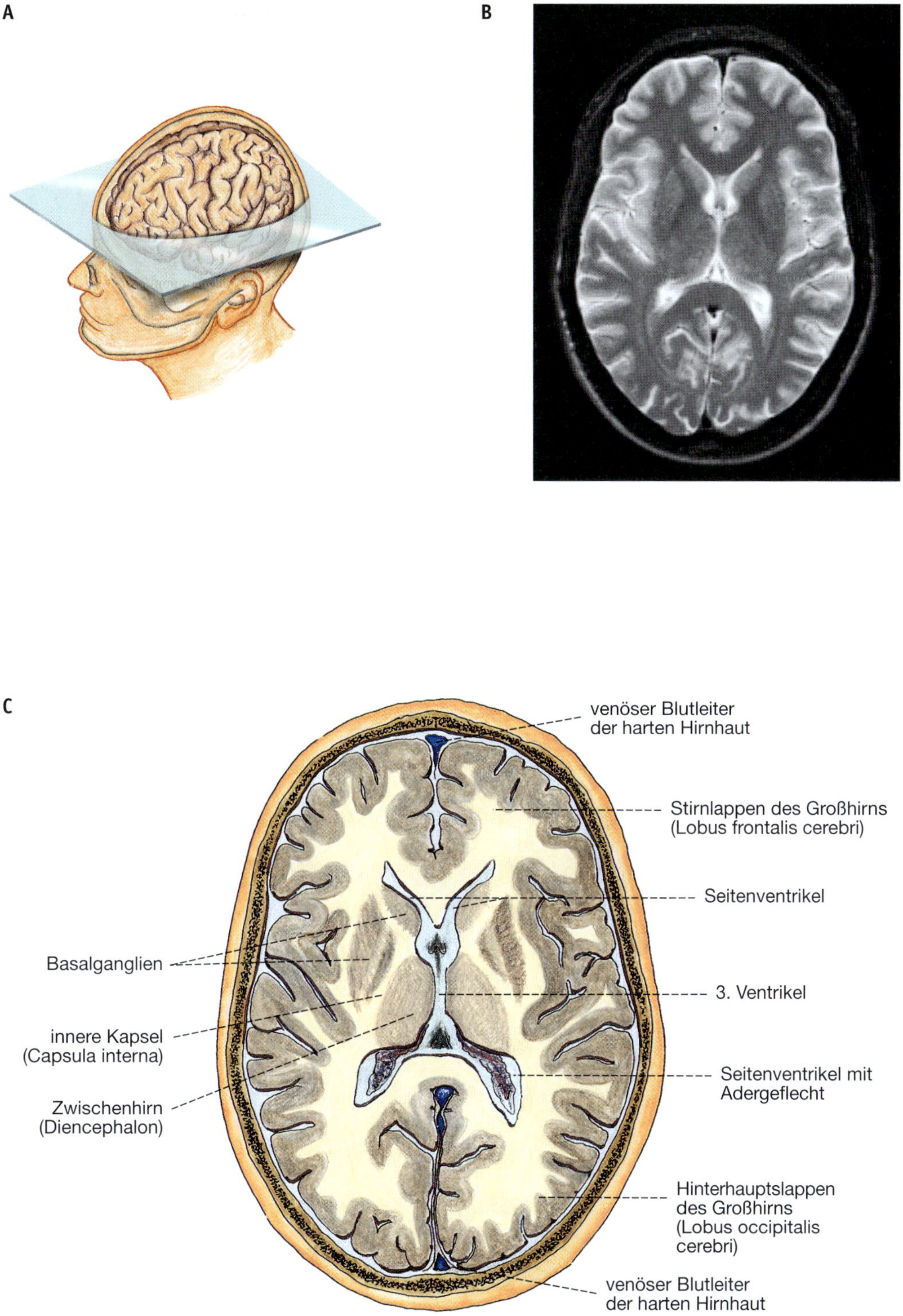

Abb. 2-11 Horizontalschnitt durch beide Großhirnhemisphären mit Zwischenhirn. Ansicht von kaudal.
A: Schnittführung. **B:** Magnetresonanztomogramm (MRT). [T184-R127] **C:** Anatomische Zeichnung zur Erläuterung des MRT. [L128]

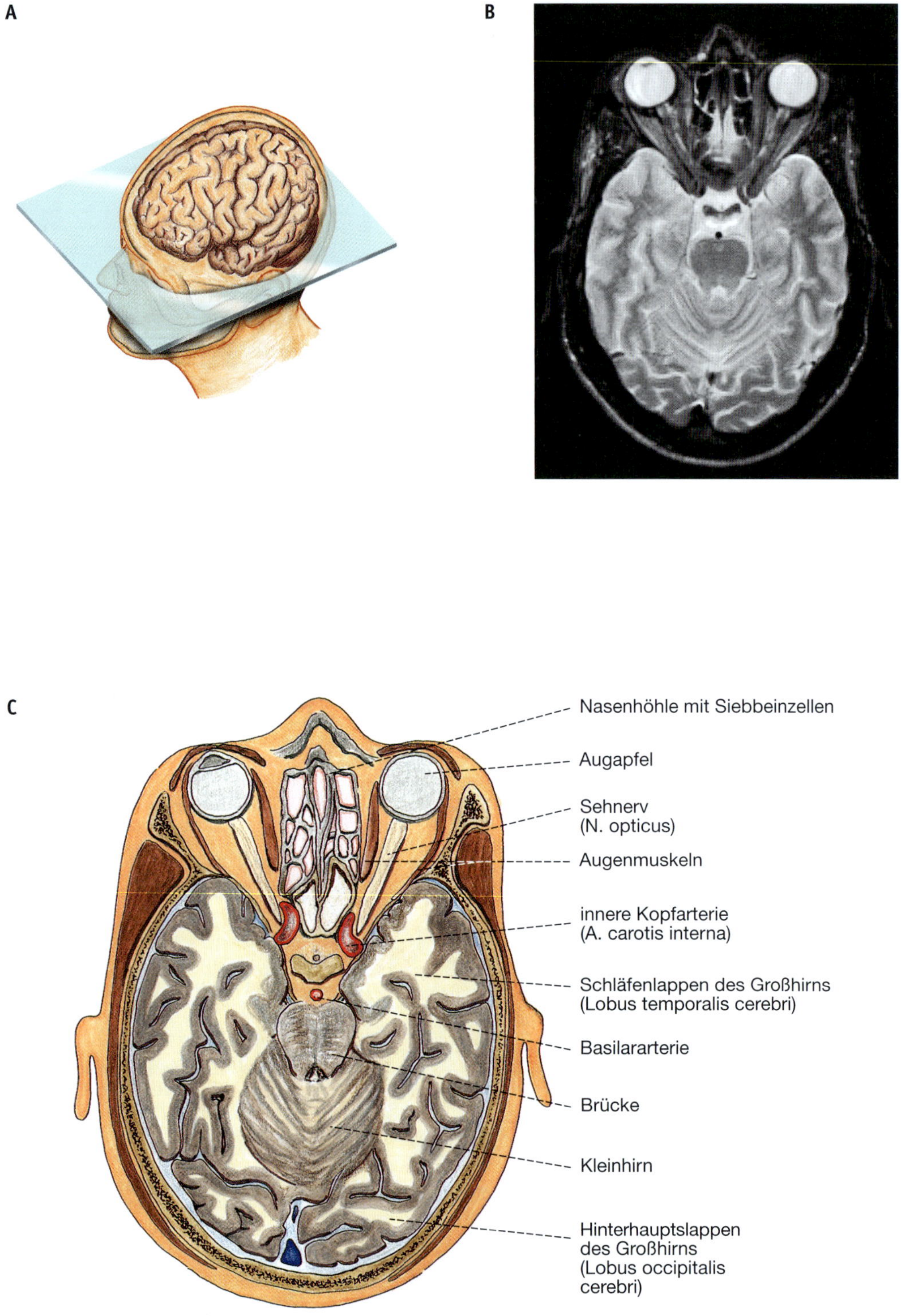

Abb. 2-12 Horizontalschnitt durch Großhirnhemisphären, Hirnstamm und Kleinhirn in Höhe von Augen- und Nasenhöhle. Ansicht von kaudal. **A:** Schnittführung. [T184-R127] **B:** Magnetresonanztomogramm (MRT). [T184-R127] **C:** Anatomische Zeichnung zur Erläuterung des MRT. [L128]

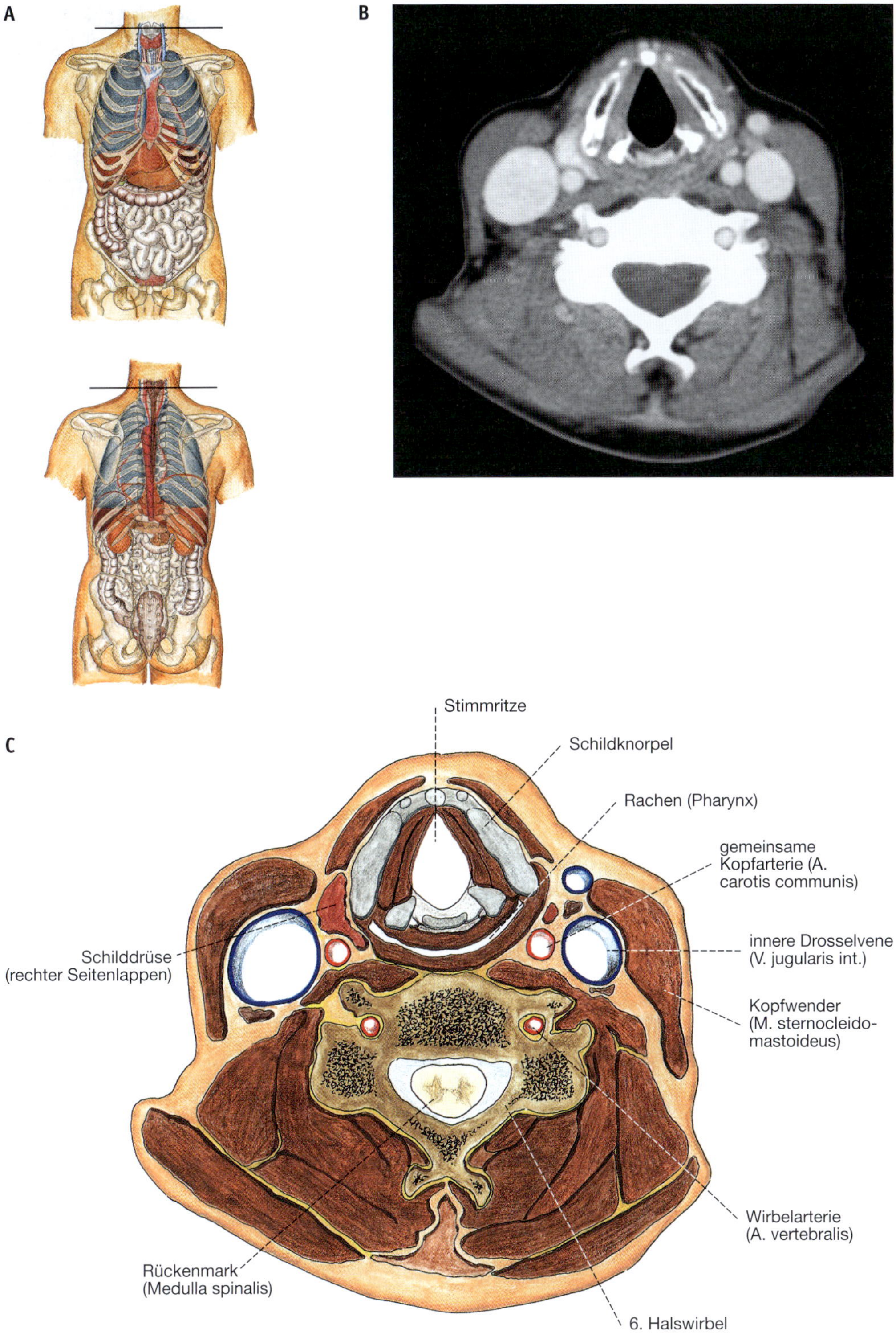

Abb. 2-13 Horizontalschnitt durch den Hals in Höhe des Kehlkopfes. Ansicht von kaudal. **A:** Schnittführung. **B:** Computertomogramm (CT). **C:** Anatomische Zeichnung zur Erläuterung des CT. [L128]

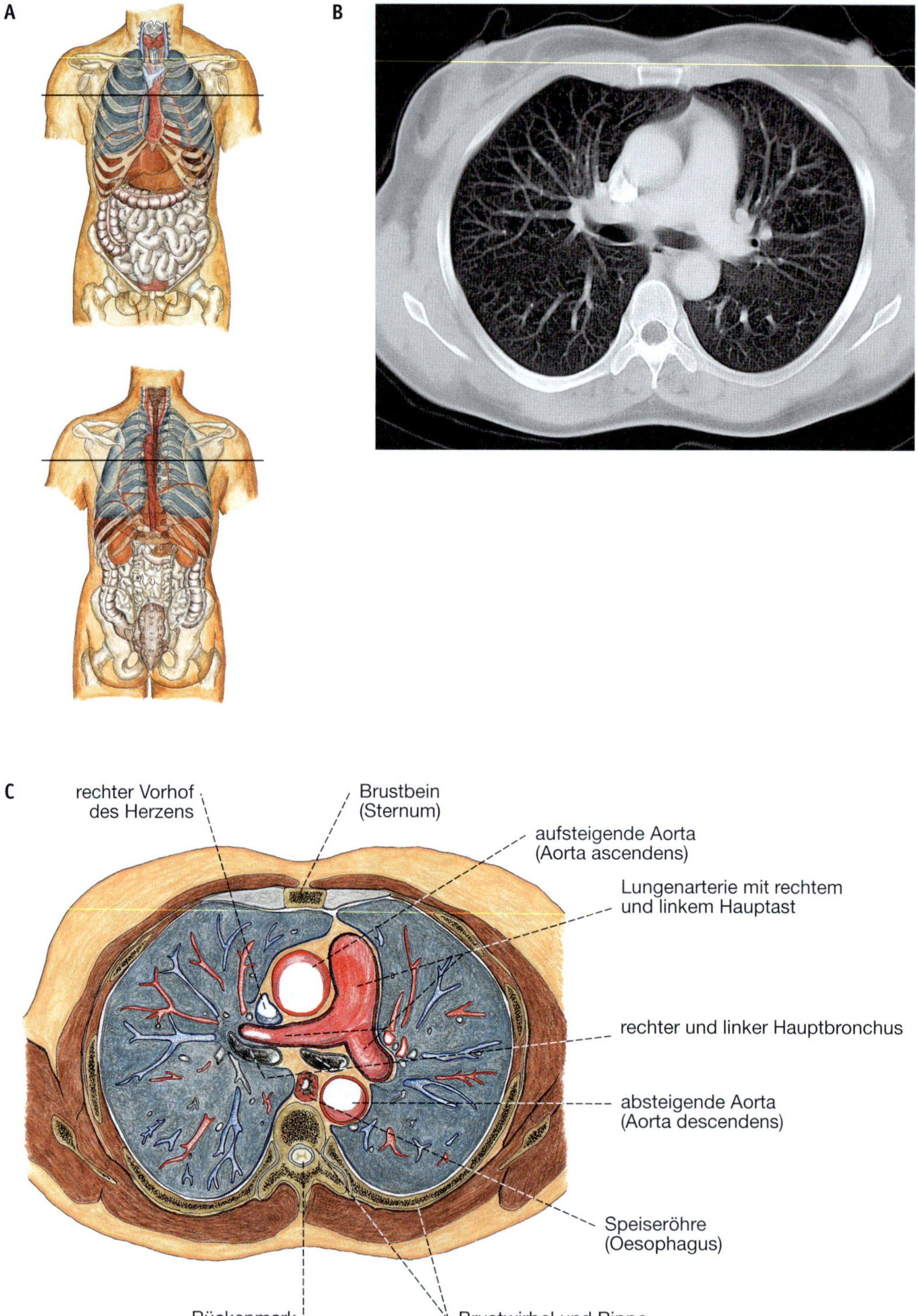

Abb. 2-14 Horizontalschnitt durch Herzbasis mit großen Gefäßen und Lungenflügel im Hilumbereich. Ansicht von kaudal. **A:** Schnittführung. **B:** Computertomogramm (CT). [T184-R127] **C:** Anatomische Zeichnung zur Erläuterung des CT. [L128]

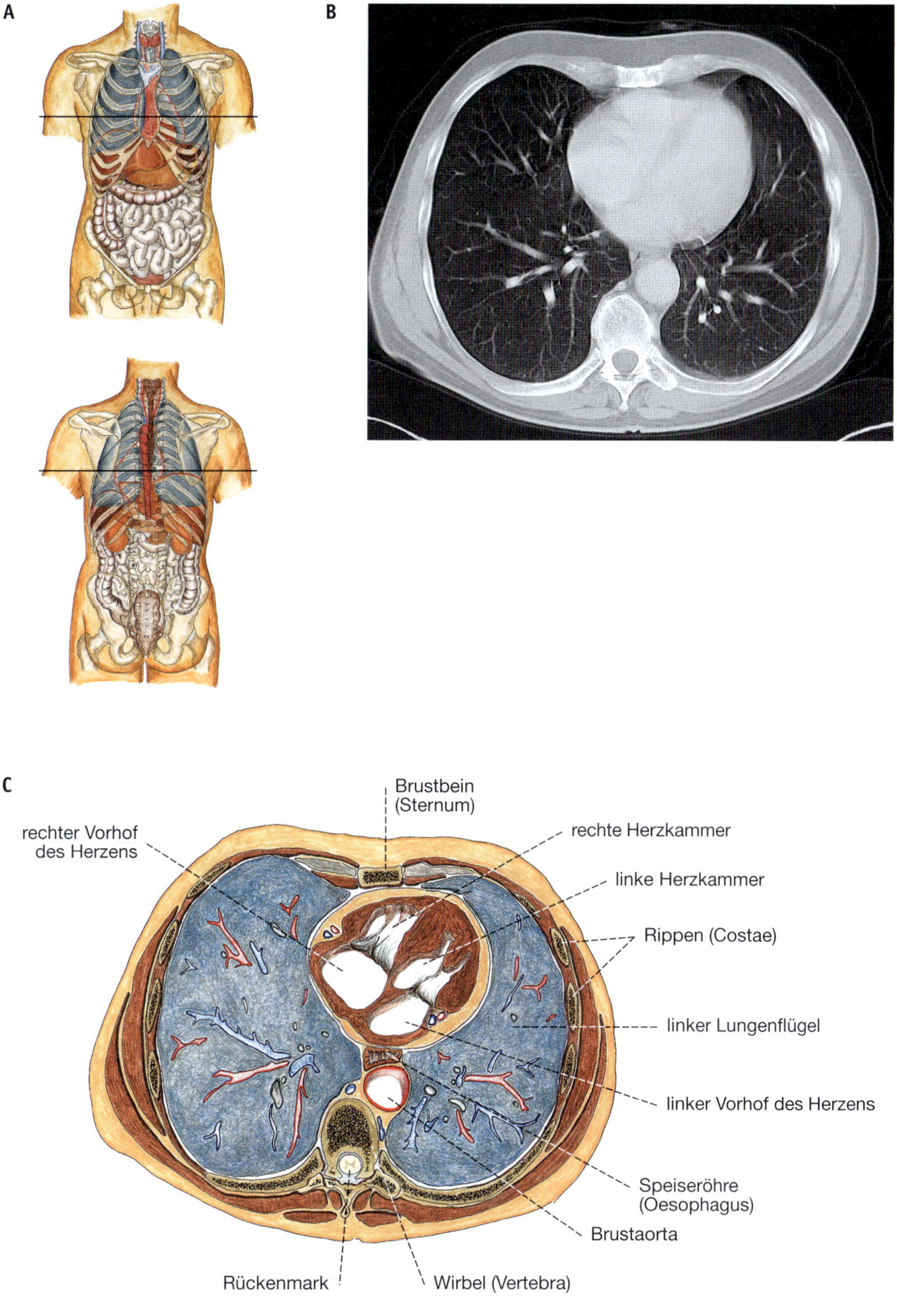

Abb. 2-15 Horizontalschnitt durch Herz (mit Kammern und Vorhöfen) und Lungenflügel. Ansicht von kaudal. **A:** Schnittführung. **B:** Computertomogramm (CT). [T184-R127] **C:** Anatomische Zeichnung zur Erläuterung des CT. [L128]

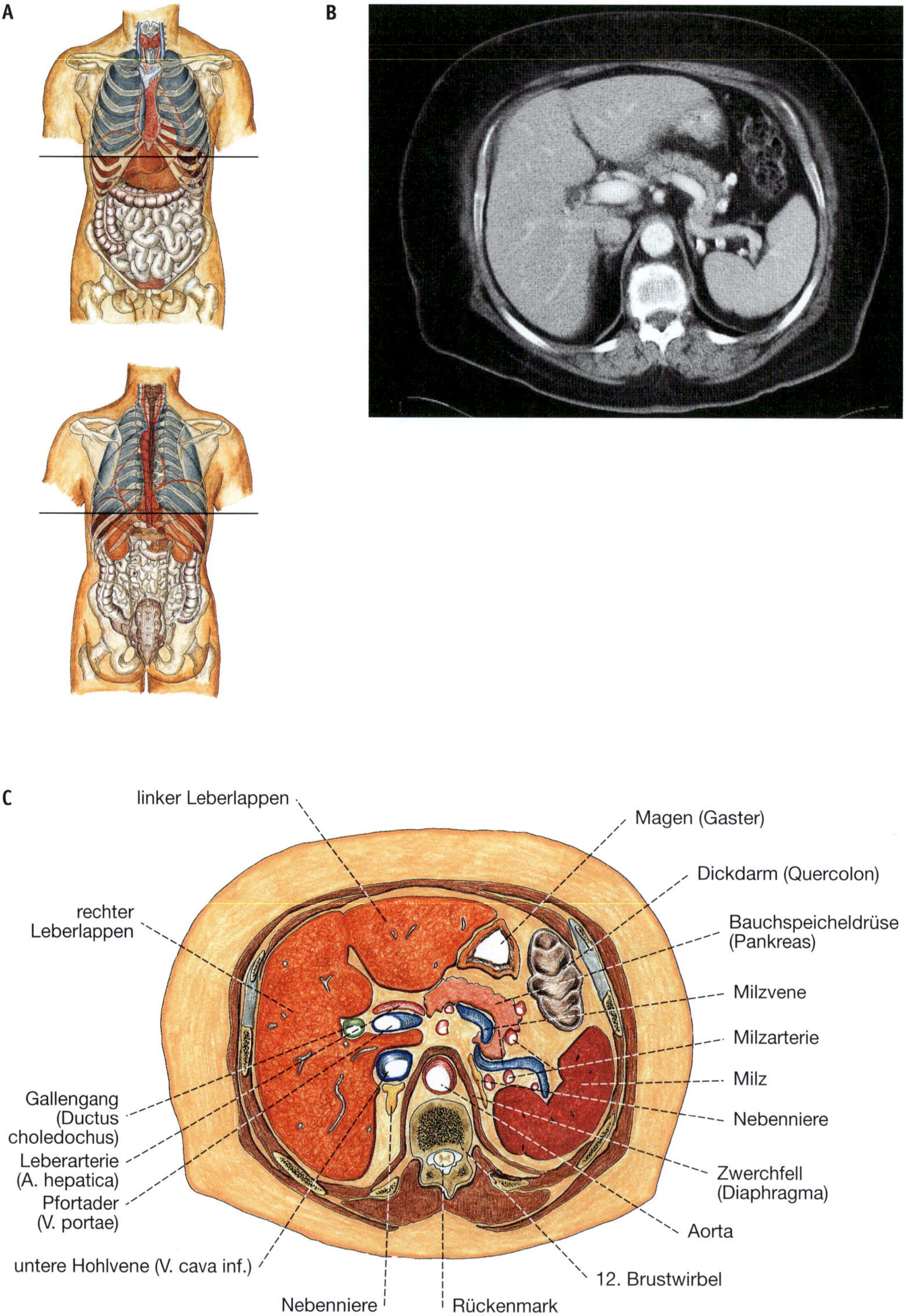

Abb. 2-16 Horizontalschnitt durch Oberbauchorgane in Höhe des 12. Brustwirbels. Ansicht von kaudal. **A:** Schnittführung. **B:** Computertomogramm (CT). [T184-R127] **C:** Anatomische Zeichnung zur Erläuterung des CT. [L128]

A

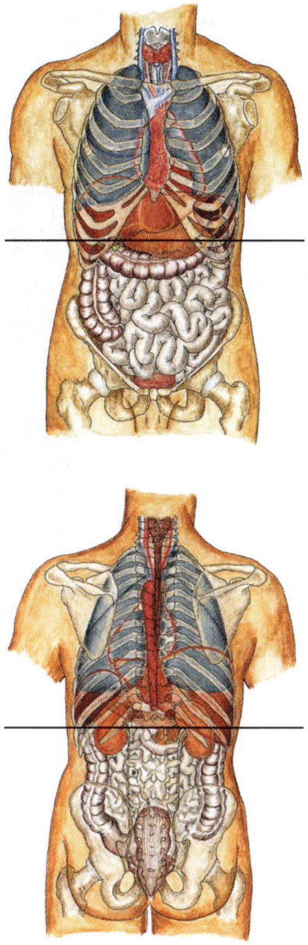

B

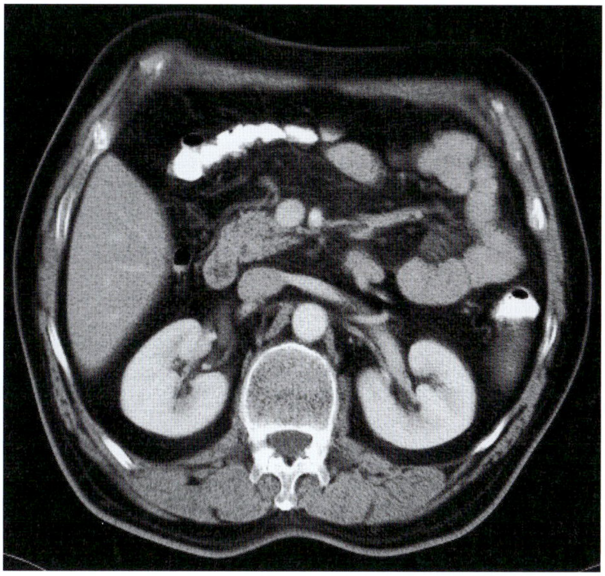

C

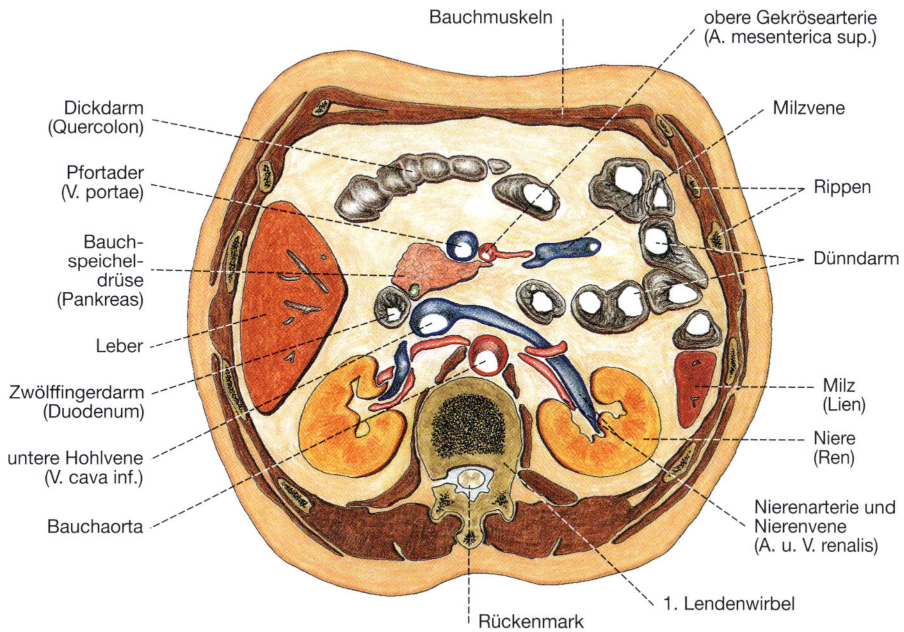

Abb. 2-17 Horizontalschnitt durch Bauchorgane in Höhe des 1. Lendenwirbels. Ansicht von kaudal.
A: Schnittführung. **B:** Computertomogramm (CT). [T184-R127] **C:** Anatomische Zeichnung zur Erläuterung des CT. [L128]

A

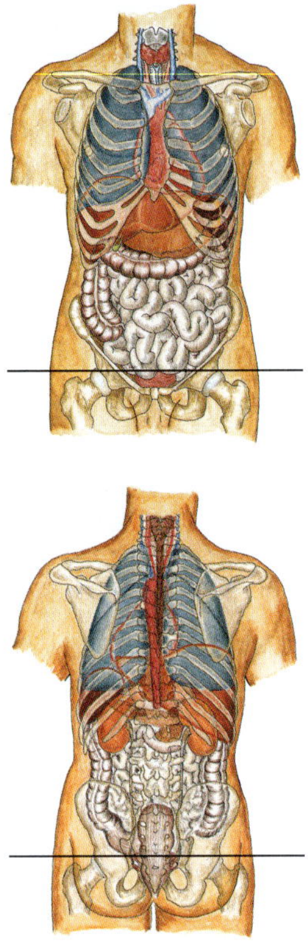

B

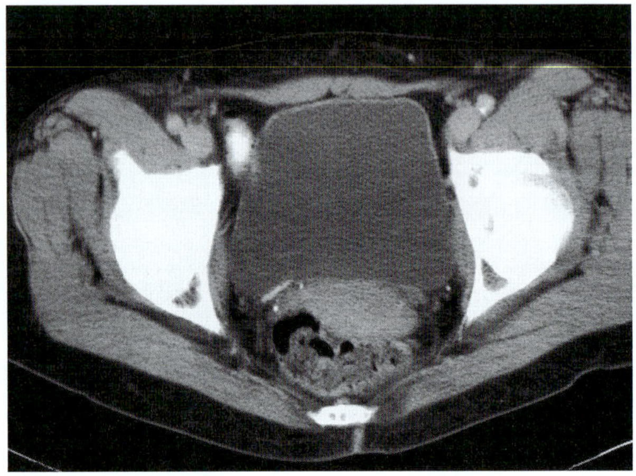

C

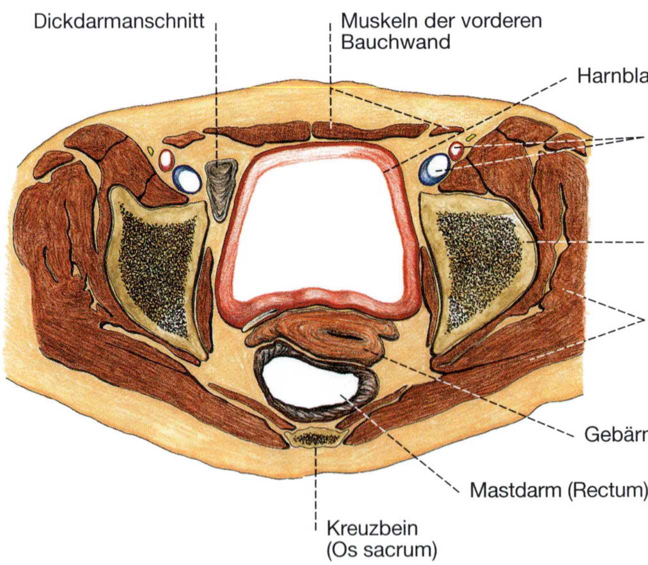

Abb. 2-18 Horizontalschnitt durch Beckenorgane der Frau. Ansicht von kaudal. **A:** Schnittführung. **B:** Computertomogramm (CT). [T184-R127] **C:** Anatomische Zeichnung zur Erläuterung des CT. [L128]

A

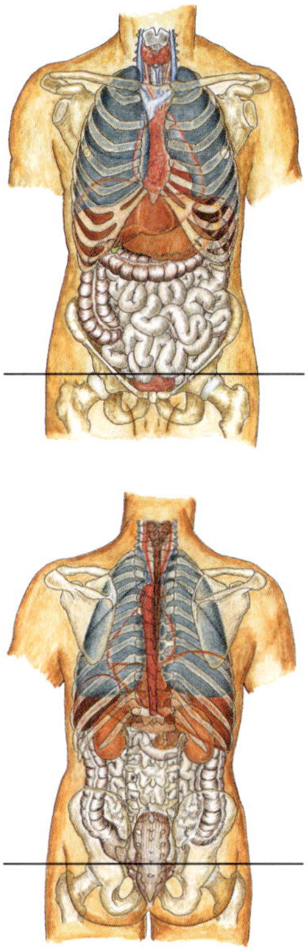

B

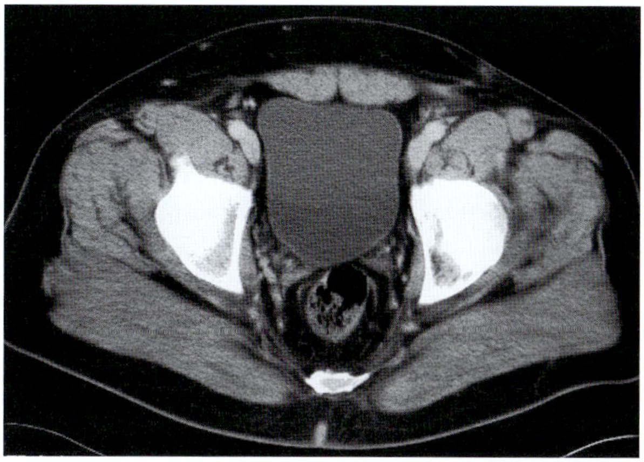

C

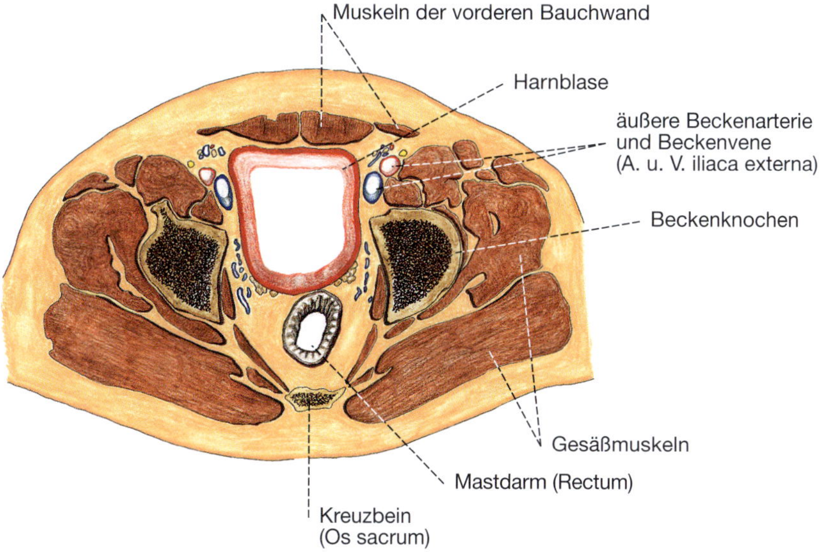

Abb. 2-19 Horizontalschnitt durch Beckenorgane des Mannes. Ansicht von kaudal. **A:** Schnittführung. **B:** Computertomogramm (CT). [T184-R127] **C:** Anatomische Zeichnung zur Erläuterung des CT. [L128]

2.2 Bildgebende Verfahren

In der Diagnostik von Erkrankungen steht dem Arzt nach der Untersuchung des Patienten eine Reihe bildgebender Verfahren zur Verfügung. Diese in den letzten Jahren eindrucksvoll verfeinerte **bildgebende Diagnostik** (diagnostische Radiologie) umfasst:

- Klassische Diagnostik mithilfe von **Röntgenstrahlen**
  - konventionelle Röntgenaufnahmen (Nativaufnahmen)
  - Kontrastmitteluntersuchungen (z. B. Angiographie)
  - **Computertomographie (CT).**
- Untersuchungen mit **Ultraschallwellen** (Sonographie).
- Auf **Magnetresonanz** beruhende Schnittbildverfahren (Kernspintomographie, Magnetresonanztomographie, MRT).
- Untersuchungen mit **radioaktiven Substanzen** (nuklearmedizinische Verfahren)
  - Szintigraphie
  - Positronenemissionstomographie (PET).

Die genannten bildgebenden Verfahren werden im Folgenden kurz vorgestellt.

2.2.1 Röntgendiagnostik

Nativdiagnostik

Von einer Röntgenröhre erzeugte Strahlung wird durch den Körper des Patienten geschickt (Abb. 2-20). Die durch die Organe nicht absorbierten Röntgenstrahlen belichten einen für Strahlen empfindlichen Röntgenfilm. Das so entstandene native Röntgenbild gibt Informationen über Strahlenundurchlässigkeit (Strahlendichte) oder Strahlendurchlässigkeit verschiedener Organe oder Gewebe. Es werden mehrere Dichtegruppen unterschieden: **Luft** absorbiert keine Strahlen und trägt damit sehr stark zur Bildschwärzung bei. **Fett** absorbiert wenig Strahlung, während Flüssigkeit (z. B. Blut) und noch ausgeprägter Knochen strahlendicht und damit gegenüber luft- oder fetthaltigen Strukturen sehr gut abgrenzbar sind. Die Thoraxübersichtsaufnahme (Abb. 2-20) zeigt einen guten Kontrast zwischen den lufthaltigen Lungenflügeln, den flüssigkeitshaltigen Organen (Herz, Leber und Blutgefäßen) und den Knochen.

Kontrastmitteluntersuchung

Zahlreiche Organe, z. B. im Bauchraum, sind wegen ähnlicher Strahlendichte kaum voneinander zu unterscheiden. Der Kontrast lässt sich durch Gabe von strahlendichten (röntgenpositiven) Kontrastmitteln in eindrucksvoller Weise verbessern. So eignen sich jodhaltige Kontrastmittel zur Darstellung von sonst nicht sichtbaren Blutgefäßen (Angiographie). Sie werden intravenös oder intraarteriell injiziert und führen so zu einer Darstellung von Gefäßen beliebiger Organe, zum Beispiel des Herzens (Koronarangiographie). Bariumhaltige Kontrastmittel werden insbesondere in der Magen-Darmdiagnostik eingesetzt. So gewinnt man beispielsweise genaue Informationen über das Schleimhautrelief des Darms.
Unter strahlendurchlässigen (röntgennegativen) Kontrastmitteln versteht man Gase, z. B. Luft oder Kohlendioxid (CO_2). Sie eignen sich ebenso zur Kontrastverstärkung gegenüber dem Körpergewebe. Mit einer kombinierten Anwendung von röntgenpositivem (Barium) und röntgennegativem Kontrastmittel (Gas) wird beispielsweise eine noch bessere Darstellung der Darmschleimhaut erreicht (Doppelkontrastdarstellung; Abb. 2-21).

Computertomographie (CT)

Bei der Computertomographie wird der Körper „in Scheiben zerlegt" dargestellt. Wie bei den zuvor beschriebenen Verfahren durchdringen Röntgenstrahlen den Körper und werden von den Organen unterschiedlich absorbiert. Zur „Scheibenbildung" rotieren Röntgenröhre und ein gegenüberliegender Strahlendetektor um die Körperlängsachse (Abb. 2-22). Gleichzeitig wird der Körper jeweils um 1 bis 10 mm in Längsrichtung verschoben. Sämtliche Daten werden von einem Computer erfasst und nach Bearbeitung als Schnittbilder auf einem Monitor dargestellt. Bei der sog. Spiral-CT wird ein kompletter Körperabschnitt (bis zu 60 cm lang) innerhalb von bis zu 60 s kontinuierlich untersucht. Aus dem gewonnenen Datensatz werden die einzelnen Schnittbilder berechnet. Mithilfe der CT entstehen exakte und überlagerungsfreie Schnitte durch alle gewünschten Organe. So sind pathologische Veränderungen vieler Gewebe gut feststellbar.

2.2.2 Sonographie

Die Sonographie steht heute meist am Anfang der bildgebenden Diagnostik (Abb. 2-23). Dies gilt insbesondere bei Erkrankungen der Bauchorgane. Die Sonographie basiert auf hochfrequenten Schallwellen (Ultraschall), die mit dem menschlichen Ohr nicht wahrgenommen werden. Im Körper treffen sie auf Strukturen bzw. Organe unterschiedlicher Schalldichte und werden von ihnen reflektiert. Knochen oder luftgefüllte Organe führen zu einer Totalreflexion der Schallwellen. Die Echosignale werden aufgefangen. Sender und Empfänger der Schallwellen befinden sich gemeinsam im sog. Schallkopf. Nach elektronischer Bearbeitung entsteht an einem Monitor ein Schnittbild, welches der Ebene der Ultraschallwellen entspricht. Die Sonographie eignet sich vor allem für die Untersuchung von Leber, Nieren, Gallenwegen oder von Blutgefäßen (Abb. 2-23). Sie wird auch vielfach in der Gynäkologie und Geburtshilfe eingesetzt. Mit neueren Geräten ist darüber hinaus die Untersuchung von Organbewegungen, wie z. B. des Herzmuskels oder der Herzklappen möglich.

2.2.3 Magnetresonanztomographie (MRT)

Das Phänomen der Magnetresonanz basiert auf der Tatsache, dass Wasserstoffkerne mit ihrer Ladung kleine Magnete sind. Für die Anordnung dieser Magnete im Körper gilt das Zufallsprinzip. Deshalb ist der Körper nicht magnetisch. Wirkt nun ein starkes Magnetfeld auf den Körper ein, so richten sich die Kerne in diesem Feld aus. Sie drehen sich dabei wie ein Kreisel um die eigene Achse (Kernspin). Bei der MRT wird der Patient in ein starkes Magnetfeld eingebracht. Dann werden elektromagnetische Wellen bestimmter Frequenzen eingestrahlt. Diese führen zu Resonanzschwingungen in den Wasserstoffkernen der Gewebe. Dadurch entstehen Radiosignale, die empfangen und verstärkt werden können. Das Resonanzverhalten der schwingenden Kerne hängt von den chemischen Bausteinen ihrer Umgebung ab. So kann man von den abgestrahlten Radiosignalen auf die Zusammensetzung und Form des Gewebes schließen.
Ebenso wie bei der Computertomographie wird die zu untersuchende Person auf einer Liege in eine Röhre geschoben, bei der es sich hier um einen starken Magneten handelt. Auch bei diesem Verfahren erhält man Schnittbilder des Körpers, jedoch in jeder gewünschten Ebene (sagittal, horizontal oder frontal). Je nach Abfolge der magnetischen Pulssequenzen werden aus den Geweben unterschiedliche Signale ausgesandt. So geben Flüssigkeiten bei sog. T1-Wichtung nur Signale geringer Intensität, während sie bei sog. T2-Wichtung sehr hohe Intensität zeigen. Fettgewebe liefert generell Signale hoher Intensität, Muskulatur solche mittlerer Intensität (Abb. 2-24). Kortikaler Knochen hat bedingt durch sehr geringen Wassergehalt in T1- und T2-Wichtung fast kein Signal, während Knochenspongiosa bedingt durch Knochenmark eine höhere oder mittlere Signalintensität zeigt (Kap. 6).

2.2.4 Nuklearmedizinische Verfahren

Szintigraphie

In der Nuklearmedizin werden schwach radioaktive Isotope zur Diagnose und auch zur Therapie von Krankheiten eingesetzt. Die Szintigraphie zeigt die Aufnahme und Verteilung von bestimmten radioaktiven Substanzen (Radionukliden) in einem Organsystem (Abb. 2-25). Die von den Radionukliden (z. B. Jod-123 oder Technetium-99 m) ausgehenden Gammastrahlen werden von einer Gammakamera aufgenommen und zu einem Bild verarbeitet. Von besonderer klinischen Bedeutung sind z. B. Knochenszintigramme, mit denen sich Knochenmetastasen nachweisen lassen, oder Schilddrüsenszintigramme, die Hinweise auf Über- oder Unterfunktionen des Organs geben.

Positronenemissionstomographie (PET)

Mit aufwändigeren nuklearmedizinischen Verfahren, wie der Positronenemissionstomographie (PET), lassen sich nach dem Muster der Computertomographie auch Schnittbildserien anfertigen (Abb. 2-26). Dabei werden die bei Positronenzerfall entstehenden Photonen zur Bildgebung benutzt. Als „Strahler“ mit Positronenabgabe findet beispielsweise Fluor-18 Verwendung. Die räumliche Auflösung nuklearmedizinisch gewonnener Bilder ist zwar geringer als die der radiologischen Verfahren. Ihr Vorteil liegt jedoch in den sehr genauen Daten zum Beispiel zum Energieverbrauch oder zur Durchblutung in verschiedenen Abschnitten eines Organs.

Da Röntgenstrahlen und Gamma- sowie Positronenstrahlen gesundheitsschädigend wirken, sind zahlreiche gerätetechnische und organisatorische Maßnahmen erforderlich, um Patienten und Personal zu schützen. Durch die Röntgenverordnung und die Strahlenschutzverordnung sind alle diesbezüglichen Schutzmaßnahmen und Verhaltensweisen genau geregelt. Diese Maßnahmen betreffen den überwiegenden Teil der hier beschriebenen Verfahren. Lediglich von Sonographie und Magnetresonanztomographie sind bisher keine unmittelbar schädigenden Einflüsse bekannt.

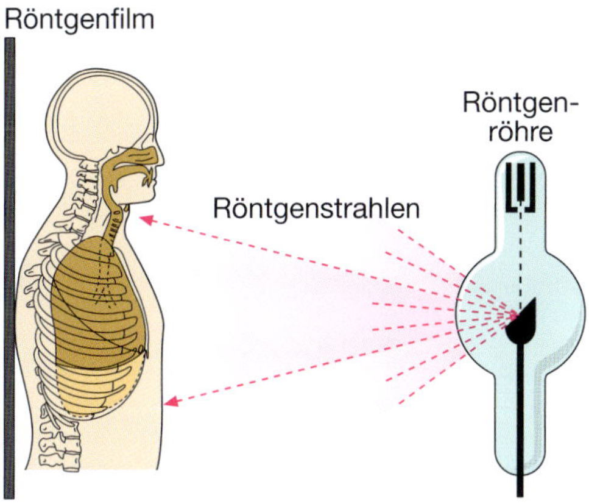

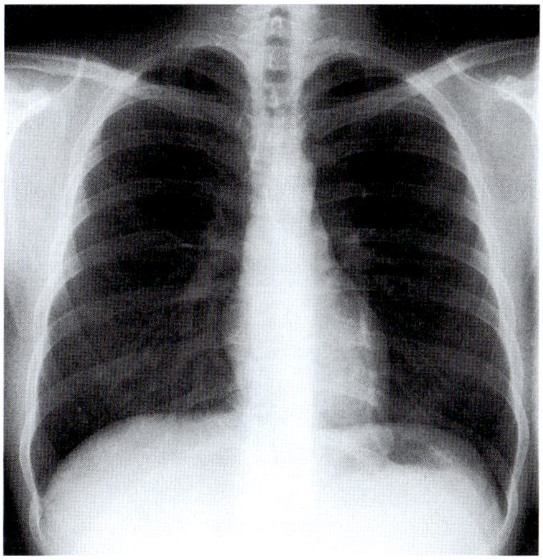

Abb. 2-20 **Konventionelle Röntgenaufnahme** des Brustkorbs in anterior-posteriorem (a.p.) Strahlengang mit schematischer Darstellung der Technik zur Bildentstehung. [L127/S007-2-20]

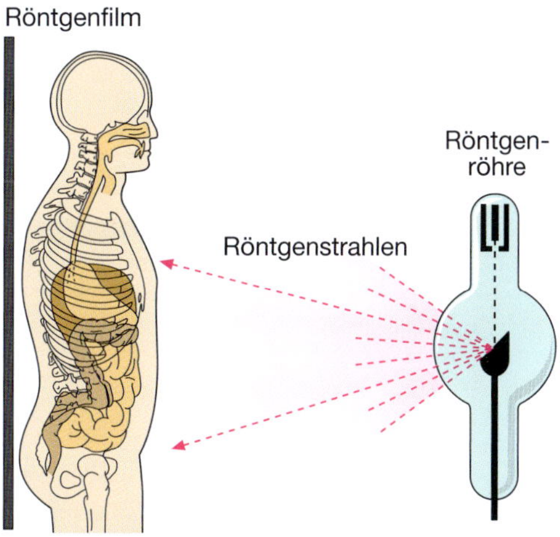

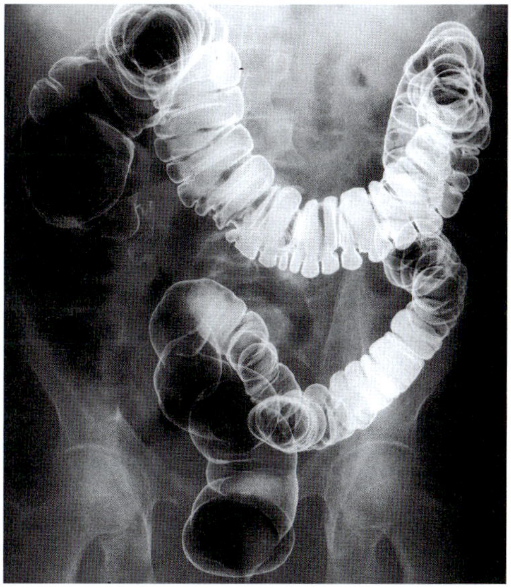

Abb. 2-21 **Röntgenbild** des Dickdarms nach Füllung mit Kontrastmittel und Luft **(Doppelkontrastmethode)** bei anterior-posteriorem (a.p.) Strahlengang mit schematischer Darstellung der Technik zur Bildentstehung. [L127/S007-2-20]

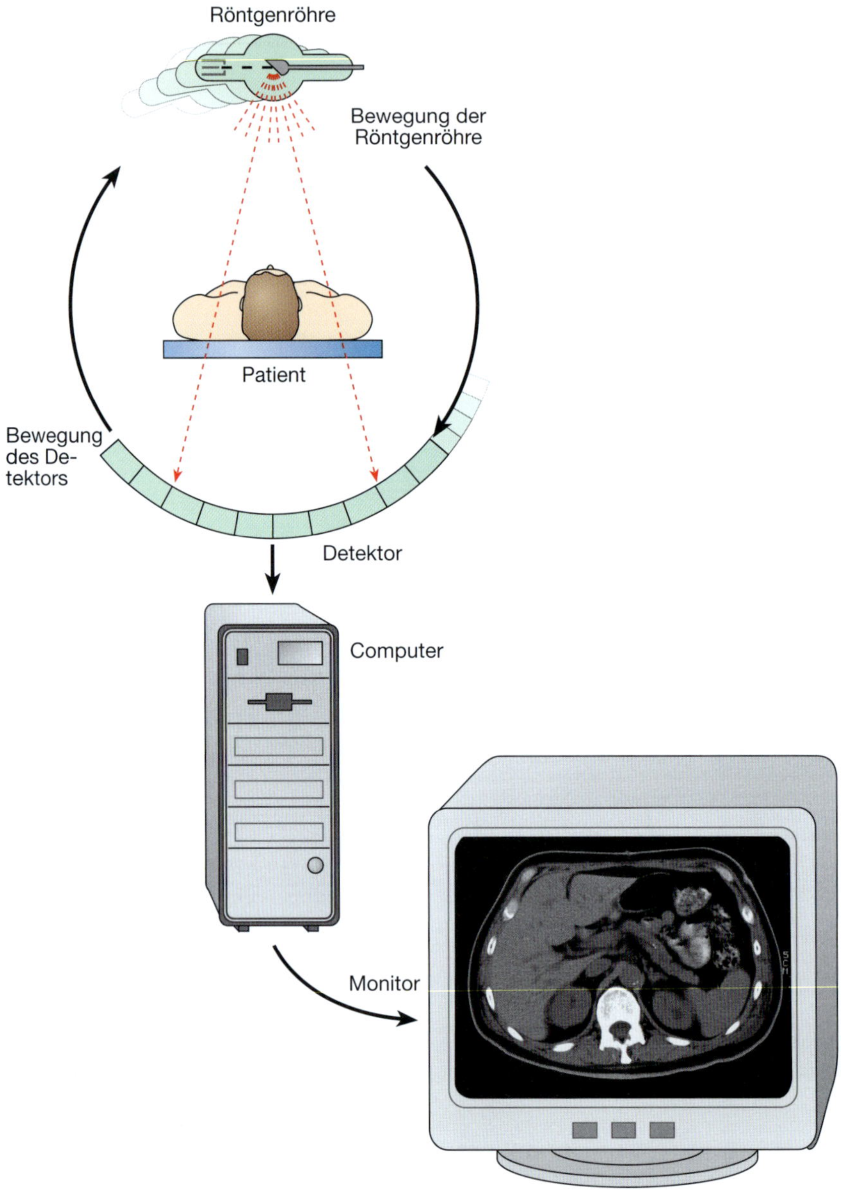

Abb. 2-22 Computertomographischer Horizontalschnitt der Bauchorgane in Höhe des ersten Lendenwirbels mit schematischer Darstellung der Technik zur Bildentstehung. [L127/S007-2-20, L106]

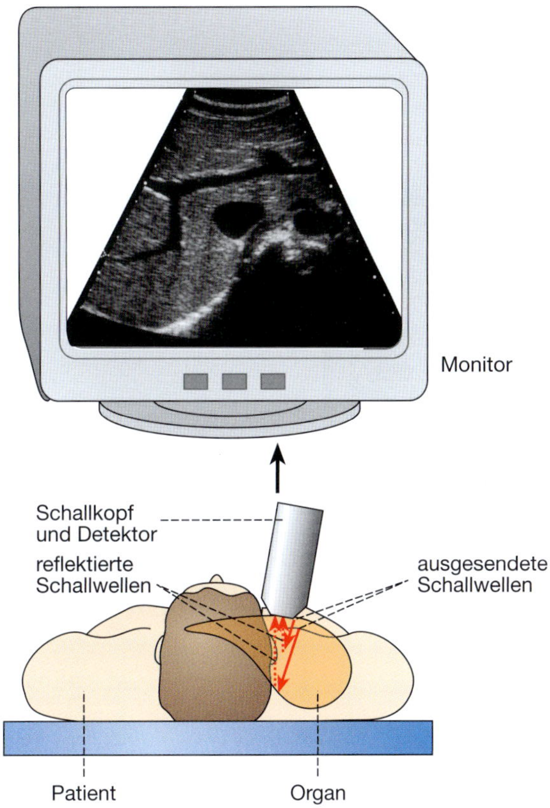

Abb. 2-23 Sonographische Darstellung der großen Oberbauchblutgefäße in horizontaler Ebene mit schematischer Darstellung der Technik zur Bildentstehung. [L127/S007-2-20, L106]

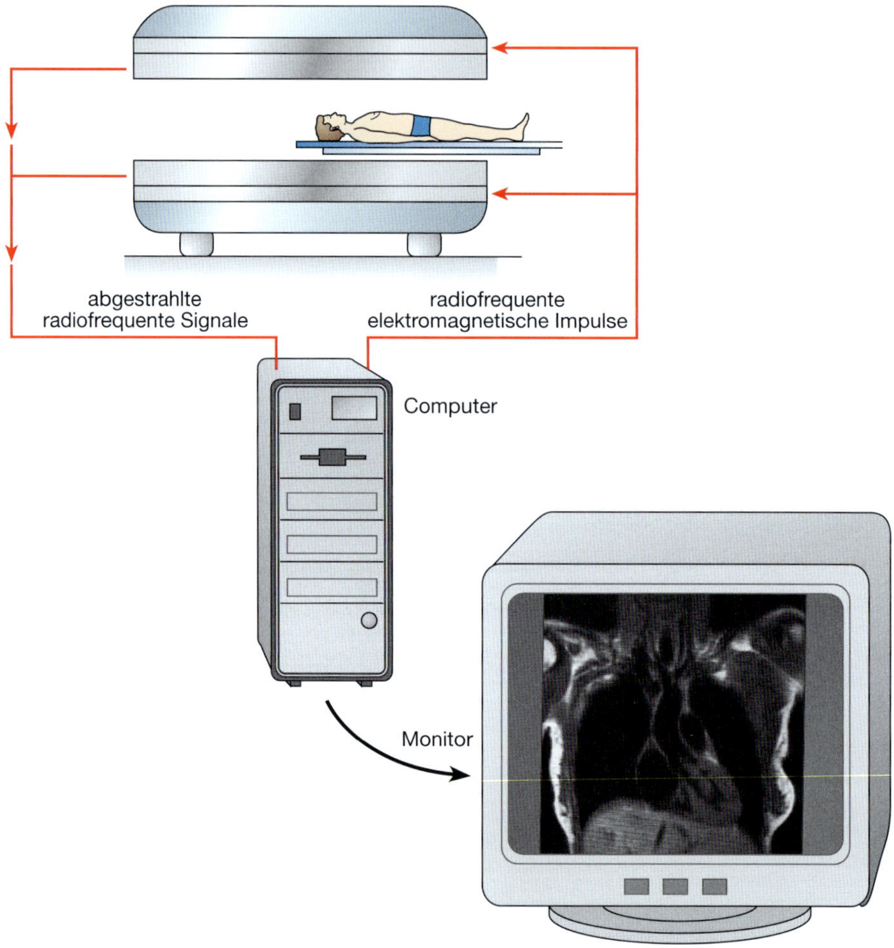

Abb. 2-24 **Magnetresonanztomographischer Frontalschnitt** des Herzens mit großen Blutgefäßen mit schematischer Darstellung der Technik zur Bildentstehung. [L127/S007-2-20, L106]

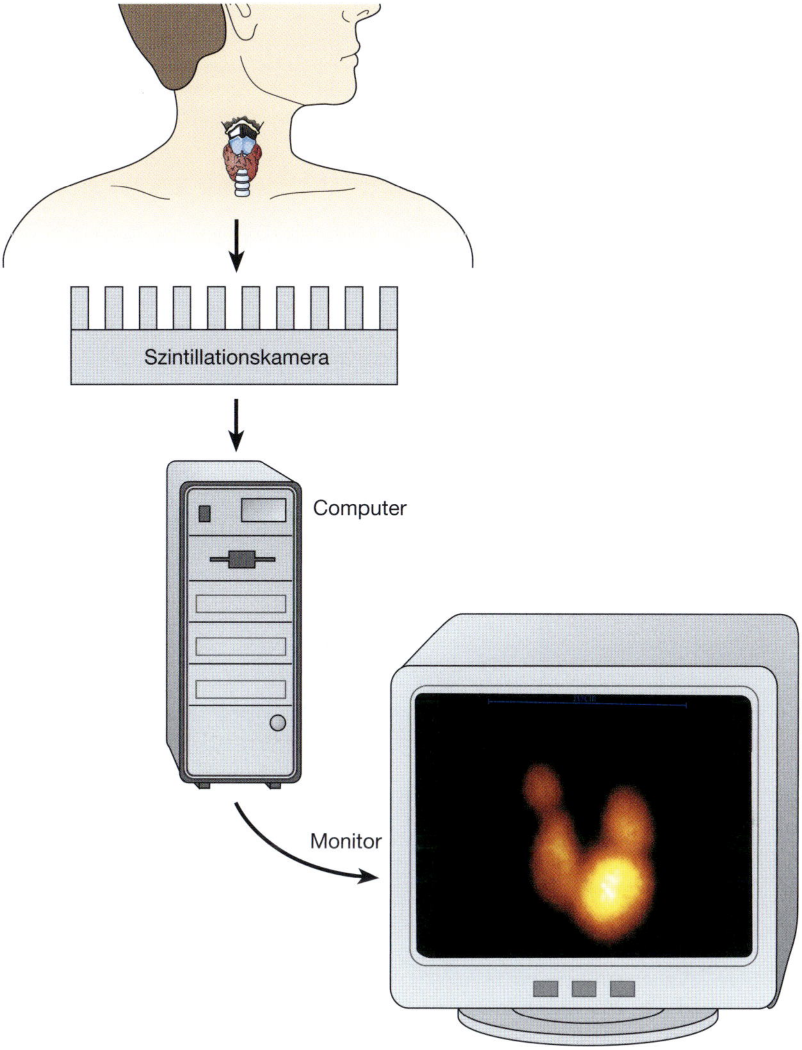

Abb. 2-25 Szintigraphische Darstellung der Schilddrüse mit mehreren aktiven Herden (sog. multifokale Autonomie) nach intravenöser Injektion von radioaktivem Material (Technetium) mit schematischer Darstellung der Technik zur Bildentstehung. [T185; Zeichnung: L127-R127, L106]

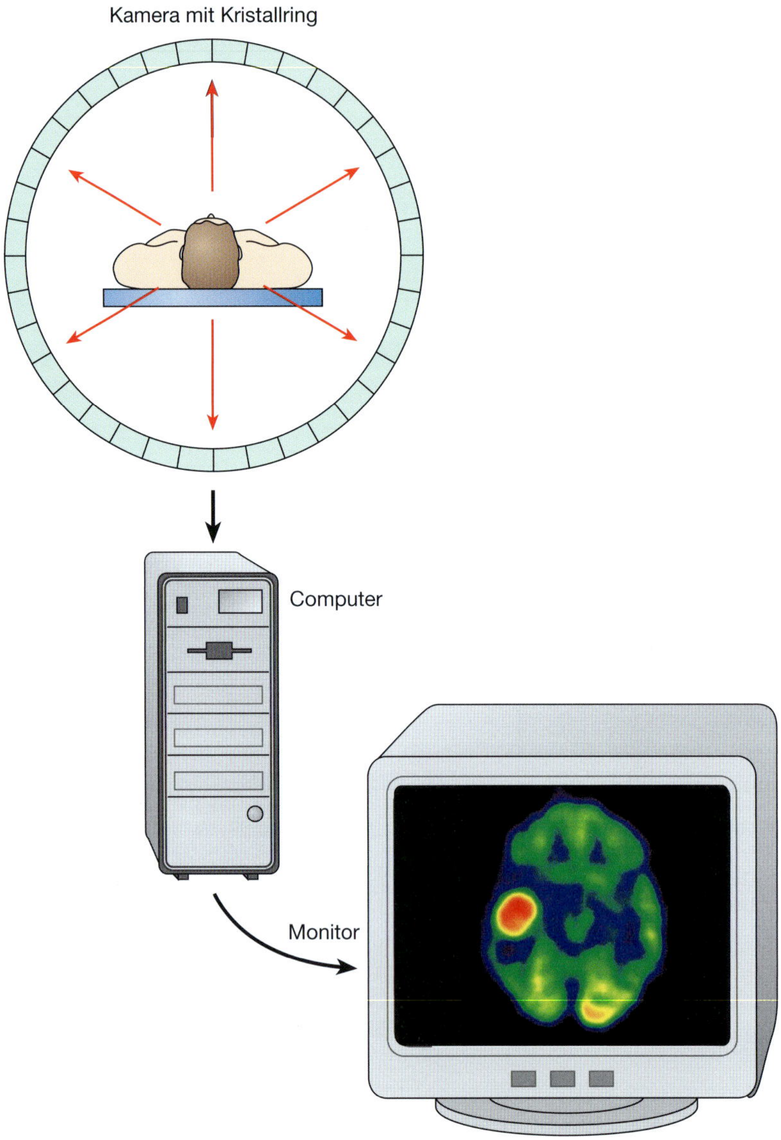

Abb. 2-26 Positronenemissionstomogramm (PET) zur Registrierung des lokalen Hirnstoffwechsels (zur Lokalisation der Schnittebene siehe auch Abb. 2-11) nach Injektion von F-18-Fluor-Deoxy-Glukose mit schematischer Darstellung der Technik zur Bildentstehung. Roter, runder Bezirk: Verstärkte Anreicherung der markierten Glukose in einem Tumor der rechten Großhirnhemisphäre. [T185; Zeichnung: L127-R127, L106]

3 Zellen und Gewebe

3.1 Zelle mit Zellorganellen 39
3.1.1 Zellmembran 39
3.1.2 Oberflächendifferenzierung und Zellkontakte 41
3.1.3 Endoplasmatisches Retikulum 41
3.1.4 Golgi-Apparat 41
3.1.5 Lysosomen 41
3.1.6 Zellskelett 42
3.1.7 Mitochondrien 42
3.1.8 Zellkern 42
3.1.9 Allgemeine Zellfunktionen 46

3.2 Zellteilung (Mitose) 46

3.3 Zelltod 48

3.4 Gewebe 48
3.4.1 Epithelgewebe 48
3.4.2 Binde- und Stützgewebe 49
3.4.3 Muskelgewebe 52
3.4.4 Nervengewebe 52
3.4.5 Mögliche Veränderungen an Geweben 52

Die Zelle ist der kleinste lebensfähige Baustein des Körpers. Sie besteht aus Kern und Zytoplasma. Die Zellfunktionen verteilen sich auf verschiedene Strukturen (Zellorganellen). Zellen vermehren sich durch Zellteilung. Dabei können sie sich zu Zellverbänden (Geweben) zusammenfügen. Die Gewebe des Körpers sind unterschiedlich ausgebildet und haben charakteristische Funktionen.

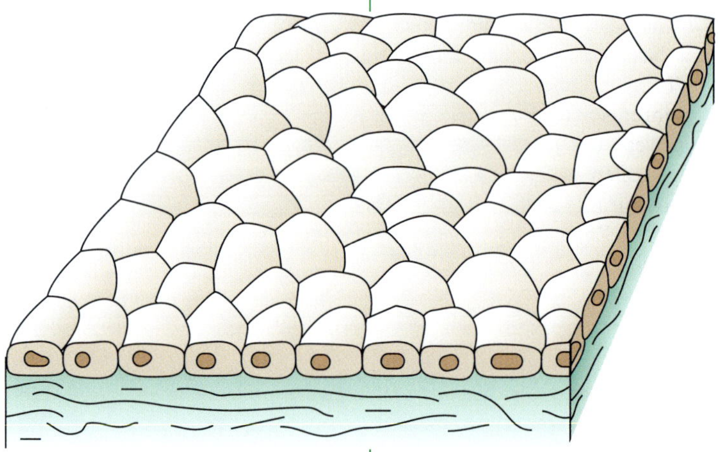

Abb. 3-0 Epithelialer Zellverband. [L123-R127]

Fallbeispiel

Eine 22-jährige Musikstudentin hat seit fünf Wochen ein bisher nicht gekanntes Leistungstief. Zuletzt traten heftige Menstruationsblutungen auf. Sie sucht ihren Gynäkologen auf, der einen unauffälligen Lokalbefund erhebt. Bei einer nachfolgenden internistischen Untersuchung fällt die blasse Hautfarbe der Patientin auf, es finden sich eine vergrößerte Milz und an beiden Unterschenkeln feine stecknadelkopfgroße Hautblutungen. Im Blutbild wird ein starkes Absinken des roten Blutfarbstoffs und der Zahl der Blutplättchen festgestellt. Außerdem ist die Zahl unreifer weißer Blutkörperchen, so genannte Blasten, erheblich vermehrt.

Zellen sind Bausteine des Körpers, die nur mithilfe des Mikroskops zu sehen sind (Abb. 3-1). Die Zelllehre (**Zytologie**) behandelt Bau und Funktion von Zellen, die Gewebelehre (**Histologie**) beschreibt die Grundformen verschiedener Zellverbände.

Unter bestimmten Bedingungen sind **Zellen** auch einzeln lebens- und teilungsfähig. Für ihre elementaren Lebensvorgänge wie Stoff- und Energiewechsel, Atmung oder Zellteilung braucht jede Zelle eine Grundausstattung an Zellorganellen. Darüber hinaus sind bei dem hochorganisierten Körper des Menschen die meisten Zellen in ihrer Form und Ausstattung so differenziert, dass sie zu Leistungen wie Zusammenziehung, Erregungsleitung, die Aufnahme von Sinnesreizen oder die Abgabe von Zellprodukten befähigt sind. Zellen gleicher Spezialleistung liegen oft in Zellverbänden (Organen) zusammen. Sie sind u.a. auf den Transport von Sauerstoff und Nährstoffen über die Blutbahn, also auf die Tätigkeit anderer Zellverbände angewiesen. Von ihrer eigenen Leistung hängen wieder andere Gewebe des Körpers ab. Jede Zelle ist Glied einer großen Einheit, in deren Organisation sie eine bestimmte Funktion einnimmt.

An der **Zelle** (Abb. 3-2) unterscheidet man den Zellleib (Zytoplasma) und den Zellkern (Nucleus). Der **Zellkern** enthält mit den Chromosomen die Träger genetischer Informationen. Das **Zytoplasma** setzt sich aus einer kolloidalen Lösung von Eiweiß, Wasser und Salzen zusammen, in die verschiedene hochspezialisierte Strukturen, die Zellorganellen, eingefügt sind. Außerdem kann das Zytoplasma gewebsspezifische Strukturen (Metaplasma, z.B. Muskelfibrillen) oder Stoffwechselprodukte (Paraplasma, z.B. Hormone) enthalten. Kern und Zytoplasma arbeiten eng zusammen. So stehen die im Zytoplasma erbrachten Leistungen unter Kontrolle des Zellkerns, aber auch der Zellkern wird in seiner Funktion vom Zytoplasma beeinflusst. Der Zellkern ist von der Kernmembran, das Zytoplasma von der Zellmembran umschlossen.

3.1 Zelle mit Zellorganellen

Z Die Zelle mit Membran, Kern, Zytoplasma und Zellorganellen zeigt ein breites Spektrum von Funktionen. Zu diesen gehören Synthese von Molekülen, Stoffwechsel und Bereitstellung von Energie und Transportvorgänge.

3.1.1 Zellmembran

Um ihre spezifischen Aufgaben erfüllen zu können, braucht die Zelle ihren „eigenen Lebensraum", ihr Milieu. Dies wird durch die **Zellmembran** (Zytolemm, Plasmalemm, Abb. 3-2) ermöglicht, die die Zelle zur Umgebung abgrenzt. Sie sorgt dafür, dass innerhalb der Zelle (intrazellulärer Raum) eine andere Konzentration von

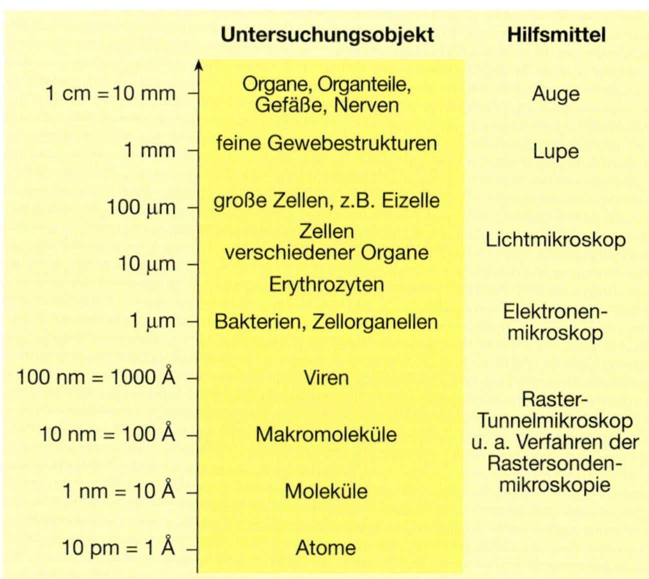

Abb. 3-1 Biologische Strukturen unterschiedlicher Größenordnung und Methoden ihrer Darstellung. Å = Angström [L106-R127]

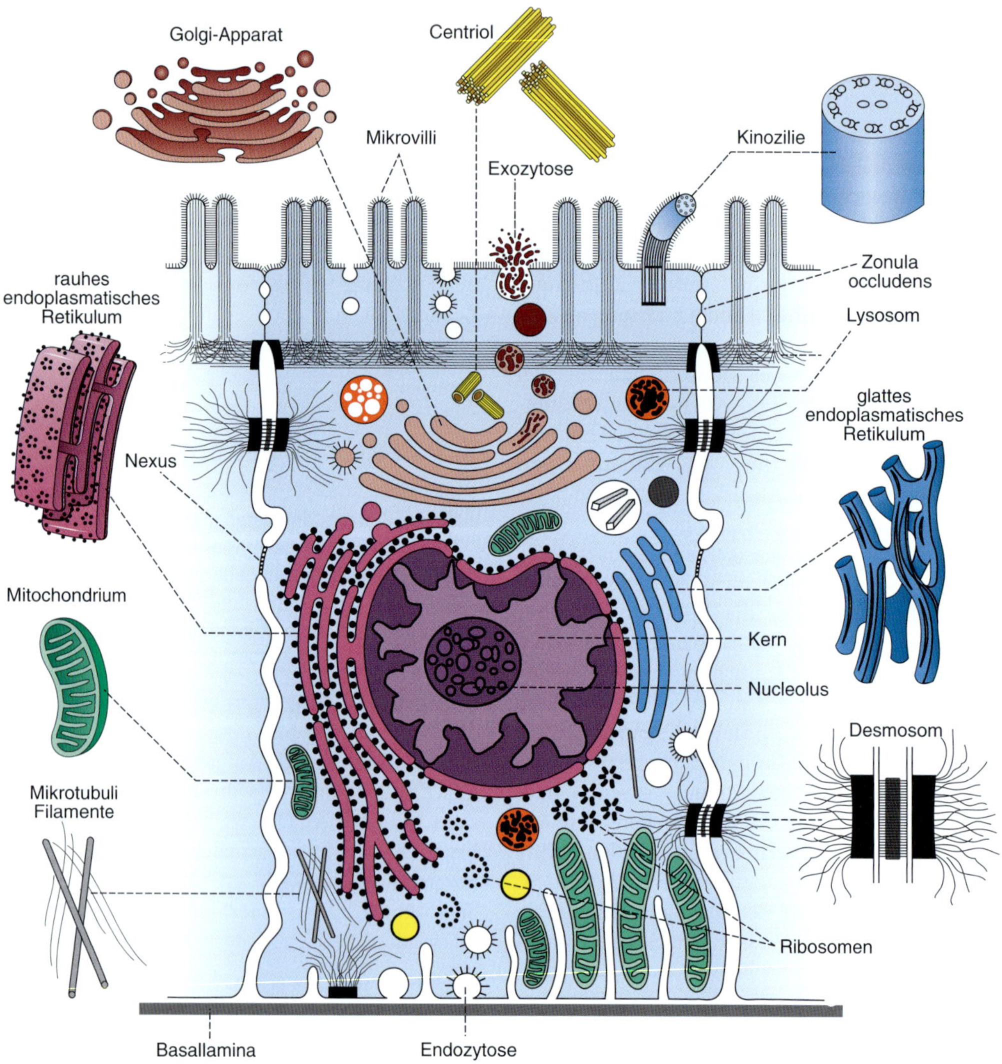

Abb. 3-2 Schematische Darstellung einer Zelle mit den wichtigsten Organellen. [L107-S017]

Stoffen aufrechterhalten wird als außerhalb der Zelle (extrazellulärer Raum). Außerdem ist sie für den Stoffaustausch zwischen Zelle und Umgebung zuständig.

Die Zellmembran besteht aus einer Doppellamelle aus Phospholipiden, zwischen die Eiweißmoleküle (Proteinmoleküle) eingelagert sind. Sie ist selektiv durchgängig **(semipermeabel),** so dass etliche gelöste Substanzen wie die Atemgase, Sauerstoff und Kohlendioxid frei zwischen extra- und intrazellulärem Raum diffundieren können, indem sie nur dem Konzentrationsgefälle folgen. Andere Substanzen werden durch unterschiedliche Transportformen in die Zelle hinein- oder aus ihr herausgeschleust.

Die elektrische Ladung der Zellmembran (**Membranpotenzial**) ist die Grundlage für Aktivierungsvorgänge, beispielsweise an der Nervenzelle oder der Muskelfaser. Oberflächlich gelegene Proteine der Zellmembran verfügen über jeweils charakteristische Erkennungsmerkmale, so dass die Zellen als „körpereigen" oder „körperfremd" erkannt werden können. Membranproteine ermöglichen Kontakte mit benachbarten Zellen. In der Zellmembran sind auch zahlreiche Bindungsstellen für Moleküle (Rezeptoren) und Enzyme lokalisiert. So gewinnt die Zellmembran besondere Bedeutung für den Informationsaustausch mit der Zellumgebung.

3.1.2 Oberflächendifferenzierung und Zellkontakte

Die spezifische Funktion einer Zelle im Organismus und ihre Wechselwirkungen mit dem extrazellulären Milieu und den Nachbarzellen führen zur Ausbildung unterschiedlicher Oberflächenstrukturen.

Mikrovilli

Mikrovilli (Abb. 3-2) sind fingerförmige Ausstülpungen des Zytoplasmas mit axial verlaufenden Aktinfilamenten. Sie vergrößern die Zelloberfläche von resorbierenden und sezernierenden Epithelzellen. Ein solcher „Bürstensaum" ist z. B. charakteristisch für die Darmepithelzellen, welche die Nährstoffe aufnehmen.

Kinozilien

Kinozilien (Abb. 3-2) sind wimpernartige Zellfortsätze, die zu einer aktiven rhythmischen Bewegung befähigt sind. Sie sind in **Basalkörperchen** (Kinetosom) verankert und nach einem charakteristischen Muster aus Gruppen längs verlaufender Mikrotubuli aufgebaut. Kinozilienbündel charakterisieren zum Beispiel das Epithel der Atemwege **(Flimmerepithel).** Durch ihre gleichsinnige Schlagrichtung sorgen sie für einen Abtransport von Schleim aus der Lunge.

Zellkontakte

Zellen erfüllen ihre Funktion in der Regel im Verbund und in der Wechselbeziehung mit benachbarten Zellen sowie dem umgebenden extrazellulären Milieu. Dazu bedarf es spezifisch, morphologisch und funktionell definierter Oberflächenstrukturen. Drei Formen von Membranverbindungen werden unterschieden:

- **Adhäsionskontakte** verbinden benachbarte Zellen durch Haftproteine. Sie werden auch unter dem Oberbegriff Desmosomen (Abb. 3-2) zusammengefasst.
- **Barrierenkontakte** verschließen als Zonula occludens (Abb. 3-2) den Extrazellulärraum zwischen zwei Zellen durch eine Verlötung der benachbarten Zellmembranen.
- **Kommunikationskontakte** (Nexus, Abb. 3-2) dienen der elektrischen Koppelung benachbarter Zellen und ermöglichen Stoffaustausch und Koordination. Dies wird durch Proteinkanäle (Tunnelproteine, Connexone) möglich, welche die benachbarten Zellmembranen durchsetzen.

3.1.3 Endoplasmatisches Retikulum

Das endoplasmatische Retikulum ist ein vielfach verzweigtes Netz von schlauchartigen oder spaltförmigen Hohlräumen, die von Membranen begrenzt werden (Abb. 3-2). Diese Membransysteme stehen sowohl mit dem Zellkern als auch mit der Zellmembran in Verbindung. Im endoplasmatischen Retikulum werden zahlreiche **Stoffe synthetisiert.** Für die Bildung von Proteinen (z. B. Enzymen) müssen Ribosomen vorhanden sein, die sich den Membranen des endoplasmatischen Retikulums anlagern. Nach der vom Zellkern vorgegebenen Information können hier sowohl Proteine für den zelleigenen Bedarf (z. B. Strukturproteine) oder Proteine für den „Export" (z. B. Hormone) gebildet werden (Abb. 3-3).

3.1.4 Golgi-Apparat

Mit dem endoplasmatischen Retikulum ist der Golgi-Apparat eng verbunden (Abb. 3-2). Er besteht ebenfalls aus einem membranbegrenzten Hohlraumsystem mit zahlreichen Schläuchen und Bläschen. Hier werden die im endoplasmatischen Retikulum synthetisierten **Substanzen angereichert** und zu Sekretkörnchen **verpackt.** Wenn sie für den „Export" bestimmt sind, werden sie an der Zelloberfläche meist durch sog. Exozytose freigesetzt (Abb. 3-3).

3.1.5 Lysosomen

Lysosomen sind Organellen der **intrazellulären Verdauung** (Abb. 3-2 bis Abb. 3-4). Sie enthalten Enzyme für den Abbau von Eiweißen, Kohlenhydraten und Fetten. Die lysosomalen Enzyme werden im endoplasmatischen Retikulum gebildet, im Golgi-Apparat angereichert und von einer Membran umgeben. Die lysosomale Membran wählt die Substanzen aus, die der Zellverdauung zugeführt werden sollen. Die Lysosomen nehmen das abzubauende zelleigene oder zellfremde Material auf. Wird zelleigenes Material abgebaut, spricht man von Autophagie, wird zellfremdes Material abgebaut, von Phagozytose.

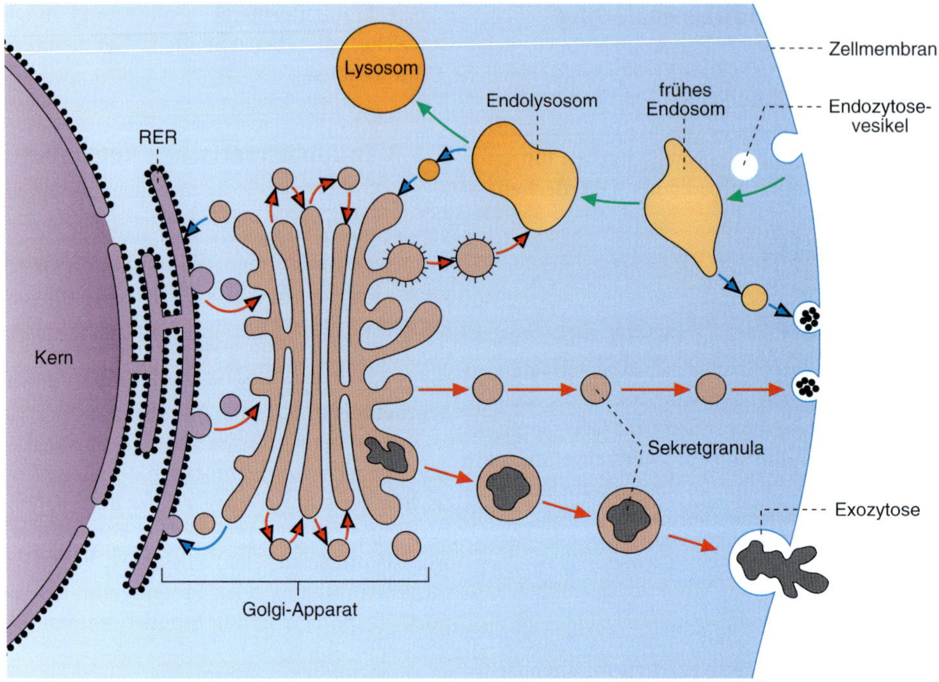

Abb. 3-3 Synthese und Abgabe von Zellprodukten sowie Aufnahme von zellfremden Stoffen. Die Wege der Bildung und Verpackung von Sekret in der Zelle und dessen Freisetzung aus der Zelle (Exozytose) sind durch rote Pfeile gekennzeichnet. Die Aufnahme von Molekülen in die Zelle (Endozytose) und der Transport zu Lysosomen ist durch grüne, der Rücktransport zwischen verschiedenen Zellorganellen durch blaue Pfeile markiert. [S018]

3.1.6 Zellskelett

Zentralkörperchen (Centriolen) sind zylindrische, aus 9 mal 3 Röhrchen zusammengesetzte Strukturen, die bei der Zellteilung (Kap. 3.2) eine Rolle spielen (Abb. 3-2). Sie sind für die Organisation von röhrenförmigen (Mikrotubuli) und fadenartigen (Mikrofilamente und Intermediärfilamente) Strukturen von Bedeutung, die insgesamt als Zytoskelett bezeichnet werden. Tubuli und Filamente erfüllen vorwiegend **mechanische Funktionen,** z. B. bei Zellbewegungen oder bei der Aufrechterhaltung der Grundstruktur der Zelle.

3.1.7 Mitochondrien

Mitochondrien sind von einer doppelten Membran umgebene Gebilde (Abb. 3-2 und Abb. 3-5). Die innere der beiden Membranen bildet Einstülpungen (Crista). Mitochondrien werden als **Kraftwerke der Zelle** bezeichnet. Sie enthalten die für die sauerstoffabhängigen Stoffwechselvorgänge (**biologische Oxidation**) notwendigen Enzyme (sog. Atmungskette). Dadurch können sie z. B. Traubenzucker oxidieren und daraus Energie gewinnen. Diese Energie wird in Form von Adenosintriphosphat (ATP) gespeichert und steht für zahlreiche energiefordernde Prozesse der Zelle zur Verfügung, so für Stofftransport oder Muskelkontraktion. Unter Abgabe von Energie wird ATP zu ADP (Adenosindiphosphat) abgebaut und kann in den Mitochondrien wieder in energiereiches ATP umgewandelt werden (Abb. 3-5).

3.1.8 Zellkern

Der häufig runde oder oval geformte Zellkern ist von zwei Membranen umgeben (Abb. 3-2). Die äußere der beiden Membranen ist direkt mit dem endoplasmatischen Retikulum verbunden. Gemeinsam bilden beide Membranen zahlreiche Kernporen, die den Informationsaustausch zwischen Kern und Zytoplasma ermöglichen. Die Kernsubstanz besitzt eine feinkörnige bis schollige Struktur. Sie lässt sich mit Kernfarbstoffen gut färben und wird deshalb als **Chromatin** bezeichnet (Chroma = Farbe). Chemisch besteht Chromatin aus Nucleoproteiden, in denen Nu-

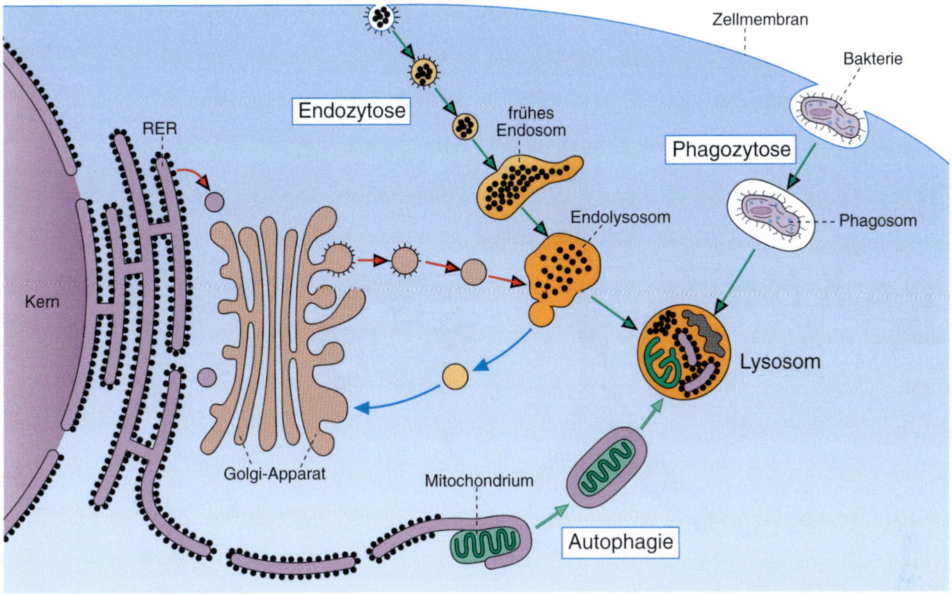

Abb. 3-4 „Verdauungsvorgänge" in der Zelle: Der Vorgang der Autophagie beinhaltet den Abbau zelleigenen Materials (z. B. Organellen). Bei der Phagozytose werden größere zellfremde Partikel (z. B. Bakterien) in die Zelle aufgenommen und abgebaut, kleinere zellfremde Partikel (z. B. Moleküle) werden durch Endozytose aufgenommen. „Verdauungsorgan" für alle Materialien ist das Lysosom. [S018]

cleinsäuren enthalten sind. Sie kommen in den Kernkörperchen (Nucleolus) als Ribonucleinsäure (**RNS**; ribonucleic acid, **RNA**) und im übrigen Kernbereich als Desoxyribonucleinsäure (**DNS;** deoxyribonucleic acid, **DNA**) vor. Bei der Zellteilung bilden sich aus der wenig strukturierten Chromatinsubstanz die **Chromosomen.**

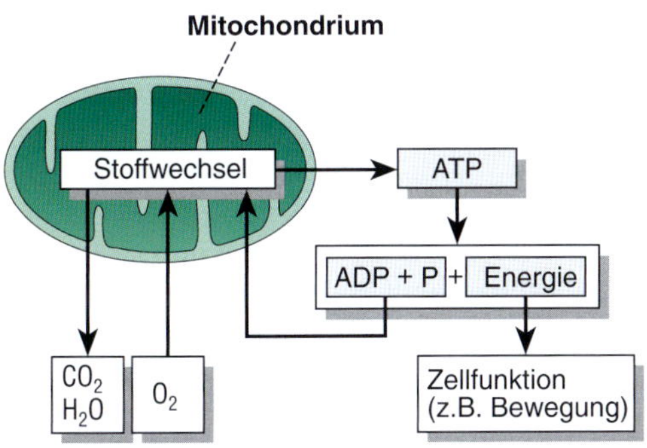

Abb. 3-5 Beitrag der Mitochondrien zum Energiestoffwechsel. [L106-R127]
ATP = Adenosintriphosphat
ADP = Adenosindiphosphat
P = anorganisches Phosphat
O_2 = Sauerstoff
CO_2 = Kohlendioxid

Der Chromosomensatz des Menschen besteht aus 46 Chromosomen: **44 Autosomen** (Nicht-Geschlechtschromosomen) und **2** geschlechtsbestimmenden **Heterochromosomen.** Beim weiblichen Geschlecht sind zwei X-Chromosomen vorhanden (Abb. 3-6 A). Die von zwei X-Chromosomen hervorgerufenen Chromatinverdichtungen an der Kernmembran sind mikroskopisch gut erkennbar (Sex-Chromatin) und werden zur Geschlechtsdiagnose herangezogen. Beim männlichen Geschlecht kommt neben einem X- ein **Y-Chromosom** vor.

Aufbau der Chromosomen (Abb. 3-6): Das DNS-Molekül hat das Aussehen einer spiralig gewundenen Leiter (Doppelhelix). Die Holme der Leiter (Längsstränge) bestehen aus Zucker (Desoxyribose) und Phosphorsäure. Die Sprossen verbinden jeweils die Zucker der Längsstränge und bestehen aus zwei stickstoffhaltigen Basen, entweder Adenin (A) und Thymin (T) oder Cytosin (C) und Guanin (G). Die Basen sind jeweils durch Wasserstoff miteinander gekoppelt. Vier Kombinationen sind für die Sprossenbildung möglich: AT, TA, CG und GC. Diese Kombinationen sind die Buchstaben der genetischen Information. Ihre Reihenfolge ist beliebig variierbar. Mehrere aufeinanderfolgende Basen bilden ein **Gen.**

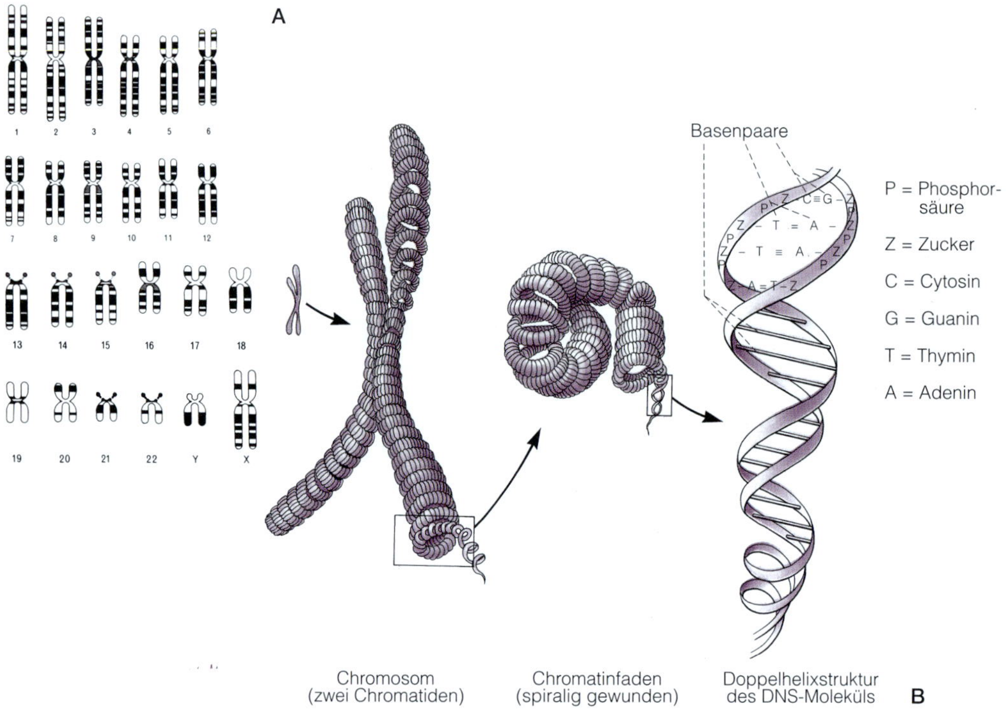

Abb. 3-6 Chromosomensatz des Menschen (A) sowie Aufbau eines Chromosoms (B).
A: Chromosomensatz: Anordnung und Nummerierung der Autosomen (Nicht-Geschlechtschromosomen) nach abnehmender Größe. In den Körperzellen sind die Chromosomen 1–22 doppelt vorhanden. X, Y: Geschlechtschromosomen. [L106-S022]
B: Aufbau eines Chromosoms aus gewundenen Strängen der Desoxyribonucleinsäure (DNS). [E240]

Um das Ganze etwas anschaulicher zu machen, werden Basen, Gene und Chromosomen häufig mit der Sprache oder Teilen eines Buches verglichen:

- Base = Buchstabe
- Gen = Satz
- Chromosom = Kapitel
- Chromosomensatz = Buch.

DNS-Moleküle können sich selbst verdoppeln **(Replikation),** indem sie sich in einzelne Längsstränge mit zugehörigen Sprossenhälften spalten. An diesen isolierten Längsstrang wird ein zweiter gebaut und angekoppelt. Durch die feststehenden Kombinationsmöglichkeiten der Basen ist die Ergänzung der halben zur ganzen Sprosse jeweils vorherbestimmt. Das neu gebildete DNS-Molekül ist identisch mit dem ursprünglichen.

Transkription und Translation

Die in der DNS gespeicherten Informationen drücken sich in den jeweiligen Zellaktivitäten aus, z. B. in der Produktion von Proteinen aus Aminosäuren. Um genaue Produktionsanweisungen zu übermitteln, bedarf es eines spezifischen **Informationsträgers.** Diese Botenaufgabe übernehmen **RNS-Moleküle.** Sie werden im Kern an DNS-Strängen gebildet, indem die in der Reihenfolge der Basen gespeicherten Informationen von der Boten-RNS (messenger-RNA, mRNA) abgeformt werden (Abb. 3-7). Dieser Vorgang der Informationsübertragung wird als **Transkription** bezeichnet. Die mRNA-Stränge werden dann durch Kernporen in das Zytoplasma eingeschleust und lagern sich an Ribosomen an. Hier wird der von der mRNA übermittelte genetische Code „übersetzt" (Abb. 3-7). In diesem Vorgang der **Translation** spielen die Ribosomen eine wichtige Rolle, indem sie den Kontakt zwischen mRNA und Transfer-RNS-Molekülen (tRNA) herstellen. Letztere sind jeweils mit einer Aminosäure beladen. Eine spezifische Bindung zwischen mRNA und einer tRNA kommt nur dann zustande, wenn die Muster jeweils dreier aufeinanderfolgender Basen (Triplett) zueinander passen wie der Schlüssel

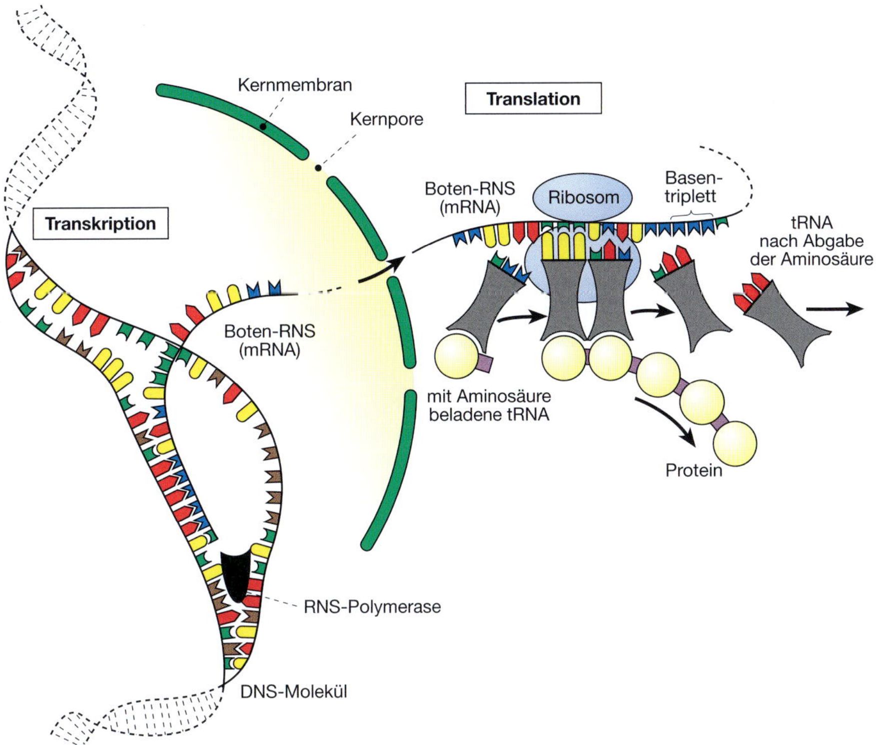

Abb. 3-7 Bildung eines Proteins (Proteinsynthese).
Transkription: Spaltung des DNS-Moleküls (Doppelhelix) in die beiden Längsstränge, Abformung der Boten-RNS (mRNA) von einem Längsstrang und Ausschleusung der mRNA aus dem Kern in das Zytoplasma.
Translation: Reaktion zwischen mRNA und Transfer-RNS (tRNA) an den Ribosomen. Dabei wird jeweils eine Aminosäure von der tRNA abgegeben und an das entstehende Protein angefügt. [L106]

zum Schloss. Dann löst sich die Aminosäure von der tRNA und wird an die Aminosäurekette des entstehenden Proteins angekoppelt. Diese Reaktionen wiederholen sich dann in schneller Folge, bis die mRNA übersetzt und das Protein fertig synthetisiert ist. Man bezeichnet die Ribosomen daher auch als die „Nähmaschine" der Eiweißmoleküle.

Gentherapie

Ein großes Ziel wissenschaftlicher Anstrengungen ist es, Strategien einer **Gentherapie** zu entwickeln. Diese geht von der Tatsache aus, dass zahlreiche Erkrankungen auf angeborenen oder erworbenen Gendefekten beruhen. Zellen mit solchen defekten (mutierten) Genen sind dann z.B. nicht in der Lage, ein bestimmtes Enzym zu produzieren und für den Stoffwechsel zur Verfügung zu stellen. Ein Beispiel für einen solchen angeborenen Enzymdefekt ist die Phenylketonurie, die unbehandelt zu einer Entwicklungsverzögerung und Hirnschädigung führt. Analog zur Funktionsumstellung von Bakterien für eine Insulinproduktion ist bei der Gentherapie das Einschleusen normaler Gene in die Kerne erkrankter Zellen notwendig, damit diese das gewünschte Molekül (z.B. Enzym) produzieren oder einen anderen Mangel kompensieren. In der Krebstherapie möchte man entartete Zellen durch Änderung des genetischen Materials dazu bringen, für das Immunsystem angreifbarer zu werden oder sich selbst zu töten (Apoptose, 3.3). Zu den noch schwer zu lösenden Problemen zählt u.a. die Art der Genübertragung in den gewünschten Typ von Zellen. Zwei Wege bieten sich an: Entweder bringt man die therapeutischen Gene direkt in das Zielgewebe im Körper oder entnimmt dem Körper bestimmte Zellen, führt an ihnen die Genübertragung durch und verpflanzt die „reparierten" Zellen dann wieder in den Organismus. Für das Einschleusen von Genen in den Körper lassen sich auch Viren benutzen, die zu ungefährlichen Genträgern (Vektoren) umgewandelt worden sind. Sie dringen in Zellen ein und geben ihre therapeutischen Gene ab, ohne sich selbst zu vermehren. Derzeit befinden sich diese gentherapeutischen Ansätze noch in der Phase von Experimenten und klinischen Studien.

3.1.9 Allgemeine Zellfunktionen

- **Molekülsynthese:** Zusammensetzung von Molekülen am endoplasmatischen Retikulum nach Produktionsanweisungen (RNS) aus dem Zellkern.
- **Stoffwechsel** und **Energiebereitstellung:** Energiegewinnung durch Umwandlung von Nährstoffen (Oxidation), Energiespeicherung durch Bildung bestimmter Moleküle (ATP) und Energiefreisetzung für Zelleistungen duch Spaltung der energiereichen Moleküle (ATP > ADP + P + Energie).
- **Aktiver Transport an Membranen:** Stofftransport, meistens gegen ein Konzentrationsgefälle, unter Energieverbrauch.
- **Diffusion:** Stoffbewegung vom Ort der höheren zum Ort der niedrigeren Stoffkonzentration.
- **Exozytose:** Ausschleusung gespeicherter Stoffe in Bläschenform unter Eröffnung der Zellmembran.
- **Endozytose:** Aufnahme von Stoffen durch örtliche Einstülpung der Zellmembran um den Stoff und Transport des Bläschens in das Zellinnere.
- **Phagozytose:** Aufnahme größerer Partikel (z. B. Zelltrümmer) nach dem Prinzip der Endozytose.
- **Osmose:** Wasserbewegung vom Ort einer niedrigeren zum Ort einer höheren Teilchendichte.
- **Membranpotenzialentstehung:** Bildung einer elektrischen Potenzialdifferenz durch Diffusion geladener Teilchen.
- **Bewegungsvorgänge von Zellen:** Veränderung der Zellgestalt durch Verschiebungen von Elementen des Zytoskeletts (Mikrofilamente).

Die Zelle stellt sich nicht nur als Baustein, sondern auch als Organismus kleinsten Maßstabs dar, in dem sich alle Funktionen und „Organe" finden, die im Körper vorkommen. Als „Mikroorganismus" ist die Zelle damit ein Abbild und Muster des Gesamtorganismus. Das Spektrum der Zellfunktionen lässt eine Dreigliederung mit einem Informationssystem, einem Stoffwechselsystem und einem Transport- und Verteilungssystem erkennen:

- **Informationssystem:** Wie das Nervensystem des Organismus nimmt die Zelle Informationen von außen auf, verarbeitet sie und beantwortet sie z. B. durch Synthese eines Proteins. Wichtige Strukturen bei letzterem Vorgang sind vor allem die Zellmembran mit ihren Rezeptoren, die Chromosomen als Träger der genetischen Information und Ausgangsort der Zellantwort sowie das endoplasmatische Retikulum als Syntheseort.
- **Stoffwechselsystem:** Eine Hauptrolle im Stoffwechselsystem der Zelle spielt das endoplasmatische Retikulum. Es ist einerseits mit dem Zellkern, andererseits mit dem Golgi-Apparat verbunden. Hier erfolgt die Verarbeitung aufgenommener Moleküle, und es werden spezifische Zellprodukte synthetisiert. Für den Stoffabbau sind die Lysosomen verantwortlich. Sie stellen den „Verdauungsapparat" der Zelle dar, während die Mitochondrien die „Kraftwerke" repräsentieren.
- **Transport- und Verteilungssystem:** Zentrale Schaltstelle für den Transport und die Verteilung von Substanzen zwischen Informations- und Stoffwechselsystem ist der Golgi-Apparat. Mit Golgi-Apparat und zusätzlich mit Transportvesikeln und Mikrotubuli verfügt die Zelle über ein sehr variables Zirkulationssystem für den Stofftransport. Mikrofilamente (Aktin- und Myosinfilamente) sind Grundlage für Zellbewegungen (Wanderung, Verformung) oder werden benötigt, um typische Zellformen aufrechtzuerhalten.

3.2 Zellteilung (Mitose)

> **Z** Bei einer Zellteilung entstehen in einer festgelegten Abfolge Tochterzellen mit demselben Chromosomensatz wie die Mutterzelle.

Der Organismus entwickelt sich durch fortlaufende Teilung seiner Zellen. Ohne Zellteilung gibt es kein Wachstum, keine Entwicklung und keinen Ersatz von Gewebe (**Regeneration**), das durch Verschleiß, Verletzung oder Erkrankung verloren gegangen ist. Die Haut z. B. bildet in der Tiefe ständig neue Zellen durch Teilung, während an der Oberfläche die älteren Zellen abgestoßen werden.

Bei der Zellteilung spaltet sich die Mutterzelle in zwei Tochterzellen. Dieser Vorgang heißt **Mitose** (Abb. 3-8). Bei der Zellteilung ergibt sich folgendes grundsätzliche Problem: Wenn sich eine Mutterzelle in zwei Tochterzellen teilt, muss gewährleistet sein, dass jede Tochterzelle an Zusammensetzung und Zahl identische DNS-Moleküle (Chromosomen) wie die Mutterzelle hat. Dazu ist es notwendig, dass vor der Zellteilung eine Verdopplung der DNS-Moleküle in der Mutterzelle stattfindet. Dies geschieht am Ende der **Interphase.** Im Anschluss an die Verdopplung, in der **Prophase,** „rollen" sich die einzelnen DNS-Moleküle auf (Kondensierung). Dadurch werden sie lichtmikroskopisch als unabhängige Chromosomen, eigentlich „Doppel"-Chromosomen, sichtbar. Im nächsten Schritt ordnen sie sich in der Zellmitte zu der Äquatorialplatte an **(Metaphase).** Währenddessen bilden die Zentralkörperchen (Centriolen) eine spindelartige Figur (Spindelapparat), indem sie zu den Polen der Mutterzelle wandern. Des Weiteren spalten sich die „Doppel"-Chromosomen in „Einfach"-Chromosomen (Chromatiden). Letztere werden durch die Filamente des Spindelapparats zu den Zellpolen hingezogen **(Anaphase).** Zum Abschluss der Mitose schnürt sich das Zytoplasma in der Äquatorialebene ein **(Telophase).** Die

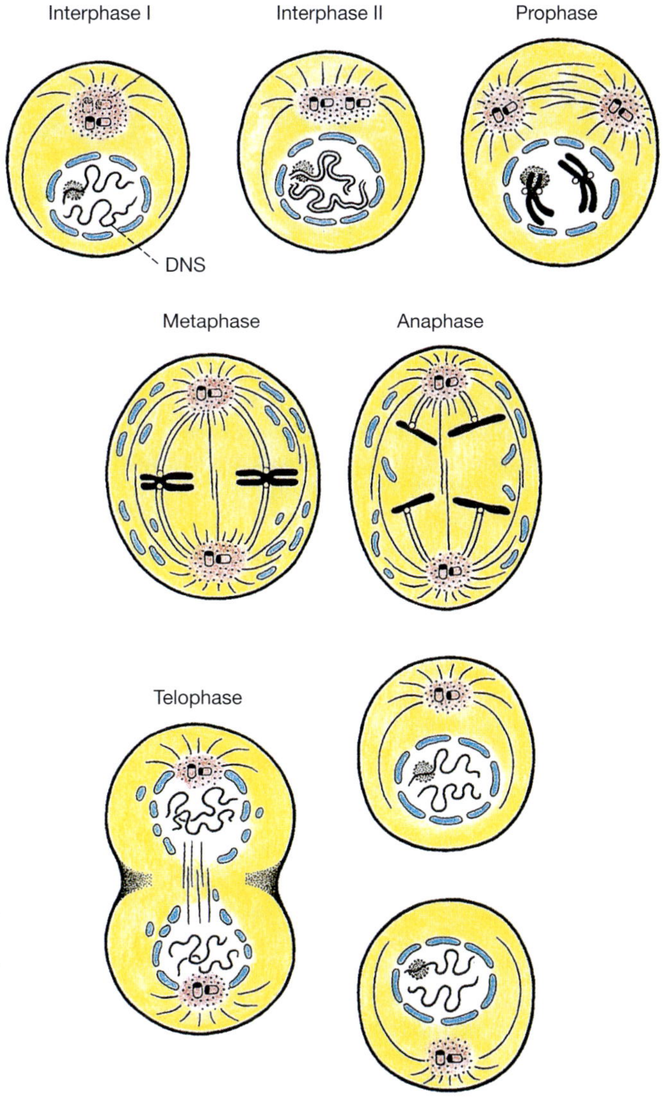

Abb. 3-8 Zellteilung (Mitose) mit ihren verschiedenen Phasen.
Interphase I: Zeit für spezifische „Zellarbeit"
Interphase II: Verdopplung der DNS-Moleküle („Doppel"-Chromosomen)
Prophase: Kondensierung der „Doppel"-Chromosomen
Metaphase: Anordnung der „Doppel"-Chromosomen zur Äquatorialplatte
Anaphase: Verlagerung der „Einfach"-Chromosomen zu den Zellpolen
Telophase: Einschnürung der Mutterzelle in der Äquatorialebene und Entstehung von zwei Tochterzellen.
[S018]

Abschnürung endet mit der Entstehung von zwei Tochterzellen, die einen identischen Satz an DNS-Molekülen haben wie die Mutterzelle.

Eine andere Art der Zellteilung mit auf die Hälfte reduziertem Chromosomenbestand findet bei der Bildung der Keimzellen statt. Von dieser sog. Reduktionsteilung oder **Meiose** wird im Kapitel „Fortpflanzung“ (Kap. 15) die Rede sein.

> **P** Zellen teilen sich in feuchtem Milieu besser als in trockenem, z. B. in einem Wundgebiet. Aus diesem Grund ist die phasenbezogene feuchte Wundbehandlung sehr wirksam. Dabei wird die Wundheilung dadurch unterstützt, dass unterschiedliche Verbandsmaterialien (hydrokolloidale Verbände) die Wunde in einem ständig feuchten Milieu halten. In dieser feuchten Kammer können sich dann neue Zellen besser und schneller bilden.

3.3 Zelltod

> **Z** Zellen sterben nicht nur als Folge einer Schädigung, sondern auch als Folge eines physiologischen Programms ab.

Organverletzungen, z. B. Schnittwunden, oder eine verminderte Organdurchblutung, z. B. Herzinfarkt, führen zu einem Untergang von Zellen und Geweben, zu einer sog. **Nekrose.** Dabei kommt es zu einer typischen Schwellung der Zellen und ihrer Organellen, Zerreißung der Plasmamembran sowie Schrumpfung (Pyknose) und späterem Zerfall bzw. Auflösung des Zellkerns. Typisch für diesen Prozess ist die durch den Zerfall hervorgerufene Entzündungsreaktion.

Unabhängig von pathologischen Einflüssen kommt es während des gesamten Lebens zu einem Absterben zahlreicher Zellen. Dabei handelt es sich um einen physiologischerweise eintretenden, programmierten Zelltod, der als **Apoptose** bezeichnet wird. Damit Entwicklung und Funktionen des Organismus normal ablaufen können, müssen Zellen in gesetzmäßiger Weise „Selbstmord“ begehen. So sterben während der vorgeburtlichen Entwicklung des Gehirns zahllose Nervenzellen ab und ermöglichen dadurch die Differenzierung von Form und Funktion des Nervensystems. Programmiert und zeitlich vorhersehbar ist auch der „Selbstmord“ von Epithelzellen des Darms oder der Haut. Dies ist eine wichtige Grundlage für die Zellerneuerung (Regeneration). Ausgelöst wird das „Selbstmordprogramm“ durch Signale der Zellumgebung (Hormone, Entzug von Wachstumsfaktoren u. a.). Daraufhin kommt es bei erhaltener Zytoplasmastruktur zu einer Fragmentierung und Zerstörung der DNS des Zellkerns. Später zerfallen Kern und Zytoplasma in membranumschlossene Teile, die dann von benachbarten Zellen aufgenommen (phagozytiert) werden. Eine Entzündungsreaktion bleibt bei der Apoptose aus. Von besonderem wissenschaftlichem Interesse sind Fehlsteuerungen des programmierten Zelltods. Eine Beschleunigung, Verzögerung oder Verhinderung dieses Prozesses wird bei unterschiedlichen Erkrankungen, wie z. B. Krebs oder AIDS, angenommen.

3.4 Gewebe

> **Z** Gewebe sind Zellverbände aus gleichartig differenzierten Zellen. Als Epithelgewebe, Binde- und Stützgewebe, Muskelgewebe und Nervengewebe erfüllen sie innerhalb des Organismus jeweils spezifische Funktionen.

Zellen sind im menschlichen Organismus in der Regel zu **Zellverbänden** zusammengefügt. Verbände überwiegend gleichartig differenzierter Zellen mit bestimmter Funktion bezeichnen wir als Gewebe.
Hauptformen:

- **Epithelgewebe** bilden innere und äußere Oberflächen mit Schutz- und Stoffwechselfunktionen.
- **Binde- und Stützgewebe** füllen den Innenraum des Körpers aus und haben Stoffwechsel- und Stützfunktionen.
- **Muskelgewebe** dient durch Zusammenziehung (Kontraktion) der Körperhaltung und Körperbewegung sowie Transportvorgängen.
- **Nervengewebe** empfängt, bildet und leitet Signale.

3.4.1 Epithelgewebe

Epithelgewebe sind Verbände eng aneinander liegender Zellen (Abb. 3-9, Tab. 3-1). Sie bilden **innere und äußere Oberflächen** des Körpers. Je nach Lokalisation zeigen sie eine unterschiedliche Differenzierung und Funktion. So steht bei der äußeren Oberfläche des Körpers, der Haut, die **Schutzfunktion** im Vordergrund (Schutzepithel). Diese Epithelien bestehen aus mehreren bis vielen Lagen übereinander geschichteter und miteinander verankerter Epithelzellen. Mehrschichtiges verhorntes Plattenepithel bildet die oberflächliche Schicht der Haut. Mehrschichtiges unverhorntes Plattenepithel, ebenfalls ein Schutzepithel (Abb. 3-9), findet sich an inneren Oberflächen, z. B. in der Mundhöhle.

Einschichtig sind dagegen Epithelien, die einen Stofftransport von außen nach innen oder umgekehrt zulassen. Den Transport von außen in das Gewebe bezeichnet man als **Resorption** (Resorptionsepithel), die Abgabe von Stoffen an Oberflächen als **Sekretion** (Sekretions- oder Drüsenepithel). Sekrete von Drüsenepithelien können an innere (Drüsen des Magen-Darm-Trakts) und äußere Oberflächen (Drüsen der Haut) abgegeben werden (Abb. 3-10).

Letztere werden **exokrine Drüsen** genannt, weil sie ihr Sekret nach außen, d.h. auf äußere oder innere Oberflächen abgeben. Sie sind nach Menge und Ausscheidungsart des Sekrets zu unterscheiden:

- Merokrine Drüsen: Abgabe von Sekrettröpfchen durch Exozytose (z. B. Tränendrüsen).
- Apokrine Drüsen: Abgabe von Sekrettröpfchen unter Abstoßung des sie umgebenden Zytoplasmaabschnitts (z. B. Milchdrüse).
- Holokrine Drüsen: Zellen, die sich bei der Sekretbildung völlig auflösen (z. B. Talgdrüsen der Haut).

Eine andere Gruppe von Drüsen, sog. **endokrine Drüsen,** schüttet ihr Sekret in Blutgefäße aus. Ihre Sekrete sind Hormone (Abb. 3-10).

> **Ü** Gehen Sie gedanklich einmal durch Ihren Körper und erstellen Sie dann eine Liste von inneren und äußeren Oberflächen.

Eine dritte Gruppe von Epithelien hat **Transportaufgaben** innerhalb eines Röhrensystems. Sie transportieren z. B. Staubpartikel im Bereich der Atemwege. Ein solches transportierendes Epithel ist dicht mit Flimmerhärchen (Kinozilien; Abb. 3-9) besetzt. Wellenartige Bewegungen der Flimmerhärchen transportieren oberflächlich gelegenen Schleim und darin enthaltene Partikel in einer Richtung.

Epithelien werden nach Gestalt und Schichtenbildung klassifiziert (Abb. 3-9, Tab. 3-1).

Nach der Zellhöhe unterscheidet man:

- Plattenepithel,
- isoprismatisches (kubisches) Epithel,
- hochprismatisches (Zylinder-)Epithel.

Alle Epithelzellverbände sitzen auf einem Grundhäutchen (**Basalmembran**) und erneuern sich durch kontinuierliche Zellteilung der an der Basalmembran gelegenen Epithelzellen (Regeneration). Untereinander sind die Epithelzellen durch verschiedene Zellmembrankontakte (Haftstrukturen) verbunden.

3.4.2 Binde- und Stützgewebe

Binde- und Stützgewebe füllen den Innenraum des Körpers aus und haben **Stoffwechsel- und Stützfunktionen** (Abb. 3-9). Man unterscheidet:

- Bindegewebe
- Fettgewebe
- Knorpel
- Knochen.

Alle diese Gewebe stammen aus dem embryonalen Bindegewebe (Mesenchym). Sie bestehen aus meist lockeren, differenzierten Zellverbänden. Besondere funktionelle Bedeutung hat die von diesen Zellen gebildete Grundsubstanz. Diese Interzellularsubstanz ist ungeformt, flüssig wie beim Blut oder gallertartig wie beim Kern der Bandscheiben und enthält als geformte Bestandteile unterschiedliche Mengen verschiedener Bindegewebsfasern. Wichtige Bestandteile der ungeformten Interzellularsubstanz sind Proteoglykane mit hoher Wasserbindungsfähigkeit und Glykoproteine, die eine Verbindung zwischen Zellen und Interzellularsubstanz herstellen. Die geformten Anteile der Interzellularsubstanz sind im Wesentlichen die zugfesten **Kollagenfasern** – einschließlich der retikulären Fasern – und die (reversibel dehnbaren) **elastischen Fasern.**

> **P** Der Körper benötigt Vitamin C für die Umwandlung der inaktiven Form des Pro-Kollagens zur aktiven Form des Kollagens. Daher stellt die ausreichende Versorgung mit Vitamin C eine wichtige Grundlage für die Neubildung von Bindegewebe dar. Insbesondere nach operativen Eingriffen oder anderen tiefen Wunden sollte daher auf eine ausreichende Vitamin C-Substitution geachtet werden.

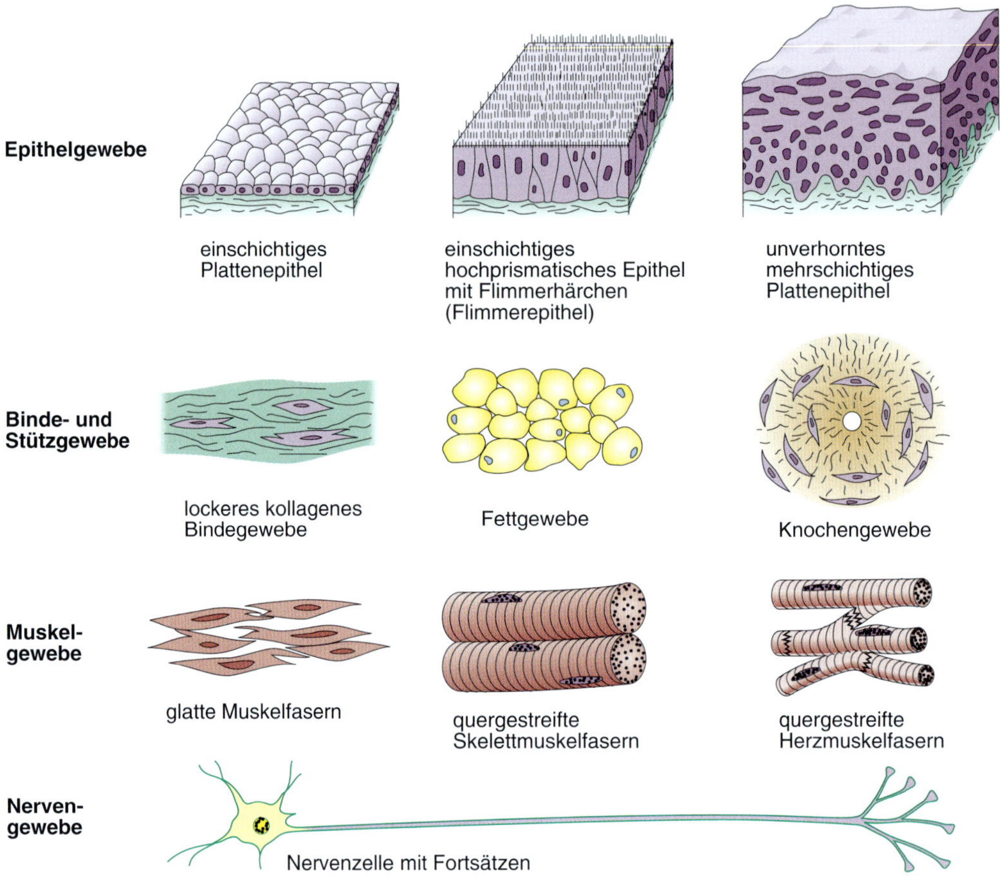

Abb. 3-9 Schematische Darstellung von Gewebetypen des menschlichen Körpers. [L106-S017]

	Form	Lokalisation	Funktion
Schutzepithelien	Verhorntes mehrschichtiges Plattenepithel	Haut	Äußere Abdeckung und Schutz des Körpers
	Unverhorntes mehrschichtiges Plattenepithel	Schleimhaut (z. B. Mundhöhle)	Teilweise innere Abdeckung und Schutz des Körpers
	Übergangsepithel	Harnwege (z. B. Harnblase)	Schutz gegen Harn
Resorptionsepithelien	Einschichtiges Epithel	Schleimhaut (z. B. Darm)	Stoffaufnahme (Resorption)
Sekretionsepithelien	Einschichtiges Epithel	Schleimhaut (z. B. Darm)	Stoffabgabe (Sekretion)
Transportierende Epithelien	Einschichtiges Epithel (mit Flimmerhärchen)	Schleimhaut (z. B. Atemwege)	Sekretstrombewegung (Reinigung)

Tab. 3-1 Gliederung der Epithelgewebe nach ihrer Funktion

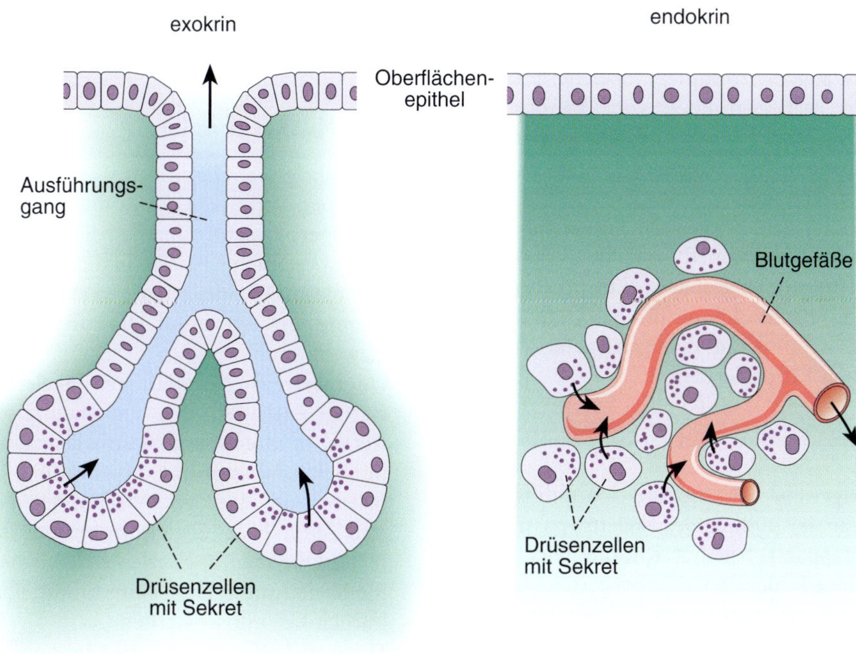

Abb. 3-10 Gegenüberstellung von exokrinen und endokrinen Drüsenepithelien.
Pfeile: Sekretabgabe an äußere und innere Oberflächen (exokrin) und an Blutgefäße (endokrin). [L106-R127]

Bindegewebe

Retikuläres Bindegewebe bildet einen netzartigen Zellverband, der durch ein Geflecht sog. Retikulinfasern versteift ist. Es ähnelt dem embryonalen Bindegewebe und kommt vor allem in lymphatischen Organen und im Knochenmark vor. Die Maschenräume des retikulären Bindegewebes sind mit freien (nicht ortsgebundenen) Zellen wie Lymphozyten, Plasmazellen, Makrophagen oder Vorläufern von Blutzellen ausgefüllt.

Sehnengewebe, lockeres und **straffes Bindegewebe** sind kollagenfaserige Bindegewebe, die sich vor allem durch Anordnung und Menge der in der Grundsubstanz liegenden Fasern, insbesondere der Kollagenfasern, unterscheiden (Abb. 3-9).
Die Zellen dieser Gewebe bilden vorwiegend Fasern und heißen Fibroblasten (Fibrozyten). Lockeres Bindegewebe ist durch viel Grundsubstanz mit wenigen Fasern gekennzeichnet. Es dient als Verschiebeschicht und Wasserspeicher und bildet das Zwischengewebe in inneren Organen, Haut und Schleimhäuten. Es ist auch wichtig für Abwehr- und Regenerationsvorgänge. Im straffen Bindegewebe sowie im Sehnengewebe dominieren geflechtartige und parallel angeordnete kollagene Faserbündel. Bindegewebszellen kommen nur wenig vor.

Fettgewebe entwickelt sich aus retikulärem Bindegewebe durch Einlagerung von Fetttropfen in Retikulumzellen (Abb. 3-9). Es hat mechanische Aufgaben, dient als Wärmeschutz und als „Energiespeicher". Bei der Bildung von Fettzellen treten zunächst kleine Fetttröpfchen auf, die dann zusammenfließen und schließlich als großer Tropfen die Zelle ausfüllen. Kern und Zytoplasmastrukturen werden dabei an den Zellrand verlagert (Siegelringform). Man unterscheidet braunes und weißes Fettgewebe:

- **Braunes Fettgewebe** ist besonders reich an Mitochondrien und kommt beim Erwachsenen kaum vor. In den ersten Lebensmonaten ist es jedoch in verschiedenen Körperregionen ausgeprägt und dient der Wärmebildung.
- **Weißes Fettgewebe** ist als Baufett und als Speicherfett im Körper vorhanden. Baufett bildet an mechanisch beanspruchten Stellen Polster, die druckelastisch sind (z. B. an Handteller oder Fußsohle, auch am Gesäß oder im Wangenbereich). Erst bei andauerndem Hunger wird solches Baufett für den Energiestoffwech-

sel benötigt. Deshalb haben ausgezehrte Menschen eingefallene Wangen (Fehlen des Bichat-Wangenfettpfropfes). Speicherfett ist im Körper weit verbreitet, wird hauptsächlich im Unterhautgewebe und im großen Netz der Bauchhöhle eingelagert und dient als Nährstoffspeicher.

Die Bildung von Fettgewebe und seine Verteilung werden hormonell, vor allem durch Geschlechtshormone, gesteuert. Entsprechend zeigen sich geschlechtsspezifische Unterschiede, wie die Ausprägung der „charakteristischen" weiblichen Körperformen.

Knorpel

Knorpelgewebe hat Stützfunktion und ist maßgeblich an der Bildung des Skeletts (passiver Bewegungsapparat) beteiligt. Knorpel zeichnet sich durch seine Druckelastizität bei geringer Zugfestigkeit aus (Gelenkknorpel, Zwischenwirbelscheibe). Die Knorpelzellen (Chondrozyten) sind rundlich und liegen in Gruppen zusammen. Die dazwischen befindliche ausgedehnte Grundsubstanz enthält in charakteristischer Architektur Kollagenfaserbündel. Knorpel zählt zu den wenigen Geweben des Körpers, die keine Blutgefäße enthalten und deshalb durch Diffusion über größere Strecken ernährt werden müssen. Es gibt **drei Knorpelarten:**

- hyaliner Knorpel
- elastischer Knorpel
- Faserknorpel.

Sie unterscheiden sich in Art, Menge und Verteilung der interzellulären Fasern. Dies beeinflusst ihre mechanischen Eigenschaften.

Knochen

Knochengewebe bildet den Hauptteil des Skeletts und verleiht dem Körper seine Stabilität und Form (Abb. 3-9). Es besteht aus Knochenzellen (Osteozyten), die ebenso wie die Knorpelzellen eine besondere Form von Bindegewebszellen sind, und Knochengrundsubstanz. Diese enthält wiederum Bündel kollagener Fasern und zusätzlich – als Besonderheit dieses Stützgewebes – reichlich Mineralsalze (v.a. Calciumphosphat und Calciumcarbonat in Form von Hydroxylapatitkristallen; nähere Einzelheiten zum Knochenbau und zur Knochenbildung Kap. 6 „Motorisches System"). Die Hartsubstanzen des Zahns (Zement, Dentin und Schmelz) sind in der Interzellularsubstanz ähnlich wie das Knochengewebe zusammengesetzt.

3.4.3 Muskelgewebe

Das Muskelgewebe kann sich als einziges Gewebe des Körpers verkürzen (kontrahieren) und dient der **Körperbewegung** und dem **Transport** (Abb. 3-9). Es besteht aus Fasern, in deren Zytoplasma (Sarkoplasma) fadenartige, verkürzungsfähige Elemente eingelagert sind. Die **Formen** des Muskelgewebe sind:

- **Quergestreifte Muskelfasern** (Skelettmuskelfasern) enthalten viele randständig gelegene Kerne. In ihrem Sarkoplasma liegen dicht gebündelt und geordnet Myofibrillen, die aus hellen und dunklen Abschnitten bestehen und dadurch der Skelettmuskelfaser ihre auffällige Querstreifung verleihen (Abb. 6-7). Nur die Skelettmuskulatur kann unmittelbar willkürlich beeinflusst werden.
- **Herzmuskelfasern** enthalten je einen im Zentrum gelegenen Kern. Ebenso wie Skelettmuskelfasern werden sie in Längsrichtung von Myofibrillen durchzogen, die eine Querstreifung aufweisen. Die Herzmuskelfasern bilden einen netzartigen Verband (Abb. 9-12). Die Kontakte zwischen den Fasern werden als „Glanzstreifen" bezeichnet.
- **Glatte Muskelzellen** haben meist Spindelform und einen zentral liegenden Kern. Gelegentlich sind sie verzweigt. Sie lassen keine Querstreifung erkennen (daher „glatt"). Man findet sie in den Wandungen der Eingeweide, besonders im Darm, an der Blase, in der Gebärmutter und in den Blutgefäßen.

3.4.4 Nervengewebe

Das Nervengewebe besteht aus den Nerven- oder Ganglienzellen mit ihren Fortsätzen und aus den Gliazellen (Abb. 3-9; Einzelheiten Kap. 4 „Nervensystem – Allgemeine Grundlagen").

3.4.5 Mögliche Veränderungen an Geweben

Differenzierung: Nach einem erblichen Muster erfolgende Umwandlung entwicklungsfähiger Gewebe in spezialisierte Gewebe (z. B. embryonale Umwandlung von Epithelgewebe in Nervengewebe).

K **Atrophie:** Abnahme von Zellgröße und/oder Zellzahl (z. B. „Muskelschwund" bei mangelnder Beanspruchung, wie bei Ruhigstellung durch Gipsverband; Inaktivitätsatrophie).
Hypertrophie, Hyperplasie: Zunahme von Zellgröße (Hypertrophie) und Zellzahl (Hyperplasie; z. B. bei vermehrter Muskeltätigkeit und bei gesteigerter Aktivität von endokrinen Drüsen).
Metaplasie: Umwandlung differenzierter Gewebe in differenzierte andersartige Gewebe oder in weniger differenzierte Gewebe (z. B. Entstehung von mehrschichtigem Plattenepithel in den Atemwegen infolge chronischen Zigarettenrauchens).
Degeneration: Abweichungen von der normalen zur minderwertigen Struktur und Funktion (z. B. als Folge von Stoffwechselstörungen).
Regeneration: Wiederbildung bzw. Ergänzung verloren gegangener Zellen und Gewebe, z. B. Ersatz von Hautepithelien, die im Rahmen der normalen Zellalterung abgeschilfert (physiologische Regeneration) oder bei Verletzungen untergegangen sind (reparative Regeneration).
Nekrose: Untergang von Geweben (z. B. nach Durchblutungsstörungen beim Herzinfarkt).

Wiederholungsfragen

1. Zeichnen Sie eine Skizze der Zelle, in der ihre wichtigsten Elemente enthalten sind.
2. Welche Aufgaben haben folgende Zellorganellen:
   Mitochondrium, endoplasmatisches Retikulum, Golgi-Apparat?
3. Erläutern Sie die Vorgänge bei der Zellteilung (Mitose).
4. Nennen Sie die vier Gewebearten und ihre jeweiligen Funktionen.
5. Welche Unterformen des Binde- und Stützgewebes kennen Sie?

Auflösung des Fallbeispiels

Akute (myeloische) Leukämie

Krankheitsbild: Akute Leukämien sind Erkrankungen des blutbildenden Knochenmarks. Charakteristisch ist die bösartige Vermehrung unreifer Vorstufen (Blasten) von weißen Blutkörperchen bei Einschränkung, z. B. der Bildung roter Blutkörperchen. Unbehandelt führt die Erkrankung in kurzer Zeit zum Tod.

Ursachen: Es sind verschiedene Faktoren bekannt, die zur Entstehung der Krankheit beitragen können. Dazu zählen ionisierende Strahlung, wie sie z. B. bei Reaktorunfällen entsteht, Chemikalien (z. B. Benzol), Viren oder erbliche Faktoren. Eine ursächliche Beziehung wurde bisher nicht gefunden.

Vorkommen und Häufigkeit: Mit vier Neuerkrankungen auf 100 000 Einwohner pro Jahr ist die akute Leukämie eine relativ häufige bösartige Erkrankung. Bei Kindern und alten Menschen kommt es meist zum Auftreten einer akuten lymphatischen Leukämie (Vermehrung der Vorstufen von Lymphozyten), bei den übrigen Altersgruppen, wie auch im geschilderten Fallbeispiel, überwiegt die akute myeloische Leukämie (Vermehrung der Vorstufen der Granulozyten; Kap. 11.3).

Diagnostik: Die Diagnose ergibt sich in der Regel aus der mikroskopischen Beurteilung des Blutbilds und des Knochenmarkpunktats, das z. B. aus dem Brustbein gewonnen werden kann. Unreife Vorstufen (Blasten) von Lymphozyten (lymphatische Leukämie) oder von Granulozyten (myeloische Leukämie) beherrschen dann das Bild.

Therapie: Ziel der Therapie ist eine Vernichtung der Leukämiezellen. Dies gelingt am besten mit einer zytotoxischen Chemotherapie. Dabei werden Substanzen eingesetzt, die als **Mitosegifte** eine Zellvermehrung unterbinden. Diese Mitosehemmung trifft jedoch nicht nur die Leukämiezellen des Knochenmarks, sondern auch alle anderen im Organismus ablaufenden Zellteilungen. Zahlreiche wichtige Organfunktionen sind deshalb während dieser Therapie sehr stark eingeschränkt. Die Folge sind Nebenwirkungen, z. B. reversibler Haarausfall und Abwehrschwäche.

Im vorliegenden Fall wurde eine Chemotherapie über zwei Jahre durchgeführt. Zweieinhalb Jahre nach Abschluss der Therapie lebt die Patientin beschwerdefrei und bereitet sich auf den Studienabschluss vor.

4 Nervensystem – Allgemeine Grundlagen

4.1 Bauelemente des Nervensystems 57
4.1.1 Nervenzellkörper 57
4.1.2 Nervenfaser und Nervenfaserbündel 57
4.1.3 Synapsen 60
4.1.4 Glia 61

4.2 Grundfunktionen der Nervenzellen 61
4.2.1 Ruhemembranpotenzial 61
4.2.2 Aktionspotenzial 62
4.2.3 Erregungsleitung 63
4.2.4 Stofftransport in Nervenfasern (intraaxonaler Transport) 64
4.2.5 Erregungsübertragung 65

4.3 Gliederung und Oberflächenstrukturen von Gehirn und Rückenmark 65

4.4 Hirn- und Rückenmarksnerven 69
4.4.1 Hirnnerven 69
4.4.2 Rückenmarksnerven 70

4.5 Innerer Aufbau von Gehirn und Rückenmark 71
4.5.1 Graue und weiße Substanz 71
4.5.2 Großhirn 73
4.5.3 Zwischenhirn 74
4.5.4 Mittelhirn 74
4.5.5 Brücke 74
4.5.6 Kleinhirn 74
4.5.7 Verlängertes Mark 75
4.5.8 Rückenmark 75
4.5.9 Bahnen des Rückenmarks 75

4.6 Architektur der Hirnrinde 75

4.7 Hirn- und Rückenmarkshäute 76

4.8 Blutversorgung von Gehirn und Rückenmark 77
4.8.1 Blutgefäße des Gehirns 77
4.8.2 Blutgefäße des Rückenmarks 80
4.8.3 Blutgefäße der Dura mater 80

4.9 Gehirn-Rückenmarksflüssigkeit (Liquor cerebrospinalis) 81

4.10 Hirnfunktionen im Spiegel des Elektroenzephalogramms (EEG) 83
4.10.1 Entstehungsmechanismen des EEG 83
4.10.2 Ableitung des EEG 83
4.10.3 Frequenzbänder des EEG und ihre Beziehung zum Reifungsgrad und zur Aktivität des Gehirns 83
4.10.4 Evozierte Potenziale 86

4.11 Schlaf-Wach-Rhythmus 87
4.11.1 Schlaf-Wach-Rhythmus (zirkadiane Periodik) 87
4.11.2 Schlaf 88

Z = Zusammenfassung   K = Krankheitslehre   G = Gesundheitsvorsorge   P = Pflegehinweis   Ü = Übung

Das Nervensystem besteht aus Nervenzellen. Zum größten Teil befinden sie sich in Gehirn und Rückenmark und sind über ihre Fortsätze mit Sinnesrezeptoren, Skelettmuskeln und Eingeweideorganen verbunden. Diese Verbindungen dienen dem Informationsaustausch, der mithilfe von elektrischen Signalen und Überträgerstoffen erfolgt.

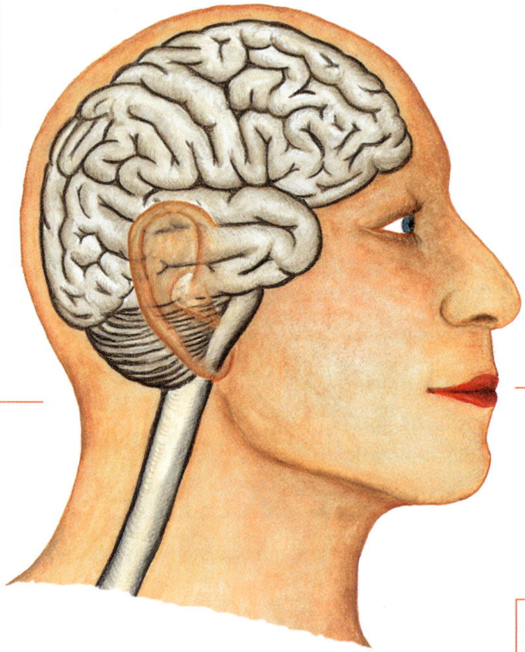

Abb. 4-0 Großhirn, Kleinhirn, Hirnstamm und Halsteil des Rückenmarks – seitliche Ansicht. [L128-R127]

Fallbeispiel

Eine 52-jährige Patientin berichtet ihrer Hausärztin beiläufig von Missempfindungen in der rechten Hand, die erstmals vor etwa einem Jahr aufgetreten sind. In der letzten Zeit sei sie sogar häufiger frühmorgens aufgewacht und habe dabei jedesmal ein starkes Kribbeln in der Hand gespürt, so als sei die Hand eingeschlafen. Nachdem sie die Hand einige Male geschüttelt und massiert habe, sei alles wieder in Ordnung gewesen.

Aufgrund dieser Hinweise inspiziert die Hausärztin bei ihrer Patientin die Innenfläche beider Hände im Seitenvergleich. Ihr fällt auf, dass der Daumenballen der rechten Hand schwächer ausgeprägt ist, was jedoch ein völlig harmloser Zufallsbefund sein könnte. Außerdem gibt die Patientin bei der Untersuchung an, dass sie leichte Berührungen der Hand an verschiedenen Stellen sehr ungleich empfinde: Am deutlichsten spüre sie die Berührung auf der Kleinfingerseite, am schlechtesten in der Handinnenfläche unterhalb des Zeige- und Mittelfingers und an der Beugeseite der Finger I–III.

Die Ärztin empfiehlt der Patientin, dringend einen Neurologen aufzusuchen.

4.1 Bauelemente des Nervensystems

Z Nervenzellen bestehen aus einem Nervenzellkörper und davon ausgehenden Fortsätzen. Mithilfe dieser Fortsätze werden über Synapsen Kontakte zu anderen Nervenzellen hergestellt. Die Zellfortsätze lassen sich in Dendriten und Neuriten einteilen.

Die Bausteine des Nervensystems sind Nervenzellen (**Neurone**, Ganglienzellen; Abb. 4-1). Das menschliche Gehirn besteht aus mehr als 14 Milliarden Neuronen und einer noch größeren Zahl von Gliazellen. Setzt man für jedes Neuron einen Buchstaben, so könnten damit 4,5 Millionen Seiten eines Buches dieses Formats gefüllt werden. Charakteristisch für Nervenzellen sind die vom **Zellleib** (Perikaryon, Nervenzellkörper, Soma) ausgehenden zahlreichen **Fortsätze.** Jeweils einer dieser Fortsätze ist für die Übertragung von Informationen auf andere Zellen geeignet. Dieser Fortsatz heißt **Axon** oder **Neurit** oder im allgemeinen, jedoch nicht ganz korrekten Sprachgebrauch Nervenfaser.

Die anderen Fortsätze, die sog. **Dendriten** – häufig mit baumähnlichen Verzweigungen – nehmen Informationen anderer Zellen auf und leiten sie dem Zellleib zu.

Die Übertragungsstellen für Informationen von einer Nervenzelle zur anderen oder von Nervenzellen zu anderen Zielzellen im Körper (z.B. Muskelfasern) heißen **Synapsen.** Solche Kontakte finden sich sowohl am Nervenzellkörper (axo-somatische Synapsen) als auch an den Dendriten (axo-dendritische Synapsen) sowie an Anfang und Ende von Axonen (axo-axonale Synapsen). Ein typisches Neuron der Großhirnrinde besitzt z.B. auf Zellkörper und Dendriten Tausende von Synapsen und steht über diese mit nahezu ebenso vielen Nervenzellen in Verbindung (Abb. 4-2).

Es gibt jedoch zahlreiche Abweichungen von der geschilderten Grundform (Abb. 4-1 A). So haben Nervenzellen von Spinalganglien (Nervenzellgruppen, die beiderseits des Rückenmarks liegen, Abb. 4-21) einen zweigeteilten Fortsatz (Abb. 4-1 B). Der eine Zweig kommt von einem Rezeptor (z.B. der Haut), der andere zieht in das Rückenmark. Bei den über den Körper verstreuten Nervenzellen des vegetativen Nervensystems verzweigen sich die Axone häufig in Synapsen bildende Endknöpfchen (Abb. 4-1 C). Sinneszellen hingegen, z.B. der Riechschleimhaut, tragen an der Schleimhautoberfläche Büschel von Sinneshärchen (Abb. 4-1 D).

4.1.1 Nervenzellkörper

Der Zellkörper enthält die gleichen Organellen wie andere Zellen des Organismus (Abb. 4-2, Abb. 3-2). Allerdings sind einige Strukturen besonders ausgeprägt. So finden sich im Zellkörper großer Nervenzellen mit langen Fortsätzen häufig schollenartige Verdichtungen des rauhen endoplasmatischen Retikulums (sog. Nissl-Schollen) und große Nucleoli im Kern. Dies weist auf eine hohe Stoffwechsel- und Produktionsaktivität hin.

Nervenzellkörper mit den gleichen Funktionen lagern sich häufig zusammen. Solche Anhäufungen von Nervenzellkörpern werden im Zentralnervensystem als Kerne (**Nuclei**) und im peripheren Nervensystem als **Ganglien** bezeichnet.

4.1.2 Nervenfaser und Nervenfaserbündel

Nervenfasern **leiten elektrische Signale** des Nervenzellkörpers zu den Zellen, mit denen Synapsen ausgebildet sind. Sie **transportieren** auch **Substanzen** (z.B. Stoffe, die für die synaptische Übertragung von Bedeutung sind) vom Zellkörper zu den synaptischen Endknöpfchen (axonaler Transport). Der Transport von Substanzen läuft auch rückwärts von den Endigungen zum Zellkörper ab. Ermöglicht wird er vor allem durch ein System feinster Röhrchen, den Mikrotubuli. So gelangt eine Vielzahl von Substanzen aus dem endoplasmatischen Retikulum des Zellkörpers bis zu den synaptischen Endigungen.

Nervenfasern sind häufig von Hüllzellen umwickelt. Diese bilden die sog. Markscheide **(Myelinscheide),** die aus zirkulär gewickelten Membranen besteht (Abb. 4-1, 4-2, 4-3). Die Membranwicklungen der Markscheiden um die Nervenfasern werden von **Gliazellen** (Kap. 4.4.1) gebildet, den Oligodendrogliazellen im Zentralnervensystem und den **Schwann-Zellen** im peripheren Nervensystem (Abb. 4-3). Im Bereich dieser Markscheiden sind die Axone gegen ihre Umgebung isoliert. In Abständen von 2–3 mm ist die Hülle unterbrochen, wodurch die sog. **Ranvier-Schnürringe** entstehen. An diesen Stellen steht das Axon in direkter Verbindung mit dem extrazellulären Raum.

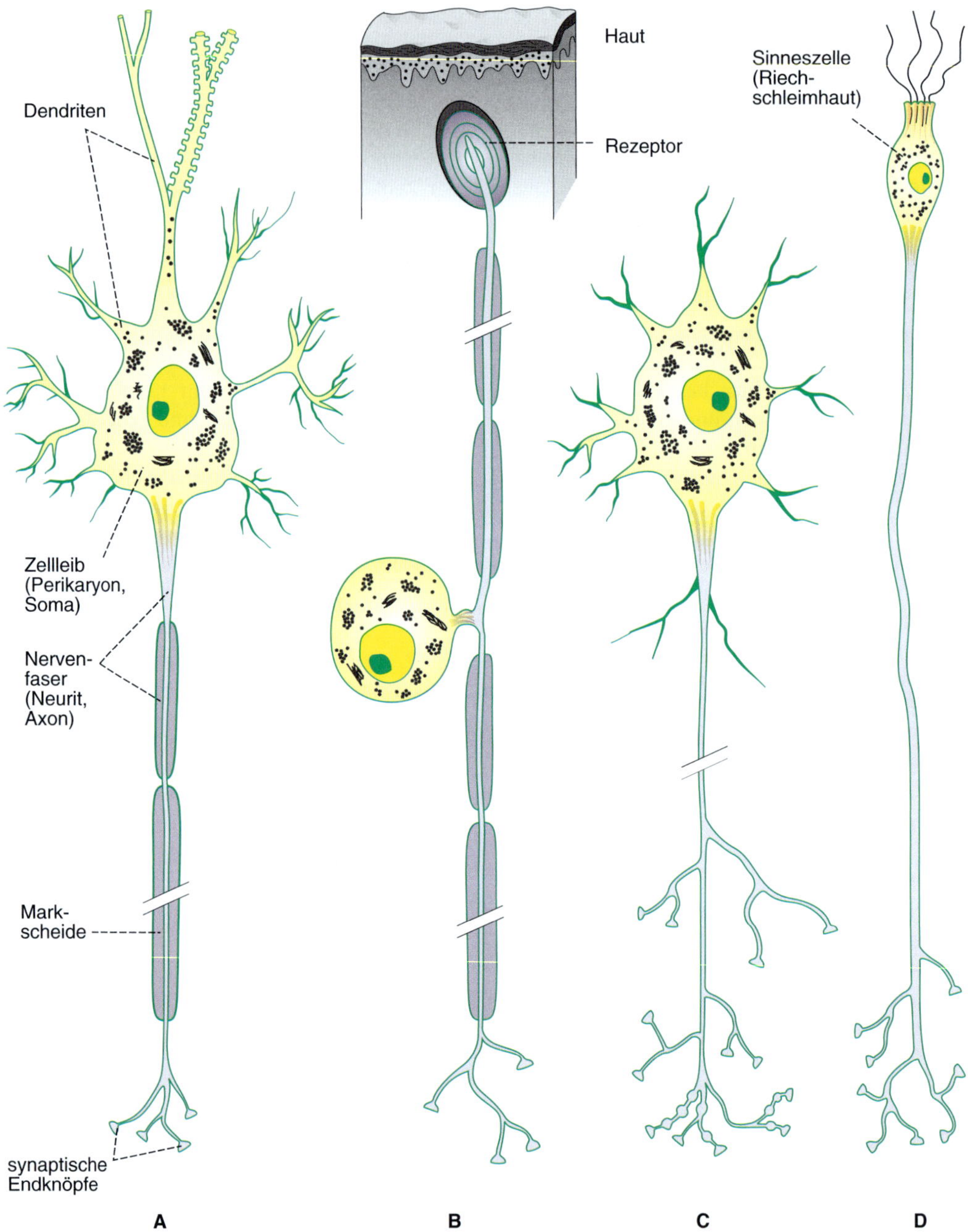

Abb. 4-1 Unterschiedliche Formen von Nervenzellen. [L106-R127]
A: Nervenzelle der Großhirnrinde.
B: Nervenzelle des Spinalganglions mit Rezeptor in der Haut.
C: Nervenzelle des vegetativen Nervensystems.
D: Sinneszelle der Riechschleimhaut.

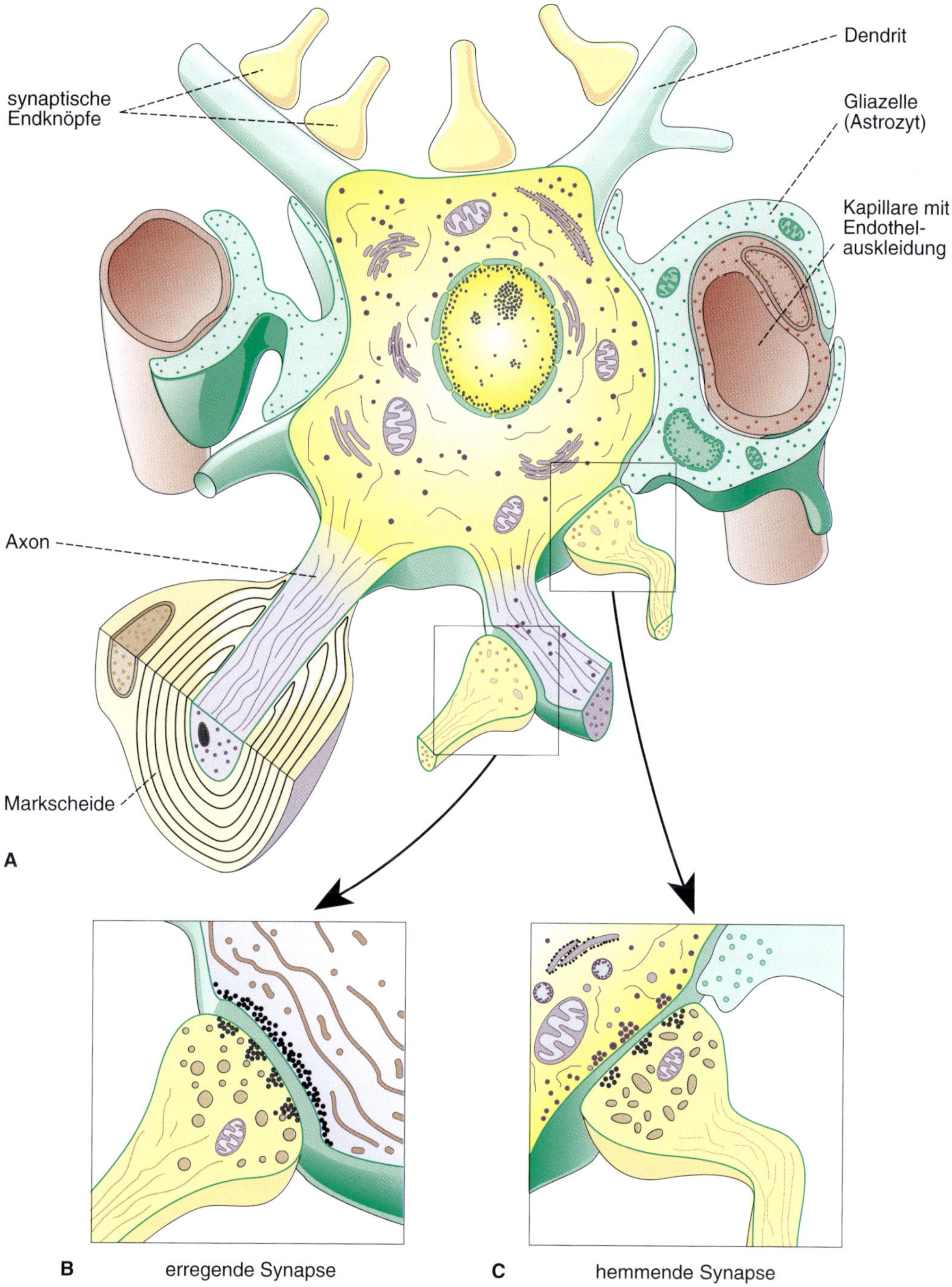

Abb. 4-2 Schnitt durch den Zellleib einer Nervenzelle mit Fortsätzen und benachbarten Gewebselementen. [L106-R127]
A: Darstellung der Feinstruktur der funktionellen Einheit von Blutkapillare, Gliazelle (Astrozyt) und Nervenzelle.
B: Erregende Synapse (rundliche Transmittervesikel, breiterer Synapsenspalt, asymmetrische Membranverdichtung).
C: Hemmende Synapse (ovale bis längliche Transmittervesikel, engerer Synapsenspalt, symmetrische Membranverdichtung).

Es gibt zwei Arten „von“ Nervenfasern:

- Nervenfasern, die von einer Markscheide umgeben sind, heißen **markhaltige Nervenfasern.**
- Nervenfasern, die keine derartige Hülle besitzen, werden **marklose Nervenfasern** genannt.

In der Regel fügen sich zahlreiche Axone zusammen und bilden innerhalb des Zentralnervensystems Faserbündel (Tractus) und im Bereich des peripheren Nervensystems Nervenstränge **(periphere Nerven).** Die markhaltigen und marklosen Axone in peripheren Nerven werden durch lockeres Bindegewebe (Endoneurium) umhüllt und durch straffes Bindegewebe (Perineurium) zu größeren Bündeln zusammengefasst. Längs verlaufende Gewebszüge (Epineurium) schützen die Nerven vor Überdehnung. Derartige Bindegewebsstrukturen fehlen im Zentralnervensystem (Kap. 4.3).

4.1.3 Synapsen

Synapsen stellen die Verbindungen zwischen Nervenzellen her (Abb. 4-2). Das Axon, das mit einer Nervenzelle Kontakt aufnimmt, weist im synapsennahen Teil keine Markscheiden auf. Es ist an seinem Ende zu einem **synaptischen Endknopf** aufgetrieben. In dieser Endformation sind Bläschen zu erkennen, die einen für die Signalübertragung wesentlichen Stoff (Überträgerstoff, **Transmitter**) enthalten (chemische Synapsen). Zwischen dem synaptischen Endknopf und der Membran des nachgeschalteten Neurons befindet sich ein Spalt. Nach der unterschiedlichen Struktur der Membrankontakte und der Form der Bläschen lassen sich **erregende** und **hemmende Synapsen** voneinander unterscheiden (Abb. 4-2). Einen ähnlichen Aufbau wie die neuro-neuronalen Synapsen weisen die Kontaktstellen zwischen den Axonen und den Fasern der Skelettmuskulatur auf. Wegen ihrer größeren Ausdehnung werden sie allgemein als neuromuskuläre Endplatten bezeichnet (Abb. 6-7). Vielfältig und ohne eine typische Struktur sind die Kontaktstellen zwischen Axonen und den übrigen Zellen des Organismus. Synapsen können im Laufe des Lebens immer wieder neu gebildet werden (Kap. 5.11). Ebenso wie Zellen anderer Gewebe können auch Nervenzellen durch Membrankontakte mit tunnelförmigen Eiweißkörpern miteinander verbunden sein. Über diese sog. „gap junctions“ breiten sich elektrische Signale direkt aus (elektrische Synapsen).

> **P** In der Anästhesie und Intensivmedizin werden häufig Muskelrelaxanzien verabreicht, die genau an der Synapse ansetzen und die Reizweiterleitung blockieren. Dadurch werden die Patienten künstlich gelähmt und können dann besser intubiert werden.

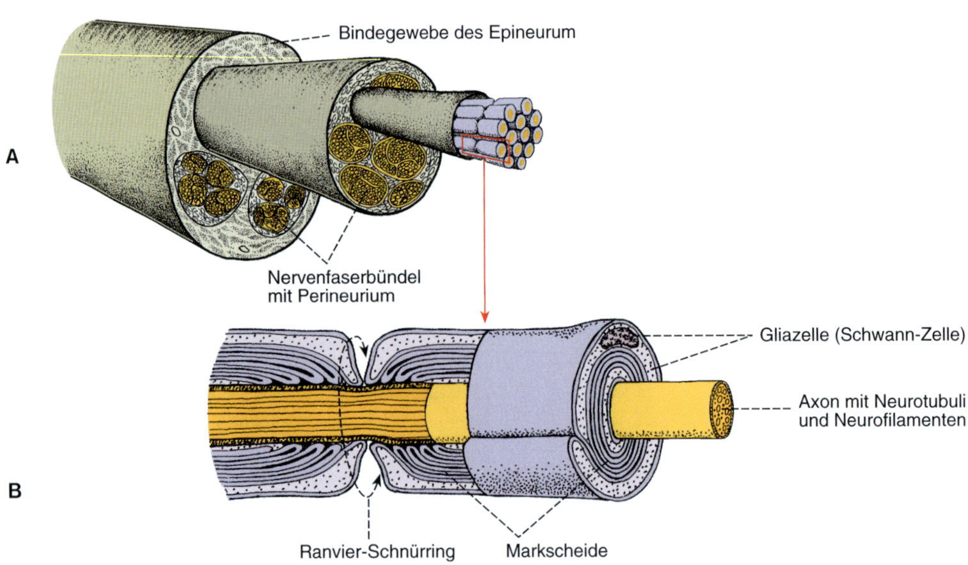

Abb. 4-3 Peripherer Nerv.
A: Bau und Hüllstrukturen eines peripheren Nervs. [A400-190]
B: Markscheide einer Nervenfaser eines peripheren Nervs. [A400-157]

4.1.4 Glia

Den **Gliazellen** des Nervengewebes kommt keine unmittelbare Bedeutung für die Informationsverarbeitung im Nervensystem zu. Sie unterstützen jedoch die Funktion der Nervenzellen. So halten sie die Zusammensetzung des Extrazellulärraums und damit die Arbeitsbedingungen für die Nervenzellen konstant. Die Gliazellen bilden nicht nur die Markscheiden (Oligodendroglia-, Schwann-Zellen), sondern sie umhüllen auch die Blutgefäße im Nervensystem (Astrozyten) und stellen damit eine Verbindung zwischen Blut und Nervenzellen her (Abb. 4-2). Auf diese Weise kontrollieren Gliazellen die Versorgung der Nervenzellen mit Nährstoffen **(Blut-Hirn-Schranke).** Als Folge dieser Schrankenfunktion können viele Substanzen, so auch Medikamente, nicht in das Hirngewebe eintreten.

4.2 Grundfunktionen der Nervenzellen

Z Nervenzellen verarbeiten Informationen. Die dabei benutzte „Sprache" besteht in erster Linie aus elektrischen Potenzialänderungen und damit gekoppelter Freisetzung von Überträgerstoffen.

Die zentrale Aufgabe des Nervensystems besteht darin, Informationen aufzunehmen, weiterzuleiten, zu verarbeiten und (wieder) abzugeben. Dies geschieht im wesentlichen durch elektrische Signale.
Es gibt folgende Grundmechanismen:

- Entwicklung von Bioelektrizität an den Membranen einzelner Neurone **(Ruhemembranpotenzial).**
- Änderungen der bioelektrischen Aktivität zur Verschlüsselung von Informationen **(Aktionspotenziale).**
- Weiterleitung der Aktivitätsänderungen **(Erregungsleitung).**
- Übertragung der Bioelektrizität auf andere Neurone **(Erregungsübertragung).**

4.2.1 Ruhemembranpotenzial

Die Nervenzellmembran ist Sitz einer elektrischen Potenzialdifferenz. Dieses Membranpotenzial (Membranspannung) ist mithilfe kleiner Elektroden (Mikroelektroden), die in den Intrazellulärraum (Zytoplasma) eingestochen werden, gegen eine großflächige Elektrode im Extrazellulärraum messbar (Abb. 4-4).

Im Ruhezustand der Nervenzellen, d.h. ohne Einflüsse anderer Nervenzellen oder Änderungen in der Zusammensetzung des Extrazellulärraums, ist das Membranpotenzial konstant. Dieses sog. Ruhemembranpotenzial hat seinen negativen Pol im Intrazellulärraum und seinen positiven Pol im Extrazellulärraum. Es beträgt meistens –70 mV (Millivolt = 1/1000 Volt).

Das Ruhemembranpotenzial entsteht durch einen Strom von **positiv geladenen Kaliumionen** aus dem Intrazellulärraum durch Tunneleiweißkörper der Nervenzellmembran („Ionenkanäle"; Abb. 4-5) in den Extrazellulärraum. Dieser Auswärtsstrom von Kaliumionen kommt dadurch zustande, dass die Konzentration von Kaliumionen im Intrazellulärraum sehr viel größer ist als im Extrazellulärraum. Ein großer Teil der zu den positiven Kaliumionen gehörenden negativen Ionen kann die Nervenzellmembran nicht überqueren und bleibt im Nervenzellinneren. Durch diese Ladungsverschiebungen wird an

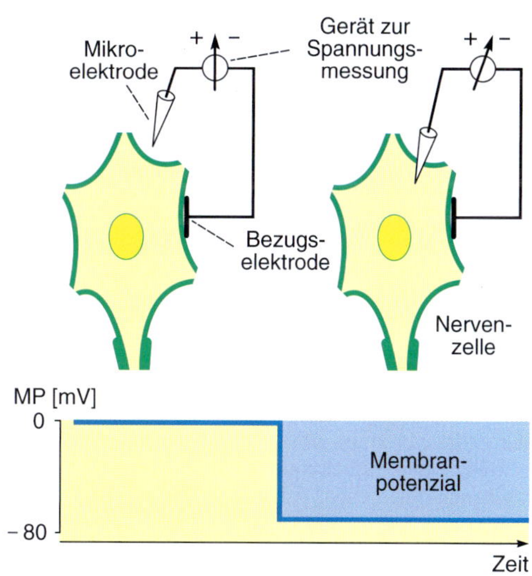

Abb. 4-4 Registrierung des Membranpotenzials einer Nervenzelle mit der Mikroelektrodentechnik. Eine Mikroelektrode und eine großflächige Bezugselektrode sind mit einem Gerät zur Messung der elektrischen Spannung verbunden. Zunächst befinden sich beide Elektroden im Extrazellulärraum. Es wird keine Potenzialdifferenz registriert. Nach Einstich der Mikroelektrode in das Neuron wird eine Potenzialdifferenz erfasst, die quer zur Membran besteht und als Membranpotenzial (MP) bezeichnet wird. Die MP-Registrierung ist den schematischen Darstellungen im oberen Bildteil zugeordnet. [L112 + L123-R127]

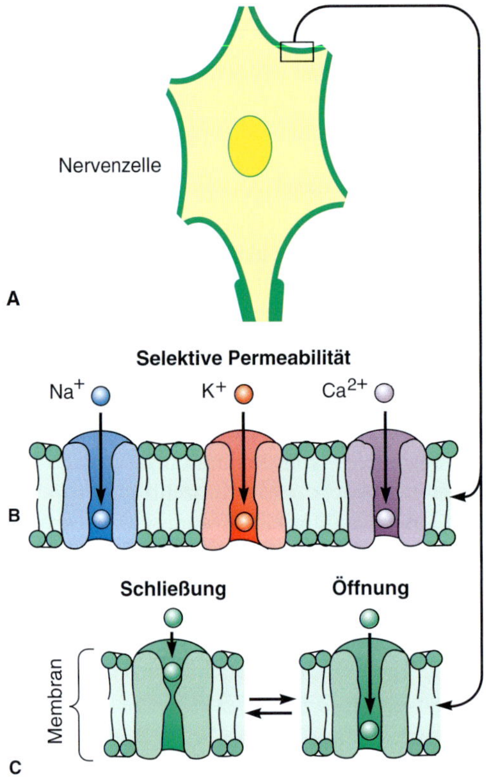

Abb. 4-5 Struktur und Funktionen von Ionenkanälen in Nervenzellmembranen. Röhrenartig gebaute sog. Tunneleiweißmoleküle durchsetzen die Doppellipidschicht der Membran.
A: Nervenzelle. Der gekennzeichnete Membransektor ist in B und C vergrößert dargestellt. [L123-R127]
B: Selektive Durchlässigkeit (Permeabilität) der Kanäle für verschiedene Ionensorten (Na^+, K^+, Ca^{2+}). Die Ionenselektivität der Kanäle ergibt sich zum Teil aus der Größe der Ionen im Verhältnis zum Kanaldurchmesser. [L123-S130-2]
C: Öffnung und Schließung der Ionenkanäle. Durch Strukturänderungen des Tunneleiweißmoleküls wird der Durchtritt von Ionen ermöglicht oder verhindert. Die Öffnungs- und Schließungszustände können jeweils ineinander übergehen. [L123-S130-2]

der neuronalen Membran ein elektrisches Potenzial aufgebaut (Polarisation) mit negativem Pol im Intra- und positivem Pol im Extrazellulärraum. Arten der Polarisation:

- Eine Verminderung des Membranpotenzials heißt **Depolarisation.**
- Die Erhöhung bezeichnet man als **Hyperpolarisation.**
- Ein Wiederanstieg des Membranpotenzials nach einer vorausgehenden Verminderung wird **Repolarisation** genannt.

K **Künstlicher Herzstillstand:** Ein chirurgischer Eingriff am Herzen (beispielsweise Bypass, Herzklappenersatz) erfordert eine reversible Stilllegung des Organs, um am blutleeren und ruhiggestellten Herzen sicher operieren zu können. Dies erfolgt nach Abklemmen der Aorta durch Perfusion der Koronararterien und des Myokards mit Lösungen hoher K^+-Konzentration (so genannte kardioplege Lösungen). Auch Blut kann als Vehikel für die Kardioplegie benutzt werden, indem man Kaliumionen zusetzt. Durch die hohe extrazelluläre K^+-Konzentration kommt es zur Depolarisation der Herzmuskelfasern, die schließlich zur Unerregbarkeit des Herzens führt (Abb. 4-6).

4.2.2 Aktionspotenzial

Wird das Ruhemembranpotenzial um einen bestimmten Betrag vermindert, so „ist die Schwelle zu einem neuen Vorgang überschritten". Diesen Betrag des Membranpotenzials bezeichnet man daher als **Membranschwelle.**

Zunächst werden Membrankanäle für Natriumionen in der Nervenzellmembran kurzzeitig geöffnet (Abb. 4-5, 4-6). Dadurch fließen Natriumionen, die eine positive Ladung tragen und im Extrazellulärraum in einer höheren Konzentration vorliegen als im Intrazellulärraum, in das Nervenzellinnere. Der Einwärtsstrom von positiven Ladungen bewirkt eine Depolarisation und sogar eine Umpolarisation (**„Overshoot"**) der Membran (Abb. 4-6). Mit geringer zeitlicher Verzögerung wird der Ausstrom von Kaliumionen erhöht und dadurch eine Repolarisation eingeleitet. Diese Abfolge von Depolarisation und Repolarisation nach Überschreiten der Membranschwelle dauert etwa 1 ms (Millisekunde = 1/1000 Sekunde). Sie wird als **Aktionspotenzial** (Erregung) bezeichnet.

Aktionspotenziale sind im Nervensystem die Signale, in denen die Informationen verschlüsselt sind. Während des Aktionspotenzials und im unmittelbaren Anschluss an ein Aktionspotenzial ist die Nervenzelle unerregbar (**refraktär**).

Der Abstand zwischen Ruhemembranpotenzial und Membranschwelle (Abb. 4-6) wird geringer, wenn die Konzentration an Calciumionen im Extrazellulärraum absinkt. In diesem Fall entstehen gehäuft und planlos Aktionspotenziale.

K **Neuronale Übererregbarkeit (Tetanie):** Bei einer akuten Senkung der Calciumionenkonzentration im Blut steht eine Übererregbarkeit des Nervensystems im Vordergrund der klinischen Erscheinungen (Tetanie). Die Übererregbarkeit ist darauf zurückzuführen, dass die Membranschwelle zu negativeren Werten verschoben ist, damit vom Ruhemembranpotenzial eher erreicht wird und so jede auch noch so geringe Depolarisation ein Aktionspotenzial auslöst (Abb. 4-6). Die Tetanie ist durch unkontrollierte Kontraktionen der Skelettmuskulatur gekennzeichnet (z. B. Pfötchenstellung der Hände und Streckkrämpfe der Beine, sog. Karpopedalspasmen). Auch bei der glatten Muskulatur (z. B. der Bronchien) sind Spasmen zu beobachten. Daneben findet sich eine Übererregbarkeit des sensorischen Systems, die sich z. B. in Kribbelparästhesien der Hände und Perioralregion äußert.

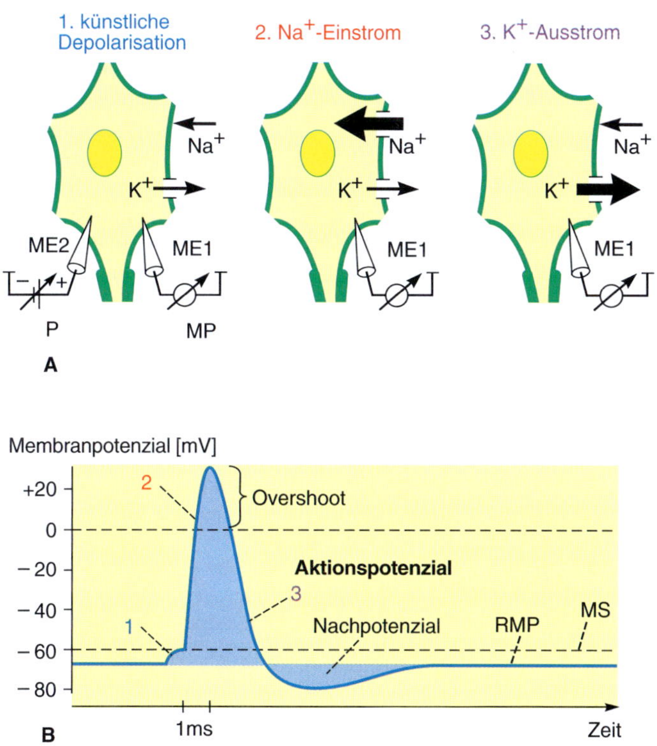

Abb. 4-6 Entstehung des Aktionspotenzials. [L112 + L123-R127]
A: Künstliche Depolarisation einer Nervenzelle mithilfe einer externen Potenzialquelle (P; 1), Natriumionen-(Na^+-)Einstrom (2) und Kaliumionen-(K^+-)Ausstrom (3).
ME1 = Mikroelektrode zur Ableitung des Membranpotenzials (MP).
ME2 = Mikroelektrode zur künstlichen Depolarisation.
B: Künstliche Depolarisation (1) und Aktionspotenzial (2, 3), das durch die in A dargestellten Ionenströme entsteht.
MS = Membranschwelle.
RMP = Ruhemembranpotenzial.
Die Ziffern in B beziehen sich auf die schematischen Funktionsdarstellungen im Teil A.

4.2.3 Erregungsleitung

Läuft an einer Stelle einer Nervenfaser ein Aktionspotenzial ab, so wird dadurch die benachbarte Stelle, die noch nicht erregt ist, depolarisiert (Abb. 4-7). Beim Überschreiten der Membranschwelle entsteht auch an dem zunächst nicht erregten Membranabschnitt ein Aktionspotenzial. Die Nervenfaser hat die Erregung fortgeleitet. Auf diese Weise werden an Nervenfasern, die nicht von einer Markscheide umgeben sind, alle Membranabschnitte nacheinander von der Erregung erfasst (**kontinuierliche Erregungsleitung**). Befindet sich zwischen der erregten und der „ruhenden" Stelle einer Nervenfaser eine Myelinscheide, so „springt" die neuronale Erregung von Schnürring zu Schnürring (**saltatorische Erregungsleitung**). Dadurch erhöht sich die Geschwindigkeit der Erregungsleitung beträchtlich. Mithilfe der Erregungsleitung werden im Nervensystem Informationen transportiert.

K Die **Multiple Sklerose** (MS, auch Encephalomyelitis disseminata genannt) ist eine entzündliche Erkrankung des Nervensystems. Dabei kommt es an verschiedenen Stellen des Zentralnervensystems zu einem regellosen Zerfall der Markscheiden. Diese sog. „Entmarkungskrankheit" geht mit einer Verminderung der „Nervenleitgeschwindigkeit" und schließlich mit einer Unterbrechung der Erregungsleitung einher. Je nach Ort der Erkrankung treten unterschiedliche neurologische Störungen auf, beispielsweise Empfindungsstörungen oder Lähmungen. Eine genaue Ursache der MS ist nicht bekannt.

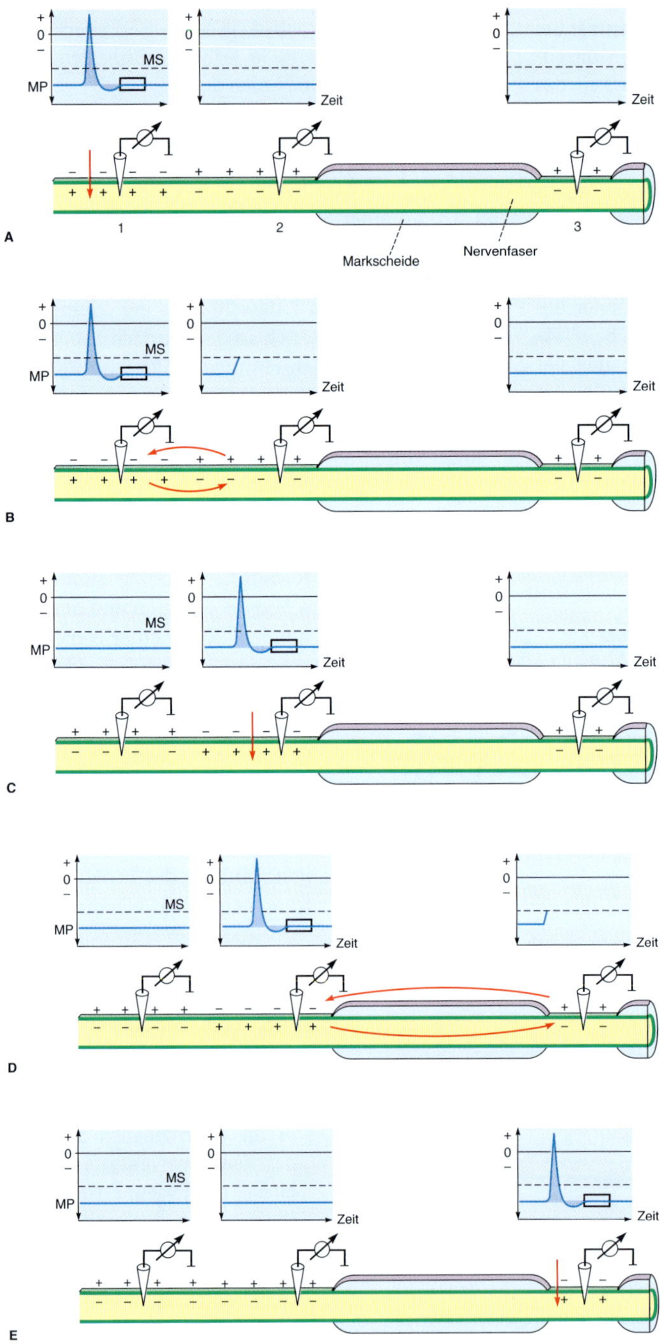

Abb. 4-7 Elementarprozesse der Erregungsleitung in einer Nervenfaser. Die Pfeile zeigen die Ionenströme (A, C, E) durch die Nervenzellmembran und die Ionenströme entlang der Nervenzellmembran an (B, D).
[L112 + L123 - S130-1]
MP = Membranpotenzial.
MS = Membranschwelle.
A bis **C**: kontinuierliche Erregungsleitung.
D und **E**: saltatorische Erregungsleitung.

4.2.4 Stofftransport in Nervenfasern (intraaxonaler Transport)

Die Axone von Nervenzellen dienen mit ihrer erregbaren Membran nicht nur der Fortleitung von bioelektrischen Signalen und damit dem Transport von Informationen, sondern auch dem intrazellulären Transport von Stoffen. Es lassen sich ein schneller Transport (bis zu 40 cm pro Tag) von einem langsamen (bis zu 0,5 cm pro Tag) sowie ein vom Zellkörper zur Axonendigung gerichteter anterograder Transport von einem in umgekehrter Richtung verlaufenden retrograden unterscheiden. Auf diese Weise werden Eiweißkörper und Transmittersubstanzen vom Zellkörper zu den Nervenendigungen transportiert.

K Auch **Viren** können offensichtlich intraaxonal transportiert werden. Gelangt beispielsweise das Herpes-simplex-Virus in die Haut, so wird es von Nervenfasern aufgenommen und in ihnen zum Zentralnervensystem transportiert. Es wird vermutet, dass das Poliovirus, das die Poliomyelitis (so genannte „Kinderlähmung") auslöst, ebenfalls über Nervenfasern in das Zentralnervensystem gelangt, dort den Untergang von Neuronen bewirkt und so schließlich zu ausgeprägten Lähmungen führt. In ähnlicher Weise soll das Toxin des Tetanusbazillus über Nervenfasern in das Vorderhorn des Rückenmarks gelangen, wo es Hemmungsprozesse an den α-Motoneuronen unterdrückt (Kap. 6). Dadurch kommt es zu einer exzessiv gesteigerten krampfartigen Muskelspannung.

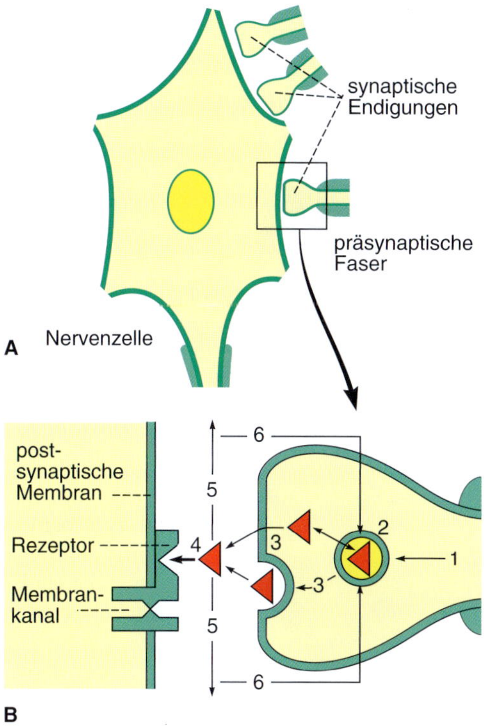

Abb. 4-8 Elementarprozesse der Erregungsübertragung an einer Synapse.
A: Nervenzelle mit Synapsen. Der gekennzeichnete Abschnitt ist in B vergrößert dargestellt. [L123-R127]
B: Synthese (1), Speicherung (2), Freisetzung (3), Rezeptorbindung (4), Inaktivierung (5) und Rücktransport (6) eines Transmitters an der Kontaktstelle zwischen präsynaptischer Faser und postsynaptischer Nervenzelle. [S130-1]

4.2.5 Erregungsübertragung

Wird eine Erregung über eine Nervenfaser bis zum synaptischen Endknopf geleitet, so beginnt dort die Erregungsübertragung (Abb. 4-8). Zunächst strömen in der Regel **Calciumionen** – wiederum einem Konzentrationsgefälle folgend – in den Endknopf ein. Dies setzt die in den Vesikeln (Bläschen) gespeicherten Transmitter in den synaptischen Spalt frei. Die Transmittermoleküle verbinden sich mit Rezeptoren in den nachgeschalteten Zellen (Neurone, Muskelfasern, Drüsenzellen). Durch die **Transmitter-Rezeptor-Verbindung** werden benachbarte Membrankanäle geöffnet. Strömen durch diese Kanäle positiv geladene Ionen in den Intrazellulärraum der nachgeschalteten Zelle, so entsteht dort eine Depolarisation (exzitatorisches postsynaptisches Potenzial, EPSP). Fließen durch die geöffneten Membrankanäle negativ geladene Ionen in den Intrazellulärraum der nachgeschalteten Zelle oder positive Ionen aus dem Intra- in den Extrazellulärraum, so entsteht eine Hyperpolarisation (inhibitorisches postsynaptisches Potenzial, IPSP). Beim Zerfall der Transmitter-Rezeptor-Verbindung infolge einer enzymatischen Spaltung und/oder eines Rücktransports des Transmitters in den synaptischen Endknopf werden die zugeordneten Ionenkanäle wieder geschlossen und die postsynaptischen Potenziale beendet.

Exzitatorische (erregende) **postsynaptische Potenziale** können, insbesondere wenn sich mehrere summieren (Bahnung), die Membranschwelle erreichen und in der betreffenden Zelle wiederum ein Aktionspotenzial auslösen. Damit wird die Erregung von einer Zelle auf die nächste übertragen. **Inhibitorische** (hemmende) **postsynaptische Potenziale** dagegen vermindern die Wahrscheinlichkeit, dass in der der Synapse nachgeschalteten Zelle die Membranschwelle erreicht und damit ein Aktionspotenzial ausgelöst wird. Durch das Zusammenspiel von exzitatorischen und inhibitorischen postsynaptischen Potenzialen ist eine vielfältige Informationsverarbeitung im Nervensystem gegeben.

4.3 Gliederung und Oberflächenstrukturen von Gehirn und Rückenmark

Z Der überwiegende Teil der Nervenzellen befindet sich im Zentralnervensystem. Dieses besteht aus dem Gehirn in der Schädelhöhle und dem Rückenmark im Wirbelkanal. Unterschiedliche Oberflächenstrukturen charakterisieren die Hauptabschnitte des Zentralnervensystems.

Das Gehirn befindet sich in der knöchernen Kapsel des Schädels (Abb. 4-9, 4-10). Sein Gewicht schwankt zwischen 1100 und 1500 g (das mittlere Hirngewicht bei der Frau beträgt ca. 1245 g, beim Mann ca. 1375 g). Zwischen Hirngewicht und den Leistungen des Gehirns bestehen beim Menschen keine klaren Beziehungen. Mit seiner Unterfläche (Hirnbasis) grenzt das Gehirn an den knöchernen Boden des Schädels, die Schädelbasis. Die obere gewölbte Fläche der Halbkugeln oder Hemisphären liegt dem Dach des Schädels

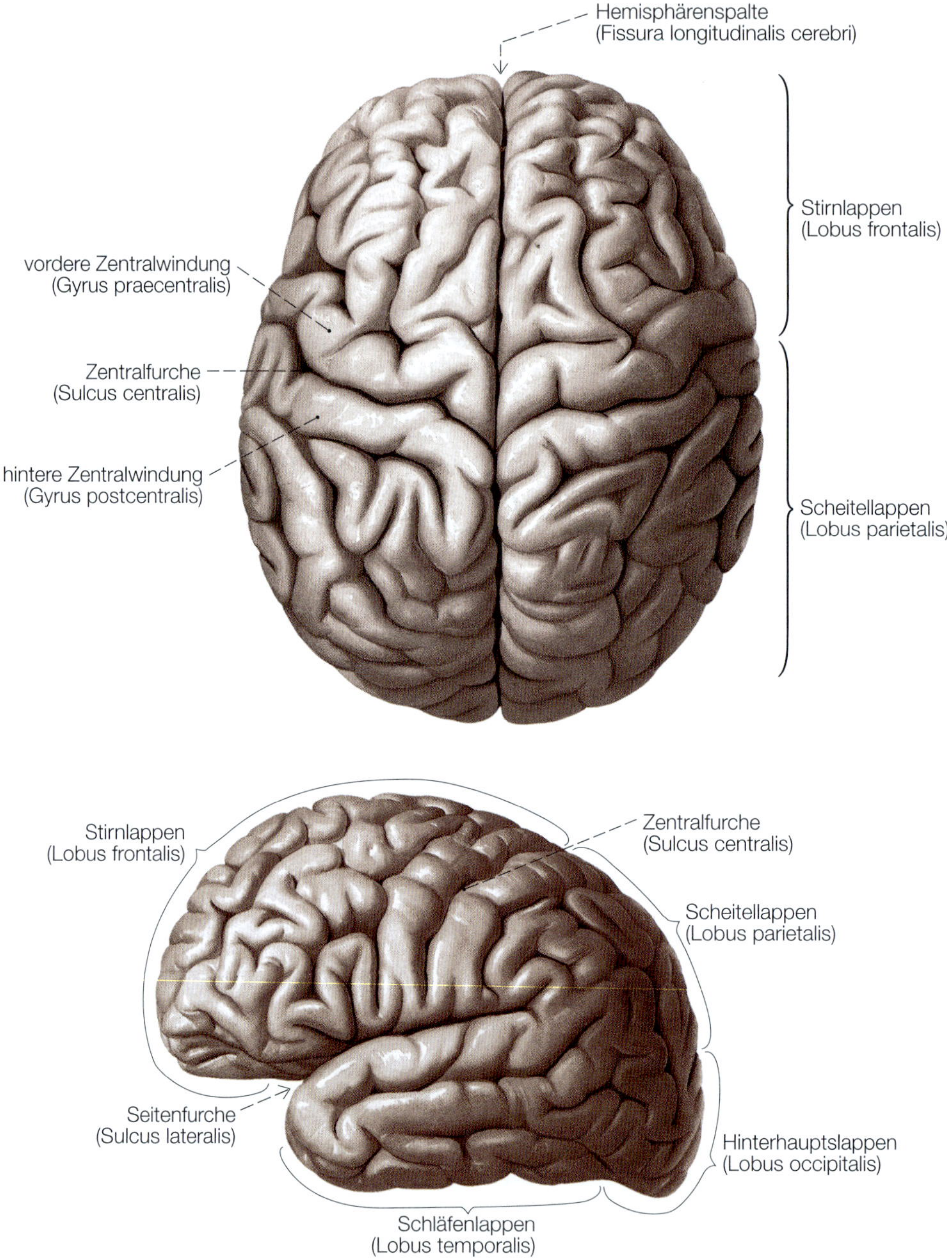

Abb. 4-9 Großhirn. [S007-1-19]
A: Großhirnhemisphären in der Ansicht von oben.
B: Seitenansicht der linken Hemisphäre.

(Kalotte) an. Das Gehirn setzt sich in das Rückenmark fort, das ebenfalls aus Nervengewebe besteht und, im Wirbelkanal geschützt, vom Kopf in den Rumpf hinabzieht.

Nach makroskopischen und entwicklungsgeschichtlichen Gesichtspunkten ist das Gehirn in die folgenden Hauptabschnitte (Tab. 4-1; Abb. 4-10) zu gliedern:

- **Großhirn** (Endhirn, Cerebrum) mit den beiden Hemisphären („Halbkugeln") des Großhirns und den beiden Seitenventrikeln im Innern.

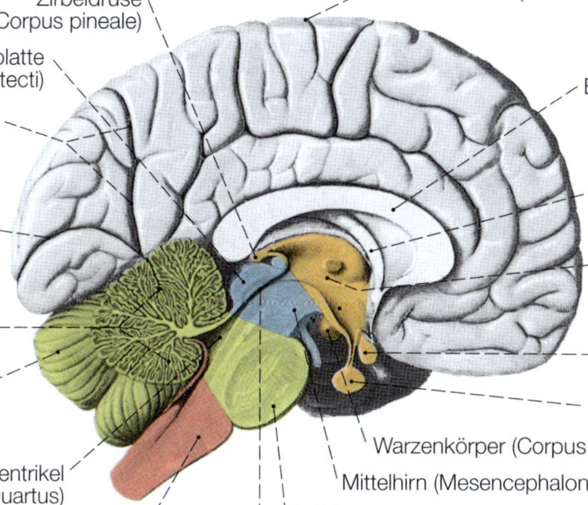

Abb. 4-10 Medianer Sagittalschnitt des Gehirns. [S007-1-19]

- **Zwischenhirn** mit Thalamus, Hypothalamus, Hypophyse und dem dritten Hirnventrikel.
- **Mittelhirn** mit Großhirnschenkeln und Aquädukt (Aquaeductus).
- Hinterhirn mit **Kleinhirn** (Cerebellum), **Brücke** (Pons) und dem vierten Hirnventrikel.
- Nachhirn mit dem **verlängerten Mark** (Medulla oblongata).

An das verlängerte Mark schließt sich das **Rückenmark** an. Der Hirnstamm umfasst Mittelhirn, Brücke und verlängertes Mark (Tab. 4-1).

Von außen betrachtet scheint die Hauptmasse des Gehirns aus den beiden **Großhirnhemisphären** (Großhirnhalbkugeln) zu bestehen, die die übrigen Teile so überwölben, dass diese von oben und von der Seite kaum sichtbar sind (Abb. 4-9). Beide Halbkugeln sind durch die Hemisphärenspalte (Fissura longitudinalis cerebri) getrennt, die bis zu den querlaufenden Fasermassen des Balkens herunterreicht. Die Oberfläche des Großhirns zeigt erhabene Windungen (Gyrus), dazwischen Furchen (Sulcus).

Großhirn		Gehirn	Zentralnervensystem
Zwischenhirn		Gehirn	Zentralnervensystem
Mittelhirn	Hirnstamm	Gehirn	Zentralnervensystem
Brücke	Hirnstamm	Gehirn	Zentralnervensystem
Verlängertes Mark	Hirnstamm	Gehirn	Zentralnervensystem
Kleinhirn		Gehirn	Zentralnervensystem
Rückenmark			Zentralnervensystem

Tab. 4-1 Gliederung des Zentralnervensystems

Die einzelnen Teile des Großhirns heißen nach ihrer Lage:

- Stirnlappen (Lobus frontalis),
- Scheitellappen (Lobus parietalis),
- Schläfenlappen (Lobus temporalis),
- Hinterhauptslappen (Lobus occipitalis; Abb. 4-9).

Die Lappengrenzen werden teilweise durch konstant ausgebildete Furchen markiert. So ist der Schläfenlappen durch die tiefe Seitenfurche (Sulcus lateralis oder Sylvius-Spalte) gegenüber Stirn- und Scheitellappen abgegrenzt. Zwischen Stirn- und Scheitellappen verläuft die Zentralfurche (Sulcus centralis). Davor liegt – zum Stirnlappen gehörig – die vordere Zentralwindung (Gyrus praecentralis), dahinter – zum Scheitellappen gehörig – die hintere Zentralwindung (Gyrus postcentralis). Der stark entwickelte Hinterhauptslappen grenzt sich mit dem Sulcus parieto-occipitalis vom Scheitellappen ab. Drängt man beide Hinterhauptslappen auseinander, so kommt die Region der Kalkarinafurche zum Vorschein (Abb. 4-10). Der Schläfenlappen lässt von außen eine obere, mittlere und untere Schläfenwindung erkennen. Einen ähnlichen Verlauf dreier übereinander gelegener Windungen zeigt der Stirnlappen. In der Tiefe der Seitenfurche liegt die sog. Insel (Lobus insularis). Auf der me-

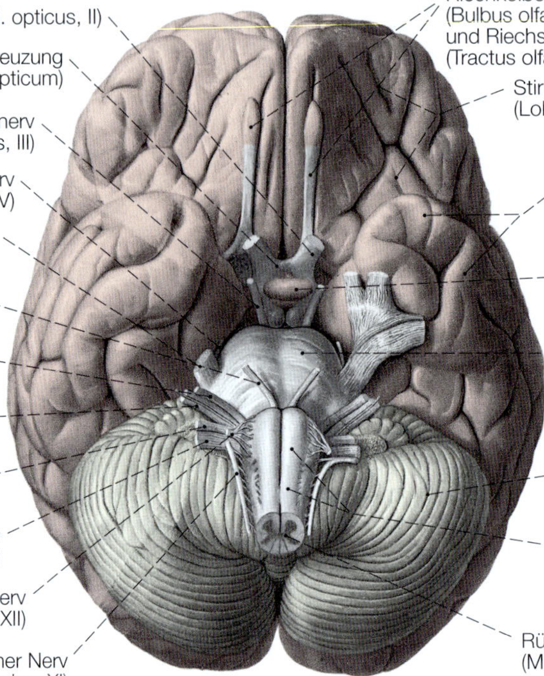

Abb. 4-11 Hirnbasis mit Hirnnerven. [S007-1-19]

dialen Fläche des Schläfenlappens befinden sich der Gyrus parahippocampalis und der Gyrus occipitotemporalis lateralis. Auf der Unterfläche des Stirnlappens liegen beiderseits mit den Riechkolben (Bulbus olfactorius) Teile des Riechhirns (Abb. 4-11).

Betrachtet man die Unterseite des Gehirns (**Hirnbasis**) oder ein sagittal durchgeschnittenes Gehirn, so werden auch die übrigen Hirnabschnitte sichtbar. Zwischen Stirnlappen und Schläfenlappen zeigt sich in der Mitte der basale Teil des Zwischenhirns (Hypothalamus) mit trichterartiger Vorwölbung (Infundibulum), die in die Hirnanhangdrüse (Hypophyse) übergeht (Abb. 4-10, 4-11). Daran schließen sich paarige Warzenkörper (Corpus mamillare) des Zwischenhirns an. Die basale Oberfläche des Mittelhirns liegt in einer Vertiefung (Fossa interpeduncularis) zwischen den beiden Großhirnschenkeln. Auf der Dorsalseite bildet die Vierhügelplatte die Oberfläche des Mittelhirns (Abb. 4-10). Mit der Brücke (Pons) zeigt der Hirnstamm eine kräftige Auftreibung, die äußerlich sichtbar über die Großhirnschenkel mit den Großhirnhemisphären und über die Kleinhirnschenkel mit den Kleinhirnhemisphären verbunden ist.

Den sich verjüngenden Übergang zwischen Brücke und Rückenmark bildet das **verlängerte Mark** (Medulla oblongata). Es besitzt auf seiner ventralen Seite einen Mittelspalt. Beiderseits davon liegen zwei wulstige Vorsprünge, die Pyramiden, die sich nach abwärts verjüngen und in das Rückenmark übergehen (Abb. 4-11). Weiter seitlich liegen ebenfalls vorgewölbt die Oliven. Das **Rückenmark** hat eine zylindrische Form mit Anschwellungen im Bereich der Halswirbelsäule und der unteren Brustwirbelsäule.

Das Kleinhirn (Cerebellum) füllt den Raum zwischen Hinterhauptslappen des Großhirns und dem Hirnstamm (Mittelhirn, Brücke, verlängertes Mark) aus. Es besteht aus zwei Hemisphären und dem dazwischen gelegenen mittleren Anteil, dem Wurm (Vermis). Auch das Kleinhirn zeigt eine Oberflächenvergrößerung durch Ausbildung von Windungen und Furchen. Allerdings sind diese Windungen sehr viel schmaler als die des Großhirns.

4.4 Hirnnerven und Rückenmarksnerven

Z Zahlreiche Fortsätze von Nervenzellen verlassen das Zentralnervensystem oder laufen hinein. Sie legen sich zu Bündeln zusammen, die als Nerven bezeichnet werden. Nach ihrem Ursprungs- bzw. Zielgebiet werden sie Hirnnerven bzw. Rückenmarksnerven genannt.

4.4.1 Hirnnerven

Im Bereich von Zwischenhirn, Mittelhirn, Brücke und verlängertem Mark treten zwölf Nervenpaare, die Hirnnerven, aus bzw. ein (Abb. 4-11, 4-12). Die Nerven sind mit der rechten wie mit der linken Hirnhälfte verbunden und bilden somit **Paare.** Sie werden mit römischen Ziffern gekennzeichnet und haben teils motorische, teils sensorische Funktionen. Sensorische Funktionen besitzen z. B. der Riechnerv (I), der Sehnerv (II), der Hörnerv (VIII) und der Geschmacksnerv (IX). Motorische Funktionen haben vor allem die Nerven III, IV, VI, die zu den Augenmuskeln gehen, ferner die Anteile des Gesichtsnerven (VII), die zu den Muskeln des Gesichts ziehen.

Austrittsstellen und Eintrittsstellen an der Hirnbasis sowie Funktion der zwölf Hirnnervenpaare (Abb. 4-12):

- **I.** Hirnnerv (**Riechnerv,** N. olfactorius): Bestandteil der Riechbahn: Riechepithel der Nase, Riechfäden, Riechkolben, Tractus olfactorius, Großhirn
- **II.** Hirnnerv (**Sehnerv,** N. opticus): Bestandteil der Sehbahn: Netzhaut des Auges, Sehnervenkreuzung, Zwischenhirn, Großhirn
- **III.** Hirnnerv: (**Augenbewegungsnerv**, Nervus oculomotorius):
  - Austrittsstelle: Mittelhirn
  - Motorische Versorgung: äußere Augenmuskeln (teilweise; vgl. IV und VI)
  - Parasympathische Versorgung: innere Augenmuskeln (teilweise)
- **IV.** Hirnnerv (**Augenrollnerv,** N. trochlearis):
  - Austrittsstelle: Mittelhirn (dorsal!)
  - Motorische Versorgung: oberer schräger Augenmuskel
- **V.** Hirnnerv (**Drillingsnerv,** N. trigeminus):
  - Austrittsstelle bzw. Eintrittsstelle: Brücke (seitlich)
  - Motorische Versorgung: Kaumuskeln
  - Sensorische Versorgung: Gesichts- und (teilweise) Kopfhaut; Nasen-, Mund- und Augenhöhle
- **VI.** Hirnnerv (**Augenabziehnerv,** N. abducens):
  - Austrittsstelle: zwischen Brücke und verlängertem Mark
  - Motorische Versorgung: seitlicher gerader Augenmuskel
- **VII.** Hirnnerv (**Gesichtsnerv,** N. facialis):
  - Austrittsstelle bzw. Eintrittsstelle: Kleinhirnbrückenwinkel
  - Motorische Versorgung: mimische Muskulatur
  - Parasympathische Versorgung: Tränendrüsen, Nasen- und Munddrüsen (Speicheldrüsen außer Ohrspeicheldrüse)
  - Sensorische Versorgung: Zunge
- **VIII.** Hirnnerv (**Vorhof-Schnecken-Nerv,** N. vestibulocochlearis):
  - Eintrittsstelle: Kleinhirnbrückenwinkel
  - Sensorische Versorgung: Vestibularapparat, Hörorgan im Innenohr
- **IX.** Hirnnerv (**Zungen-Rachen-Nerv,** N. glossopharyngeus):
  - Austrittsstelle bzw. Eintrittsstelle: verlängertes Mark (seitlich)
  - Motorische Versorgung: Rachenmuskeln
  - Parasympathische Versorgung: Ohrspeicheldrüse
  - Sensorische Versorgung: Rachen, Zunge, Karotissinus
- **X.** Hirnnerv (**herumschweifender Nerv,** N. vagus):
  - Austrittsstelle bzw. Eintrittsstelle: verlängertes Mark (seitlich)
  - Motorische Versorgung: Rachen- und Kehlkopfmuskeln
  - Parasympathische Versorgung: innere Organe im Hals- sowie Brust- und (größtenteils) Bauchraum
  - Sensorische Versorgung: äußerer Gehörgang, Kehlkopf, innere Organe
- **XI.** Hirnnerv (**zusätzlicher Nerv,** N. accessorius):
  - Austrittsstelle: Halsmark
  - Motorische Versorgung: Kopfwender und Trapezmuskel
- **XII.** Hirnnerv (**Unterzungennerv,** N. hypoglossus):
  - Austrittsstelle: verlängertes Mark (vorn)
  - Motorische Versorgung: Zungenmuskeln.

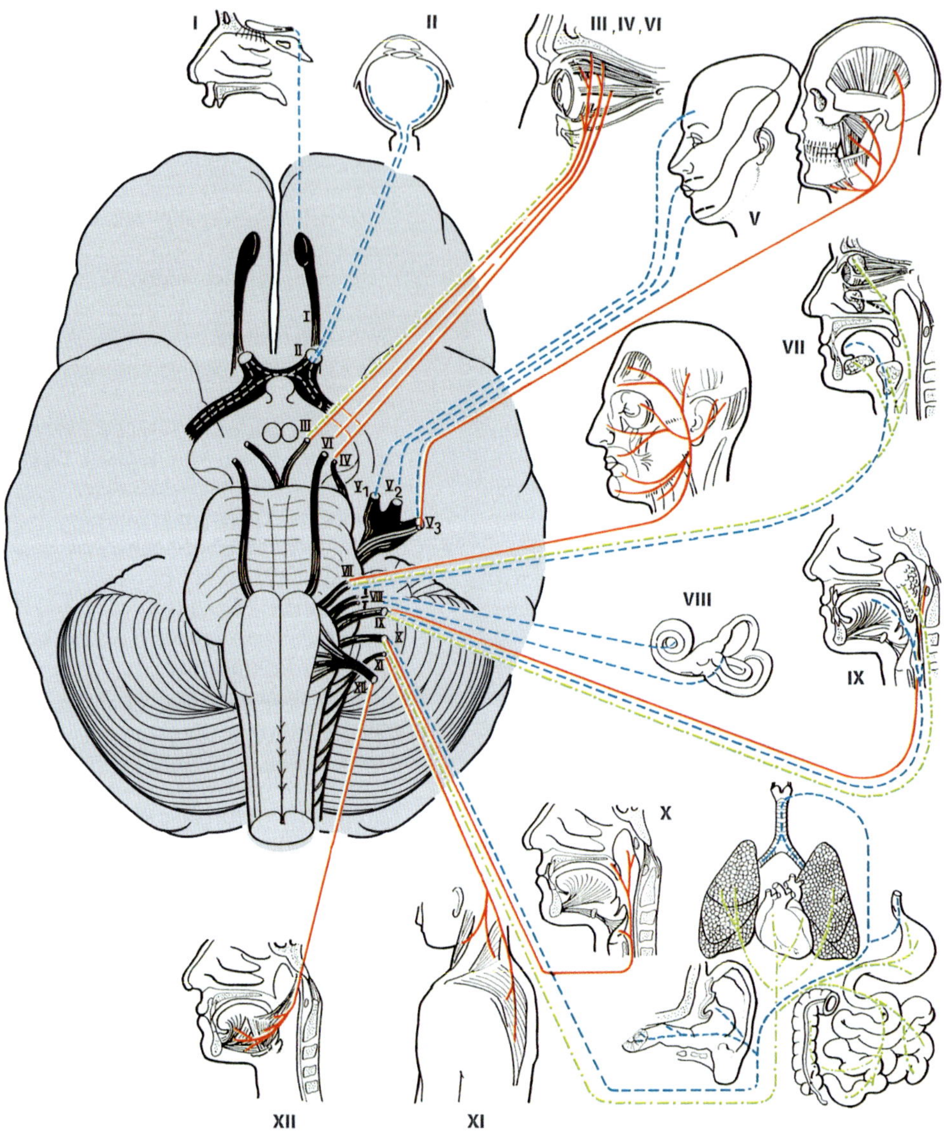

Abb. 4-12 Schematisierte Darstellung der Hirnbasis mit Hirnnerven (I–XII) sowie der Innervationsgebiete der einzelnen Hirnnerven. Die Farben zeigen unterschiedliche Nervenfaserfunktionen an. rot = motorisch; blau = sensorisch; grün = vegetativ, parasympathisch. [S136]

P Das Krankheitsbild des **Schlaganfalls** (Apoplex) geht häufig mit einer Beeinträchtigung einiger Hirnnerven einher. Es ist für das Pflegepersonal von Bedeutung, diese Beeinträchtigungen und ihre Auswirkungen zu kennen. Häufig zu beobachten sind Störungen des N. opticus (z. B. Halbseitenblindheit), des N. facialis (z. B. herunterhängender Mundwinkel) und des N. glossopharyngeus (z. B. Schluckstörungen).

4.4.2 Rückenmarksnerven

An die Hirnnerven schließen sich in Richtung des Rückenmarks Rückenmarksnerven (Spinalnerven, Nn. spinales) an. Sie treten jeweils beiderseits durch die Zwischenwirbellöcher aus dem Wirbelkanal aus und sind mit dem Hinterhorn der grauen Substanz des Rückenmarks durch eine **Hinterwurzel** und mit dem Vorderhorn der grauen Substanz durch eine **Vorder-**

wurzel verbunden (Abb. 4-21, Abb. 6-13). Diese Anordnung ist Ausdruck einer segmentalen Gliederung des Organismus. Jedes Paar von Rückenmarksnerven gehört zu einem Abschnitt des Rückenmarks **(Rückenmarkssegment)** und versorgt einen bestimmten Abschnitt z. B. der Haut („Hautsegment" = Dermatom) oder Muskulatur („Muskelsegment" = Myotom). Diese feste Zuordnung spielt für Erkrankungen (Diagnostik und Therapie) eine wichtige Rolle.

Die Zahl der Rückenmarkssegmente und damit die Zahl der Spinalnervenpaare entspricht der Zahl der Wirbel der Wirbelsäule. Lediglich im Halsbereich gibt es statt sieben acht Paare von Spinalnerven, da das erste Spinalnervenpaar den Wirbelkanal bereits oberhalb des ersten Halswirbels (Atlas) verlässt. Daher werden die Spinalnerven auch nach den Wirbelsäulenabschnitten benannt und innerhalb der Abschnitte nummeriert:

- 8 Paare Hals-(Zervikal-)Nerven (C1 bis C8)
- 12 Paare Brust-(Thorakal-)Nerven (Th1 bis Th12)
- 5 Paare Lenden-(Lumbal-)Nerven (L1 bis L5)
- 5 Paare Kreuzbein-(Sakral-)Nerven (S1 bis S5)
- 1 bis 2 Paare Steißbein-(Kokzygeal-)Nerven (Co1 und Co2).

4.5 Innerer Aufbau von Gehirn und Rückenmark

Z Nervenzellen sind innerhalb von Gehirn und Rückenmark ungleich verteilt. Ansammlungen von Nervenzellkörpern bilden graue Substanz, Ansammlungen von Nervenzellfortsätzen weiße Substanz. Nach ihrem Verteilungsmuster lassen sich verschiedene Teile des Zentralnervensystems unterscheiden.

4.5.1 Graue und weiße Substanz

Schnitte durch Gehirn und Rückenmark zeigen eine charakteristische Verteilung von grau und weiß erscheinendem Gewebe (Abb. 4-13, 4-14, 4-15). Diese Farben basieren auf der unterschiedlichen Struktur und Architektonik von Nervenzellen und ihren Fortsätzen. Die Axone von Nervenzellen sind häufig von einer weiß glänzenden Markscheide umgeben. So erscheinen Hirnteile, die Bündel (Tractus) markscheidenhaltiger Axone enthalten, weiß. Sie werden als **weiße Substanz** bezeichnet. Hirnteile, die Anhäufungen von Nervenzellkörpern und ein Netzwerk von Dendriten und markscheidenlosen Axonen enthalten, erscheinen dagegen grau;

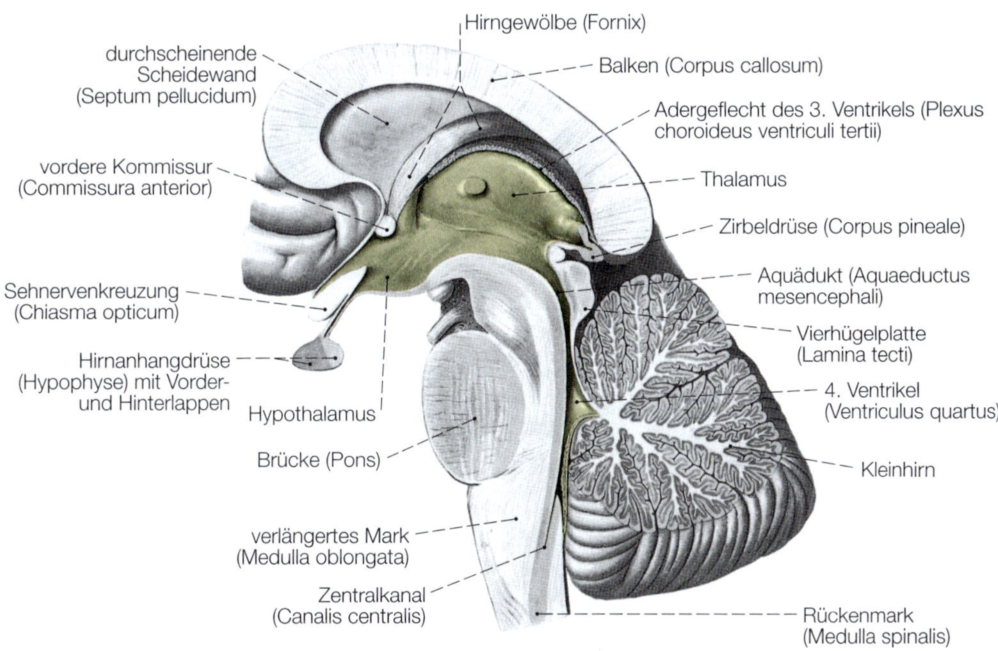

Abb. 4-13 Medianer Sagittalschnitt von Zwischenhirn, Hirnstamm und Kleinhirn. [S007-1-19]

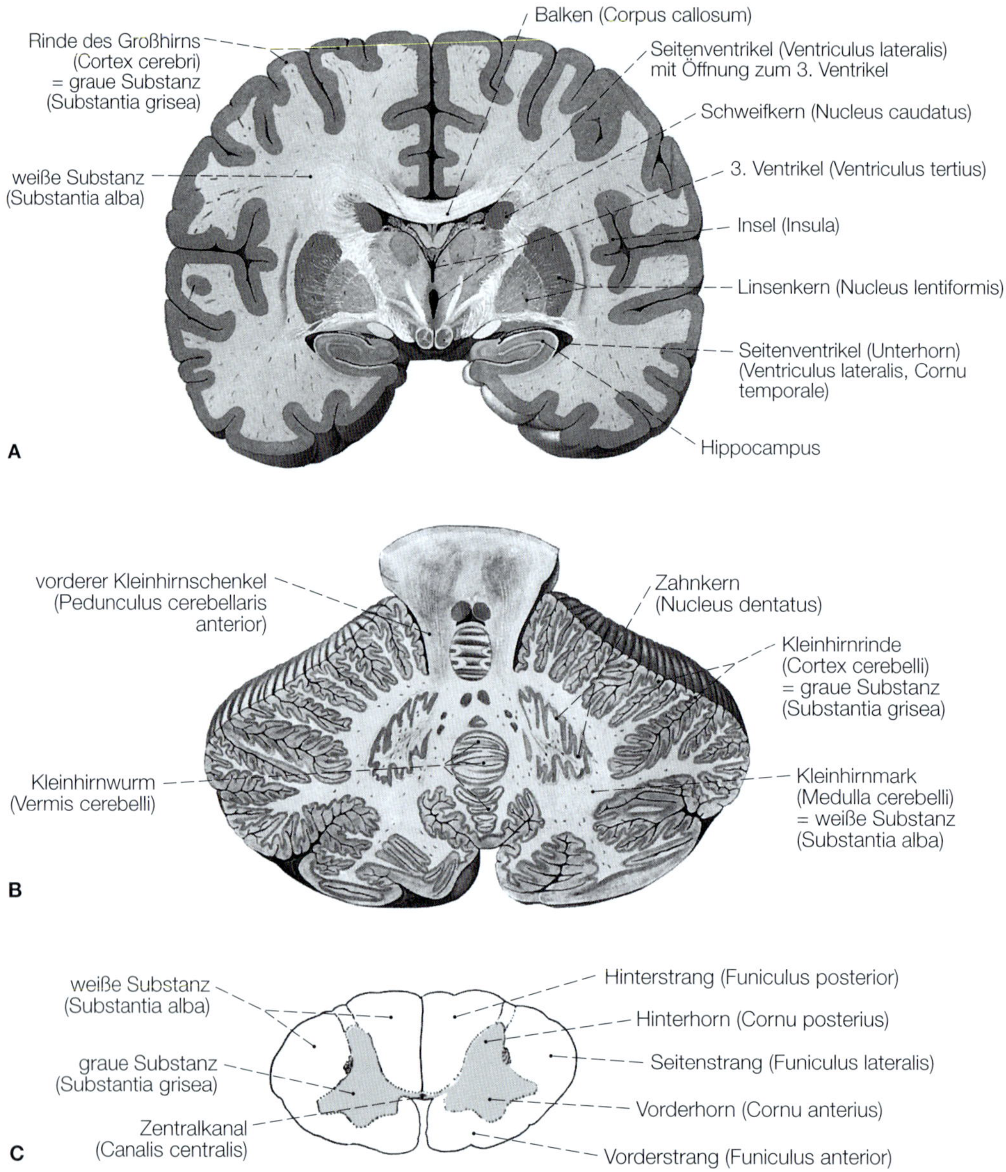

Abb. 4-14 Verteilung von grauer und weißer Substanz auf Schnitten von Großhirn, Kleinhirn und Rückenmark.
A: Frontalschnitt durch Großhirn und Zwischenhirn mit Anschnitten der Seitenventrikel und des 3. Ventrikels. [S007-1-19]
B: Horizontalschnitt des Kleinhirns. [S007-1-19]
C: Querschnitt des Rückenmarks. [S010-3-8]

sie bilden die **graue Substanz.** Aus grauer Substanz bestehen im Großhirn und Kleinhirn typischerweise eine kontinuierliche Randschicht, die Hirnrinde (Cortex), und große, im Innern von Großhirn und Kleinhirn gelegene Areale, die Kerngebiete (Nucleus). Solche Kerngebiete finden sich auch in den verschiedenen Abschnitten des Hirnstamms. Die graue Substanz des Rückenmarks liegt innen und zeigt im Querschnitt eine schmetterlingsförmige Kontur, umgeben von weißer Substanz.

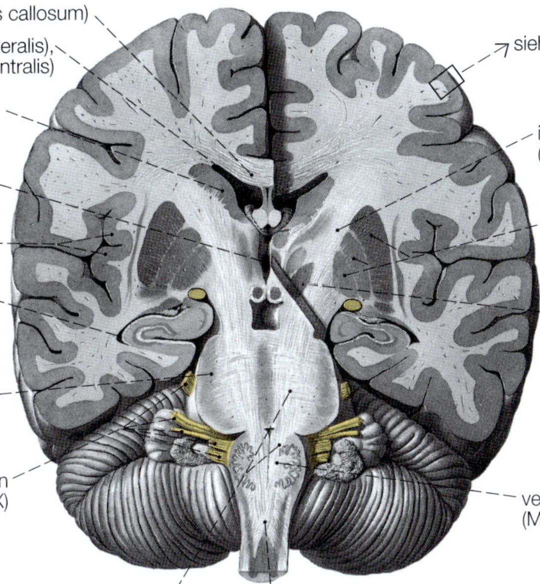

Abb. 4-15 Schrägschnitt von Großhirn und Hirnstamm zur Darstellung des Verlaufs der efferenten Bahnen, insbesondere der Pyramidenbahn. [S007-1-20]

4.5.2 Großhirn

Die beiden Großhirnhemisphären besitzen mit der Hirnrinde (Cortex cerebri) eine gleichmäßig dicke Randschicht (ca. 5 mm) grauer Substanz, die allen Windungen und Furchen der Oberfläche folgt (Abb. 4-14). Im Innern jeder Hemisphäre erstreckt sich ein ausgedehnter, mit Hirn-Rückenmarksflüssigkeit (Liquor cerebrospinalis) gefüllter Hohlraum, der **Seitenventrikel** (Abb. 4-16). Zwischen diesem Hohlraum und der Hirnrinde dehnt sich eine große Masse weißer Substanz aus, in die mehrere Kerngebiete, die Basalganglien, eingelagert sind. Die weiße Substanz setzt sich aus Faserbündeln (Bahnen) zusammen. Es handelt sich dabei um Assoziationsbahnen, um Kommissurenbahnen und um Projektionsbahnen.

- **Assoziationsbahnen** sind Verbindungszüge, die verschiedene Teile der gleichen Großhirnhemisphäre verknüpfen.
- **Kommissurenbahnen** verbinden einander entsprechende Teile beider Hemisphären. Sie sind in der Mitte zwischen den Hemisphären zu einer Nervenfaserplatte, dem Balken (Corpus callosum), zusammengedrängt (Abbildung 4-13).
- Das Großhirn steht durch seine rindenwärts (afferent) und rückenmarkwärts (efferent) ziehenden Fernbahnen oder **Projektionsbahnen** mit dem ganzen Organismus in wechselseitiger Verbindung. Diese Projektionsbahnen durchlaufen ziemlich geschlossen die innere Kapsel (Capsula interna), die zwischen dem Linsenkern der Basalganglien und dem Thalamus des Zwischenhirns liegt.

Die großen subkortikal gelegenen Kerngebiete der Hemisphären heißen **Basalganglien** (Abb. 4-14 A, 4-15). Sie grenzen teilweise direkt an den Seitenventrikel. Man unterscheidet zwei Hauptkomponenten:

- den bogenförmig mit dem Seitenventrikel verlaufenden Schweifkern (Nucleus caudatus) und
- den keilförmigen Linsenkern (Nucleus lentiformis), der aus einem medialen bleichen Kern (Globus pallidus) und einem lateralen Schalenkern (Putamen) besteht.

Mit Kerngebieten des Zwischenhirns (z. B. Kernen des Thalamus) und des Mittelhirns (z. B. Substantia nigra) sind die Basalganglien vor allem bei der Bewegungskontrolle sehr wichtig.

Zwischen dem Linsenkern, dem Schweifkern sowie dem Thalamus des Zwischenhirns verlau-

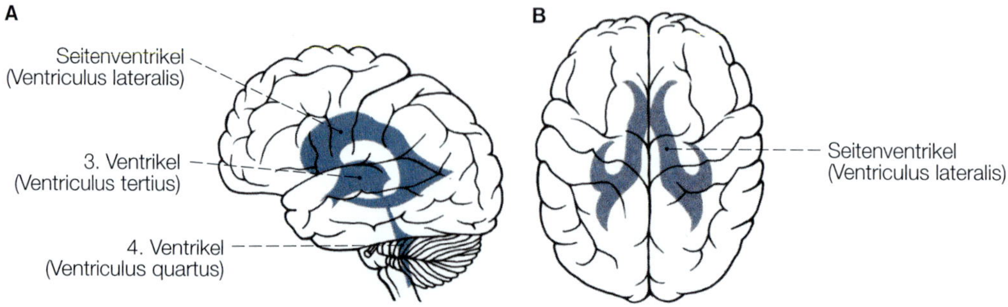

Abb. 4-16 Projektion der Hirnventrikel. [S010-2-15]
A: Projektion von Seitenventrikel und 3. Ventrikel auf die seitliche Hirnoberfläche.
B: Projektion der Seitenventrikel auf die (dorsale) Oberfläche der Großhirnhemisphären.

fen die Nervenfaserbündel der inneren Kapsel (Capsula interna; Abb. 4-14 A, 4-15). Hierbei handelt es sich um **Projektionsbahnen des Großhirns** wie die Pyramidenbahn und extrapyramidale Bahnen.

4.5.3 Zwischenhirn

Das Zwischenhirn wird durch einen medianen, schlitzförmigen Hohlraum, den **dritten Ventrikel,** in zwei Hälften geteilt und gliedert sich in Thalamus und Hypothalamus (Abbildung 4-13, 4-14). Der dritte Ventrikel enthält ebenso wie die Seitenventrikel Hirn-Rückenmarksflüssigkeit und ist mit diesen durch je eine kleine Öffnung verbunden. Thalamus und Hypothalamus bestehen überwiegend aus Ansammlungen größerer Kerngebiete mit unterschiedlicher Funktion und Verknüpfung. Fast alle zur Großhirnrinde verlaufenden (afferenten) Bahnen werden in Kerngebieten des Thalamus umgeschaltet. Die Kerngebiete des Hypothalamus dienen der Regulation endokriner und vegetativer Funktionen.

P Der Thalamus scheint Sinneseindrücke zu „bewerten". Negative Impulse (z. B. grobes Anfassen) werden dann als negative Stressimpulse weitergeleitet. Positive Impulse wirken eher stabilisierend. Unter anderem aus diesem Grund wird in dem Konzept der **Basalen Stimulation®** eine behutsame Kontaktaufnahme mit schwer beeinträchtigten Menschen empfohlen.

4.5.4 Mittelhirn

Der dritte Ventrikel setzt sich innerhalb des Mittelhirns in einen schmalen Gang, den **Aquädukt,** fort. Er wird dorsal von der Vierhügelplatte bedeckt, die wichtige Schaltstationen von Hör- und Sehbahn enthält (Abb. 4-13). Basal (ventral) vom Aquädukt liegt die Haube (Tegmentum) mit Kerngebieten wie dem roten (Nucleus ruber) und dem schwarzen Kern (Substantia nigra) sowie vor allem mit zum Thalamus aufsteigenden Bahnen. Außen sind die beiden Großhirnschenkel vorgelagert, die aus den Bahnen der inneren Kapsel hervorgehen und am Mittelhirn vorbei zu Brücke, verlängertem Mark und Rückenmark verlaufen (efferente Bahnen; Abb. 4-15).

4.5.5 Brücke

In Richtung Rückenmark erweitert sich der Aquädukt zum **vierten Ventrikel.** Seinen Boden bildet die Rautengrube, an die sich zur Hirnbasis als kräftige Auftreibung die Brücke mit einer Reihe wichtiger Kerngebiete anschließt (Abb. 4-11, 4-13). Die Brückenkerne haben Schaltaufgaben für die Verbindungen zwischen Großhirn und Kleinhirn. Die von der Brücke zum Kleinhirn ziehenden Fasermassen verlaufen in den mittleren Kleinhirnschenkeln.

4.5.6 Kleinhirn

Der **vierte Ventrikel** wird vom Kleinhirn mit seinen beiden Hemisphären und dem zwischen beiden gelegenen Wurm überdacht (Abb. 4-13, 4-14 B). Die Rinde des Kleinhirns besteht wie die des Großhirns aus grauer Substanz, ist jedoch sehr viel dünner. Die Hauptmasse des Kleinhirns bildet weiße Substanz mit Kerngebieten. Durch vordere Kleinhirnschenkel ist das Kleinhirn mit dem Mittelhirn, durch mittlere mit der Brücke und durch hintere mit dem verlängerten

Mark verbunden. In den Kleinhirnschenkeln verlaufen afferente und efferente Bahnen.

4.5.7 Verlängertes Mark

Neben zum Hirnstamm aufsteigenden und zum Rückenmark absteigenden Bahnen enthält das verlängerte Mark Kerngebiete für die Funktion der Hirnnerven (Abb. 4-11, 4-13). Besonders zahlreich sind diese am Boden der Rautengrube. Zum Rückenmark hin verengt sich der **vierte Ventrikel** zu einem engen Kanal, dem **Zentralkanal** des Rückenmarks (Abb. 4-13).

4.5.8 Rückenmark

Das Rückenmark enthält um den **Zentralkanal** gelegene graue Substanz **(Schmetterlingsfigur),** umgeben von einem Mantel weißer Substanz (Abb. 4-11, 4-14 C, Abb. 4-21 A). Die nach vorne und hinten vorspringenden Abschnitte der grauen Substanz bezeichnet man als Vorder- und Hinterhorn. Sie sind eng verbunden mit den Eintrittsstellen von Nervenfaserbündeln in das Rückenmark (hintere Wurzel mit der Anschwellung des Spinalganglions) und Austrittsstellen von Nervenfaserbündeln aus dem Rückenmark (vordere Wurzel). Die mantelförmig um die graue Substanz angeordnete weiße Substanz besteht im Wesentlichen aus auf- und absteigenden Nervenfaserbündeln. Durch ihre Lage zu den Hörnern der grauen Substanz wird die weiße Substanz in Vorderstränge, Seitenstränge und Hinterstränge gegliedert. Auf- und absteigende Bahnen verlaufen hier streng geordnet.

4.5.9 Bahnen des Rückenmarks

Aufsteigende (afferente) **Bahnen:**

- **Fasciculus gracilis** (Goll-Strang):
  - Ursprung/Verlauf: von Haut- und Muskelrezeptoren über Spinalganglienzelle, Rückenmark, Medulla oblongata, Anschlussbahnen zu Thalamus und Hirnrinde.
  - Funktion: vermittelt Tiefen- und Oberflächensensibilität der unteren Körperhälfte (Abb. 5-6).
- **Fasciculus cuneatus** (Burdach-Strang):
  - Ursprung/Verlauf: mit obigem Tractus fast gleich verlaufend.
  - Funktion: vermittelt Tiefen- und Oberflächensensibilität der oberen Körperhälfte (Abb. 5-6).
- **Tractus spinothalamicus anterior und lateralis:**
  - Ursprung/Verlauf: vom Rückenmark zum Thalamus. Fortsetzung über Anschlussbahnen zur Hirnrinde.
  - Funktion: vermittelt vor allem Schmerz- und Temperaturempfindung (Abb. 5-7).
- **Tractus spinocerebellaris anterior** (Gowers-Strang) und **posterior** (Flechsig-Strang):
  Ursprung/Verlauf: vom Rückenmark zum Kleinhirn.
  Funktion: Weitergabe von Informationen der Tiefen- und Oberflächensensibilität (Mechanorezeptoren) an das Kleinhirn.

Absteigende (efferente) **Bahnen:**

- **Tractus corticospinalis lateralis** (Pyramidenseitenstrangbahn):
  - Ursprung/Verlauf: motorische Großhirnrinde, über Hirnstamm, Kreuzung im verlängerten Mark und abwärts im Seitenstrang des Rückenmarks zur Vorderhornganglienzelle.
  - Funktion: bewusste Zielmotorik (Abb. 6-61).
- **Tractus corticospinalis anterior** (Pyramidenvorderstrangbahn):
  - Ursprung/Verlauf: fast wie obiger Tractus, aber im Vorderstrang zu den Vorderhornganglienzellen (Kreuzung zur Gegenseite auf Segmentebene).
  - Funktion: bewusste Zielmotorik (Abbildung 6-61).
- **Extrapyramidale motorische Bahnen** (Tractus vestibulospinalis, Tr. tectospinalis, Tr. reticulospinalis, Tr. olivospinalis, Tr. rubrospinalis):
  - Ursprung/Verlauf: Ursprünge im Hirnstamm bzw. verlängerten Mark, verlaufen größtenteils im Seitenstrang des Rückenmarks, enden an den motorischen Vorderhornganglienzellen des Rückenmarks.
  - Funktion: Stütz- und Haltemotorik sowie Zielmotorik.

4.6 Architektur der Hirnrinde

> **Z** Die graue Substanz der Großhirnrinde zeigt eine typische Anordnung von Nervenzellen. Sie äußert sich in der Ausbildung charakteristischer oberflächenparalleler Schichten.

Der komplexe Bau des Zentralnervensystems ist am Beispiel der Großhirnrinde besonders eindrucksvoll zu veranschaulichen (Abb. 4-17).

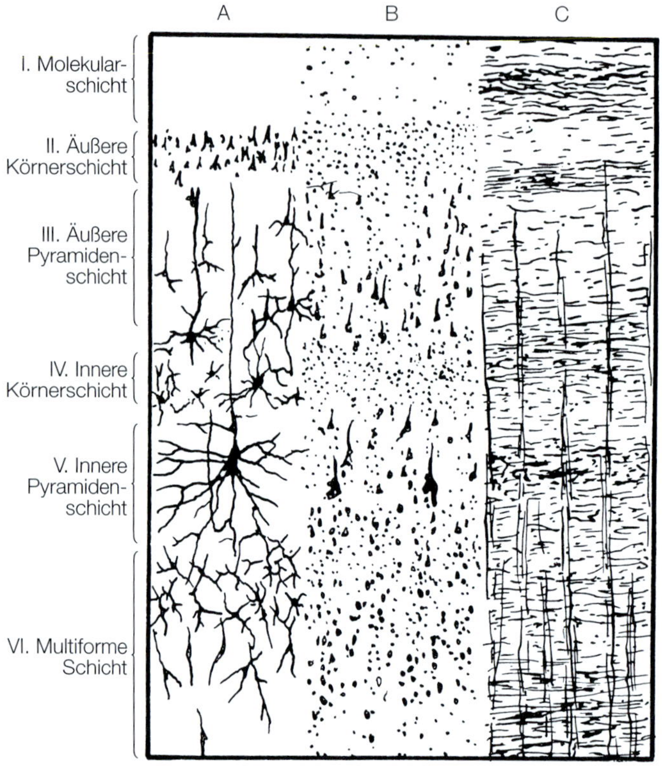

Abb. 4-17 Schichtenbildung der Großhirnrinde (I bis VI). [S017]
A: Nervenzellkörper mit Fortsätzen (Silberimprägnation nach Golgi).
B: Nervenzellkörper (Nissl-Färbung).
C: Nervenfasern (Markscheidenfärbung).

Die Rindensubstanz besteht aus oberflächenparallelen, abgrenzbaren Schichten, die sich durch Art und Anordnung der Nervenzellen und Nervenzellfortsätze unterscheiden. Auch der Zellaufbau einzelner Areale der Hirnrinde ist unterschiedlich, was verschiedenen Funktionen der Rinde entspricht. So heben sich zahlreiche Rindenfelder voneinander ab.

Bei mikroskopischer Betrachtung der Hirnrinde sind sechs Schichten unterscheidbar, die eine unterschiedliche Zahl verschieden großer Nervenzellen aufweisen. Auch die Anordnung, Zahl und Gruppierung der Fortsätze folgt klaren Gesetzmäßigkeiten. Neben der horizontalen Schichtung der Rinde ist auch eine vertikale Organisation vorhanden. Anatomische und physiologische Studien zeigen eine Anordnung der Nervenzellen zu Zellsäulen, die einige hundert Neurone umfassen und als funktionelle Einheiten zu betrachten sind. Deutlich wird diese Architektonik im Bereich der Sehrinde.

4.7 Hirn- und Rückenmarkshäute

Z Bindegewebige Häute umgeben Gehirn und Rückenmark. Entsprechend ihrer Beschaffenheit heißen sie harte Hirnhaut, Spinnwebenhaut und weiche Hirnhaut. Zwischen Spinnwebenhaut und weicher Hirnhaut befindet sich ein mit Flüssigkeit gefüllter Spaltraum.

Drei bindegewebige Häute überziehen Gehirn und Rückenmark und haben wichtige schützende und unterstützende Funktionen (Abbildung 4-18, 4-19, 4-20, 4-21):

- die harte Hirnhaut (Dura mater),
- darunter die Spinnwebenhaut (Arachnoidea) sowie
- die weiche Hirnhaut (Pia mater) unmittelbar auf dem Nervengewebe.

Im Schädel ist die Dura, die **harte Hirnhaut** von sehnenartiger Beschaffenheit, fest mit dem Schädelknochen verbunden, mit Ausnahme der Spalträume, die die venösen Blutleiter der Dura mater bilden (Abbildung 4-18). Diese harte Haut hüllt das ganze Gehirn ein. Sie bildet außerdem ein sagittal gestelltes Blatt, die große Hirnsichel, die zwischen den beiden Hemisphären tief in die Mittelspalte hinabzieht und den Innenraum des Schädels gliedert (Abb. 4-20). Das Kleinhirn ist separat von einem Durazelt eingehüllt. Im Bereich des Rückenmarks liegt zwischen der Dura und dem Periost (Knochenhaut), das den Wirbelkanal auskleidet, ein ringförmiger Spalt, der Epiduralraum (Cavitas epiduralis; Abb. 4-21). In ihm liegen u.a. Venengeflechte.

Die **Spinnwebenhaut** (Arachnoidea) liegt, nur durch einen kapillären Spaltraum getrennt, an der Dura. Von ihr gehen zahllose feine Stränge aus, die locker gespannt zur Pia mater (weiche Hirnhaut) ziehen. Diese ist mit der Organoberfläche von Gehirn und Rückenmark fest verbunden. Dadurch bleibt zwischen Arachnoidea und

Pia ein subarachnoidaler Spaltraum bestehen, der mit Liquor cerebrospinalis gefüllt ist.

Die **weiche Hirnhaut** bekleidet die Oberfläche des gesamten Zentralnervensystems. In ihr verlaufen auch die Blutgefäße. Im Bereich des Rückenmarks ist der subarachnoidale Spaltraum besonders weit. So bildet die Gehirn-Rückenmarksflüssigkeit im Subarachnoidalraum einen Flüssigkeitsmantel, der gegen Schlag- oder Stoßeinwirkung auf Schädel und Wirbelsäule einen hohen Schutz bietet.

4.8 Blutversorgung von Gehirn und Rückenmark

Z Vom Hals laufen rechte und linke Halsarterie sowie rechte und linke Wirbelarterie in den Schädel und bilden an der Hirnbasis einen Arterienring. Von den Gefäßen der Hirnbasis zweigen Arterien zu den verschiedenen Hirnabschnitten ab. Das Rückenmark wird teilweise von den Wirbelarterien und teilweise aus kurzen Ästen der Zwischenrippen- und Lendenarterien versorgt.

Gehirn und Rückenmark sowie Hirn- und Rückenmarkshäute, speziell die Dura mater, werden getrennt mit Blut versorgt.

4.8.1 Blutgefäße des Gehirns

Etwa ein Fünftel des **arteriellen Blutes** des großen Kreislaufs wird über zwei Paare von Arterienstämmen dem Gehirn zugeführt. Dies sind die beiden inneren Kopfarterien (A. carotis interna) und die beiden Wirbelarterien (A. vertebralis). Die beiden **inneren Kopfarterien** ziehen jeweils durch einen knöchernen Kanal (Canalis caroticus) in das Schädelinnere. Die beiden **Wirbelarterien** verlaufen gemeinsam mit dem Rückenmark durch das große Hinterhauptsloch (Foramen magnum) zur Hirnbasis und vereinigen sich zu der auf der Brücke verlaufenden (unpaaren) Basilararterie (A. basilaris). Basilararterie und innere Kopfarterien sind zu einem Arterienring (Circulus arteriosus) zusammengeschlossen, der um den Türkensattel herum liegt (Abb. 4-22). Von den Wirbelarterien und der Basilararterie gehen vor allem Zweige für den Hirnstamm

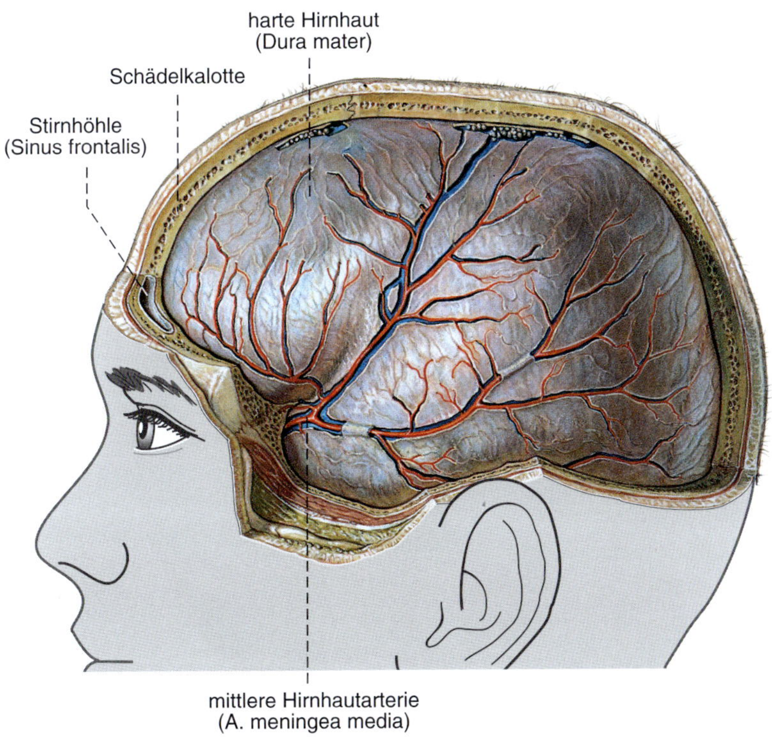

Abb. 4-18 Harte Hirnhaut (Dura mater) und Hirnhautgefäße nach linksseitiger Entfernung der Schädelkalotte. [L123-S021]

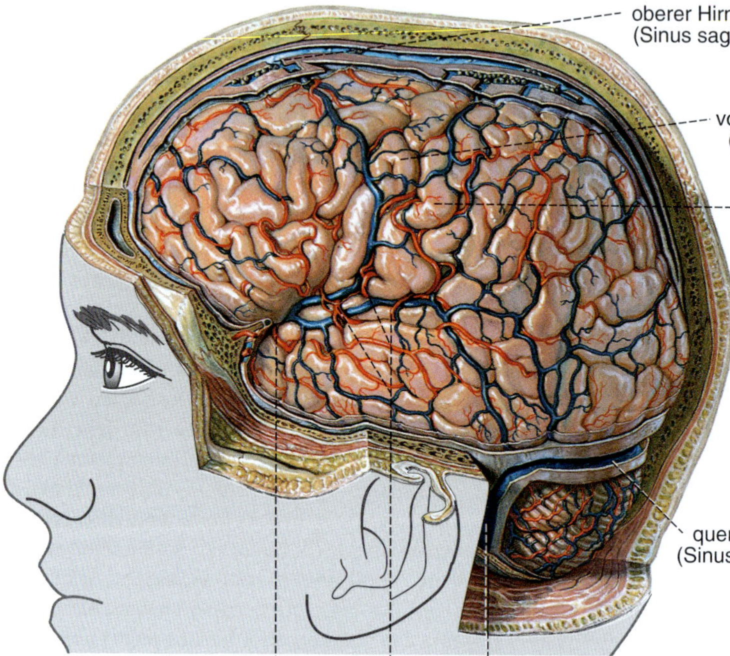

Abb. 4-19 Linke Großhirn- und Kleinhirnhemisphäre mit Hirngefäßen nach Entfernung von Dura mater und Arachnoidea. [L123-S021]

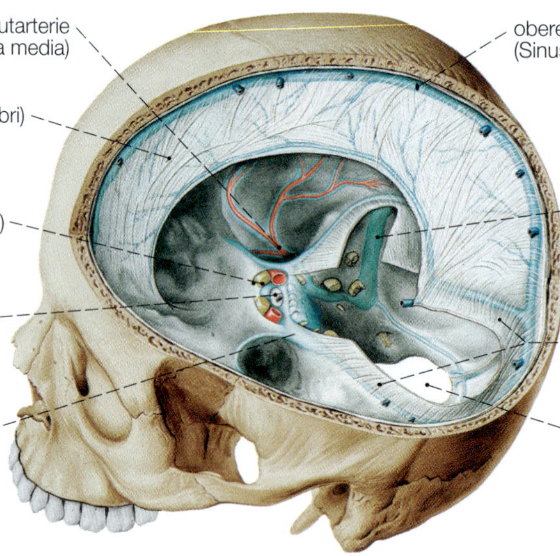

Abb. 4-20 Einblick in die Schädelhöhle: Auskleidung der Schädelinnenseite und Gliederung der Schädelhöhle durch harte Hirnhaut (Dura mater). [S007-1-20]

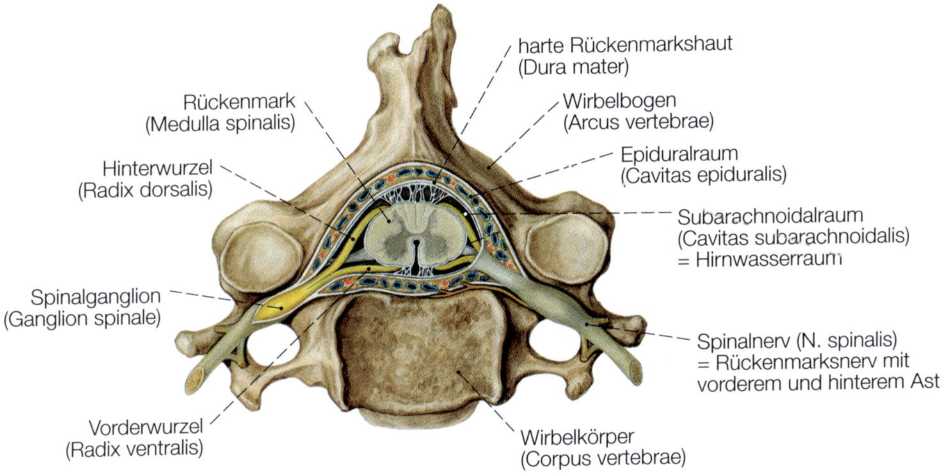

A

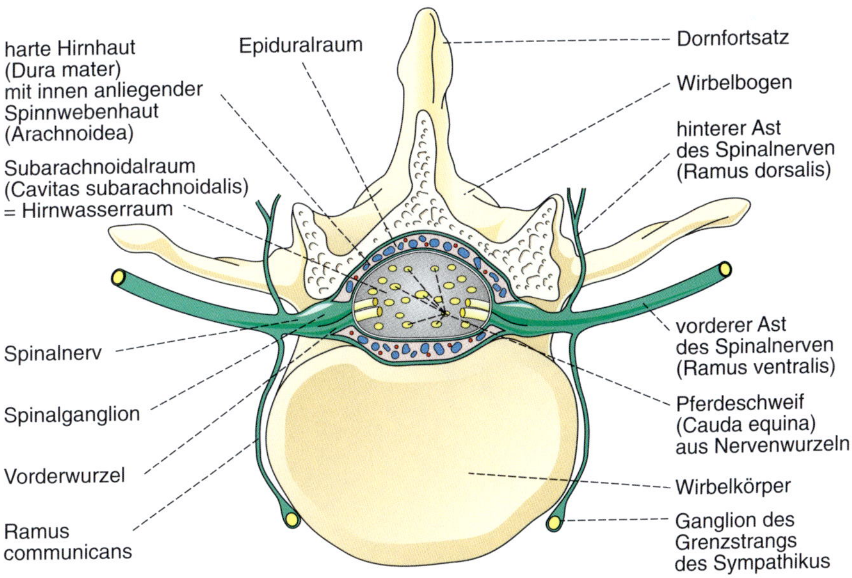

B

Abb. 4-21 Wirbelsäulenquerschnitte.
A: Halswirbel mit Rückenmark und Rückenmarkshäuten. [S007-1-20]
B: Unterer Lendenwirbel mit Pferdeschweif (Cauda equina). [L106-R127]

und das Kleinhirn ab, während der Arterienring die Versorgung des Groß- und Zwischenhirns gewährleistet. Dazu bilden sich als Hauptäste der A. carotis interna auf jeder Seite die vordere und mittlere Großhirnarterie (A. cerebri anterior und media) und als Ast der A. basilaris die hintere Großhirnarterie (A. cerebri posterior) aus. Durch Querverbindungen über den Arterienring können Durchblutungsstörungen eines Astes oder einer Seite unter Umständen ausgeglichen werden.

Alle genannten Arterien verlaufen im **Subarachnoidalraum** und damit im Flüssigkeitsmantel des Gehirns. Auch die zahlreichen Verzweigungen liegen zunächst oberflächlich (Abb. 4-19). Erst feinere Äste treten radiär (senkrecht zur Oberfläche) in die Hirnsubstanz ein.

K **Erkrankungen der Hirngefäße** sind häufig. Wird eine Hirnarterie durch ein Gerinnsel (Thrombose, Embolie) verschlossen, so geht das Hirngewebe im Versorgungsgebiet zugrunde, wenn der Blutmangel nicht durch Nachbargefäße oder über den Arterienring ausgeglichen werden kann. Arterien können aber auch bei Vorschädigung (Arteriosklerose, hoher Blutdruck) platzen. Die dann folgende Blutung von z. B. subarachnoidalen Gefäßen (subarachnoidale Blutung) führt über eine Kompression zum Funktionsausfall des Gehirns. Häufig sind von den erwähnten arteriellen Erkrankungen Gefäßzweige betroffen, die die Basalganglien des Großhirns und die innere Kapsel versorgen (Abb. 4-23 B). Etwa vier Fünftel aller Blutungen des Gehirns betreffen die innere Kapsel. Bei einem derartigen „Schlaganfall" (Apoplex) ist das motorische System erheblich beeinträchtigt, was sich in einer Halbseitenlähmung äußern kann.

Der **venöse Abfluss** des Gehirns erfolgt zunächst über oberflächlich im Subarachnoidalraum gelegene Venen. Diese münden in starrwandige Blutleiter, die von der Dura mater gebildet werden (Sinus durae matris; Abb. 4-19, 4-20). Das gemeinsame Abflussgefäß dieses Blutleitersystems der Dura mater ist die **innere Drosselvene** (V. jugularis interna). Sie beginnt im Foramen jugulare der Schädelbasis und verläuft am Hals abwärts.

4.8.2 Blutgefäße des Rückenmarks

Die **Arterien** des Rückenmarks (A. spinalis) verlaufen in Längsrichtung an der Vorder- und Rückseite des Rückenmarks und sind netzartig verbunden. Sie befinden sich wie die Hirnarterien im Subarachnoidalraum. Regelmäßig erhalten die Rückenmarksarterien Zuflüsse aus den Wirbelarterien (A. vertebralis) im Bereich des Übergangs zum verlängerten Mark. Unregelmäßig in Zahl und Lokalisation sind dagegen Zuflüsse, z. B. aus den Zwischenrippenarterien und den Lendenarterien, die über die Zwischenwirbellöcher den Wirbelkanal und damit das Rückenmark erreichen (Abb. 4-21).

Der Abfluss des venösen Blutes führt über **ausgedehnte Venengeflechte** innerhalb des Wirbelkanals (Epiduralraum) und außerhalb der Wirbelsäule.

4.8.3 Blutgefäße der Dura mater

Die Dura mater des Gehirns wird von **Hirnhautarterien** versorgt, die zwischen Knochen und

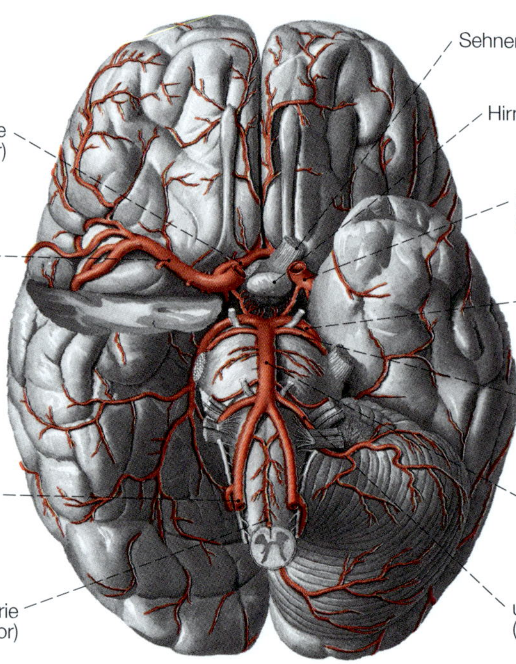

Abb. 4-22 Hirnbasis mit Hirnnerven und Arterien, insbesondere dem Arterienring (Circulus arteriosus). [S007-1-20]

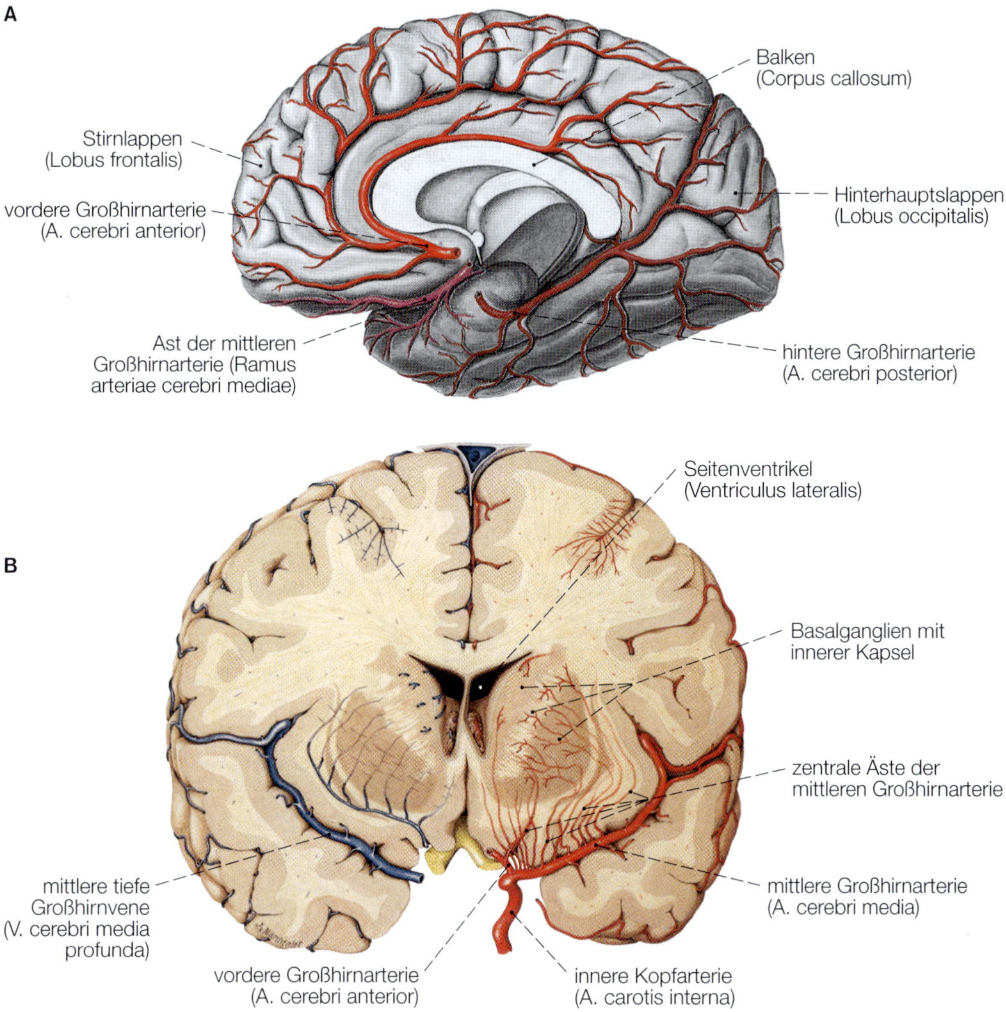

Abb. 4-23 Gefäße des Großhirns.
A: Verzweigungen der vorderen und hinteren Großhirnarterie. [S007-1-20]
B: Zentrale Äste der mittleren Großhirnarterie zur Versorgung von innerer Kapsel, Basalganglien und Zwischenhirn. [S007-1-19]

harter Hirnhaut verlaufen (Abb. 4-18). Die größte ist die mittlere Hirnhautarterie (A. meningea media).

K Bei Schädelverletzungen, wie beispielsweise ein Schädelbruch, ist es möglich, dass Hirnhautarterien zerreißen und Blutergüsse entstehen **(epidurales Hämatom).** Solche Blutungen können das Gehirn komprimieren und lebensbedrohliche Situationen hervorrufen. Da Blutungen sich langsam entwickeln können, ist über einen längeren Zeitraum eine engmaschige Überwachung erforderlich.

4.9 Gehirn-Rückenmarksflüssigkeit (Liquor cerebrospinalis)

Z Im Gehirn befinden sich Hohlräume mit Adergeflechten (Plexus choroideus). Diese bilden die Gehirn-Rückenmarksflüssigkeit, die die inneren Hohlräume ausfüllt und in den äußeren Flüssigkeitsmantel zwischen den Hirn- und Rückenmarkshäuten abfließt.

Das Gehirn enthält in seinem Innern wie bereits erwähnt **vier** flüssigkeitsgefüllte Hohlräume, die **Hirnventrikel** (Hirnkammern; Abb. 4-10, 4-13,

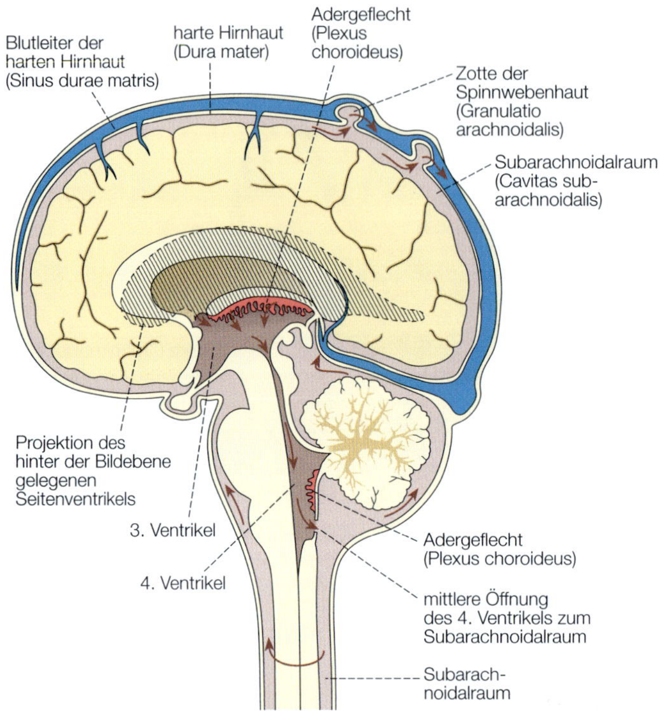

Abb. 4-24 Hirnventrikel und Subarachnoidalraum mit Zirkulation der Gehirn-Rückenmarksflüssigkeit (Pfeile) an einem Sagittalschnitt von Gehirn und Rückenmark. [L106-R127]

4-24). Die beiden Seitenventrikel der Großhirnhemisphären stehen in Verbindung mit dem in der Mitte gelegenen dritten Ventrikel des Zwischenhirns; von hier führt der Aquädukt zum vierten Ventrikel. Dieser steht über drei Öffnungen mit dem **subarachnoidalen Raum** zwischen Kleinhirn und verlängertem Mark in Verbindung, der hier zur Cisterna cerebellomedullaris erweitert ist (Abb. 4-24). Alle genannten Räume sind mit Gehirn-Rückenmarksflüssigkeit (Liquor cerebrospinalis) gefüllt, die von den Adergeflechten der Hirnventrikel (Plexus choroideus) abgesondert wird.

Der klare, farblose **Liquor** füllt auch den subarachnoidalen Spaltraum im Bereich des Schädels und des Rückenmarks, so dass ein Flüssigkeitsmantel das ganze Gehirn und Rückenmark umgibt. Der Liquordruck beträgt im Liegen 7–12 cm Wassersäule. Das gesamte Volumen von Ventrikelsystem und Subarachnoidalraum liegt bei etwa 125 ml. Ungefähr das Vierfache dieser Menge wird täglich in den Adergeflechten (Plexus choroideus) der Hirnventrikeln produziert. Die Liquorzirkulation entspricht der Reihenfolge der Ventrikel. Die Resorption erfolgt im Subarachnoidalraum. Liquor hat eine charakteristische chemische Zusammensetzung. Der Eiweiß- und Zellgehalt ist außerordentlich gering; ansonsten besteht Ähnlichkeit mit der Zusammensetzung des Blutplasmas. Bei Zirkulations- und Resorptionsstörungen kann sich eine Erweiterung der Liquorräume mit Schwund an Hirnsubstanz (Hydrocephalus, „Wasserkopf") entwickeln.

Der Subarachnoidalraum ist teilweise so weit, dass sich durch Punktion Liquor gewinnen lässt. Besonders gut geeignet für einen solchen **(diagnostischen) Eingriff** ist der untere Abschnitt der Lendenwirbelsäule (Lumbalpunktion), da das Rückenmark oberhalb endet und damit nicht verletzt werden kann (siehe auch Abbildung 4-21 B). Seltener ist die Punktion der Cisterna cerebellomedullaris (Subokzipitalpunktion). Auch eine Punktion der Hirnventrikel ist möglich.

> **K** Bei Erkrankungen können der Liquordruck und die Zusammensetzung des Liquors in typischer Weise verändert sein. Daher gibt eine Liquoruntersuchung wichtige diagnostische Hinweise.

Die Lagebeziehung des Rückenmarks und seiner Wurzeln zur Lendenwirbelsäule bietet gute Voraussetzungen für die Anwendung von Betäubungsmitteln zur Anästhesie der unteren Körperhälfte **(Lumbalanästhesie).** Durch die Injektion eines Betäubungsmittels in den Subarachnoidalraum lässt sich die Schmerzleitung durch die Hinterwurzeln unterbrechen **(Spinalanästhesie).** Dabei verteilt sich das Anästhetikum mit dem Liquor um die Cauda equina.

> **P** Da sich der Subarachnoidalraum innerhalb des Wirbelkanals befindet, ist für die erfolgreiche Punktion die korrekte Lagerung des Patienten wichtig. Beim Sitzen oder in Seitenlage ➜

mit Rundrücken und angezogenen Beinen gehen die Dornfortsätze der Lendenwirbel maximal auseinander.

Bei einer anderen Art der Lumbalanästhesie wird das Betäubungsmittel in den epiduralen Raum injiziert (**Epiduralanästhesie**); so erreicht es die Nerven außerhalb des Durasacks. Derartige Anästhesieformen werden z. B. bei Operationen im Beckenbereich oder der unteren Extremität angewendet. Auch bei der Behandlung chronischer Schmerzen wählt man diese Vorgehensmöglichkeit.

4.10 Hirnfunktionen im Spiegel des Elektroenzephalogramms (EEG)

Z Elektrische Potenzialänderungen dienen der Informationsverarbeitung im Zentralnervensystem. Ein Teil dieser Signale lässt sich von der Oberfläche des Schädels als Elektroenzephalogramm abgreifen. Die Wellen des EEG spiegeln einen großen Teil der Hirnfunktion wider.

Die Informationsverarbeitung im Gehirn geschieht mithilfe von **elektrischen Signalen.** Diese Potenziale des Nervengewebes lassen sich nicht nur durch Mikroelektroden aus dem Intrazellulärraum von Neuronen, sondern auch aus dem Umfeld von Nervenzellen ableiten (Kap. 4.2). Die extrazellulär erfassbaren Potenziale können so weit ausgedehnt sein, dass sie auch an der Oberfläche des Gehirns und selbst von der Schädeloberfläche als Elektroenzephalogramm registrierbar sind (Elektrokardiogramm; Kap. 9.4). So ist es möglich, durch das EEG Aufschluss über die **Hirnfunktion** zu erhalten.

4.10.1 Entstehungsmechanismen des EEG

In der Hirnrinde bilden zahlreiche afferente Fasern mit oberflächlich gelegenen Dendriten von Pyramidenneuronen erregende synaptische Kontakte (Abb. 4-25). Steigt ein Aktionspotenzial in der afferenten Faser auf, so entsteht in den Dendriten ein depolarisierendes synaptisches Potenzial (exzitatorisches postsynaptisches Potenzial, EPSP; Kap. 4.2.4). Diese postsynaptischen Potenziale summieren sich zu Depolarisationen hoher Amplitude und langer Dauer, wenn sich die Aktionspotenziale in den afferenten Fasern zu Gruppen oder Reihen zusammenfügen. Die dendritischen Depolarisationen bilden im Extrazellulärraum ausgedehnte Potenzialfelder, die bis zur Kopfhaut reichen. Dort können sie mit Elektroden abgetastet, durch elektronische Geräte verstärkt und mithilfe eines Tintenschreibers als Kurve sichtbar gemacht werden. Dabei werden Geräte verwendet, die nur die Änderungen der Potenziale erfassen (konventionelles EEG). Es kommen darüber hinaus Verstärker zum Einsatz, die neben den Änderungen auch lang anhaltende Verschiebungen des Potenzials wiedergeben (DC-Potenzial). Bei dem zuletzt genannten Verfahren spiegelt das Elektroenzephalogramm das dendritische Membranpotenzial genau wider.

4.10.2 Ableitung des EEG

Zur Ableitung des EEG werden zahlreiche **Elektroden** an der Kopfhaut angebracht (Abb. 4-26 A). Dabei richtet man sich nach einem international genormten System:

- Elektroden, die unmittelbar oberhalb der Hirnrinde und damit in der Nähe des Entstehungsortes der EEG-Wellen liegen, werden als **differente** Elektroden bezeichnet.
- Elektroden an anderen Punkten des Kopfes, z. B. am Ohr, die vom Entstehungsort des EEG weit entfernt liegen, nennt man **indifferente** Elektroden (Referenz-, Bezugselektroden). Werden zwei differente Elektroden mit dem Eingang des EEG-Verstärkers verbunden, spricht man von einer bipolaren Ableitung; werden eine differente und eine indifferente Elektrode verwendet, von einer unipolaren Ableitung (Abb. 4-26 A).

P Das Null-Linien-EEG stellt ein Kriterium bei der Hirntoddiagnostik dar. Der Hirntod wird u. a. dadurch nachgewiesen, dass das Gehirn über mehrere Stunden keine elektronisch messbaren Hirnrindenaktivitäten zeigt.

4.10.3 Frequenzbänder des EEG und ihre Beziehung zum Reifungsgrad und zur Aktivität des Gehirns

Das EEG stellt eine wellenförmige Potenzialkurve dar (Abb. 4-26 B, C).

Die Frequenz der EEG-Wellen wird in verschiedene Bänder eingeteilt, die mit griechischen Buchstaben gekennzeichnet sind:

- 8–13 Hz Alpha(α)-Wellen
- 14–30 Hz Beta(β)-Wellen
- 4–7 Hz Theta(ϑ)-Wellen
- 0,5–3 Hz Delta(δ)-Wellen.

Die vorherrschende Frequenz der EEG-Wellen hängt vom **Reifungsgrad** des Gehirns ab. Im Säuglings- und Kleinkindesalter finden sich vor allem Theta- und Delta-Wellen, die mit zunehmendem Alter durch Alpha- und Beta-Wellen ersetzt werden. Die Frequenz der EEG-Wellen wird aber auch von der **Aktivität** des Gehirns bestimmt. Beim Erwachsenen treten im inaktiven Wachzustand bei geschlossenen Augen Alpha-Wellen auf, die beim Augenöffnen von Beta-Wellen abgelöst werden. Beim Übergang vom Wachzustand in den Schlaf erscheinen EEG-Wellen aus dem Theta- und Delta-Band (Kap. 4.11).

Bei zahlreichen Funktionsstörungen des Gehirns, z. B. bei einer Verminderung der Hirndurchblutung oder bei Tumoren, verändert sich das EEG in typischer Weise. Daher hat das EEG in der klinischen Diagnostik eine große Bedeu-

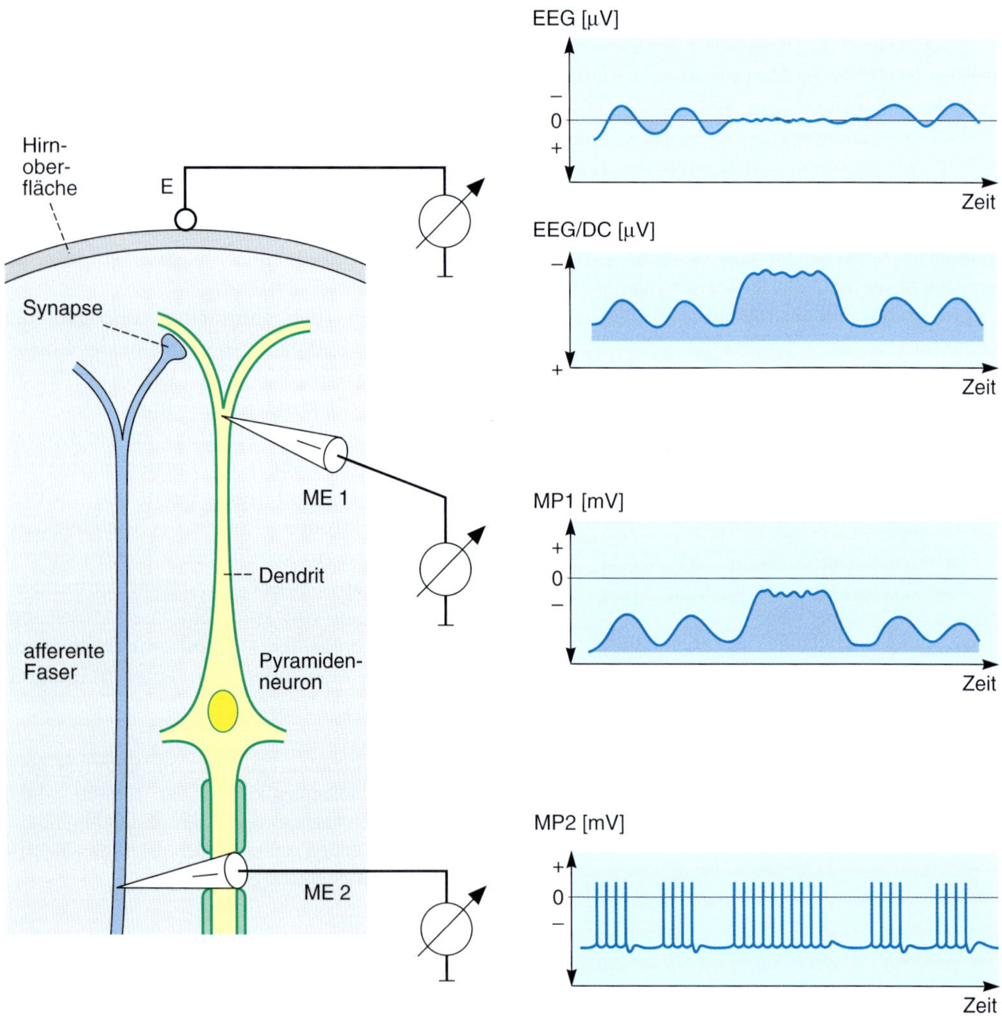

Abb. 4-25 Entstehungsmechanismen des Elektroenzephalogramms (EEG) an der Hirnrinde. Auslösung einer wellenförmigen Potenzialfolge. Registrierung des Membranpotenzials der afferenten Faser (MP2) und des oberflächennahen Dendriten (MP1) mit intrazellulären Mikroelektroden (ME2, ME1). Gleichzeitige Ableitung des EEG und des DC-Potenzials an der Cortexoberfläche mit der extrazellulären Elektrode (E). [L106-S130-1]

tung erlangt. Unverzichtbar ist die EEG-Ableitung bei der Diagnose und Therapieeinstellung von Epilepsien. So findet man bei epileptischen Anfällen Spitzenpotenziale und Spitze-Welle-Komplexe im EEG (Abb. 4-26 C).

K Als **Epilepsien** bezeichnet man Krankheiten, bei denen es aufgrund einer Fehlleistung des Gehirns wiederholt zu plötzlich auftretenden, vorübergehenden Funktionsstörungen des Organismus kommt. Epileptische Anfälle erstrecken sich nicht zwangsläufig auf das motorische System und damit auf die Nerven- und Muskeltätigkeit zur Ausübung von Bewegungen und zur Stützung des Skelettsystems, so dass z. B. Muskelzuckungen und Stürze im Vordergrund stehen, sondern können auch auf den Bereich des sensorischen Systems und damit auf Empfindungen und Wahrnehmungen oder auf den vegetativen Ver- oder Entsorgungsteil des Organismus beschränkt sein. Aus den vielfältigen epileptischen Anfällen lassen sich zunächst jene zu einer Gruppe zusammenfassen, bei denen die klinischen und elektroenzephalographischen Veränderungen andeuten, dass zumindest am Anfang nur ein begrenzter Teil einer Hirnhemisphäre epileptische Akti- ➜

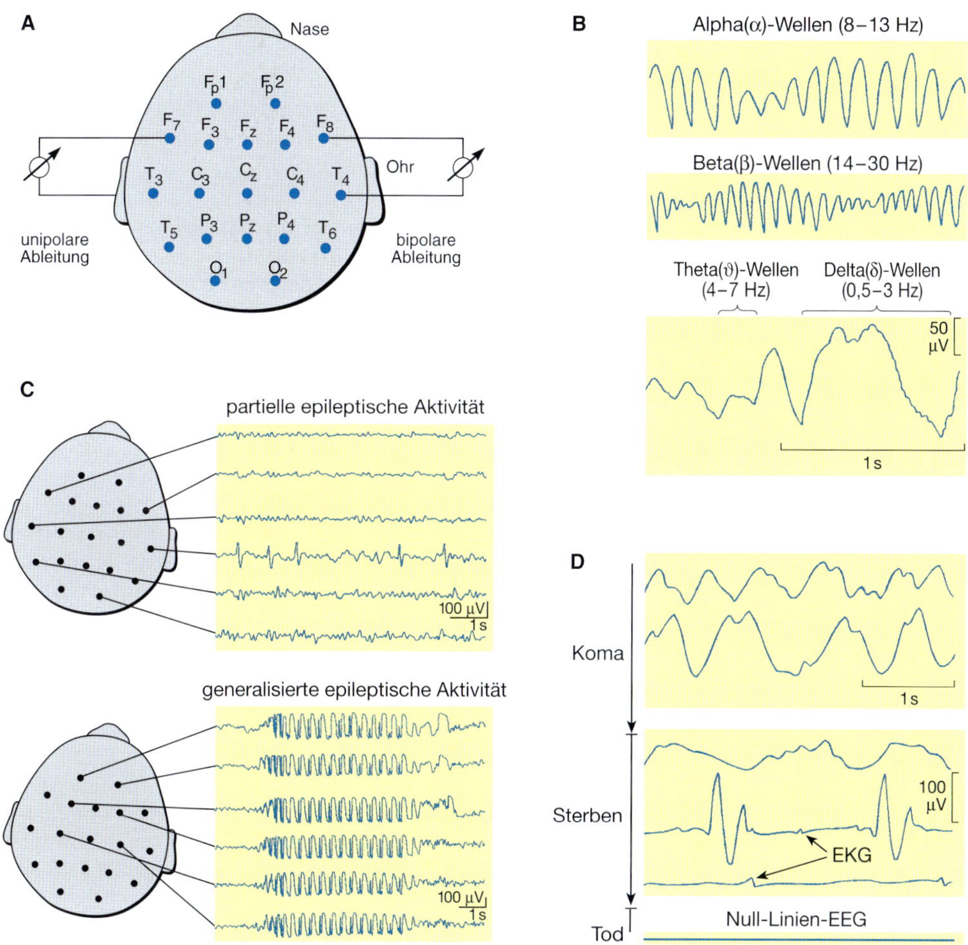

Abb. 4-26 Elektroenzephalogramm (EEG) des Menschen. [L123-S130-3]
A: Ableitungsschema mit den internationalen Bezeichnungen der Elektroden (F = frontal, P = parietal, T = temporal, C = Zentral, O = okzipal). Schematische Darstellung von unipolarer und bipolarer Ableitung.
B: Frequenzbänder des EEG.
C: EEG bei epileptischer Aktivität.
Oben: Scharfe Wellen.
Unten: Spitze-Welle-Komplexe (spikes and waves).
D: Erlöschende EEG-Tätigkeit beim Sterben.

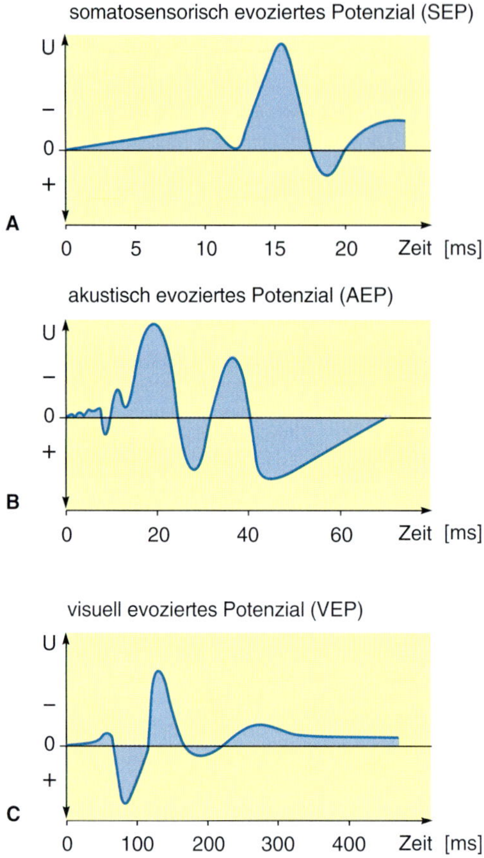

Abb. 4-27 Evozierte Potenziale nach Reizung eines peripheren Nerven (A; N. medianus), des auditorischen (B) und des visuellen Systems (C). [L112-S130-2]

vität zeigt (Partialanfälle, fokale oder lokale Anfälle). Sie werden einer zweiten Gruppe gegenübergestellt, bei der die ersten klinischen Zeichen bereits darauf hinweisen, dass sich die epileptische Aktivität auf beide Hirnhemisphären erstreckt (generalisierte Anfälle).

4.10.4 Evozierte Potenziale

Die bisher beschriebenen EEG-Wellen laufen kontinuierlich ab und treten ohne erkennbare Sinnesreize auf. Wird ein Sinnesorgan **künstlich gereizt,** so strömen Aktionspotenziale zur Hirnrinde und lösen dort zusätzliche EEG-Wellen aus (Abb. 4-27). Diese EEG-Wellen, die einem Sinnesreiz zugeordnet sind, heißen evozierte Potenziale.

Je nach Ort der Sinnesreizung unterscheidet man evozierte Potenziale mit charakteristischen Formen:

- nach Reizung eines **peripheren Nerven,** z. B. durch Stromimpulse (somatosensorisch evozierte Potenziale, SEP)
- nach Reizung des **auditorischen Systems,** z. B. durch Tonimpulse (akustisch evozierte Potenziale, AEP)
- nach Reizung des **visuellen Systems,** z. B. durch Lichtblitze (visuell evozierte Potenziale, VEP).

Veränderungen der Latenzen, Formen und Amplituden der evozierten Potenziale weisen auf Störungen in den Sinnessystemen hin. So kann mithilfe der akustisch evozierten Potenziale eine Hörstörung bereits im Säuglingsalter erkannt werden. Eine Latenzverlängerung der visuell evozierten Potenziale ist charakteristisch für die Multiple Sklerose.

K **Elektrosmog:** Der Gebrauch von Elektrogeräten nimmt heutzutage ständig zu. Man denke z. B. nur an die Benutzung von Personal Computer mit Monitor und Drucker. Durch die Stromversorgung der Geräte entstehen elektrische und magnetische Felder, die man umgangssprachlich als „Elektrosmog" zusammenfasst. Wie oben ausgeführt wurde, können energiereiche elektrische Felder bei niederfrequenter Anwendung Nervenzellen und Muskelfasern stimulieren und bei hochfrequenter Anwendung zur Wärmebildung führen (Diathermie). Ebenso lassen sich magnetische Felder zur Reizung von Nervenzellen heranziehen. Bei dieser magnetischen Reiztechnik induziert ein sich rasch änderndes Magnetfeld, das z. B. außerhalb des Kopfes erzeugt wird, im Hirngewebe einen Stromfluss, der seinerseits Aktionspotenziale auslöst. Im Fall des Elektrosmogs ist nun zu berücksichtigen, dass die magnetischen Felder sehr inhomogen sind und mit zunehmender Entfernung von der Quelle stark abfallen. So beträgt die Feldstärke 30 cm von einem Farbmonitor entfernt nur noch etwa den millionsten Teil derjenigen, die zur intrakraniellen Reizung notwendig ist. Bislang ist es unklar, ob der Elektrosmog einen Einfluss auf menschliches Gewebe hat.

P Mittels der evozierten Potenziale konnten Wissenschaftler nachweisen, dass auch tief bewusstlose Menschen manches wahrnehmen können und Phasen von „Ansprechbarkeit" haben, auch wenn sie keine sichtbaren Reak- ➜

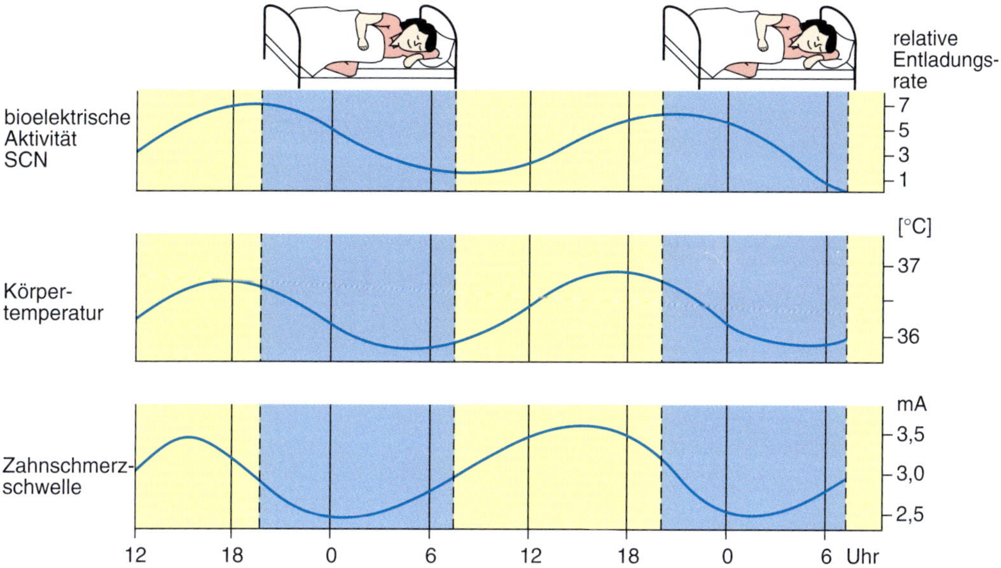

Abb. 4-28 Schlafzeiten (Bettsymbole) und tägliche Schwankungen der bioelektrischen Entladungsrate (relative Einheiten) des Nucleus suprachiasmaticus (SCN) im Zwischenhirn, der Körpertemperatur sowie der Zahnschmerzschwelle. [L112 + L123 + S130-2]

tionen zeigen. Insofern ist in Anwesenheit von Bewusstlosen immer davon auszugehen, dass sie noch imstande sind, etwas wahrzunehmen.

4.11 Schlaf-Wach-Rhythmus

Z Nervenzellverbände weisen periodische Schwankungen ihrer Aktivität auf. Dies führt zu einem Tagesrhythmus der gesamten Körperfunktionen. Dabei lassen sich grob Schlaf- und Wachzustände abgrenzen.

Die Aktivität biologischer Systeme lässt periodische Schwankungen erkennen, wenn man sie über einen längeren Zeitraum betrachtet. Solche rhythmischen Aktivitätsänderungen sind am intakten Gesamtorganismus, an einzelnen Organen und sogar an isolierten Zellen nachweisbar.

4.11.1 Schlaf-Wach-Rhythmus (zirkadiane Periodik)

Die rhythmischen Aktivitätsänderungen äußern sich beim Menschen unter anderem in einer sich wiederholenden Abfolge von Schlaf- und Wachzuständen (Abb. 4-28). Diese Aktivitätsänderungen heißen **zirkadiane Periodik.** Diese Periodik ist mit Schwankungen im Ablauf von verschiedenen **Körperfunktionen** verbunden, die sich unter anderem wiederum in Schwankungen der Körpertemperatur und der Schwelle für die Zahnschmerzempfindung ausdrücken. Die Periodendauer des Schlaf-Wach-Rhythmus beträgt etwa einen Tag.

Der Schlaf-Wach-Rhythmus ist in der Regel mit der **Tag-Nacht-Folge** synchronisiert. Der Wechsel zwischen Hell und Dunkel wirkt als Zeitgeber. Schaltet man ihn oder andere Größen wie den Wechsel in der Umgebungstemperatur und im Geräuschpegel der Umwelt aus, so wird der Schlaf-Wach-Rhythmus nicht aufgehoben. Diese Periodik beruht also auf einem angeborenen Eigenrhythmus. Als Urheber für diesen endogenen Aktivitätsrhythmus kommen verschiedene Strukturen und Prozesse im Organismus in Betracht. Eine besondere Bedeutung haben offensichtlich die Aktivitäten des paarig angelegten Nucleus suprachiasmaticus im Zwischenhirn (Abb. 4-28).

Die stabilisierende Wirkung der Zeitgeber auf den Schlaf-Wach-Rhythmus kommt besonders dann zum Ausdruck, wenn die **Zeitgebersignale** zum endogenen Aktivitätsrhythmus plötzlich verschoben werden (z. B. bei Langstreckenflügen in Ost-West- oder in West-Ost-Richtung). Dabei können Störungen des Schlafes und der Auf-

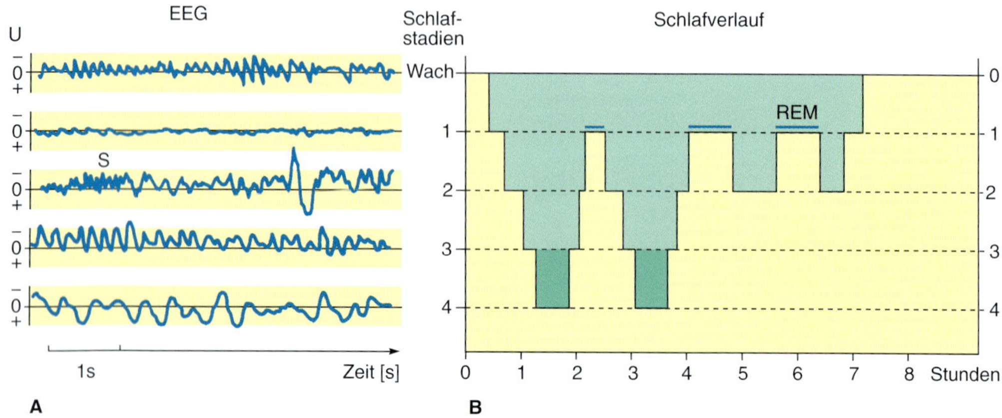

Abb. 4-29 Elektroenzephalogramm (EEG) in verschiedenen Schlafstadien. [L112-S130-2]
A: EEG-Registrierungen im Wachzustand und während der Schlafstadien 1–4.
S = Schlafspindeln
B: Schlafverlauf. Die Schlafstadien 1–4 werden mehrfach durchlaufen.
REM = paradoxe Schlafphasen mit „rapid eye movements".

merksamkeit sowie Unwohlsein auftreten (sog. jet-lag). Eine ähnliche Problematik ergibt sich bei der Schichtarbeit, bei der häufig der Arbeitsbeginn sprunghaft verschoben wird.

P Einschlaf- und Durchschlafmedikamente wirken sich häufig negativ auf die Schlafintensität aus. Beispielsweise eine atemstimuierende Einreibung (ASE), ein Wickel oder ein gutes Gespräch können eine wesentlich bessere Einschlafhilfe sein.

4.11.2 Schlaf

Der Schlaf geht mit zahlreichen **Funktionsveränderungen** des Organismus einher:

- Verminderung der Reflexerregbarkeit und des Muskeltonus
- Verlangsamung der Atmung, Herabsetzung der Herzschlagfrequenz und Verminderung des arteriellen Blutdrucks
- Einschränkung der Drüsensekretion (z. B. Tränendrüsen, nicht jedoch Schweißdrüsen)
- Verminderung der Aktivität von Magen-Darmkanal.

Mithilfe des **EEG** lassen sich Tiefe und Verlauf des Nachtschlafes bestimmen (Abb. 4-29). Beim Übergang vom Wachzustand in den Schlaf wird der Alpha-Grundrhythmus durch langsamere Potenzialschwankungen mit steigender Amplitude ersetzt. Dabei treten besondere Wellenformationen wie die sog. Schlafspindeln auf (Abb. 4-29 A). Aufgrund der EEG-Veränderungen lassen sich vier Schlafstadien voneinander abgrenzen. Bestimmt man diese Stadien während des Nachtschlafes, so ergibt sich ein typischer Schlafverlauf (Schlafprofil; Abb. 4-29 B). Schlafphasen, in denen die mittlere EEG-Frequenz mit zunehmender Schlaftiefe absinkt, heißen auch „slow wave sleep" (orthodoxer Schlaf).

In den Nachtschlaf sind Perioden eingestreut, in denen das EEG rasche Potenzialschwankungen geringer Amplitude – wie im Wachzustand (Abb. 4-26 B) – aufweist. Diese Schlafphasen werden daher als „fast wave sleep" oder als paradoxer Schlaf bezeichnet. Während dieser Perioden treten schnelle, richtungslose Augenbewegungen („rapid eye movements", REM) auf, die zu der Bezeichnung **REM-Schlaf** geführt haben.

In Analogie dazu heißt der orthodoxe Schlaf auch **Non-REM-Schlaf.** Zusätzlich zu den raschen Augenbewegungen finden sich zahlreiche vegetative Funktionsänderungen, wie Zunahme der Herzschlagfrequenz, Anstieg des arteriellen Blutdrucks, Beschleunigung der Atmung und Erektionen des Penis. Die REM-Phasen sind häufig mit lebhaften Träumen gekoppelt.

P Untersuchungen in Schlaflabors ergaben, dass diese REM-Phasen sehr wichtig für den Erholungswert des Schlafes sind. Werden die REM-Phasen durch z. B. Medikamente und/ oder häufig auftretende Störungen wie Lärm, Stimmen oder manuelle Verrichtungen gehemmt, kann dies zu Befindensstörungen von Patienten beitragen.

Wiederholungsfragen

1. Zeichnen Sie eine typische Nervenzelle und beschriften Sie ihre verschiedenen Strukturen.
2. Welche Funktion haben die verschiedenen von Ihnen genannten anatomischen Teile des Neurons?
3. Erläutern Sie die Signale, mit denen das Nervensystem „Informationen" transportiert.
4. Nennen Sie die wichtigsten Arterien für die Versorgung von Gehirn und Rückenmark.
5. Welche diagnostischen Aussagemöglichkeiten bieten Elektroenzephalogramm und evozierte Potenziale?
6. Welche Schlafstadien lassen sich unterscheiden?
7. In welche Hauptabschnitte gliedert sich das Gehirn?
8. Nennen Sie die Hohlräume des Gehirns und ihre Lokalisation.
9. Beschreiben Sie den Ablauf der Erregungsübertragung an einer Synapse.

Auflösung des Fallbeispiels

Karpaltunnelsyndrom

Krankheitsbild: Das Karpaltunnelsyndrom ist Ausdruck einer Druckschädigung des N. medianus (Abb. 6-39, 6-41). Dieser Nerv verläuft an der Beugeseite des Handgelenks gemeinsam mit den langen Beugersehnen durch einen engen Kanal, der von Handwurzelknochen und einem Halteband gebildet wird. Auf Gewebeschwellungen und Verengungen in diesem sog. Karpaltunnel reagiert der N. medianus mit Funktionsstörungen, welche die anfangs beschriebenen Symptome auslösen.

Ursachen: Bei 3/4 aller Patienten lässt sich keine Ursache für die Nervenkompression feststellen. Gelegentlich entwickelt sich die Erkrankung im Anschluss an Brüche und Verrenkungen im Bereich des Handgelenks, im Zusammenhang mit Arthrosen und im Zuge rheumatoider Erkrankungen.

Vorkommen und Häufigkeit: Das Karpaltunnelsyndrom ist das wohl häufigste Kompressionssyndrom peripherer Nerven. Frauen sind deutlich häufiger davon betroffen als Männer; ältere Patienten häufiger als jüngere.

Diagnostik: Die Diagnose ist im Allgemeinen bereits durch die anamnestisch erhobenen Befunde und durch die Untersuchung der Hand in Betracht zu ziehen. Sie kann durch neurophysiologische Untersuchungen erhärtet werden. Aufgrund der kompressionsbedingten Schädigung der Markscheide ist nämlich die Nervenleitgeschwindigkeit des betroffenen Nerven verlangsamt.

Therapie: In frühen Stadien können Schonung der Handgelenke und nächtliche Ruhigstellung Linderung verschaffen und eventuell auch eine Rückbildung einleiten. Bei chronischen Beschwerden ist die operative Spaltung des Haltebandes (Retinaculum flexorum) angezeigt.

5 Sensorisches System

5.1 Bauelemente und Grundfunktionen des sensorischen Systems 93
5.1.1 Aufbau des sensorischen Systems 93
5.1.2 Verschlüsselung des Reizes am Rezeptor 93
5.1.3 Umsetzung und Weiterleitung der verschlüsselten Information an der Rezeptor-Faser-Einheit 93
5.1.4 „Übergangsfunktionen" an der Rezeptor-Faser-Einheit 94

5.2 System der somato-viszeralen Sensibilität: Empfindung von Druck, Berührung, Temperatur und Schmerz 96
5.2.1 Haut und Hautanhangsgebilde 96
5.2.2 Hautgefäße und Hautdurchblutung 100
5.2.3 Rezeptoren zur Empfindung von mechanischen Reizen (Mechanorezeptoren) 100
5.2.4 Rezeptoren zur Empfindung von Temperatur (Thermorezeptoren) 101
5.2.5 Rezeptoren zur Empfindung von Schmerz (Nozizeptoren) 102
5.2.6 Erregungsleitung zum Gehirn 103
5.2.7 Besondere Schmerzformen 107

5.3 Visuelles System: Sehen 107
5.3.1 Der Reiz für das visuelle System: Licht 107
5.3.2 Bau des Auges 107
5.3.3 Bildentstehung auf der Netzhaut 111
5.3.4 Abtasten des auf der Retina entworfenen Bildes 113
5.3.5 Weiterleitung der visuellen Information zur Hirnrinde 115
5.3.6 Augenbewegungen 116
5.3.7 Regelung der Pupillenweite 117

5.4 Auditorisches System: Hören 119
5.4.1 Der Reiz für das auditorische System: Schallwellen 119
5.4.2 Bau des Hörorgans 120
5.4.3 Umformung der Schallwellen in neuronale Erregungen 123
5.4.4 Weiterleitung der auditorischen Information zum Gehirn 124

5.5 Phonetisches System: Sprechen 125
5.5.1 Bau des Kehlkopfes 126
5.5.2 Klangbildung (Phonation) 126
5.5.3 Formung der Sprachlaute (Artikulation) 127
5.5.4 Neuronale Steuerung der Sprechmuskulatur 127

5.6 Vestibuläres System: Empfindung von Beschleunigungen 127
5.6.1 Der Reiz für das vestibuläre System: Beschleunigung 128
5.6.2 Bau des vestibulären Systems 128
5.6.3 Umformung der Beschleunigung in neuronale Erregungen 128
5.6.4 Weiterleitung der Beschleunigungsinformationen zum Gehirn 131

5.7 Gustatorisches System: Schmecken 131
5.7.1 Der Reiz für das gustatorische System: Geschmacksstoffe 132
5.7.2 Bau des gustatorischen Systems 132
5.7.3 Umformung der Geschmacksempfindung in neuronale Erregungen 132
5.7.4 Weiterleitung der gustatorischen Informationen zum Gehirn 134

5.8 Olfaktorisches System: Riechen 134
5.8.1 Der Reiz für das olfaktorische System: Duftstoffe 134
5.8.2 Bau des olfaktorischen Systems 135
5.8.3 Umformung der Geruchsempfindungen in neuronale Erregungen 136
5.8.4 Weiterleitung der olfaktorischen Informationen zum Gehirn 136

5.9 Efferente Kontrolle, Erregungsbegrenzung und Kontrastbildung 137
5.9.1 Efferente Kontrolle 137
5.9.2 Erregungsbegrenzung 138
5.9.3 Kontrastbildung 138

5.10 Sensorische Assoziationssysteme: Bewusste Wahrnehmung 139

5.11 Lernen und Gedächtnis 140
5.11.1 Speicherung der Reize im Gedächtnis 140
5.11.2 Ort des Gedächtnisses 140
5.11.3 Gedächtnisbildung/Lernen 140

Das sensorische System nimmt Einflüsse (Reize) aus der Umwelt und aus dem eigenen Körper auf. Dies geschieht mithilfe von Rezeptoren, die durch spezifische Reize erregt werden. Die Rezeptorerregungen werden zum Gehirn geleitet, dort in Form bioelektrischer Aktivität abgebildet und zu Empfindungen und bewussten Wahrnehmungen verarbeitet. Die Sinnesempfindungen werden im Gedächtnis gespeichert.
Das sensorische System verfügt über folgende Teilsysteme:

- *System der somato-viszeralen Sensibilität: Empfindung von Druck und Berührung, Temperatur und Schmerz*
- *Visuelles System: Sehen*
- *Auditorisches System: Hören*
- *Vestibuläres System: Empfindung von Beschleunigungen*
- *Gustatorisches System: Schmecken*
- *Olfaktorisches System: Riechen*

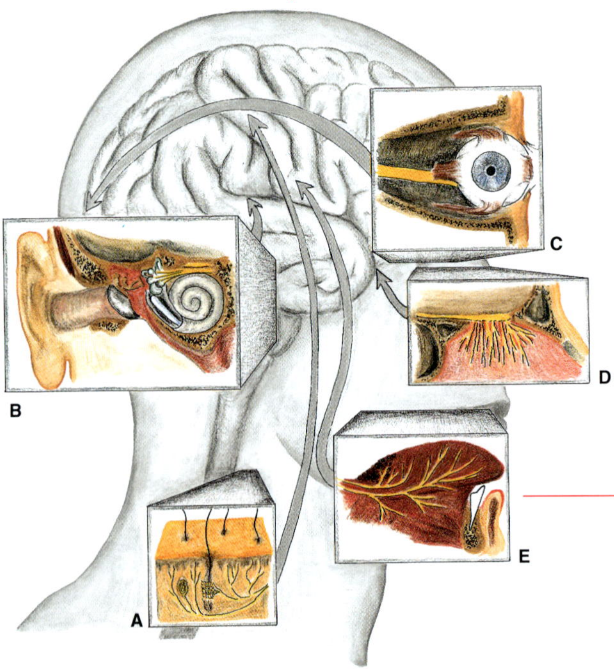

Abb. 5-0 Vereinfachte Darstellung der sensorischen Systeme als Ausschnittvergrößerung aus dem Kopf-Hals-Bereich mit Leitung der Erregungen (Pfeile) zu den zugehörigen Arealen der Großhirnrinde. [L128-R127]
A: System der somato-viszeralen Sensibilität am Beispiel der Haut: Schmerz-, Tast-, Temperaturempfindung
B: Auditorisches und vestibuläres System: Ohr und Hören sowie Beschleunigungsempfindung
C: Visuelles System: Auge und Sehen
D: Olfaktorisches System: Nase und Riechen
E: Gustatorisches System: Zunge und Schmecken

Fallbeispiel

Die Frau eines 42-jährigen Patienten ruft in der allgemeinärztlichen Praxis an. Sie berichtet, ihr Mann habe so heftige Schmerzen in der Lendengegend, dass er überhaupt nicht mehr aufstehen könne. Sie bitte daher um einen Hausbesuch. Als der Hausarzt kommt, liegt der Patient in Rückenlage im Bett, das rechte Bein in Hüfte und Knie leicht angewinkelt und in der Kniekehle durch ein Kissen unterstützt. Die Schmerzen, die sich bei jedem Versuch einer Lageänderung ins Unerträgliche steigern, strahlen aus der Lendengegend nach beiden Seiten aus. Puls: 100/min. Blutdruck: 150/95 mmHg. Atemfrequenz: 18/min. Beidseits im Lumbalbereich Verspannung der Muskulatur. Weiterhin stellt der Arzt einen Sensibilitätsausfall rechts fest, der als sog. „Reithosenanästhesie" bezeichnet wird. Der Hausarzt gibt als intramuskuläre Injektion ein Schmerzmittel und veranlasst den Liegendtransport des Patienten ins Krankenhaus.

5.1 Bauelemente und Grundfunktionen des sensorischen Systems

Z Die Rezeptoren im sensorischen System sind über Nervenfasern mit dem Rückenmark und dem Gehirn verbunden. Am Rezeptor wird der Reiz in elektrische Potenziale umgeformt (verschlüsselt). Die vom Rezeptor aufgenommenen Informationen gelangen über entsprechende Nervenfasern zum Zentralnervensystem.

Umwelteinflüsse nimmt der Organismus mithilfe des sensorischen Systems auf. Die **Umwelteinflüsse** liegen vor als:

- Energie, die z. B. als Druck die Haut verformt, als Schallwellen Antworten im Hörorgan auslöst oder als elektromagnetische Strahlung (Licht) auf das Auge wirkt.
- Spezielle Moleküle, die als Geschmacks- und Geruchsstoffe mit dem Geschmacks- und Riechorgan in Verbindung treten.

Die Informationen über die Umwelt sind also für den Organismus in verschiedenen Signalen enthalten; diese Signale bezeichnet man als **Reize.**

5.1.1 Aufbau des sensorischen Systems

Der Aufbau des sensorischen Systems beginnt – in Flussrichtung der Information – mit einer Struktur, die den Reiz aufnimmt und deshalb als **Rezeptor** bezeichnet wird. Dieser Rezeptor ist entweder Endglied einer Nervenfaser oder als selbstständige Zelle mit einer Nervenfaser funktionell sehr eng verknüpft (Abb. 5-1). Die Nervenfaser besitzt in der Regel Markscheiden und läuft im Verband eines peripheren Nerven auf das zentrale Nervensystem zu. Der Zellleib der Nervenfaser befindet sich in einem sensiblen Ganglion, z. B. dem Spinalganglion, das außerhalb des Zentralnervensystems liegt. Nach dem Eintritt in das Zentralnervensystem bildet die Faser synaptische Kontakte aus. Dort wird die Information vom ersten (peripheren) Neuron an ein zweites Neuron weitergegeben. Nach weiteren synaptischen Übertragungen, die an verschiedenen Stellen des Zentralnervensystems stattfinden, gelangt die Information schließlich in die Großhirnrinde.

5.1.2 Verschlüsselung des Reizes am Rezeptor

Verändern sich die Einflüsse der Umwelt in ihrer Stärke (z. B. Änderung der Lichtverhältnisse: heller – dunkler), bedeutet dies auch eine Veränderung der Information für den Organismus (Abb. 5-1): Erhöht sich die Reizintensität sprunghaft und verbleibt auf diesem erhöhten Wert, nimmt das Membranpotenzial des Rezeptors ab. Diese **Depolarisation** des Rezeptors wird als **Rezeptorpotenzial** oder **Generatorpotenzial** bezeichnet. Dabei ist die Depolarisation (Verminderung des Membranpotenzials) dem Reiz häufig sehr ähnlich. Bei einer Verstärkung des Reizes steigt die Höhe (Amplitude) des Rezeptorpotenzials an. Die Änderung des Umwelteinflusses (des Reizes) ist also im Rezeptorpotenzial verschlüsselt (Kodierung).

5.1.3 Umsetzung und Weiterleitung der verschlüsselten Information an der Rezeptor-Faser-Einheit

Rezeptoren sind häufig nicht dazu in der Lage, Aktionspotenziale zu bilden (Abb. 5-1). Die Rezeptordepolarisation, die durch die Änderung der Reizintensität ausgelöst wird, breitet sich jedoch bis zur Membran des nächsten Ranvier-Schnürrings der angeschlossenen Faser aus. Dort werden – bei Überschreiten der Membranschwelle – **Aktionspotenziale** ausgelöst. Aktionspotenziale laufen nach dem Prinzip der saltatorischen (springenden) Erregungsleitung über die Faser bis zur Synapse, die sich am Neuron im Zentralnervensystem befindet.

Folgende Zusammenhänge ergeben sich zwischen dem Auftreffen des Reizes auf den Rezeptor und der Auslösung der Aktionspotenziale in der Nervenfaser:

- Bei einer schrittweisen Erhöhung der Reizintensität nimmt das Generatorpotenzial des Rezeptors und damit die Depolarisation der ersten Schnürringe der Nervenfaser zu.
- Die erhöhte Depolarisation hat zur Folge, dass mehr Aktionspotenziale pro Sekunde ausgelöst werden. Das heißt: Die Frequenz der Aktionspotenziale steigt mit Zunahme der Reizintensität weiter an.

Die Information aus der Außenwelt wird also in einem ersten Schritt in der **Höhe** (Amplitude) des Generatorpotenzials und in einem zweiten Schritt in der **Frequenz** der Aktionspotenziale

5

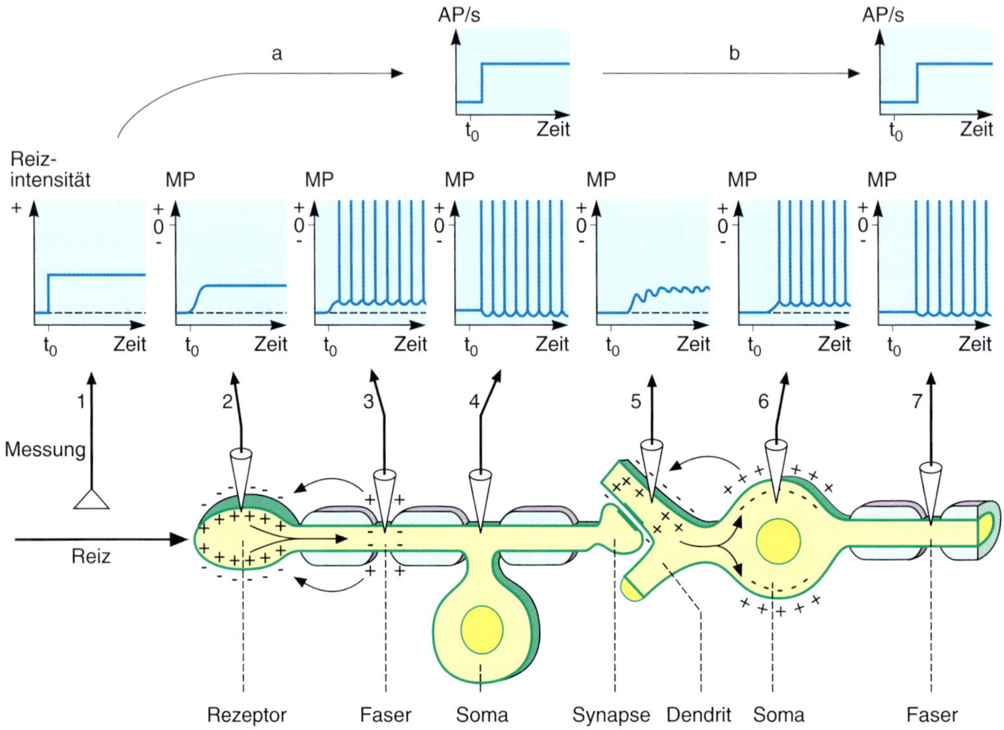

Abb. 5-1 Allgemeine Grundlagen der Reizverschlüsselung im sensorischen System. [L106-E241]
Neben der Messung der Reizintensität (1) wird an verschiedenen neuronalen Teilstrukturen das Membranpotenzial (MP) mit Mikroelektroden gleichzeitig registriert (2 bis 7). Der Anstieg der Reizintensität wird als Frequenzänderung der Aktionspotenziale (AP pro Sekunde) in der Rezeptorfaser (Pfeil a) und im Axon des nachgeschalteten Neurons verschlüsselt (Pfeil b).

in der Faser verschlüsselt. In dieser „Verpackung" (Kodierung) wird die Information aus der Umwelt im Nervensystem weitertransportiert.

Die Aktionspotenziale, die über die Rezeptorfasern in das Zentralnervensystem laufen, gelangen dort an die erste synaptische Umschaltstelle, die häufig an den Dendriten des nachgeschalteten Neurons liegt. Hier lösen die Potenziale synaptische Depolarisationen (erregende postsynaptische Potenziale) aus. Ebenso wie Rezeptoren sind Dendriten in der Regel nicht dazu fähig, Aktionspotenziale zu bilden. Die synaptische Depolarisation in den Dendriten wird jedoch in den Nervenzellkörper fortgeleitet, wo Aktionspotenziale hervorgerufen und in dem angeschlossenen Axon weitergeleitet werden.

Damit liegt am nachgeschalteten Neuron dieselbe Situation vor, wie sie für den Rezeptor und die daran angeschlossene Faser beschrieben wurde:

Nimmt die Frequenz der Aktionspotenziale, die in die synaptische Region einlaufen, zu, so wächst die dendritische Depolarisation und die Frequenz der Entladungen von Soma und Axon an. Auf diese Weise wird die Verschlüsselung der Umweltinformationen in Frequenzänderungen der Aktionspotenziale auch nach der synaptischen Umschaltung fortgesetzt. Diese Prozesse wiederholen sich an den nächsten synaptischen Umschaltstellen, bis der Reiz in Form von unterschiedlichen Frequenzen der Aktionspotenziale in der Großhirnrinde abgebildet ist.

5.1.4 „Übergangsfunktionen" an der Rezeptor-Faser-Einheit

Bei der bisherigen Beschreibung wird der Reiz aus der Umwelt durch das Generatorpotenzial des Rezeptors und durch die Entladungsfrequenz der angeschlossenen Faser zu jeder Zeit in gleichem Verhältnis (proportional) abgebildet. Eine

Struktur mit dieser Verschlüsselungsfunktion nennt man „proportionalen Übergang“ bzw. **P-Übergang** (Abb. 5-2).

Neben dem proportionalen Übergang kommen im sensorischen System noch weitere Übergänge vor, unter denen der folgende besonders häufig vertreten ist: Wird die Reizintensität sprungförmig erhöht, so steigt in diesem Fall die Entladungsfrequenz der Faser zunächst steil und überschießend auf hohe Werte an. Im An-

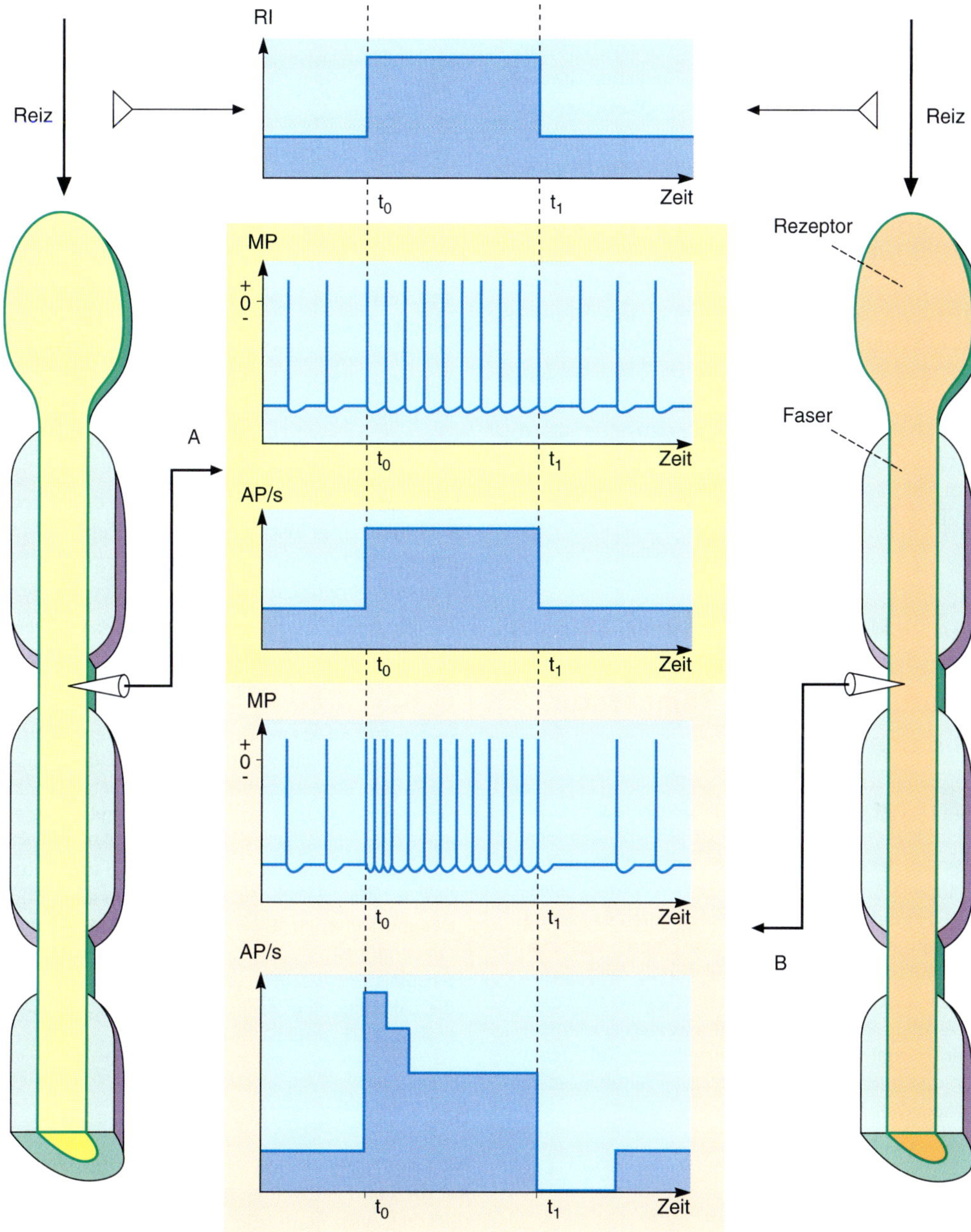

Abb. 5-2 Übergangsfunktionen an zwei Rezeptor-Faser-Einheiten. Neben der Messung der Reizintensität (RI) werden jeweils das Membranpotenzial einer Rezeptor-Faser-Einheit (MP) und die Frequenz der Aktionspotenziale (AP pro Sekunde) registriert. [L106-E241]
A: Proportionaler Übergang bzw. P-Übergang.
B: Proportionaldifferentialquotienten-empfindlicher Übergang bzw. PD-Übergang.

schluss daran fällt sie auf den Wert zurück, der sich bei einem P-Übergang ergibt (Adaptation). Auf diesem Niveau verharrt die Entladungsfrequenz, solange die Reizintensität konstant bleibt.

Wird die Reizintensität wieder sprungförmig vermindert, so kehrt die Entladungsfrequenz nicht wie beim P-Übergang auf den Ausgangswert zurück, sondern nimmt vorübergehend tiefere Werte an, d. h., in der Regel werden die Aktionspotenziale der Faser sogar vollkommen unterdrückt.

Durch diesen Verlauf der Entladungsfrequenz wird somit nicht nur eine proportionale Verschlüsselung der tatsächlichen Höhe der Reizintensität erreicht, sondern auch die Änderung der Reizintensität markiert. Eine solche Struktur reagiert also nicht nur proportional (P), sondern auch „differentialquotientenempfindlich" (D).

Man bezeichnet sie als einen **PD-Übergang** (Abb. 5-2). Die Bedeutung der PD-Übergänge liegt offenbar darin, dass der Organismus auf Änderungen des Informationsflusses aus der Außenwelt besonders „aufmerksam gemacht" wird und darauf „vorausschauend" reagieren kann.

5.2 System der somato-viszeralen Sensibilität: Empfindung von Druck, Berührung, Temperatur und Schmerz

Z Die Rezeptoren der somato-viszeralen Sensibilität (Körper-Eingeweide-Sensibilität) befinden sich in der Haut (Oberflächensensibilität), in den Muskeln und Gelenken (Tiefensensibilität) sowie in den Eingeweiden. Sie werden durch Druck und Berührung (Mechanorezeptoren), durch Temperaturänderungen (Thermorezeptoren) und durch Gewebsschädigungen erregt (Schmerzrezeptoren). Die Rezeptorerregungen werden zur hinteren Zentralwindung der Hirnrinde geleitet. Dabei findet eine Verteilung nach Körperregionen statt (Somatotopie).

Lage der Rezeptoren

Die Rezeptoren werden ihrer Lage entsprechend zwei Bereichen zugeordnet:

- **Somatischer Bereich:** Rezeptoren in Haut, Muskulatur, Sehnen und Gelenken. Über die Rezeptoren der Haut wird die Oberflächensensibilität vermittelt, über die der Muskeln, Sehnen und Gelenke die Tiefensensibilität.
- **Viszeraler Bereich:** Rezeptoren in den Eingeweiden.

Rezeptortypen

Für die Reizaufnahme sind drei verschiedene Gruppen von Rezeptortypen verantwortlich:

- **Mechanorezeptoren** reagieren auf mechanische Reize wie Druck, Berührung, Veränderung der Gelenkstellung. Sie vermitteln die Mechanorezeption, die, auf die Oberflächensensibilität bezogen, dem Tastsinn entspricht.
- **Thermorezeptoren** registrieren die lokale Gewebstemperatur und führen damit zur Thermorezeption (Temperatursinn).
- **Nozirezeptoren** oder Nozizeptoren werden durch gewebsschädigende Reize (Noxen) erregt. Sie bilden die Grundlage der Nozizeption (Schmerzsinn).

Im Folgenden werden zunächst die Strukturen besprochen, von denen die Oberflächensensibilität ausgeht. Die Bereiche, von denen die Tiefensensibilität ausgelöst wird, sind im Kap. 6 „Motorisches System" behandelt. Die Rezeptoren für die viszerale Sensibilität werden in den entsprechenden Kapiteln der inneren Organe erläutert.

Ü Machen Sie hierzu folgende Übung: Schließen Sie die Augen und führen Sie den rechten Ringfinger zur Rückseite des linken Ohrläppchens. Normalerweise müsste Ihnen dies gut gelingen. Sie können sich, wenn Sie dies langsam tun, ganz auf die Bewegung konzentrieren und spüren durch die somatischen Rezeptoren den Bewegungsablauf Ihres Armes. Damit wird deutlich, dass für die erfolgreiche Durchführung einer Bewegung immer auch die Rückmeldung der Sinne notwendig ist.
Beispielsweise bei Schlaganfallpatienten ist durch die Lähmung einer Körperhälfte genau diese Fähigkeit stark eingeschränkt.

5.2.1 Haut und Hautanhangsgebilde

Als Grenzschicht zwischen Körper und Umwelt hat die Haut zahlreiche Aufgaben. Sie ist sowohl der Ort, von dem die Oberflächensensibilität ausgeht, als auch Schutz- und Austauschfläche. Aufgaben der Haut sind:

- **Sinnesfunktion:** Wahrnehmung mechanischer und thermischer Reize sowie von Schmerzreizen über zahlreiche Rezeptoren.

- **Schutzfunktion:** passiver Schutz des Körpers vor schädlichen Einflüssen der Umwelt wie Druck, Stoß, Reibung, Wärme, Kälte oder Strahlen; gleichzeitig Schutz vor Wasserverlust (bei großflächigen Verbrennungen bedrohlicher Salz- und Wasserverlust); aktiver Schutz durch Beteiligung an Abwehrvorgängen des Immunsystems und durch Drüsensekrete.
- **Funktion im Wärmehaushalt:** Wärmeausgleich durch unterschiedliche Durchblutung (Verengung/Erweiterung) der Hautgefäße, damit auch Beteiligung an der Regulation der Körpertemperatur sowie an der Kreislaufregulation (Blutspeicher).
- **Ausscheidungsfunktion:** Abgabe verschiedener Drüsensekrete (Talg, Schweiß), dabei Absonderung von Wasser, Salz und „Schlackenstoffen"; somit Beteiligung am Wasser- und Salzhaushalt.
- **Austausch- und Atemfunktion** (Resorption): Gaswechsel (O_2, CO_2) durch die Haut in geringem, zu vernachlässigendem Ausmaß möglich; Aufnahme zahlreicher Stoffe durch die Haut, z. B. Medikamente in Form von Salben und Pflastern.
- **Ausdrucks- bzw. Kommunikationsfunktion:** Körperrelief durch Bau von Haut und Unterhaut geprägt; unter Einfluss des vegetativen Nervensystems zahlreiche Reaktionen, z. B. Erröten, Blasswerden, Schwitzen.

Schichten der Haut

Die Haut (Cutis) besteht aus zwei Schichten (Abb. 5-3 A):
- der Oberhaut (Epidermis)
- der Lederhaut (Corium, Dermis).

Die Unterhaut (Subcutis) verbindet die Haut mit der Körperfaszie, die die Muskulatur überzieht.

Die **Oberhaut** oder Epidermis ist ein mehrschichtiges, verhornendes Plattenepithel (Abb. 5-3 B). Oberflächlich liegt eine Hornschicht (Stratum corneum), die an mechanisch stark beanspruchten Stellen wie der Hohlhand und der Fußsohle sehr dick ist. Unter der Hornschicht findet man eine Keimschicht, in der durch ständige Mitosen neue Zellen entstehen (Regeneration). Diese wandern zur Oberfläche, verhornen schrittweise und werden schließlich als Hornschuppen abgestoßen. In den tiefen Zelllagen der Epidermis liegen die pigmentbildenden Zellen (Melanozyten), die mit ihrem Pigment, dem braunschwarzen Melanin, die Hautfarbe bestimmen. Die Melaninbildung wird von verschiedenen Hormondrüsen, insbesondere der Hirnanhangdrüse (Kap. 13), beeinflusst. Das in dieser Drüse gebildete melanozytenstimulierende Hormon (MSH) verstärkt die Melaninproduktion der Haut (Abb. 5-3 A). Rassenunterschiede in der Hautfärbung sind weniger auf Dichte und Verteilung der Melanozyten als vielmehr auf die unterschiedliche Melaninproduktion und Bildung der Pigmentkörnchen (Melanosomen) zurückzuführen. Durch Bestrahlung mit ultraviolettem Licht kann die Melaninbildung angeregt und die Melanozytenzahl vermehrt werden.

5

> **G** Intensivere Einwirkung von ultraviolettem Licht führt darüber hinaus zu entzündlichen Reaktionen der Haut, dem Sonnenbrand. Schließlich können auch Chromosomenschäden in den Basalzellen der Epidermis hervorgerufen werden. Mit dem Ausmaß solcher Strahlenschäden steigt das Risiko, an einem Hautkrebs (Spindelzellkarzinom, Basaliom) zu erkranken. Vor allem Kinder müssen vor ultravioletten Strahlen geschützt werden (Gefahr der Melanombildung).

Mit den Langerhans-Zellen (Abb. 5-3 A) enthält die Epidermis auch Zellen des Abwehrsystems. Als Monozyten (Kap. 11) haben sie große Bedeutung für die Immunreaktionen der Haut, insbesondere bei der Entwicklung von Kontaktekzemen.

Die Hautoberfläche hat ein regional unterschiedliches Aussehen. Zu unterscheiden sind:
- Felderhaut mit Unterteilung der Haut durch schmale Furchen in unregelmäßige (rhombische) Felder. In den Furchen stehen die Haare.
- Leistenhaut mit einem genetisch festgelegten Verlauf von Hautleisten im Bereich von Hohlhand und Fußsohle. Sie ist haarlos, besitzt keine Talgdrüsen, jedoch zahlreiche Schweißdrüsen.

Die Lederhaut oder das Corium hat ihren Namen daher, dass man ihr durch Gerben eine lederartige Beschaffenheit geben kann. Sie besteht im Wesentlichen aus einem Geflecht zugfester kollagener Fasern, enthält aber auch elastische Fasern. Dadurch besitzt sie Festigkeit und ein gewisses Maß an elastischer Dehnbarkeit. Die oberste Schicht trägt Papillen, die von unten her in die Oberhaut hineingreifen. Auf diese Weise sind Oberhaut und Lederhaut eng miteinander verzahnt. Im Corium liegen die meisten Hautsinnesorgane, z. B. die Meißner-Tastkörperchen

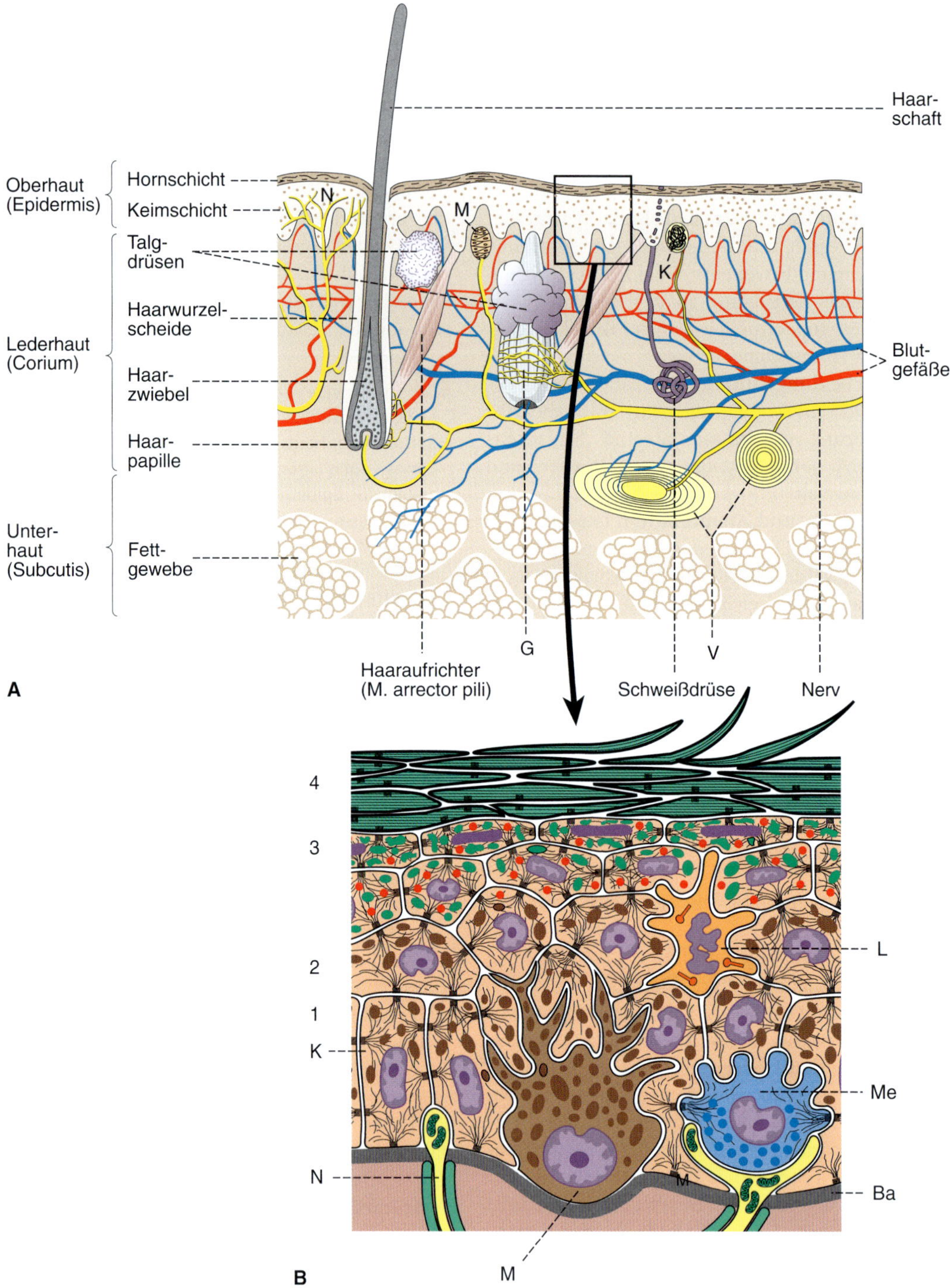
Haar-
schaft
Oberhaut
(Epidermis)
Hornschicht
Keimschicht
Talg-
drüsen
Haarwurzel-
scheide
Lederhaut
(Corium)
Haar-
zwiebel
Haar-
papille
Unter-
haut
(Subcutis)
Fett-
gewebe
N
M
K
Blut-
gefäße
G
V
Haaraufrichter
(M. arrector pili)
Schweißdrüse
Nerv
A
4
3
2
1
K
L
Me
N
Ba
M
B

Abb. 5-3 Querschnitt der Haut.
A: Schichten, Strukturelemente und Anhangsorgane der Haut. [L106] Rezeptoren der Haut:
M = Meißner-Tastkörperchen
K = Krause-Endkörperchen
N = freie Nervenendigungen
G = manschettenartiges Nervengeflecht um Haarwurzel
V = Vater-Pacini-Körperchen
Die Nervenfasern, die von den verschiedenen Rezeptoren ausgehen, wurden zur besseren Übersicht in einem Nerven zusammengefasst.
B: Schematische Darstellung der Schichten des mehrschichtigen verhornenden Plattenepithels der Haut mit anderen für die Epidermis typischen Zellen (vergrößerter Ausschnitt aus Abb. 5-3 A). Die vom Bindegewebe der Lederhaut (Corium) durch eine Basalmembran abgegrenzte Keimschicht des Epithels besteht aus Basalschicht (1), Stachelzellschicht (2), Körnerschicht (3) und wird von der Hornschicht (4) überlagert. Der Verhornungsprozess der Epithelzellen (Keratinozyten) zeigt sich in der zur Hornschicht hin zunehmenden Zahl von Keratohyalinkörnchen (grün). Weitere wichtige Zelltypen: Die Melanozyten (M) bilden braune Pigmentkörnchen (Melanosomen), die in die umliegenden Epithelzellen aufgenommen werden. Langerhans-Zellen (L) sind phagozytierende Zellen der Immunabwehr. Merkel-Zellen (Me) sind Rezeptoren, die auf Druck reagieren. Freie Nervenendigungen (N) in den unteren Epithelschichten haben Rezeptorfunktion für Schmerz- und Temperaturreize. [S018]

oder freie Nervenendigungen zur Schmerzempfindung (Abb. 5-3 A).

Die **Unterhaut** oder Subcutis besteht aus lockerem, fettgewebsreichem Bindegewebe. Das Unterhautfettgewebe ist individuell und regional sehr unterschiedlich ausgeprägt. Es dient als Fettspeicher. Zu den tiefer gelegenen Organen, vor allem Muskeln mit Faszie und Knochen mit Knochenhaut, stellt das Unterhautfettgewebe eine verschiebliche Verbindung her.

P Den „elastischen" Zustand der Haut bezeichnet man auch als Hautturgor. Die Prüfung des Hautturgors lässt u. a. Rückschlüsse auf den Flüssigkeitsgehalt des Körpers zu. Heben Sie eine Hautfalte von Ihrem Unterarm ab und beobachten Sie, wie schnell sich diese nach dem Loslassen wieder zurückbildet. Bei exsikkierten („ausgetrockneten") Patienten bleibt die Hautfalte für längere Zeit „stehen".

Schleimhäute bedecken die inneren Oberflächen des Körpers. Haut und Schleimhaut gehen an den Körperöffnungen – Lippen, Nasenlöcher, Mündung der Harnröhre, Scheideneingang und After – ineinander über. Der Aufbau der Schleimhäute wechselt in Abhängigkeit von Funktion und Lokalisation (Kap. 3 „Zellen und Gewebe" sowie Kapitel zu inneren Organen).

Haare, Nägel und Hautdrüsen zählen zu den **Hautanhangsorganen.** Sie werden von Epidermis und Bindegewebe gebildet.

Haare und Nägel

Die **Haare** sind biegsame und zugfeste Hornfäden, die in einer Epidermistasche sitzen und sich mit ihr in die Unterhaut einsenken (Abb. 5-3). Der Haarschaft ist unten zur Haarzwiebel angeschwollen und sitzt auf einer ernährenden Haarpapille aus Bindegewebe. Dort befindet sich auch die Wachstumszone des Haares. Außerdem wird hier Pigment gebildet (Melanozyten) und in das Haar eingelagert. Bei fehlendem Pigmentgehalt werden die Haare grau. Die Wachstumsrate beträgt etwa 0,4 mm pro Tag. Die Haarwurzeln sind in der Regel von Haarbalgdrüsen oder Talgdrüsen begleitet, die ein öliges Sekret bilden, dadurch die Haut geschmeidig machen und sie gegen Bakterien schützen. Kleine glatte Muskeln (M. arrector pili) vermögen den Haarschaft aufzurichten (Gänsehaut, Abb. 5-3).

Ü Nehmen Sie sich einen kleinen Eiswürfel und reiben Sie sich damit die Außenseite des Unterarms ein. Sie können dann beobachten, wie sich die kleinen Muskeln zusammenziehen und sich eine Gänsehaut bildet.

Ebenso wie die Haare entstehen auch die **Fingernägel** und **Zehennägel** durch die besondere Art der Hornbildung aus Epidermis. Sie schützen Finger- und Zehenendglieder und sind als Widerlager wichtig für die Tastempfindung im Bereich der Finger- und Zehenendglieder.

Drüsen der Haut

Die **Schweißdrüsen** bestehen aus einem Drüsenknäuel und liegen im Übergangsbereich zwischen Lederhaut und Unterhaut (Abb. 5-3). Ihr langer Ausführungsgang führt bis zur Hautoberfläche. Sie sondern ein saures Sekret ab (Schweiß), das das Bakterienwachstum auf der Haut hemmt (Säureschutzmantel). Hauptsächliche anorganische Bestandteile des Schweißes sind Salze. Aber auch „Schlackenstoffe" wie Ammoniak, Harnstoff und Harnsäure sowie Medikamente, z. B. Salicylsäure, können in geringen Mengen ausgeschieden werden. Schließlich spielen die Schweißdrüsen bei der Temperaturregelung eine wesentliche Rolle.

Duftdrüsen kommen als größere Drüsenpakete vor, z. B. in der Haut der Achselhöhle oder im Schambereich. Auch die Milchdrüsen sind Hautdrüsen und werden zu den Duftdrüsen gerechnet, deren Sekret alkalisch ist. Aus diesem Grund fehlt in diesem Bereich auch der Säureschutz, und es treten häufiger Infektionen auf (Schweißdrüsenabszess).

Talgdrüsen liegen den Haarwurzeln an und münden in die Haartrichter (Abb. 5-3). Sie bilden ein öliges Sekret.

> **K** Bei Störung des Talgabflusses entstehen „Mitesser" (Komedonen). Durch Entzündung gestauter Talgdrüsen kann es zu Pickeln und Akne kommen.

5.2.2 Hautgefäße und Hautdurchblutung

Die Oberhaut enthält keine Gefäße. Die Lederhaut besitzt, zumal in der subpapillären Schicht, zahllose feine Kapillaren. Ihre Verletzung bei Abschürfungen führt zu feinen Sickerblutungen. Die Gefäße der Haut dienen wegen des geringen Stoffwechsels nur zum kleinsten Teil der Hauternährung. Wichtiger ist ihre Rolle für die Regelung des **Wärmehaushalts:** Bei hoher Außentemperatur erweitern sich viele sonst geschlossene Kapillargefäße. Durch die vermehrte Durchblutung rötet und erwärmt sich die Haut. Sie gibt Wärme an die kühlere Umgebung ab. Bei niedriger Außentemperatur ist die Haut blass, die Gefäße sind verengt, daher ist der Wärmeverlust gering. Die Farbe der Haut hängt also sehr von ihrer Durchblutung ab.

> **P** Die wichtigsten physikalischen Heilverfahren, z. B. warme, kalte und kohlensaure Bäder, Packungen, Wickel bzw. Auflagen, Lichtbäder, Massage oder Hautbürsten, erzeugen eine verbesserte Hautdurchblutung.

Zusätzlich beeinflussen solche physikalischen Maßnahmen über afferente Nervenfasern, die im Rückenmark Verbindung zum vegetativen Nervensystem (Kap. 12) haben, auch die Tätigkeit innerer Gewebe.

> **P** Wird die Durchblutung der Haut durch Druck von außen zu lange behindert, so entsteht ein Druckgeschwür (Dekubitus). Besonders an den Körperstellen, wo zwischen Knochen und Haut wenig „Polstergewebe" liegt, besteht die Gefahr der Bildung eines Druckgeschwürs. Körperstellen, die diese Bedingungen erfüllen, sind z. B. der Steißbereich oder die Fersen.

5.2.3 Rezeptoren zur Empfindung von mechanischen Reizen (Mechanorezeptoren)

Durch die Mechanorezeptoren der Haut wird ein großer Teil der Oberflächensensibilität vermittelt. Durch sie werden **Druck-, Berührungs-, Vibrations-** und **Kitzelempfindungen** ausgelöst. Die entsprechenden Rezeptoren befinden sich in den verschiedenen Schichten der Haut und sind über den gesamten Körper verteilt (Abb. 5-3). Sie sind sehr unterschiedlich aufgebaut. Unterschieden werden:

- Merkel-Tastscheiben (Grenze Oberhaut – Lederhaut)
- Meißner-Tastkörperchen (Papillen der Lederhaut)
- Vater-Pacini-Körperchen (Unterhaut, Sehnen, Faszien)
- Nervengeflechte um Haarwurzeln
- freie Nervenendigungen (in Epithel, Bindegewebe, Haarwurzeln und Blutgefäßen).

Das räumliche Auflösungsvermögen der Mechanorezeption der Haut ist in den verschiedenen Körperregionen sehr unterschiedlich ausgeprägt. So können z. B. an der Zungenspitze und an der Kuppe der Zeigefinger zwei mechanische Reize auch dann noch als getrennt wahrgenommen werden, wenn sie in einem Abstand von nur 1 bis 2 mm gleichzeitig angeboten werden. Für ein solches **räumliches Unterscheidungsvermögen** ist am Unterarm dagegen bereits ein Abstand zwischen den Reizpunkten von 40 mm und am Rücken sogar von fast 70 mm notwendig. Werden die beiden Reize nicht gleichzeitig, sondern nacheinander gegeben, so verkürzen sich die für die räumliche Unterscheidung notwendigen Abstände zwischen den Reizpunkten zum Teil erheblich. Deshalb spricht man von einer „simultanen" und „sukzessiven" Raumschwelle. Diesen Zusammenhang macht man sich im täglichen

Leben dadurch zunutze, dass man Gegenstände zum besseren Erkennen nicht nur berührt, sondern betastet.

> **Ü** Machen Sie zu zweit in diesem Zusammenhang folgenden Versuch: Nehmen Sie sich einen Zirkel, und stellen Sie die Enden zunächst auf eine Distanz von ca. 7 cm ein. Lassen Sie sich dann von einer anderen Person an verschiedenen Stellen des Körpers beide Enden gleichzeitig auf die Haut drücken. Reduzieren Sie dann nach und nach diesen Abstand, und testen Sie fortwährend an den gleichen Körperstellen. Sie können dann den im Text dargestellten Sachverhalt konkret nachvollziehen.

Die **Mechanorezeptoren** der **Haut** sind überwiegend zu den PD-Rezeptoren (Kap. 5.1.4) zu rechnen (Abb. 5-2). Diese PD-Eigenschaften der Mechanorezeptoren der Haut erklären auch die tägliche Erfahrung, nach der beim Überziehen eines Kleidungsstücks die stetig wechselnde Berührung des Stoffes mit der Haut deutlich empfunden wird. Das anschließende Tragen des Kleidungsstücks löst dagegen kaum noch eine Empfindung aus.

Die **Mechanorezeptoren,** die sich in den **Muskeln, Sehnen** und **Gelenken** befinden, vermitteln die Tiefensensibilität. Sie liegen als Muskelspindeln, Sehnenorgane und Gelenkrezeptoren vor (Kapitel 6 „Motorisches System"; Abb. 6-57, 6-58). Mit diesen Rezeptoren können die Stellung der Glieder zueinander, die Bewegung in den Gelenken und die Kraftentwicklung in der Muskulatur empfunden werden. Die Tiefensensibilität ist also für den Stellungssinn, den Bewegungssinn und den Kraftsinn verantwortlich.

Der Stellungs- und Bewegungssinn wird durch gemeinsame Aktivierung von Gelenkrezeptoren und Muskelspindeln vermittelt. Für den Kraftsinn liefern die Informationen aus den Sehnenorganen und Muskelspindeln die Grundlage. Diese Zusammenstellung zeigt, dass sich die für einen Sinn der Tiefensensibilität notwendige Information erst aus der gleichzeitigen Aktivierung verschiedener Rezeptortypen ergibt.

Die **Mechanorezeptoren** im **viszeralen Bereich** haben dieselben Grundeigenschaften wie diejenigen im somatischen Bereich. Ihre funktionelle Bedeutung soll anhand einiger Beispiele kurz erläutert werden:

- Die Mechanorezeptoren in der Lunge sind als Dehnungsrezeptoren an der Regelung der Atemmechanik beteiligt (Kap. 8 „Atmung").
- Die Mechanorezeptoren in der Wand der Harnblase sind in die Mechanismen zur Füllung und Leerung der Blase einbezogen (Kap. 10 „Nierensystem und Wasserhaushalt").
- Die Mechanorezeptoren an der Gabelungsstelle der Halsschlagader und am Aortenbogen haben als Druckaufnehmer (Pressorezeptoren, Barorezeptoren) eine große funktionelle Bedeutung bei der Einstellung des arteriellen Blutdrucks (Kap. 9 „Kreislauf").

> **P** Die Druckrezeptoren in der Haut sind wesentlich an der Gewichtsorganisation der Körperteile beteiligt. Durch diese Rezeptoren „weiß" der Körper, wo und wie sein Gewicht jeweils im Körper verteilt ist. Ist ein Körperteil sensorisch geschädigt, z. B. beim Apoplex, können auch diese Informationen nicht oder weniger zum ZNS geleitet werden. Die Folge ist eine mangelnde Anpassungsfähigkeit an Lageveränderungen im Raum. Dies stellt dann eine große Herausforderung für die Pflege der Betroffenen dar.

5.2.4 Rezeptoren zur Empfindung von Temperatur (Thermorezeptoren)

Die Thermorezeptoren befinden sich in der Haut und im Körperinneren. Wahrscheinlich stellen sie freie Nervenendigungen dar. Im Vergleich zur Mechanorezeption ist die Dichte der temperaturempfindlichen Punkte der Haut sehr viel geringer.

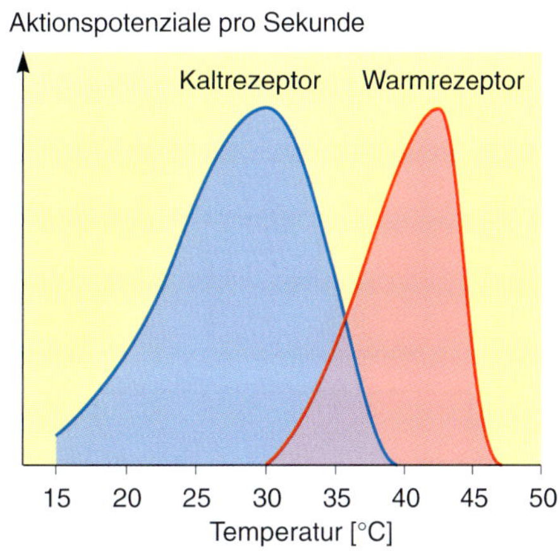

Abb. 5-4 Entladungsraten (Zahl der Aktionspotenziale pro Sekunde) von Kalt- und Warmrezeptoren in Abhängigkeit von der Temperatur in Rezeptornähe. [L106-R127]

In ihrer Antwort auf eine Temperaturänderung zeigen die Thermorezeptoren ein deutliches PD-Verhalten (Abb. 5-2). Prüft man die Entladungsfrequenz thermoempfindlicher Rezeptor-Faser-Einheiten bei verschiedenen Gewebstemperaturen, lassen sich zwei Reaktionstypen unterscheiden (Abb. 5-4): Beim ersten Typ ist die höchste Entladungsfrequenz bei einer Temperatur von etwa 30 °C, beim zweiten dagegen bei einer Temperatur von etwa 43 °C zu finden. Abweichungen der Temperatur von diesen Werten führen zu einer Senkung der Entladungsfrequenz. Der erste Typ wird als **Kaltrezeptor**, der zweite als **Warmrezeptor** bezeichnet. Neben der Temperaturerfassung besteht eine wesentliche Aufgabe der Thermorezeptoren darin, zur Temperaturregelung des Körpers beizutragen (Kap. 14).

5.2.5 Rezeptoren zur Empfindung von Schmerz (Nozizeptoren)

Bei den Schmerzrezeptoren handelt es sich um freie Endigungen dünner Nervenfasern. Wie bei der Empfindung von mechanischen Einwirkungen und von Temperatur liegen für die Schmerzempfindung spezifische Rezeptoren vor (Nozizeptoren). Demnach entsteht eine Schmerzempfindung nicht durch die Erregung von Rezeptoren einer anderen Sinnesmodalität mit Reizen von besonders hoher Intensität.

Zur Veranschaulichung ein Beispiel: An der Haut der Ellenbogen lassen sich zwar Berührungsempfindungen, nicht aber Schmerzempfindungen auslösen. Für spezifische Schmerzrezeptoren spricht auch, dass auf der Haut wesentlich mehr Schmerzpunkte als Kalt-, Warm- und Druckpunkte vorhanden sind.

Als Reize zur **Schmerzauslösung** kommen grundsätzlich alle Einflüsse in Betracht, die zu einer Gewebsschädigung führen. Dazu gehören zunächst mechanische Reize. Sie können z. B. in Verletzungen der Körperoberfläche (Schnittwunden u. a.) oder in Dehnungen von Hohlorganen im Körperinneren (Darmblähungen u. a.) bestehen. Weiterhin ist es möglich, durch Anwendung von Temperaturreizen eine Schmerzempfindung auszulösen: Bei einer zunehmenden Erwärmung des Gewebes setzt die Schmerzempfindung dann ein, wenn die unmittelbare Umgebung der Schmerzrezeptoren 45 °C erreicht hat (Schädigung von Körpereiweiß). Schließlich sind Schmerzrezeptoren durch zahlreiche Stoffe erregbar, die entweder von außen zugeführt werden (z. B. Säuren) oder im Körperinneren (z. B. Histamin) entstehen. Ein einheitlicher Schmerzstoff, der unabhängig vom Typ des Schmerzreizes die Schmerzempfindung vermittelt, konnte bisher nicht gefunden werden.

Die Nozizeptoren zeigen in ihrer Reaktion auf einen Schmerzreiz ein deutliches **P-Verhalten** (Abb. 5-2). Eine „Gewöhnung" der Nozizeptoren

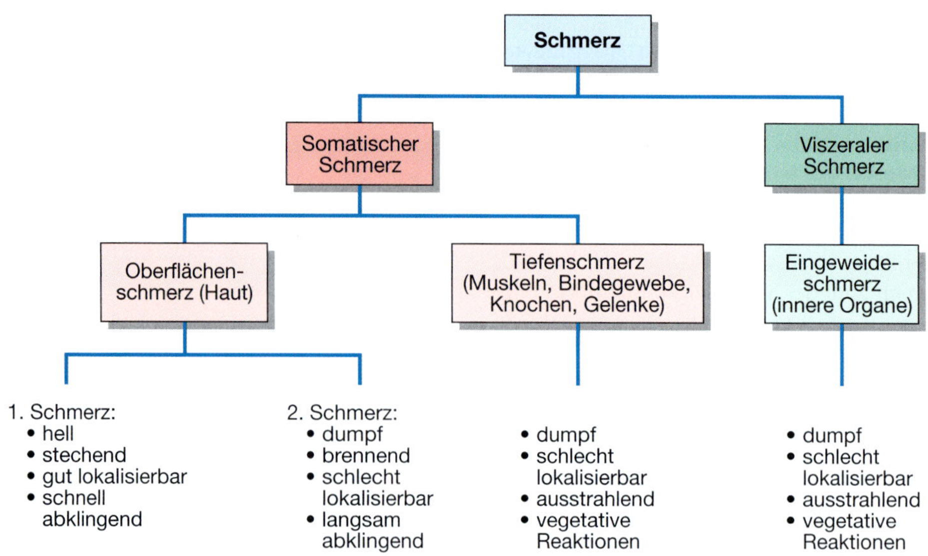

Abb. 5-5 Schmerzempfindungen in Abhängigkeit vom Entstehungsort. [L106]

an den Schmerzreiz fehlt also. Das stimmt mit der Erfahrung überein, dass Schmerzempfindungen, z. B. im Bereich der Zähne, sehr lange andauern können.

Wie bei der Mechanorezeption lässt sich bei der Nozizeption ein somatischer von einem viszeralen Bereich abgrenzen. Auch hier kann der somatische Bereich in einen oberflächlichen und in einen tiefer gelegenen Unterbereich gegliedert werden. Der oberflächliche somatische Bereich umfasst die Haut. Durch sie wird der sog. **Oberflächenschmerz** vermittelt. Er verläuft in zwei Phasen: So entsteht z. B. nach einem Nadelstich zunächst ein heller, stechender Schmerz, der örtlich begrenzt und gut lokalisierbar ist. Nach einem kurzen Intervall folgt ein zweiter Schmerz von dumpfem, brennendem Charakter. Er ist ausstrahlend, nur schwer lokalisierbar und von längerer Dauer.

Der tiefere somatische Bereich schließt Muskeln, Gelenke und Knochen (vor allem Knochenhaut) ein. Hier entsteht der sog. **Tiefenschmerz** (Abbildung 5-5). Er ist primär dumpf, ausstrahlend und schwer lokalisierbar.

Im viszeralen Bereich, der die Eingeweide des Körpers umfasst, ist die Schmerzempfindung ebenfalls dumpf und diffus.

5.2.6 Erregungsleitung zum Gehirn

Die von den Mechano- und Thermorezeptoren sowie den Nozizeptoren aufgenommenen Informationen werden in Aktionspotenziale verschlüsselt (Abbildung 5-1) und in Nervenfasern weitergeleitet. Diese Fasern befinden sich in peripheren Nerven, in Rückenmarksnerven und Hirnnerven. Ihre Nervenzellkörper sind in sensorischen Ganglien zusammengefasst (Abb. 4-26).

Der afferente Erregungsstrom zum Rückenmark verläuft nach Hautbezirken geordnet. Die Erregungen aus einem Hautstreifen (Dermatom) gelangen jeweils in einen bestimmten Abschnitt des Rückenmarks (Rückenmarkssegment). Die **Dermatome** zeigen eine gesetzmäßige Anordnung (Abbildung 5-6). Bei der Untersuchung der Sinnesempfindungen (Sinnesmodalitäten) der Haut ist die Zuordnung von Dermatomen zu Rückenmarkssegmenten von besonderer klinischer Bedeutung (etwa bei Empfindungsstörungen in bestimmten Hautarealen, z. B. bei Druck auf einzelne Rückenmarksnerven bei Bandscheibenvorfall).

Nach dem Eintritt in das Rückenmark nehmen die Erregungen zunächst zwei verschiedene Wege (Abb. 5-7, 5-8):

- Erregungen, die an den Mechanorezeptoren starten, steigen im Rückenmark direkt bis zum verlängerten Mark (Medulla oblongata;

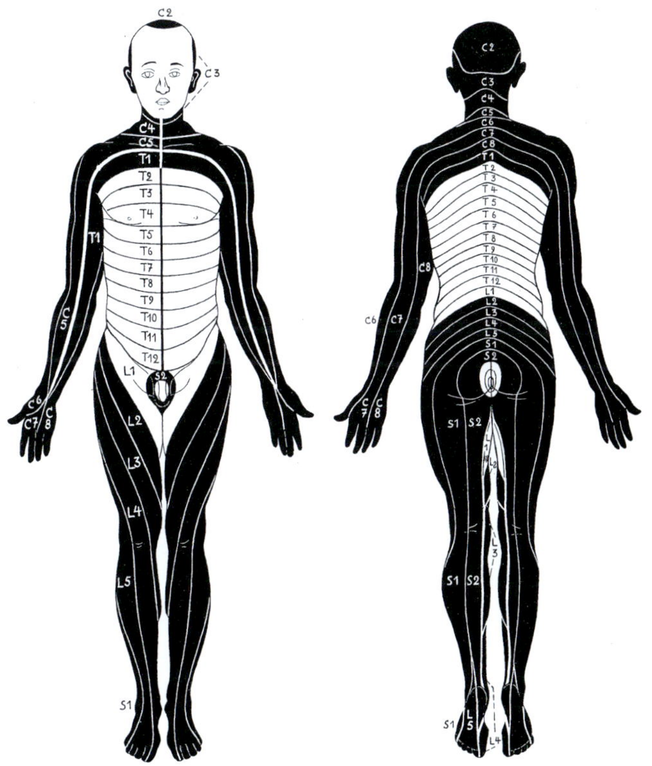

Abb. 5-6 Gliederung der Körperoberfläche in Dermatome (Hautstreifen, die jeweils von einem bestimmten Rückenmarkssegment versorgt werden). [S010-3-14/15]
Die exakte Zuordnung ist aus der Buchstaben-Zahlenkombination ersichtlich:
C1–C8 = zervikale Rückenmarkssegmente (C1 besitzt kein Dermatom)
T1–T12 = thorakale Rückenmarkssegmente
L1–L5 = lumbale Rückenmarkssegmente
S1–S5 = sakrale Rückenmarkssegmente

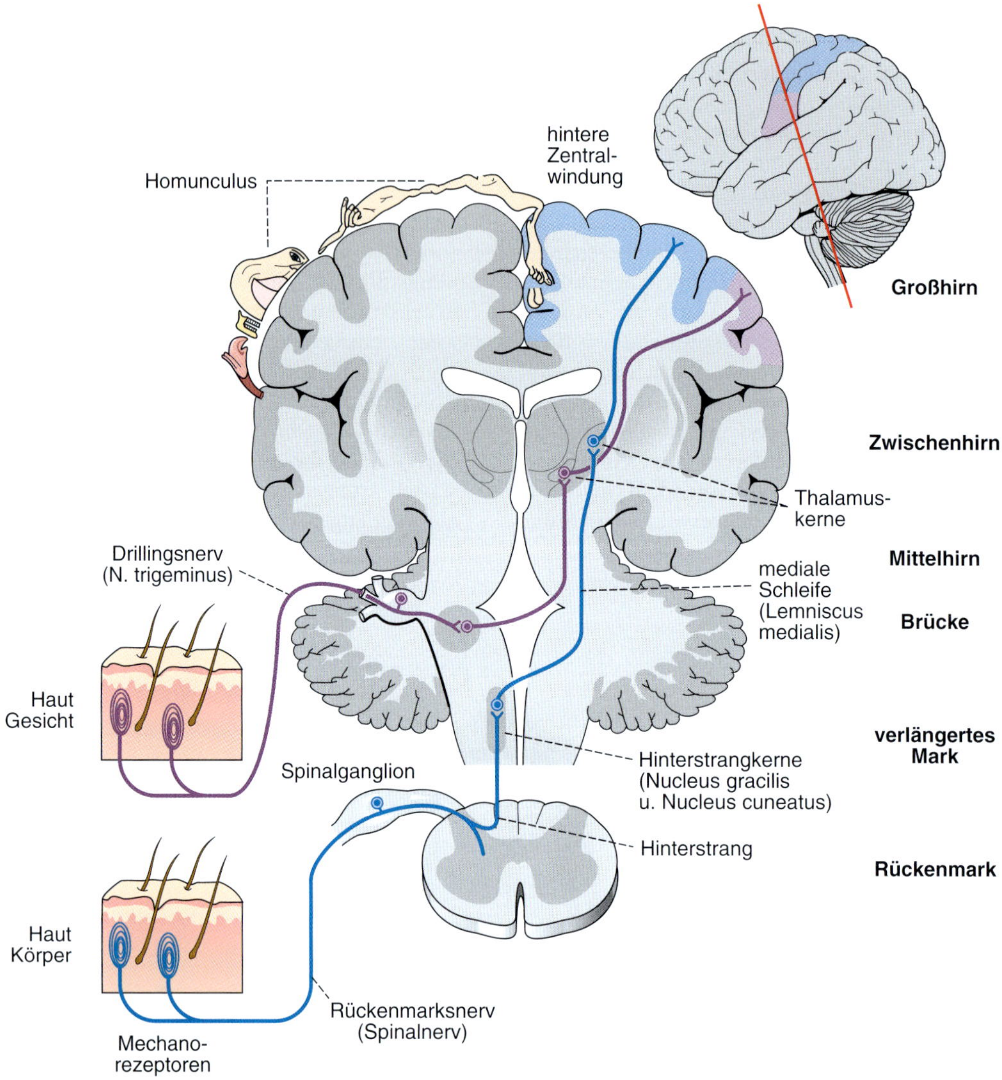

Abb. 5-7 Leitungsbahnen für Impulse der Mechanorezeptoren (Tast-, Berührungs- und Vibrationsempfindungen) von der Haut bis zur Großhirnrinde. Die Projektionsgebiete der aufsteigenden Erregungen sind somatotop angeordnet (Homunculus, menschenähnliche Gestalt). Schnittführung siehe Seitenansicht des Gehirns, oben rechts. [L123-R127]

Abb. 5-7) auf. Die Fasern aus der unteren Körperhälfte enden dort an Nervenzellen des Nucleus gracilis und diejenigen aus der oberen Körperhälfte an Nervenzellen des Nucleus cuneatus. In diesen Kernen werden die Erregungen mithilfe von Synapsen umgeschaltet und über Faserbündel (Lemniscus medialis) einem großen Kerngebiet des Gehirns, dem Thalamus, zugeleitet.

- Erregungen, die von den Thermo- und Schmerzrezeptoren ausgehen, werden nach dem Eintritt in das Rückenmark auf Strangzellen übertragen (Abb. 5-8). Die Fasern dieser Neurone steigen ebenfalls bis zum Thalamus auf.

Erregungen, die in den Hirnnerven weitergeleitet werden (Abb. 4-11, 4-12, 5-7, 5-8), enden in Kerngebieten der Medulla oblongata. Von dort werden sie über Fasersysteme ebenfalls zum Thalamus geleitet.

Bei der **Erregungsleitung** zum Thalamus findet eine **Kreuzung** der Fasern auf die jeweils gegenüberliegende Körperseite statt. Erkrankungen einer Großhirnhemisphäre haben deshalb

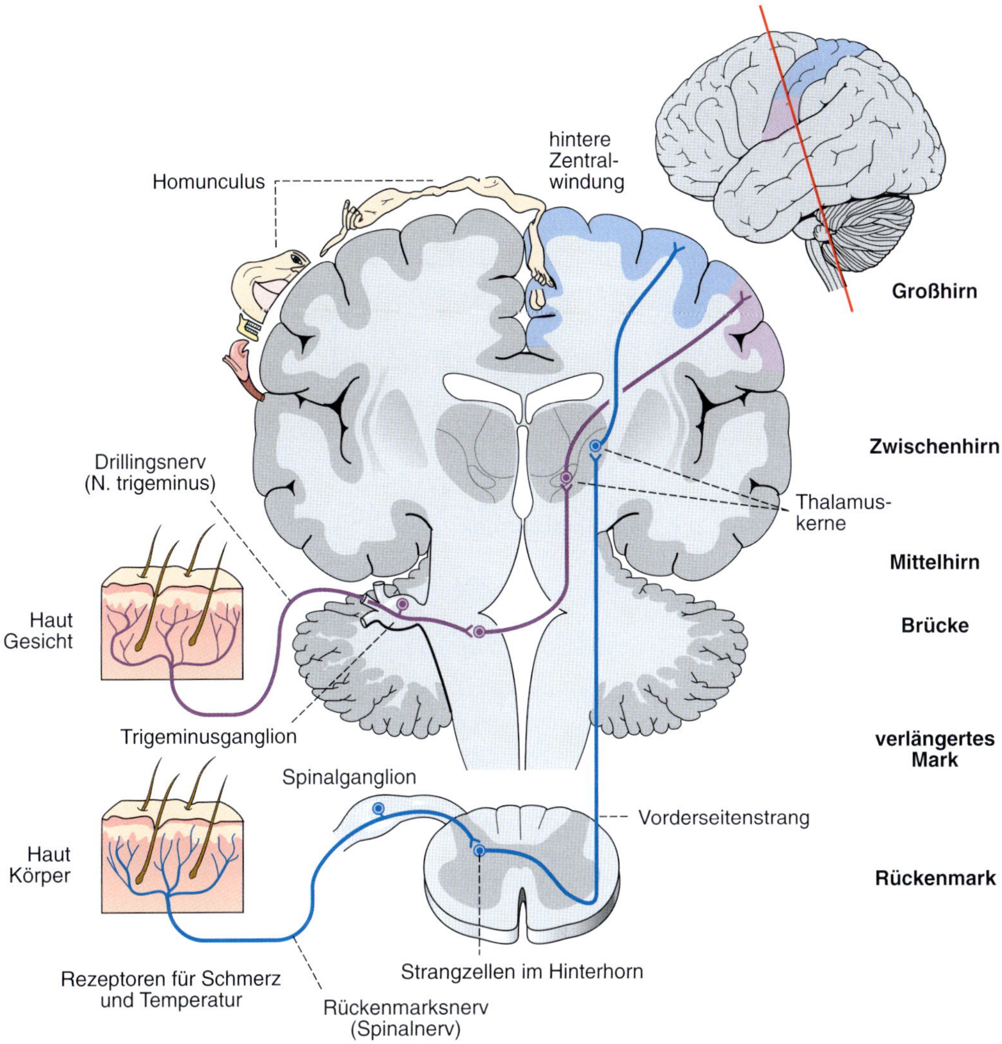

Abb. 5-8 Leitungsbahnen für Impulse der Schmerz- und Temperaturrezeptoren von der Haut bis zur Großhirnrinde. Die Projektionsgebiete der aufsteigenden Erregungen sind somatotop angeordnet (Homunculus, menschenähnliche Gestalt). Schnittführung siehe Seitenansicht des Gehirns, oben rechts. [L123-R127]

sensorische Ausfallserscheinungen auf der anderen Körperhälfte zur Folge. Als Beispiel hierfür mag der Sensibilitätsausfall beim Schlaganfall stehen. Es gibt Patienten, die ihre Extremitäten nicht mehr „kennen", da sie völlig das Gefühl für sie verloren haben.

Die zweite Umschaltung des aufsteigenden Erregungsflusses findet im Thalamus statt. Hier können einzelne Teilkerne abgegrenzt werden, denen im sensorischen, motorischen und vegetativen Nervensystem eine Bedeutung zukommt. Einige der sensorischen Teilkerne werden nun durch die aufsteigenden Erregungen im System der somato-viszeralen Sensibilität aktiviert. Die Verschlüsselung äußerer Reize besteht auch hier in der Entladungsfrequenz thalamischer Neurone.

Die Axone der thalamischen Neurone steigen zur **Großhirnrinde** (Cortex; Abb. 5-7, 5-8) auf. Die Nervenzellen der Hirnrinde, die für die somato-viszerale Sensibilität zuständig sind, befinden sich in der hinteren Zentralwindung (Gyrus postcentralis). Die benachbarte vordere Zentralwindung (Gyrus praecentralis) spielt im Rahmen des motorischen Systems eine entscheidende Rolle.

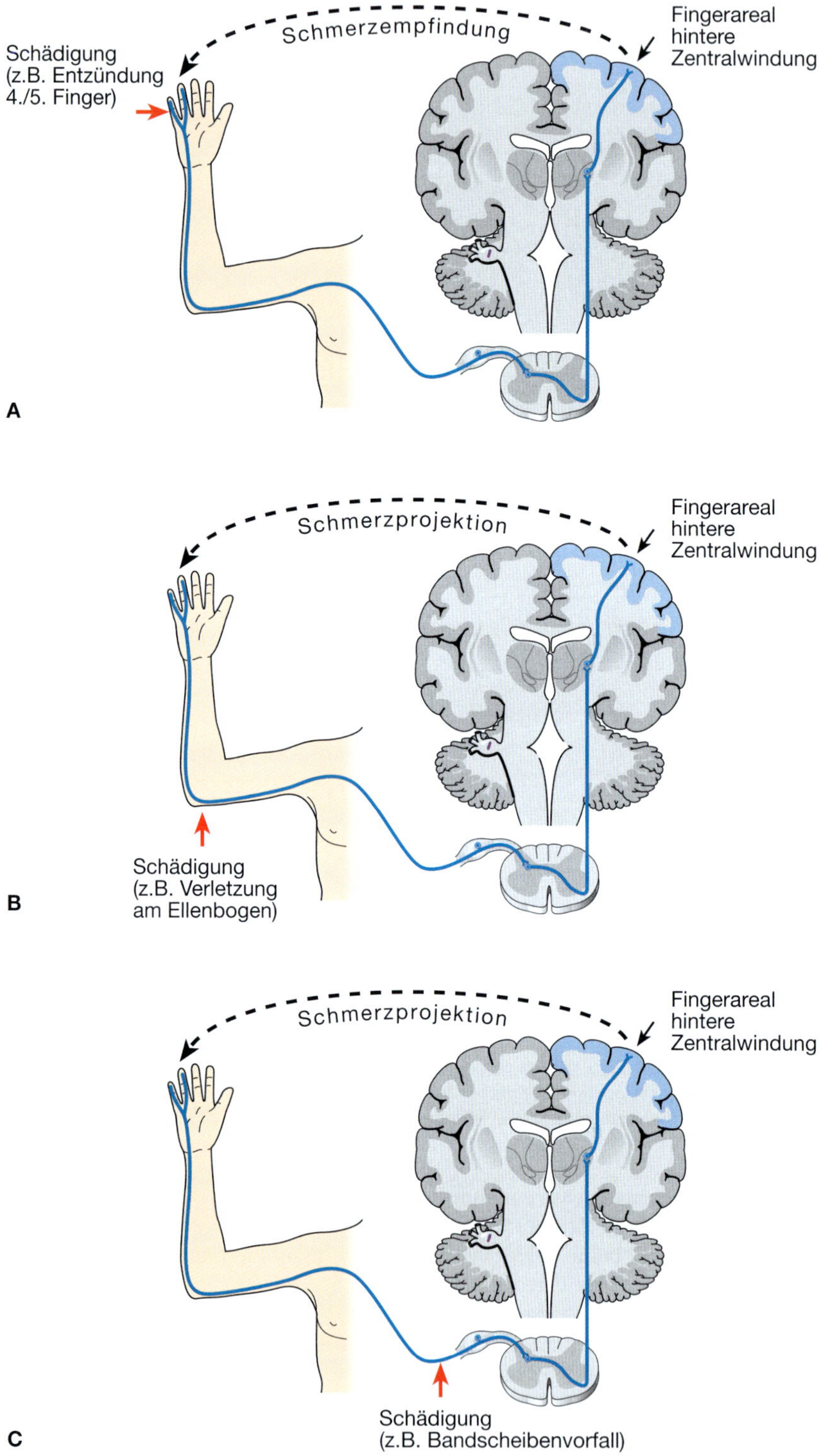

Abb. 5-9 Projizierter Schmerz. Unabhängig davon, wo die Aktionspotenziale auf dem Weg von den Schmerzrezeptoren zur Hirnrinde entstehen, wird der Schmerz immer in dem Körperteil empfunden, in dem der Rezeptor liegt; im Fall der Abb. immer im Finger. [L106]

Die Nervenzellen der hinteren Zentralwindung werden durch die Fasern des Thalamus aktiviert. Bei der räumlichen Anordnung der aktivierten Neurone im Cortex stellt man fest, dass hier nicht mehr – wie bei der Erregungsleitung im Rückenmark – eine Aufteilung nach Sinnesempfindungen, sondern nach Körperregionen vorliegt. Erregungen, die an Rezeptoren in benachbarten Körperabschnitten starten, enden im Cortex auch an benachbarten Neuronen. Dadurch werden alle aufsteigenden Erregungen mosaikförmig wie zu einer Abbildung des Körpers zusammengesetzt (Somatotopie). Stellt man diese Projektion der Erregungen in die Hirnrinde bildlich dar, so ergibt sich der Umriss einer menschenähnlichen Gestalt (Homunculus; Abb. 5-7, 5-8). Das von den tatsächlichen Körperproportionen abweichende Bild ergibt sich aus der vergleichsweise größeren Zahl von Rezeptoren in Gesicht und Hand. Die Erregungen, die nun in der Hirnrinde vorliegen, werden zu Empfindungen und schließlich zu Wahrnehmungen von mechanischen Einwirkungen, von Temperaturänderungen und von Schmerz verarbeitet.

5.2.7 Besondere Schmerzformen

Projizierter Schmerz

Impulse in Schmerzfasern lösen Schmerz aus, der in die rezeptiven Felder dieser Fasern lokalisiert („projiziert") wird, auch wenn die Ursache für den Schmerz an anderer Stelle liegt (Abb. 5-9). So löst die mechanische Reizung der Hinterwurzel des Rückenmarks beim Bandscheibenvorfall in Höhe des Segments S1 Schmerzen im hinteren äußeren Quadranten des Unterschenkels, an Außenknöchel und Kleinzehe aus. Die Entstehung der im Verlauf der Schmerzbahn ausgelösten Impulse wird vom zentralen Nervensystem in das periphere Innervationsgebiet der gereizten Fasern lokalisiert, weil es gelernt hat, dass die Impulse dieser Fasern normalerweise durch schmerzerzeugende Prozesse in diesem Gebiet ausgelöst werden.

Phantomschmerz

Nach Amputation einer Extremität kann es zu einem Phantomgefühl kommen, das vortäuscht, dass das Körperteil noch vorhanden sei. Manche Patienten leiden unter dauernden oder anfallartig auftretenden Schmerzen, die in die amputierte Extremität projiziert werden. Dem Phantomschmerz liegen wahrscheinlich nicht nur Prozesse im peripheren, sondern auch im zentralen Nervensystem zugrunde (z. B. „plastische" Änderungen der synaptischen Übertragung; Abb. 5-42).

5.3 Visuelles System: Sehen

Z Die Rezeptoren des visuellen Systems befinden sich in der Netzhaut des Auges. Sie werden durch Lichtstrahlen erregt. Auf der Netzhaut wird durch Hornhaut und Linse ein Bild entworfen. Dieses wird durch die Rezeptoren abgetastet, in Nervenerregungen verschlüsselt und als Nervenerregungen in den Hinterhauptslappen der Großhirnrinde geleitet.

5.3.1 Der Reiz für das visuelle System: Licht

Der Reiz für die Rezeptoren des visuellen Systems sind **Lichtstrahlen.** Es handelt sich dabei um einen kleinen Teil aller elektromagnetischen Wellen, die von der Umwelt ausgehen. Dieser als „Licht" bezeichnete Ausschnitt der Wellen reicht vom langwelligen, rot erscheinenden bis zum kurzwelligen, blau erscheinenden Bereich des Lichtspektrums. Der Ausschnitt umfasst damit die Wellenlängen von etwa 400 bis 800 Nanometer (nm) (0,0000004 bis 0,0000008 m). Oberhalb des langwelligen Bereichs schließen sich die infraroten („Wärmestrahlen"), unterhalb des kurzwelligen die ultravioletten Strahlen („Bräunungsstrahlen" für die Haut) an. Eine kürzere Wellenlänge als ultraviolette Strahlen haben Röntgenstrahlen und Gammastrahlen, eine größere Wellenlänge als infrarote Strahlen haben Radiowellen.

Die Aufnahme der Lichtstrahlen erfolgt durch das Auge. Es erfüllt dabei eine doppelte Funktion: Zum einen entwirft es mit den Lichtstrahlen ein Bild der Umwelt, zum anderen wird dieses Bild durch lichtempfindliche Rezeptoren (Photorezeptoren) abgetastet und zum Gehirn weitergeleitet.

5.3.2 Bau des Auges

Das Auge wird von vorne durch die beiden **Augenlider** geschützt (Abb. 5-10, 5-11). Diese bestehen aus einer versteiften bindegewebigen Platte (Tarsus), auf die außen der Ringmuskel des Auges und die dünne Lidhaut aufgelagert sind. Ober- und Unterlid lassen bei geöffnetem Auge die Lidspalte frei und gehen am inneren und äußeren Lidwinkel ineinander über. Die Bindegewebsplatte der Lider enthält zahlreiche Talgdrüsen, die den Lidrand einfetten. Die Lider sind innen von einer dünnen Haut, der Bindehaut (Conjunctiva), überzogen. Diese schlägt obeninnen an der Lidgrenze um und zieht zum Augapfel herüber, mit dessen vorderer Fläche sie oben, unten und seitlich verwächst. So entsteht ein zur Lidspalte hin offener Bindehautsack, der von Schleimhaut ausgekleidet ist. Schutzfunktion, z. B. gegenüber Fremdkörpern, haben auch die am Lidrand entspringenden Wimpern (Zilien).

Für den Lidschluss ist der **Augenringmuskel** (M. orbicularis oculi) verantwortlich, der zu den mimischen Muskeln gehört. Der Lidheber (M. levator palpebrae superioris) öffnet die Lidspalte. Er zieht mit dem oberen geraden Augenmuskel durch die Augenhöhle und strahlt in die Lidplatte ein. Der Lidheber wird durch den N. oculomotorius innerviert. An der Lidhebung sind auch glatte Muskeln beteiligt, die vom Sympathikus innerviert werden. Bei Sympathikuslähmung sinkt deshalb das Oberlid herab, und die Lidspalte wird eng (Ptosis).

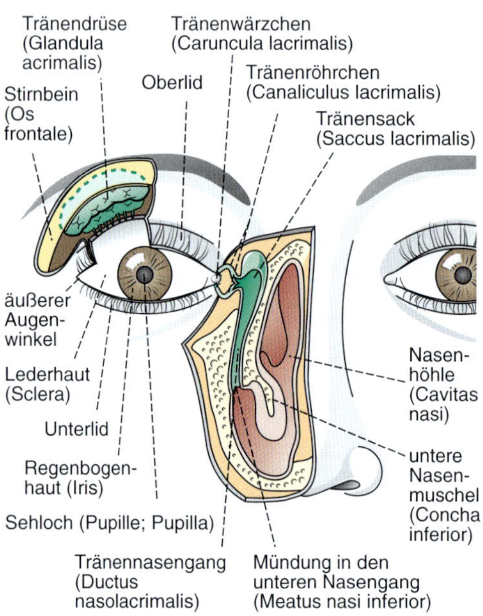

Abb. 5-10 Tränendrüse und Tränenwege. [L106-R127]

Entzündungen an Ober- und Unterlid betreffen häufig die apokrinen Schweißdrüsen der Wimpern. Eine schmerzhafte Eiterung dieser Drüsen wird als Gerstenkorn (Hordeolum) bezeichnet. Davon zu unterscheiden ist das Hagelkorn (Chalazion), eine weniger schmerzhafte Entzündung und Schwellung von Talgdrüsen der Lidplatte an der Lidinnenseite.

Im oberen Teil der Augenhöhle (Orbita) liegt eine kleine Drüse, die **Tränendrüse** (Abb. 5-10). Sie sondert die Tränenflüssigkeit ab, die durch feine Ausführungsgänge in den Bindehautsack gelangt, sich durch Lidschlag über die Hornhaut verteilt und nasenwärts zum inneren Lidwinkel abfließt. An den Tränenpunkten beginnen hier mit den beiden Tränenröhrchen die Abflusswege, die die Tränenflüssigkeit in den Tränensack und von dort durch den Tränennasengang (Ductus nasolacrimalis) in die Nase ableiten (Abb. 5-10). Das Ende des Gangs liegt unter der unteren Muschel in der Nase. Pro Tag wird durchschnittlich ein halber Liter Tränenflüssigkeit gebildet. Sie ist wichtig für die Reinigung des Bindehautsacks z. B. von kleinen Fremdkörpern sowie für die Befeuchtung der Hornhaut. Darüber hinaus trägt die Tränenflüssigkeit zur Ernährung der Hornhaut bei, die keine Blutgefäße hat. Die Sekretion der Tränenflüssigkeit wird vom Parasympathikus gefördert und vom Sympathikus überwiegend gehemmt. Beim Weinen ist der Tränenfluss von den Abflusswegen nicht zu bewältigen. Die Tränen rollen über den Lidrand.

P Durch Austrocknung kann die Hornhaut trübe werden. Dies kann z. B. bei bewusstlosen Patienten eintreten, wenn der Lidschluss ausbleibt. Für solche Patienten gibt es spezielle Verbände und Salben, die das Austrocknen des Auges verhindern.

Der **Augapfel** (Bulbus) hat in etwa Kugelform mit einem Durchmesser von ca. 24 mm. Am vorderen Augenpol wölbt sich die Hornhautschale etwas stärker vor. Ein Schnitt durch den Augapfel lässt erkennen, dass – von vorne nach hinten – eine Reihe von lichtdurchlässigen Teilen hintereinanderliegt (Abb. 5-11).

Die Wand des Augapfels umschließt Glaskörper und Augenkammern. Sie weist drei Schichten auf (Abb. 5-12):

- Die **äußere Schicht** umfasst die durchsichtige Hornhaut (Cornea) und die weiße Lederhaut (Sclera), eine Fortsetzung der Hornhaut. Die

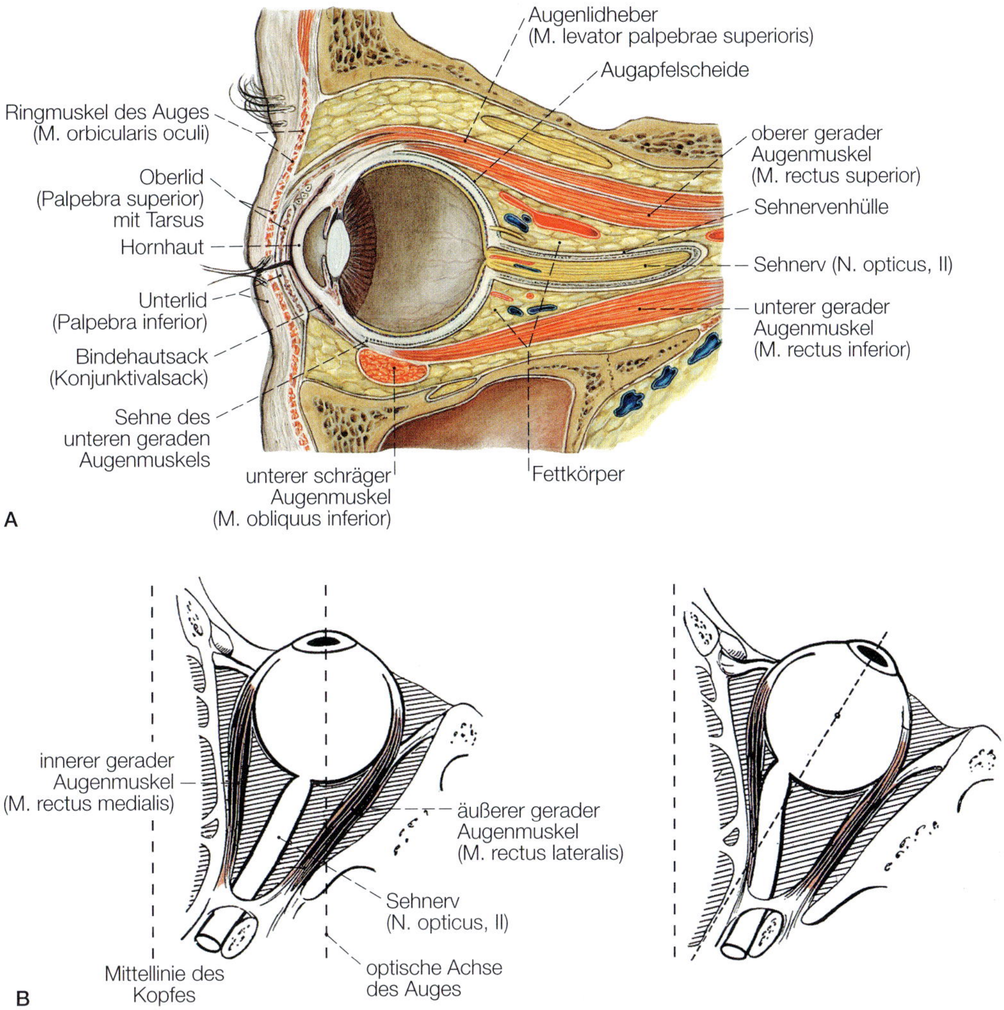

Abb. 5-11 Augapfel und Augenmuskeln.
A: Sagittalschnitt durch die Augenhöhle. [S007]
B: Stellung von Auge und Sehnerv beim geradeaus (links) und zur Seite gerichteten Blick (rechts). [S010-3-13/14]

Lederhaut besteht aus sehnenartig straffen Bindegewebsfasern, die eine dicht geflochtene Haut bilden. Dadurch kann die Sclera dem Augeninnendruck standhalten. Sie schützt außerdem den Augapfel vor mechanischer Beschädigung von außen. Der Innendruck des Auges liegt bei 15 bis 18 mm Quecksilbersäule. Bei chronisch erhöhtem Innendruck kommt es zum Krankheitsbild des **grünen Stars (Glaukom).**

- Die **mittlere Schicht** umfasst die Regenbogenhaut oder Iris, den Ziliarkörper und die gefäßführende Aderhaut (Choroidea). Die Regenbogenhaut (Iris) ist eine runde Gewebsplatte, die in der Mitte eine kreisförmige Öffnung, das Sehloch (Pupille), besitzt und mit ihrer Ebene senkrecht zur Längsachse des Auges steht. Der Ziliarkörper enthält den Ziliarmuskel für die Akkomodation und bildet das Kammerwasser, das durch den Schlemm-Kanal (Abb. 5-12) wieder abfließt.
- Die **innere Schicht** ist die Netzhaut (Retina) mit ihren lichtempfindlichen Rezeptoren und nachgeschalteten Nervenzellen, deren Fasern sich im Sehnerv fortsetzen. Ihr äußeres, der Aderhaut anliegendes Blatt, ist die schwarz erscheinende Pigmenthaut, deren Zellen mit dunklem Farbstoff (Pigment) angefüllt sind.

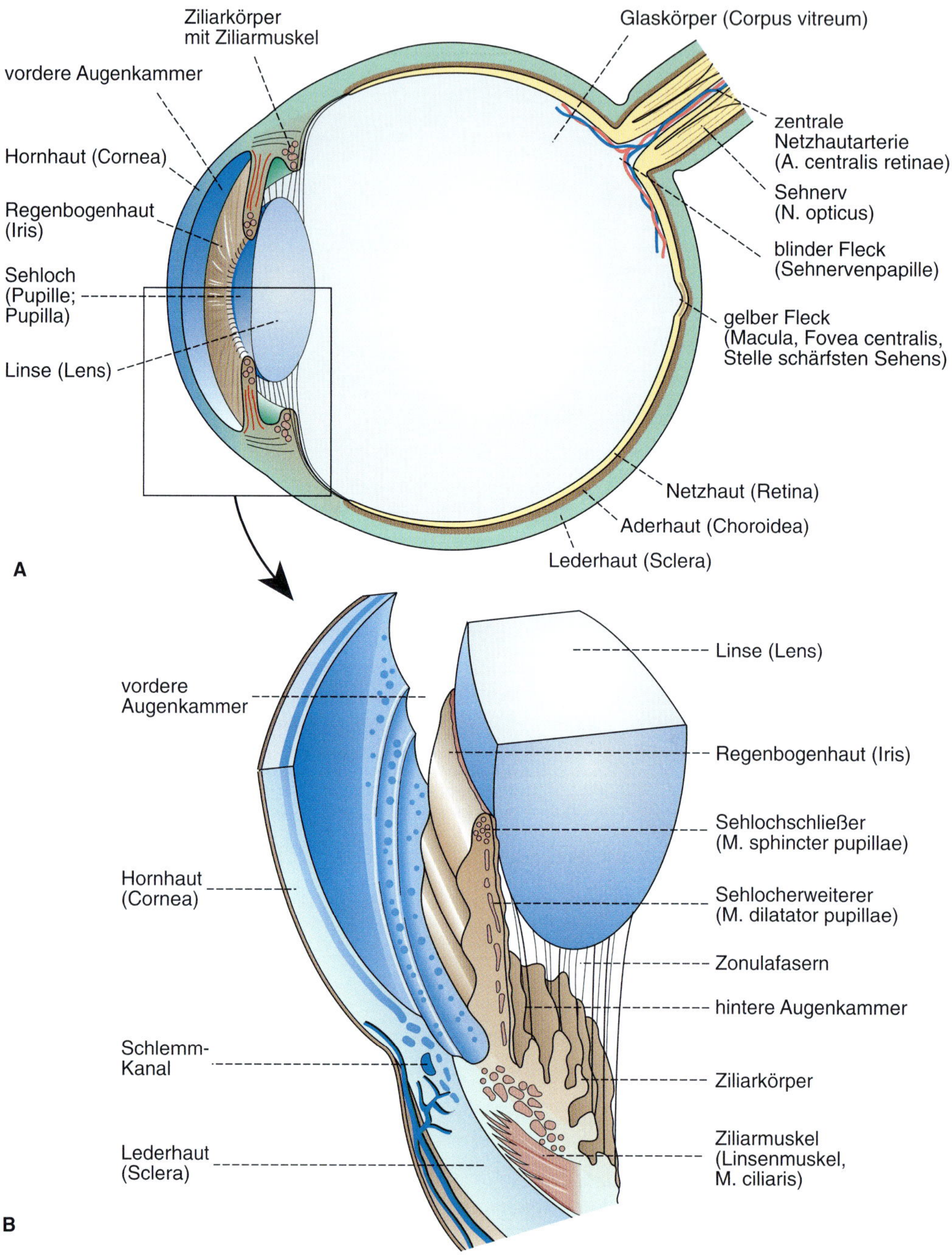

Abb. 5-12 Der Augapfel (Bulbus) mit Sehnerv im Schnittbild. [L106-R127]
A: Augapfel insgesamt mit Wandschichten und Innenstrukturen.
B: Ausschnitt mit Darstellung von Hornhaut, Iris und Linse.

Die Retina schützt das Augeninnere vor störenden Reflexerscheinungen.
Die **Augenfarbe** Grün bis Braun wird durch die unterschiedliche Konzentration von Pigmenten im Bindegewebe der Iris bedingt. Fehlt dieses Pigment, so wird die Augenfarbe durch das bläulich pigmentierte hintere Irisepithel oder durch grau getönte Bindegewebsfasern bestimmt.

5.3.3 Bildentstehung auf der Netzhaut

Die Lichtstrahlen durchdringen zunächst die Hornhaut und treten dann in die vordere Augenkammer ein (Abb. 5-12). Sie ist mit einer klaren Flüssigkeit, dem Kammerwasser, gefüllt. Das Licht passiert nun die von der Regenbogenhaut gebildete Pupille. Sie kann – entsprechend den Lichtverhältnissen – enger und weiter gestellt werden und erscheint bei Betrachtung von außen schwarz.

Nach Durchtritt durch die Pupillenöffnung fällt das Licht auf die Linse, ein durchsichtiges, bikonvexes (konvex = nach außen gewölbt), verformbares Gebilde, das dem Polster des Glaskörpers anliegt und ringsherum durch einen Aufhängeapparat (Ziliarkörper) befestigt ist. Der Glaskörper füllt den gesamten Raum des Augapfels zwischen Linse, Ziliarkörper und der Netzhaut (Retina) aus. Er ist ebenfalls durchsichtig. Durch die zähflüssige Substanz des Glaskörpers trifft das Licht schließlich auf die Netzhautauskleidung des Auges, in der die lichtempfindlichen Rezeptoren liegen.

Der Bildentwurf auf der Retina erfolgt durch die Brechungseigenschaften von Hornhaut, Kammerwasser, Linse und Glaskörper (Abb. 5-13). Diese Strukturen werden daher als **dioptrischer Apparat** zusammengefasst. Das durch ihn erzeugte Bild auf der Retina ist verkleinert und steht auf dem Kopf. Die Funktion des dioptrischen Apparats entspricht derjenigen des Linsensystems bei einem Fotoapparat. Wie bei einer Sammellinse kann man die Gesamtbrechkraft des Auges aus der Brennweite berechnen. Sie beträgt für das normale, ferneingestellte (akkommodationslose) Auge 58 Dioptrien (Brechkrafteinheit; dpt = 1 : Brennweite in m). Krümmungsradien, Brechkraft und Abstand der einzelnen Medien sind einander dann so zugeordnet, dass parallele Strahlen auf der Netzhaut des Auges vereinigt werden.

Die **Linse** ist an dem Verlauf der Lichtstrahlen durch das Auge maßgeblich beteiligt (Abb. 5-12). Ihre Krümmung und damit ihre Brechkraft sind veränderlich. Dadurch wird eine Nah- oder Ferneinstellung **(Akkommodation)** des Auges möglich. Diese Funktion wird durch den Aufhängeapparat der Linse, bestehend aus dem Ziliarkörper und den Aufhängefasern, ausgeübt. Der Ziliarkörper ist ein kreisförmig um die Linse gelagertes Muskelband, das an seinem inneren, freien Rand feine Vorsprünge bildet. Von hier aus ziehen feinste Fasern (Zonulafasern) zur Linsenkapsel und bilden damit einen Aufhängeapparat. Die Linse wird auf diese Weise vom Zug des Ziliarkörpers in ihrer Lage fixiert und kann in ihren Krümmungsverhältnissen verändert werden. Dem dienen die ringförmig und radiär verlaufenden Muskelzüge des Ziliarkörpers (M. ciliaris). Es handelt sich um glatte Muskelfasern, die parasympathisch durch einen Teil des N. oculomotorius versorgt werden. Kontraktion des M. ciliaris führt zu einer Entspannung des Aufhängeapparats. Dadurch kann die Linse ihre stärker gewölbte Eigenform annehmen. Ihre Brechkraft nimmt zu. Das Auge vermag dann nahe liegende Dinge scharf zu sehen (Abb. 5-13).

Für das **normalsichtige** (emmetrope) Auge liegt der Fernpunkt, das heißt der Punkt, den wir bei Ferneinstellung des Auges scharf sehen können, in der Unendlichkeit (Abbildung 5-14). Der Nahpunkt, d. h. der Punkt, der bei maximaler Naheinstellung noch scharf gesehen werden kann, liegt bei einem zwanzigjährigen Menschen etwa 10 cm vor dem Auge. Die Brechkraft, die das Auge zu seinen normalen 58 dpt durch Naheinstellung dazugewinnen kann, ergibt sich aus der Entfernung des Nahpunktes. Je näher der Nahpunkt am Auge liegt, desto größer ist die maximal mögliche Akkommodationskraft (Akkommodationskraft in dpt = 1 : Nahpunktabstand in m). Bekanntlich nimmt die Akkommodationsfähigkeit im Lauf des Alters infolge Elastizitätsverlustes der Linse mehr und mehr ab (Alterssichtigkeit, Presbyopie). Damit rückt der Nahpunkt vom Auge ab (das führt zu den „zu kurzen Armen beim Zeitunglesen"). Mit zunehmendem Alter muss die nachlassende Akkommodationsfähigkeit durch eine vor das Auge aufgesetzte Sammellinse, die Lesebrille, ersetzt werden. Bei völliger Akkommodationslosigkeit ist eine Lesebrille von 3 dpt zweckmäßig, wenn eine bequeme Leseentfernung von 33 cm erreicht werden soll.

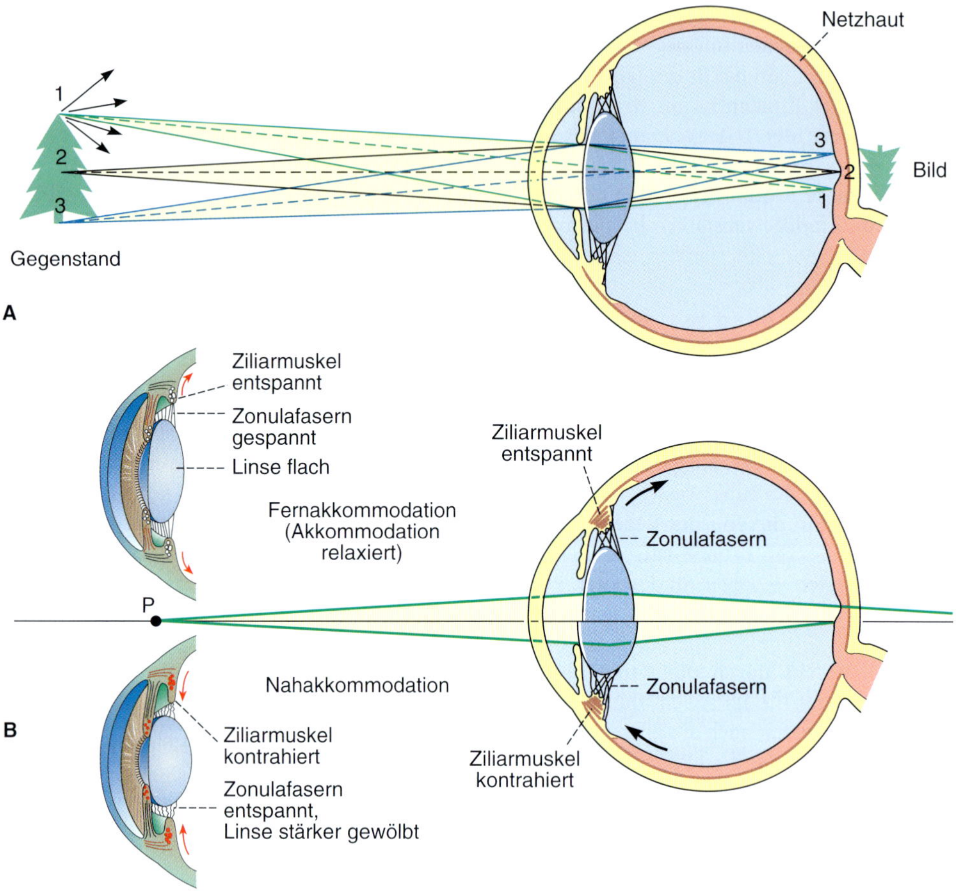

Abb. 5-13 Bildentstehung auf der Netzhaut. [L106-R127]
A: Grundlagen der Bildentstehung auf der Netzhaut. Jeder Gegenstandspunkt entspricht einem Bildpunkt auf der Netzhaut. So entsteht ein verkleinertes und umgekehrtes Bild des Gegenstands.
B: Einstellung des Auges beim Blick in die Ferne und auf einen nahe gelegenen Punkt (P). Räumliche Darstellung der vorderen Augenkammer mit Linse (links) und Strahlengang (rechts). In der oberen Hälfte ist der Zustand bei Fernakkommodation abgebildet. Der Ziliarmuskel ist entspannt, und die elastische Linse wird über die Zonulafasern durch Zug der elastischen Strukturen in der Aderhaut abgeflacht. Von P ausgehende Strahlen werden nicht stark genug gebrochen und treffen sich erst hinter der Netzhaut. In der unteren Hälfte ist die Nahakkommodation dargestellt. Der Ziliarmuskel kontrahiert sich, die Zonulafasern erschlaffen. Aufgrund der Eigenelastizität nimmt die Linse eine eher kugelförmige Gestalt an. Dadurch verkürzt sich ihre Brennweite, und Gegenstände in der Nähe können scharf abgebildet werden.

K Als Störungen im dioptrischen Apparat des Auges sind Kurz- und Weitsichtigkeit sehr verbreitet (Refraktionsanomalien; Abb. 5-14):
Bei der **Kurzsichtigkeit** (Myopie) ist die Brechkraft des Auges zu groß bzw. das Auge selbst zu lang. Das bedeutet, dass parallele, aus der Unendlichkeit kommende Strahlen schon vor der Netzhaut vereinigt werden. Daher werden Brillen mit Zerstreuungsgläsern vor das Auge gesetzt, die parallele Strahlen so auseinander spreizen, dass sie nach Brechung im Auge wieder auf der Netzhaut vereinigt werden und damit dort ein scharfes Bild ergeben.
Der umgekehrte Fall liegt bei der **Weitsichtigkeit** (Hyperopie) vor: die Brechkraft des Auges ist zu gering bzw. der Augapfel zu kurz. Parallel auftreffende Strahlen werden erst hinter der Netzhaut vereinigt. Durch das Tragen von Brillen mit Sammelgläsern wird die zu geringe Brechkraft des Auges ausgeglichen und damit wieder ein scharfes Sehen ermöglicht.
Eine weitere Störung im dioptrischen Appa- →

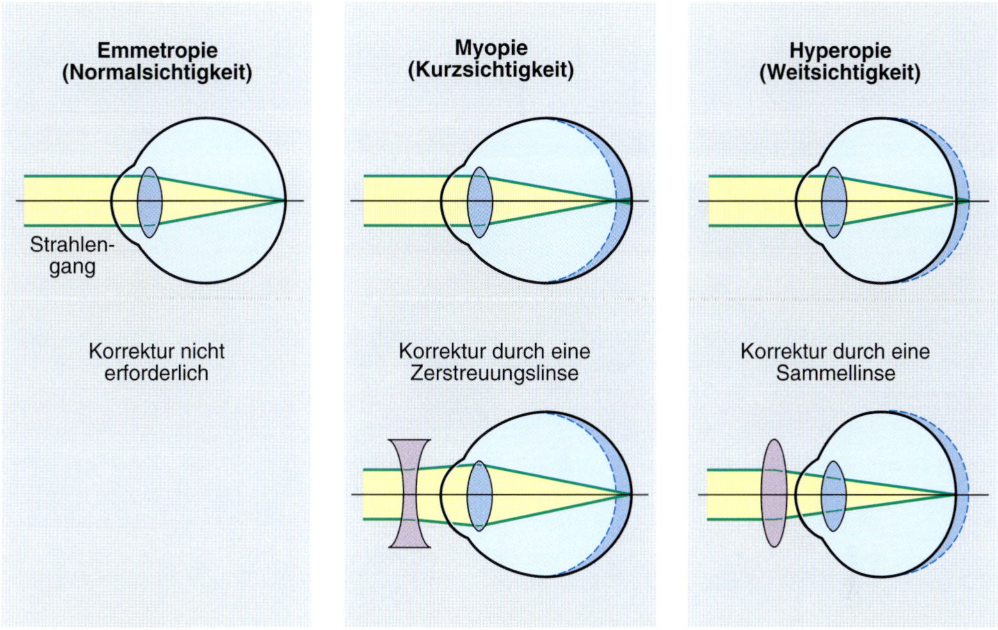

Abb. 5-14 Störungen im dioptrischen Apparat des Auges: Kurzsichtigkeit und Weitsichtigkeit. [L123-R127]
Bei der Emmetropie (Normalsichtigkeit) sind Brennweite und Achsenlänge des Auges genau aufeinander abgestimmt. Strahlenkreuzung auf der Netzhaut, daher scharfes Bild auf der Netzhaut.
Bei der Myopie (Kurzsichtigkeit) ist das Auge zu lang. Bei weiter entfernten Blickzielen Strahlenkreuzung vor der Netzhaut, daher unscharfes Bild auf der Netzhaut. Zur optischen Korrektur muss eine Zerstreuungslinse vor das Auge gesetzt werden.
Bei der Hyperopie (Weitsichtigkeit) ist das Auge zu kurz. Bei weiter entfernten Blickzielen Strahlenkreuzung hinter der Netzhaut, daher unscharfes Bild auf der Netzhaut. Zur optischen Korrektur muss eine Sammellinse vor das Auge gesetzt werden.

rat ist der **Astigmatismus.** Dabei weist die Hornhaut horizontal und vertikal verschiedene Krümmungen auf. Diese Störung kann durch Gläser ausgeglichen werden, die nur in einer der beiden Ebenen sammeln oder zerstreuen (Zylindergläser). Beim Astigmatismus irregularis ist die Hornhaut unregelmäßig geformt, das auf der Netzhaut auftreffende Bild infolgedessen verzerrt. Ein solcher Astigmatismus kann mit einer Kontaktlinse korrigiert werden.

5.3.4 Abtasten des auf der Retina entworfenen Bildes

Die **Netzhaut** ist der lichtempfindliche Teil des Auges. Das auf der Netzhaut entworfene Bild trifft auf ein Mosaik lichtempfindlicher Sehrezeptoren (**Photorezeptoren;** Zapfen und Stäbchen), die durch das Licht erregt werden und das Bild abtasten. Ihr Erregungszustand und ihre Erregungsmuster werden – modifiziert durch die große Zahl der Nervenzellen in der Retina – über die Fasern des Sehnerven (N. opticus) dem Gehirn mitgeteilt.

Die menschliche Netzhaut besitzt etwa 120 Millionen Stäbchenrezeptoren und etwa 6 Millionen Zapfenrezeptoren, wobei die Zapfendichte im Bereich der Macula (Fovea centralis; Abb. 5-12 und 5-16) am höchsten ist. Durch die hohe Zapfendichte in der Fovea centralis ist hier die räumliche Auflösung am besten (Stelle des schärfsten Sehens).

Die Netzhaut besteht aus gut erkennbaren neuronalen Schaltelementen, die untereinander viele funktionell wichtige Verbindungen eingehen (Abb. 5-15, 5-16).

Der inneren Grenzschicht der Netzhaut benachbart (also dem Glaskörper zugewandt) liegen die Nervenfasern, die, als Sehnerv zusammengefasst, das Auge gehirnwärts verlassen. Sie stellen die Neuriten der großen multipolaren

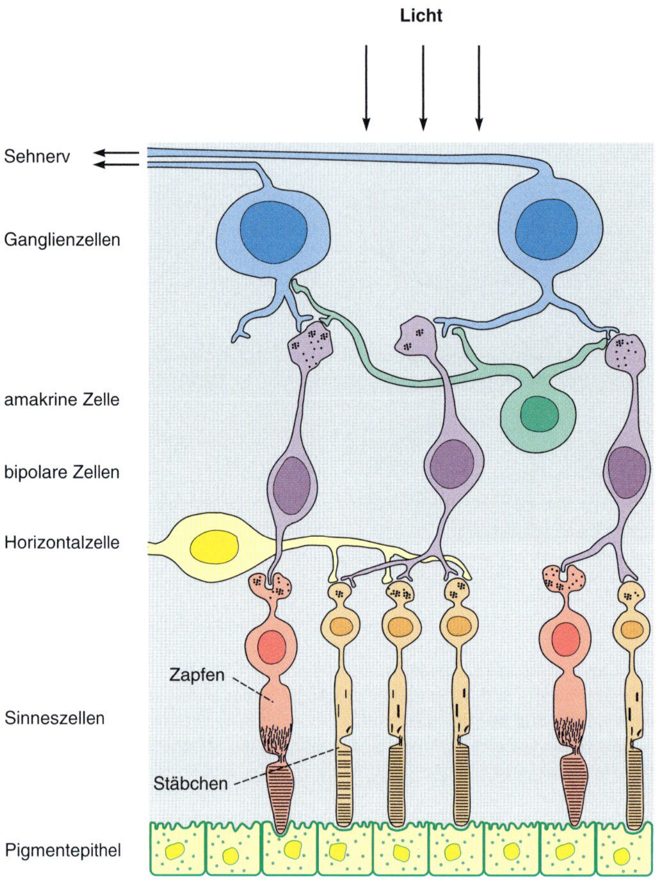

Abb. 5-15 Aufbau der Netzhaut des Auges mit Verschaltung von Sinnes- und Nervenzellen. [L123-S130-1]

Nervenzellen dar. Die Dendriten dieser Nervenzellen ziehen nach außen (also der Pigmentschicht zugewandt), wo sich die Sinneszellen befinden. Diese Sinneszellen tragen – nach außen gerichtet – schlanke Stäbchen oder dicke Zapfen, die dicht nebeneinander liegen. Weitere Nervenzellen, z. B. die amakrinen Zellen oder die Horizontalzellen, tragen zur Informationsverarbeitung bei.

Die arterielle Versorgung der inneren Schichten der Netzhaut erfolgt durch die Zentralarterie (A. centralis retinae). Sie erreicht die Retina über den Sehnerven und wird von der Zentralvene begleitet. Die äußeren Schichten der Netzhaut werden durch Diffusion von der Aderhaut her ernährt.

Im Bereich, in dem die Nervenfasern der Netzhaut als Sehnerv das Auge verlassen und die Zentralarterie die Retina erreicht (Sehnervenpapille; Abb. 5-12 und 5-16), befinden sich keine Photorezeptoren. Daher kann man mit dieser Stelle nicht sehen (blinder Fleck).

Bei der Augenspiegelung lässt sich das Innere des Auges, insbesondere die Netzhaut und ihre Blutgefäße, genau beobachten (Abb. 5-16). Nicht nur in der Augenheilkunde ist die Augenspiegelung ein wichtiges diagnostisches Mittel (zum Beispiel Entzündung, Blutung, Netzhautablösung), sondern auch in der inneren Medizin (z. B. Gefäßveränderungen bei Hochdruck, Zuckerkrankheit) oder in der Nervenheilkunde (zum Beispiel Stauungspapille bei Erkrankung des Gehirns mit erhöhtem Schädelinnendruck).

Das auf der Netzhaut durch den dioptrischen Apparat entworfene Bild wird durch die Photorezeptoren abgetastet: Das **Farbensehen** ist überwiegend an die Zapfen der Netzhaut gebunden, das **Schwarz-Weiß-Sehen** wird durch die Stäbchen der Netzhaut übernommen. Die Zapfen können Licht verschiedener Wellenlängen unterscheiden. Langwelliges Licht (ca. 800 nm) löst die Empfindung Rot aus, kurzwelliges Licht (ca. 400 nm) die Empfindung Blau/Violett. Die Gesamtheit der Farbempfindungen kann durch Mi-

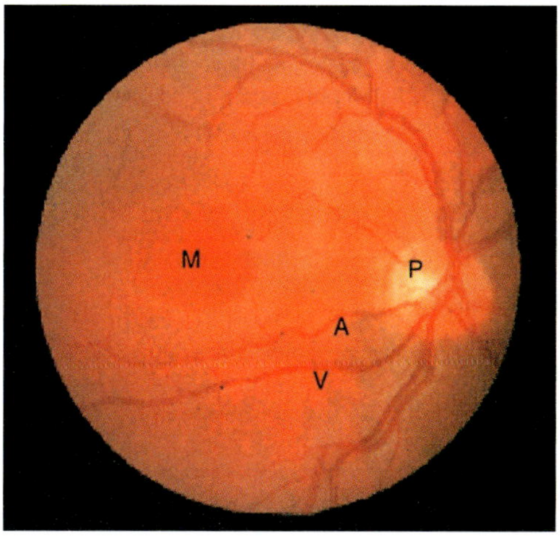

Abb. 5-16 Bild des Augenhintergrunds (Netzhaut) bei Augenspiegelung mit gelbem Fleck (Macula, M) und blindem Fleck (Sehnervenpapille, P). Venen (V) etwas dicker und dunkler, Arterien (A) dünner und heller. [S130-2]

schung der drei Farben Rot, Grün und Blau hervorgerufen werden.

> **K** Eine Unterwertigkeit des farbempfindlichen Apparates wird als Anomalie bezeichnet. Sie besteht meistens in einer Rot- oder Grünschwäche. Daneben kommen Ausfälle des farbempfindlichen Apparates vor, die als Anopie gekennzeichnet werden. Sie bestehen häufig in einer Rot- und Grünblindheit.

In der Dämmerung sind nur noch die Stäbchen der Netzhaut aktiv. Mit Einsetzen der Dämmerung wird die Empfindlichkeit des Auges erheblich gesteigert (Dunkeladaptation; Abb. 5-17). Sie nimmt innerhalb einer Stunde bis auf das Hunderttausendfache des Ausgangswertes zu. Fällt diese Steigerung der Sehempfindlichkeit in der Dämmerung aus, so spricht man von Nachtblindheit. Sie ist häufig auf einen Mangel an Vitamin A zurückzuführen.

5.3.5 Weiterleitung der visuellen Information zur Hirnrinde

Die Erregungen, die in der Retina bei der Belichtung entstehen, werden erst bewusst, wenn sie das **Großhirn** erreichen (Abb. 5-18). Die weiterleitenden Sehnervenfasern werden dabei z. T. gekreuzt (Sehnervenkreuzung). Die Fasern der beiden linken Netzhauthälften gelangen zum linken äußeren Kniehöcker (Corpus geniculatum laterale), die der rechten Netzhauthälften zum rechten Kniehöcker. Hier ist die Sehbahn synaptisch verschaltet. Die Kniehöcker werden auch als „primäre" Sehzentren bezeichnet. Von dort zieht das nächste Neuron in der sog. Sehstrahlung zum Hinterhauptslappen des Gehirns, wobei die Erregungen der linken Netzhauthälften im linken und die der rechten Netzhauthälften im rechten Sehfeld der Hinterhauptslappen enden (**primäre Projektionsfelder**).

Die primären Projektionsfelder in der Hirnrinde sind mit weiteren Hirnrindenfeldern, die in unmittelbarer Nähe liegen, funktionell eng gekoppelt. Sie werden als **Assoziationsfelder** bezeichnet. Ihre Aufgabe besteht darin, den Inhalt und die Bedeutung der Sehempfindung zu erkennen. Fallen die Assoziationsfelder aus und bleibt gleichzeitig das primäre Projektionsgebiet erhalten, so können die sonst wohlbekannten Gegenstände zwar noch gesehen, aber nicht mehr erkannt werden (visuelle Agnosie, auch „Seelenblindheit" genannt). Ein Apfel beispielsweise wird nur noch als eine unbestimmte rundliche Struktur gesehen, aber nicht mehr als Apfel erkannt.

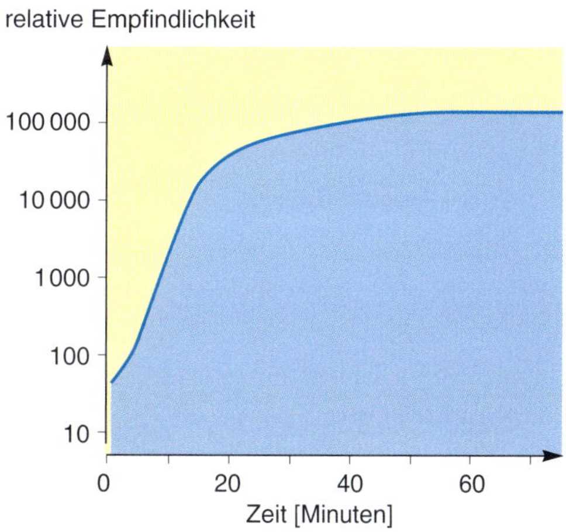

Abb. 5-17 Verlauf der Dunkeladaptation beim Nachtsehen. [L112-R127]
Senkrechte Skala (Ordinate): relative Empfindlichkeit (Kehrwerte der Schwellenreize).
Waagerechte Skala (Abszisse): Dauer der Dämmerung (Abnahme der Lichtintensität soweit wie möglich). 15 Minuten nach Beginn der Dämmerbeleuchtung kann bereits eine mehr als 10 000fache Steigerung der Empfindlichkeit vorliegen.

A

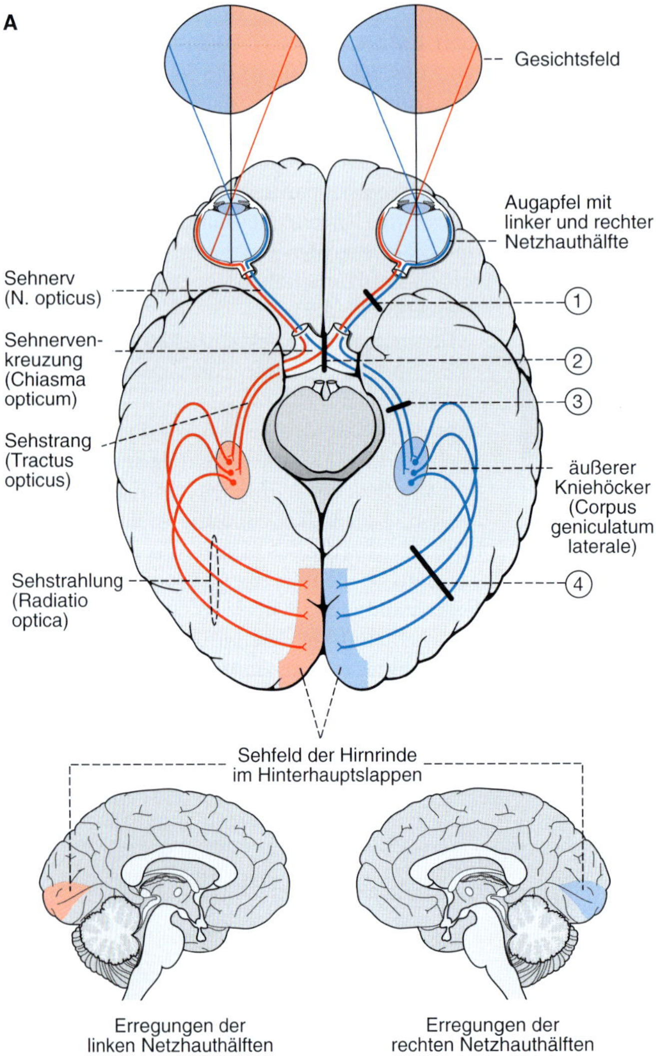

B

Ort der Schädigung	Nr. in Abb. 5-18A	Gesichtsfeldausfall (schwarz) rechts	links
Sehnerv	①	○	●
Sehnervenkreuzung	②	◐	◑
Sehstrang	③	◐	◐
Sehstrahlung	④	◐	◐

Abb. 5-18 A: Verlauf der Sehbahn vom Augapfel bis zur Großhirnrinde. [L123-R127]
B: Gesichtsfeldausfälle in Zuordnung zum Ort der Schädigung. [L106-R127]

K Schädigungen, z. B. infolge von Blutungen (Schlaganfall) oder Tumoren, können zu verschiedenen Ausfällen des Gesichtsfelds führen (Abb. 5-18 B). Bei Schädigungen im Bereich von:

1 Sehnerv: einseitige Blindheit (linkes Auge)
2 Sehnervenkreuzung: beidseitiger Ausfall der äußeren (temporalen) Gesichtsfeldhälften (Scheuklappenphänomen)
3 Sehstrang: Ausfall der rechten äußeren (temporalen) und der linken inneren (nasalen) Gesichtsfeldhälfte
4 Sehstrahlung: Ausfall der rechten äußeren und der linken inneren Gesichtsfeldhälfte.

Da ein Teil der Fasern aus der Fovea centralis zur gegenüberliegenden Seite kreuzt, wird bei einseitiger Schädigung der Sehstrahlung das Zentrum des Gesichtsfelds oft nicht beeinträchtigt.
Beim Schlaganfall kommt es immer wieder als Begleitphänomen zur „beidäugigen Halbseitenblindheit“. Durch die Schädigung von Nerven, die die Erregungen der Retina zur Sehrinde leiten, kann ein Teil dieser Erregungen nicht ankommen. Dadurch wird in der Sehrinde ein unvollständiges Bild konstruiert. Die Folge ist u. a., dass ein betroffener Mensch nur die Hälfte des Tabletts oder den halben Raum vor sich sieht. Er muss dann lernen, dass mehr da ist, als er sieht, was eine große intellektuelle Herausforderung darstellt.

5.3.6 Augenbewegungen

Die Befestigung des Augapfels in der Augenhöhle muss zugleich Spielraum für seine Bewegungen lassen. Der Augapfel ruht gewissermaßen als Gelenkkopf in einer Art Pfanne, die durch eine bindegewebige Augapfelscheide (Vagina bulbi) mit dem angrenzenden Fettkörper der Augenhöhle gebildet wird (Abb. 5-11). In dieser Lagerung ist der Augapfel **wie ein Kugelgelenk** um drei Achsen bewegbar. Zur Bewegung des Bulbus dienen vier gerade und zwei schräge Augenmuskeln. Die geraden Augenmuskeln entspringen rings um die Sehnervenaustrittsstelle aus der knöchernen Augenhöhle und ziehen nach oben, unten, medial und lateral. Sie setzen mit kurzen platten Sehnen an der Lederhaut (Sclera) des Augapfels vor dem Äquator an, während die schrägen Augenmuskeln hinter dem Äquator in die Lederhaut einstrahlen. Die Augenmuskeln bewirken die fein abgestufte Einstellung der Sehachsen der Augen beim Blicken.

Die Augenmuskeln sind:

- Oberer gerader Augenmuskel (M. rectus superior),
- Unterer gerader Augenmuskel (M. rectus inferior),
- Innerer gerader Augenmuskel (M. rectus medialis),
- Äußerer gerader Augenmuskel (M. rectus lateralis),
- Oberer schräger Augenmuskel (M. obliquus superior),
- Unterer schräger Augenmuskel (M. obliquus inferior).

Die Augenmuskeln werden vom III., IV. und VI. Hirnnerven versorgt.

Die Kerne der Augenmuskelnerven sind untereinander funktionell verknüpft. Dadurch wird es möglich, dass sich die Blicklinien beider Augen stets im angeblickten Punkt schneiden (binokulare Assoziation). Fehlt diese Abstimmung der Augenbewegungen, so kommt es zum Schielen (Strabismus). Bei zu geringer Zusammenführung der Blicklinien spricht man von Auswärtsschielen (Strabismus divergens), bei überschießender Zusammenführung von Einwärtsschielen (Strabismus convergens). Die Eindrücke des schielenden Auges werden nicht bewusst wahrgenommen.

5.3.7 Regelung der Pupillenweite

Die Pupille wird durch die inneren Ränder der Iris gebildet. In der Iris befinden sich ringförmig (zirkulär) und speichenförmig (radiär) angeordnete glatte Muskelfasern (Abb. 5-12). Durch Kontraktion der ringförmigen Fasern werden die Irisränder nach innen gezogen und damit die Pupille verengt (M. sphincter pupillae), durch Verkürzung der speichenförmigen Fasern werden die Irisränder nach außen gezogen und damit die Pupille erweitert (M. dilatator pupillae). Eine Verengung der Pupille nennt man **Miosis,** eine Erweiterung **Mydriasis.**

Mit der Möglichkeit, den Durchmesser zu verändern, erfüllt die Pupille dieselbe Funktion wie die Blende im Fotoapparat. So kann z.B. durch eine Pupillenverengung die in das Auge einfallende Lichtmenge vermindert und die flächenhafte Schärfe sowie die Tiefenschärfe der Abbildung auf der Netzhaut erhöht werden.

Der M. sphincter pupillae wird von Nervenzellen kontrolliert, die im Ursprungskern des N. oculomotorius liegen und zum parasympathischen Teil des vegetativen Nervensystems gehören (Edinger-Westphal-Kern; Abb. 5-19). Die von dort ausgehenden Informationen werden im Ganglion ciliare auf weitere Nervenzellen umgeschaltet und gelangen schließlich zum M. sphincter pupillae. Der M. dilatator pupillae ist von Nervenzellen kontrolliert, die an der Grenze zwischen Hals- und Brustsegmenten des Rückenmarks liegen und zum sympathischen Teil des vegetativen Nervensystems gehören (Centrum ciliospinale). Die von dort ausgehenden Informationen werden in den oberen Ganglien des sympathischen Grenzstranges auf weitere Nervenzellen umgeschaltet und gelangen zum M. dilatator pupillae (Abb. 12-1).

Bei der Einstellung der Pupillenweite überwiegt der **Parasympathikus.** Nimmt seine Aktivität zu, so wird die Pupille verengt, nimmt seine Aktivität ab, so wird sie erweitert. Die Erregungsübertragung des Parasympathikus auf die Sphinktermuskulatur kann durch **Atropin** blockiert und dadurch die Pupille weitgestellt werden. Dies findet Anwendung bei der Spiegelung des Augenhintergrunds (Netzhaut). Nur bei erheblichen Erregungssteigerungen des Nervensystems, z.B. in einer Schrecksituation, steht der Sympathikuseinfluss im Vordergrund und führt zu einer Pupillenerweiterung („Schreckpupille").

Die aktuelle Pupillenweite wird auf zwei Wegen eingestellt (Abb. 5-19 A und B):

- Pupillenverengung bei **Lichteinfall:** Ist der Lichteinfall in das Auge, z.B. durch den Schein einer Taschenlampe des Arztes, gesteigert, so nehmen die Erregungen in den afferenten Fasern des visuellen Systems zu. Im Bereich der

A

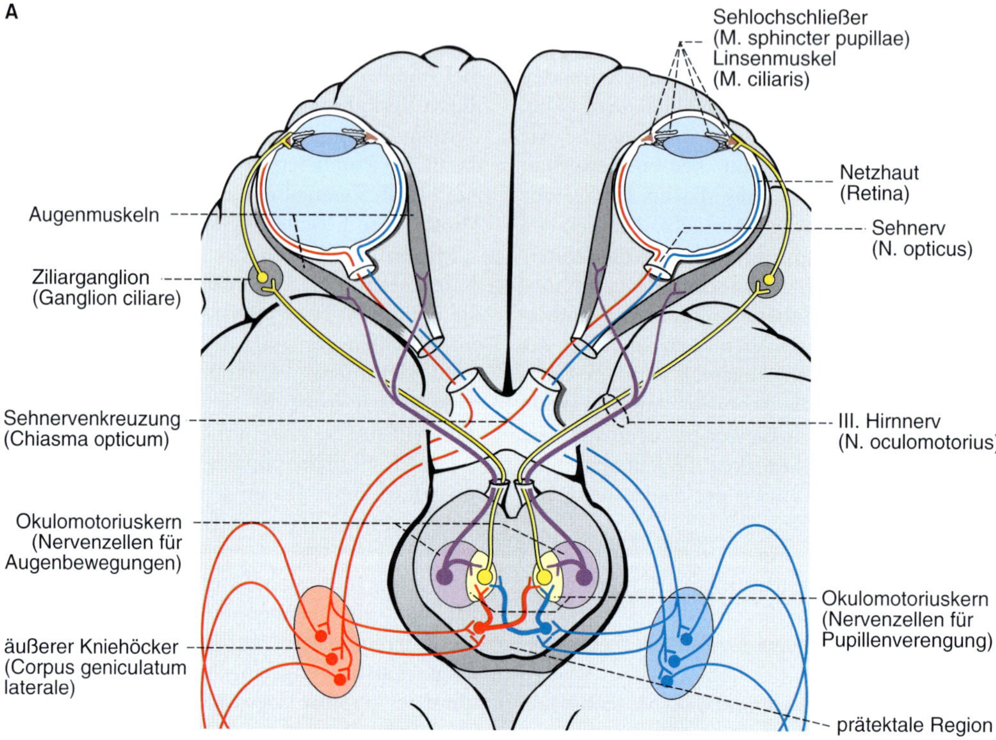

B

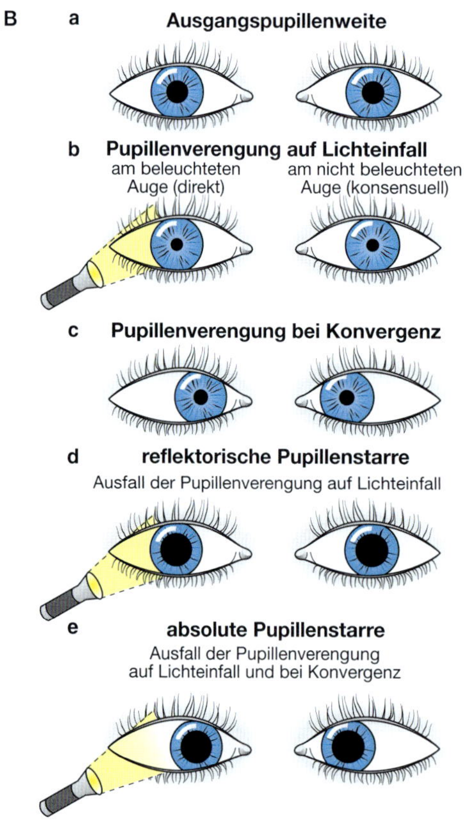

Abb. 5-19 **A:** Verlauf der Bahnen zur Einstellung der Pupillenweite bei Lichteinfall und bei Konvergenz. [L106-R127]
Lichtreaktion: Netzhaut, Sehnerv, Sehnervenkreuzung, Okulomotoriuskern (Nervenzellen für Pupillenverengung), Ganglion ciliare, M. sphincter pupillae.
Konvergenzreaktion: Okulomotoriuskern (Nervenzellen für Augenbewegungen), Okulomotoriuskern (Nervenzellen für Pupillenverengung), Ganglion ciliare, M. sphincter pupillae.
B: Pupillenreaktionen und ihre Störungen. a: Ausgangspupillenweite bei mittlerer Beleuchtung und ohne Konvergenz. b: Pupillenverengung auf Lichteinfall am beleuchteten Auge (direkt) und am nicht beleuchteten Auge der Gegenseite (konsensuell). c: Pupillenverengung bei Konvergenz. d und e: Reflektorische und absolute Pupillenstarre.

prätektalen Region zweigen diese Erregungen zum parasympathischen Teil des Okulomotoriuskerns ab, aktivieren diesen und führen dadurch schließlich zur Engstellung der Pupille. Da zusätzlich zur einseitigen Verschaltung auch eine Kreuzung der Fasern zur jeweils gegenüberliegenden Seite stattfindet, wird nicht nur die Pupille des beleuchteten Auges verengt (direkte Reaktion), sondern auch die Pupille des nicht beleuchteten Auges der Gegenseite (konsensuelle Reaktion).

- Pupillenverengung bei **Konvergenz:** Werden die Blicklinien der Augen nach innen geführt (Konvergenz), so nehmen die Erregungen aus dem Okulomotoriuskern zu, die zu den betreffenden Augenmuskeln verlaufen. Eine solche Konvergenzbewegung wird z. B. dann durchgeführt, wenn der Patient auf Aufforderung des Arztes einen nahe gelegenen Gegenstand fixiert. Die Okulomotoriusaktivität, die über die äußeren Augenmuskeln die Konvergenzbewegung bewirkt, wird auch dem parasympathischen Teil des Okulomotoriuskerns mitgeteilt und dadurch schließlich eine Pupillenverengung herbeigeführt.

Bei der Einstellung der Pupillenweite sind insgesamt zahlreiche sensorische, motorische und vegetative Hirnanteile beteiligt. Daher werden bei ärztlichen Untersuchungen häufig die Pupillenreaktionen auf Beleuchtung und bei Konvergenz untersucht. Fällt die erstere aus, so spricht man von einer reflektorischen Pupillenstarre. Sie tritt z. B. auf, wenn die Sehbahn zwischen Netzhaut und äußerem Kniehöcker unterbrochen ist (Schädigungsorte 1–3 in Abb. 5-18 A und B). In diesen Fällen ist die Pupillenreaktion auf Beleuchtung jedoch erhalten, wenn Netzhautbereiche beleuchtet wurden, die eine intakte Verbindung zum Okulomotoriuskern haben. Sind die Pupillenreaktionen auf Beleuchtung und bei Konvergenz nicht vorhanden, so spricht man von einer absoluten Pupillenstarre. Als mögliche Ursache kommt eine Schädigung des N. oculomotorius bei Hirndrucksteigerung infrage.

Ü Nehmen Sie eine Taschenlampe und leuchten Sie sich vor einem Spiegel in die Augen. Beobachten Sie die Reaktion der Pupillen auf beiden Seiten. Bemerken Sie auch, dass das rechte Auge mitreagiert, wenn Sie das linke anleuchten!

5.4 Auditorisches System: Hören

Z Die Rezeptoren des auditorischen Systems befinden sich in der Schnecke des Innenohrs. Sie werden durch Schalldruckänderungen erregt, die über das äußere und mittlere Ohr zum Innenohr gelangen. Die Rezeptorerregungen werden über eine Kette von Nervenzellen dem Schläfenlappen der Hirnrinde zugeleitet.

5.4.1 Der Reiz für das auditorische System: Schallwellen

Das auditorische System nimmt mechanische Schwingungen (Druckschwankungen) auf, die von der Umwelt ausgehen und sich in der Regel über die Luft bis zum Ohr ausbreiten (Abbildung 5-20). Die Schwingungen werden allgemein als **Schall** oder, auf die Luft bezogen, als Luftschall bezeichnet. Als Schwingungserreger (Schallquelle) wirken u. a. die Bewegungen einer Lautsprechermembran, einer Stimmgabel oder der Stimmbänder des Kehlkopfes.

Der Schall ist in seiner Intensität (Stärke) durch die Amplitude der Schwingungen (Schalldruck) und in seiner Höhe bzw. Tiefe durch die Frequenz der Schwingungen (Anzahl der Schwingungen pro Sekunde) festgelegt. Besitzt der Schall nur eine Frequenz, so nennt man ihn Ton. Mithilfe des auditorischen Systems sind Schwingungen mit Frequenzen von etwa 20 bis etwa 16 000 Schwingungen pro Sekunde (20 Hz bis 16 kHz) wahrnehmbar. Schall mit Frequen-

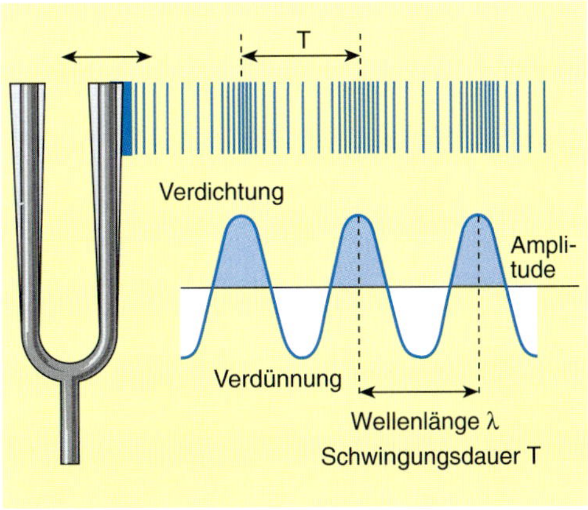

Abb. 5-20 Entstehung von Schallwellen am Beispiel einer schwingenden Stimmgabel. Schallschwingungen sind eine Abfolge von Luftverdichtungs- und Luftverdünnungszonen. [L106-S019]

zen unterhalb von 20 Hz nennt man Infraschall, Schall mit Frequenzen über 16 kHz Ultraschall.

Die Empfindlichkeit des Gehörs für höhere Frequenzen wird mit zunehmendem Alter geringer (Altersschwerhörigkeit). So können ältere Menschen z.B. das Sirren einer Mücke nicht mehr wahrnehmen. Bei 70-Jährigen ist die obere Hörgrenze oft auf 4–5 kHz gesunken.

P Deshalb sollten Pflegende bei älteren schwerhörigen Patienten mit deutlicher, tiefer (nicht mit lauter) Stimme sprechen, um gut verstanden zu werden.

5.4.2 Bau des Hörorgans

Das „Ohr" ist ein anatomisch und funktionell differenziertes Gebilde. Es liegt im Schläfenbein. Es besteht aus zwei verschiedenen, aber in enger Nachbarschaft liegenden Sinnesorganen, nämlich aus dem Organ zur Wahrnehmung von **Schallwellen** (Hörorgan) und dem Organ zur Wahrnehmung von **Beschleunigungen** (Vestibularapparat; Kap. 5.6). Gemeinsam ist beiden, dass sie gegenüber mechanischen Einwirkungen empfindlich sind.

Einteilung des „Doppelorgans" (Abb. 5-21):

- Äußeres Ohr mit Ohrmuschel, äußerem Gehörgang und Trommelfell,
- Mittelohr mit Paukenhöhle und Nebenräumen, mit Gehörknöchelchenkette und Ohrtrompete (Eustachische Röhre, Tuba auditiva),
- Innenohr (Labyrinth) mit dem Hörorgan, nämlich der Schnecke (Cochlea), und dem Vestibularapparat (Kap. 5.6).

Das **äußere Ohr** (Abb. 5-21): Vom Hörorgan ist außen lediglich die Ohrmuschel und der Eingang in den äußeren Gehörgang zu sehen. Die Ohrmuschel besteht zum wesentlichen Teil aus einem elastischen Knorpel, der ihre Form bestimmt, und dem fettreichen Ohrläppchen. Der schlauchartige Gehörgang beginnt mit einem knorpeligen Teil und setzt sich in einem knöchernen fort. Er verläuft von hinten schräg nach vorne zur Mitte zu und bildet zwei leichte Biegungen. Diese können ausgeglichen werden, wenn die Ohrmuschel nach hinten-oben gezogen wird. Dies ist Voraussetzung für die Ohrspiegelung oder eine Spülung des Gehörgangs. Der **Gehörgang** ist mit einer drüsenreichen Haut ausgekleidet. Diese Drüsen sondern das Ohrenschmalz ab. Es kann verhärten und einen Ohrpfropf bilden, der vorübergehend zu Schwerhörigkeit führen kann. Der Ohrpfropf muss dann herausgespült werden. Der Gehörgang ist 2,5 bis 3,5 cm lang. Er wird innen durch eine dünne bindegewebige Platte, das **Trommelfell,** begrenzt. Das Trommelfell gerät durch die Schalldruckschwankungen im äußeren Gehörgang in Schwingungen. Mit dem Trommelfell verbunden ist im oberen Anteil der lange Fortsatz (Handgriff) des Hammers (Abb. 5-21), dessen Ende mit einer trichterförmigen Einziehung des Trommelfells verwachsen ist. An der Innenseite des Trommelfells liegt das Mittelohr.

Das **Mittelohr** (Abb. 5-21): Der Hauptteil des Mittelohrs ist ein hoher spaltförmiger Raum, die **Paukenhöhle** (Cavum tympani). Das Trommelfell bildet die seitliche Wand. Nach vorne, ausgehend von der Paukenhöhle, zieht ein etwa 3,6 cm langer Gang zum Nasenraum, die **Ohrtrompete** (Eustachische Röhre, Tuba auditiva). Sie erweitert sich nach unten trichterartig und mündet am Übergang vom Nasenraum in den oberen Rachenraum (Abb. 5-21). Durch Aneinanderliegen ihrer Wände ist sie normalerweise geschlossen. Beim Gähnen und Schlucken wird sie geöffnet und bewirkt dadurch einen kurz dauernden Ausgleich des Luftdrucks zwischen der Außenwelt und der Luft der Paukenhöhle. So kann ein unangenehmes Gefühl beseitigt werden, das bei Druckunterschieden (akute Veränderung des atmosphärischen Drucks bei Überwindung von Höhenunterschieden, z.B. Seilbahnfahrt) entsteht. Schleimhautentzündungen im Nasen-Rachenbereich können über die Ohrtrompete auf das Mittelohr übergreifen (Mittelohrentzündung).

Ü Erfahren Sie selbst die Funktion der Ohrtrompete: Schließen Sie Mund und Nase. Pressen Sie daraufhin von innen Luft gegen Mund und Nase. Sie spüren dann, wie Luft durch die Ohrtrompete und das Mittelohr von innen auf das Trommelfell drückt.

Nach hinten steht die Paukenhöhle mit den Knochenhohlräumen (Cellulae mastoideae) des Warzenfortsatzes in Verbindung. Der Warzenfortsatz ist hinter dem Ohr tastbar. Die dem Trommelfell gegenüberliegende mediale Wand der Paukenhöhle grenzt das Mittelohr vom Innenohr oder Labyrinth ab. Hier liegen das ovale Fenster (Fenestra ovalis oder Fenestra vestibuli) und das runde Fenster (Fenestra rotunda oder Fenestra cochleae). Das runde Fenster ist durch eine Membran verschlossen. Im ovalen Fenster ist die Fußplatte des Steigbügels durch ein Ringband beweglich aufgehängt.

Die Übertragung der Schallschwingungen vom Trommelfell zum Innenohr wird durch die drei **Gehörknöchelchen** Hammer, Amboss und Steigbügel ermöglicht. Sie bilden eine gelenkig verbundene Gliederkette von Knöchelchen, die Gehörknöchelchenkette. Der Hammer, der mit dem Trommelfell verwachsen ist, steht mit dem Amboss in Verbindung. Dieser hat einen langen Fortsatz, der sich dem Steigbügel anlagert. Über die Fußplatte des Steigbügels im ovalen Fenster werden die Schwingungen des Trommelfells auf die Schneckenflüssigkeit des Innenohrs übertragen (Abb. 5-21).

Das **Innenohr** (Abb. 5-21, 5-22): Medial der Paukenhöhle liegt im Schläfenbein ein System von Hohlräumen des Knochens, das wegen seiner komplizierten Gestalt als **knöchernes Labyrinth** bezeichnet wird. Sein Mittelteil ist der zentral gelegene Vorhof (Vestibulum). Aus ihm geht nach vorne-unten über das ovale Fenster und die Steigbügelplatte der Zugang zur knöchernen Schnecke. Sie besteht aus einem gewundenen Kanal von etwa 21/2 Windungen, die sich um eine Knochenachse, den Modiolus, hochwinden (Abb. 5-21). Der Schneckenkanal ist durch eine teils knöcherne, teils bindegewebige Scheidewand in eine obere Hälfte, die Vorhoftreppe (Scala vestibuli), und eine untere Hälfte, die Paukentreppe (Scala tympani), gegliedert. Beide sind

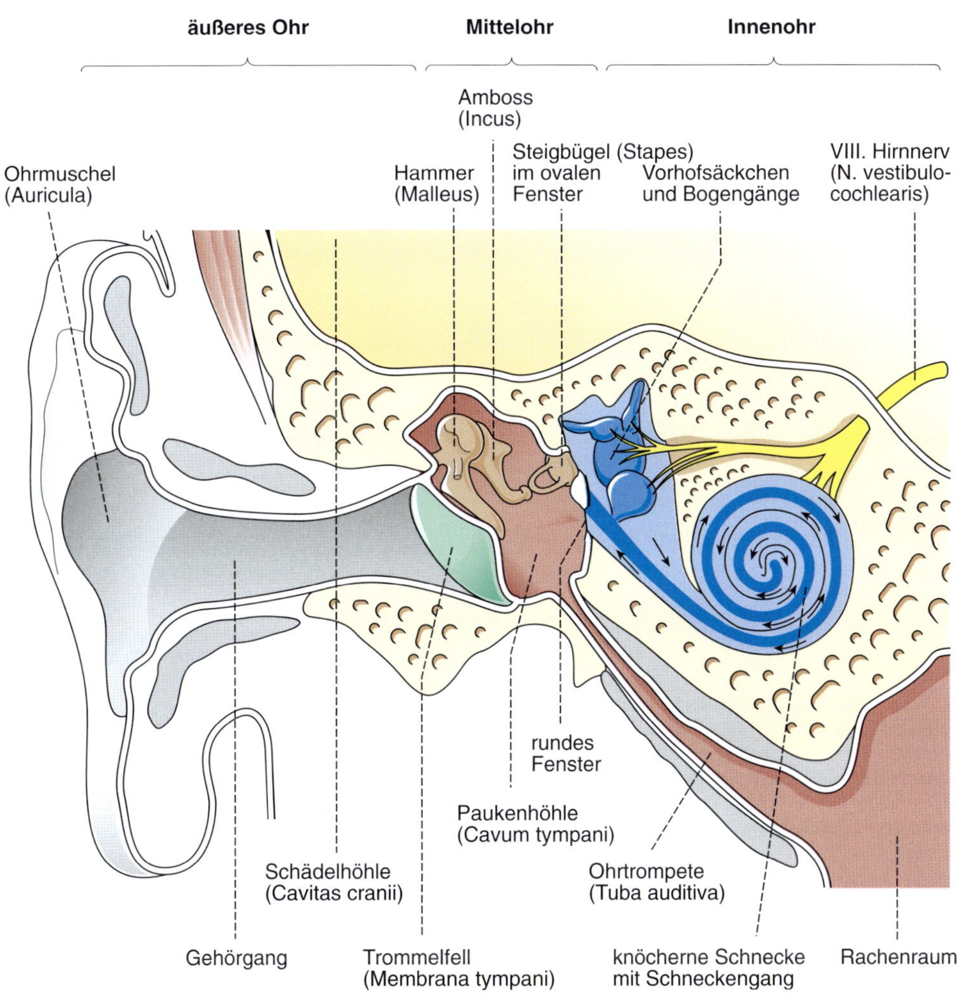

Abb. 5-21 Bau des Hörorgans (mit Vestibularapparat). Hellblau = Perilymphe; dunkelblau = Endolymphe. [L106-R127]

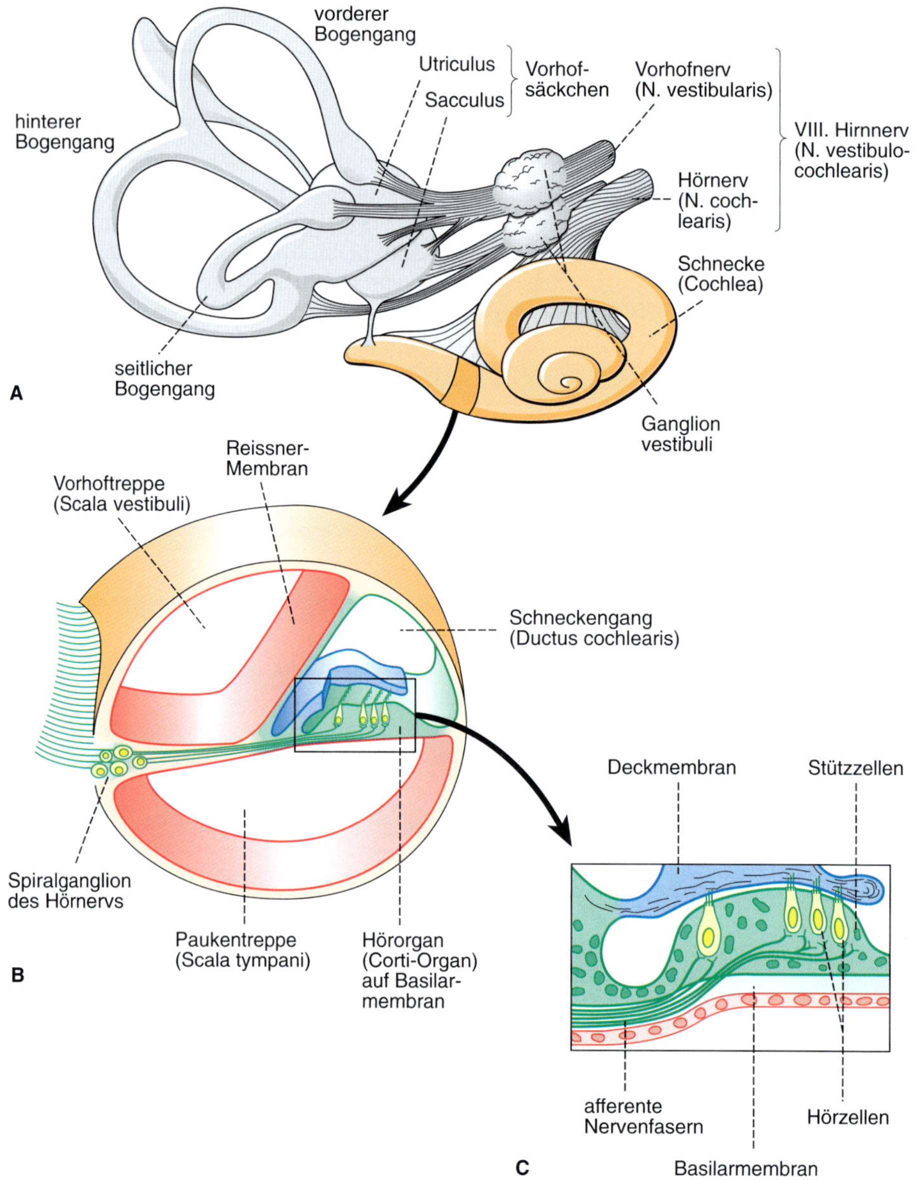

Abb. 5-22 Häutiges Labyrinth und Hörorgan. [L106-R127]
A: Häutiges Labyrinth mit der häutigen Schnecke, die das Hörorgan enthält, und den zum Vestibularapparat gehörenden Vorhofsäckchen (Sacculus und Utriculus) sowie den Bogengängen.
B: Ausschnitt der häutigen Schnecke: Der Endolymphraum (Schneckengang) wird durch zwei Membranen vom Perilymphraum (Vorhoftreppe und Paukentreppe) abgegrenzt.
C: Wand des Schneckengangs mit den Sinneszellen des Hörorgans.

durch eine winzige Öffnung an der Schneckenspitze (Helicotrema) miteinander verbunden. Die Scala vestibuli steht mit dem Vorhof in freier Verbindung, die Scala tympani endet blind am runden Fenster. Dieses System knöcherner Hohlräume des Innenohrs ist mit einer lymphartigen Flüssigkeit ausgefüllt, die als **Perilymphe** (Außenlymphe) bezeichnet wird.

In dem flüssigkeitsgefüllten knöchernen Labyrinth befindet sich ein Gebilde gleicher Form, das als **häutiges Labyrinth** bezeichnet wird (Abbildung 5-22).

Das häutige Labyrinth besteht aus:

- den beiden Vorhofsäckchen (Sacculus und Utriculus; Kap. 5.6),
- den drei häutigen Bogengängen (Kap. 5.6),
- dem Schneckengang (Ductus cochlearis).

Sie sind miteinander verbunden und ebenfalls mit einer lymphartigen Flüssigkeit, der **Endolymphe,** gefüllt. Dieses häutige Labyrinth schwimmt in der Perilymphe des knöchernen Labyrinths, an dessen Wandung es locker verankert ist.

Der Schneckengang (Ductus cochlearis) wird zur Vorhoftreppe hin von der Reissner-Membran begrenzt, zur Paukentreppe hin von der Basilarmembran. Auf der Basilarmembran befindet sich das **Corti-Organ** mit den Sinneszellen des Hörorgans. Es ist eine wallartige Erhebung. Sie folgt dem spiraligen Verlauf der Membran durch alle Windungen. Im Corti-Organ findet man die Sinneszellen für die Schallaufnahme. Sie bestehen aus den äußeren und inneren Haarzellen. Insgesamt enthält das Corti-Organ etwa 16 000 Sinneszellen (Abb. 5-22). Sie stehen mit Nervenfasern des Hörnerven (N. cochlearis) in Verbindung. Über dem Corti-Organ befindet sich die sog. Deckmembran, mit der die Sinneshärchen locker verbunden sind. Alle diese Teile sind von Endolymphflüssigkeit umspült.

5.4.3 Umformung der Schallwellen in neuronale Erregungen

Das Ohr erfüllt – ähnlich wie das Auge – eine doppelte Funktion: Zum einen entwirft es ein Bild des Schalls aus der Umwelt im Innenohr, zum anderen tastet es dieses Bild mithilfe von Rezeptoren ab.

Treffen Luftdruckschwankungen, die einen Ton darstellen, auf das **Trommelfell,** so wird es in tonfrequente Schwingungen versetzt. Die Schwingungen des Trommelfells werden über die Kette der **Gehörknöchelchen** zunächst bis zur Fußplatte des Steigbügels weitergeleitet. Diese Schalleitung kann durch zwei kleine Muskeln beeinflusst werden. Die Muskeln werden von Nervenzellen des Gehirns kontrolliert und sind in der Lage, Trommelfell (M. tensor tympani) und Steigbügel (M. stapedius) anzuspannen. Dadurch kann eine Dämpfung der Schallübertragung erfolgen.

Am Steigbügel trifft die Schwingungsenergie auf die **Perilymphe** der Vorhoftreppe (Abbildung 5-21, 5-22). Eine Einwärtsbewegung des

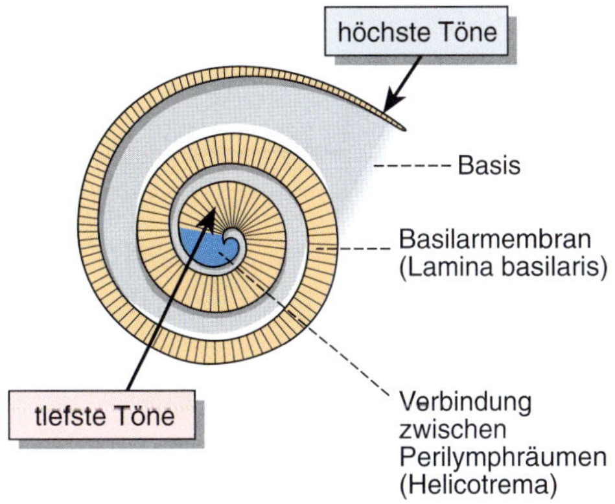

Abb. 5-23 Schema der spiralig angeordneten Basilarmembran mit ihren an der Schneckenbasis kurzen, an der Spitze (Helicotrema) langen, radiär gestellten Fasern. [L106-S019]

Steigbügels führt zu einer Auslenkung des steigbügelnahen Anteils des Endolymphschlauchs in Richtung Paukentreppe. Diese Auslenkung läuft weiterhin als Wanderwelle über den Endolymphschlauch. Wenn ein Ton auf das Ohr einwirkt, bewegt sich damit die Basilarmembran auf und ab. Dabei kann man feststellen, dass sich bei Tönen mit hohen Frequenzen in der Nähe des Steigbügels und bei Tönen mit niedrigen Frequenzen in der Nähe der Schneckenspitze ein **Schwingungsmaximum** (höchstes Schwingungsausmaß) ausbildet (Abb. 5-23). Auf diese Weise wird jede Tonfrequenz durch das zugehörige Schwingungsmaximum auf einem bestimmten Bereich der Basilarmembran „abgebildet".

Die Abtastung des „Tonfrequenzbildes" auf der Basilarmembran erfolgt durch die **Rezeptoren** des Corti-Organs. Bei den Schwingungen des Endolymphschlauchs verschieben sich Basilarmembran und Deckmembran gegeneinander (Abb. 5-24). Dadurch kommt es zu einer Verbiegung der haarförmigen Fortsätze der Rezeptorzellen. Dieser mechanische Vorgang löst in den Fasern des Hörnerven Aktionspotenziale aus. Der Hörnerv leitet sie über seine Fasern dem Gehirn zu.

G Schalleinwirkungen hoher Intensität und langer Dauer können zu einer dauerhaften Schädigung der Sinneszellen führen. Dadurch kommt es zu einem Verlust an Hörfähigkeit.
Ist die schädigende Beschallung auf bestimmte Frequenzen begrenzt, so gehen nur die Sinneszellen in dem Abschnitt der Basilarmembran ➜

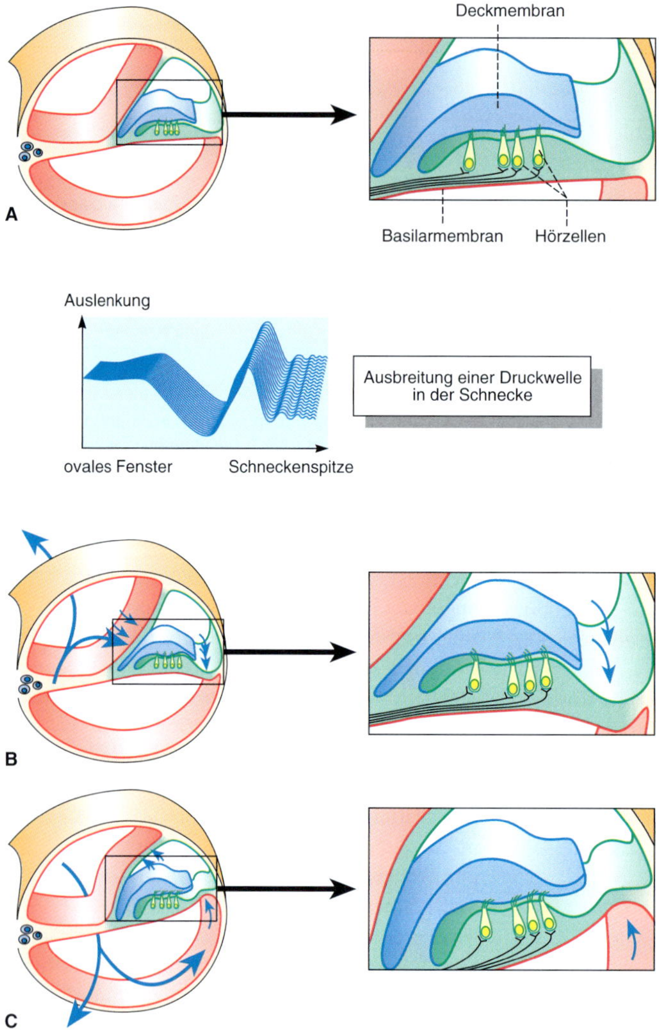

Abb. 5-24 Verschiebungen der Basilarmembran und Deckmembran bei Ausbreitung einer Druckwelle in der Schnecke des Innenohrs. [L106-R127]
A: Ausgangssituation.
B: Wellenbauch in der Vorhoftreppe (Scala vestibuli). Durch die Scherbewegung von Basilar- und Deckmembran verschieben sich die haarförmigen Fortsätze der Sinneszellen im Bild nach links.
C: Schwingungsbauch in der Paukentreppe (Scala tympani). Durch die Scherbewegung von Basilar- und Deckmembran verschieben sich die haarförmigen Fortsätze der Sinneszellen im Bild nach rechts.

zugrunde, in dem diese Frequenz ihre hauptsächliche „Abbildung" erfährt. Eine frequenzspezifische Schwerhörigkeit ist die Folge. Schäden des Sinnesepithels sind nicht heilbar, da die Haarzellen nicht in der Lage sind, sich zu regenerieren. Um so wichtiger ist Vorsorge durch Vermeidung schädigender Beschallung bzw. durch Schutzmaßnahmen.

5.4.4 Weiterleitung der auditorischen Information zum Gehirn

Der VIII. Hirnnerv (N. vestibulocochlearis) leitet die Hörinformationen aus dem Innenohr zunächst in verschiedene Kerngebiete des Hirnstammes (Abb. 5-22, 5-25). Von dort führt die Hörschleife (Lemniscus lateralis) zu den unteren Hügeln der Vierhügelplatte und dem inneren Kniehöcker (Corpus geniculatum mediale). Von letzterem verläuft die Hörstrahlung (Radiatio acustica) zum **Hörfeld der Hirnrinde** in der oberen Schläfenwindung.

Bei der Abbildung der Hörinformationen in der Hirnrinde sind die Signale sowohl nach einzelnen Frequenzen („Tonhöhen"; tonotope Abbildung) als auch nach komplexen Schallmustern geordnet. Der grundsätzlich hörbare Frequenzbereich in Zuordnung zur Schallintensität ist in Abb. 5-26 wiedergegeben.

Die primären Projektionsfelder in der Hirnrinde sind mit weiteren Hirnrindenfeldern, die

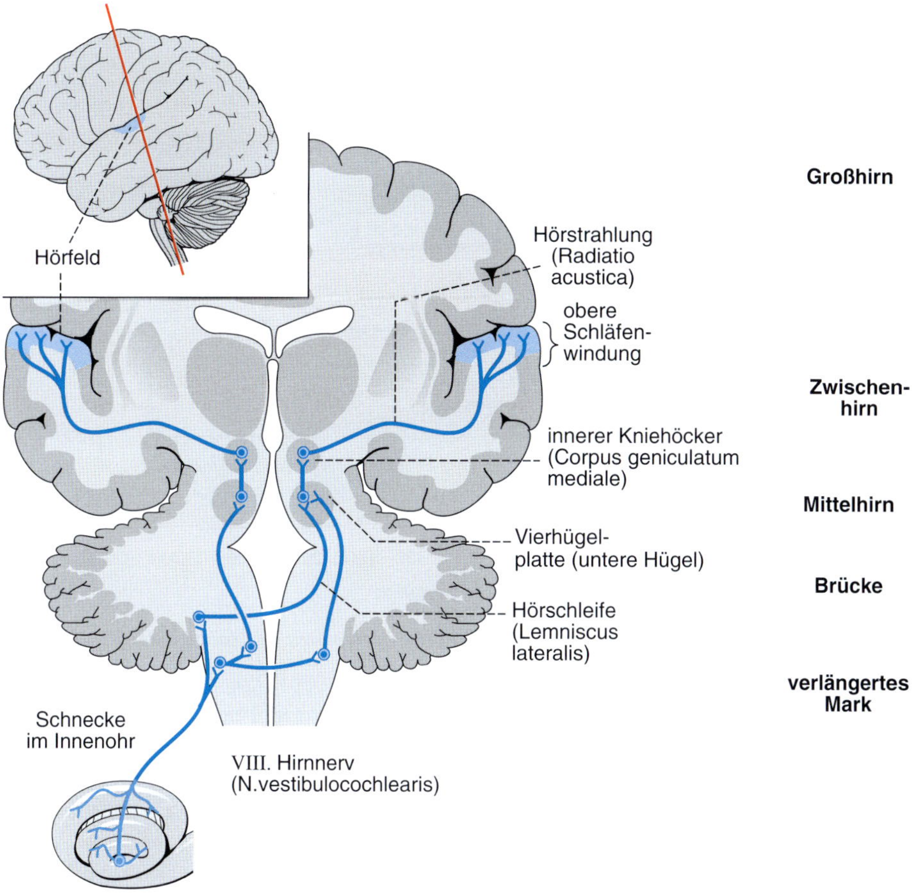

Abb. 5-25 Verlauf der Hörbahn von der Schnecke des Innenohrs bis zur Großhirnrinde. [L123-R127] Schnittführung siehe Seitenansicht des Gehirns, oben links.

in unmittelbarer Nähe liegen, funktionell eng gekoppelt. Sie werden als **Assoziationsfelder** bezeichnet (**Wernicke-Areal**). Ihre Aufgabe besteht darin, den Inhalt und die Bedeutung der Hörempfindungen zu erkennen.

K Fallen die Assoziationsfelder aus und bleibt gleichzeitig das primäre Projektionsgebiet erhalten, so können die sonst wohlbekannten Geräusche zwar noch gehört, aber nicht mehr verstanden werden (auditorische Agnosie; „Seelentaubheit"). Damit ist in der Regel eine erhebliche Störung des Sprachverständnisses verbunden. Die Muttersprache wird in diesen Fällen z. B. wie eine unbekannte Fremdsprache empfunden. Der Ausfall der Assoziationsfelder geht mit einem Verlust des Sprechvermögens (sensorische Aphasie; Kap. 5.5) und meistens auch mit einer Unfähigkeit zum Lesen (Alexie) einher.

Auch bei Bewusstlosigkeit können in einigen Fällen noch Signale über das auditorische System empfangen und verarbeitet werden.

5.5 Phonetisches System: Sprechen

Z Die Sprache ist das bedeutendste Kommunikationsmittel in der menschlichen Gesellschaft. Am Sprechen sind die Atemmuskeln, der Kehlkopf mit den Stimmbändern und deren Stellmuskeln sowie die Mund- und Nasenhöhle mit Zunge, Lippen und Wangenmuskulatur beteiligt. Obwohl das Sprechen ein motorischer Vorgang ist, wird es an dieser Stelle beschrieben, da die Feinabstimmung der Sprechmuskulatur ohne die Empfindungen und Wahrnehmungen aus dem auditori- ➜

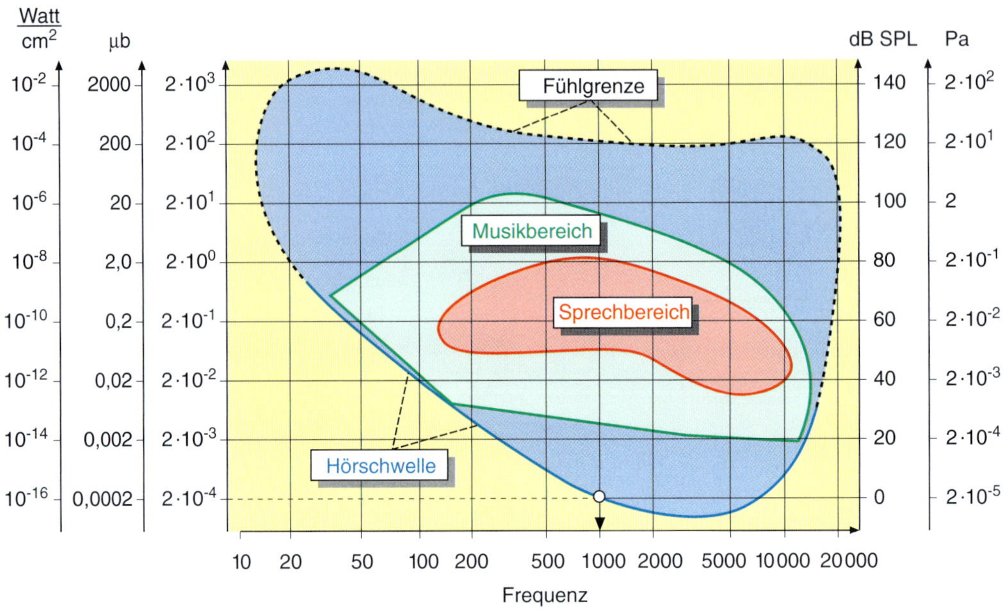

Abb. 5-26 Hörfläche: Beziehungen zwischen Tonintensität und Tonfrequenz im hörbaren Bereich. [L106-S019]
Waagerechte Skala (Abszisse): Tonfrequenz.
Senkrechte Skala (Ordinate): Schalldruck in Mikrobar (µb) und Pascal (Pa); Schallintensität in Watt pro cm²; Schalldruckpegel (sound pressure level, SPL) in Dezibel (dB). Die Hörfläche wird am unteren Rand durch den Schwellenschalldruck (Hörschwelle) und am oberen Rand durch die Fühlgrenze (sog. Schmerzschwelle) begrenzt. Die Hauptempfindungsbereiche für die Sprach- und Musikwahrnehmung sind eingetragen.

schen System nicht möglich ist. So fällt bei Taubheit die Lautsprache trotz intakten Sprechapparats aus (Taubstummheit).

5.5.1 Bau des Kehlkopfes

Das Skelett des Kehlkopfes (Larynx; Einzelheiten zum anatomischen Aufbau siehe Kap. 8 „Atmung“ sowie Abb. 8-3) besteht aus:

- Zungenbein (Os hyoideum),
- Schildknorpel (Cartilago thyroidea),
- Ringknorpel (Cartilago cricoidea) und
- den beiden Stellknorpeln (Cartilago arytenoidea), die drehbar auf dem Ringknorpel befestigt sind.

Die beiden elastischen Stimmbänder (Ligamentum vocale) spannen sich jeweils zwischen dem Stimmbandfortsatz des Stellknorpels und dem Schildknorpel. Ihnen liegen die Stimmbandmuskeln (M. vocalis) unmittelbar an. Sie geben den Stimmbändern die jeweils erforderliche Spannung. Der Spaltraum zwischen den Stimmbändern wird als Stimmritze bezeichnet. Die Stimmritze kann sehr eng sein, wie etwa beim Sprechen, oder erweitert werden, wie bei der Atmung (Abb. 5-27, Abb. 8-3). Die dazu erforderlichen Veränderungen in der Stellung der Stimmbänder kommen durch Drehbewegungen der Stellknorpel zustande. Diese werden durch die inneren Kehlkopfmuskeln bewirkt, die überwiegend vom Ringknorpel zu den Stellknorpeln ziehen.

5.5.2 Klangbildung (Phonation)

Die bei der Ausatmung aus der Lunge strömende **Luft** versetzt die **Stimmbänder** in **Schwingungen,** die in ihrer Frequenz Tönen entsprechen. Die Stimmlippen schwingen dabei senkrecht zur Richtung des Luftstroms. Die Spannung der Stimmlippen, die durch Muskeltätigkeit willkürlich eingestellt werden kann, bestimmt die Schwingungsfrequenz und damit die Tonhöhe. Die Stärke des Luftstroms legt die Schwingungsamplitude und damit die Tonstärke fest.

Ü Legen Sie eine Hand leicht auf Ihren Kehlkopf. Summen Sie nun abwechselnd einen hellen und einen tiefen Ton. Spüren Sie dabei die Stellungsänderungen des Kehlkopfes.

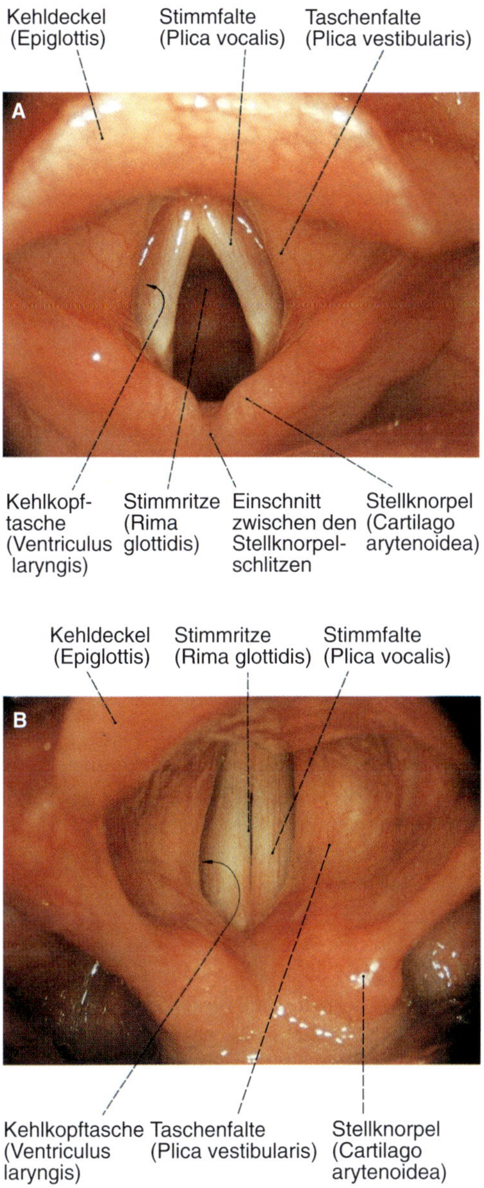

Abb. 5-27 Stimmbänder und Stimmritze bei Kehlkopfspiegelung. [S007-1-19]
A: Offene Stimmritze bei Atmung.
B: Geschlossene Stimmritze beim Sprechen.

5.5.3 Formung der Sprachlaute (Artikulation)

Die vom Luftstrom aus der Lunge und vom Kehlkopf erzeugten Klangschwingungen treffen auf den Rachenraum, die Mundhöhle und die Nasenhöhle (Kap. 8 „Atmung"). Dieser sog. Ansatzraum ist in seiner Form durch die beweglichen Teile wie Unterkiefer, Zunge, Lippen und Gaumen veränderlich. In ihm werden durch Mitschwingungen der Luft (Resonanz) bestimmte Frequenzbereiche des Stimmklangs verstärkt. Veränderungen des Ansatzraums führen zu Veränderungen der Resonanz und damit zur Entstehung von Selbstlauten (Vokale). Die jeweils durch Resonanz verstärkte Frequenz wird Formant genannt. Die Mitlaute (Konsonanten) entstehen durch den Luftstrom an den Lippen, den Zähnen oder am Gaumen. Bei einigen ist der Nasenraum einbezogen.

5.5.4 Neuronale Steuerung der Sprechmuskulatur

Die gesamte Sprechmuskulatur wird durch motorische Programme aus der **Hirnrinde** gesteuert. Daran sind sowohl die primären motorischen Areale, die überwiegend in der vorderen Zentralwindung lokalisiert sind, als auch motorische Assoziationsareale beteiligt, die vor der vorderen Zentralwindung liegen. Fällt das **motorische Sprechzentrum** (nach Broca benanntes Assoziationsareal) aus, so sind die am Sprechvorgang beteiligten Muskeln nicht gelähmt. Die Lippen, die Zungenmuskulatur und die Unterkiefermuskulatur sind noch in der Lage, Bewegungen und bestimmte Bewegungsfolgen, z. B. Pfeifen, auszuführen. Es ist jedoch unmöglich, die Einzelbewegungen zum Sprechen „zusammenzusetzen".

K Diese Funktionsstörung wird als motorisches Sprechunvermögen (motorische Aphasie) bezeichnet. Eine Aphasie tritt ebenfalls auf, wenn es zu einer Störung im sensorischen Assoziationsareal des auditorischen Systems kommt (sensorische Aphasie). Diese Aphasieformen kommen z. B. bei Patienten mit Schlaganfall oder Gehirnblutungen vor.

5.6 Vestibuläres System: Empfindung von Beschleunigungen

Z Die Rezeptoren des vestibulären Systems (Makulaorgane, Bogengangsorgane) befinden sich im Vorhof (Vestibulum) und den Bogengängen des Innenohrs. Sie werden durch geradlinige Beschleunigungen (Makulaorgane) und ➜

Drehbeschleunigungen (Bogengangsorgane) erregt. Die Rezeptorerregungen werden zum Kopffeld der hinteren Zentralwindung der Hirnrinde geleitet.

5.6.1 Der Reiz für das vestibuläre System: Beschleunigung

Das vestibuläre System registriert mechanische Beschleunigungen des Kopfes. Durch die Rezeptoren dieses Systems werden zwei Typen von Beschleunigungen erfasst:

- Die **geradlinige Beschleunigung** (Linear- oder Translationsbeschleunigung): Dazu sind die Beschleunigungen zu rechnen, die beim Anfahren (positive Beschleunigung) und Bremsen (negative Beschleunigung) eines Fahrzeugs auftreten. Hinzu kommt die Erdbeschleunigung, die als Schwerkraft auf alle Körper dauernd einwirkt.
- Die **Drehbeschleunigung** (Winkelbeschleunigung, Rotationsbeschleunigung): Diese Beschleunigung tritt bei Drehungen des Kopfes, Nickbewegungen oder seitlicher Kopfneigung („Kopfwiegen“) auf.

P Jedes Mal, wenn Pflegende bewegungseingeschränkte Patienten im Bett auf die andere Seite drehen, bewirken sie eine **vestibuläre Anregung.** Die Art und Weise, wie dies gestaltet wird, kann erhebliche Auswirkungen auf den Patienten haben. Daher passen die Pflegenden die Geschwindigkeit des Drehens individuell den Bedürfnissen des Patienten an. So kann es notwendig sein, einen Menschen sehr langsam zu drehen, einem anderen wiederum würde das etwas schnellere Drehen – und die damit verbundene vestibuläre Reizung – gut tun.

5.6.2 Bau des vestibulären Systems

Vestibulärer Apparat für die Aufnahme von **Linearbeschleunigungen** (Abb. 5-28): Im Vorhof des knöchernen Labyrinths des Schläfenbeins (Abb. 5-21) liegen zwei untereinander verbundene sackartige Gebilde, der Sacculus und der Utriculus. In beiden findet man je eine Sinnesfläche, die als Macula sacculi (etwa sagittal ausgerichtet) und Macula utriculi (etwa horizontal ausgerichtet) bezeichnet werden. Die erhabenen Makulaorgane enthalten von Sinneszellen ausgehende Sinneshaare (Zilien), die von einer gallertartigen Masse (Otolithenmembran) umgeben sind. In diese sind oberflächlich Kalkkörnchen (Otolithen) eingelagert.

Vestibulärer Apparat für die Aufnahme von **Drehbeschleunigungen** (Abb. 5-28): Vom Utriculus aus ziehen drei häutige, etwa 0,5 mm weite Bogengänge durch drei halbkreisförmig gebogene, knöcherne Kanäle (Canalis semicircularis osseus). Diese Kanäle liegen in drei etwa senkrecht zueinander orientierten Ebenen. Es gibt den vorderen vertikalen, den hinteren vertikalen und den seitlichen horizontalen Bogengang. Sie sind nahe dem Utriculus an einem Ende erweitert (Ampulle). In diese Erweiterung schiebt sich vom Rand her eine leistenartige Erhebung (Crista ampullaris) vor, die die Sinneszellen trägt. Ihre Sinneshaare sind in eine Gallertkuppel, die „Cupula“, eingelassen, die weit in den Innenraum des betreffenden Bogenganges hineinreicht bzw. die gegenüberliegende Seite berührt.

5.6.3 Umformung der Beschleunigung in neuronale Erregungen

Registrierung der **Linearbeschleunigung:**
Da die Otolithen eine größere spezifische Dichte als ihre Umgebung haben, erfährt die Otolithenmembran eine Abscherbewegung, wenn ihr eine Beschleunigung in seitlicher Richtung erteilt wird (Abb. 5-29). Dadurch werden die Zilien der Rezeptorzellen verbogen und die Entladungsfrequenz in den angeschlossenen Nervenfasern geändert. Bei aufrechter Kopfhaltung befinden sich die Makulaorgane in waagerechter und senkrechter Position. Durch die Einwirkung der Schwerkraft wird bei jeder Kopfstellung im Raum die Otolithenmembran beider Makulaorgane in charakteristischer Weise verformt. Dadurch entsteht in den zugehörigen Nervenfasern ein Entladungsmuster, in dem die Information über die Stellung des Kopfes im Schwerefeld der Erde enthalten ist.
Registrierung der **Drehbeschleunigung:**
Auch bei den Bogengangsorganen wird die Aktivitätsänderung der Rezeptoren durch eine Verbiegung der Zilien ausgelöst, die in diesem Fall durch eine Abweichung der Cupula bewirkt werden kann. Wird der Kopf in der Ebene des Bogengangs in Drehung versetzt und ihm damit eine Rotationsbeschleunigung erteilt, so bleibt die Endolymphe aufgrund ihrer Trägheit zunächst hinter der Kanaldrehung zurück (Abb. 5-29).

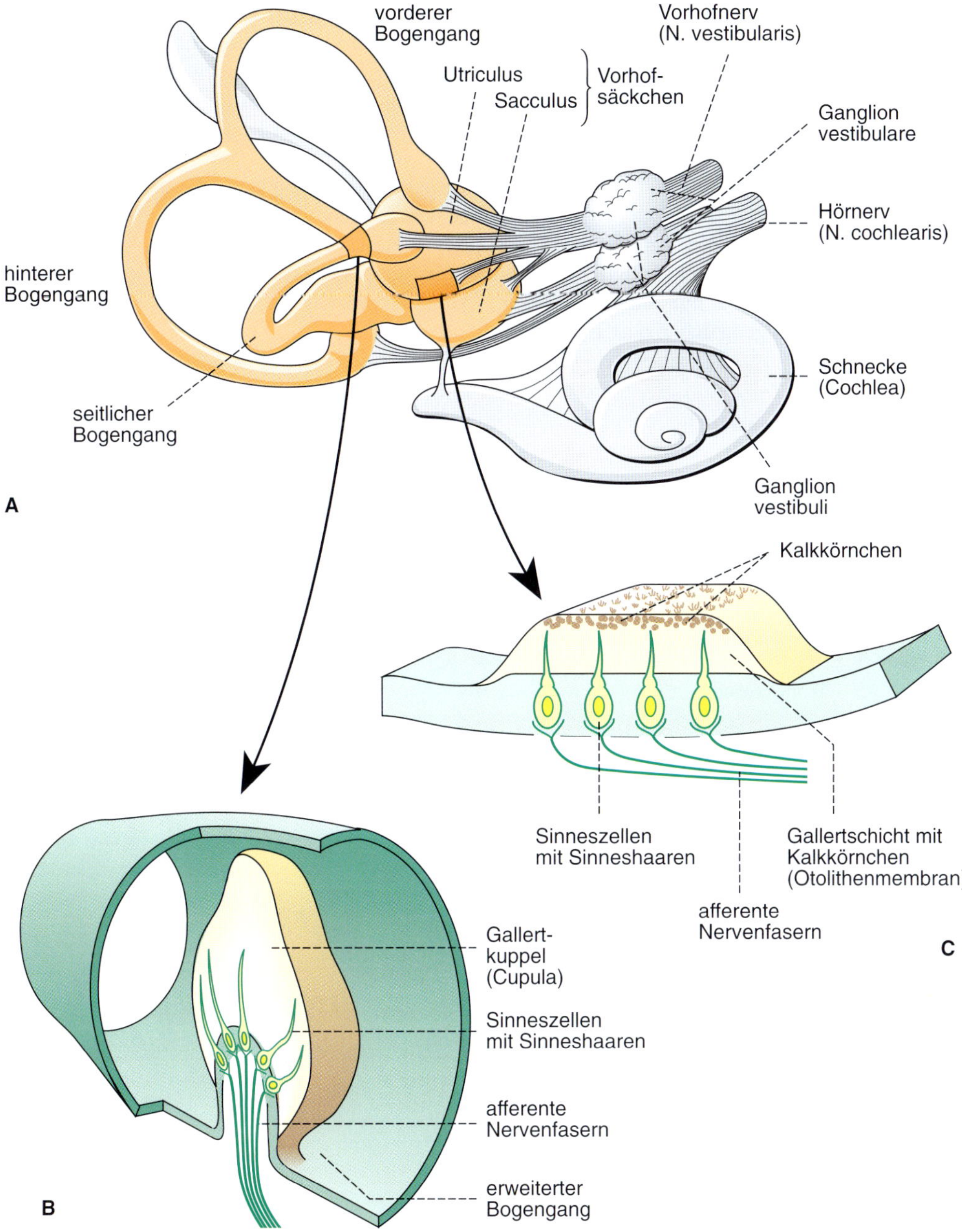

Abb. 5-28 Häutiges Labyrinth und Vestibularapparat. [L106-R127]
A: Häutiges Labyrinth mit den zum Vestibularapparat gehörenden Vorhofsäckchen (Utriculus und Sacculus) sowie den drei Bogengängen und mit der häutigen Schnecke (Hörorgan).
B: Bogengangsorgan.
C: Makulaorgan.

Ü Dieser Vorgang lässt sich an einem gefüllten Wasserglas veranschaulichen: Bewegt man das Glas ruckartig in eine Richtung, so schwappt das Wasser auf der der Bewegungsrichtung entgegengesetzten Seite über den Rand. Die Flüssigkeit bleibt hinter der Bewegung des Glases zurück.

In ähnlicher Weise bewegen sich Endolymphe und Kanal bei der Drehbeschleunigung gegeneinander. Da die Cupula nur an einem Ende an der Wand des Bogengangs fixiert ist, drückt die zurückbleibende Flüssigkeit gegen die Gallertkuppel und verbiegt sie entgegen der Kopfbewegung. Mit der Cupulabewegung ist eine Verbiegung der Zilien verknüpft, wodurch die Entladungsfrequenz der Rezeptorfasereinheit verändert wird. Durch die Anordnung der einzelnen Bogengänge in drei Ebenen können Rotationsbeschleunigungen des Kopfes um alle Drehachsen des Raumes erfasst und in charakteristischen Entladungsmustern der angeschlossenen Nervenfasern verschlüsselt werden.

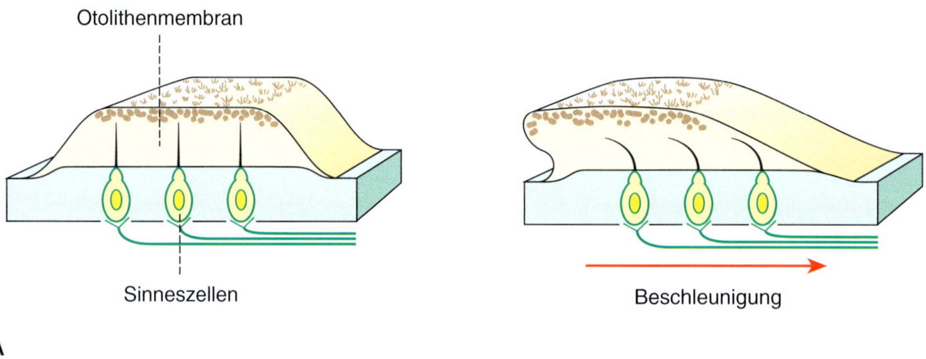

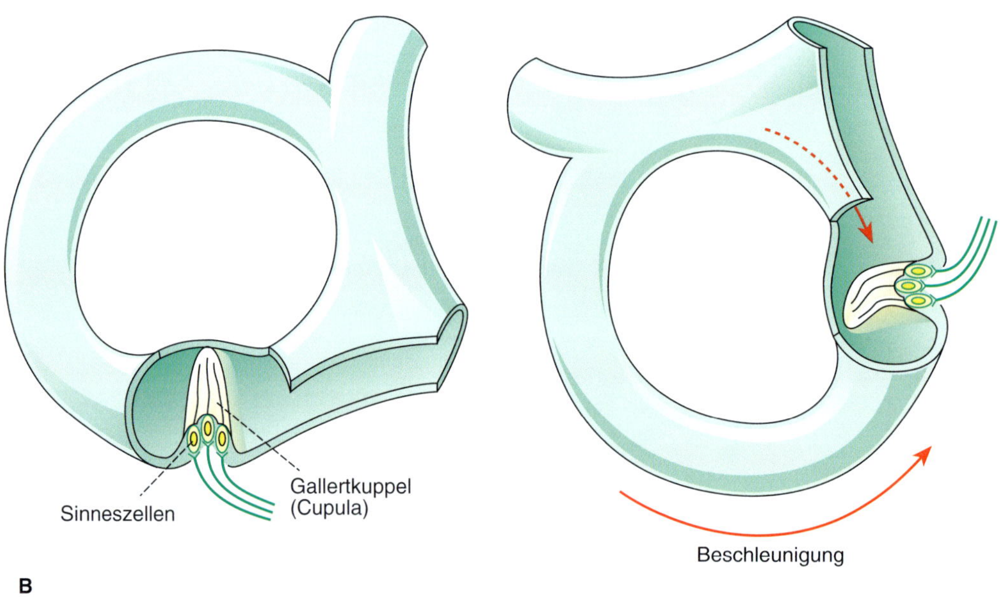

Abb. 5-29 Rezeptoren zum Registrieren von Beschleunigungen. [L106/S130-2]
A: Makulaorgan zur Erfassung von Linearbeschleunigungen. Bei einer Beschleunigung in Pfeilrichtung bleibt die Gallertschicht mit Kalkkörnchen (Otolithenmembran) zurück und verbiegt dadurch die Zilien im Bild nach links.
B: Bogengangsorgan zur Erfassung von Rotationsbeschleunigungen. Bei einer Beschleunigung in Pfeilrichtung bleibt die Endolymphe zurück und verbiegt dadurch die Gallertkuppel (Cupula) und die in ihr befindlichen Zilien der Rezeptoren im Bild nach unten.

5.6.4 Weiterleitung der Beschleunigungsinformationen zum Gehirn

Die Sinneszellen des Vestibularapparates sind mit Nervenfasern des N. vestibularis (VIII. Hirnnerv) verbunden (Abb. 5-22, 5-30). So gelangen Impulse der Sinnesorgane des vestibulären Systems über den N. vestibularis zu verschiedenen Kerngebieten (Vestibulariskerne) der Medulla oblongata. Von dort ziehen aufsteigende Bahnen über den Thalamus als Schaltstation zur hinteren Zentralwindung der **Großhirnrinde** (Gyrus postcentralis). Hier gelangen sie in das Areal, in dem durch das somato-viszerale System der Gesichtsbereich abgebildet ist. Es entstehen bewusste Empfindungen, die mit Informationen der Tiefensensibilität aus dem Körper verbunden werden (Kap. 5.2). Von den Vestibulariskernen bestehen auch Verbindungen zum:

- motorischen System: Bei diesen Verbindungen ist besonders der Informationsfluss zum Kleinhirn (Vestibulocerebellum; Kap. 6 „Motorisches System") und zu den motorischen Nervenzellen im Rückenmark über den Tractus vestibulospinalis hervorzuheben. Dieser Anschluss zum motorischen System ist für die Aufrechterhaltung des Körpergleichgewichts von entscheidender Bedeutung. Daher wird das vestibuläre System auch **Gleichgewichtssystem** genannt.
- vegetativen Nervensystem: Diese Verbindungen sind für das Zustandekommen von Bewegungs- oder „Reise"-Krankheiten (Kinetosen) verantwortlich. Solche Störungen treten auf, wenn „ungewöhnliche" und starke Reize auf die vestibulären Rezeptoren treffen. Diese Erkrankungen äußern sich in Übelkeit, Schwindel und Erbrechen.

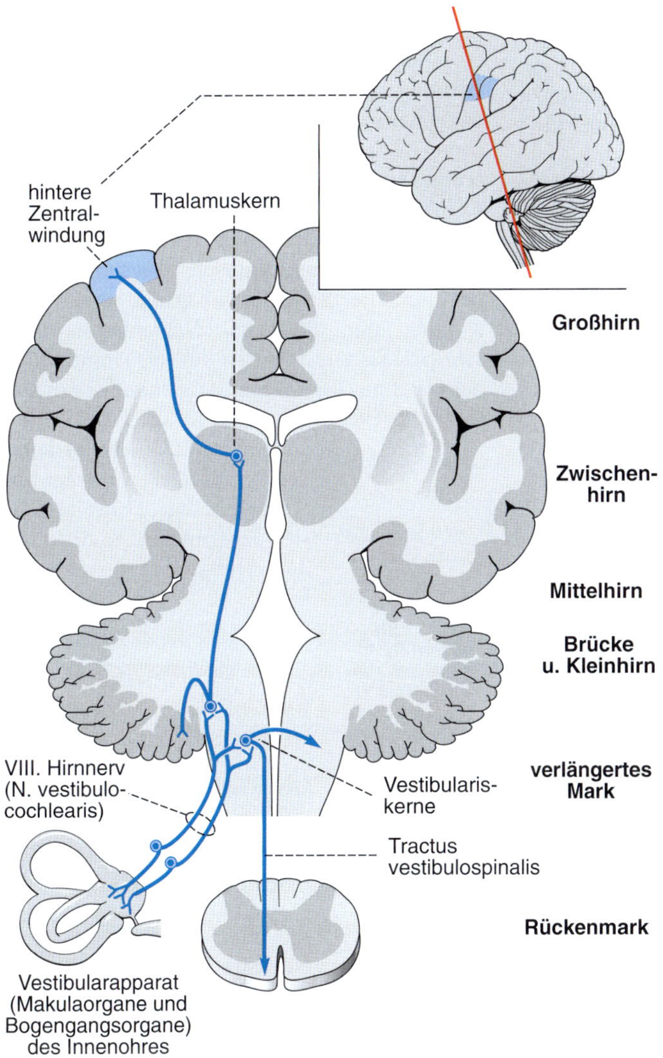

Abb. 5-30 Leitungsbahnen für Impulse aus dem Vestibularapparat (Makulaorgane, Bogengangsorgane) zu den Vestibulariskernen und von dort zur Großhirnrinde, zum Kleinhirn und zum Rückenmark.
Schnittführung siehe Seitenansicht des Gehirns, oben rechts. [L123-R127]

5.7 Gustatorisches System: Schmecken

Z Die Rezeptoren des gustatorischen Systems befinden sich in der Mundhöhle und dort besonders auf der Zunge. Sie werden durch Stoffe in festen und flüssigen Nahrungs- und Genussmitteln (Geschmacksstoffe) erregt. Die Rezeptorerregungen werden zum Kopffeld der hinteren Zentralwindung geleitet.

5

5.7.1 Der Reiz für das gustatorische System: Geschmacksstoffe

Die Reize für die Rezeptoren sind Stoffe in festen und flüssigen Nahrungs- und Genussmitteln (**Geschmacksstoffe**). Beim Schmecken lassen sich die vier Grundqualitäten „sauer", „bitter", „salzig" und „süß" unterscheiden.

Die **Grundempfindung** „sauer" kann durch Essigsäure, „salzig" durch Kochsalz, „bitter" durch Chinin und „süß" durch Glukose (Traubenzucker) hervorgerufen werden. Für die Grundempfindung „sauer" ist die Anwesenheit von Säuren notwendig, jede der drei übrigen Grundempfindungen kann durch Stoffe mit unterschiedlicher chemischer Zusammensetzung vermittelt werden. Im Bereich der Zungenspitze und am seitlichen Rand wird vorwiegend „süß", „salzig" und „sauer" und im Bereich der Wallpapillen „bitter" empfunden (Abb. 5-31). Seit geraumer Zeit wird die Existenz weiterer Geschmacksrezeptoren diskutiert, so z.B. für Glutamat, das häufig als Geschmacksverstärker gebraucht wird.

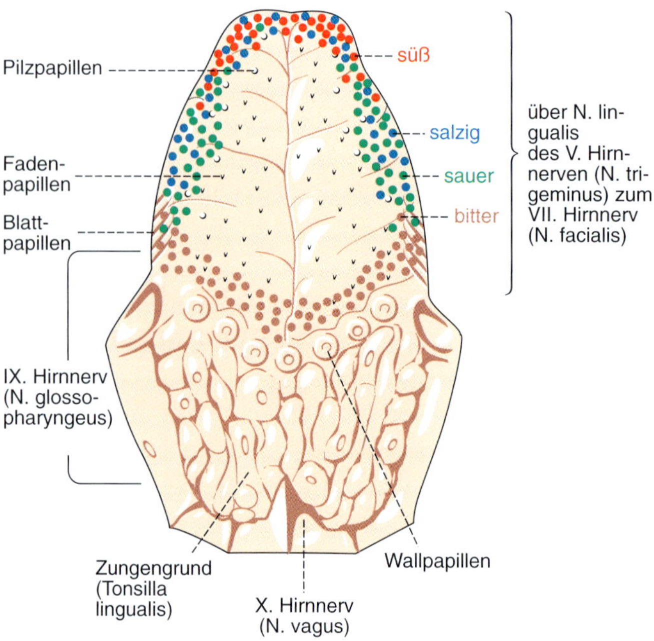

Abb. 5-31 Bereiche des Zungenrückens mit besonderer Empfindlichkeit gegenüber verschiedenen Geschmacksqualitäten. [L123-R127]

5.7.2 Bau des gustatorischen Systems

Die Rezeptoren der Geschmacksempfindung sind in den sog. **Geschmacksknospen** enthalten (Abb. 5-32). Sie liegen im Schleimhautepithel der Zunge. Hier findet man sie vereinzelt oder in Gruppen auf den Papillen, besonders häufig auf den Wallpapillen (Papillae vallatae), die auf dem Zungenrücken eine V-förmige Linie bilden (Abb. 5-31), den Blattpapillen (Papillae foliatae) und den pilzförmigen Papillen (Papillae fungiformes). Geschmacksknospen kommen auch im Bereich des Rachens, des Kehlkopfeingangs und des weichen Gaumens vor.

Die einzelne Geschmacksknospe hat die Form einer Tulpenknospe mit einer grübchenförmigen Öffnung zur Epitheloberfläche, **Geschmacksporus** genannt. Die Sinneszellen tragen kleine Stiftchen (Geschmacksstiftchen), die in den Geschmacksporus hineinragen. Sie kommen in Kontakt mit den Geschmacksstoffen, die durch das Sekret spezieller Spüldrüsen immer wieder von den Geschmacksknospen weggespült werden. An ihrer Zellbasis haben die Sinneszellen Kontakt mit afferenten Nervenfasern (Geschmacksfasern). Typisch für die Sinneszellen der Geschmacksknospen ist ihre häufige Erneuerung (Regeneration) durch Mitose basal gelegener Zellen. Die **Lebensdauer** der Rezeptorzellen beträgt nur etwa zehn Tage. Daher müssen sich dauernd neue Kontakte zu den abführenden Nervenfasern bilden.

5.7.3 Umformung der Geschmacksempfindung in neuronale Erregungen

Die Geschmacksstoffe lagern sich an umschriebene Stellen der Rezeptormembran (Akzeptoren) an. Dadurch entstehen in den Rezeptoren Erregungen, die über die angeschlossenen Nervenfasern weitergeleitet werden. Die endgültige Nervenfasererregung wird sowohl von der Art als auch von der Konzentration eines Geschmacksstoffs bestimmt. Die Information für eine komplexe Geschmacksempfindung (beispielsweise ein

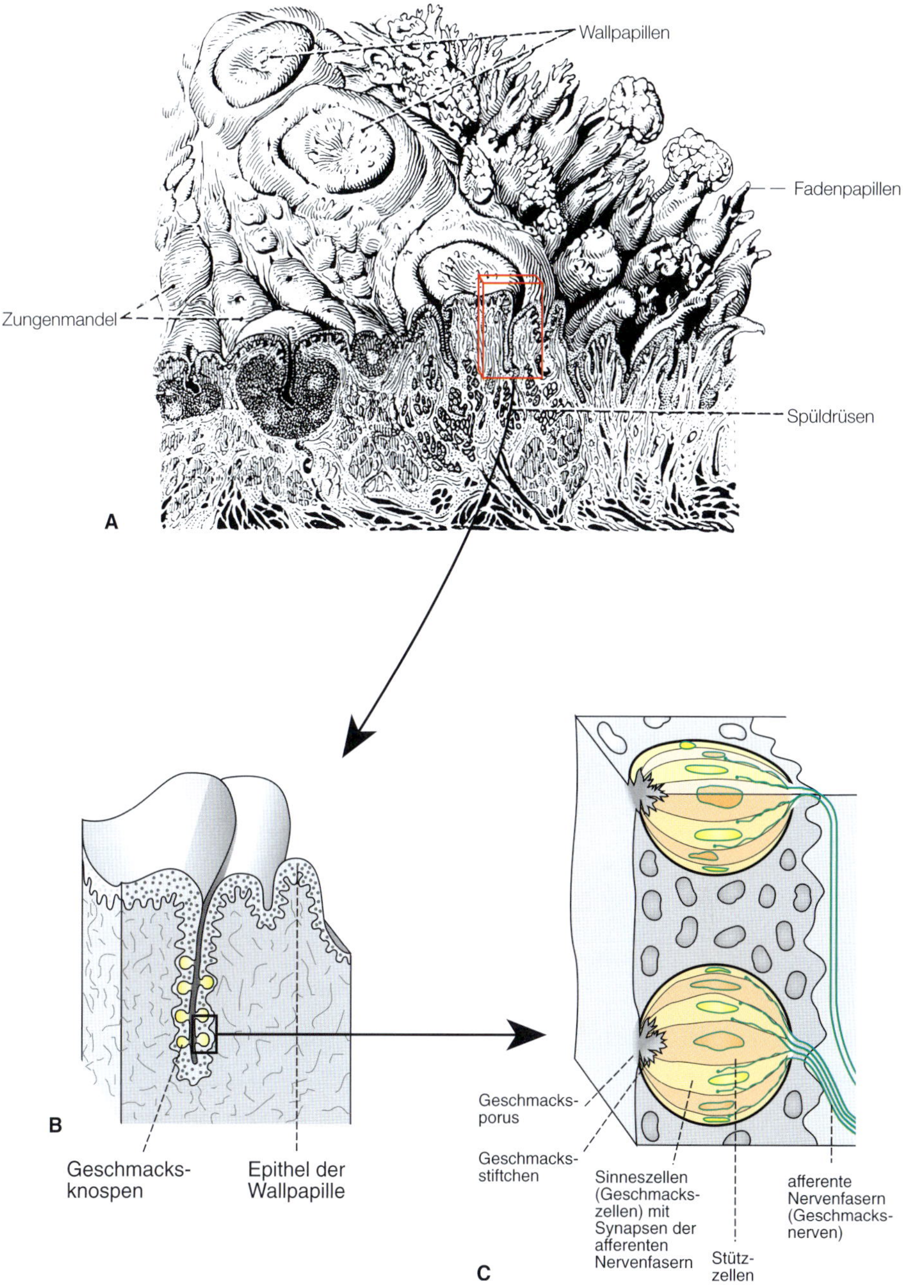

Abb. 5-32 Papillen und Geschmacksknospen der Zunge. [S130-1]
A: Ausschnitt aus dem Zungenrücken bei Lupenvergrößerung.
B: Geschmacksknospen im Epithel der Wallpapillen.
C: Bau von Geschmacksknospen.

„Festessen") wird erst durch das Aktivitätsmuster zahlreicher Fasern geliefert.

5.7.4 Weiterleitung der gustatorischen Informationen zum Gehirn

Die afferenten Geschmacksfasern verteilen sich auf drei Hirnnerven (Abb. 5-33):

- VII. Hirnnerv (N. facialis) für die vorderen zwei Drittel der Zunge
- IX. Hirnnerv (N. glossopharyngeus) für hinteres Zungendrittel und Gaumen mit Rachen
- X. Hirnnerv (N. vagus) für den Bereich des Kehlkopfeingangs.

Alle afferenten Nerven gelangen zu einem lang gestreckten Kerngebiet (Nucleus solitarius) im verlängerten Mark. Die Erregungen verlaufen von dort zum Thalamus und weiter in das Zungenfeld der hinteren Zentralwindung der Großhirnrinde. Hier werden bewusste Geschmacksempfindungen erarbeitet. Von der „Geschmacksbahn" zur Hirnrinde zweigen an verschiedenen Schaltstationen Erregungen zu anderen Teilen des Nervensystems und besonders zum vegetativen Nervensystem (Kap. 12) ab. Durch diese Verbindungen werden wichtige Funktionen wie Speichel- und Magensaftsekretion geregelt.

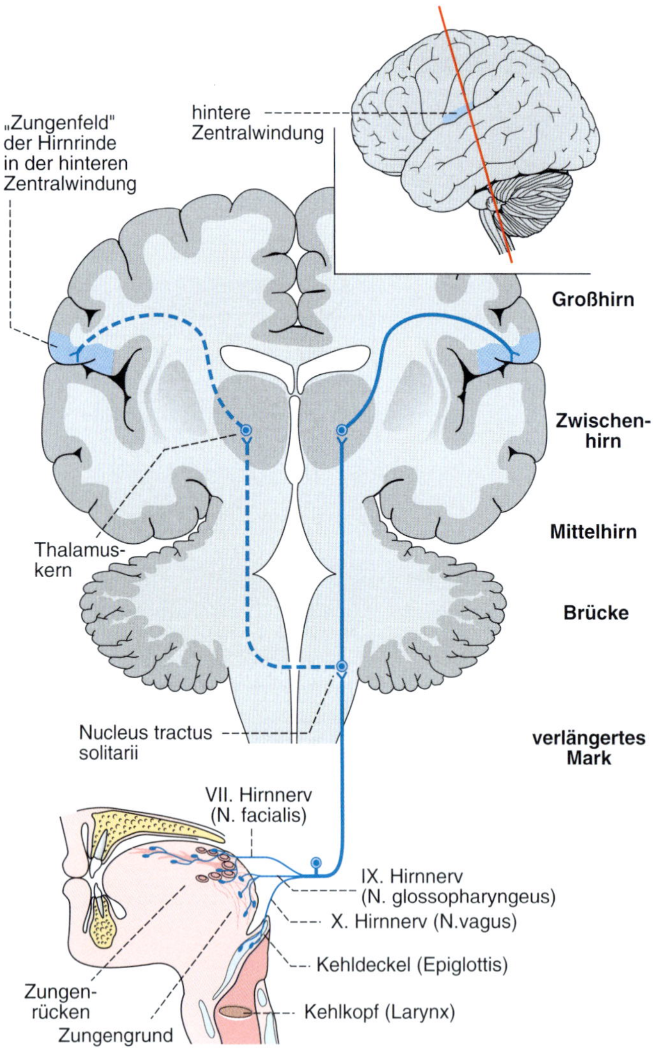

Abb. 5-33 Leitungsbahnen für Impulse der Geschmacksknospen bis zur Großhirnrinde. [L123-R127]

5.8 Olfaktorisches System: Riechen

Z Die Rezeptoren des olfaktorischen Systems befinden sich im oberen Abschnitt der Nasenhöhle. Sie werden durch in der Luft schwebende Partikel (Duftstoffe) erregt. Die Rezeptorerregungen gelangen nicht zu fest umrissenen Hirnrindenfeldern, sondern zu verschiedenen Hirnstrukturen.

5.8.1 Der Reiz für das olfaktorische System: Duftstoffe

Im olfaktorischen System werden die Rezeptoren durch in der Luft schwebende Partikel (**Duftstoffe**) erregt. Im Gegensatz zum gustatorischen ist es im olfaktorischen System nicht möglich, Grundempfindungen klar voneinander abzutrennen. Man hat jedoch Duftklassen oder sog. **Primärgerüche** aufgestellt. So unterscheidet man z. B. die Geruchsqualitäten „blumig", „faulig", „schweißig", „stechend" und andere. Dabei können chemisch verwandte Stoffe verschiedene Grundempfindungen und chemisch verschiedene Stoffe verwandte Grundempfindungen auslösen. Die meisten Geruchsempfindungen des täglichen Lebens werden durch eine Mischung von verschiedenen Primärgerüchen hervorgerufen.

5.8.2 Bau des olfaktorischen Systems

Die Rezeptoren des olfaktorischen Systems befinden sich in der **Riechschleimhaut** (Abbildung 5-34). Die Riechschleimhaut (Regio olfactoria) ist ein abgrenzbarer Teil der Nasenschleimhaut mit einer Ausdehnung von etwa 5 cm^2. Sie liegt seitlich auf der oberen Nasenmuschel, medial im oberen Abschnitt der Nasenscheidewand und unterhalb der Siebplatte der Schädelbasis. Das Riechepithel besteht aus Sinneszellen und Stützzellen (Abb. 5-35). Die Riechhaare der Sinneszellen ragen über die Epitheloberfläche in die Nasenhöhle hinein. Die Riechschleimhaut ist nicht dem normalen Atemstrom ausgesetzt, sondern wird nur durch Luftwirbel erreicht. Beim „Schnüffeln" wird durch stärkere Verwirbelung ein intensiverer Kontakt mit der Atemluft ermöglicht. Die an der Epithelbasis abgehenden Nervenfasern sind Fortsätze der Sinneszellen. Sie bilden die Riechfäden (Fila olfactoria).

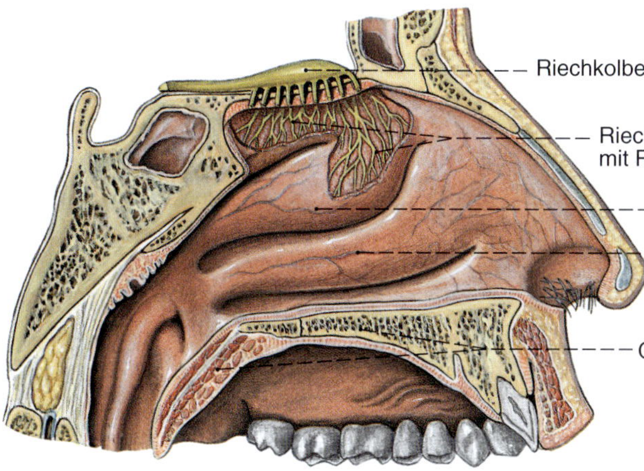

A

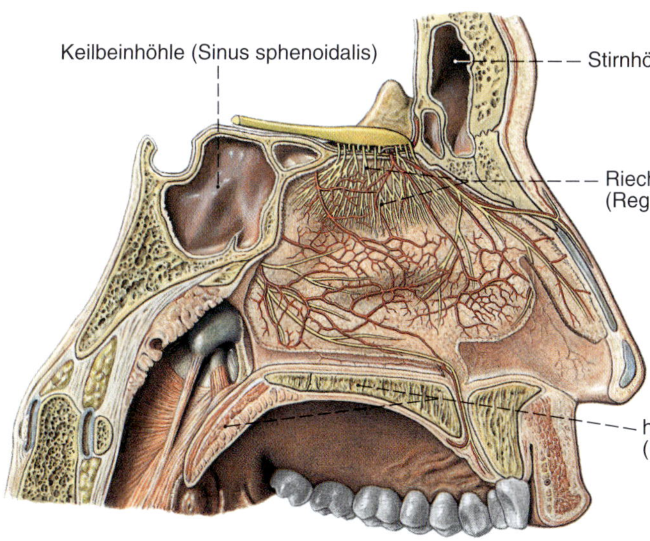

B

Abb. 5-34 Riechschleimhaut der Nase mit Riechnerven. [S007-1-20]
A: Laterale Nasenschleimhaut der linken Nasenhöhle, Schleimhaut im Bereich der oberen und mittleren Nasenmuschel teilweise entfernt.
B: Mediale Nasenwand (Nasenscheidewand), Schleimhaut größtenteils entfernt.

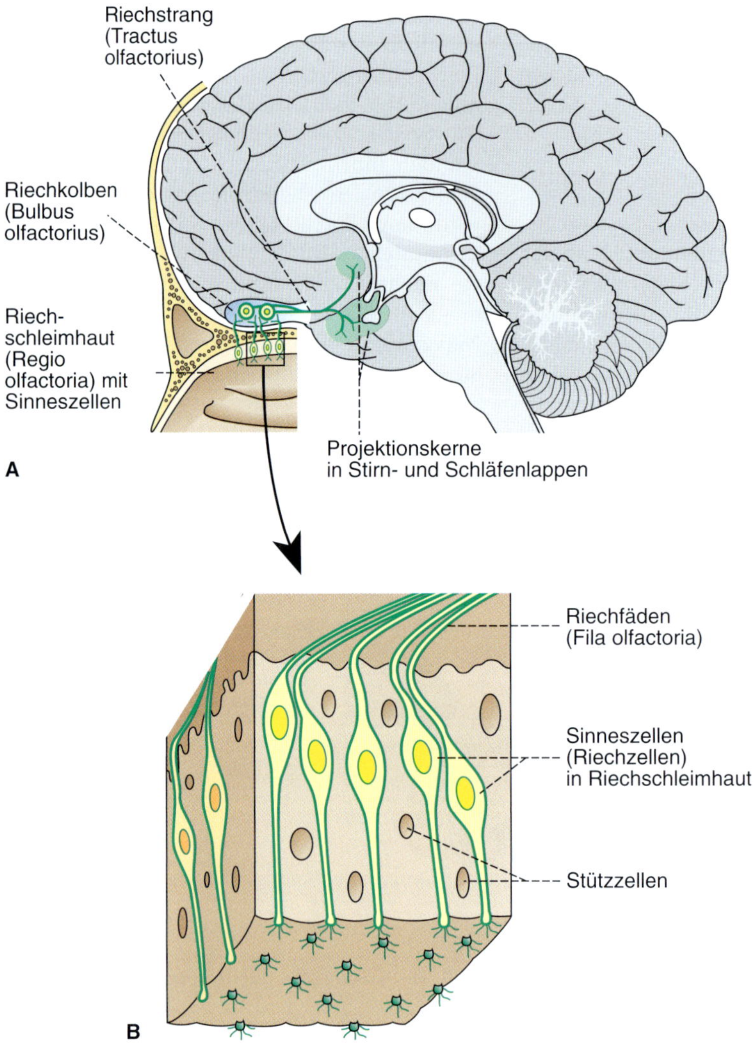

Abb. 5-35 Riechbahn. [L106-R127]
A: Leitungsbahnen für Impulse der Riechzellen bis zur Großhirnrinde.
B: Riechzellen im Epithel der Riechschleimhaut.

5.8.3 Umformung der Geruchsempfindungen in neuronale Erregungen

Die Duftstoffe lagern sich an umschriebenen Stellen der Rezeptormembran an. Dadurch entstehen in den Rezeptoren Erregungen, die die Impulsfrequenz der angeschlossenen Nervenfasern bestimmen. Die endgültige Nervenfasererregung wird sowohl von der Art als auch von der Konzentration eines Duftstoffes bestimmt. Bei längerer Anwendung eines Duftstoffes in gleichbleibender Konzentration tritt eine deutliche Adaptation (**Gewöhnung**) auf, die bis zum völligen Erlöschen der Rezeptorantwort reicht (Kap. 5.1.4). Eine Geruchsempfindung klingt also rasch ab; man „gewöhnt" sich an einen Geruch.

5.8.4 Weiterleitung der olfaktorischen Informationen zum Gehirn

Die Riechfäden verbinden die Riechzellen mit den Riechkolben (Bulbus olfactorius), die beiderseits der Mittellinie zwischen Stirnlappen des Großhirns und der Schädelbasis gelegen sind (Abb. 5-35). Der Bulbus setzt sich als Tractus olfactorius fort. Dieser teilt sich in zwei Stränge, die in verschiedenen Hirnstrukturen des **Stirn**- und **Schläfenlappens** enden. Hier entstehen bewusste Geruchsempfindungen und -wahrnehmungen. Von den olfaktorischen Projektionskernen zweigen Erregungen ab, die wie beim gustatorischen System Sekretionsreflexe im Magen-Darm-Kanal (Kap. 7) vermitteln. Schließlich bestehen vom olfaktorischen System Verbindungen zu Hirnstrukturen, die für die Gefühlsbetonung (Affektbetonung) der Geruchsempfindungen verantwortlich sind („man kann jemanden nicht riechen“).

P Riechen wie Schmecken stellen bei komatösen Menschen eine Möglichkeit dar, den Kontakt zu ihnen herzustellen. Im Rahmen der Basalen Stimulation® erhalten die Betroffenen vertraute Geschmacks- und Geruchsangebote (z. B. den Duft einer Lieblingsspeise) in der Hoffnung, dass sie sich „erinnern“ und wacher werden.

5.9 Efferente Kontrolle, Erregungsbegrenzung und Kontrastbildung

Z Die aufgenommene Information aus der Umwelt durchläuft die Kette Reiz-Rezeptor-Nervenfaser-Rückenmark und/oder Gehirn. Dieser afferente Signalfluss wird durch Impulse kontrolliert, die aus dem Gehirn in Richtung Rezeptor fließen (efferenter Signalfluss). So wird die Funktion des sensorischen Systems an den augenblicklichen „Bedarf“ des Körpers angepasst und eine Auswahl getroffen.

5.9.1 Efferente Kontrolle

Die vielfältigen Informationen aus der Umwelt und aus dem eigenen Organismus werden durch verschiedene Rezeptoren aufgenommen, über einige Umschaltstationen weitergeleitet und schließlich in der Hirnrinde abgebildet (Abb. 5-38). Da die Hirnrinde der Zielbereich der Erregungsleitung in den sensorischen Teilsystemen ist, spricht man von einer **afferenten Erregungsleitung** oder von afferenten Teilsystemen. Neben dem Hauptsignalfluss vom Rezeptor zur Hirnrinde gibt es im sensorischen System auch noch einen Erregungsfluss in umgekehrter (efferenter) Richtung. Über diesen wird die **efferente Kontrolle** ausgeübt.

Die efferente Kontrolle kann auf allen Stufen eines afferenten Systems angreifen (Abb. 5-36):

- am Reiz: z. B. im Auge Beeinflussung des Lichteinfalls durch Weitenänderung der Pupille und Einstellung der Abbildungsschärfe auf der Netzhaut durch Formänderungen der Linse (Kap. 5.3); z. B. im Ohr Dämpfung der Schallübertragung durch Anspannung von Trommelfell und Steigbügelmembran (Kap. 5.4)
- am Rezeptor: z. B. in den Muskelspindeln Dehnung bzw. Entdehnung des Rezeptorareals durch Zusammenziehung bzw. Erschlaffung der kontraktilen Endstücke (Kap. 6 „Motorisches System“)

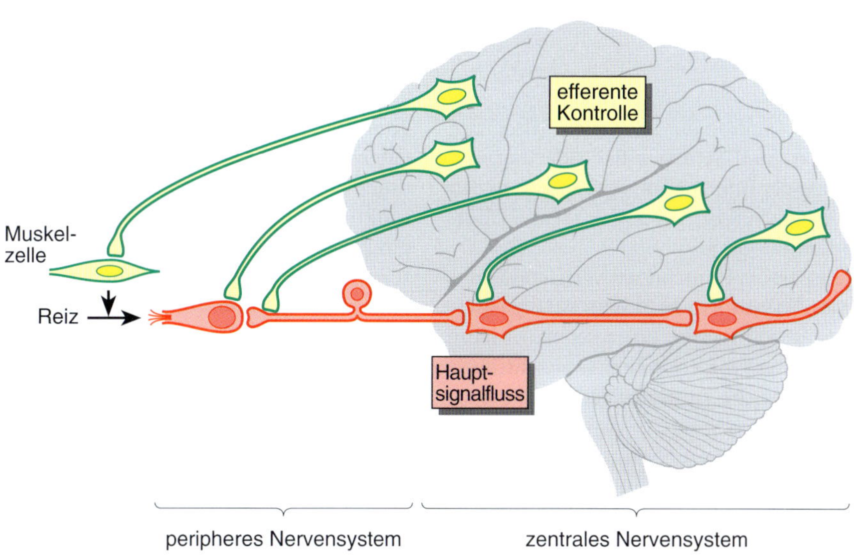

Abb. 5-36 Efferente Kontrolle des Hauptsignalflusses vom Rezeptor zur Großhirnrinde.
Der Hauptsignalfluss kann auf allen Stufen durch (efferente) Impulse, die aus dem zentralen Nervensystem kommen, kontrolliert werden. [L106-R127]

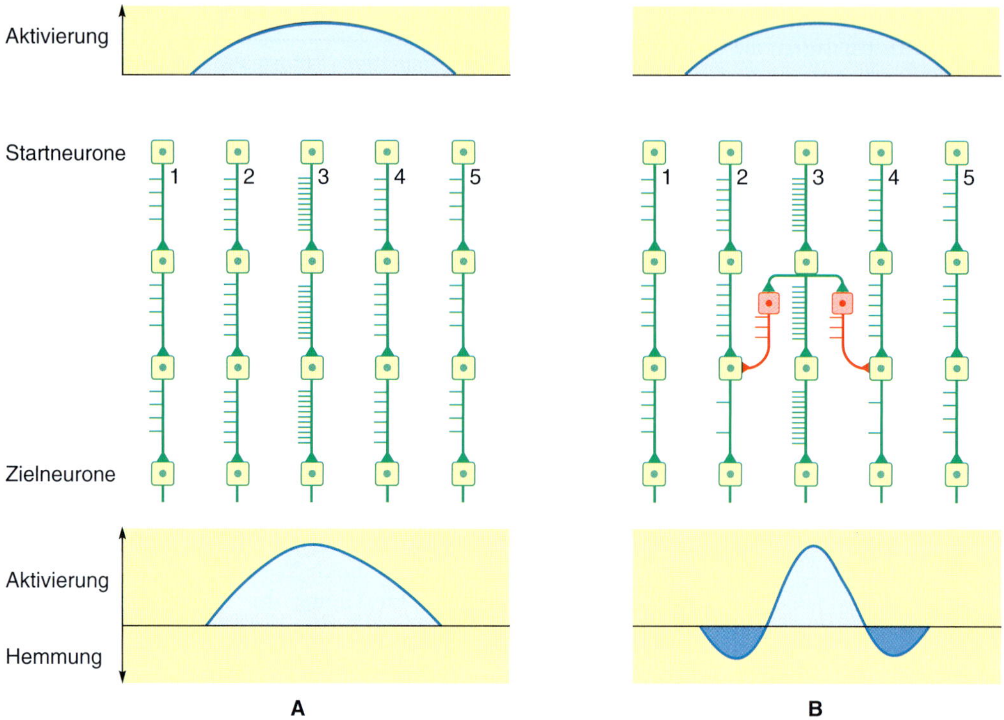

Abb. 5-37 Kontrastbildung durch laterale Hemmung.
Die Frequenz der Aktionspotenziale in den Neuronenketten (1 bis 5) ist durch die Anzahl der Querstriche auf den Fasern angezeigt. [L112-R127]
A: Neuronenkette ohne inhibitorische Neurone.
B: Neuronenkette mit inhibitorischen Neuronen.
grün = exzitatorische Neurone
rot = inhibitorische Neurone
Durch die Wirkung der inhibitorischen Neurone ist bei den Zielneuronen die Aktivierungszone von einem Hemmsaum umgeben.

- am 2. und 3. Neuron der afferenten Bahnen im Rückenmark und Gehirn: z. B. Förderung oder Hemmung der Informationsweitergabe an den Synapsen (siehe Kap. 4 Nervensystem – Allgemeine Grundlagen).

Durch die efferente Kontrolle ist der Organismus in der Lage, das sensorische System auf die jeweiligen Umweltbedingungen einzustellen. Er kann sich auf „wichtige" Informationen konzentrieren und „nebensächliche" unterdrücken.

5.9.2 Erregungsbegrenzung

Jedes sensorische Teilsystem steht mit zahlreichen Hirnstrukturen in Verbindung. Eine Erregung, die an einem Rezeptor startet, breitet sich jedoch nicht in jedem Fall über alle angeschlossenen Hirnstrukturen aus. Eine solche unbegrenzte Erregungsausbreitung kann z. B. bei einem epileptischen Anfall auftreten und dadurch zum Zusammenbruch der gesamten Hirnfunktion führen. In der Regel bleibt die Erregungsausbreitung auf einen „Sinneskanal" beschränkt. Für diese Erregungsbegrenzung ist zum einen die **efferente Kontrolle** im Rückenmark und Gehirn verantwortlich. Zum anderen ist die Erregungsbegrenzung darauf zurückzuführen, dass in den sensorischen Teilsystemen die Erregungen zahlreicher parallel verlaufender Nervenzellketten auf nur eine zusammengeführt werden (**Konvergenzprinzip**).

5.9.3 Kontrastbildung

Innerhalb eines Sinneskanals sind in Richtung des Hauptsignalflusses auch aktive Hemmungs-

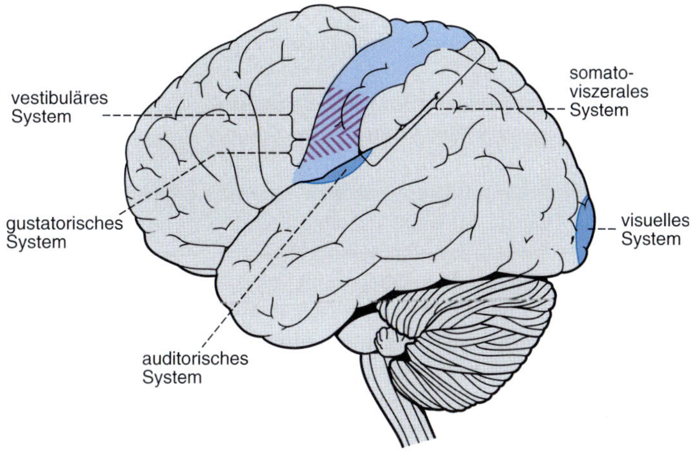

Abb. 5-38 Zusammenfassung aller primären Projektionsfelder in der Großhirnrinde. [L123-R127]

prozesse wirksam. Sie bewirken, dass die Neuronenketten, die den Haupterregungsfluss leiten, mit Nervenzellen verbunden sind, die den Erregungsfluss in den benachbarten Nervenzellketten hemmen (Abb. 5-37). Auf diese Weise wird der afferente Erregungsfluss von einem Hemmungssaum umgeben. Diese sog. laterale Hemmung hebt Aktivitätsunterschiede in den Neuronenketten hervor und bewirkt eine Kontrastbildung und sogar eine Kontrastüberhöhung. Die Abbildungsschärfe eines an den Rezeptoren ausgelösten Erregungsmusters nimmt so auf den verschiedenen Stufen der sensorischen Teilsysteme zu.

5.10 Sensorische Assoziationssysteme: Bewusste Wahrnehmung

Z Bei der Verarbeitung der Sinnesempfindungen im Gehirn werden die neu aufgenommenen Informationen mit bereits gespeicherten in Verbindung gebracht und verglichen („assoziiert"). Dadurch erhalten die Sinneseindrücke ihre Bedeutungen.

Die Erregungen, die an den verschiedenen Rezeptoren ausgelöst werden, gelangen in umschriebene Felder der Hirnrinde (Abb. 5-38). Diese Hirnrindenfelder werden als primäre Projektionsareale bezeichnet. In ihnen erfolgt eine Abbildung der Umwelt und des Organismus in Form von Nervenzellaktivität.

Neben den primären Projektionsarealen der Hirnrinde sind weitere **Cortexareale,** die wechselseitige Verbindung mit den Kernen des Thalamus haben, an der Informationsverarbeitung beteiligt (Abb. 5-39). Ihre Aufgabe besteht darin, die Bedeutung von Sinnesempfindungen zu erkennen. Weil dazu gespeicherte Informationen (Kap. 5.11) mit neu aufgenommenen Informationen in Verbindung gebracht und verglichen

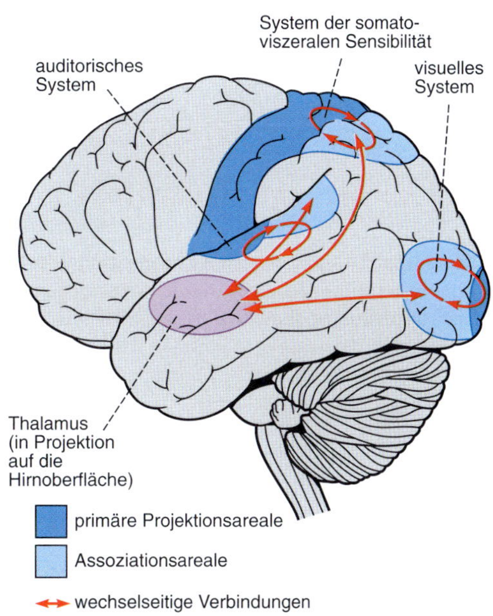

Abb. 5-39 Sensorische Assoziationssysteme. Primäre Projektionsfelder und die zugehörigen Assoziationsfelder des auditorischen und des visuellen Systems sowie des Systems der somato-viszeralen Sensibilität. [L123-R127]

(„assoziiert“) werden, bezeichnet man diese Rindengebiete als Assoziationsareale oder **Assoziationsfelder**.

Ein Ausfall der Assoziationsfelder der Hirnrinde hat zur Folge, dass der „Inhalt“ von Sinnesempfindungen nicht wahrgenommen werden kann. Dieses Erkennungsunvermögen bezeichnet man als Agnosie. Sind die visuellen Assoziationsfelder gestört, so können vertraute Gegenstände zwar noch gesehen, aber nicht erkannt werden (Kap. 5.3); sind die auditorischen Assoziationsfelder gestört, so können gewohnte Geräusche zwar noch gehört, aber nicht in ihrer Bedeutung erfasst werden (Kap. 5.4).

An bewussten Wahrnehmungen mit Gestalterkennen ist neben den Projektions- und Assoziationsarealen auch noch ein afferentes System beteiligt, das an vielen Stellen des Rückenmarks und Gehirns seinen Ursprung hat. Es wird im Wesentlichen durch die sog. **Retikulärformation** gebildet. Diesem System fließen aus allen sensorischen Teilsystemen Erregungen zu. Es besitzt eine diffuse Ausstrahlung in die Hirnrinde (unspezifisches System). Seine Hauptbedeutung besteht darin, das Aktivitätsniveau der verschiedenen Rindenareale einzustellen. Damit kann die „Aufmerksamkeit“ auf einzelne „Sinneskanäle“ gelenkt werden, während andere im „Untergrund“ stecken bleiben. So ist es möglich, dass Zahnschmerzen beim Lesen eines spannenden Buchs vorübergehend nicht bewusst werden.

5.11 Lernen und Gedächtnis

> **Z** Die Speicherung der Sinnesinformationen erfolgt in der Hirnrinde. Dabei werden verschiedene Gedächtnisformen durchlaufen, das sensorische Gedächtnis (Momentangedächtnis), das Kurzzeitgedächtnis (Frischgedächtnis) und das Langzeitgedächtnis (Dauergedächtnis).

5.11.1 Speicherung der Reize im Gedächtnis

Im sensorischen System wird ein Reiz, der aus der Umwelt oder aus dem Körper selbst kommt, durch Erregungen der Nervenzellen in der Hirnrinde abgebildet. Dieser Vorgang vollzieht sich in Bruchteilen einer Sekunde. Da man sich an einen Reiz noch zu einem späteren Zeitpunkt erinnern kann, muss der Erregungsvorgang im Nervenzellverband eine „Spur“ **(Engramm)** hinterlassen. Diese Spur bildet die Grundlage des Gedächtnisses.

Die Sinnesinformationen werden in mehreren Schritten gespeichert. Die dabei stufenweise durchlaufenen Gedächtnisformen (Abb. 5-40) unterscheiden sich in ihrem Fassungsvermögen und in der Dauer der Informationsspeicherung:

- **Sensorisches Gedächtnis** (Momentangedächtnis): In dieser Gedächtnisstufe werden die aktuellen Sinneseindrücke für 1/2 bis 1 Sekunde aufbewahrt. Anschließend verblassen sie wieder (Vergessen). Dabei können sie mit Bezeichnungen belegt werden („Beschreibung“; Verbalisierung).
- **Kurzzeitgedächtnis** (primäres Gedächtnis, Frischgedächtnis): Diese Gedächtnisstufe erhält ihre Informationen aus dem sensorischen Gedächtnis. Die Speicherdauer beträgt Minuten bis Stunden. Der Speicherinhalt wird vergessen, wenn neue Informationen die alten verdrängen.
- **Langzeitgedächtnis** (Dauergedächtnis): Durch Wiederholen von Informationen (Üben) wird der Inhalt des Kurzzeitgedächtnisses in das Langzeitgedächtnis übertragen. Dieses Gedächtnis kann große Datenmengen, wie den Wortschatz von Sprachen, über Jahre und gegebenenfalls für das ganze Leben speichern.

5.11.2 Ort des Gedächtnisses

Welche Stellen des Gehirns für die verschiedenen Gedächtnisformen verantwortlich sind, ist noch nicht völlig geklärt. Es wird angenommen, dass alle Gedächtnisformen in der **Hirnrinde** anzutreffen sind. Sensorische Speicher finden sich danach vor allem im Bereich der primären sensorischen Projektionsfelder. Für das Kurzzeitgedächtnis und das Langzeitgedächtnis sind wahrscheinlich die benachbarten Assoziationsfelder von Bedeutung. Bei der Übertragung von Inhalten aus dem Kurzzeitgedächtnis in das Langzeitgedächtnis scheinen darüber hinaus der **Hippocampus** und andere Strukturen des sog. **limbischen Systems** beteiligt zu sein (Abb. 4-14).

5.11.3 Gedächtnisbildung/Lernen

Die Vorgänge, die der Gedächtnisbildung zugrunde liegen, sind ebenfalls noch nicht endgültig geklärt. Für das sensorische Gedächtnis und

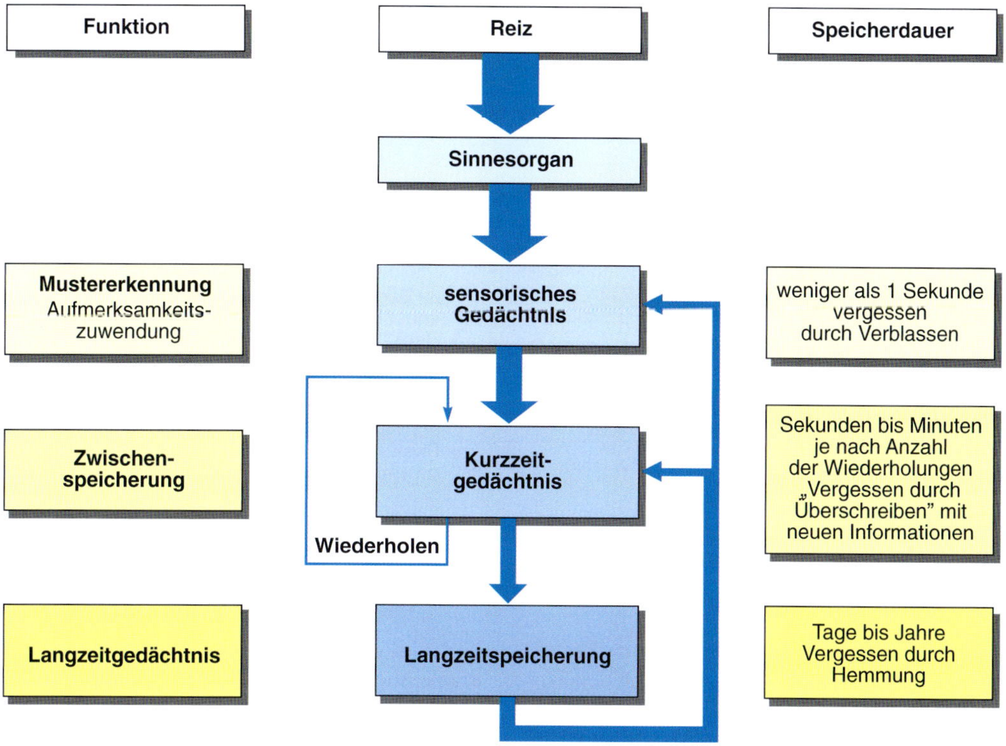

Abb. 5-40 Verschiedene Gedächtnisformen zur Informationsspeicherung im Zentralnervensystem. [L112-S130-2]

für Teile des Kurzzeitgedächtnisses wird angenommen, dass die Informationen in Form von **kreisenden Erregungen** gespeichert werden. Innerhalb eines bestimmten Zeitraums, der vermutlich in der Größenordnung von Minuten liegt, scheint die Aufbewahrung der Information in Form von Erregungen in eine dauerhafte Speicherung überzugehen, die mit einem Umbau von Nervenzellstrukturen auf molekularer Ebene verknüpft ist.

> **K** Bei einem Ausfall der Hirnfunktion, z. B. bei einer Gehirnerschütterung (Commotio cerebri), können Gedächtnislücken auftreten. Sie beschränken sich nicht auf die Dauer der Bewusstlosigkeit, sondern betreffen auch zeitlich davor liegende Ereignisse. Diese sog. **retrograde Amnesie** kann eine Zeitspanne von mehreren Minuten bis zu Stunden umfassen.

Die klinische Beobachtung steht in Einklang mit der Vermutung, dass das sensorische Gedächtnis und das Kurzzeitgedächtnis in Form von kreisenden neuronalen Erregungen vorliegen, die bei der Gehirnerschütterung unterbrochen werden.

> **K** Im Rahmen von Krankheiten kann auch die Übertragung der Gedächtnisinhalte vom sensorischen Gedächtnis und Kurzzeitgedächtnis in das Langzeitgedächtnis gestört sein. Damit ist die langfristige Gedächtnisbildung erheblich beeinflusst **(anterograde Amnesie).**

Die Möglichkeit zur Gedächtnisbildung ist die Voraussetzung für jeden **Lernprozess.** Die ersten Einblicke in die Mechanismen des Lernens haben die Untersuchungen der sog. bedingten Reflexe gegeben. Im Beispiel der Abb. 5-41 wird einem Tier Futter angeboten. Darauf sondert das Tier im Rahmen eines unbedingten Reflexes Speichel ab (Zeile 1). In derselben Situation löst dagegen ein Tonimpuls keine Speichelsekretion aus (Zeile 2). Im Weiteren wird nun die Verabreichung von Futter mit dem Tonimpuls gekoppelt (Zeile 3). Zu Beginn des Versuchs ist dabei nur die Fütterung des Tieres als Reiz wirksam. Nach wiederholter Anwendung derselben Reizkombination genügt schließlich der Tonimpuls allein, um eine Speichelsekretion hervorzurufen. Neben dem angeborenen, unbedingten Sekretionsreflex,

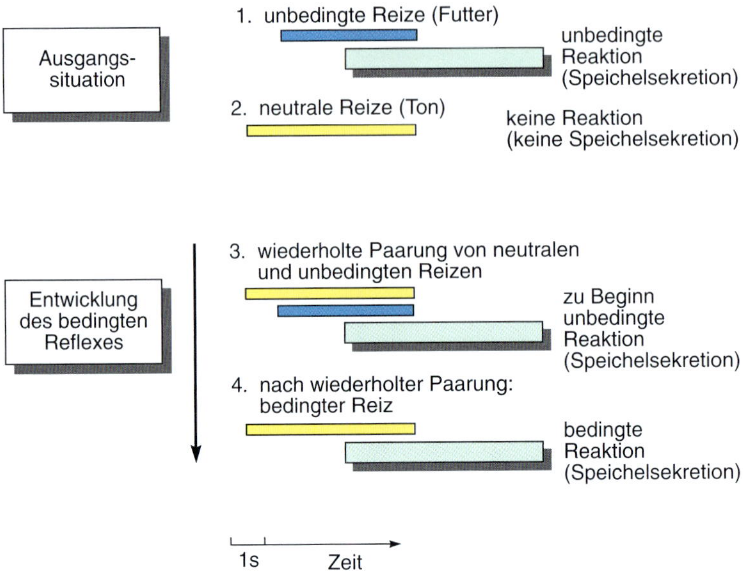

Abb. 5-41 Entwicklung eines bedingten Reflexes.
Zeilen 1 bis 4: Zeitlicher Verlauf einer Konditionierung. [L112-130]

der auf die Darbietung von Futter zurückzuführen ist, hat sich damit ein neuer, durch den Tonimpuls bedingter Reflex entwickelt (Zeile 4). Ein solcher Vorgang wird auch als **Konditionierung** bezeichnet. Konditionierungsvorgänge haben bei zahlreichen vegetativen Reaktionen im alltäglichen Leben eine große Bedeutung (Speichel- und Magensaftsekretion bei Ertönen eines Gongs, der gewöhnlicherweise zum Essen ruft).

Plastizität: Zahl und Verteilung von Synapsen zwischen Nervenzellen sind Ausdruck der Nervenzellaktivität (Abb. 5-42). Je nach Inanspruchnahme, z.B. beim Lernen, können sich die synaptischen Kontaktstellen einer Nervenzelle durch Umbildung vermehren oder vermindern (und die Zusammenarbeit von Nervenzellgruppen damit verändern). Eine derartige Plastizität des Nervensystems spielt nicht nur bei Lernen und Gedächtnis eine Rolle, sondern auch bei krankhafter Schädigung, wie z.B. durch einen Schlaganfall. Dabei können Nervenzellen außerhalb des geschädigten Areals die Funktionen untergegangener Nervenzellen übernehmen, indem sie neue synaptische Verknüpfungen bilden. Unmittelbar nach einem Schlaganfall ist die Bereitschaft des Gehirns zum Ausgleich von Schäden und zur Neuorganisation besonders groß (frühe und intensive Rehabilitation).

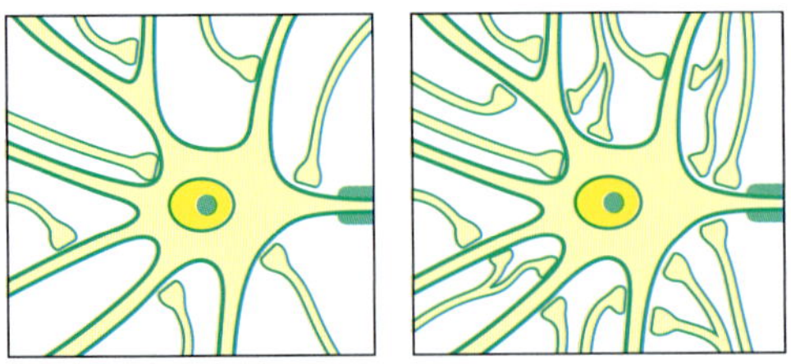

A B

Abb. 5-42 Anzahl der synaptischen Kontakte an einer Nervenzelle bei geringer (A) und intensiver Inanspruchnahme (B). [E241]

P Das Ziel neurologischer Rehabilitationskonzepte ist u.a. die Vermehrung neuer stabiler Synapsenverbindungen, durch welche die Anpassungsfähigkeit des Gehirns an Alltagserfordernisse steigt. So bieten Pflegende und Therapeuten mit den Konzepten **Kinästhetik®**, **Basale Stimulation®** und **Bobath** dem neurologisch Erkrankten Informationen (z.B. Berührungen) an, durch die er verloren gegangene Körperfunktionen wieder neu erlernen kann.

Wiederholungsfragen

1. Nennen und erläutern Sie 6 Funktionen des sensorischen Systems.
2. Beschreiben Sie den Schichtaufbau der Haut.
3. Welche Funktionen haben folgende Strukturen: Augenlider, Tränendrüse, Pupille?
4. Welche Faktoren beeinflussen die Sehwahrnehmung?

5. Beschreiben Sie den Weg einer Schallwelle vom äußeren Ohr bis zum Innenohr.
6. Durch eine Hirnblutung können Störungen beim Sprechen und im Sprachverständnis entstehen. Welche Verbindung besteht zwischen diesen Symptomen und dem Hörvorgang?
7. Welcher Nerv verbindet die Rezeptoren des vestibulären Systems mit dem Gehirn?
8. Zeichnen Sie eine Zunge und markieren Sie an den entsprechenden Stellen die typischen Geschmacksempfindungen.
9. Erklären Sie das Phänomen, dass ein Patient etwas sehen kann, die Bedeutung des Gesehenen aber nicht erkennt.
10. Welche Bedeutung haben die „Assoziationsfelder" im Gehirn?

Auflösung des Fallbeispiels

Lumbales Nervenwurzelreizsyndrom („Bandscheibensyndrom")

Krankheitsbild: Dem Bandscheibensyndrom liegen häufig Veränderungen der Zwischenwirbelscheiben zugrunde. Degenerative Veränderungen im Bandapparat der Wirbelsäule sowie in den Zwischenwirbelscheiben können zu einem Vorfall von Bandscheibenmaterial führen (Kap. 6). Ein solches Ereignis kann medial oder lateral die Spinalwurzeln komprimieren und u. a. zu einer Störung des sensorischen Systems führen.

Vorkommen und Häufigkeit: Degenerative Veränderungen im Bereich der Wirbelsäule äußern sich in zahlreichen Symptomen. Führende Symptome sind Lumbago (Hexenschuss) und Ischias (Hüftschmerz).

Diagnostik: Die Patienten klagen über akuten Beschwerdebeginn, oft im Zusammenhang mit ungewohnter körperlicher Belastung. Aus der Belastung resultiert ein lokal begrenzter Schmerz mit Bewegungsblockade in dem betroffenen Wirbelsäulenabschnitt. Die Bewegungsblockade ist häufig mit einer Schonhaltung verbunden. Durch Bewegungen oder Druckerhöhung beim Husten, Niesen, Pressen kann der Schmerz provoziert werden. Bei der neurologischen Untersuchung können Dehnungsschmerz der entsprechenden Nervenwurzel, Reflexabschwächung bis Reflexverlust sowie Lähmungen beobachtet werden.

Therapie: In mehr als 80 % ist mit konservativen Maßnahmen ein befriedigendes Ergebnis zu erzielen. Die Maßnahmen umfassen Bettruhe, je nach Patientenempfinden als Stufenbettlagerung (beim Patienten in Rückenlage werden durch Unterlegen von Schaumstoffquadern die Beine im Hüftgelenk um 90 ° flektiert, im Kniegelenk ebenfalls), Wärme (Rotlicht, Fango-Packungen) und Analgetika.

6 Motorisches System

6.1 Allgemeine Motorik: Bauelemente und Grundfunktionen 147
6.1.1 Allgemeine Motorik: Knochen 147
6.1.2 Allgemeine Motorik: Gelenke 149
6.1.3 Allgemeine Motorik: Skelettmuskel 153
6.1.4 Motorisches Nervensystem 158

6.2 Spezielle Motorik: Bewegungsapparat 160
6.2.1 Spezielle Motorik: Kopf 160
6.2.2 Spezielle Motorik: Hals 166
6.2.3 Spezielle Motorik: Rumpf 167
6.2.4 Spezielle Motorik: Obere Gliedmaßen 179
6.2.5 Spezielle Motorik: Untere Gliedmaßen 193

6.3 Spezielle Motorik: Haltemotorik und Zielmotorik 212
6.3.1 Spezielle Motorik: Stütz- und Haltemotorik 212
6.3.2 Spezielle Motorik: Zielmotorik 217

6

Z = Zusammenfassung K = Krankheitslehre G = Gesundheitsvorsorge P = Pflegehinweis Ü = Übung

Der Organismus steht mit der Umwelt in einer Wechselwirkung. Während das sensorische System Umwelteinflüsse aufnimmt, kann der Organismus mit dem motorischen System Einfluss auf die Umwelt nehmen. Für die Wirkung des motorischen Systems steht dem Körper mit den Muskelfasern ein spezieller Zelltyp zur Verfügung. Er zeichnet sich dadurch aus, dass er seine Länge ändern und Kraft entfalten kann.
Die Muskulatur ist im Zusammenspiel mit dem Skelett dazu in der Lage, dem Körper eine Haltung zu verleihen (Stütz- und Haltemotorik) und zielgerichtete Bewegungen auszuführen (Zielmotorik). Diese Aktivitäten stehen unter der Kontrolle des Nervensystems.

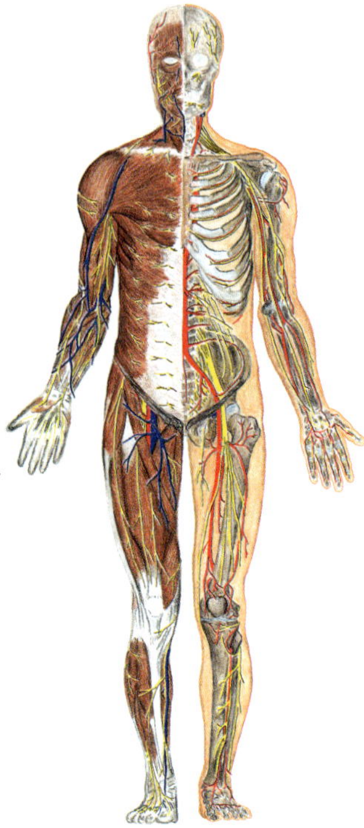

Abb. 6-0 Skelett und Muskulatur in der Ansicht von vorne mit Darstellung der wichtigsten oberflächlichen (rechte Körperseite) und tiefen (linke Körperseite) Nerven und Blutgefäße. [L128-R127]

Fallbeispiel

Eine 26-jährige Stationsleitung freut sich auf den Urlaub. Schon seit einigen Monaten fühlt sie sich völlig überarbeitet. Selbst beim Treppensteigen, das ihr früher gar nichts ausgemacht hatte, merkte sie, dass zwar Herz und Lunge mitmachten, aber ihre Beine immer schwerer wurden. Oft fühlte sie sich am Ende einer Schicht so erschöpft, dass sie weder lesen noch fernsehen mochte, alle Bilder verschwammen vor ihren Augen. Der Augenarzt, den sie deswegen aufgesucht hatte, hatte nichts Auffälliges feststellen können.

Die im Urlaub erhoffte Erholung stellte sich nicht ein. Schon nach einem Weg von 200 m bis zum Strand musste sie sich längere Zeit ausruhen. An Schwimmen, Spazierengehen, Tanzen war nicht zu denken. Außerdem mochte sie nichts essen; beim Schlucken fester Speisen hatte sie das Gefühl, einen Kloß im Hals zu haben. Sie wunderte sich nicht, während der drei Wochen 5 kg abgenommen zu haben. Einige Wochen später kommen die Eltern zu Besuch. Ihnen fällt der teilnahmslos, mürrisch-abweisend wirkende Gesichtsausdruck der Tochter auf, die sonst immer engagiert und lebhaft war. Nach längeren Diskussionen entschließt sie sich, einen Internisten aufzusuchen. Da sich kein Hinweis auf eine internistische Erkrankung ergibt, wird sie zur Abklärung der geklagten Schwäche des Skelett- und Bewegungsapparats an einen Orthopäden überwiesen, der nach gründlicher Untersuchung empfiehlt, einen Neurologen zu Rate zu ziehen. Die Verdachtsdiagnose, die der Neurologe aufgrund der Anamnese stellt, lässt sich mit dem Ergebnis der Ableitung von Muskelpotenzialen (elektromyographische Untersuchung) gut vereinbaren und danach durch eine Untersuchung des Bluts bestätigen.

6.1 Allgemeine Motorik: Bauelemente und Grundfunktionen

Z Das motorische System setzt sich aus Knochen, Gelenken und Muskulatur zusammen. In den Gelenken können die Knochen durch Verkürzungen der Muskeln gegeneinander bewegt werden. Die Muskeltätigkeit steht unter der Kontrolle des Nervensystems.

6.1.1 Allgemeine Motorik: Knochen

Knochenaufbau

Die Knochen des Körpers zeigen eine recht unterschiedliche, für jede Region charakteristische Form und Größe. Der Aufbau von Knochen wird am Beispiel eines **Röhrenknochens,** wie er vor allem in den Extremitäten vorkommt, erläutert (Abb. 6-1):

Ein Röhrenknochen besteht aus dem Schaft **(Diaphyse)** und zwei verdickten Endstücken (Epiphysen). Das rumpfnahe Endstück heißt **proximale,** das rumpfferne **distale Epiphyse.** Die Diaphyse ist hohl. Sie besteht aus einem zylindrischen Mantel mit kompakter Knochensubstanz (Compacta, Corticalis) und einer von diesem Knochenmantel umschlossenen Markhöhle, die mit Knochenmark ausgefüllt ist. Zu den Epiphysen hin sowie innerhalb der Epiphysen ist das Innere des Röhrenknochens von einem Geflecht feinster Knochenbälkchen (**Spongiosa**) erfüllt, in deren Spalten sich ebenfalls Knochenmark befindet. Die Anordnung oder Architektur der Knochenbälkchen verläuft entsprechend den Belastungsverhaltnissen, entspricht also der Zug- und Druckbeanspruchung. Typisches Beispiel für diese Spongiosaarchitektur bieten Kopf (proximale Epiphyse) und Hals des Oberschenkelknochens, auf dem die ganze Last des Rumpfes ruht (Abb. 6-2). Bei veränderter Druck- oder Zugbelastung werden die Knochenbälkchen bedarfsgerecht umgebaut. Die Epiphysen tragen einen knorpeligen Überzug, den **Gelenkknorpel.** Außerhalb der Gelenkflächen ist der ganze Knochen von der Knochenhaut (**Periost**) überzogen (Abb. 6-1, 6-2). Das Periost ist mit der Knochensubstanz durch Fasern verbunden. Mit seinen Blutgefäßen ernährt es die Knochen. Das Periost hat durch seine Möglichkeit, Knochen zu bilden, einen wesentlichen Anteil am Wachstum und auch am Heilen von knöchernen Verletzungen.

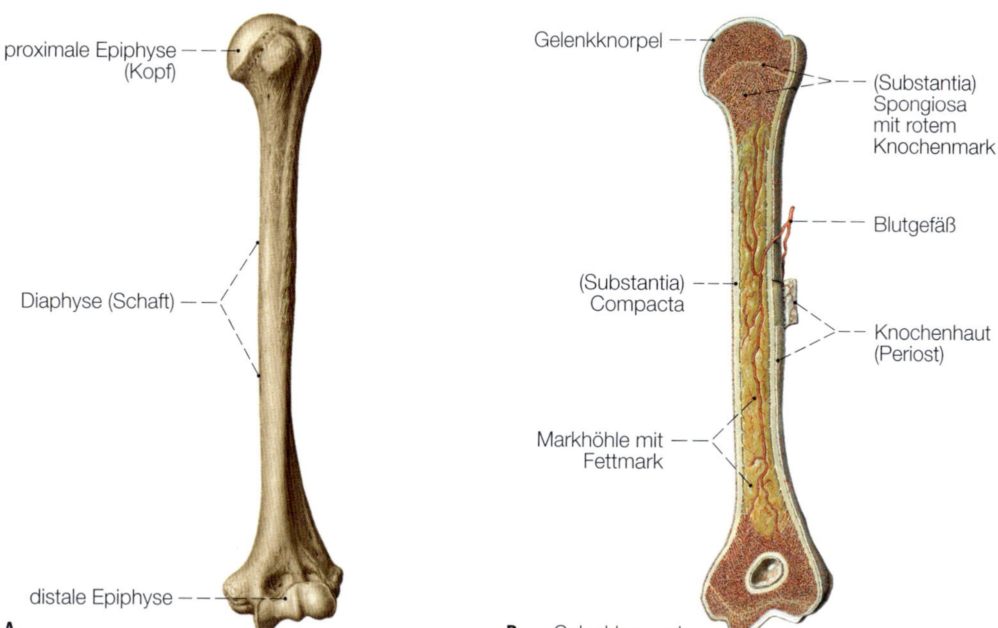

Abb. 6-1 Bau eines Röhrenknochens (linker Oberarmknochen, Humerus). [S007-1-20]
A: Ansicht von vorn ohne Knochenhaut.
B: Längsschnitt mit Knochenhaut, Gelenkknorpel und Knochenmark.

Die kurzen und die platten Knochen haben keine Markhöhle wie die Röhrenknochen. Unter einer kompakten Außenschicht (Rinde, Corticalis) liegt ein dichtes Maschennetz von Knochenbälkchen (z. B. Brustbein). Das **rote Knochenmark,** das sich beim Kleinkind in allen Knochen befindet, kommt beim Erwachsenen nur in platten und kurzen Knochen sowie in den Epiphysen der Röhrenknochen vor. Es ist fähig, Blutkörperchen zu bilden. **Gelbes Knochenmark** (Fettmark) füllt die Diaphysen von Röhrenknochen aus (Abb. 11-3).

Der Knochen ist nach dem Zahnbein das härteste und festeste Gewebe, ist aber dennoch elastisch. Er ist wasserarm, enthält eingelagert in die Grundsubstanz Calcium, Magnesium (als Phosphate) und andere anorganische Salze, die gewissermaßen das Gerüst des Knochens darstellen. Die organischen Elemente sind durch die Knochenzellen und die von ihnen gebildete Grundsubstanz vertreten (Kap. 3 „Zellen und Gewebe").

Die knochenbildenden Zellen nennt man **Osteoblasten,** von Knochensubstanz umgebene

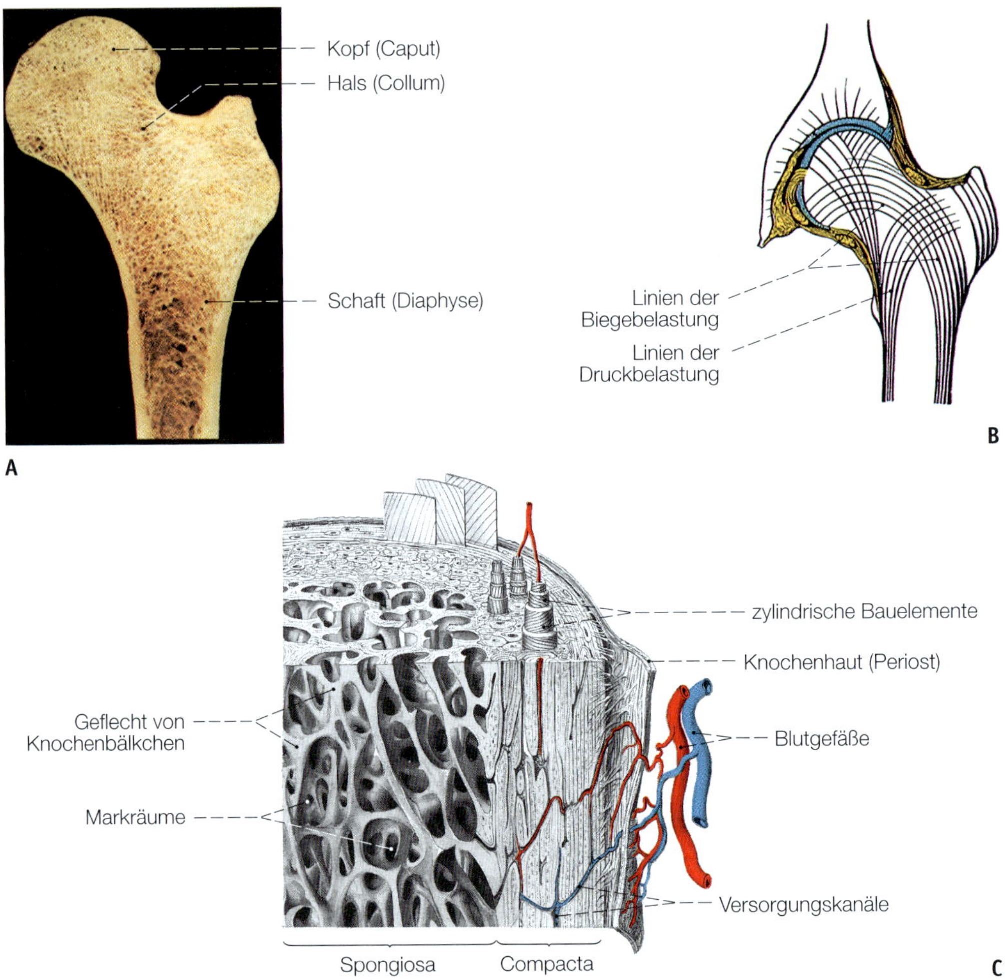

Abb. 6-2 Innere Struktur von Knochen.
A: Anordnung der Knochenbälkchen in der Spongiosa von Kopf- und Halsbereich des Oberschenkelknochens. [S021]
B: Linien der Biege- und Druckbelastung im Kopf- und Halsbereich des Oberschenkelknochens entsprechen dem Verlauf der Spongiosabälkchen in A. [S021]
C: Compacta und Spongiosa bei Lupenvergrößerung. Compacta aus zylindrischen Bauelementen, die in Längsrichtung des Knochens verlaufen und zentrale Versorgungskanälchen mit Blutgefäßen besitzen. Spongiosa mit grobmaschigem Geflecht aus Knochenbälkchen. [S010-1-15]

Zellen **Osteozyten** und knochenabbauende Zellen **Osteoklasten.** Knochenabbauende und knochenaufbauende Zellen sorgen dafür, dass Knochen permanent umgebaut wird; normalerweise halten sich diese Vorgänge beim Erwachsenen die Waage. Bei einigen Erkrankungen, bei Minderbeanspruchung, bei Frauen nach der Hormonumstellung (Menopause) oder im höheren Alter können Abbauvorgänge überwiegen, wodurch sich die Knochenbruchgefahr erhöht (Osteoporose).

Entwicklung und Wachstum des Knochens

Im Lauf der Embryonalentwicklung werden fast alle Knochen zunächst knorpelig vorgebildet (**Knorpelstadium;** Abb. 6-3). Danach wandelt sich dieses knorpelige Skelett (mit Ausnahme der Gelenk bildenden Oberflächen, die zum **Gelenkknorpel** werden) in ein knöchernes Skelett um. Diese Verknöcherung ist bei der Geburt bereits im Gang und endet erst mit dem Abschluss des Körperwachstums.

Bei der **Verknöcherung** (Abb. 6-3) bildet sich zunächst um den Schaftbereich des knorpeligen Skelettstücks eine röhrenförmige Knochenmanschette wachsender Dicke (perichondrale Verknöcherung). Weiter erfolgt auch innerhalb der knorpeligen Anlage eine Verknöcherung (enchondrale Verknöcherung) unter Ersatz von bestehendem Knorpelgewebe. Die Diaphysen verknöchern zuerst, danach die Epiphysen, in denen sich zentrale Knochenkerne bilden. Das Längenwachstum des Knochens vollzieht sich im Grenzbereich zwischen Diaphyse und Epiphyse (Abb. 6-3). Hier finden sich beim heranwachsenden Knochen schmale Scheiben aus Knorpelgewebe, die Wachstumsfugen oder Epiphysenfugen. In diesen entsteht auf der Epiphysenseite während der Wachstumsperiode durch lebhafte Zellteilung stets neues Knorpelgewebe. Auf der Diaphysenseite wird der frisch gebildete Knorpel fortlaufend abgebaut und durch Knochengewebe ersetzt. Die Knorpelzellen der Epiphysenfuge bleiben bis zum Abschluss des Wachstums teilungsfähig. Indem die Knorpelplatte mit ihren neu gebildeten Zelllagen gewissermaßen die Epiphysen immer weiter hinausschiebt, verlängert sie damit den Knochen. Das **Dickenwachstum** erfolgt durch das Periost. Es bildet durch Anlagerung von außen immer neue Knochenschichten. Zugleich löst sich von innen der schon gebildete Knochen von der Markhöhle her auf, so dass mit dem Dickenwachstum des Knochens auch der Markhöhlenraum vergrößert wird.

Die verschiedenen Stadien der Knochenentwicklung laufen nicht gleichzeitig im gesamten Skelett ab. Vielmehr gibt es für einzelne Knochen bzw. Regionen ein jeweils charakteristisches zeitliches Muster, z. B. bei der Bildung von Knochenkernen in den Epiphysen der langen Röhrenknochen und in den kurzen Knochen oder bei der Verknöcherung der Wachstumsfugen. Auf diese Weise lässt sich z. B. auf einem Röntgenbild der Hand das Skelettalter eines Kindes oder eine Wachstumsverzögerung bestimmen (Abbildung 6-33, 6-34).

Der harmonische Ablauf von Knochenentwicklung und Wachstum wird von einer Reihe von **Hormonen** gesteuert. Insbesondere sind das Somatotropin des Hypophysenvorderlappens, die Geschlechtshormone oder die Schilddrüsenhormone zu nennen. Wird zu wenig oder zu viel von diesen Wirkstoffen gebildet, so kann dies das Wachstum erheblich stören. Die Frau erreicht ihre Endgröße etwa mit 18 bis 20, der Mann mit 20 bis 22 Jahren.

K Die langen Röhrenknochen der Gliedmaßen sind besonders bruchgefährdet. Bei einem Knochenbruch **(Fraktur)** kann es sich um einen Querbruch, Längsbruch, Einbruch oder Splitterbruch handeln. Die Bruchenden müssen vom Arzt in die richtige Lage zueinander zurückgebracht (reponiert) und ruhiggestellt (fixiert) werden, z. B. mit Gips. Unter diesen Bedingungen bildet sich neues Knochengewebe **(Kallusbildung)** und verbindet die Bruchenden miteinander. Der Heilungsprozess lässt sich durch eine Verschraubung der Knochenfragmente (Osteosynthese) beschleunigen. Bei Verletzung der Epiphysenfuge ist das Längenwachstum des Knochens gefährdet.

6.1.2 Allgemeine Motorik: Gelenke

Die einzelnen Knochen des Skeletts stehen untereinander in einer mehr oder weniger beweglichen Verbindung. Wir unterscheiden Haften oder Fugen von echten Gelenken.

Haften sind Verbindungen mit geringer oder fehlender Bewegungsfreiheit. Haften zwischen zwei Knochen können bestehen aus:

- **Bindegewebe** (Bandhaft); Beispiel: Nähte (Suturen) zwischen den Schädelknochen oder die Einzapfung der Zahnwurzel im Zahnfach.

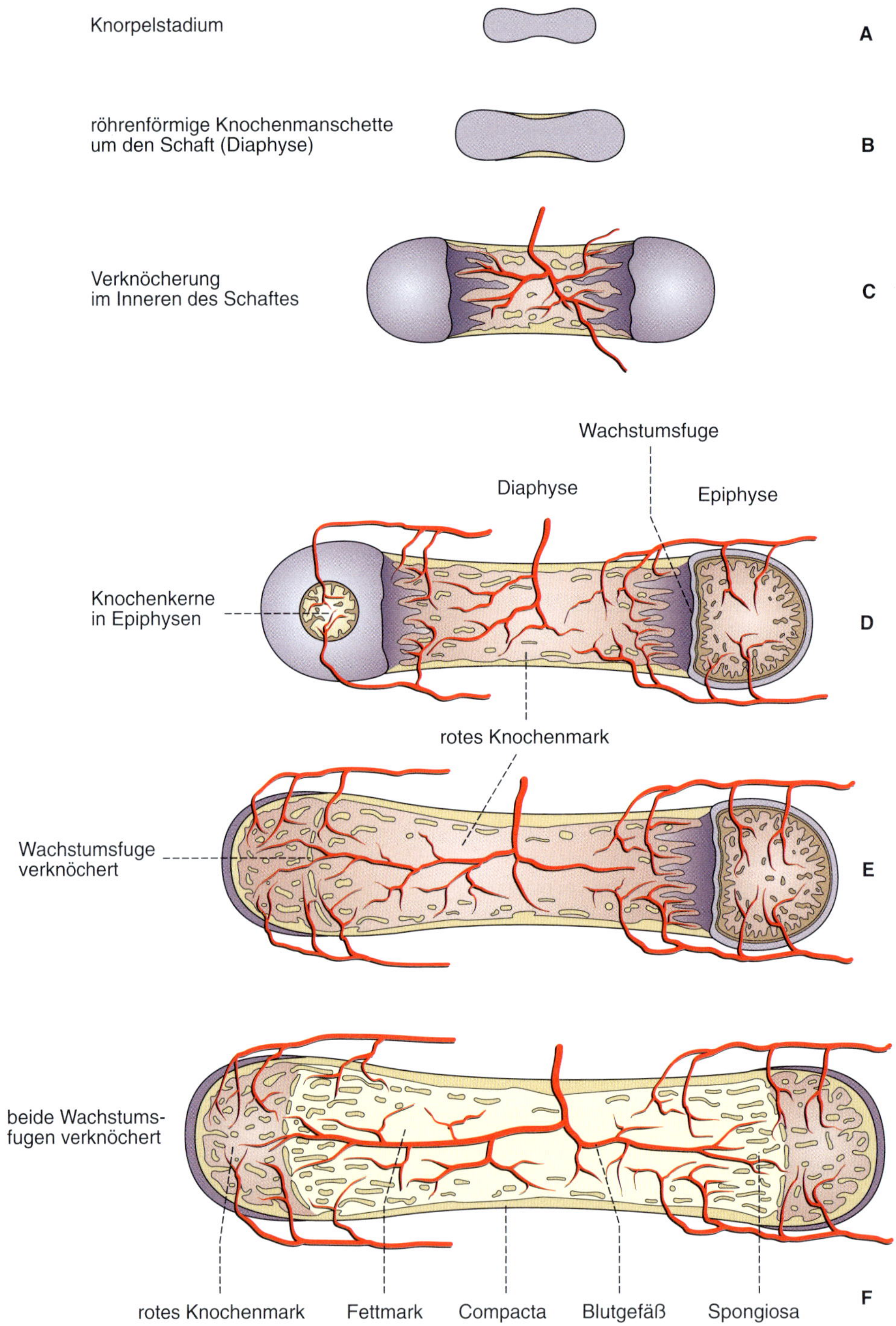

Abb. 6-3 Stadien der Entwicklung und des Wachstums von Röhrenknochen. [L106-E242]
A bis C: Knorpelstadium und Verknöcherung im Schaftbereich.
D bis F: Verknöcherung der Epiphysen sowie Entstehung und Verknöcherung der Wachstumsfugen.

- **Knorpelgewebe** (Knorpelhaft); Beispiel: die Schambeinfuge zwischen beiden Schambeinen oder die Zwischenwirbelscheiben zwischen den Wirbelkörpern.
- **Knochengewebe** (Knochenhaft); Beispiel: die Verknöcherung von Knorpelhaften im Lauf der Entwicklung wie Epiphysenfugen oder das Kreuzbein, das aus fünf Einzelwirbeln entsteht.

Echte Gelenke sind bewegliche Verbindungen, bei denen die benachbarten Knochen durch einen Spalt voneinander getrennt bleiben und sich nur berühren (Abb. 6-4). Dies gewährleistet eine hohe Beweglichkeit, deren Ausmaß durch den Bau der Gelenkkapsel und die Form der gelenkbildenden Oberflächen festgelegt wird. Charakteristische Bauelemente echter Gelenke sind: Gelenkknorpel, Gelenkkapsel und Gelenkbänder.

- **Gelenkknorpel** überzieht die Knochenenden. Der Knorpelüberzug vermindert durch seine spiegelglatte Oberfläche die auftretende Reibung der Gelenkenden. Dazu verteilt er durch seine Verformbarkeit und Elastizität die auftretenden Druckkräfte und fängt stoßartige Belastungen auf.
- Die **Gelenkkapsel** verbindet die gelenkbildenden Knochen und schließt die Gelenkhöhle nach außen ab. Die innere Schicht der Gelenkkapsel, die Synovialmembran, sondert eine eiweißhaltige, durchsichtige Flüssigkeit (Gelenkschmiere, Synovia) zum besseren Gleiten der Gelenkflächen ab. Die Gelenkschmiere ist auch für die Ernährung des Gelenkknorpels wichtig. Die äußere Schicht der Gelenkkapsel besteht aus straffem Bindegewebe.
- **Gelenkbänder** aus sehnenartigem Bindegewebe (Ligamenta) verstärken die Gelenkkapsel und sind ihr außen aufgelagert. Ausmaß und Art der Bewegungen in einem Gelenk hängen von der Straffheit oder Schlaffheit der Gelenkkapsel sowie der Bänder ab. Häufig schränken Gelenkbänder den Umfang der Gelenkbewegung ein.

P Durch längere Ruhestellung von Gelenken, wie z. B. bei längerer Bettlägerigkeit, kann es zur Schrumpfung von Gelenkkapseln und Gelenkbändern sowie zu einer dauerhaften Verkürzung der Muskeln kommen. Diesen **Kontrakturen** kann durch pflegerische Maßnahmen wie Lagerung, Bewegungs- und Dehnungsübungen entgegengewirkt werden.

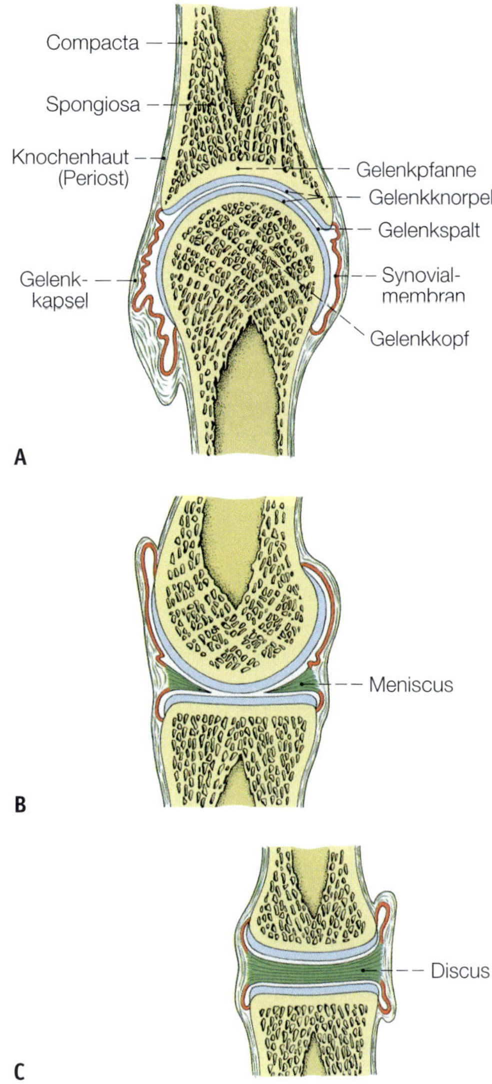

Abb. 6-4 Allgemeiner Aufbau von echten Gelenken. [S010-1-15]
A: Gelenk mit charakteristischen Bauelementen.
B: Unvollständige Unterteilung eines Gelenks durch knorpeligen Meniscus.
C: Vollständige Unterteilung eines Gelenks durch knorpeligen Discus.

In einigen Gelenken wird der Gelenkspalt durch Faserknorpel vollständig (**Discus**) oder unvollständig (**Meniscus**) unterteilt (Abb. 6-4). Disci kommen am Kiefergelenk oder am Brustbein-Schlüsselbein-Gelenk, Menisci am Kniegelenk vor. In der Nähe von Gelenken findet man vielfach **Schleimbeutel.** Das sind mit Gelenkschmiere (Synovia) gefüllte Gewebsspalträume, die –

kleinen Wasserkissen vergleichbar – Druckwirkungen auffangen und mildern. Man findet sie dort, wo Muskeln und Sehnen über Knochen reiben oder auch zwischen Haut und Knochen (an Kniescheibe oder Ellenbogen). Die sog. **Sehnenscheiden** haben eine ähnliche Funktion. Sie sind bindegewebige, flüssigkeitsgefüllte Schläuche, durch die die Sehnen, besonders an Abbiegungsstellen und Gelenken, hindurchgleiten (Abbildung 6-41). Sie mindern die Reibung der Gewebe gegeneinander (z. B. Sehnenscheiden der Hand). Übergroße Beanspruchung kann zur Sehnenscheidenentzündung führen.

Die Gelenkbewegung lässt sich durch die Vorstellung schematisieren, dass sie sich um eine oder mehrere Achsen vollzieht. Dabei werden unterschiedliche Hauptbewegungen unterschieden (Tab. 6-0, Abb. 6-5).

Beugung	= Flexion	z. B. Beugung oder Streckung im Ellenbogengelenk oder Hüftgelenk
Streckung	= Extension	
Abspreizung	= Abduktion	z. B. Abspreizen oder Anziehen in den Grundgelenken der Finger oder des Beins im Hüftgelenk
Anziehung	= Abduktion	
Drehung	= Rotation	z. B. Außen- oder Innenrotation des Arms im Schultergelenk

Tab. 6-0 Hauptbewegungen der Gelenke. Die Bewegungsebene steht jeweils senkrecht zum Verlauf der Achse (Abb. 6-5).

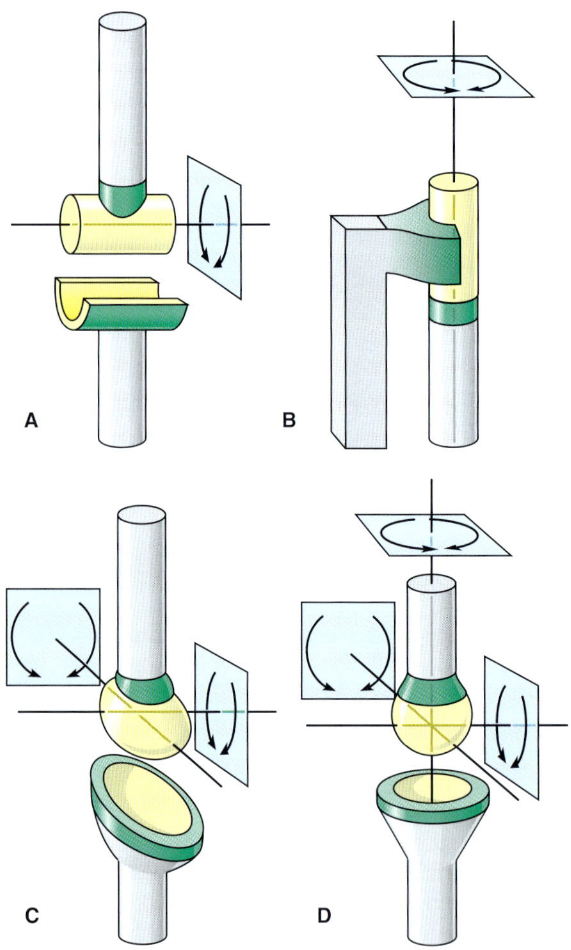

Abb. 6-5 Gelenkformen in vereinfachter Darstellung mit Bewegungsachsen und Bewegungsrichtungen (Pfeile) in den jeweiligen Bewegungsebenen. [L123-R127]
A: Scharniergelenk.
B: Dreh- oder Radgelenk.
C: Eigelenk.
D: Kugelgelenk.

Bei echten Gelenken ist ein Knochenende häufig als Gelenkkopf vorgewölbt und das andere als Gelenkpfanne entsprechend vertieft.

Formen echter Gelenke sind (Abb. 6-5):

- **Scharniergelenke** (z. B. oberes Sprunggelenk, Fingermittel- und Fingerendgelenke). Bewegung um eine Querachse (quer zum Knochenverlauf, einachsig; Abb. 6-5 A).
- **Dreh- oder Radgelenke** (z. B. Speiche-Ellen-Gelenk). Bewegung um Längsachse (im Knochenverlauf, einachsig; Abb. 6-5 B).
- **Eigelenke** (z. B. proximales Handgelenk, Atlas-Schädel-Gelenk). Bewegung um zwei Achsen (zweiachsig; Abb. 6-5 C).
- **Kugelgelenke** (z. B. Schultergelenk, Hüftgelenk). Bewegung um drei senkrecht aufeinander stehende Achsen (dreiachsig; Abb. 6-5 D).

Straffe Gelenke sind echte Gelenke. Bei ihnen ist der Bandapparat so kräftig ausgebildet, dass nur geringgradige, federnde Bewegungen möglich sind.

Straffe Gelenke finden sich zwischen Hand- und Fußwurzelknochen oder zwischen Kreuzbein und den beiden Darmbeinen.

Die Bestimmung des Bewegungsumfangs von Gelenken ist eine wichtige ärztliche Untersuchung zur Beurteilung der Gelenkfunktion. Ausgangsposition hierfür ist die **Neutralnullstellung.** Dabei steht der Patient aufrecht und mit geschlossenen Füßen und an die Oberschenkel angelegten Handflächen (Daumen vorne).

K Bei ungewöhnlicher mechanischer Beanspruchung sind Gelenke trotz kräftiger Gelenkkapseln und der Verstärkung durch Bänder gefährdet. Tritt z. B. beim „Umknicken" im Sprunggelenk eine Überdehnung der Gelenkkapsel auf, so spricht man von **„Verstauchung"** oder **„Distorsion"** Sie geht meist mit Zerrung und Blutung im Gelenk einher. Damit sind nicht selten Kapsel- oder Bänderrisse mit Erguss im Gelenk verbunden. Bei einer flachen Gelenkpfanne, wie beim Schultergelenk, kann der Gelenkkopf aus der Pfanne herausgedrückt werden. Man spricht dann von **„Verrenkung"** oder **„Luxatio"**. Eine entzündliche Gelenkerkrankung wird **Arthritis,** eine degenerative **Arthrose** genannt. Bei beiden Erkrankungen kann es zu einer Schädigung des Gelenkknorpels bis zum völligen Knorpelschwund mit erheblicher Verformung des darunter gelegenen knöchernen Gelenkkörpers kommen.

Am **Verschleißprozess einer Arthrose** können neben mechanischen Ursachen wie Fehlstellung von Knochen auch andere Faktoren, z. B. Stoffwechselstörungen (Diabetes, Gicht) oder Konsumgifte (Nikotin), eine Rolle spielen, indem sie die Belastbarkeit der Gelenke verringern.

G Will man dem Verschleißprozess einer Arthrose vorbeugen, dann sollte man stoffwechselbedingte Risiken vermeiden und das individuell rechte Maß mechanischer Gelenkbelastung zwischen einem „Zuviel" und einem „Zuwenig" an Bewegung herausfinden. Wie eine Extrembelastung kann auch Bewegungsarmut zur Einschränkung der Stoffwechselvorgänge im Gelenkknorpel führen und diesen dadurch schädigen.

6.1.3 Allgemeine Motorik: Skelettmuskel

Ein Muskel besteht aus zahlreichen **Muskelfasern,** die bis zu 10 cm lang und bis zu 0,1 mm dick sein können. Jede Muskelfaser ist von einer feinen Hülle aus lockerem Bindegewebe mit

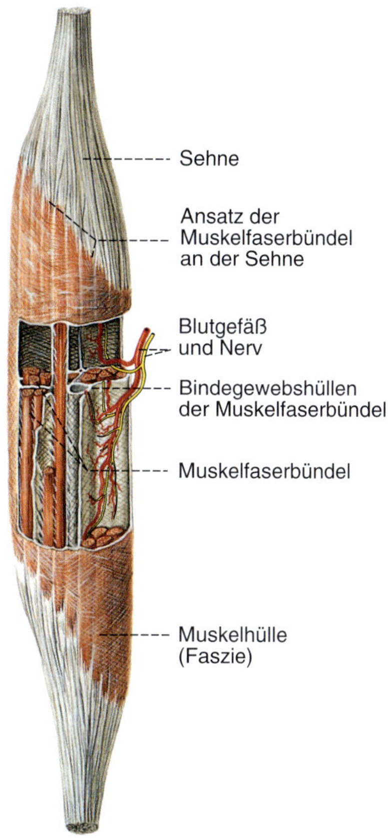

Abb. 6-6 Schema des Aufbaus eines spindelähnlichen Muskels mit bindegewebigen Hüllen und Endsehnen. [L123-S010-1-14]

Blutkapillaren umgeben. Bindegewebe gliedert auch das Innere des Muskels, indem es Muskelfasern zu Gruppen und Bündeln zusammenfasst. Nur die Muskelfasern sind verkürzungsfähig. Daher hängt die Muskelkraft von der Zahl der sich kontrahierenden Fasern ab. Sie wächst deshalb mit der Dicke oder dem Querschnitt des Muskels an. In den Bindegewebssepten des Muskels verlaufen und verästeln sich die Blutgefäße und Nerven, die den Muskel versorgen (Abb. 6-6). Den ganzen Muskel überzieht eine gemeinsame Hülle aus straffem Bindegewebe, die **Faszie.** Faszien bilden die Grenzschicht zu benachbarten Geweben (Muskulatur, Unterhautbindegewebe). Innerhalb der Faszienhülle kann der Muskel bei der Kontraktion hin und her gleiten.

In seiner einfachsten Form zeigt der Muskel eine **spindelähnliche Gestalt** mit einem Muskelbauch, der sich zu beiden Seiten hin verjüngt und jeweils in Endsehnen übergeht (Abb. 6-6). **Seh-**

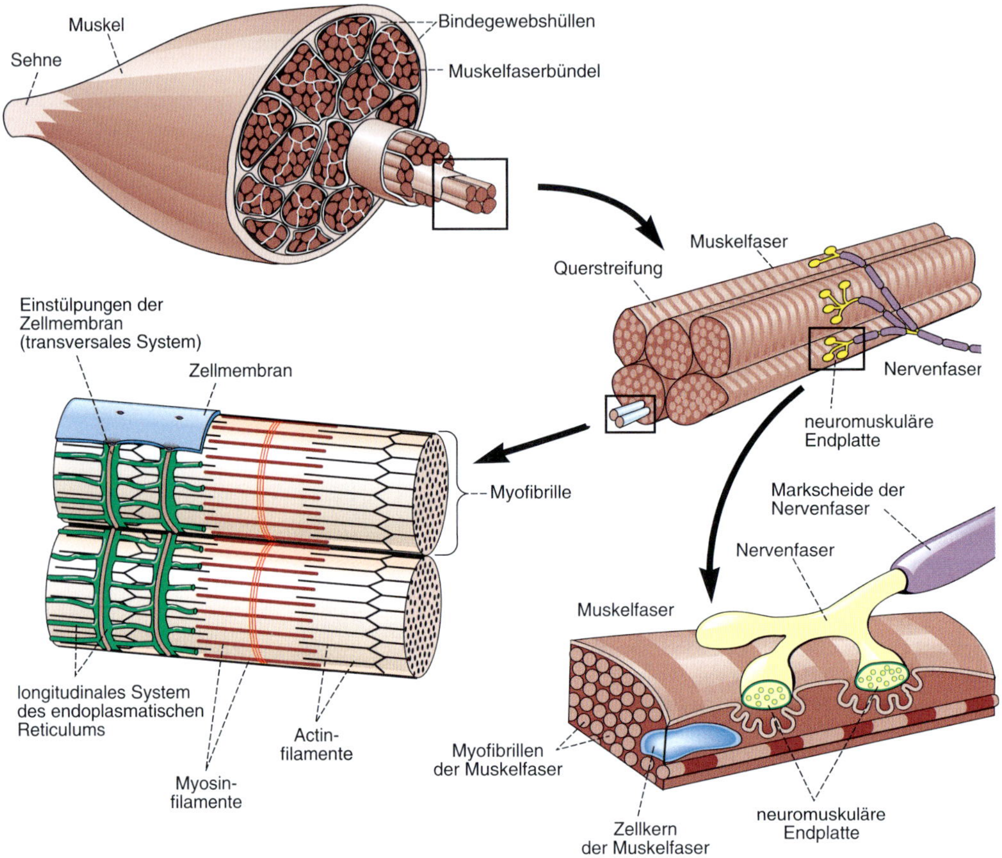

Abb. 6-7 Bauelemente der Skelettmuskulatur in verschiedenen Vergrößerungsstufen. [L123-R127]
A: Ganzer Muskel (Querschnitt).
B: Bündel von Muskelfasern mit Nervenfaser und neuromuskulären Endplatten.
C: Abschnitte zweier Myofibrillen mit Myosin- und Actinfilamenten sowie Kanälchen des endoplasmatischen Reticulums.
D: Neuromuskuläre Endplatte.

nen bestehen aus parallelfaserigem, Faszien aus netzartig angeordnetem Bindegewebe. Sehnen können unterschiedliche Formen haben. Oft sind sie rundlich (Abb. 6-6), sie können aber auch eine sehnige Platte (Aponeurose) bilden.

> **P** Jede menschliche Aktivität ist eine Muskelaktivität. Aktive Eigenbewegungen eines Patienten sind immer der passiven Bewegung, z. B. durch die Unterstützung einer Pflegenden, vorzuziehen.

Ursprung und Ansatz

Der Muskel ist dank der Verkürzungsfähigkeit seiner Fasern in der Lage, Skeletteile, zwischen denen er ausgespannt ist, einander anzunähern. Die Anheftung geschieht durch Verankerung der Sehnenfasern in den äußeren Schichten der Knochensubstanz. Die proximale Anheftungsstelle bezeichnet man meist als Ursprung, die distale als Ansatz. In der Regel wird der Knochen, an dem der Muskel ansetzt, an den Skelettteil herangezogen, aus dem der Muskel entspringt. Die bewegten Teile können aber auch wechseln. So kann man z. B. den Rumpf gegen die festgestellten Beine beugen oder in Rückenlage die Beine gegen den Rumpf heben. Dabei vertauschen dann Ursprung und Ansatz funktionell ihren Ort.

Bau der Muskelfaser

Skelettmuskelfasern besitzen eine lichtmikroskopisch erkennbare Querstreifung (Abb. 6-7). Die regelmäßige Anordnung heller und dunkler

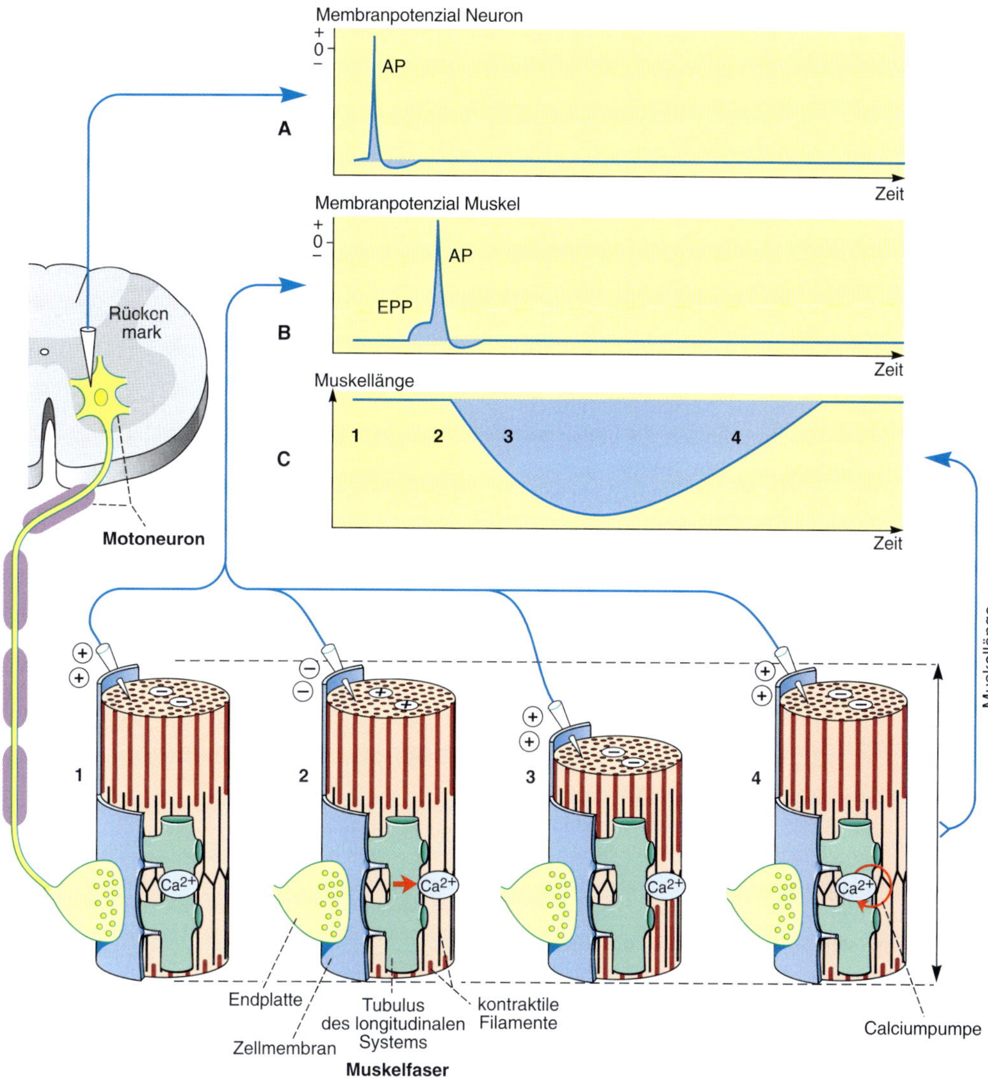

Abb. 6-8 Funktion der motorischen Einheit (Grundeinheit des motorischen Systems). [L1123+L123-R127]
Oberer Bildteil: Registrierung des Membranpotenzials von Motoneuron **(A)** und Muskelfaser **(B)** sowie der Muskellänge **(C)**. AP = Aktionspotenzial. EPP = Endplattenpotenzial.
Unterer Bildteil: Erregungs- und Kontraktionszyklus der Muskelfaser. Zuordnung zur Registrierung der Muskellänge im oberen Bildteil durch Zahlen.

Streifen beruht auf der wechselnden Folge dickerer (Myosinfilamente) und dünnerer (Actinfilamente), fadenartiger Strukturen in den sog. **Myofibrillen** (Abb. 6-7). Diese sind parallel gelagert und füllen die Muskelfasern bis auf einen schmalen Randbezirk völlig aus. Alle Myofibrillen sind von einem engmaschigen Netz von Kanälchen des endoplasmatischen Retikulums umgeben, das sich in Längsrichtung erstreckt und daher als **longitudinales System** bezeichnet wird (Abb. 6-7). Diese Kanälchen dienen als Calciumionenspeicher. Sie befinden sich in enger Nachbarschaft zu schlauchartigen Einstülpungen der Zellmembran, die quer zum Faserverlauf angeordnet sind (**transversales System).**

Muskelfasern und Nervenzellen weisen unterschiedliche Strukturen auf. Dennoch sind auch Ähnlichkeiten festzustellen. Muskelfasern besitzen wie Nervenzellen eine Zellmembran, in der spezialisierte Kanalsysteme für verschiedene Ionen enthalten sind. Ebenso ähneln sich Nerven- und Muskelzellen hinsichtlich der intra-

und extrazellulären Verteilung von Kalium- und Natriumionen.

Motorische Einheit

Nervenzellen (Neurone), die mit Muskelzellen Kontakt aufnehmen, werden als **Motoneurone** bezeichnet. Ihre Fortsätze besitzen eine synapsenähnliche Endformation (Abb. 6-7 D). Sie stellt den Kontakt zwischen dem Motoneuron und der Muskelfaser her. Diese Struktur wird als **neuromuskuläre Endplatte** bezeichnet. In der Regel verzweigt sich der Fortsatz eines Motoneurons, so dass durch eine Nervenzelle zahlreiche Muskelfasern versorgt werden. Sie bilden zusammen mit dem zugehörigen Neuron die sog. motorische Einheit. Die Ausdehnung dieser **motorischen Einheiten** schwankt bei den verschiedenen Muskeln in einem weiten Bereich. Sie umfasst bei den Arm- und Beinmuskeln zwischen 500 und 2000 Muskelfasern, bei den Augenmuskeln nur etwa 10 bis 20 Fasern. Die Zahl der zu einer motorischen Einheit gehörenden Muskelfasern ist um so kleiner, je präziser die Bewegungen des betreffenden Muskels sind.

Entsteht in einem Motoneuron ein **Aktionspotenzial** (Ziffer 1 in Abb. 6-8), so wird es über das zugehörige Axon bis zur neuromuskulären Endplatte fortgeleitet. Die hier einsetzenden Vorgänge sind denen vergleichbar, die bei der Entstehung von exzitatorischen postsynaptischen Potenzialen ablaufen. Das in die Endformation gelangende Aktionspotenzial führt zur Freisetzung eines Transmitters (Überträgersubstanz) aus den Vesikeln der Endplatte. Bei diesem Transmitter handelt es sich um **Acetylcholin.** Acetylcholin bewirkt in der Muskelfaser eine Depolarisation, die ihrem Ursprungsort entsprechend **Endplattenpotenzial** (EPP) genannt wird (Abb. 6-8, 6-9). Endplattenpotenziale überschreiten immer die Membranschwelle und lösen damit in jedem Fall ein Aktionspotenzial aus.

Die Erregungsübertragung an der Muskelendplatte kann durch verschiedene Substanzen unterbunden werden. Zu diesen Stoffen gehört u.a. **Curare** (Pfeilgift der Indianer). Die Anwendung von Curare führt zu einer Amplitudenverkleinerung der Endplattenpotenziale und schließlich zum Ausfall der Aktionspotenziale in der Muskelfaser (Abb. 6-9). Damit ist der Muskel gelähmt. Stoffe vom Curaretyp werden bei operativen Eingriffen zum Herabsetzen der Muskelspannung häufig angewendet.

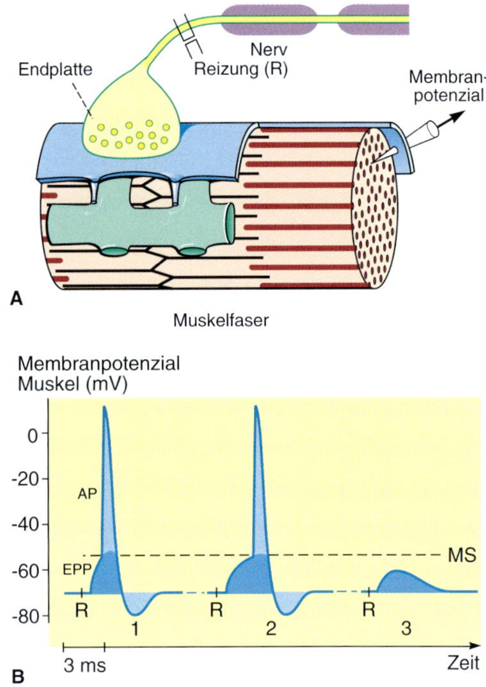

Abb. 6-9 Erregungsübertragung an der neuromuskulären Endplatte einer Skelettmuskelfaser und ihre Hemmung durch Curare. [L112+L123-R127]
A: Schematische Darstellung von Reizung und intrazellulärer Ableitung.
B: Intrazelluläre Ableitung des Membranpotenzials einer Muskelfaser nach Reizung (R) des zuführenden motorischen Nerven entsprechend der in A dargestellten Anordnung. Das Endplattenpotenzial (EPP) löst bei Überschreiten der Membranschwelle (MS) ein Aktionspotenzial (AP) aus (1). Curare unterdrückt das EPP und führt damit zum Ausfall des AP und der Muskelkontraktion (2, 3).

Die Depolarisation der Muskelfasermembran, die im Verlauf des Aktionspotenzials auftritt, führt zur Ausschüttung von **Calciumionen** aus den Kanälchen des longitudinalen Systems des endoplasmatischen Reticulums (Ziffer 2 in Abb. 6-8). Diese Calciumionen gelangen zu den kontraktilen Elementen und führen dort zu einer Aktivierung von Actin- und Myosinfilamenten, die dadurch ineinander gleiten. Damit kommt es zur **Verkürzung** der Muskelzelle (Ziffer 3 in Abb. 6-8). Die beschriebene Kopplung zwischen Erregungsvorgang und Kontraktion einer Muskelfaser wird als **elektromechanische Kopplung** bezeichnet.

Wird die Membran der Muskelfaser nicht durch ein weiteres Aktionspotenzial depolarisiert, so versiegt die Ausschüttung von Calciumionen aus dem longitudinalen System. Darüber hinaus werden die freien Calciumionen durch eine **Ca-Pumpe** in das longitudinale System zurücktransportiert (Kreissymbol unter Ziffer 4 in Abb. 6-8). Durch die beendete Ausschüttung sowie durch den Rücktransport nimmt die Konzentration der freien Calciumionen im Bereich der kontraktilen Elemente wieder ab. Die damit verbundene Inaktivierung von Actin und Myosin leitet das **Erschlaffen** der Muskelzelle ein. Dadurch kehrt die Muskellänge auf ihren Ausgangswert zurück. Damit ist die Abfolge von Erregung, Kontraktion und Erschlaffung bei einer einzelnen Muskelzuckung beendet.

Vergleicht man die Änderungen des Membranpotenzials der Muskelfaser mit denen der Muskellänge, so stellt man fest, dass der Kontraktionsvorgang mit dem Aktionspotenzial beginnt und dieses für eine lange Zeit überdauert. Dadurch ist es möglich, dass sich durch nachfolgende Erregungen der Muskelfaser mehrere „Kontraktionswellen“ zu einer durchgehenden Verkürzung größerer Amplitude summieren (Abb. 6-10).

Eine Muskelaktivierung kann unter verschiedenen mechanischen Gegebenheiten stattfinden. Ist der Muskel nur an einem Ende befestigt, während sich das andere Ende frei bewegen kann, so führt eine Aktivierung zu einer reinen Verkürzung, wobei die Spannung konstant bleibt (**isotonische Kontraktion**). Sind jedoch beide Muskelenden fixiert, so bewirkt eine Muskelaktivierung eine Erhöhung der Spannung bei gleichbleibender Länge (**isometrische Kontraktion**). Die meisten Muskelaktionen sind Mischformen aus isotonischer und isometrischer Kontraktion.

Die Aktionspotenziale der einzelnen Fasern eines Gesamtmuskels lassen sich auch mit größeren Elektroden von außen registrieren. Solche Aufzeichnungen werden als **Elektromyogramm** (EMG) bezeichnet. Ein typisches Beispiel für den Ruhe- und Kontraktionszustand eines Muskels ist in Abb. 6-11 wiedergegeben. Das EMG spielt bei der Diagnose von Muskelerkrankungen eine wesentliche Rolle.

> **P** Um einer Muskelatrophie bei bettlägerigen Patienten vorzubeugen, müssen physiotherapeutische Übungen durchgeführt werden.

Längenänderungen des Muskels sind eine Voraussetzung für die Stütz- und Haltemotorik so-

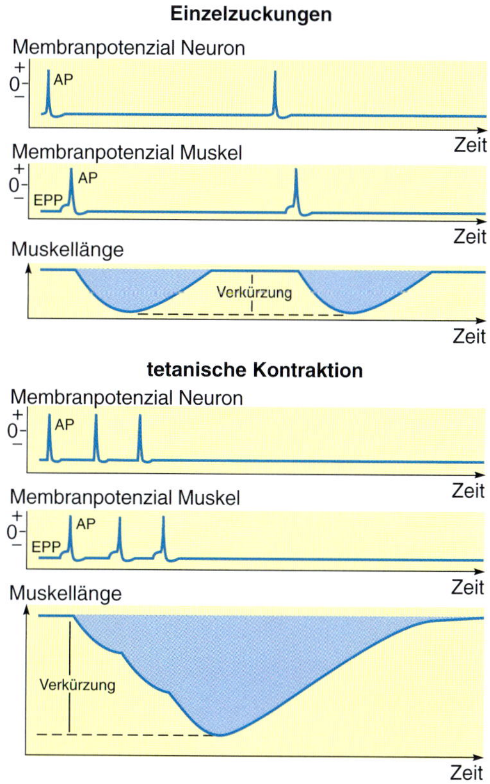

Abb. 6-10 Membranpotenzial von Motoneuron und Muskelfaser sowie Muskellänge bei Einzelzuckung und tetanischer Kontraktion. AP = Aktionspotenzial. EPP = Endplattenpotenzial. Bei der tetanischen Kontraktion summieren sich die Einzelzuckungen zu einer stärkeren und länger dauernden Verkürzung. [L112-R127]

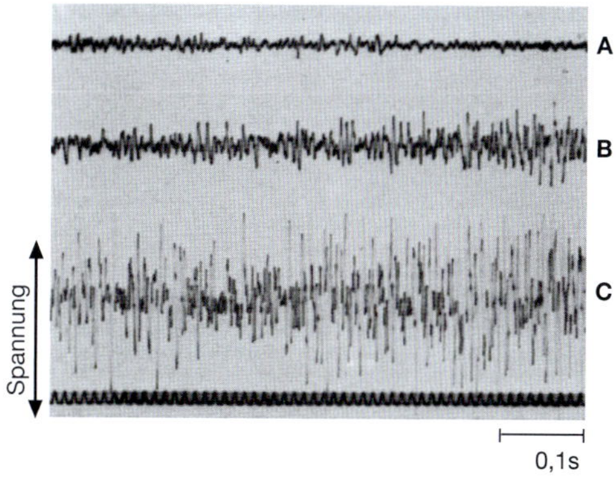

Abb. 6-11 Elektromyogramm des Menschen (elektrische Spannung). Oberflächenableitung des M. biceps des Oberarms. [S017]
A = Ruhetonus.
B = Beginn einer Innervation.
C = Maximale Kontraktion.

wie für die Zielmotorik (Kap. 6.3). Darüber hinaus ist Muskelaktivität für den Transport des Blutes (Kap. 9.4) und die Wärmebildung (Kap. 14.2) von Bedeutung.

> **K** Verminderte Beanspruchung der Muskulatur (z. B. bei längerem Krankenlager) führt über die Verkleinerung der einzelnen Muskelfasern zu einer Abnahme der Gesamtmuskelmasse **(Muskelatrophie).** Vermehrte Beanspruchung hat den umgekehrten Effekt **(Muskelhypertrophie).**

6.1.4 Motorisches Nervensystem

Die motorischen Nervenbahnen lassen sich in zwei Abschnitte gliedern:

- **Zentrale Nervenbahnen,** die vom Gehirn zum Rückenmark ziehen. Hierzu zählt vor allem die Pyramidenbahn, die von einer umschriebenen Windung der Hirnrinde, der vorderen Zentralwindung (Gyrus praecentralis), durch den Hirnstamm zur Vordersäule des Rückenmarks der Gegenseite zieht (Abb. 6-12).

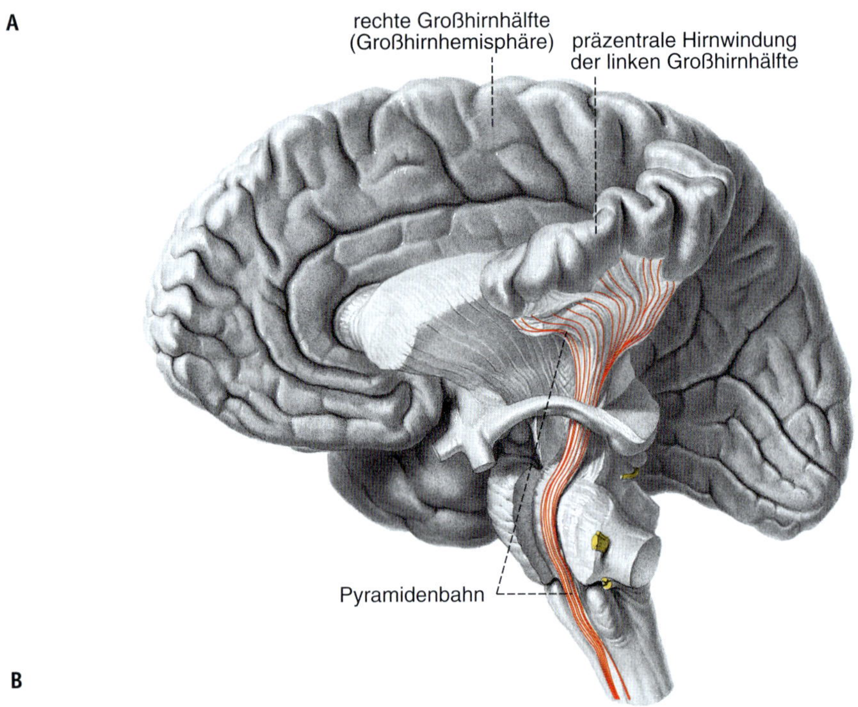

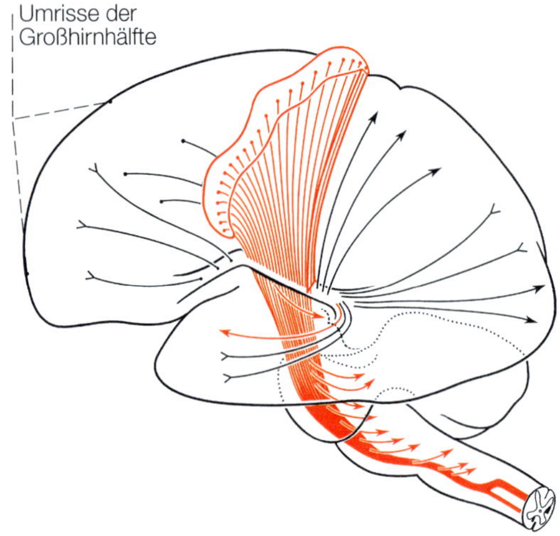

Abb. 6-12 Darstellung des Faserfächers der Pyramidenbahn der linken Großhirnhälfte mit zugehöriger Rindenregion und dem Verlauf der Pyramidenbahn durch den Hirnstamm abwärts. [L123-S007-1-20]
A: Präparat mit Entfernung aller Großhirnabschnitte der linken Hälfte, die nicht zum Pyramidenbahnsystem gehören.
B: Schematische Darstellung der Pyramidenbahn bis zu deren Kreuzung in Höhe des verlängerten Marks.

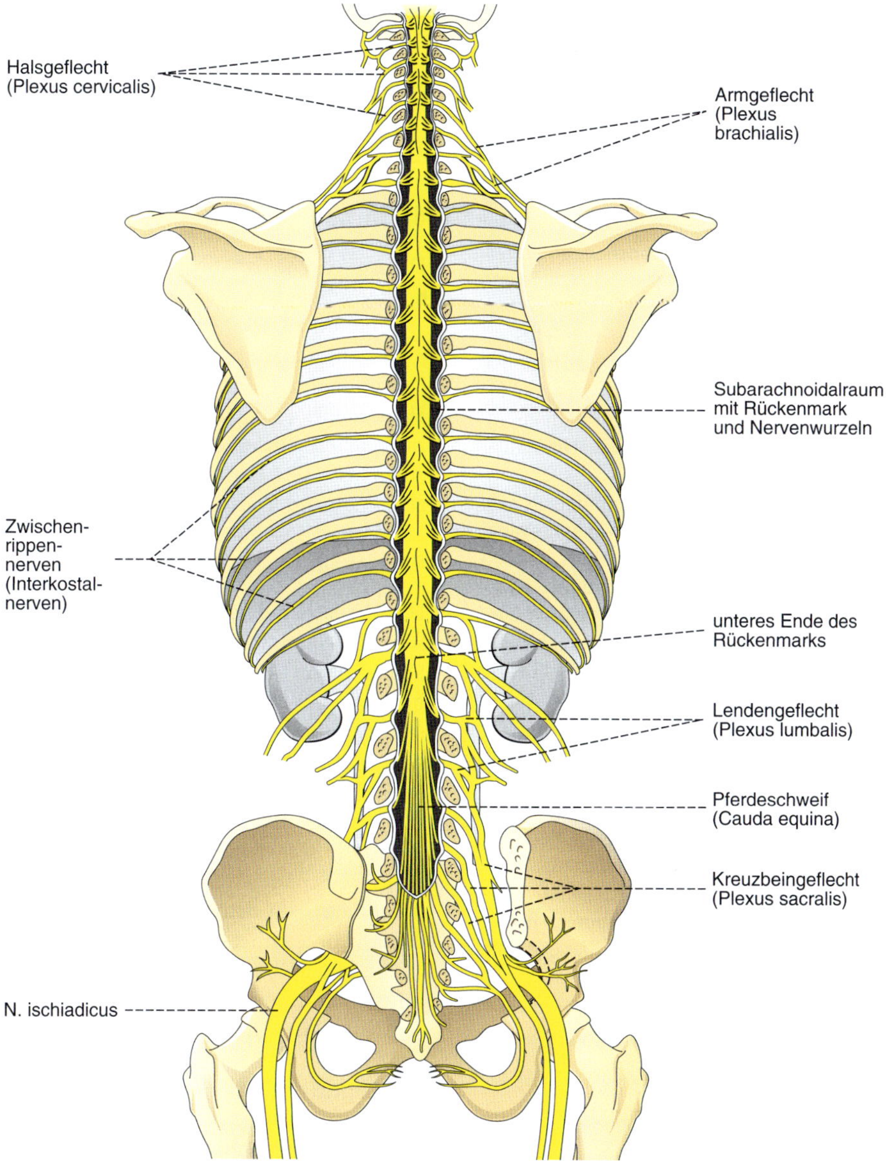

Abb. 6-13 Rückenmark im eröffneten Wirbelkanal mit seitlich austretenden Spinalnerven. Diese Spinalnerven bilden im Halsbereich sowie im Lenden-Kreuzbein-Bereich Nervengeflechte. Hintere Abschnitte des knöchernen Beckens sind teilweise entfernt (Ansicht von hinten). [L106-R127]

- **Periphere Nervenbahnen,** die mit Nervenzellen an der Vordersäule beginnen, das Rückenmark verlassen und mit peripheren Nerven zur quergestreiften Skelettmuskulatur ziehen (Abb. 6-13).

Die ventralen Äste der Rückenmarksnerven verlaufen teilweise einzeln zu ihrem Innervationsgebiet. Dies gilt vor allem für den Brustbereich mit seinen Zwischenrippennerven. Im Halsbereich sowie im Lenden- und Kreuzbeinbereich bilden die ventralen Äste dagegen Nervengeflechte, aus denen vor allem die langen Nerven für die Versorgung der Gliedmaßen hervorgehen. Die einzelnen Nervengeflechte sind:

- **Halsgeflecht** (Plexus cervicalis) für den Hals
- **Armgeflecht** (Plexus brachialis) für den Arm
- **Lendengeflecht** (Plexus lumbalis) sowie **Kreuzbeingeflecht** (Plexus sacralis) für Bauchwand (teilweise) und Bein.

G Altersbedingten Einschränkungen der Leistungsfähigkeit, aber auch bestimmten Erkrankungen kann durch ein gezieltes **motorisches Training** vorgebeugt werden. **Alterungsvorgänge** und/oder andauernder **Bewegungsmangel** (z. B. Bettlägerigkeit) führen u. a. zu einem Rückgang der Muskelmasse, einer Reduktion der Zahl der Blutkapillaren in der Skelettmuskulatur, einem Verlust an Mineralgehalt der Knochen, einer Verminderung der Leistungsfähigkeit von Lunge und Herz wie auch einer verminderten Leistungsfähigkeit des Nervensystems. Ein reduzierter Muskelstoffwechsel wird mit psychischen Auswirkungen in Verbindung gebracht. So dürften manche **depressiven Verstimmungen** im Alter mit einer ungenügenden Beanspruchung der Skelettmuskulatur zusammenhängen.

Bei der Planung von Trainingsprogrammen sind die Hauptformen körperlicher Beanspruchung, nämlich Koordination, Flexibilität, Kraft, Schnelligkeit und Ausdauer, zu berücksichtigen. **Koordinationsübungen** umfassen die intensive Wiederholung gegebener Bewegungsabläufe. Sie wirken einer Reduktion der Verschaltungen im Gehirn (extrapyramidale Bahnsysteme) entgegen. Regelmäßige **Flexibilitätsbeanspruchungen** der wichtigsten Gelenke beugen einer fortschreitenden Steifheit vor. Eine besondere Bedeutung kommt dem **Kraft- und Ausdauertraining** zu, während ein Schnelligkeitstraining bei älteren Personen wegen der hohen Kreislaufbelastung aus ärztlicher Sicht abzulehnen ist. Krafttraining wirkt einem **Muskelabbau** und der **Osteoporose** entgegen, und Ausdauerübungen wie Dauerlaufen, Radfahren, Schwimmen steigern die Leistungsfähigkeit von Herz und Lunge und zeigen positive Stoffwechselwirkungen. Insbesondere sind diese beiden letzteren Trainingsformen auch geeignet, depressive Verstimmungen zu vermeiden.

6.2 Spezielle Motorik: Bewegungsapparat

Z Der Bewegungsapparat des Körpers (Knochen, Bänder, Gelenke und Muskulatur) gliedert sich nach den Körperregionen: Kopf, Hals, Rumpf, obere und untere Extremitäten. In Abhängigkeit von der Hauptfunktion der Körperteile sind die jeweiligen Muskelgruppen unterschiedlich gestaltet. Die versorgenden Nerven und Blutgefäße erreichen die Muskeln über typische Gefäß-Nervenstränge.

Ü Bei der Erarbeitung der im Folgenden beschriebenen Strukturen und Funktionen ist es grundsätzlich sinnvoll, das Gelesene durch die Tasterfahrung am eigenen Körper zu ergänzen und zu bestätigen.

6.2.1 Spezielle Motorik: Kopf

Der knöcherne Schädel gliedert sich in:

- **Hirnschädel,** dessen Knochen die Schädelhöhle umfassen,
- **Gesichtsschädel** mit Augen-, Nasen- und Mundhöhle (Abb. 6-14, 6-15).

Hirnschädel und Gesichtsschädel bestehen aus zahlreichen einzelnen Knochen unterschiedlicher Größe und Form, die räumlich sehr kompliziert ineinander gefügt sind.

Hirnschädel

Der Hirnschädel besteht aus dem **Stirnbein** (Os frontale), dem **Scheitelbein** (Os parietale), dem **Schläfenbein** (Os temporale), dem **Hinterhauptsbein** (Os occipitale) und dem **Keilbein** (Os sphenoidale). Schläfenbein und Scheitelbein sind paarig, die übrigen unpaarig vorhanden. Die Knochen des Hirnschädels sind so zusammengefügt, dass sie einen länglichen eiförmigen Raum umfassen. Der obere Teil dieser Knochenkapsel wird als **Schädeldach** oder Schädelkalotte, der untere Teil, auf dem das Gehirn liegt, als Schädelbasis bezeichnet.

Die **Schädelbasis** gliedert sich in eine vordere, mittlere und hintere Schädelgrube.

Die **vordere Schädelgrube,** die vorwiegend von Stirnbein, Siebbein und den kleinen Keilbeinflügeln gebildet wird, nimmt die Stirnlappen des Gehirns auf.

Die **mittlere Schädelgrube** wird vorwiegend vom Schläfenbein und vom Keilbein gebildet; sie wird nach vorne vom Keilbein und nach hinten von der Schläfenbeinpyramide begrenzt. Sie nimmt die Schläfenlappen des Gehirns auf und enthält die Austrittsstellen des III. bis VI. Hirnnervenpaares.

Die **hintere Schädelgrube** wird vom Hinterhauptsbein gebildet und nach vorne von den Schläfenbeinpyramiden begrenzt. Sie nimmt seitlich das Kleinhirn und in der Mitte nach vorne den Hirnstamm auf. Am Boden der hinteren Schädelgrube befindet sich das Hinterhauptsloch, durch welches das verlängerte Mark (Medulla oblongata) aus dem Schädel austritt und

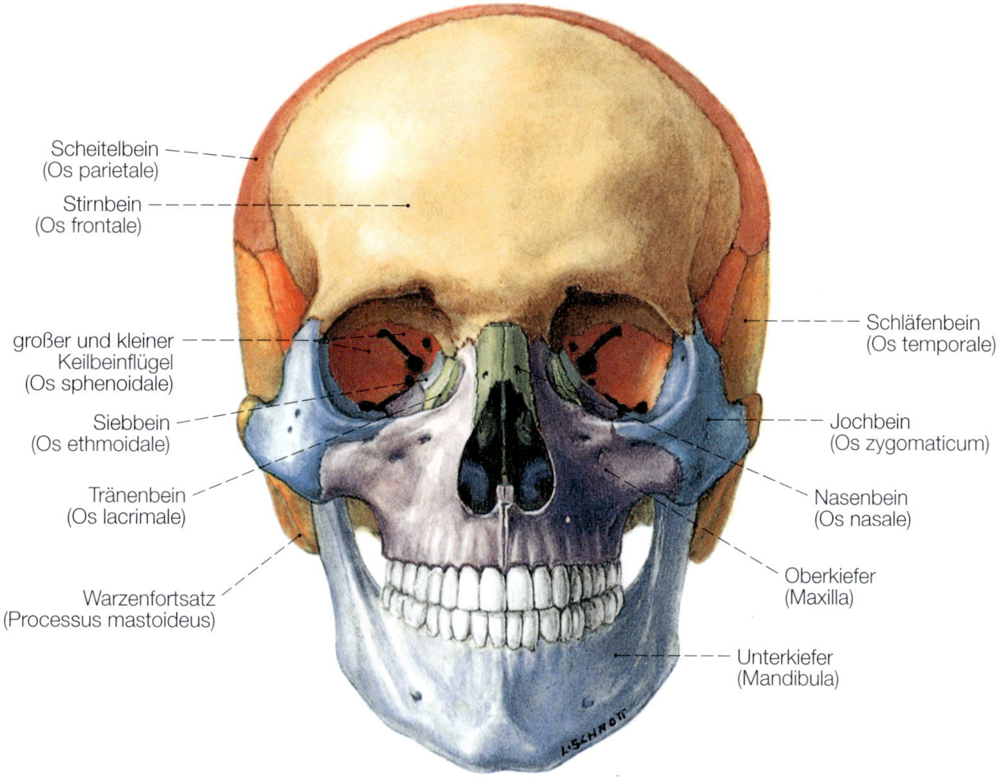

Abb. 6-14 Schädel (Ansicht von vorn). [S021]

in das Rückenmark übergeht. Ebenso treten der VII. bis XII. Hirnnerv durch die hintere Schädelgrube aus.

Das **Schädeldach** des Kindes besteht etwa bis zum Ende des zweiten Lebensjahres aus den noch unverwachsenen einzelnen Knochen, zwischen denen bindegewebig gedeckte Lücken, die **Fontanellen,** bzw. längliche Spalten liegen. Vorne zwischen den Stirnbeinen und den Scheitelbeinen befindet sich die große viereckige Fontanelle (oder Stirnfontanelle), zwischen den Scheitelbeinen und dem Hinterhauptsbein liegt die kleine dreieckige Fontanelle (oder Hinterhauptsfontanelle; Abb. 6-16). Beim erwachsenen Schädel sind die Fontanellen und Spalten geschlossen, ihre Spuren nennt man **Schädelnähte.** Die Pfeilnaht (Sagittalnaht) läuft mitten über das Schädeldach von vorne nach hinten und geht dort in die Lambdanaht zwischen den Scheitelbeinen und dem Hinterhauptsbein über. Zwischen Stirnbein und Scheitelbein verläuft die Kranznaht. Die Schuppennaht grenzt das Schläfenbein vom Scheitelbein ab.

Gesichtsschädel

Der Gesichtsschädel besteht aus zahlreichen kleineren und größeren Knochen, die sich um das **Oberkieferbein** (Maxilla) gruppieren (Abbildung 6-14). Sein Mittelstück (Körper) hat nach oben einen Fortsatz zum **Stirnbein,** nach den Seiten zum **Jochbein** (Os zygomaticum). Nach hinten lehnt es sich fest an die Flügelfortsätze des **Keilbeins** an. Nach vorne trägt der bogenförmig gestaltete Zahnfortsatz die Fächer zur Aufnahme der **Oberkieferzähne.** In seiner inneren Biegung liegt eine horizontal gestellte Knochenplatte, die als Teil des Gaumens das Dach der vorderen **Mundhöhle** bildet und diese nach oben gegen die **Nasenhöhle** abgrenzt. Oben biegt ein Anteil der Maxilla senkrecht nach hinten ab und bildet den vorderen Boden der **Augenhöhle.** Im Mittelstück der Maxilla bleibt eine birnenförmige Öffnung übrig, die den knöchernen Eingang zur Nase umrahmt. Der Körper des Oberkieferbeins ist weitgehend hohl und enthält beiderseits die **Kieferhöhle.** Die paarig zu beiden Seiten des Nasenseptums gelegene Nasenhöhle steht mit den

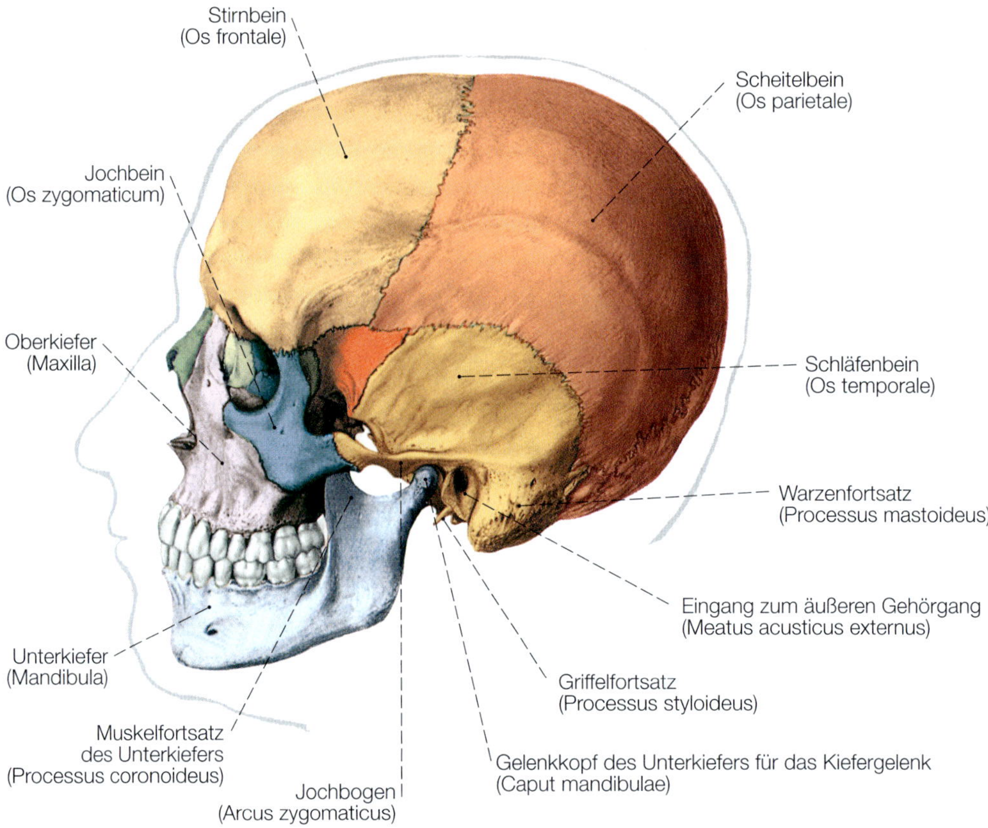

Abb. 6-15 Schädel (Seitenansicht). [S010-1-15]

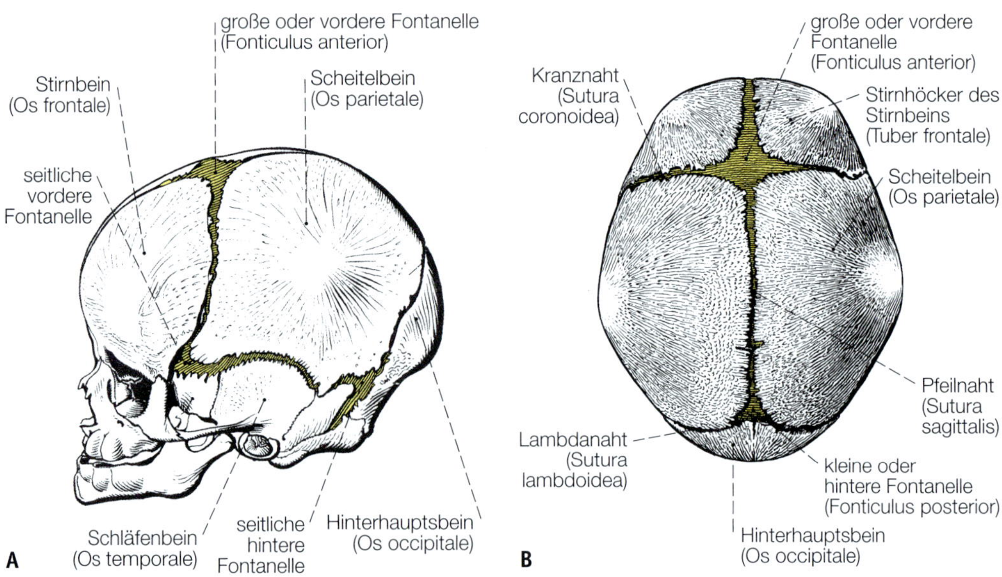

Abb. 6-16 Schädel eines neugeborenen Kindes mit Fontanellen. [S010-1-15]
A: Seitenansicht.
B: Ansicht von oben (Scheitelansicht).

beiden Kieferhöhlen so in Verbindung wie mit den anderen **Nasennebenhöhlen:** der Keilbeinhöhle im Keilbein, der Stirnhöhle im Stirnbein und den Siebbeinzellen im Siebbein (Os ethmoidale).

An das mittlere Gesichtsskelett des Oberkiefers lagern sich an:

- paarig das Tränenbein (Os lacrimale), das Nasenbein (Os nasale), das Jochbein (Os zygomaticum) und
- unpaarig das Gaumenbein (Os palatinum), das Siebbein (Os ethmoidale) und das Pflugscharbein (Vomer).

Diese Knochen sind teilweise von außen sichtbar, teilweise liegen sie verborgen.

Nach unten wird das Gesichtsskelett durch den **Unterkiefer** (Mandibula) vervollständigt (Abb. 6-14, 6-15). Er gleicht in der Form einem Hufeisen, hat vorne den Körper und seitlich je einen aufsteigenden Ast. Der Körper trägt oben den Zahnfortsatz mit den Fächern für die **untere Zahnreihe.** Der aufsteigende Ast gabelt sich in zwei Fortsätze:

- in den hinteren Gelenkfortsatz (Processus condylaris), der in die entsprechende Pfanne des Schläfenbeins eingreift (Kiefergelenk),
- in den vorderen Muskelfortsatz (Processus coronoideus), an dem der Schläfenmuskel bei der Kaubewegung zieht (Abb. 6-15).

Beim Vergleich des Schädels eines Erwachsenen mit dem eines Neugeborenen fallen vor allem die unterschiedlichen Proportionen von Hirn- und Gesichtsschädel auf (Abb. 6-15, 6-16). Beim Neugeborenen ist der Hirnschädel weitaus größer als der Gesichtsschädel, weil das Gehirn bei der Geburt bereits sehr weit entwickelt ist und nur noch wenig an Größe zunimmt. Hingegen ist der Gesichtsschädel – und hier vor allem der Kieferapparat mit den Zähnen – noch unterentwickelt.

Gesichtsmuskulatur

Die Muskulatur der Gesichtsregion hat mehrere Aufgaben:

- die Mimik, d.h. Darstellung von Stimmung und Gemütslage durch eine bestimmte und charakteristische Spannungsverteilung in den Muskeln des Gesichts,
- den Kauvorgang, also Öffnung und Schließung des Mundes und Entwicklung des Kaudrucks,
- das Sichern von Mund und Augenhöhle (z.B. vor Staubpartikeln),
- das Mitwirken beim Sprechen.

Die **mimischen Muskeln** sind Hautmuskeln, die nicht der Bewegung von Gelenken dienen, sondern im Unterhautgewebe liegen und die Haut bewegen. Sie sind **zirkulär** und **radiär** um die Lidspalten, die Nasenöffnung und den Mund angeordnet (Abb. 6-17). Obgleich es sich um quergestreifte Skelettmuskeln handelt, die willkürlich innerviert werden können, dient die Mimik in der Regel den unbewussten Ausdrucksgebärden. Durch lang dauernde Stimmungslagen kommt es zu bleibenden Spuren, vor allem in der Haut. So entsteht aus der Mimik die Physiognomie (Gesichtsausdruck).

Rings um den **Mund** herum zieht der Ringmuskel des Mundes (M. orbicularis oris). Leichte Spannungsänderungen des Muskels bedingen die Mundhaltungen, z.B. die zusammengepressten Lippen oder den leicht geöffneten Mund. Ziehen sich nur die äußeren Randpartien zusammen, so wird der Mund gespitzt. Das Heben der seitlichen Mundränder und damit einen fröhlichen Ausdruck bewirkt vorwiegend der Jochbeinmuskel (M. zygomaticus), unterstützt vom Lachmuskel (M. risorius), der seitlich an den Mundwinkeln ansetzt und den Mund breitzieht. Der Dreieckmuskel (M. depressor anguli oris) verläuft beiderseits seitlich vom Unterkiefer zu den Mundwinkeln. Er zieht diese herab und bedingt einen verdrießlichen und traurigen Mund, unterstützt durch die gleichzeitige Wirkung der beiden Viereckmuskeln der Unterlippe und derjenigen der Oberlippe. Der Kinnmuskel (M. mentalis) schiebt die Unterlippe vor („Flunsch" der Kinder). Der Nasenheber (M. corrugator supercilii) erzeugt die senkrechten Hautfalten zwischen Nasenwurzeln und Augenbrauen. Den Verschluss des Auges bewirkt der Ringmuskel des Auges (M. orbicularis oculi), der die Lider und die Ränder der Augenhöhle bedeckt und am inneren Augenwinkel befestigt ist. Der Stirnmuskel (Venter frontalis des M. occipitofrontalis) erzeugt die querverlaufenden Sorgenfalten der Stirn. Um das **Ohr** herum gruppieren sich einige stark zurückgebildete Bewegungsmuskeln für die Ohrmuschel. Beim Tier bewirken sie die Einstellung der Ohren auf die Schallquelle.

K Alle mimischen Muskeln werden vom VII. Hirnnerven, dem N. facialis, innerviert. Bei verschiedenen Erkrankungen, besonders häufig beim Schlaganfall, ist mit dem N. facialis die mimische Muskulatur einseitig gelähmt. Die mimischen Bewegungen erscheinen dann betont asym- ➔

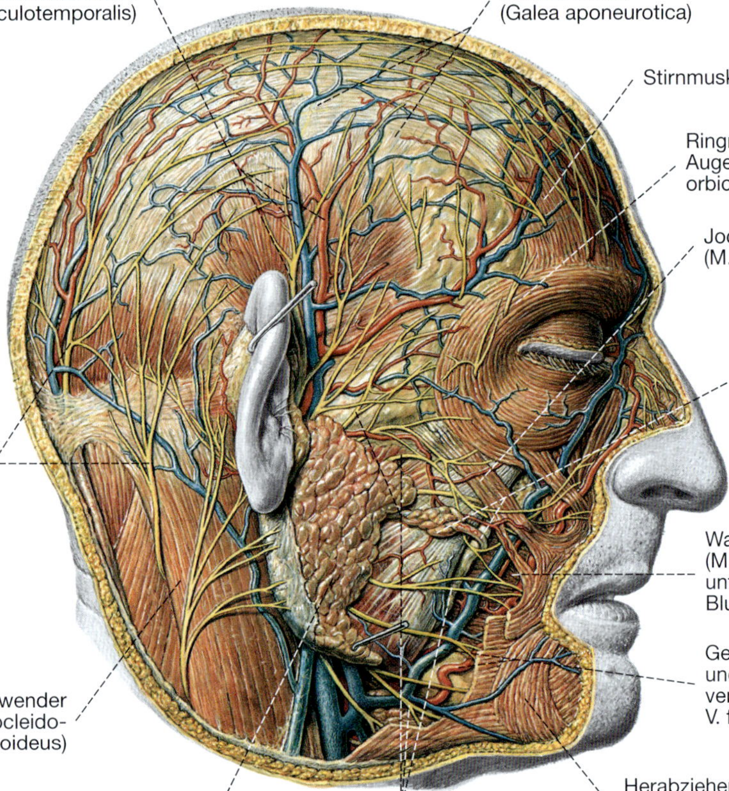

Abb. 6-17 Gesichtsmuskeln mit oberflächlichen Nerven und Gefäßen sowie Ohrspeicheldrüse. [S007-1-20]

metrisch. Stirnrunzeln, Lid- und Lippenschluss sind auf der gelähmten Seite nicht möglich **(Facialisparese).** Dadurch kann die Hornhaut austrocknen und Speichel aus dem Mundwinkel fließen.

Kiefergelenk und Kaumuskulatur

Über **beidseitige Kiefergelenke** ist der Unterkiefer (Mandibula) mit der Schädelbasis verbunden (Abb. 6-18 A). Die Unterfläche der Schläfenbeinpyramide bildet jeweils eine Pfanne für den walzenförmigen Gelenkfortsatz des Unterkiefers (Processus condylaris). Zwischen Pfanne und Kopf befindet sich eine Knorpelscheibe **(Discus)**, die beim Öffnen des Mundes mit dem Gelenkkopf nach vorne gezogen wird. Dadurch erhöht sich der Bewegungsspielraum dieses Gelenks über eine Scharnierbewegung hinaus. Bei einseitiger Betätigung kommt es zu den für die Zerkleinerung der Nahrung wichtigen Mahlbewegungen (abwechselndes Bewegen im rechten und linken Kiefergelenk).

Die **Kaumuskulatur** bewegt den Unterkiefer gegen das Widerlager, welches Oberkiefer und Gelenkpfanne bilden (Abb. 6-18 B, Tab. 6-1). Der Schläfenmuskel (M. temporalis) kommt von der Schläfenfläche des Schädels und setzt am Muskelfortsatz des Unterkiefers (Processus coronoideus) an. Der Kaumuskel (M. masseter) entspringt unten am Jochbein und zieht zum Kieferwinkel und zum aufsteigenden Unterkieferast. Er ist als viereckiger Wulst beim Men-

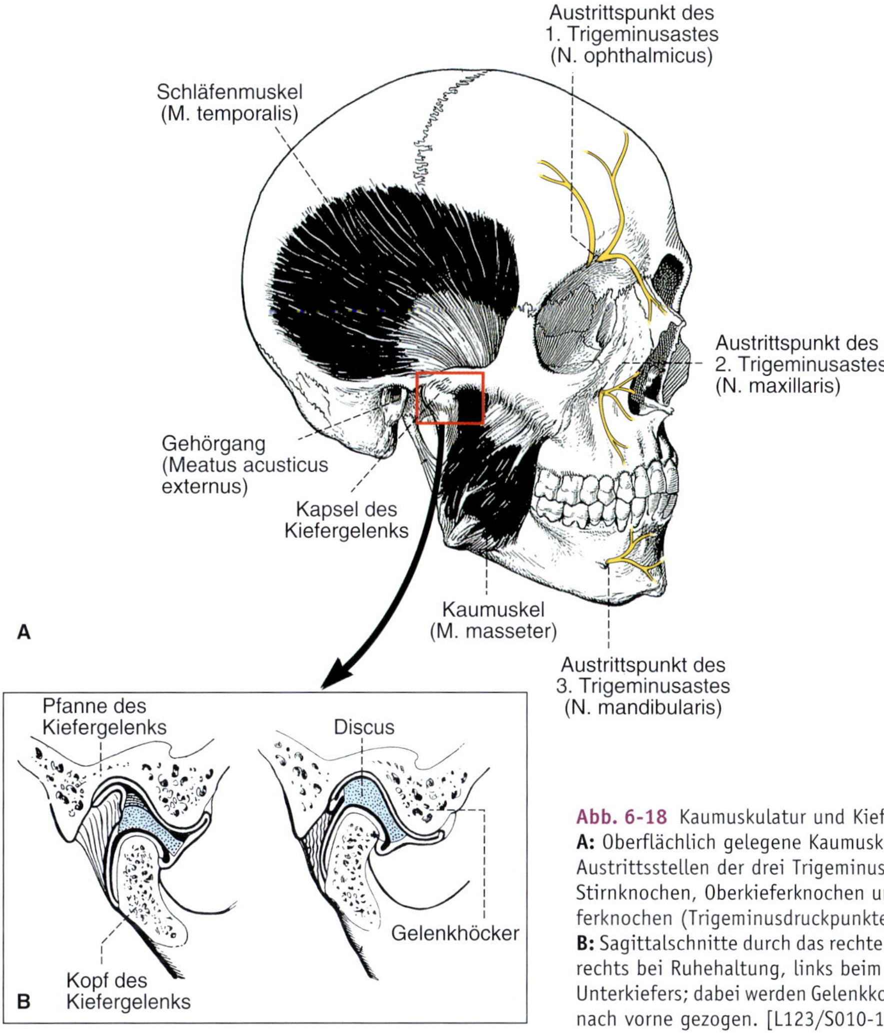

Abb. 6-18 Kaumuskulatur und Kiefergelenk.
A: Oberflächlich gelegene Kaumuskeln sowie Austrittsstellen der drei Trigeminusäste aus Stirnknochen, Oberkieferknochen und Unterkieferknochen (Trigeminusdruckpunkte). [S021]
B: Sagittalschnitte durch das rechte Kiefergelenk; rechts bei Ruhehaltung, links beim Öffnen des Unterkiefers; dabei werden Gelenkkopf und Discus nach vorne gezogen. [L123/S010-1-14]

6

Muskeln	Funktion	Innervation
Schläfenmuskel (M. temporalis) **Kaumuskel** (M. masseter) **Innerer Flügelmuskel** (M. pterygoideus medialis)	schließen Kiefer: „Zubeißer"	Kaunerv (Ast des V. Hirnnerven, des N. trigeminus)
Äußerer Flügelmuskel (M. pterygoideus lateralis)	öffnet Kiefer und zieht Unterkiefer etwas nach vorne: „Vorwärtszieher"	
Schläfenmuskel (M. temporalis)	zieht (mit hinterem Anteil) Unterkiefer zurück: „Rückzieher"	
Obere Zungenbeinmuskeln	öffnen Kiefer: „Öffner"	V., VII. und XII. Hirnnerv sowie Halsgeflecht

Tab. 6-1 Kaumuskulatur.

schen oft deutlich sichtbar. Weiter innen – hinter dem Unterkiefer – liegen zwei weitere Kaumuskeln, die Flügelmuskeln (M. pterygoideus medialis und lateralis).

Der beim Kauen zwischen den Zahnreihen entstehende Kaudruck ist im Mahlzahnbereich erheblich höher als im Schneidezahnbereich. Die Kaumuskulatur wird vom motorischen Anteil des V. Hirnnerven, des **N. trigeminus,** innerviert.

6.2.2 Spezielle Motorik: Hals

Die Muskeln des Halses sind in drei Gruppen gegliedert (Abb. 6-19):

- **Oberflächliche Muskeln:** Trapezmuskel (M. trapezius) und Kopfwender (M. sternocleidomastoideus) zählen zur Schultergürtelmuskulatur. Beide werden vom XI. Hirnnerven, dem N. accessorius, innerviert. Der Kopfwender spannt sich – im Halsrelief sehr gut sichtbar – zwischen dem Warzenfortsatz der knöchernen Schädelbasis (hinter dem Ohr) und Brustbein sowie Schlüsselbein (Abb. 6-19). Er bildet dabei die Grenze zwischen vorderer und seitlicher Halsregion. Bei einseitiger Anspannung neigt er Kopf und Halswirbelsäule zur gleichen Seite und dreht gleichzeitig das Gesicht zur Gegenseite. Beidseitig angespannt hält er den Kopf und hebt das Gesicht. Weiterhin wird er als Atemhilfsmuskel gebraucht.
Die wichtigste Aufgabe des Trapezmuskels ist das Verschieben und Drehen des Schulterblatts. Der Vorderrand des Trapezmuskels begrenzt die seitliche Halsregion.

P Die Anspannung des M. sternocleidomastoideus ist häufig ein Zeichen für Luftnot und wird z. B. bei Patienten mit Asthma bronchiale beobachtet.

- **Obere und untere Zungenbeinmuskeln:** Die oberen Zungenbeinmuskeln spannen sich vor allem zwischen Zungenbein und Unterkiefer (Abb. 6-19). Sie bilden den Mundboden (Mundbodenmuskeln) und wirken bei der

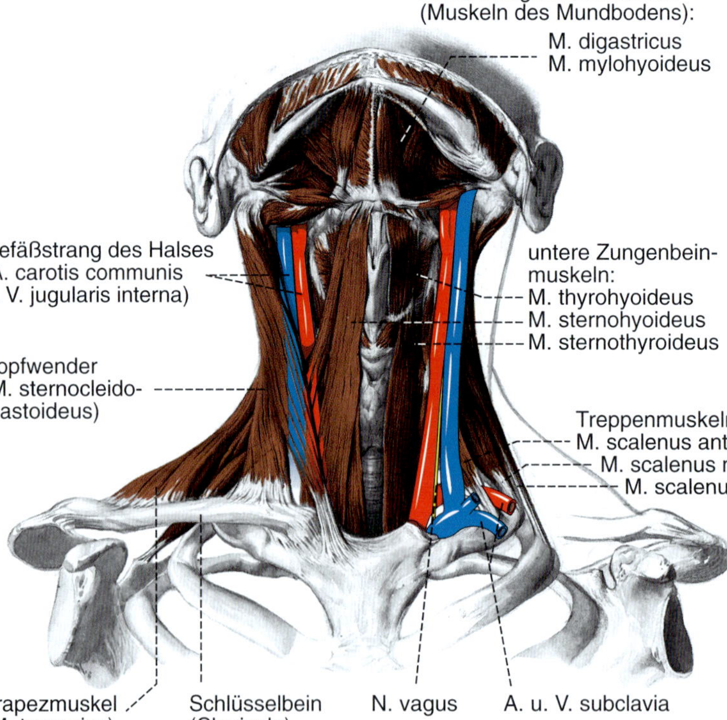

Abb. 6-19 Muskeln des Halses mit Hauptgefäßen. [L123/S010-1-15]
Rechts: oberflächliche Schicht.
Links: tiefe Schicht. Schlüsselbein entfernt.

Kieferöffnung sowie beim Schluckakt mit, bei dem das Zungenbein gegen den Unterkiefer angehoben wird. Für die Innervation sorgen die Hirnnerven V. und VII. Die unteren Zungenbeinmuskeln verbinden Zungenbein, Kehlkopf und Brustbein. Sie senken Zungenbein und Kehlkopf und regulieren mit den oberen Zungenbeinmuskeln gemeinsam die Lagebeziehungen zwischen Unterkiefer, Zungenbein, Kehlkopf und Luftröhre. Die Innervation erfolgt über das Halsgeflecht (Abb. 6-13).

- **Tiefe Halsmuskeln:** Auf der Vorderseite der Halswirbelsäule (Wirbelkörper und Querfortsätze) liegen Muskeln, die eine Beugung der Halswirbelsäule nach vorn oder eine Neigung zur Seite bewirken. Seitlich davon liegen die drei Treppenmuskeln (Mm. scalenus anterior, medius und posterior), die von den Querfortsätzen der Halswirbel zur 1. und 2. Rippe ziehen und diese anheben können (Abb. 6-19, Abb. 6-28). Mit dem Kopfwender sind sie wichtige Hilfsmuskeln bei der Einatmung (Brustatmung). Bei festgestellten Rippen neigen sie die Halswirbelsäule zur Seite.

Zwischen den Muskelgruppen des Halses bzw. ihren umhüllenden Faszien befinden sich Bindegewebsräume mit den Eingeweiden des Halses. Kehlkopf und Luftröhre mit Schilddrüse sowie Speiseröhre liegen verschieblich im Raum zwischen Zungenbeinmuskeln und tiefen Halsmuskeln (Abb. 6-19). Dieser **Eingeweideraum** des Halses geht ohne Unterbrechung in den Eingeweideraum des Brustkorbs über, der als Mittelfellraum (Mediastinum) bezeichnet wird. Seitlich von diesen Halseingeweiden verlaufen die **großen Halsgefäße** (A. carotis communis und V. jugularis interna) sowie wichtige **Nerven** (N. vagus, Grenzstrang des Sympathikus; Abb. 6-19, Abb. 12-3). Die beiden Lungenflügel ragen mit ihren kegelförmigen Lungenspitzen ebenfalls in den Eingeweideraum des Halses.

6.2.3 Spezielle Motorik: Rumpf

Die Wirbelsäule, das zentrale Stützskelett des Rumpfes, besteht aus 32 bis 34 Wirbeln und den dazwischen gelegenen Zwischenwirbelscheiben (Abb. 6-20). Auf die **7 Halswirbel** (Vertebrae cervicales) folgen **12 Brustwirbel** (Vertebrae thoracicae), **5 Lendenwirbel** (Vertebrae lumbales), dann 5 zum Kreuzbein **verwachsene Kreuzbeinwirbel** (Vertebrae sacrales) und **3** bis **5** sehr kleine, ebenfalls miteinander **verwachsene Steißbeinwirbel** (Vertebrae coccygeae). Die charakteristische doppelt S-förmige Krümmung der Wirbelsäule (Abb. 6-20 C) fehlt beim Neugeborenen. Sie entwickelt sich mit der aufrechten Haltung durch die funktionelle Belastung. Beim Erwachsenen sind die Halswirbelsäule und die Lendenwirbelsäule nach vorne konvex bzw. nach hinten konkav, die Brustwirbelsäule und das Kreuzbein nach hinten konvex gekrümmt. Die nach vorne konvexe Krümmung bezeichnet man als **Lordose,** eine nach hinten konvexe Krümmung als **Kyphose.** Die menschliche Wirbelsäule zeigt also eine gewisse physiologische Lendenlordose und in Höhe der Brustwirbelsäule eine Kyphose.

> **P** Die Rückenmuskeln stabilisieren die Wirbelsäule. Insofern ist eine gut ausgebildete Rückenmuskulatur für Pflegende, die häufig rückenbelastende Tätigkeiten ausüben, hilfreich.

> **K** Seitwärtsverkrümmungen, sog. **Skoliosen,** verstärkte Lordosen und Kyphosen sind Abweichungen vom normalen Körperbau. Derartige Verkrümmungen der Wirbelsäule sind häufig Folge von Fehlhaltungen, Muskelschwäche oder Längenunterschieden der Beine.

Die Grundform des Wirbels zeigt trotz der an den einzelnen Abschnitten der Wirbelsäule vorliegenden Abweichungen stets die folgenden Hauptteile (Abb. 6-21): Der nach vorne (ventral) gelegene **Körper** (Corpus) ist der kräftigste Teil des Wirbels, der einen großen Teil der Körperlast trägt. Von seiner nach hinten (dorsal) zeigenden Fläche entwickelt sich ringförmig der **Wirbelbogen**, der das **Wirbelloch** umschließt, in dem das Rückenmark liegt (Abb. 4-21 A). Nach beiden Seiten geht je ein **Querfortsatz** (Processus transversus) ab, zur Rückenfläche ist ein **Dornfortsatz** (Processus spinosus) entwickelt. Nach oben sowie nach unten gehen vom Wirbelbogen je zwei **Gelenkfortsätze** (Processus articularis) aus. Die nach oben gerichteten (Processus articularis superior) dienen gelenkigen Verbindungen mit dem darüber gelegenen Wirbel, die nach unten gerichteten (Processus articularis inferior) mit dem darunter gelegenen Wirbel. Diese kleinen Gelenke heißen **Zwischenwirbelgelenke** (Articulatio intervertebralis). Die beschriebene Grundform des Wirbels ist an den einzelnen Abschnitten der Wirbelsäule abgewandelt.

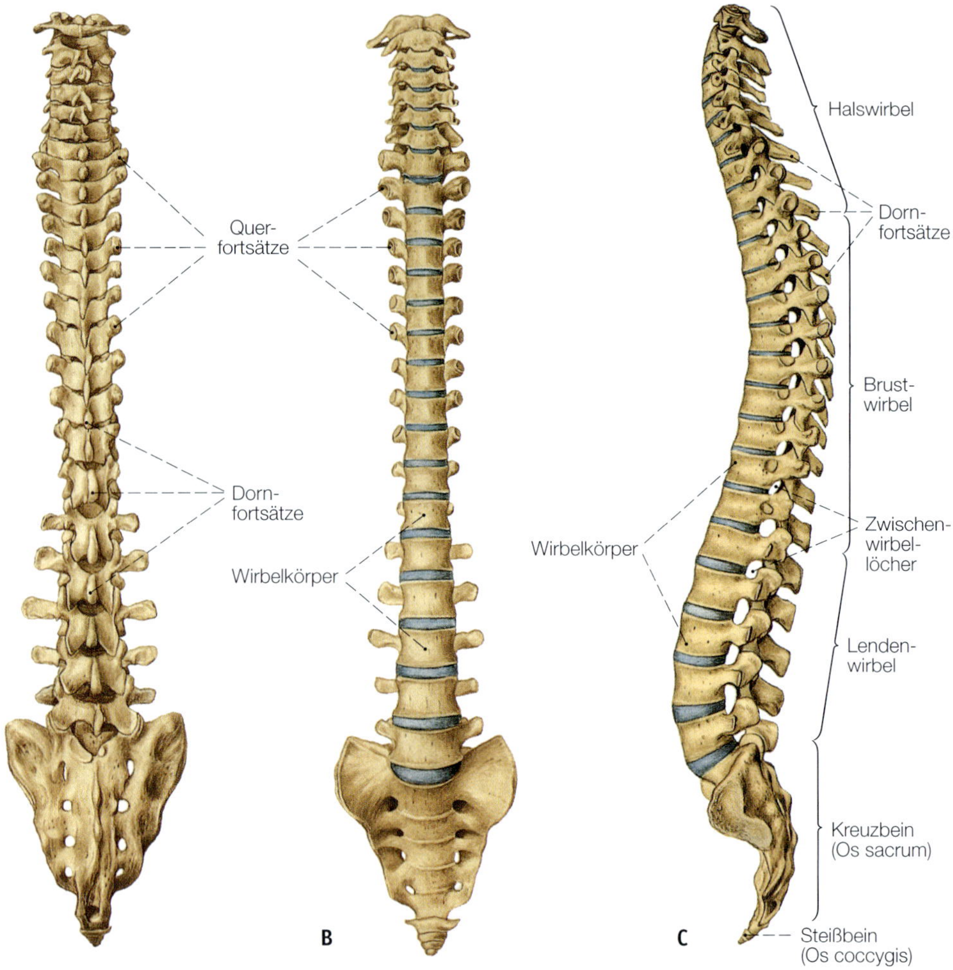

Abb. 6-20 Die Wirbelsäule. [S007-2-20]
A: Ansicht von hinten.
B: Ansicht von vorn.
C: Ansicht von der Seite mit den physiologischen Krümmungen.

Die Besonderheiten der einzelnen Wirbel betreffen auch Größe und Form des Wirbelkörpers. Dieser nimmt – entsprechend der Belastung – von der Hals- zur Lendenwirbelsäule an Größe zu.

Die **Halswirbel** haben kleine Körper und eine querovale Form (Abb. 6-21 B). Die schwach entwickelten Querfortsätze tragen Löcher für den Durchtritt der Wirbelarterie (A. vertebralis), die für die Versorgung von Rückenmark und Gehirn sehr wichtig ist. Der Dornfortsatz ist gegabelt. Dem obersten Halswirbel **(Atlas)** fehlt der Wirbelkörper, er hat stattdessen einen vorderen und einen hinteren Bogen (Abb. 6-22). Der zweite Halswirbel, der Dreher **(Axis),** hat an der Stelle des Wirbelkörpers einen kräftigen Zahn entwickelt, der vorne in das Wirbelloch des Atlas hineingreift. Der Zahn wird durch ein starkes Querband gehalten, so dass er nicht das benachbart gelegene verlängerte Mark beschädigen kann (Abb. 6-13). Der Atlas trägt den Schädel auf seinen nach oben zeigenden ausgehöhlten (konkaven) Gelenkflächen, in die er die beiden konvexen (gewölbten) Knorren des Hinterhauptbeins aufnimmt (Abb. 6-22). Das so entstehende obere (Atlanto-Okzipital-)Gelenk gestattet Vorwärts- und Rückwärtsneigungen des Kopfes. Das untere (Atlanto-Axial-)Gelenk ist ein Drehgelenk und erlaubt eine Kopfwendung von ca. 30° nach beiden Seiten (Abb. 6-22). Der **7. Halswirbel** (Abb.

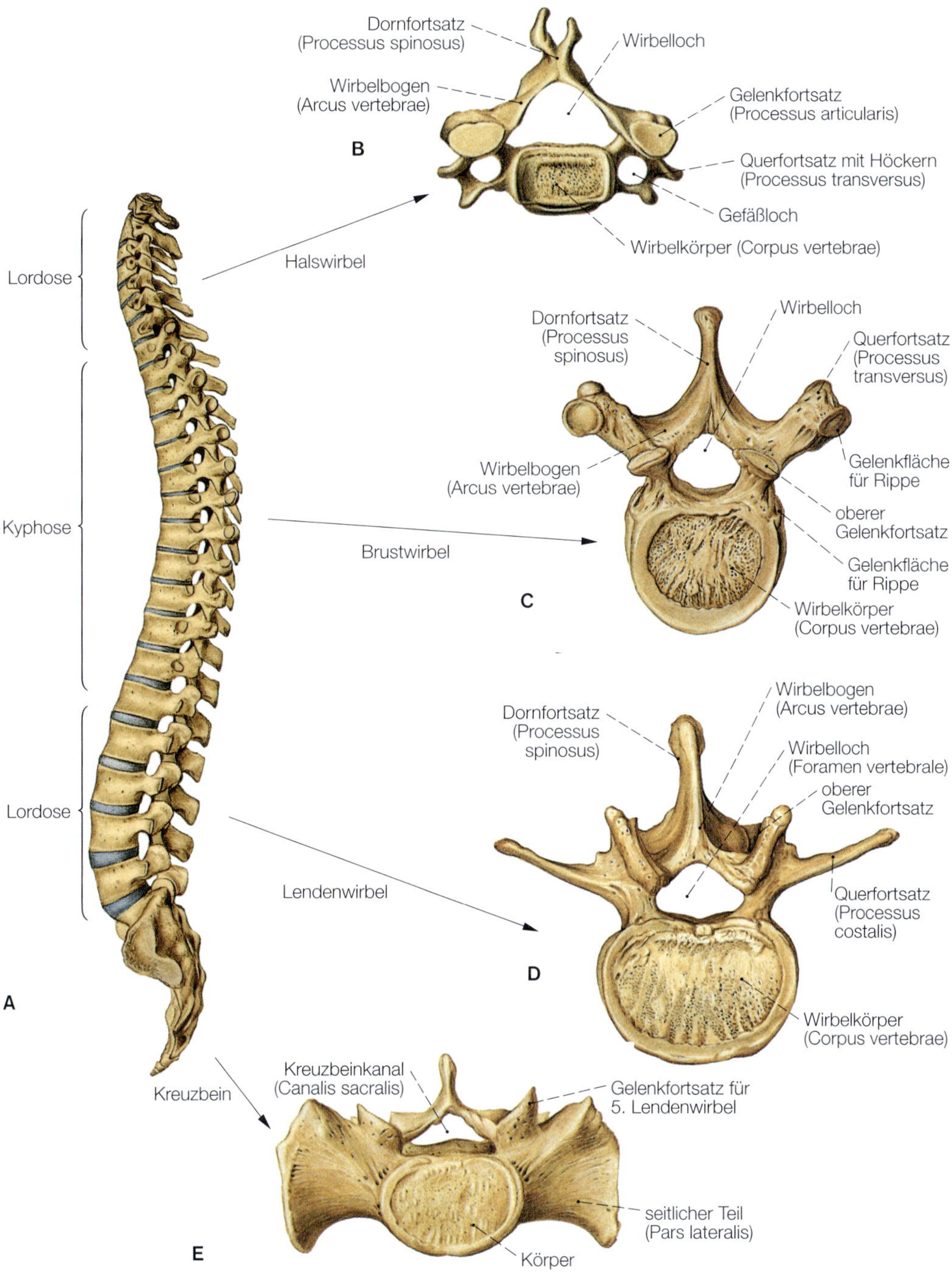

Abb. 6-21 Die Wirbelsäule in Seitenansicht (A) mit physiologischen Krümmungen und einzelnen Wirbeln (B–E) aus typischen Abschnitten der Wirbelsäule in Aufsicht. [S007-2-20]
B: Halswirbel.
C: Brustwirbel.
D: Lendenwirbel.
E: Kreuzbein.

6

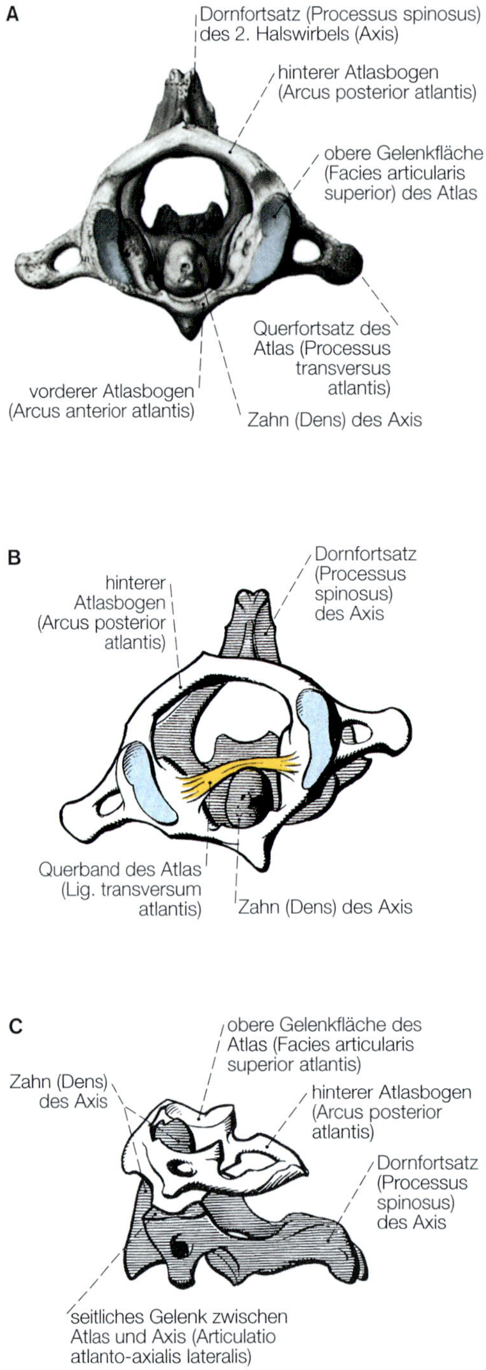

Abb. 6-22 Die beiden obersten Halswirbel, Atlas und Axis. [S002-3]
A: Ansicht von oben (vor Drehbewegung).
B: Ansicht von oben (nach Drehbewegung der beiden Wirbel gegeneinander um den Zahn des Axis).
C: Ansicht von der Seite.

6-21) hat einen besonders langen, nicht gespaltenen Dornfortsatz (Vertebra prominens). Er ist sicht- und tastbar und bietet damit beim Untersuchen von Patienten eine deutliche Orientierungshilfe.

Die **Brustwirbel** haben kartenherzförmige Wirbelkörper (Abb. 6-21). Die Dornfortsätze sind lang und verlaufen schräg abwärts, so dass sie sich dachziegelförmig überlagern. Als besonderes Merkmal tragen die Brustwirbel die Anlagerungsstellen für die gelenkige Verbindung mit den Rippen, und zwar jeweils am Körper für die Rippenköpfchen und am Querfortsatz für die Rippenhöckerchen (Abb. 6-21).

Die **Lendenwirbel** haben entsprechend der wachsenden Belastung einen sehr massiven Wirbelkörper (Abb. 6-21). Ihre Dornfortsätze stehen annähernd horizontal. Dadurch bleibt zwischen ihnen ein Spaltraum. Hier wird bei der Lumbalpunktion eine Nadel eingeführt, um Rückenmarksflüssigkeit (Liquor) zur Untersuchung zu gewinnen oder um Narkotika für eine Lumbalanästhesie zu injizieren.

Das **Kreuzbein** (Os sacrum) entsteht durch Verschmelzung von fünf Kreuzbeinwirbeln (Abb. 6-20, 6-21). Es ist etwa dreieckig, nach vorne konkav, d.h. ausgehöhlt, vertieft, und nach hinten konvex, d.h. nach außen gewölbt. Auf der ventralen Fläche liegen die Nahtstellen der Wirbelkörper, auf der dorsalen Fläche formen die zurückgebildeten Dornfortsätze einen zackig gestalteten Kamm. Darüber hinaus finden sich ventral und dorsal die Lochreihen, durch die die Äste der Rückenmarksnerven austreten. Die mächtig verdickten Seitenteile bilden Gelenkflächen, an denen sich das Kreuzbein mit den beiden Hüftbeinen zum Beckenring verbindet (Abb. 6-20, 6-43). Der Kanal, der bei der Verschmelzung der Kreuzbeinwirbel entsteht, ist der **Kreuzbeinkanal,** eine Fortsetzung des Wirbelkanals. An das Kreuzbein schließt sich das **Steißbein** (Os coccygis) an, das aus drei bis fünf verkümmerten Wirbeln besteht.

Die Wirbelsäule als Ganzes ist dank ihrer Gliederstruktur eine bewegliche und doch tragfähige Knochensäule, vergleichbar mit einem federnden Stiel. Zwischenwirbelgelenke, zahlreiche Bänder und die Zwischenwirbelscheiben (**Bandscheiben,** Discus intervertebralis) verbinden die Wirbel zu einer fest zusammenhängenden, in sich versteiften Gliederkette (Abb. 6-23). Die Bandscheiben bestehen aus Faserknorpel und haben einen geschichteten Aufbau. Innen besitzen sie einen **gallertartigen**, in der Jugend weicheren **Kern** (Nucleus pulposus), außen einen festeren **Faserring** (Anulus fibrosus). Die Zwischenwirbelscheiben sind dank ihres gallertartigen Kerns verformbar. Ähnlich dem Gelenkknorpel besitzen sie keine eigenen Blutgefäße, sondern werden durch **Diffusion** ernährt. Günstig für diese Versorgung ist eine Wechseldruckbelastung. Bei aufrechter Körperhaltung (Stehen, Gehen, Sitzen) ist die Belastung der Bandscheiben so groß, dass Flüssigkeit abgepresst wird und die Bandscheiben dadurch an Höhe verlieren. Durch den allmählichen Flüssigkeitsverlust der Bandscheiben im Lauf eines Tages verringert sich die Körpergröße um gut 1 %. Bei Druckentlastung, vor allem durch Liegen, nehmen die Bandscheiben wieder Flüssigkeit und Nährstoffe auf, sie quellen und erreichen ihre ursprüngliche Höhe.

K Einseitig starke Druckbelastung und geringe Erholungszeit beeinträchtigen die Stoffwechselvorgänge und führen zu Degenerationserscheinungen mit Höhenabnahme. Bei Biegungen der Wirbelsäule werden die Bandscheiben auf der konkaven Seite der Biegung zusammengedrückt, auf der entgegengesetzten Seite nimmt ihre Höhe zu. Bei der Rumpfbeugung verschiebt sich der Gallertkern zur konvexen Seite der Beugung. In extremen Fällen reißt der Faserring, und der Gallertkern rutscht heraus **(Bandscheibenvorfall).** Die dabei mögliche Kompression von Nervenwurzeln oder Rückenmark kann zu Schmerzen und Lähmungserscheinungen führen.

Die Gesamtheit der übereinander liegenden Wirbellöcher bildet den **Wirbelkanal.** Er enthält das von Rückenmarkshäuten umgebene **Rückenmark** (Abb. 6-13, Abb. 4-21). Das Rückenmark endet in Höhe des 1. bis 2. Lendenwirbels. Unterhalb davon befinden sich im Wirbelkanal die Nervenwurzeln des Lenden-Kreuzbein-Geflechts. Seitlich zwischen zwei aufeinander folgenden Wirbeln bleibt eine Öffnung, das Zwischenwirbelloch (Foramen intervertebrale), zum Austritt der Rückenmarksnerven (Abb. 6-23).

Die **Beweglichkeit** der einzelnen Wirbelsäulenabschnitte ist verschieden. Das hängt teils von der Gestalt, der Größe und dem Abstand der Dornfortsätze, teils von der Stellung der Zwischenwirbelgelenkflächen ab. Stehen sie sagittal, wie in der Lendenwirbelsäule, so ist eine gute Vorwärts- und Rückwärtsbewegung möglich. Umgekehrt ist bei frontal gestellten Gelenkflächen, z. B. in der Brustwirbelsäule, die Seitwärtsbewegung begünstigt.

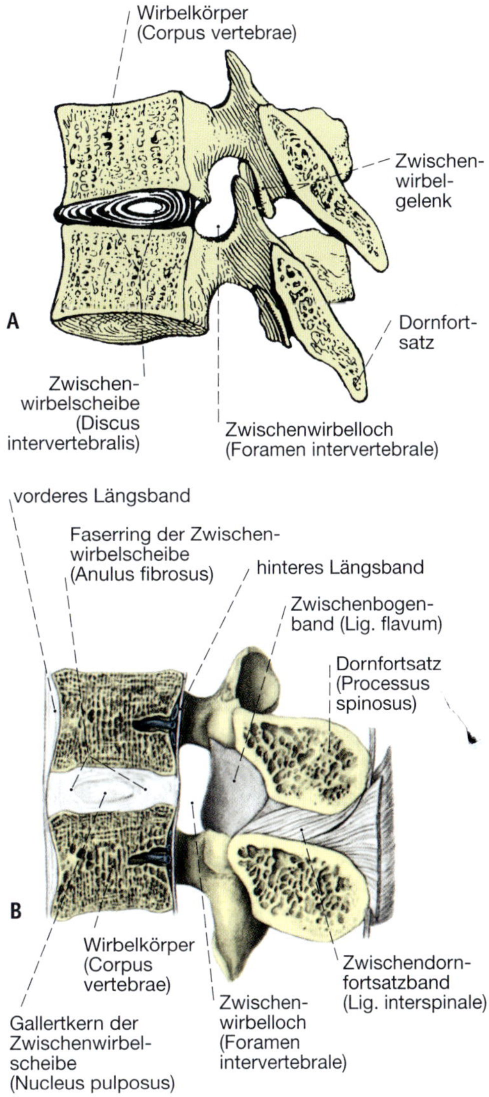

Abb. 6-23 Zwei aufeinander folgende Wirbel (Bewegungssegment der Wirbelsäule) in medianem Sagittalschnitt.
A: Mit Zwischenwirbelscheibe und Zwischenwirbelgelenk. Brustwirbelsäule. [S002-3]
B: Mit Zwischenwirbelscheibe und Bändern. Lendenwirbelsäule. [S010-1-15]

Rückenmuskeln

Entsprechend ihren Haltungs- und Bewegungsfunktionen haben die **Rumpfmuskeln** die Aufgabe, die Wirbelsäule als Achsenskelett des Rump-

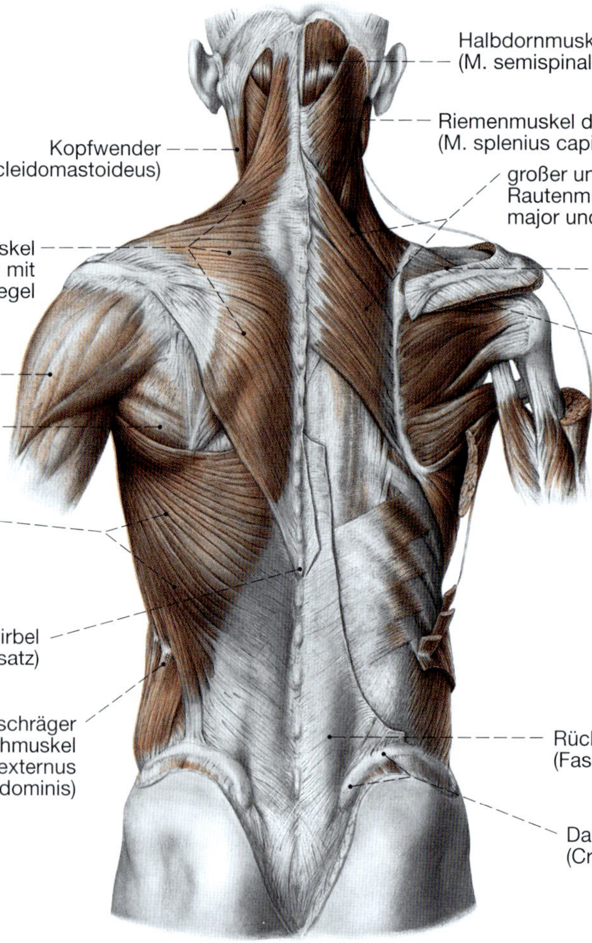

Abb. 6-24 Darstellung der Rückenmuskeln. [S010-1-15]
Linke Körperseite: oberflächlich gelegene Gliedmaßenmuskeln.
Rechte Körperseite: teilweise tiefer liegende Gliedmaßenmuskeln, teilweise Eigenmuskeln des Rumpfes.

fes zu festigen (Haltefunktion) und sie in allen Abschnitten zu bewegen, d. h. nach vorne zu beugen, nach hinten zu strecken, nach den Seiten zu neigen oder in sich zu drehen. Außerdem bilden sie die Wände der Eingeweidehöhlen. Die Strecker der Wirbelsäule (Rückenmuskeln), also die Aufrichter des Rumpfes, liegen hinten, die Rumpfbeuger (Bauchmuskeln) vorne. Einige der Rumpfmuskeln, meist die oberflächlich gelegenen, haben zwar am Rumpf ihren Ursprung, ziehen aber von da zu den Gliedmaßen. Diese Muskeln heißen auch Gliedmaßenmuskeln. Die **Gliedmaßenmuskeln** des Rückens sind bei guter Ausprägung sichtbar und tastbar (Abb. 6-24). Sie dienen den Bewegungen von Schultergürtel und Oberarm. Der andere, meist tiefer gelegene Teil der Rumpfmuskeln bleibt sowohl mit den Ursprüngen wie den Ansätzen im Bereich des Rumpfes. Er bildet die Eigenmuskulatur des Rumpfes.

Beiderseits der Dornfortsatzreihe liegt als erster Teil der Eigenmuskulatur des Rückens ein kräftiger Muskelstrang, an dem sich kleinere Abschnitte und Muskelzüge unterscheiden lassen:

- solche, die zwischen den Dornfortsätzen ausgespannt sind,
- solche, die zwischen den Querfortsätzen ausgespannt sind,
- solche, die von den Dornfortsätzen zu den Querfortsätzen ziehen,
- solche, die von den Querfortsätzen zu den Dornfortsätzen ziehen. Im Nacken werden

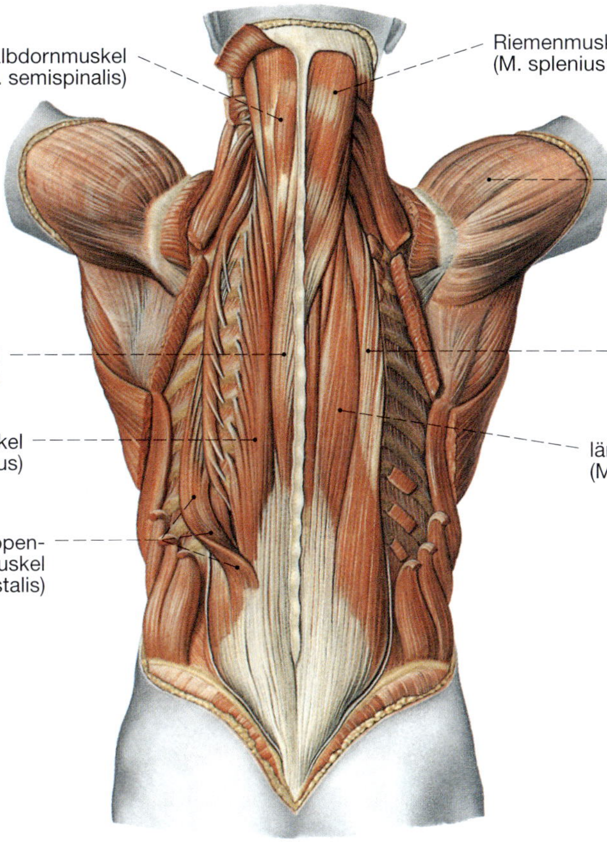

Abb. 6-25 Eigenmuskeln des Rückens. Lange Rückenmuskeln zwischen Becken, Wirbelsäule und Kopf. [S007-2-20]
Rechts: Gesamtansicht der Eigenmuskeln.
Links: Darstellung der Rippenansätze der langen Muskelzüge.

sie durch Züge ergänzt, die von den Querfortsätzen der Halswirbelsäule zum Hinterhauptsbein laufen.

Entsprechend der hohen und vielfältigen Beweglichkeit der Halswirbelsäule bzw. des Kopfes sind die genannten Muskelgruppen im Nackenbereich besonders gut ausgeprägt. Dieser medial gelegene Muskelstrang beschränkt seine Leistung auf kürzere Abschnitte der Wirbelsäule (Abbildung 6-25). Seitlich davon liegt ein weiterer Muskelstrang, der durchweg aus längeren Zügen besteht. Diese überbrücken mehr oder minder lange Strecken zwischen Becken, Wirbelsäule und Kopf. Ihr Ursprung liegt am Kreuzbein und am Darmbeinkamm. Im Lendenteil beginnen sie sich aufzufächern und ziehen dann in sich gabelnden Muskelzügen zu den Querfortsätzen der Wirbel und den hinteren Anteilen der Rippen (Abb. 6-25).

Die beiden Muskelgruppen, der mediale und der laterale Strang, wirken als **Rückenstrecker** und werden als M. erector spinae zusammengefasst (Abb. 6-28). Sie sind am Einstellen der Wirbelsäulenkrümmung und dem Aufrechterhalten des Gleichgewichts beteiligt. Bei der Seitwärtsbewegung sind die seitlichen Muskelzüge am stärksten wirksam. Bei einseitiger Lähmung des ganzen M. erector spinae kommt es zum Überwiegen des Zugs auf der gesunden Seite und daher zur konvexen Verbiegung der Wirbelsäule zur gelähmten Seite, also zur Skoliose. Die Eigenmuskeln des Rückens werden von dorsalen Ästen der Rückenmarksnerven innerviert (Abb. 4-21).

G Die außerordentlich hohe Zahl von **Rückenbeschwerden** und chronischen Rückenerkrankungen erklärt sich vielfach aus unphysiologischer Belastung der Wirbelsäule. Dies kann z. B. ➜

6

bei Kindern mit einer Fehlbeanspruchung durch einseitiges Tragen einer schweren Schultasche beginnen, was zu einer Fehlhaltung mit seitlicher Verbiegung der Wirbelsäule führt. Chronische **Fehlbelastungen** am Arbeitsplatz durch ungünstige Körperhaltung (schlechte Sitzmöbel) können eine andere Ursache sein. Unterschätzt wird die weitverbreitete **Bewegungsarmut,** die zu einer zunehmenden Schwächung der Bauch- und Rückenmuskulatur führt. Daraus ergibt sich ein allmählicher Haltungsverfall und eine schlechte muskuläre Führung der Wirbelsäule mit Gefügelockerung und erhöhter Beanspruchung des Bandapparats der Wirbelsäule. Auch der bei **Osteoporose** typische Kalksalzmangel der Knochen kann durch Bewegungsmangel mitverursacht werden. Mehr noch können hormonelle Störungen zu einer Osteoporose beitragen. Es sollten indessen bei Rückenpatienten immer auch psychische Aspekte berücksichtigt werden. Die enge Beziehung zwischen der Stimmungslage bzw. der Persönlichkeit und der individuellen Körperhaltung weist auf **psychosomatische Zusammenhänge** hin.
Vorbeugende Maßnahmen gegen Rückenbeschwerden konzentrieren sich u.a. auf die Vermeidung unphysiologischer Belastungsformen und die Sorge für ein leistungsfähiges „Muskelkorsett" der Wirbelsäule. Letzteres lässt sich durch ein gezieltes **Muskeltraining (Rückenschule)** erreichen.

Brustkorb

Der Brustkorb (Thorax) besteht aus den **Brustwirbeln,** den **Rippen** und dem **Brustbein** (Abb. 6-26, Abb. 6-27). Er ist aus zwölf übereinander gelagerten Wirbelrippenringen zusammengesetzt. Die Rippen beginnen dorsal mit einem Kopf (Caput costae), der mit den Wirbelkörpern gelenkig verbunden ist (Abb. 6-26). Auf den kurzen Rippenhals folgt das Rippenhöckerchen (Tuberculum costae), das mit dem Querfortsatz des Wirbels ein weiteres Gelenk bildet. Diese Verankerung der Rippen durch zwei Gelenke erlaubt nur eine geringfügige Drehbewegung, die in den vorderen und seitlichen Abschnitten des Brustkorbs als Hebung und Senkung der Rippen zu beobachten bzw. zu ertasten ist.

Nach einer Abbiegung, dem Rippenwinkel, beginnt der eigentliche Körper der Rippe, der nach vorne in den Rippenknorpel übergeht. Dieser bildet die elastische Verbindung zwischen den sich bei der Atmung hebenden und senkenden Rippen und dem knöchernen und wenig beweglichen Brustbein (Abb. 6-27).

Von den zwölf Rippenpaaren erreichen nur sieben mit ihren Knorpeln direkt das Brustbein (Abb. 6-27); das sind die **echten Rippen.** Die unteren fünf Rippen (**falsche Rippen**) erreichen nicht mehr mit eigenen Knorpelspangen das Brustbein, sondern lagern sich den Knorpeln des 7. Rippenpaares an (8. bis 10. Rippe) oder endigen frei, d.h. ohne Verbindung zum Brustkorb (11. und 12. Rippe). Die falschen Rippen, vor allem die Rippenknorpel der 8. bis 10. Rippen, bilden den Rippenbogen (Arcus costalis). Die beiden Rippenbögen treffen sich an der Basis des Schwertfortsatzes des Brustbeins und bilden einen Winkel variabler Größe (abhängig vom Körperbau und von der Atmung). Da die einzelnen Rippenkörper von der 1. bis zur 10. Rippe stark an Länge zunehmen und dabei immer weniger gekrümmt sind, werden die Wirbelrippenringe von oben nach unten immer weiter, d.h. der von ihnen umschlossene Raum wird größer. Daher bildet die Gesamtheit aller übereinander angeordneten Wirbelrippenringe einen etwa ke-

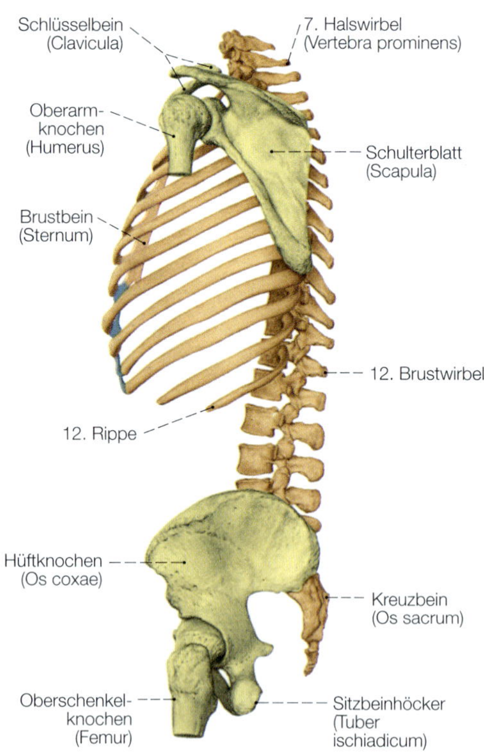

Abb. 6-26 Rumpfskelett mit Schulter- und Beckengürtel (linke Körperhälfte). [S007-2-20]

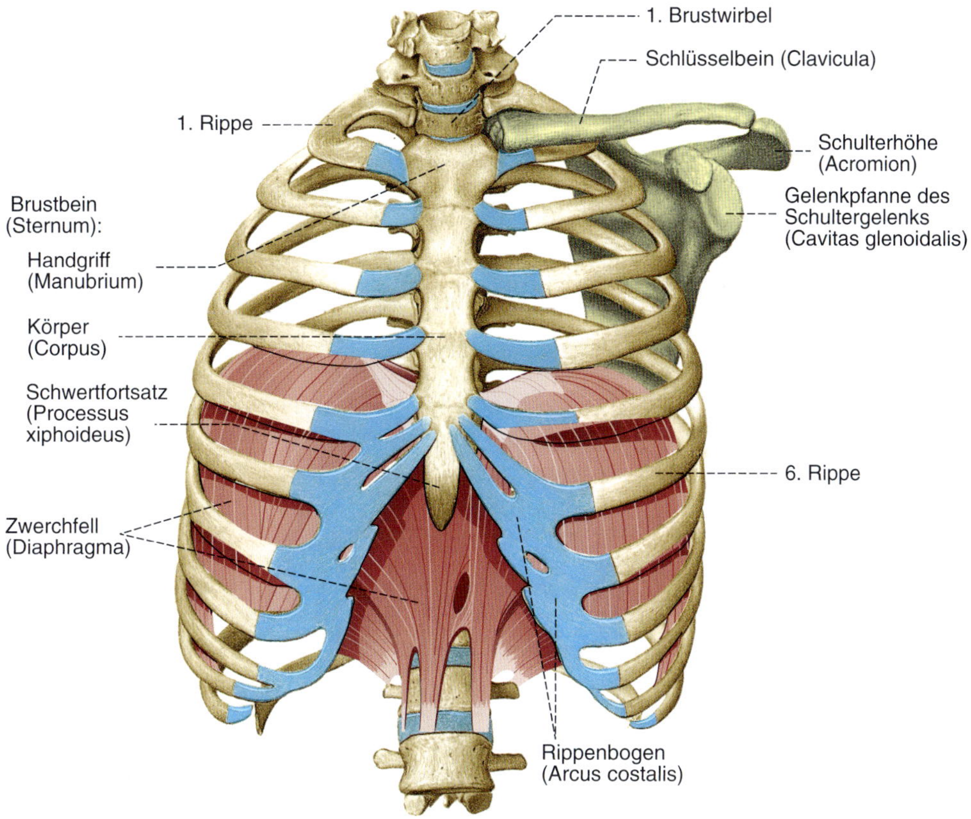

Abb. 6-27 Brustkorb in der Ansicht von vorn mit Zwerchfell. [S007-2-20]

gelförmigen Raum. Die obere Thoraxöffnung ist demnach wesentlich kleiner als die untere. Nach vorne wird der Brustkorb durch die Knochenplatte des **Brustbeins** (Sternum) geschlossen. Es besteht aus dem Handgriff (Manubrium), dem Körper (Corpus) und dem Schwertfortsatz (Processus xiphoideus). Das 1. Rippenpaar und die Schlüsselbeine verbinden sich mit dem Handgriff des Brustbeins, die 2. bis 7. Rippenpaare lagern sich, beginnend am unteren Ende des Handgriffs, an die seitlichen Flächen des Brustbeinkörpers an (Abb. 6-27).

Brust- und Bauchmuskeln

Bei den Brust- und Bauchmuskeln unterscheiden wir ebenso wie bei den Rückenmuskeln zwischen (oberflächlich gelegenen) Gliedmaßenmuskeln und Eigenmuskeln des Rumpfes (Tab. 6-2; Abb. 6-28, Abb. 6-29, Abb. 6-30). Die Eigenmuskeln der Brust bestehen vor allem aus den äußeren und inneren Zwischenrippenmuskeln (M. intercostalis), die sich mit unterschiedlicher Verlaufsrichtung zwischen benachbarten Rippen spannen. Sie bewirken ein Heben und Senken der Rippen und unterstützen dadurch die Ein- und Ausatmung (Atemmechanik).

Die **Bauchwand** setzt sich aus **Muskel- und Sehnenplatten** zusammen, die die vordere und seitliche Begrenzung des Bauches bis zur Wirbelsäule bilden und zwischen dem Becken und den unteren Abschnitten des Brustkorbs ausgespannt sind. Eine Verkürzung dieser Muskeln kann durch den Zug an den Rippen Beugebewegungen der Wirbelsäule hervorrufen, z. B. beim Vorwärtsneigen und Seitwärtsneigen. So sind die Bauchmuskeln wie die Eigenmuskeln des Rückens an den Bewegungen der Wirbelsäule beteiligt (Abb. 6-28).

Von den seitlichen Bauchmuskeln gehen zwei kräftige Sehnenplatten aus. Die eine umscheidet vorne den geraden Bauchmuskel, die andere umfasst hinten als Rücken-Lenden-Faszie den Erector spinae und ist an der Wirbelsäule befestigt.

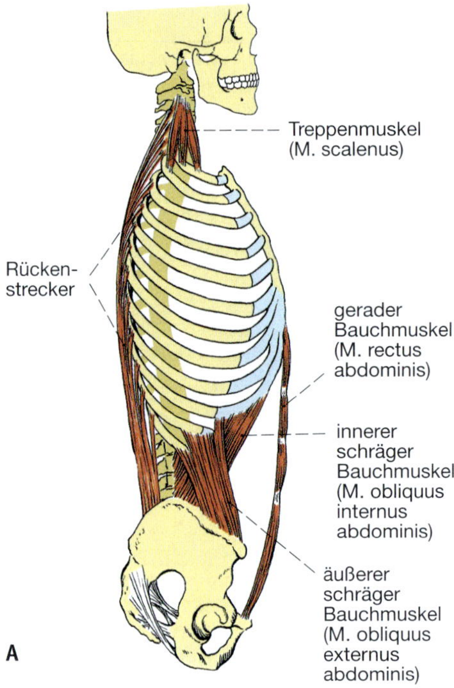

Abb. 6-28 Eigenmuskeln des Rumpfes.
A: Seitenansicht der Eigenmuskeln von Rücken und Bauch, dazu Treppenmuskeln des Halses. [S010-1-14]
B: Vordere Bauch- und Brustwand von dorsal. Das Bauchfell ist entfernt. Auf der linken Seite sind die hintere Rektusscheide und der M. transversus abdominis abgetragen. [S010-1-15]

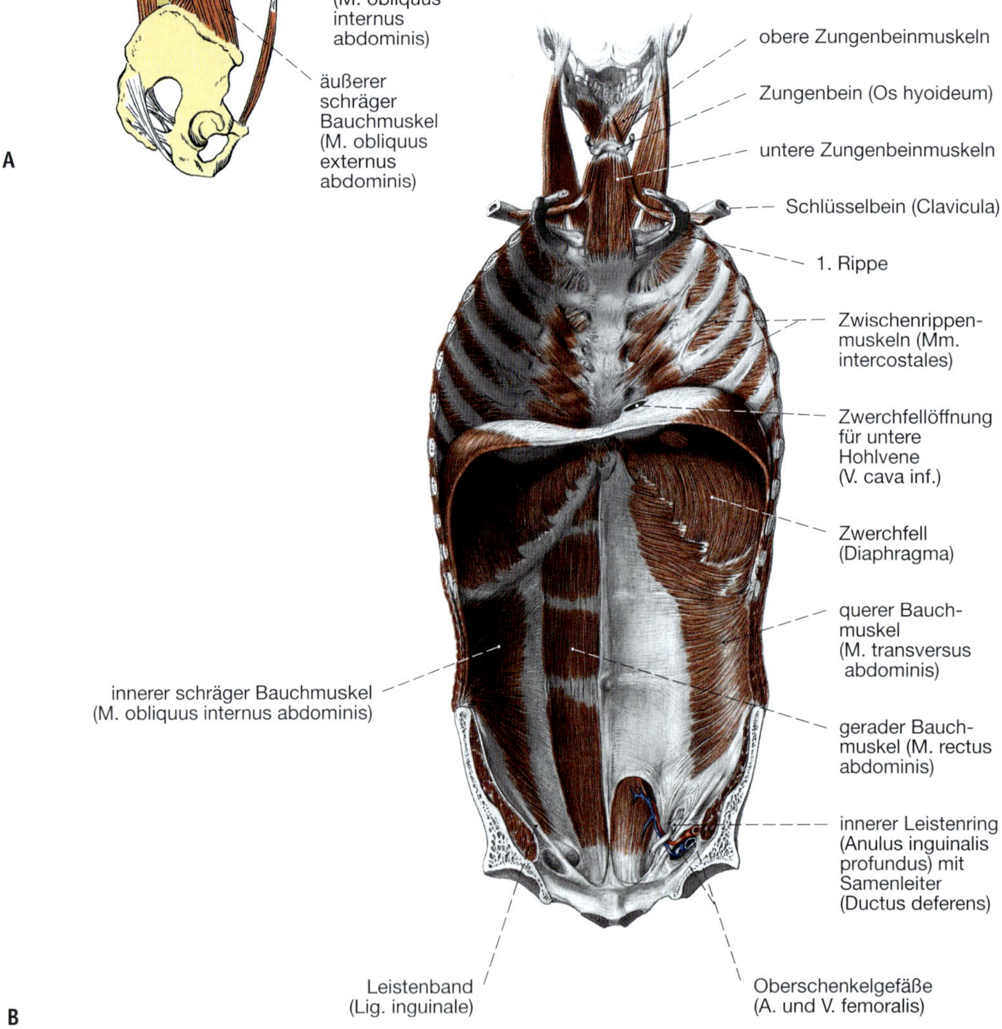

Zwischen diesen beiden paarig längs verlaufenden und gegensätzlich wirkenden Muskelzügen spannen sich die Platten der schräg verlaufenden Bauchmuskeln und des ganz innen gelegenen **queren Bauchmuskels** aus. Der **gerade Bauchmuskel** (M. rectus abdominis; Abb. 6-28, Abb. 6-29), vorne beiderseits einer weißen sehnigen Mittellinie verlaufend, neigt den Rumpf nach vorne. Beim Zurückneigen des Rumpfes im Sitzen regeln wir mit ihm das Ausmaß der Neigung. Eine Seitenneigung bewirken besonders die **schrägen Bauchmuskeln** (M. obliquus externus und internus abdominis), die die ganze Bauchwand durch sich kreuzende Muskel- und Sehnenzüge vergurten. An der Bauchpresse, d. h. der Druckerhöhung im Bauchraum durch Kontraktion der Muskelwandung, sind sämtliche Bauchmuskeln beteiligt. Die vordere untere Bauchwand hat beiderseits eine schwache Stelle in der Leistengegend (**Bruchpforte**). Vom vorderen oberen Darmbeinstachel zieht ein kräftiges Band, das Leistenband, zum Tuberculum pubicum neben der Schambeinfuge (Abb. 6-29). Oberhalb des Leistenbands durchsetzt der Leistenkanal in schräger Richtung von hinten oben nach vorne unten verlaufend die Bauchwand. Er enthält bei der Frau ein Halteband der Gebärmutter (Lig. teres uteri), beim Mann den Samenstrang. Die äußere Öffnung des Leistenkanals, der äußere Leistenring, entsteht durch eine Lücke in der Sehnenplatte des äußeren schrägen Bauchmuskels (Abb. 6-29). An dieser Stelle können Baucheingeweide in das Unterhautgewebe hervortreten (Leistenbruch). Männer sind von solchen Brüchen sehr viel häufiger betroffen als Frauen. Hauptursache dafür ist der für den Samenstrang weitere Leistenkanal. Gefürchtete Komplikation eines Bruchs ist das Einklemmen.

Muskeln	Lage (Ursprung/Ansatz)	Funktion	Innervation
äußere Zwischenrippenmuskeln (M. intercostales externi)	verlaufen zwischen Rippen von hinten oben nach vorne unten	verspannen Zwischenrippenräume, heben Rippen = inspiratorische Wirkung	Zwischenrippennerven (Interkostalnerven)
innere Zwischenrippenmuskeln (Mm. intercostales interni)	verlaufen zwischen Rippen (rechtwinklig zu äußeren Zwischenrippenmuskeln) von vorne unten nach hinten oben	verspannen Zwischenrippenräume, senken Rippen = exspiratorische Wirkung	Zwischenrippennerven (Interkostalnerven)
gerader Bauchmuskel (M. rectus abdominis)	verbindet Becken (Schambein) mit Brustkorb (Brustbein und Rippen) – umgeben von Sehnenplatten der seitlichen Bauchmuskeln (Rektusscheide), zwischen beiden Muskeln die sehnige weiße Linie (Linea alba) = Durchflechtungszone der beidseitigen Sehnenplatten	beugt Rumpf nach vorne, hebt das Becken (bei fixiertem Oberkörper)	Zwischenrippennerven und obere Nerven des Lendengeflechts
äußerer schräger Bauchmuskel (M. obliquus externus abdominis)	verläuft von der Außenfläche der unteren Rippen zum Beckenkamm, zur Rektusscheide und dem Leistenband (parallel zu äußeren Zwischenrippenmuskeln)	einseitig: neigt den Rumpf seitwärts, dreht den Rumpf zur Gegenseite doppelseitig: beugt den Rumpf = Exspiration, Bauchpresse	Zwischenrippennerven und obere Nerven des Lendengeflechts
innerer schräger Bauchmuskel (M. obliquus internus abdominis)	verläuft vom Beckenkamm zu den unteren Rippen sowie zur Rektusscheide	einseitig: neigt den Rumpf seitwärts, dreht den Rumpf zur selben Seite doppelseitig: Beugung, Exspiration, Bauchpresse	Zwischenrippennerven und obere Nerven des Lendengeflechts
querer Bauchmuskel (M. transversus abdominis)	querer Verlauf von der Innenseite der unteren Rippen, den Querfortsätzen der Lendenwirbel und dem Beckenkamm zur Rektusscheide	„Einziehen" der Bauchwand, Bauchpresse	Zwischenrippennerven und obere Nerven des Lendengeflechts

Tab. 6-2 Brust- und Bauchmuskeln (Eigenmuskeln).

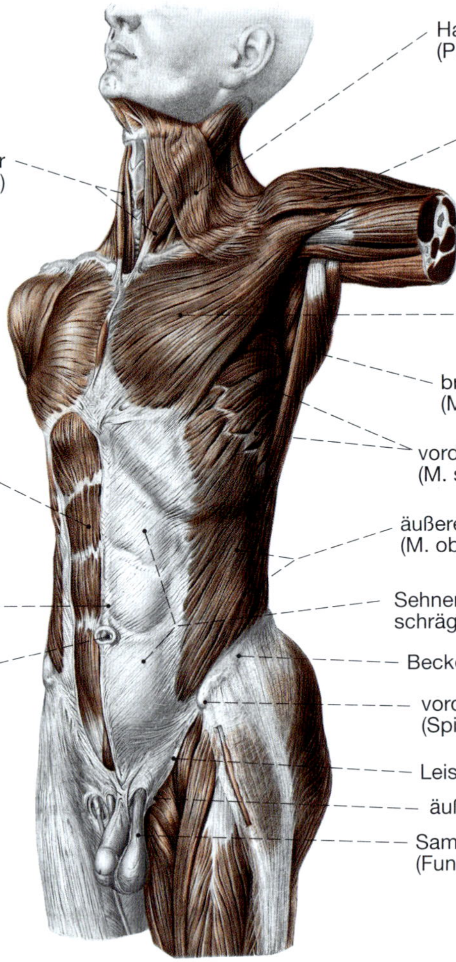

Abb. 6-29 Oberflächliche Muskeln der vorderen Rumpfwand mit Gliedmaßenmuskeln im Brustbereich und rumpfeigenen Muskeln im Bauchbereich. [S010-1-15]

Unter dem Leistenband ziehen die großen Schenkelgefäße und ein Muskel zum Oberschenkel. An dieser Stelle können sich Eingeweide aus der Bauchhöhle in Richtung Oberschenkel vorschieben und als „Bruch" (Schenkelbruch) heraustreten.

Die Eigenmuskeln von Brust- und Bauchwand werden überwiegend von den Zwischenrippennerven (N. intercostalis) versorgt. Nur der oberhalb des Beckens gelegene Abschnitt der Bauchwandmuskulatur erhält seine Innervation aus dem Lendengeflecht (Plexus lumbalis).

Im unteren Teil des **Brustkorbs** bildet das **Zwerchfell** (Diaphragma) eine nach oben gewölbte Scheidewand zwischen Brustraum und Bauchraum (Abb. 6-27). Sein mittlerer Anteil ist von sehniger Beschaffenheit. Der seitliche Anteil ist als Muskelplatte ausgebildet und verläuft bogenförmig von seiner Befestigungslinie an der Innenseite der unteren Rippen und der Lendenwirbelsäule sowie des Brustbeins nach oben. Dadurch erhält das Zwerchfell eine gewölbte Gestalt mit zwei Kuppeln. Die linke Zwerchfellkuppel steht etwa in Höhe des 5., die rechte in Höhe des 4. Zwischenrippenraums. Bei der Einatmung kontrahiert sich das Zwerchfell, die Zwerchfellkuppeln flachen sich ab und treten tiefer. Das Volumen des Brustraums nimmt dadurch zu (Kap. 8.4 „Atemmechanik"). Das Zwerchfell ist der **wichtigste Atemmuskel.** Zwerchfellnerv ist der N. phrenicus, der vom Halsgeflecht (Plexus cervicalis) zum Zwerchfell hinunterzieht.

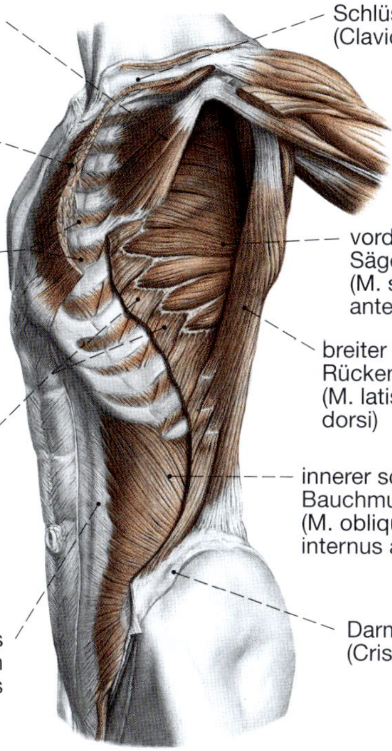

Abb. 6-30 Tiefe Muskeln der vorderen Rumpfwand. Im Brustbereich teils Gliedmaßenmuskeln, teils rumpfeigene Muskeln, im Bauchbereich rumpfeigene Muskeln. [S010-1-15]

6.2.4 Spezielle Motorik: Obere Gliedmaßen

Skelett des Schultergürtels

Die Arme sind ebenso wie die Beine durch einen Knochengürtel mit dem Rumpf verbunden. Bei den Armen ist es der Schultergürtel (Abb. 6-31), bestehend aus beiden Schulterblättern und den Schlüsselbeinen. Bei den Beinen ist es der Beckengürtel. Der Schultergürtel bleibt im Gegensatz zum Becken hinten offen und erlaubt dadurch die weiträumigeren Bewegungen der oberen Gliedmaßen.

Das leicht S-förmig gebogene **Schlüsselbein** (Clavicula) verbindet das Schulterblatt (Scapula) mit dem Brustbein (Abb. 6-31). Beide Enden tragen Gelenkflächen. Das **Brustbein-Schlüsselbein-Gelenk** (Sternoklavikulargelenk) erlaubt ausgiebige Bewegungen in allen Richtungen. Zwischen den beiden am Oberrand des Brustbeins leicht tastbaren Gelenken liegt eine von außen gut sichtbare Grube (**Drosselgrube**). Die Verbindung mit dem Schulterblatt erfolgt am Acromion im Schulterhöhe-Schlüsselbein-Gelenk (Akromioklavikulargelenk). Es besitzt eine sehr flache Gelenkfläche, hat aber durch eine straffe Kapsel wenig Bewegungsfreiheit (Abb. 6-31).

Das **Schulterblatt** (Scapula) ist eine etwa dreieckig gestaltete Knochenplatte, auf deren Hinterfläche sich die kräftige Schulterblattgräte (Spina scapulae) erhebt (Abb. 6-31). Diese läuft in die Schulterhöhe (Acromion) aus, die sich mit dem Schlüsselbein verbindet. Durch den Verlauf der Schulterblattgräte entstehen eine oberhalb von ihr gelegene obere Grätengrube (Fossa supraspinata) und eine unterhalb gelegene untere Grätengrube (Fossa infraspinata; Abbildung 6-31). Die vordere Fläche des Schulterblatts passt sich mit einer konkaven Krümmung der Wölbung des Brustkorbs an. Das Schulterblatt läuft an seiner seitlichen Ecke in eine Anschwellung aus, in welche die flach vertiefte Pfanne des Schultergelenks eingelassen ist. Oben vorne entspringt nahe dieser Pfanne der Rabenschnabelfortsatz (Processus coracoideus), der hakenförmig nach vorne gekrümmt ist (Abb. 6-31). Acromion und Processus coracoideus sind durch ein kräftiges, das Schultergelenk überdachendes Band verbunden.

P Die Schulter ist das Gelenk mit dem größten Bewegungsspielraum. Dieser Vorteil ist aber mit einer relativen Instabilität verbunden, da das Schultergelenk fast ausschließlich durch Muskelaktivität stabilisiert wird. Ist diese Aktivität nicht mehr möglich, z. B. bei einer schlaffen Lähmung infolge eines Schlaganfalls, ist die Schulter extrem empfindlich. Durch falsches Handling der betroffenen Seite entsteht dann die befürchtete Komplikation der „schmerzhaften Schulter".

Knochenskelett des Arms

Anschließend an das Schulterblatt folgt das knöcherne Armskelett (Abb. 6-31). Es besteht aus Oberarmbein (Humerus), Elle (Ulna), Speiche

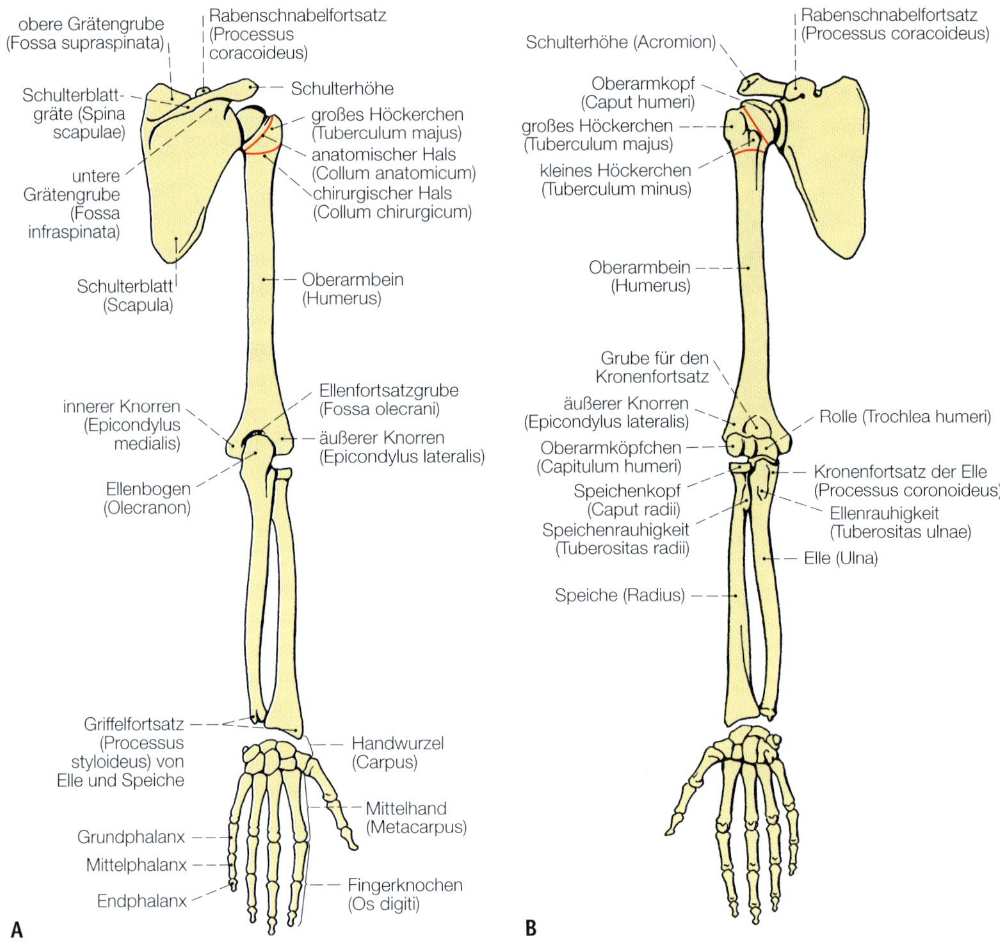

Abb. 6-31 Knochen und Gelenke der oberen rechten Gliedmaße. [S017]
A: Ansicht von hinten.
B: Ansicht von vorn.

(Radius), Handwurzel (Carpus), Mittelhand (Metacarpus) und Fingern (Ossa digitorum manus).

Skelett des Oberarms

Das **Oberarmbein** (Humerus) ist ein Röhrenknochen. Das stammnahe **(proximale) Ende** trägt den **Oberarmkopf** (Caput humeri), eine halbkugelige Verdickung. Um diesen herum verläuft eine ringförmige, flache Furche („anatomischer" Hals). Es folgen zwei kräftige, durch die Muskulatur tastbare Höckerchen, von denen das größere (Tuberculum majus) nach seitlich außen gerichtet ist, während das kleinere (Tuberculum minus) mehr nach vorne und innen schaut. Beide sind wichtige Ansatzstellen von Muskeln, vor allem für diejenigen, die an der Außen- und Innenrotation beteiligt sind. Zwischen diesen Höckerchen liegt eine Rinne für die Sehne des langen Bicepskopfes. Die Verjüngung des Oberarmbeins unterhalb der beiden Höckerchen wird wegen der Bruchgefährdung als „chirurgischer" Hals bezeichnet. Das stammferne **(distale) Ende** des Humerus ist zur Entwicklung der Ellenbogengelenkflächen als **Humerusknorren** kräftig aufgetrieben (Condylus humeri) und trägt beiderseits außen je einen Höcker (Epicondylus medialis und Epicondylus lateralis), die den Unterarmmuskeln als Ursprung dienen. Die überknorpelte Gelenkfläche trägt zur Verbindung mit der Elle medial eine garnrollenähnliche Bildung (Trochlea humeri). Nach lateral besitzt sie ein halbkugeliges Köpfchen zur Verbindung mit der Speiche. Auf der Rückseite befindet sich oberhalb der Gelenkfläche eine tiefe Grube (Fossa olecrani), die zur Aufnahme des Ellenbogenfortsatzes (Olecranon) dient.

Skelett des Unterarms

Das Unterarmskelett besteht aus zwei Knochen, der **Speiche** (Radius) an der Daumenseite und der **Elle** (Ulna) an der Kleinfingerseite (Abb. 6-31). Zwischen ihnen spannt sich eine sehnige Membran (Membrana interossea). Bei der Speiche ist das distale, bei der Elle das proximale Ende stark verdickt. Die Elle entwickelt proximal einen kräftigen, halbmondförmig ausgehöhlten Haken, der als **Ellenbogenfortsatz** (Olecranon) bezeichnet wird. Das distal verjüngte Ende der Elle läuft an der Kleinfingerseite in einen kleinen Griffelfortsatz (Processus styloideus ulnae) aus. Die Speiche hat an ihrem proximalen, verjüngten Ende ein Köpfchen (Caput radii) mit zwei Gelenkflächen, einer schüsselförmigen, flachen Grube für das Köpfchen des Humerus und einer kreisförmig gekrümmten Gelenkfläche, die wie die Felge eines Rades auf einer Gegenfläche der Elle abrollen kann (Abb. 6-31). Auf eine Verjüngung folgt eine höckerige Rauhigkeit (Tuberositas radii) zum Ansatz für den Bicepsmuskel. Zur Hand hin ist das Radiusende kräftig verdickt. Dadurch bildet es die Pfanne für das proximale **Handgelenk** und hat an der Daumenseite ebenfalls einen Griffelfortsatz (Processus styloideus radii).

Skelett der Hand

Die Knochen der Handwurzel (Carpus; Abbildung 6-31, 6-32, 6-33, 6-34), im ganzen **7 echte Handwurzelknochen** und **zusätzlich** (als Sesambein) das Erbsenbein, sind in zwei Reihen angeordnet. In der proximalen Reihe folgen vom Daumen ab gezählt:

- Kahnbein (Os scaphoideum)
- Mondbein (Os lunatum)
- Dreieckbein (Os triquetrum).

In der distalen Reihe, ebenfalls ab Daumen:

- großes Vieleckbein (Os trapezium)
- kleines Vieleckbein (Os trapezoideum)
- Kopfbein (Os capitatum)
- Hakenbein (Os hamatum).

Das Erbsenbein (Os pisiforme) liegt dem Dreieckbein auf. Das Kahnbein und das Hakenbein sind im unteren Teil der Hohlhand von außen gut tastbar.

6

Ü Merkvers: Das Kahnbein fährt im Mondenschein dreieckig um das Erbsenbein, vieleckig groß, vieleckig klein, das Köpfchen muss beim Haken sein.

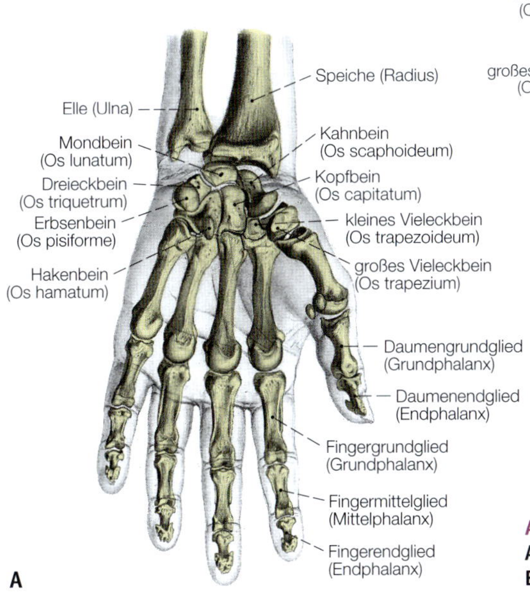

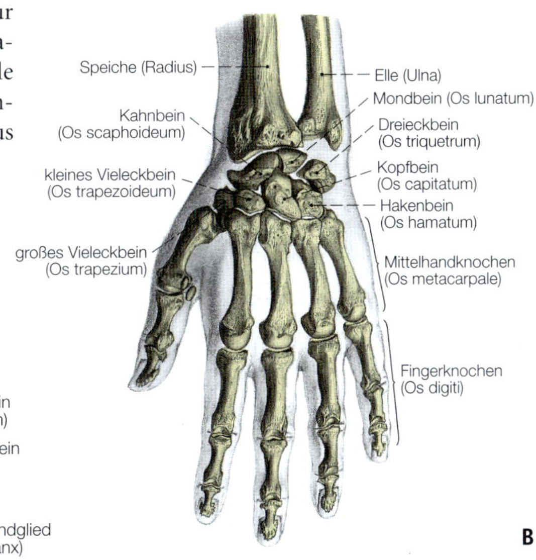

Abb. 6-32 Skelett der Hand (links). [S010-1-15]
A: Ansicht von der Hohlhandseite (Palmarseite).
B: Ansicht von der Seite des Handrückens (Dorsalseite).

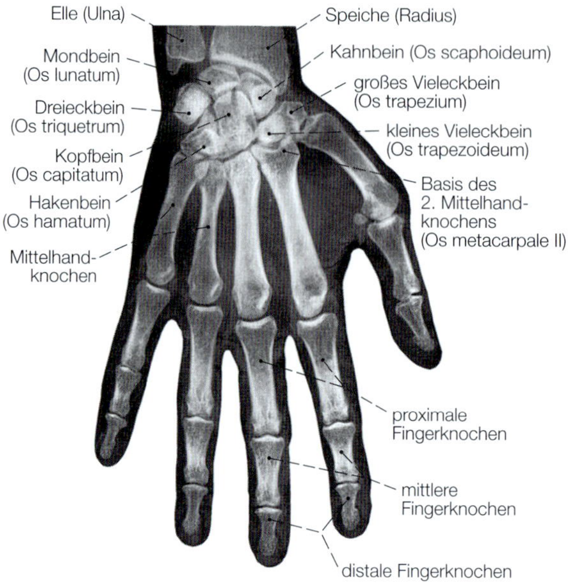

Abb. 6-33 Röntgenbild der Hand (links) eines Erwachsenen. Der Verknöcherungsprozess aller Handknochen ist abgeschlossen. [S007-1-20]

Die Mittelhand (Metacarpus) besteht aus **fünf Mittelhandknochen** (Metakarpalknochen), die proximal eine unregelmäßig gestaltete Gelenkfläche und distal gut tastbare kopfförmige Rundungen zur Verbindung mit den Grundgliedern der Finger haben (Abb. 6-32). Die **Finger** (Digiti) bestehen mit Ausnahme des Daumens aus je drei Gliedern (Phalangen): Grund-, Mittel- und Endphalanx. Zwischen den Phalangen sind Gelenkflächen vorhanden.

Schultergelenk mit Schultergürtel

Im Schultergelenk verbindet sich die flache Pfanne des Schulterblatts mit dem Humeruskopf (Abb. 6-35). Dieses **Kugelgelenk** ist das beweglichste Gelenk des Körpers. Die Gelenkkapsel ist weit, und die Bänder sind schwach. Sicherung und Führung des Gelenks erfolgen durch viele Muskeln. Die Ursprungssehne des langen Bicepskopfes zieht durch das Gelenk (Abb. 6-35). Die Bewegungen im Schultergelenk bestehen:

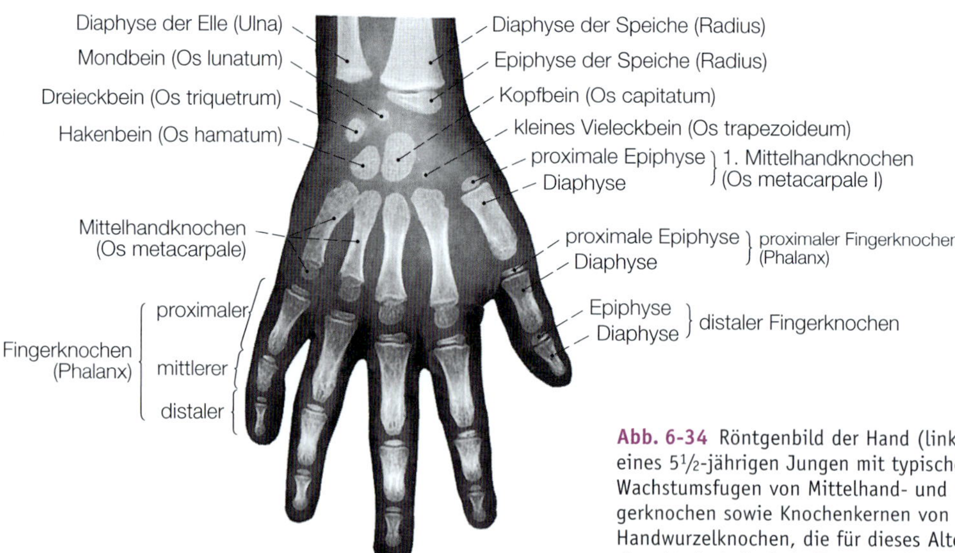

Abb. 6-34 Röntgenbild der Hand (links) eines 5½-jährigen Jungen mit typischen Wachstumsfugen von Mittelhand- und Fingerknochen sowie Knochenkernen von Handwurzelknochen, die für dieses Alter charakteristisch sind. [S007-1-19]

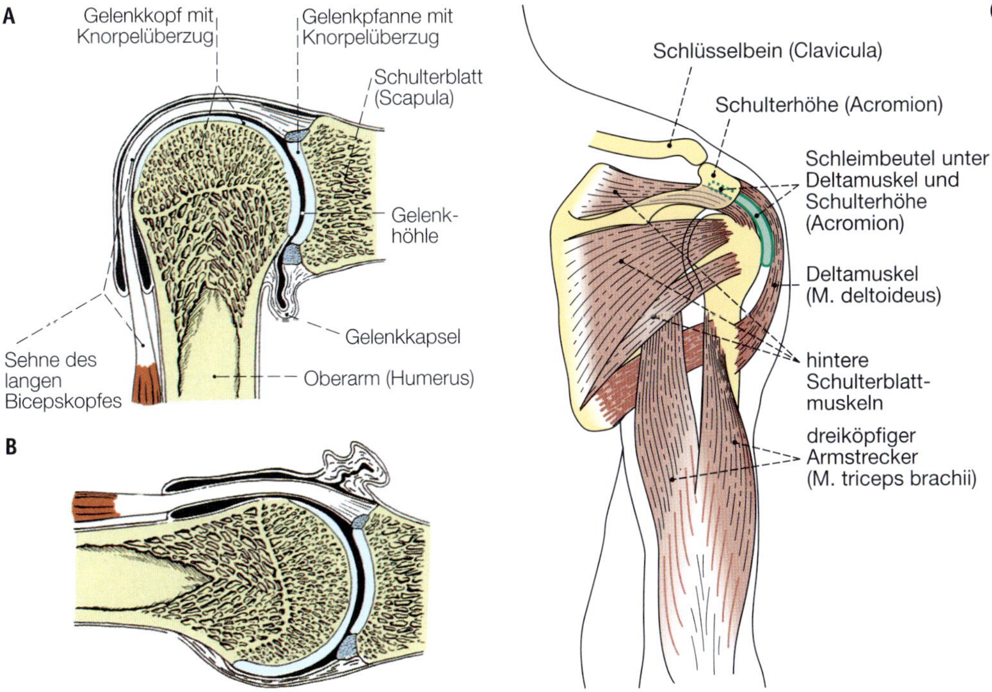

Abb. 6-35 Schultergelenk (rechts). [S010-1-16]
A: Frontalschnitt durch Gelenk bildende Knochen bei herabhängendem Oberarm.
B: Frontalschnitt bei Abduktionsstellung des Oberarms.
C: Muskeln der rechten Schulter von dorsal; der Deltamuskel ist lediglich in seinem mittleren Teil dargestellt. Beachte den großen Schleimbeutel zwischen Schultergelenkkopf, Deltamuskel und Acromiom.

- in **Anziehung** und **Abspreizung** des Armes (Adduktion und Abduktion) um eine von vorne nach hinten (sagittal) verlaufende Achse (Abb. 6-35)
- in **Hebung** nach vorne und nach rückwärts um eine quer verlaufende (transversale) Achse
- in der **Drehung** (Rotation) nach auswärts oder einwärts um eine durch den Oberarmschaft verlaufende Längsachse.

Das Abspreizen und Vorwärtsheben des Armes ist im Schultergelenk selbst nur bis zur Horizontalen möglich (Anstoßen am Schulterdach). Die weitere Hebung des Armes erfolgt durch eine Drehung des Schulterblatts wie auch unter Mitbewegung der Gelenke, die das Schlüsselbein mit Brustbein und Schulterblatt bildet.

Oberflächlich gelegene Muskeln der Rumpfwand festigen und bewegen den Schultergürtel und das Schultergelenk. Diese Muskelgruppen ziehen vom Rumpf entweder zu Schlüsselbein und Schulterblatt oder zum Oberarm.

Muskeln des Rückens für Schultergelenk und Schultergürtel

Der **trapezförmige Muskel** (M. trapezius) hebt oder senkt das Schulterblatt oder zieht es zur Wirbelsäule heran (Tab. 6-3; Abb. 6-24). Der **breite Rückenmuskel** (M. latissimus dorsi) zieht von unten her an das Tuberculum minus des Oberarmknochens und bildet dabei mit dem **großen runden Muskel** (M. teres major) die hintere Achselfalte. Er vermag den Arm herunter- und heranzuziehen und nach einwärts zu drehen (Innenrotation).

Muskeln der Brust für Schultergelenk und Schultergürtel

Nicht nur vom Rücken, sondern auch von der Brustseite her ziehen kräftige Muskelgruppen zu Schulterblatt und Arm (Tab. 6-4; Abb. 6-29, 6-30). Besonders wichtig ist der **große Brustmuskel** (M. pectoralis major). Er setzt an einer Leiste unterhalb des Tuberculum majus des Oberarmknochens an und bildet die vordere

Muskeln	Lage (Ursprung/Ansatz	Funktion	Innervation
Trapezmuskel (M. trapezius)	vom Hinterhaupt und den Dornfortsätzen aller Hals- und Brustwirbel zu Schulterblattgräte, Acromion und Schlüsselbein	bewegt Schulterblatt (Schultergürtel) zur Wirbelsäule nach oben, hinten und unten; dreht mit anderen Muskeln zusammen das Schulterblatt	XI. Hirnnerv (N. accessorius) und Halsgeflecht (Plexus cervicalis)
Schulterblattheber (M. levator scapulae)	von oberen Halswirbelquerfortsätzen zum oberen Rand des Schulterblatts	zieht Schulterblatt nach medial oben	Armgeflecht (Plexus brachialis)
großer und kleiner Rautenmuskel (M. rhomboideus major und minor)	von Dornfortsätzen der unteren Halswirbel und der oberen Brustwirbel zum medialen Rand des Schulterblatts	zieht Schulterblatt nach oben, hält es mit anderen Muskeln am Rumpf fest	Armgeflecht (Plexus brachialis)
vorderer Sägemuskel (M. serratus anterior)	mit seitlich am Brustkorb gelegenen Ursprungszacken von der 1.-9. Rippe zum medialen Rand und unteren Winkel des Schulterblatts	dreht das Schulterblatt, so dass ein Heben des Arms über die Horizontale möglich ist; ist Atemhilfsmuskel	N. thoracicus longus aus Armgeflecht
breiter Rückenmuskel (M. latissimus dorsi)	von Dornfortsätzen der unteren Brust- und aller Lendenwirbel, Becken, unteren Rippen zum Humerus (innen) nahe dem Schultergelenk	dreht Arm nach innen und rückwärts, zieht Arm an den Körper heran (Klimmzug); hilft bei Ausatmung (Hustenmuskel)	N. thoracodorsalis aus Armgeflecht

Tab. 6-3 Gliedmaßenmuskeln des Rückens.

Achselfalte. Der große Brustmuskel zieht den Arm an den Rumpf heran und bewegt ihn nach vorne. Der **vordere Sägemuskel** (M. serratus anterior) dreht das Schulterblatt so nach auswärts, dass die Pfanne des Schultergelenks nach vorne oben zeigt und die Hebung des Armes über die Horizontale ermöglicht. So ist der Schultergürtel von oben und unten, von hinten und vorne in Muskelzüge eingeschlossen, die vom Rumpf entspringen, zu Schulterblatt und Oberarm ziehen und an den vielfältigen Bewegungsarten im Schultergelenk beteiligt sind.

Muskeln der Schulter für das Schultergelenk

Eine Gruppe von kürzeren Muskeln zieht vom Schulterblatt zum Oberarm (Tab. 6-5; Abb. 6-36, 6-37). Hierzu zählt als wichtigster Seitwärtsheber (Abduktor) der **Deltamuskel** (M. deltoideus). Mit drei Anteilen fächerförmig von Schlüsselbein, Acromion und Schulterblattgräte entspringend, wölbt er sich kappenförmig über dem Schultergelenk und setzt an der Mitte des Humerus an. Von der Dorsalseite des Schulter-

Muskeln	Lage (Ursprung/Ansatz)	Funktion	Innervation
großer Brustmuskel (M. pectoralis major)	von Schlüsselbein, Brustbein und Sehnenplatte (Rektus-Scheide) der seitlichen Bauchmuskeln zum Humerus (außen) nahe dem Schultergelenk	dreht den Arm nach innen, zieht ihn an den Körper heran, hebt den Arm nach vorne und zieht ihn zur Gegenseite; Atemhilfsmuskel bei Einatmung	Armgeflecht (Plexus brachialis)
kleiner Brustmuskel (M. pectoralis minor)	von der 2.-5. Rippe zum Rabenschnabelfortsatz des Schulterblatts	zieht Schulterblatt nach vorne; Atemhilfsmuskel bei Einatmung	Armgeflecht (Plexus brachialis)
Unterschlüsselbeinmuskel (M. subclavius)	von 1. Rippe zum akromialen Ende des Schlüsselbeins	fixiert das Schlüsselbein am Brustbein	Armgeflecht (Plexus brachialis)

Tab. 6-4 Gliedmaßenmuskeln der Brust.

Muskeln	Lage (Ursprung/Ansatz)	Funktion	Innervation
Obergrätenmuskel (M. supraspinatus) **Untergrätenmuskel** (M. infraspinatus) **kleiner Rundmuskel** (M. teres minor)	von der Außenfläche des Schulterblatts zum großen Höckerchen (Tuberculum majus) des Humerus	dreht den Arm nach außen; der Obergrätenmuskel ist ein wichtiger Seitwärtsheber	Armgeflecht (Plexus brachialis)
großer Rundmuskel (M. teres major)	vom unteren Winkel des Schulterblatts zum kleinen Höckerchen (Tuberculum minus) des Humerus	dreht den Arm nach innen und zieht ihn nach rückwärts	Armgeflecht (Plexus brachialis)
Unterschulterblattmuskel (M. subscapularis)	von der Innenfläche des Schulterblatts zum kleinen Höckerchen (Tuberculum minus) des Humerus	dreht den Arm nach innen und zieht ihn an den Körper heran	Armgeflecht (Plexus brachialis)
Deltamuskel (M. deltoideus)	von der Schulterblattgräte der Schulterhöhe und dem Schlüsselbein zur Mitte des Humerus	hebt den Arm bis zur Horizontalen	N. axillaris des Armgeflechts (Plexus brachialis)

Tab. 6-5 Muskeln der Schulter für das Schultergelenk.

6

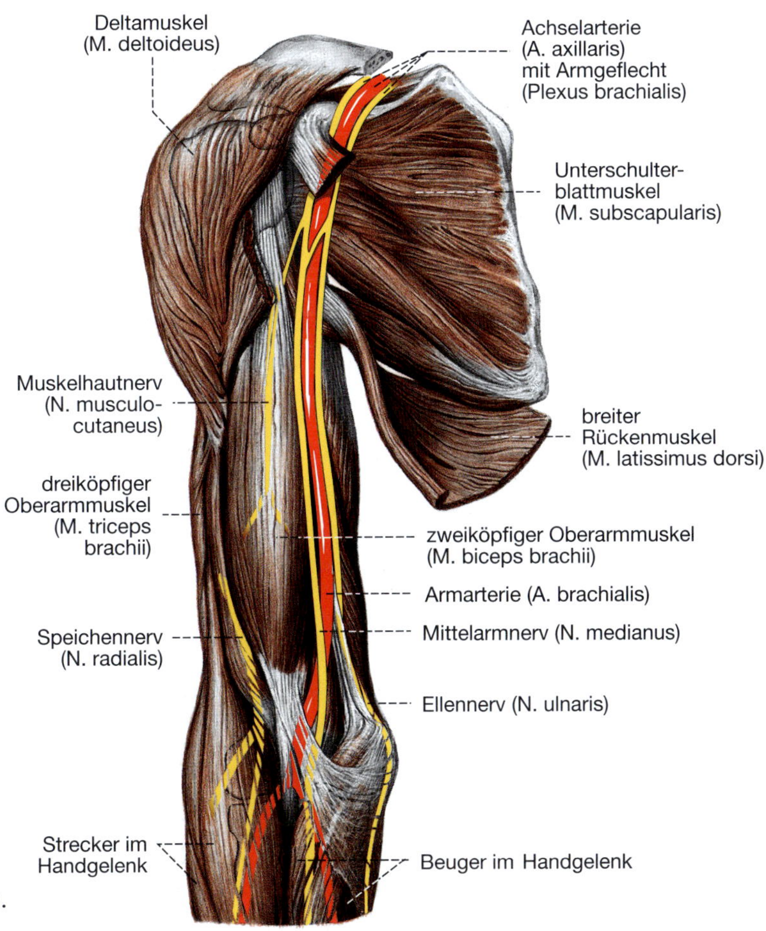

Abb. 6-36 Schulterblatt- und Oberarmmuskeln (rechts) mit Gefäßen und Nerven (Ansicht von vorn). [L123/S010-1-15]

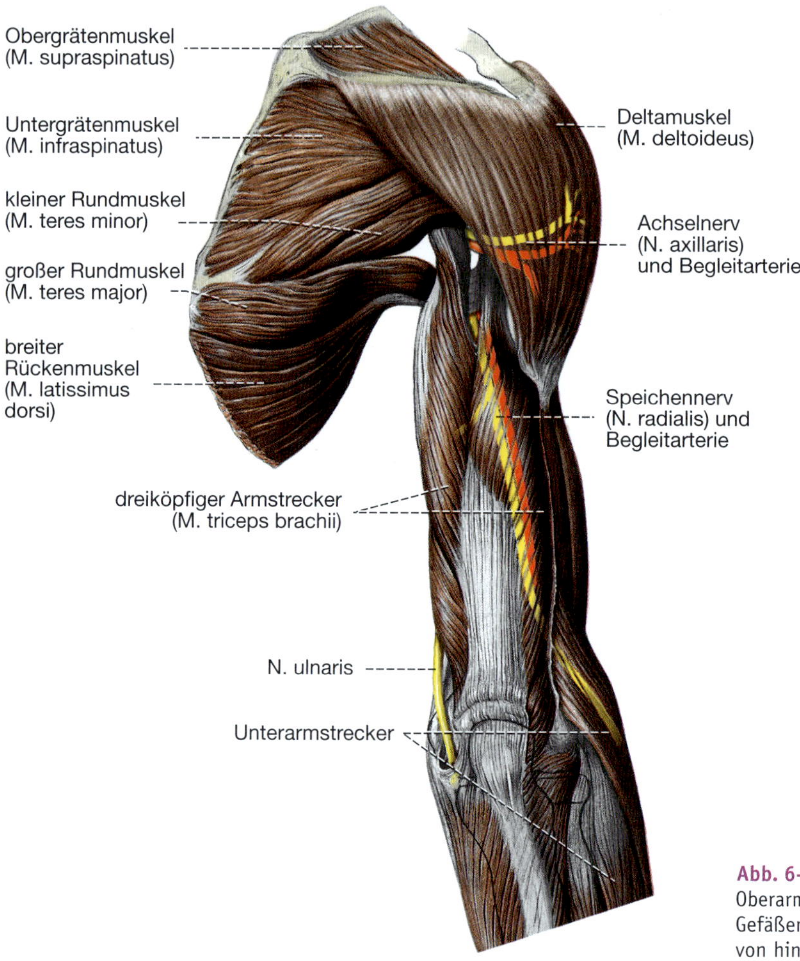

Abb. 6-37 Schulterblatt- und Oberarmmuskeln (rechts) mit Gefäßen und Nerven (Ansicht von hinten). [L123-R127]

blatts zum Tuberculum majus verlaufende Muskeln rollen den Arm auswärts und helfen beim Seitwärtsheben.

> **P** Der Deltamuskel eignet sich für intramuskuläre Injektionen. So werden z. B. Impfungen (etwa gegen Hepatitis) an diesem Muskel durchgeführt.

Als kräftiger Einwärtsdreher wirkt der von der Ventralseite des Schulterblatts zum Tuberculum minus ziehende **Unterschulterblattmuskel** (M. subscapularis).

Gefäße und Nerven für Schultergürtel und Schulter

Gefäße und Nerven für die Versorgung der oberen Gliedmaßen kommen aus der seitlichen Halsregion oberhalb des Schlüsselbeins. **A. subclavia** und **V. subclavia** verlaufen in einem nach oben konvexen Bogen über der 1. Rippe, dann hinter dem Schlüsselbein abwärts zur Achselhöhle. Oberhalb des Schlüsselbeins schließen sich die Nervenstränge des Armgeflechts (**Plexus brachialis**) dem Gefäßbündel an und gruppieren sich als Faszikel um die Arterie. In der Achselhöhle ziehen die Leitungsbahnen (Gefäße und Nerven) zum und vom Arm unter dem kleinen Brustmuskel (M. pectoralis minor) in Richtung Oberarm. Von den Hauptgefäßen und den Nervenbündeln zweigen oberhalb und unterhalb des Schlüsselbeins zahlreiche kleinere Äste ab, die die Muskeln des Schultergürtels und der Schulter versorgen.

Ellenbogengelenk

Im Ellenbogengelenk sind drei Gelenke von einer Kapsel zusammengefasst:

- Oberarm-Ellengelenk
- Oberarm-Speichengelenk
- Speichen-Ellengelenk (Abb. 6-31, 6-38).

Die Bewegung im **Oberarm-Ellengelenk** erfolgt zwangsläufig um eine Achse. Es ist ein reines **Scharniergelenk,** in dem Beugung und Streckung stattfinden. Das **Oberarm-Speichengelenk** ist anatomisch ein **Kugelgelenk.** Es ist jedoch nur passiv an den Bewegungen der beiden anderen Gelenke beteiligt. Das **Speichen-Ellengelenk** ist ein **Radgelenk** (Abb. 6-5 B). In ihm vermag sich der überknorpelte proximale Speichenteller mit seiner Außenfläche gegen die feststehende Elle zu drehen. Dabei wird der Speichenteller von einem ringförmigen Band (Ligamentum anulare radii) geführt. Man nennt diese Bewegungen im Speichen-Ellengelenk **Pronation** und **Supination** (Abb. 6-38). Bei der Pronation dreht sich die Speiche nach einwärts über die Elle, so dass der Daumen nach innen, der Handrücken nach oben bzw. die Handinnenfläche nach unten zeigt. Dabei überkreuzt die Speiche die Elle. Bei der gegenläufigen Bewegung, der Supination, wird der Daumen nach außen gedreht. Die Handinnenfläche zeigt nach oben, Elle und Speiche stehen parallel (Abb. 6-38).

Muskeln für das Ellenbogengelenk

Für dieses Gelenk liegen die Beuger am Oberarm vorne und die Strecker hinten (Tab. 6-6). Die Beugung bewirken der **zweiköpfige Oberarmmuskel** (M. biceps brachii), der gelenknah an der Speiche ansetzt, und der **Armbeuger** (M. brachialis), der gelenknah an die Elle heranzieht (Abb. 6-36). Der Biceps tritt bei der Kontraktion (z. B. Gewichtheben) fast kugelig vor. Seine Sehne ist in der Ellenbeuge gut zu tasten. Gegenspieler dieser vorderen Beugergruppe ist der auf der Rückseite des Oberarms gelegene **dreiköpfige Oberarmmuskel** (M. triceps brachii). Die kräftige Endsehne zieht zum Olecranon und streckt im Ellenbogengelenk (Abb. 6-37).

Neben den genannten Oberarmmuskeln unterstützen noch alle jene Muskeln die Bewegungen im Ellenbogengelenk, die am unteren Ende des Oberarms entspringen und zum Unterarm oder zur Hand verlaufen, besonders der **Oberarm-Speichen-Muskel** (M. brachioradialis). Er

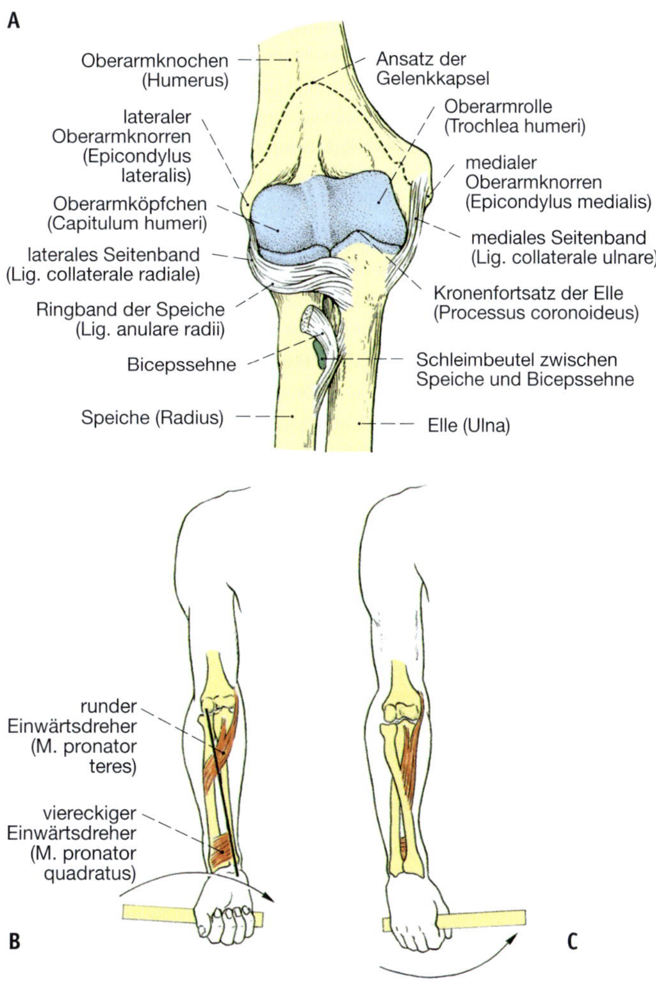

Abb. 6-38 Ellenbogengelenk. [S010-1-15]
A: Ellenbogengelenk (rechts) mit Bändern nach Entfernung der Gelenkkapsel (Ansicht von vorn).
B und **C:** Unterarmknochen (rechts). Supinationsstellung (B) und Pronationsbewegung durch die eingezeichneten Muskeln (C).

Muskeln	Lage (Ursprung/Ansatz)	Funktion	Innervation
Beuger: **Zweiköpfiger Oberarmmuskel** (M. biceps brachii)	von einer Rauhigkeit oberhalb der Schultergelenkpfanne (langer Kopf) und dem Rabenschnabelfortsatz (kurzer Kopf) zur Speiche (Tuberositas radii) nahe dem Ellenbogengelenk	Schultergelenk: hebt Arm nach vorn Ellenbogengelenk: beugt und supiniert	N. musculocutaneus des Armgeflechts (Plexus brachialis)
Armbeuger (M. brachialis)	von der Vorderfläche des Humerus (distal) zur Elle (Tuberositas ulnae) nahe dem Ellenbogengelenk	beugt den Unterarm	N. musculocutaneus des Armgeflechts (Plexus brachialis)
Strecker: **Dreiköpfiger Oberarmmuskel** (M. triceps brachii)	Vom unteren Rand der Gelenkpfanne des Schultergelenks (langer Kopf) sowie von der Rückseite des Humerus (lateraler und medialer Kopf) zum Ellenhaken (Olecranon)	Schultergelenk: hebt den Arm nach hinten Ellenbogengelenk: streckt den Unterarm	N. radialis des Armgeflechts (Plexus brachialis)

Tab. 6-6 Muskeln für das Ellenbogengelenk.

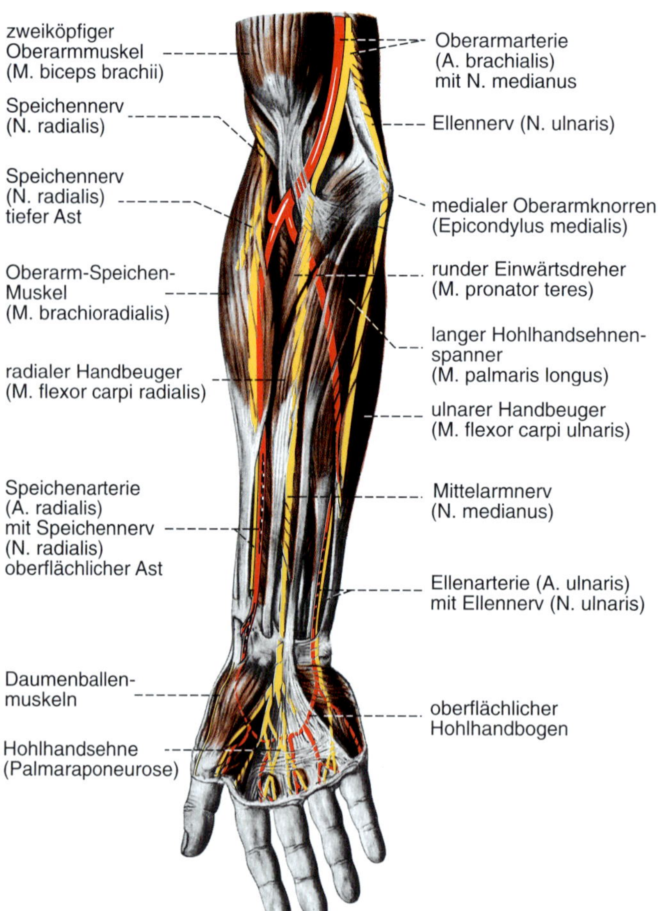

Abb. 6-39 Unterarmmuskeln (rechts) mit Gefäßen und Nerven (Ansicht von vorn). [L123/S010-1-15]

bildet die Kontur des Unterarms auf der Daumenseite, entspringt seitlich unten vom Oberarmknochen und zieht zum Griffelfortsatz des Radius (Abb. 6-39).

Die **Pronationsbewegung** bewirkt besonders der **runde Einwärtsdreher** (M. pronator teres), der vom inneren Humerusknorren schräg zur Radiusaußenseite herüberzieht. Er begrenzt die dreieckige Grube zwischen Beugern und Streckern in der Ellenbeuge und ist dort bei der Pronation gut tastbar. Nahe dem Handgelenk zieht der **viereckige Einwärtsdreher** (M. pronator quadratus) von der Elle zur Speiche und unterstützt die Pronation (Abb. 6-38).

Eine **Supination** bewirkt der **Auswärtswender** (M. supinator), der als Antagonist zum runden Einwärtsdreher (M. pronator teres) ebenfalls von der Elle kommt, aber auf der Außenseite der Ellenbogenregion zur Speiche zieht und sich um sie herumwickelt (Abb. 6-38). Der **Biceps** unterstützt die Supination bei gleichzeitiger Beugung im Ellenbogengelenk.

Gefäße und Nerven für Oberarm und Ellenbogen

Die wichtigste Gefäß-Nervenstraße am Oberarm findet man auf der Innenseite in der Rinne zwischen den Muskelgruppen von Beugern und Streckern (Abb. 6-36). Die **Armarterie** (A. brachialis) mit den zugehörigen Venen wird hier vom **N. medianus** aus dem Armgeflecht begleitet. Zwei weitere Gefäß-Nervenstraßen bilden der medial gelegene **Ellennerv** (N. ulnaris) und der dorsal verlaufende **Speichennerv** (N. radialis), jeweils mit Begleitgefäßen. Die Beuger des Oberarms werden vom N. musculocutaneus, die Strecker vom N. radialis innerviert.

Von der Innenseite des Oberarms zieht die Armarterie (A. brachialis) mit dem N. medianus zur Mitte der Ellenbeuge und lagert sich in der Tiefe der Endsehne des M. biceps an. Hier findet sich die Aufzweigung in die Hauptäste, die **Speichenarterie** (A. radialis) und die **Ellenarterie** (A. ulnaris). Einen separaten Verlauf zwischen den Unterarmbeugern zur Hand nimmt der N. medianus. Zur Beugeseite des Ellenbogens verläuft auch der von der Streckseite des Oberarms kommende **N. radialis,** während der **N. ulnaris** in einer Knochenrinne hinter dem Epicondylus medialis des Humerus zu finden ist. An dieser Stelle ist der Nerv gut zu tasten und bei kräftigem Anstoßen auch zu spüren („Musikantenknochen"). Durch seine oberflächliche Lage kann er auch leicht geschädigt werden (z. B. bei Knochenbrüchen).

Hand- und Fingergelenke

Im proximalen Handgelenk, einem zweiachsigen Gelenk, verbindet sich die Pfanne des Radius mit der proximalen Reihe der Handwurzelknochen. Es handelt sich um ein typisches **Eigelenk** (Abb. 6-5 C). Die Elle ist am Aufbau dieses Gelenks nicht unmittelbar beteiligt (Abb. 6-31). Dieser Aufbau ermöglicht eine handflächenwärts (palmar) und eine handrückenwärts (dorsal) gerichtete Bewegung um eine quergestellte Achse (**Palmarflexion, Dorsalflexion**). Um die dazu senkrecht stehende dorsopalmare Achse erfolgt die daumenwärts gerichtete Radialabduktion und eine kleinfingerwärts gerichtete Ulnarabduktion. Innerhalb des distalen Handgelenks, also zwischen den beiden Reihen der Handwurzelknochen, ist die Beweglichkeit gering.

Der Mittelhandknochen des Daumens bildet mit dem großen Vieleckbein ein **Sattelgelenk (Daumengrundgelenk),** das nahezu die Beweglichkeit eines Kugelgelenks hat. Wichtig für die Bewegungsvielfalt der Hand ist vor allem die Möglichkeit, den Daumen den anderen Fingern gegenüberzustellen **(Opposition).** Neben der Oppositions-Repositionsbewegung ermöglicht das Daumengrundgelenk eine Beugung und Streckung sowie **Abduktion** und **Adduktion** des Daumens.

Die übrigen Gelenke zwischen Handwurzelknochen und Mittelhandknochen sind straffe, d. h. fast unbewegliche Gelenke. Die weiter distalen Grundgelenke des 2. bis 5. Fingers gestatten Beugung und Streckung sowie Abduktion und Adduktion. Alle übrigen Fingergelenke sind Scharniergelenke mit Beuge- und Streckmöglichkeit.

Muskeln für Hand- und Fingergelenke

Die Muskeln für Hand- und Fingergelenke sind zahlreich und vielfältig (Abb. 6-39, 6-40, 6-41; Tab. 6-7, 6-8). Lage und Wirkung der Muskelgruppen am Unterarm lassen sich folgendermaßen veranschaulichen:

Ü Umfasst man mit der rechten Hohlhand von unten her den linken Unterarm nahe dem Ellenbogengelenk, so ist an der inneren Ellenseite und an der äußeren Speichenseite je ein kräftiges Muskelpaket zu tasten. Beugt man dann das Handgelenk handflächenwärts, so kontrahieren sich fühlbar die auf der Ellenseite gelegenen Beuger, die großteils vom inneren Oberarmknorren kommen und über die palmare Fläche des Unterarms zur Hand ziehen. Streckt man das Handgelenk handrückenwärts (dorsal), so kontrahieren sich die speichenseitig außen gelegenen Streckmuskeln, die vom äußeren Oberarmknorren kommend auf der dorsalen Fläche des Unterarms zum Handrücken ziehen.

Von den Beugern und Streckern des Unterarms sind jeweils zwei für die **Bewegungen im Handgelenk**, alle anderen für die Fingerbewegungen bestimmt (Abb. 6-39, 6-40):

- Der radiale und der ulnare Handbeuger bewirken zusammen die Beugung im Handgelenk (Palmarflexion).
- Der radiale und der ulnare Handstrecker strecken im Handgelenk (Dorsalflexion).
- Verkürzen sich der radiale Handbeuger und der radiale Handstrecker gleichzeitig, so erfolgt eine **Radialabduktion** im Handgelenk, aber keine Beugung oder Streckung.

Muskeln	Lage (Ursprung/Ansatz)	Funktion	Innervation
runder Einwärtsdreher (M. pronator teres)	überwiegend vom medialen Oberarmknorren (Epicondylus medialis) sowie von der Vorderfläche von Elle und Speiche (mit einer oberflächlichen und einer tiefen Muskelschicht) langsehnig zur Hand und zu den Fingern	dreht Unterarm einwärts (Pronation)	N. medianus des Armgeflechts (Plexus brachialis)
viereckiger Einwärtsdreher (M. pronator quadratus)			
radialer Handbeuger (M. flexor carpi radialis)		abduziert nach radial beugen im Handgelenk	N. medianus des Armgeflechts
ulnarer Handbeuger (M. flexor carpi ulnaris)		abduziert nach ulnar	N. ulnaris des Armgeflechts
langer Hohlhandsehnenspanner (M. palmaris longus)			N. medianus des Armgeflechts
oberflächlicher Fingerbeuger (M. flexor digitorum superficialis)		beugt im Handgelenk sowie in Grund- und Mittelgelenken des 2.-5. Fingers	N. medianus des Armgeflechts
tiefer Fingerbeuger (M. flexor digitorum profundus)		beugt im Handgelenk sowie in allen Fingergelenken des 2.-5. Fingers	N. medianus und N. ulnaris des Armgeflechts
langer Daumenbeuger (M. flexor pollicis longus)		beugt im Handgelenk und in allen Daumengelenken	N. medianus des Armgeflechts

Tab. 6-7 Muskeln für Hand- und Fingergelenke: Beuger (Flexoren).

Muskeln	Lage (Ursprung/Ansatz)	Funktion	Innervation
radiale Muskelgruppe: **Oberarm-Speichen-Muskel** (M. brachioradialis)	überwiegend vom lateralen Oberarmknorren (Epicondylus lateralis) sowie von der Hinterfläche von Elle und Speiche mit langen Sehnen zur Rückseite von Hand und Fingern	beugen im Ellenbogengelenk	N. radialis des Armgeflechts
langer radialer Handstrecker (M. extensor carpi radialis longus)		strecken im Handgelenk; abduzieren nach radial	
kurzer radialer Handstrecker (M. extensor carpi radialis brevis)			
oberflächliche und tiefe Strecker: **ulnarer Handstrecker** (M. extensor carpi ulnaris)		streckt im Handgelenk und abduziert nach ulnar	
Fingerstrecker (M. extensor digitorum mit M. extensor digiti minimi und M. extensor indicis)		strecken in Hand- und Fingergelenken des 2.-5. Fingers	
Daumenabzieher (M. abductor pollicis longus)		spreizen Daumen im Sattelgelenk ab bzw. strecken in allen Daumengelenken	
Daumenstrecker (M. extensor pollicis longus, M. extensor pollicis brevis)			
Auswärtsdreher (M. supinator)		bewirkt eine Supination	

Tab. 6-8 Muskeln für Hand- und Fingergelenke: Strecker (Extensoren).

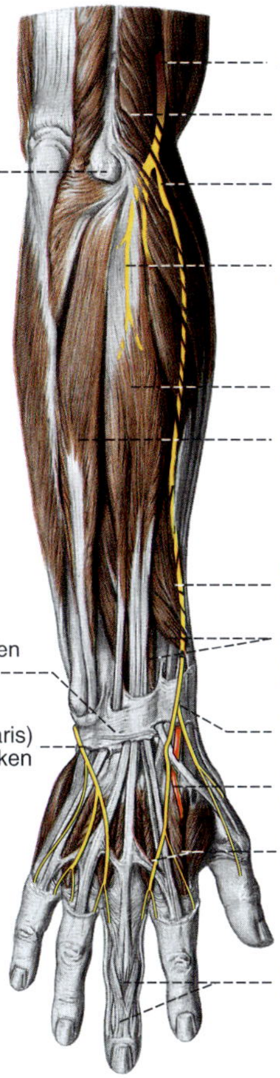

Abb. 6-40 Unterarmmuskeln (rechts) mit Gefäßen und Nerven (Ansicht von hinten). [L123/S010-1-15]

- Verkürzen sich der ulnare Handbeuger und der ulnare Handstrecker gleichzeitig, so erfolgt eine **Ulnarabduktion** im Handgelenk, aber keine Beugung oder Streckung.

Die übrigen Beuge- und Streckmuskeln des Unterarms ziehen zu den Fingern. Dabei hat der Daumen eine eigene, vielfältige Versorgung durch Beuger, Strecker, Abzieher und Anzieher, die seine große Beweglichkeit bedingen. Von 36 Muskeln, die die Finger der Hand versorgen, ziehen allein 8 zum Daumen. Zum 2. bis 5. Finger verlaufen die Sehnen des oberflächlichen und des tiefen Fingerbeugers (Abbildung 6-39). Der erstere beugt vorwiegend Grund- und Mittelgelenke der Finger, der tiefe Fingerbeuger die Endgelenke. Dabei müssen seine Sehnen von unten kommend durch die Sehnenschlitze des oberflächlichen Fingerbeugers hindurchtreten. Auf der Außenseite des Unterarms zieht der gemeinsame Fingerstrecker (Abb. 6-40, 6-41) zum Handrücken und

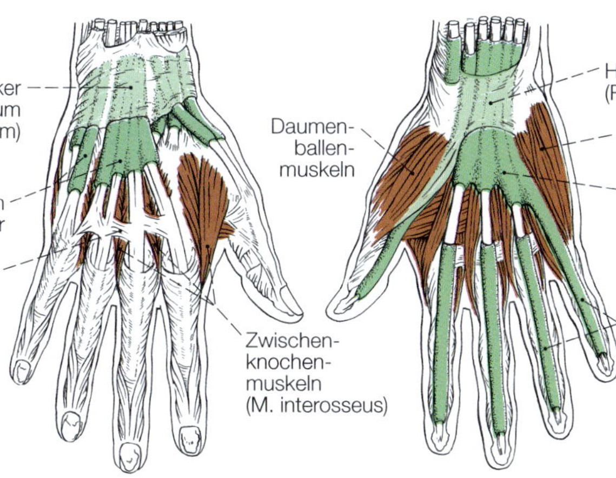

Abb. 6-41 Sehnen und Sehnenscheiden der Hand (rechts). [S010-1-14]
A: Dorsalseite.
B: Palmarseite.

wird hier mit seinen Sehnen sichtbar. Er versorgt den 2. bis 5. Finger.

Die Sehnen der Fingermuskeln werden im Bereich des Handgelenks palmar und dorsal teils einzeln, teils gemeinsam von röhrenförmigen Sehnenscheiden umfangen. Auf der Palmarseite erstrecken sich die Sehnenscheiden auch entlang den Fingern (Abb. 6-41).

Die langen Handmuskeln werden durch die kurzen Handmuskeln ergänzt, die besonders auf der Hohlhandseite liegen. Im Daumenballen befinden sich kurze Abzieher, Gegensteller, Beuger und Anzieher, ähnlich im Kleinfingerballen. Zwischen den Fingern liegen zur Spreizung und zum Anziehen der gespreizten Finger die Zwischenknochenmuskeln (Mm. interossei; Abb. 6-41).

Gefäße und Nerven des Unterarms und der Hand

Von der Ellenbeuge verlaufen verschiedene Gefäß-Nervenstraßen zur Hand (Abb. 6-39, Abb. 6-40). Auf der Radialseite des Unterarms zieht die **A. radialis**, die den Verlauf der **A. brachialis** fortsetzt. Sie hat den M. brachioradialis als Leitmuskel und wird vom oberflächlichen Ast des N. radialis begleitet. Dieser Hautnerv wendet sich ebenso wie die A. radialis nach dorsal zur Streckseite der Hand. Unmittelbar oberhalb des Handgelenks liegt die Arterie so oberflächlich, dass ihr Puls getastet werden kann. Der Muskelast des N. radialis liegt tief in der Ellenbeuge und zieht direkt zur Dorsalseite des Unterarms, um die Streckmuskulatur zu versorgen. Dabei durchbohrt er den M. supinator. Der N. medianus verläuft von der Ellenbeuge zwischen oberflächlichen und tiefen Beugemuskeln der Finger zum Handgelenk. Schließlich findet sich auf der Ulnarseite das Gefäß-Nervenbündel von A. ulnaris und N. ulnaris mit Begleitvenen. Ihr Leitmuskel ist der M. flexor carpi ulnaris.

An der Hand bilden A. radialis und A. ulnaris den oberflächlichen und tiefen Hohlhandbogen und die davon abzweigenden **Fingerarterien**. Die Innervation der kurzen Handmuskeln (Daumenballen, Kleinfingerballen, tiefe Handmuskeln) teilen sich **N. medianus** und **N. ulnaris.** Die Haut der Finger innervieren palmar N. medianus und N. ulnaris, dorsal N. ulnaris und **N. radialis.**

Der venöse Abfluss von Hand und Unterarm erfolgt größtenteils über oberflächliche Hautvenen, die netzartig miteinander verbunden sind. Mit Venenklappen ausgestattet, verhindern sie einen Rückfluss des Bluts in Richtung Hand. Wie schon beim Vergleich des Venenmusters der eigenen Handrücken ersichtlich, sind die Hautvenen in ihrem Verlauf sehr variabel. Auf der Radialseite findet sich in der Regel eine **V. cephalica,** die vom Handrücken ausgehend zur Lateralseite des Oberarms zieht und erst unterhalb des Schlüsselbeins in die tiefer gelegene **V. axillaris** mündet. Auf der Ulnarseite, ebenfalls am Handrücken beginnend, verläuft die **V. basilica,** die an der Innenseite des Oberarms (distal) die **V. brachialis** erreicht. In der Ellenbeuge sind V. basilica und V. cephalica meist durch eine **V. mediana cubiti** miteinander verbunden. Die oberflächlichen Hand- und Armvenen eignen sich zur Blutentnahme oder Injektion.

> **K** Von Verletzungen im Palmarbereich der Handwurzel (Schnittwunden) können verschiedene oberflächlich gelegene Nerven und Gefäße betroffen sein, von radial nach ulnar: die A. radialis, der N. medianus (die Beugersehnen) und der N. ulnaris bzw. die A. ulnaris. Bei Verletzungen müssen deshalb **sensible und motorische Ausfallerscheinungen** durch sorgfältige Untersuchung festgestellt werden, um z. B. rechtzeitig eine Nervennaht vorzunehmen.
>
> Ein vor allem bei Frauen häufig auftretendes Krankheitsbild ist eine sich allmählich entwickelnde Kompression des N. medianus im Karpaltunnel (**Karpaltunnelsyndrom** siehe Fallbeispiel Kap. 4). Dieser wird durch ein Halteband (Retinaculum flexorum) gebildet, das das Bündel der Flexorensehnen mit dem N. medianus an der Handwurzel befestigt (Abb. 6-41). Bei anhaltenden Schmerzattacken und/oder beginnenden Lähmungserscheinungen ist eine operative Spaltung des Bandes angezeigt.
>
> Im Bereich der Hand kann durch Veränderungen des Bindegewebes ein weiteres Krankheitsbild auftreten. Dabei kommt es zu einer Schrumpfung der Hohlhandsehne (Palmaraponeurose; Abbildung 6-39) mit einer fortschreitenden fixierten Beugehaltung der Finger (Beugekontraktur). Diese Krankheit wird **Dupuytren-Kontraktur** genannt. Bei zunehmender Bewegungseinschränkung ist eine operative Entfernung der Hohlhandsehne erforderlich.

Eine Zuordnung der Bewegungen in Schulter-, Ellenbogen- und Handgelenk zu den beteiligten Muskeln findet sich in Tab. 6-9.

Schultergelenk	
Arm vorwärts heben	**Deltamuskel, vorderer Anteil** (M. deltoideus, Pars anterior) **großer Brustmuskel** (M. pectoralis major)
Arm rückwärts heben	**Deltamuskel, hinterer Anteil** (M. deltoideus, Pars posterior) **breiter Rückenmuskel** (M. latissimus dorsi) **großer runder Muskel** (M. teres major)
(seitl.) Abduktion des Armes	**Deltamuskel, mittlerer Anteil** (M. deltoideus, Pars media) **Obergrätenmuskel** (M. supraspinatus)
Adduktion des Armes	**großer Brustmuskel** (M. pectoralis major) **breiter Rückenmuskel** (M. latissimus dorsi) **großer runder Muskel** (M. teres major)
Innenrotaion	**großer Brustmuskel** (M. pectoralis major) **unterer Schulterblattmuskel** (M. subscapularis) **breiter Rückenmuskel** (M. latissimus dorsi)
Außenrotation	**Untergrätenmuskel** (M. infraspinatus) **kleiner runder Muskel** (M. teres minor)
Ellenbogengelenk	
Beugung	**zweiköpfiger Oberarmmuskel** (M. biceps brachii) **Armbeuger** (M. brachialis)
Streckung	**dreiköpfiger Armstrecker** (M. triceps brachii)
Pronation	**runder Einwärtsdreher** (M. pronator teres) **viereckiger Einwärtsdreher** (M. pronator quadratus)
Supination	**Auswärtsdreher** (M. supinator) **zweiköpfiger Oberarmmuskel** (M. biceps brachii)
Handgelenk	
Palmarflexion	**speichenseitiger Handbeuger** (M. flexor carpi radialis) **ellenseitiger Handbeuger** (M. flexor carpi ulnaris) **tiefer Fingerbeuger** (M. flexor digitorum profundus) **oberflächlicher Fingerbeuger** (M. flexor digitorum superficialis)
Dorsalextension	**langer speichenseitiger Handstrecker** (M. extensor carpi radialis longus) **kurzer speichenseitiger Handstrecker** (M. extensor carpi radialis brevis) **gemeinsamer Fingerstrecker** (M. extensor digitiorum communis) **ellenseitiger Handstrecker** (M. extensor carpi ulnaris)
Radialabduktion	**speichenseitiger Handbeuger** (M. flexor carpi radialis) **langer speichenseitiger Handstrecker** (M. extensor carpi radialis longus)
Ulnarabduktion	**ellenseitiger Handbeuger** (M. flexor carpi ulnaris) **ellenseitiger Handstrecker** (M. extensor carpi ulnaris)

Tab. 6-9 Bewegungen in Schulter-, Ellenbogen- und Handgelenk in Zuordnung zu den beteiligten Muskeln.

6.2.5 Spezielle Motorik: Untere Gliedmaßen

Knöchernes Becken

Das knöcherne Becken spielt im Körper eine doppelte Rolle. Es ist der Boden der Bauchhöhle und knöcherner Schutz der Beckenorgane sowie der Befestigungsort der unteren Extremität. In der ersten Hinsicht gehört es mehr zum Rumpf, in der zweiten mehr zum Beinskelett. Das knöcherne Becken ist ein ringförmig geschlossener Knochengürtel, der aus den **zwei Hüftbeinen** (Os coxae) und dem **Kreuzbein** (Os sacrum) besteht (Abb. 6-42, 6-43). Jedes Hüftbein gliedert sich wieder in ein Darmbein (Os ilii), ein Scham-

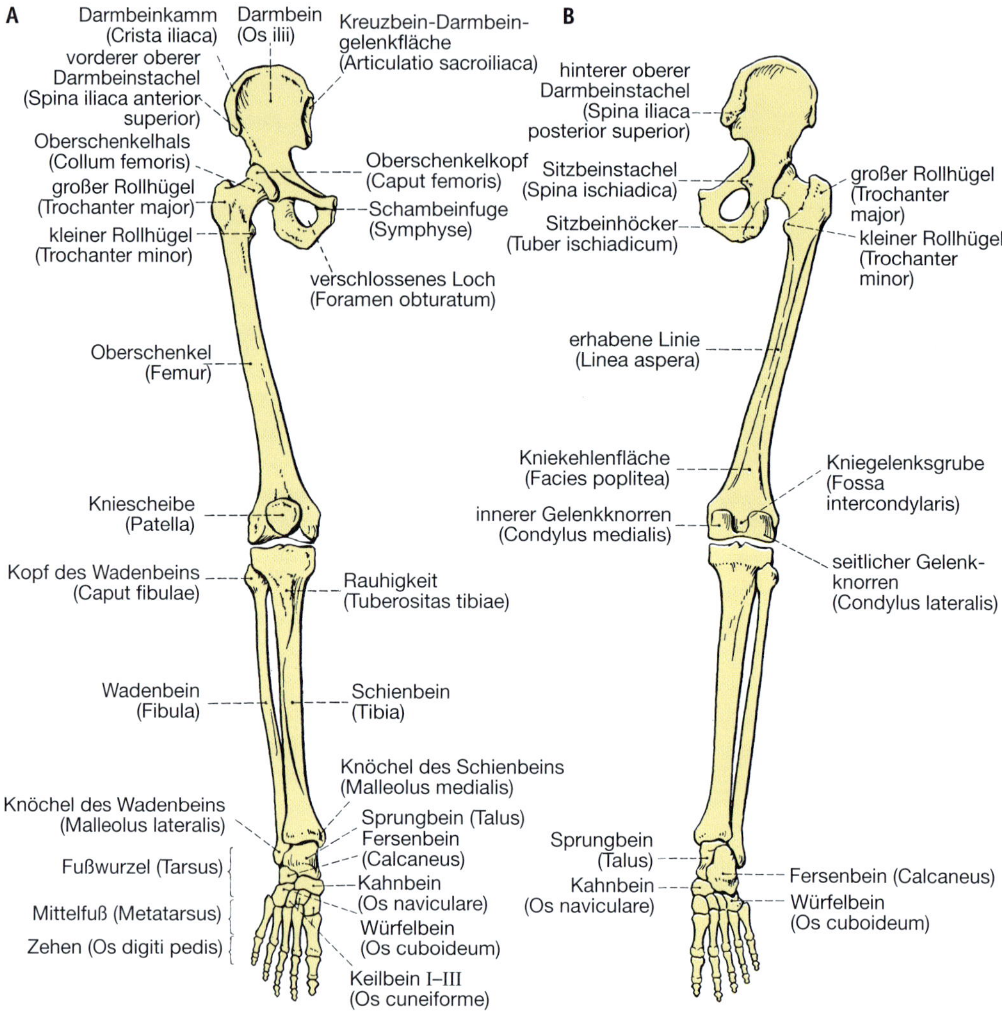

Abb. 6-42 Knochen und Gelenke der unteren Gliedmaße (rechts). [S017]
A: Ansicht von vorn.
B: Ansicht von hinten.

bein (Os pubis) und ein Sitzbein (Os ischii). Diese drei Knochen entstehen unabhängig voneinander, verwachsen aber am Ende der Wachstumsphase. Ihre Nahtstelle liegt in der Gegend der Hüftgelenkspfanne. Die Verbindung zum geschlossenen Knochengürtel erfolgt in den Kreuzbein-Darmbeingelenken sowie in der Schambeinfuge.

Das **Darmbein** (Abb. 6-42, 6-43) ist der größte Knochen des Hüftbeins und zeigt eine schaufelartige Gestalt, die sich abwärts verjüngt. Der nach oben zeigende Kamm der Darmbeinschaufel (Crista iliaca) ist vorwärts-einwärts gekrümmt und dient der Befestigung der seitlichen Bauchmuskeln. Er läuft vorne und hinten in Knochenvorsprünge aus, die als **Darmbeinstachel** (Spina iliaca) bezeichnet werden. Der vordere, obere Stachel (Spina iliaca anterior superior) ist Befestigungsort des Schneidermuskels und des Leistenbandes. Wie der Darmbeinkamm ist er gut tastbar.

Das **Schambein** hat einen oberen Ast, der von der Schambeinfuge (Symphyse) zum Darmbein verläuft, und einen absteigenden Ast, der von der Symphyse aus abwärts zieht, um sich nach hinten unten mit dem Sitzbein zu verbinden (Abb. 6-42, 6-43). Die beiden absteigenden Schambeinäste bilden den nach unten offenen

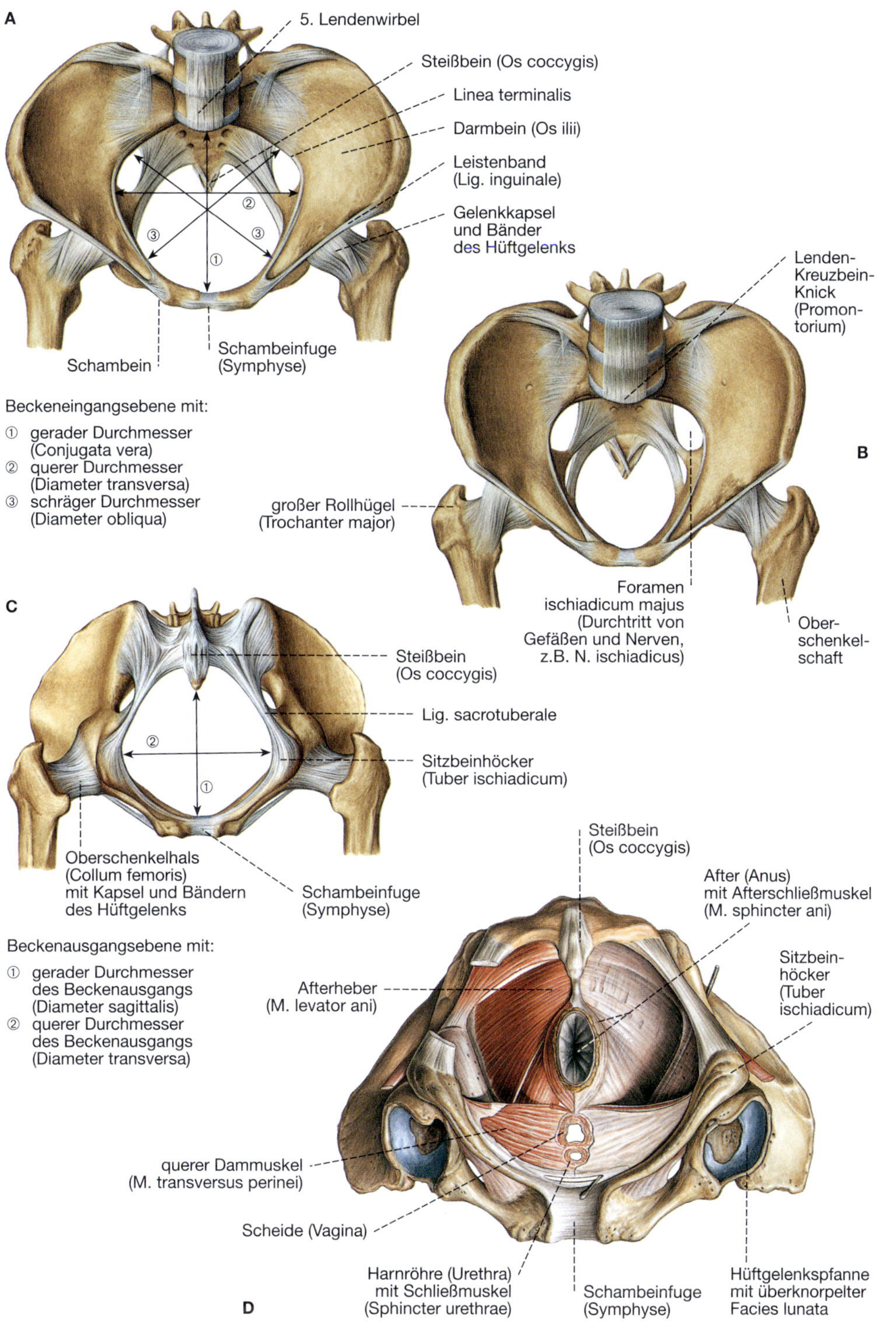

Abb. 6-43 Beckenansichten. [S007-2-20]
A und **C:** Weibliches Becken von oben gesehen (A) und von unten gesehen (C).
B: Männliches Becken von oben gesehen.
D: Weibliches Becken und Beckenboden von unten gesehen.

Schambeinwinkel. Er ist beim Mann deutlich kleiner als bei der Frau.

Das nach hinten gelegene **Sitzbein** bildet den kräftigen Sitzbeinhöcker (Tuber ischiadicum), auf dem beim Sitzen das Körpergewicht ruht (Abb. 6-42, 6-43). Nach hinten liegt der Sitzbeinstachel (Spina ischiadica) mit ober- und unterhalb vorhandenen Knocheneinbuchtungen. Sitzbein und Schambein zusammen umschließen eine etwa ovale Knochenlücke, die durch eine bindegewebige Membran verschlossen ist (Foramen obturatum). Dort, wo alle drei Knochen des Hüftbeins zusammenstoßen, befindet sich eine Vertiefung (Hüftgelenkspfanne) zur Aufnahme des Oberschenkelkopfes. Sie hat einen gewulsteten oberen Rand und unten einen Einschnitt.

Das **Becken** als Ganzes lässt sich in das obere **große Becken** und in das untere **kleine Becken** unterteilen. Beide gehen an einer ringförmigen Grenzlinie (Linea terminalis) ineinander über (Beckeneingang; Abb. 6-43).

Das **kleine Becken** ist bei der Frau rundlich, beim Mann mehr kartenherzförmig. Der gerade Durchmesser (Conjugata vera) der Beckeneingangsebene ist der Abstand zwischen der hinteren Fläche der Symphyse und dem Promontorium (nach vorne ins Becken vorspringende Unterkante des 5. Lendenwirbels). Er beträgt etwa 11 cm. Der größte quere Durchmesser (Diameter transversa) beträgt etwa 13 cm. Das kleine Becken verengt sich der Kreuzbeinwölbung folgend nach unten und vorne zum Beckenausgang, der vom hinteren Symphysenrand zur Steißbeinspitze reicht und bis auf Durchtrittswege für Darm-, Harn- und Geschlechtsorgane durch Bänder und Muskeln verschlossen wird. Bei der Geburt muss das Kind den Kanal zwischen Beckeneingang und Beckenausgang passieren. Das Becken steht bei aufrechter Haltung so, dass die Beckeneingangsebene gegen die Horizontale um 60 bis 70° nach vorne geneigt ist.

Unter Beckenhöhle verstehen wir den Raum des kleinen Beckens zwischen der Beckeneingangsebene, begrenzt von der Linea terminalis, und dem Beckenboden, der aus einer Platte von Muskeln und Sehnen besteht (Abbildung 6-43). Im kleinen Becken liegen ganz oder zum Teil Harnblase, Harnleiter und Harnröhre, Gebärmutter, Eileiter, Eierstock und Mastdarm. Im hinteren Teil der Beckenhöhle verlässt der Mastdarm, im vorderen Teil der Harnweg und bei der Frau zwischen beiden die Scheide den Beckenraum. Durch zwei kräftige Bänder, das Kreuzbeinhöckerband (Ligamentum sacrotuberale) und das Kreuzbeinstachelband (Ligamentum sacrospinale), wird ein Teil der hinteren Lücken des kleinen Beckens geschlossen. Dadurch entstehen zwei Löcher zum Durchtritt von Muskeln und Nerven, beispielsweise den Nervus ischiadicus, aus der Beckenhöhle zum Oberschenkel.

Knochenskelett des Beins

Das knöcherne Beinskelett des Oberschenkels besteht aus dem Schenkelbein (Femur), das des Unterschenkels aus dem Schienbein (Tibia) und dem Wadenbein (Fibula), das des Fußskeletts aus den Fußwurzelknochen (Tarsus), dem Mittelfuß (Metatarsus) und den Zehen (Ossa digitorum pedis; Abb. 6-42).

Skelett des Oberschenkels

Der Oberschenkelknochen ist der längste und kräftigste Röhrenknochen des ganzen Skeletts (Abb. 6-42). Das proximale Ende, der **Oberschenkelkopf,** ist zu einer fast vollständigen Kugel aufgetrieben (Caput femoris) und besitzt auf seiner Gelenkfläche unterhalb der Mitte eine kleine Grube, in der ein Band ansetzt, das Kopf und Pfanne verbindet. An den Kopf schließt sich eine Verjüngung, der **Oberschenkelhals** (Collum femoris), an. Darauf folgen wie beim Oberarm zwei kräftige Knochenvorsprünge, der **große Rollhügel** (Trochanter major) nach oben außen und der **kleine Rollhügel** (Trochanter minor) nach hinten innen (Abb. 6-42). Am großen Rollhügel biegt der Femurschaft unter einem Winkel von 120 bis 130° nach unten ab (Hals-Schaft-Winkel). Die beiden Trochanteren dienen zum Ansatz starker Muskelzüge, ebenso die zwischen ihnen verlaufende Knochenleiste (Crista intertrochanterica). Auch die auf der Rückseite des Schafts längs verlaufende erhabene Leiste (Linea aspera) verankert Muskelzüge, besonders die Adduktoren.

Das untere Femurende ist zu zwei kräftigen rollenartigen **Knorren** (Condylus medialis, Condylus lateralis) aufgetrieben. Über diese Rollen wird die Last des Rumpfes auf den Unterschenkel übertragen. Vor dem **Kniegelenk** liegt, eingelagert in die Sehne des vierköpfigen Oberschenkelmuskels, die **Kniescheibe** (Patella). Ihre knorpelige Rückseite gleitet auf der Kniescheibenrinne des Femurs (Abb. 6-50).

K Bei alten Menschen kommt es häufig auch bei einem geringfügigen Unfall (z. B. Ausrutschen in der Wohnung) zu einem Bruch des Oberschenkelhalses. Ursache dafür ist vor allem die mit dem Alter verringerte Belastbarkeit durch den Abbau von Knochensubstanz **(Osteoporose).** Bereits unter normalen Umständen ist die Biegungsbelastung in diesem Knochenabschnitt außerordentlich hoch.

Skelett des Unterschenkels

Der Unterschenkel besteht ebenso wie der Unterarm aus zwei Knochen, aus dem lateralen Wadenbein und dem medialen Schienbein (Abb. 6-42). Das **Schienbein** (Tibia) ist bei weitem kräftiger entwickelt als das Wadenbein (Fibula). Es steht allein mit dem Femur in gelenkiger Verbindung und trägt daher das ganze Gewicht des Rumpfes. Sein oberes Ende ist verdickt. Die Gelenkfläche besteht aus den beiden flachen, überknorpelten Schienbeintellern. In der Mitte zwischen den beiden Tellern erhebt sich ein zackiges Doppelhöckerchen (Tuberculum intercondylare). Unterhalb der Gelenkfläche besitzt die Tibia eine Rauhigkeit (Tuberositas tibiae), an welcher der vierköpfige Kniestrecker (M. quadriceps femoris) ansetzt. Der Schaft der Tibia verjüngt sich nach abwärts, er ist im Querschnitt etwa dreieckig. Die vordere Schienbeinkante liegt gut fühlbar direkt unter der Haut. Sie kann daher leicht durch äußere Einwirkung, z. B. durch einen Stoß, schmerzhaft verletzt werden. Das untere (distale) Schienbeinende ist ein wenig verbreitert und trägt nach medial, also an der Innenseite des Unterschenkels, einen kräftigen Fortsatz, den **inneren Knöchel** (Malleolus medialis). Der **äußere Knöchel** (Malleolus lateralis) ist das verdickte untere Ende des Wadenbeins, das sich dem Schienbein außen anlagert und mit ihm die Malleolengabel des oberen Sprunggelenkes bildet. Das **Wadenbein** (Fibula) ist sehr viel schwächer als das Schienbein. Zwischen Schienbein und Wadenbein spannt sich eine sehnenartige Gewebsplatte, die Membrana interossea.

Skelett des Fußes

Das knöcherne Fußgerüst besteht aus einer Ansammlung von 26 Knochen, die sich in Fußwurzel, Mittelfuß und Zehen gliedern (Abbildung 6-42, 6-54).

Die **Fußwurzel** (Tarsus) hat folgenden Aufbau: Der oberste Knochen, das Sprungbein (Talus), wird von der Malleolengabel der Unterschenkelknochen umfasst. Mit seiner Unterseite lastet das **Sprungbein** auf dem größeren **Fersenbein** (Calcaneus), das im Stand die Last des Körpers hinten auf den Boden überträgt. An dem nach hinten ausladenden Teil des Calcaneus setzt von oben die Achillessehne an (Abb. 6-53). Nach vorne zu ist dem Fersenbein an der Kleinzehenseite das etwa viereckige **Würfelbein** (Os cuboideum) vorgelagert. Auf der Großzehenseite des Fußes liegt vor dem Sprungbein das **Kahnbein** (Os naviculare) und vor diesem wiederum die Reihe der drei **Keilbeine** (Os cuneiforme). Sie sind keilförmig gebaut, mit der scharfen Kante nach abwärts, und tragen dadurch zum Aufbau des Quergewölbes des Fußes bei.

Ü Merkvers: Das Sprungbein und das Fersenbein, die wollten in den Kahn hinein, sie kriegten dreimal Keile vom Würfelbein in Eile.

Auf die Fußwurzel (Tarsus) folgt der **Mittelfuß** (Metatarsus). Jedes Keilbein verbindet sich mit je einem Mittelfußknochen (Os metatarsale), während die beiden äußeren Mittelfußknochen mit dem Würfelbein verbunden sind. Mit seiner Auftreibung springt das proximale Ende des außen gelegenen Mittelfußknochens unter der Haut des äußeren Fußrandes gut tastbar vor und erleichtert die Orientierung bei der ärztlichen Untersuchung. Die distalen Enden der Mittelfußknochen sind ähnlich wie an der Hand köpfchenartig aufgetrieben.

An den **Zehen** unterscheidet man wiederum Grundphalanx, Mittelphalanx und Endphalanx. Die Großzehe (Hallux) besitzt nur Grund- und Endphalanx.

Die Knochen der Fußwurzel sind durch viele kräftige Bänder miteinander verbunden. Ebenso hat der Mittelfuß viele starke Bandstützen. Er stellt eine Bogenkonstruktion dar. An der Innenkante des Fußes besteht ein **Längsgewölbe.** Es führt vom Sprungbein über das Kahnbein und die Keilbeine zum Mittelfuß. Der mediale Fußrand berührt normalerweise den Boden nicht. Außerdem gibt es ein **Quergewölbe,** das sich zwischen den distalen Köpfchen des inneren und äußeren Mittelfußknochens ausspannt. So lastet das Körpergewicht nicht mit der ganzen Sohlenfläche auf dem Boden, sondern ruht auf drei Unterstützungspunkten: hinten auf dem Fersen-

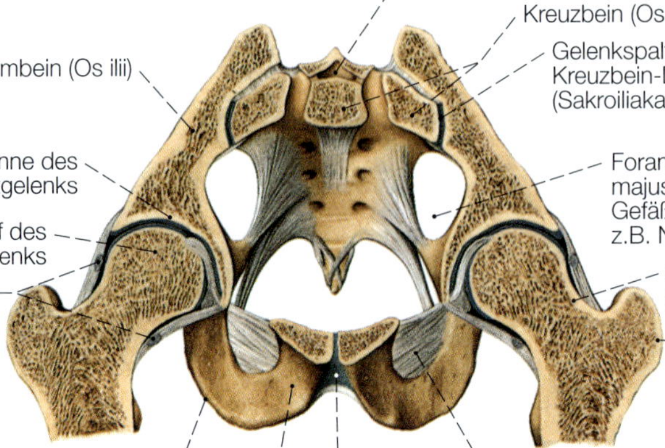

Abb. 6-44 Horizontalschnitt durch das Becken mit Kreuzbein-Darmbeingelenken sowie Hüftgelenke mit Bändern. [S007-2-20]

Muskeln	Lage (Ursprung/Ansatz	Funktion	Innervation
Darmbein-Lendenmuskel (M. iliopsoas)	vorne von Lendenwirbelsäule und Innenfläche des Darmbeins zum kleinen Rollhügel (Trochanter minor)	beugt den Oberschenkel und dreht ihn nach außen	Lendengeflecht (Plexus lumbalis)
großer Gesäßmuskel (M. gluteus maximus)	hinten von der Außenfläche des Kreuzbeins zur Tuberositas glutealis des Oberschenkelknochens	streckt den Oberschenkel und dreht ihn nach außen	N. gluteus inf. aus Kreuzbeingeflecht (Plexus sacralis)
mittlerer und kleiner Gesäßmuskel (M. gluteus medius und minimus)	hinten von der Außenfläche des Darmbeins fächerartig zum großen Rollhügel (Trochanter major)	abduzieren den Oberschenkel und drehen mit unterschiedlichen Muskelanteilen einwärts und auswärts	N. gluteus sup. aus Kreuzbeingeflecht (Plexus sacralis)
Schenkelbindenspanner (M. tensor fasciae latae)	vom vorderen oberen Darmbeinstachel (Spina iliaca ant. sup.) zum Tractus iliotibialis, einem Teil der Fascia lata	beugt den Oberschenkel und spannt die Fascia lata	N. gluteus sup. aus Kreuzbeingeflecht (Plexus sacralis)
Adduktorengruppe: **Kaumuskel** (M. pectineus) **kleiner Anzieher** (M. adductor brevis) **langer Anzieher** (M. adductor longus) **großer Anzieher** (M. adductor magnus) **schlanker Muskel** (M. gracilis)	medial in einem Halbkreis vom horizontalen und absteigenden Schambeinast zum Oberschenkelknochen (Linea aspera) und zum Schienbein (M. gracilis)	adduzieren den Oberschenkel	N. obturatorius aus dem Lendengeflecht (Plexus lumbalis)
Weitere kurze Beckenmuskeln mit außen drehender Wirkung sind hier nicht dargestellt.			

Tab. 6-10 Muskeln für das Hüftgelenk.

höcker und vorne auf dem Groß- und dem Kleinzehenballen.

K Sinkt das Quergewölbe ein, so entsteht der Spreizfuß. Wenn die Senkung vor allem das Längsgewölbe betrifft, dann spricht man vom Plattfuß oder Senkfuß.

Hüftgelenk

Der kugelige Kopf des Femurs ragt tief in die Schale der **Hüftgelenkpfanne** hinein (Abbildung 6-44). Die Rumpflast wird dabei über das besonders kräftig entwickelte Pfannendach auf den **Femurkopf** übertragen. Die ausgedehnte Gelenkkapsel wird durch kräftige Bänder verstärkt, die vom Darmbein, Schambein und Sitzbein ihren Ursprung nehmen (Ligamentum iliofemorale, Ligamentum pubofemorale und Ligamentum ischiofemorale).

Das Hüftgelenk ist als **dreiachsiges Kugelgelenk** zu Bewegungen in allen Richtungen fähig. Wir unterscheiden am Hüftgelenk Beugen und Strecken (Flexion und Extension) um eine Querachse, Abziehen und Anziehen (Abduktion und Adduktion) um eine sagittale Achse sowie das Drehen (Rotation) um eine längs durch den Oberschenkelschaft verlaufende Achse. Die aus der reinen Gelenkmechanik möglichen Bewegungen sind durch die oben erwähnten **starken Kapselbänder** eingeschränkt. Damit wird beispielsweise eine Überstreckung im Hüftgelenk nahezu ausgeschlossen.

K Bei der sog. angeborenen **Hüftgelenksluxation** (Dysplasie) ist die Gelenkpfanne unterentwickelt. Sie ist zu flach und hat einen zu gering ausgebildeten oberen Pfannenrand (Pfannendach), um dem Femurkopf bei Belastung ein Widerlager zu bieten. ➜

So kann der Gelenkkopf nach oben aus der Pfanne herausgleiten und sich eine Ersatzpfanne bilden. Diese ist dann nicht normal belastbar und kann eine schwerwiegende Einschränkung der Gehfähigkeit (Hinken, Watschelgang, Arthrose, Skoliose der Wirbelsäule) zur Folge haben. Da angeborene Hüftluxationen relativ häufig vorkommen, gehört die Früherkennung zum Programm der Vorsorgeuntersuchungen im Säuglingsalter. Verdacht besteht bei unterschiedlicher Beinlänge und asymmetrischen Hautfalten an Oberschenkel und Gesäß. Ultraschall- und gegebenenfalls Röntgenuntersuchungen ermöglichen meist eine klare Diagnose und die frühzeitige Einleitung korrigierender Maßnahmen (z. B. Spreizverband oder Spreizhose).

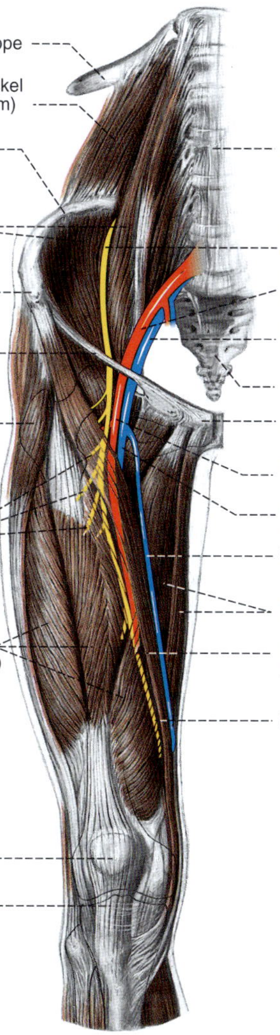

Abb. 6-45 Ventrale Hüft- und Oberschenkelmuskeln (rechts) mit Gefäßen und Nerven (Ansicht von vorn; nach Abtragung der Oberschenkelfaszie, Fascia lata). [L123/S010-1-15]

Muskeln für das Hüftgelenk

Vorne gelegene Muskeln im Hüftgelenk bewirken eine Beugung, hinten gelegene eine Streckung (Tab. 6-10; Abb. 6-45, 6-46, 6-47). Der Hauptbeuger im Hüftgelenk ist der **Darmbein-Lendenmuskel** (M. iliopsoas), der von der Lendenwirbelsäule und vom Darmbein, also aus dem Innern des Beckens kommt, unter dem Leistenband durchzieht und seinen Zug auf den kleinen Rollhügel des Oberschenkelknochens überträgt. Er beugt in der Hüfte und verhindert das Hintenüberkippen des Rumpfes im Hüftgelenk. Sein wichtigster, hinten gelegener Antagonist als Hüftgelenksstrecker ist der **große Gesäßmuskel** (M. gluteus maximus); er ist zugleich der mächtigste Muskel des Körpers. Er hat neben der Streckung des gebeugten Hüftgelenks dafür zu sorgen, dass trotz des ventral gelegenen Schwerpunkts der Rumpf nicht nach vorne kippt. Er kommt hinten vom Kreuzbein, überzieht mit kräftiger Muskelplatte den Drehpunkt des Hüftgelenks und überträgt seine Kräfte auf den Femur, und zwar auf eine rauhe Fläche unterhalb des großen Rollhügels, sowie auf die Darmbein-Schienbein-Sehne (Tractus iliotibialis; Abbildung 6-46, 6-47). Dieser Sehnenstrang verstärkt als äußere Zuggurtung des Hüftgelenks die Schenkelbinde (Fascia lata), die strumpfförmig die Oberschenkelmuskulatur umhüllt.

Die Abduktionsbewegung erfolgt hauptsächlich durch den **kleinen** und **mittleren Gesäßmuskel** (M. gluteus minimus und medius). Beide ziehen von der seitlichen Darmbeinaußenfläche zum großen Rollhügel. Der mittlere Gesäßmuskel wirkt ferner mit seiner vorderen Partie einwärtsrollend und mit seiner hinteren Partie auswärtsrollend.

Die Adduktion der Beine (z.B. Schenkeldruck, Sprung aus der Grätsche in die Schlussstellung) erfolgt durch mehrere Muskeln, die als **Adduktorengruppe** zusammengefasst werden (Abb. 6-45). Sie liegen in dem Raum zwischen dem vorderen Beckenrand und der Innenseite des Oberschenkels.

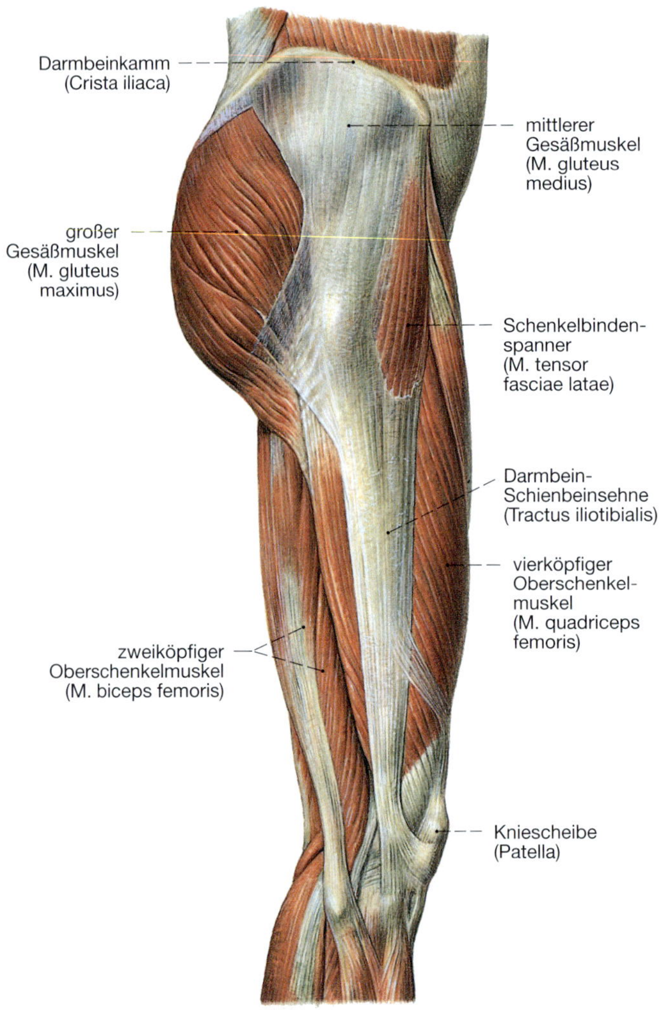

Abb. 6-46 Hüft- und Oberschenkelmuskeln (rechts; Ansicht von der Seite; nach Abtragung der Oberschenkelfaszie, Fascia lata). [S010-1-15]

Gefäße und Nerven im Hüftbereich

Wie an den oberen Gliedmaßen sind die Gefäße der unteren Gliedmaßen überwiegend an den Beugeseiten der Gelenke lokalisiert (Abb. 6-45, 6-47). So verläuft die Hauptarterie für die unteren Gliedmaßen, die Oberschenkelarterie (**A. femoralis**), auf der Vorderseite des Hüftgelenks. Den Verlauf der äußeren Beckenarterie (**A. iliaca externa**) fortsetzend, zieht sie unter dem Leistenband zum Oberschenkel, begleitet

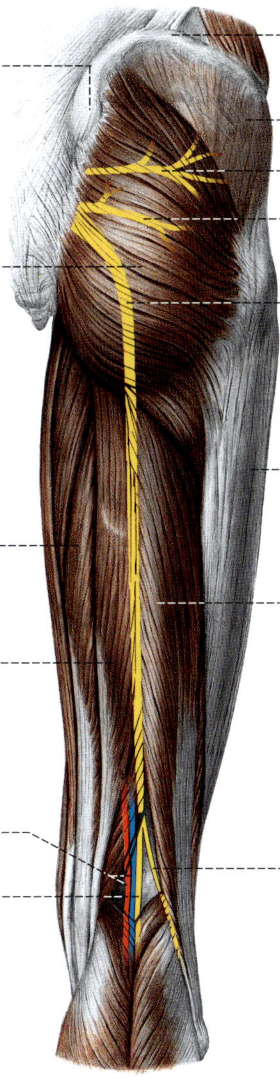

Abb. 6-47 Dorsale Hüft- und Oberschenkelmuskeln (rechts) mit Gefäßen und Nerven (Ansicht von hinten; nach Abtragung der Oberschenkelfaszie, Fascia lata). [L123/S010-1-15]

von der **gleichnamigen Vene.** Hier ist sie gut tastbar. Für Untersuchungen des Herzens kann dieses Gefäß punktiert und ein Katheter eingeführt werden, der sich bis zum Herzen vorschieben lässt (z. B. für eine Darstellung der Koronargefäße). Die Gesäßregion wird von zwei aus dem Becken nach dorsal austretenden Gefäßen versorgt. Mit diesen Gefäßen verlaufen Nervenäste des Sakralgeflechts zur Gesäßmuskulatur. Auf der Vorderseite erreicht der Oberschenkelnerv **(N. femoralis)** aus dem Lendengeflecht, der ebenfalls das Leistenband unterkreuzt, die vorderen Oberschenkelmuskeln. Die Adduktorenmuskeln werden von Gefäßen und Nerven versorgt, die das kleine Becken über das Foramen obturatum verlassen (**N. obturatorius und A. obturatoria**).

Kniegelenk

Das Kniegelenk wird von Femur und Tibia gebildet (Abb. 6-49, 6-50). Die ungleiche Gestalt der stark gewölbten Gelenkflächen der **Oberschenkelknorren** (Condylus medialis und lateralis) und der flachen **Gelenkpfanne der Tibia** werden durch keilartige Knorpelscheiben (Meniskus)

Muskeln	Lage (Ursprung/Ansatz)	Funktion	Innervation
Vordere Gruppe:			
Schneidermuskel (M. sartorius)	vom vorderen oberen Darmbeinstachel (Spina iliaca ant. sup.) zur medialen Schienbeinkante	beugt im Hüftgelenk und im Kniegelenk und dreht Unterschenkel nach innen (Schneidersitz)	N. femoralis aus Lendengeflecht (Plexus lumbalis)
vierköpfiger Oberschenkelmuskel (M. quadriceps femoris)	entspringt mit langem Kopf (M. rectus femoris) vom vorderen unteren Darmbeinstachel und mit kurzen Köpfen (M. vastus medialis, M. vastus lateralis, M. vastus intermedius) vom Oberschenkelknochen; alle bilden eine gemeinsame Endsehne, die die Patella einschließt und an der Tuberositas tibiae ansetzt	strecken im Kniegelenk; M. rectus femoris beugt zusätzlich im Hüftgelenk	N. femoralis aus Lendengeflecht (Plexus lumbalis)
Hintere Gruppe:			
halbsehniger Muskel (M. semitendinosus) und **halbhäutiger Muskel** (M. semimembranosus)	vom Sitzbeinhöcker (Tuber ischiadicum) zur medialen Schienbeinfläche unterhalb des Kniegelenks	strecken im Hüftgelenk, beugen und drehen im Kniegelenk einwärts	N. tibialis aus Kreuzbeingeflecht (Plexus sacralis)
zweiköpfiger Oberschenkelmuskel (M. biceps femoris)	vom Sitzbeinhöcker (Tuber ischiadicum) und Oberschenkelknochen zum Wadenbeinköpfchen	streckt im Hüftgelenk, beugt und dreht auswärts im Kniegelenk	N. fibularis (peroneus) aus Kreuzbeingeflecht (Plexus sacralis)

Tab. 6-11 Muskeln für das Kniegelenk.

ausgeglichen. Die halbmondförmigen **Menisken** sind zur Mitte hin geöffnet und werden vorne durch ein Querband zusammengehalten. Der innere Meniskus ist mit der Gelenkkapsel und dem medialen Seitenband verwachsen, der äußere ist frei. Die beweglichen Menisken passen sich der beim Beugen kleiner werdenden Auflagefläche der Femurknorren auf der Tibia an, indem sie auf der Schienbeinpfanne nach hinten geschoben werden. Dadurch wird eine optimale Passform von Pfanne und Kopf in allen Bewegungsphasen erreicht. Innerhalb des Kniegelenks ziehen zwei **Kreuzbänder** von den Femurknorren zu den Schienbeintellern herab. Sie verfestigen den Zusammenhalt der Knochen und sichern das Kniegelenk besonders bei der Beugung (Abb. 6-48, 6-49).

Das Kniegelenk ist in erster Linie ein **Scharniergelenk;** in ihm ist eine ausgiebige Beugung um die Querachse möglich. Die Streckung führt nur so weit, dass Ober- und Unterschenkel eine Gerade bilden. Eine weitere Streckung wird durch die Seitenbänder, die Kreuzbänder und die Spannung der hinteren Kapselwand verhindert. Beim Stand ist es wichtig, dass das gestreckte Kniegelenk auf diese Weise festgestellt werden kann. Neben Beugung und Streckung ist auch eine Rotation bei gebeugtem Kniegelenk möglich.

> **K** **Meniskusverletzungen** entstehen meist bei einer Drehung des Oberschenkels gegenüber dem fixierten Unterschenkel bei gebeugtem Knie (z. B. Drehsturz beim Skilaufen). Besonders häufig wird dabei der mediale, weniger bewegliche Meniskus zwischen den Kondylen von Oberschenkelknochen und Schienbein eingeklemmt und kann zerreißen.

Eine endoskopische Untersuchung (Arthroskopie) ermöglicht die Feststellung der Verletzung. Auch kleine operative Eingriffe sind mit diesem Untersuchungsinstrument möglich. Der knorpelige Meniskus kann sich regenerieren. Sind die Kreuzbänder gerissen, so lässt sich der rechtwinklig gebeugte Unterschenkel gegen den Oberschenkel hin- und herschieben (Schubladenphänomen). Bei Wackelbewegungen aufgrund überdehnter oder gerissener Seitenbänder wird von einem Schlottergelenk gesprochen.

Arthrosen zählen zu den häufigsten Erkrankungen im Alter. Hüftgelenk und Kniegelenk

A

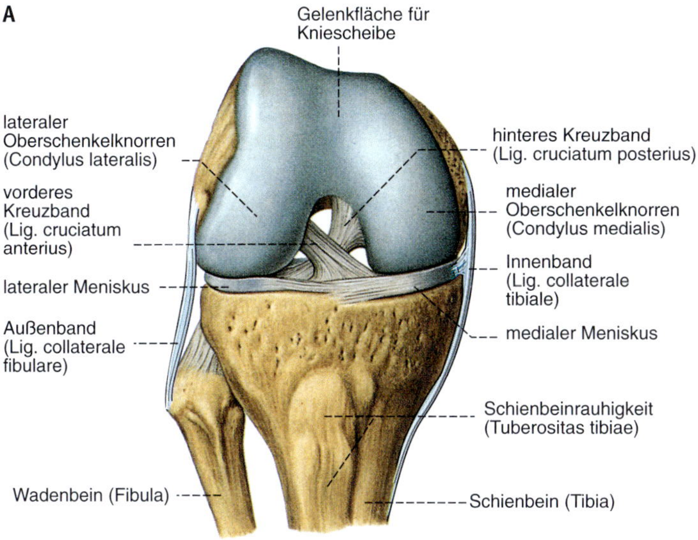

B

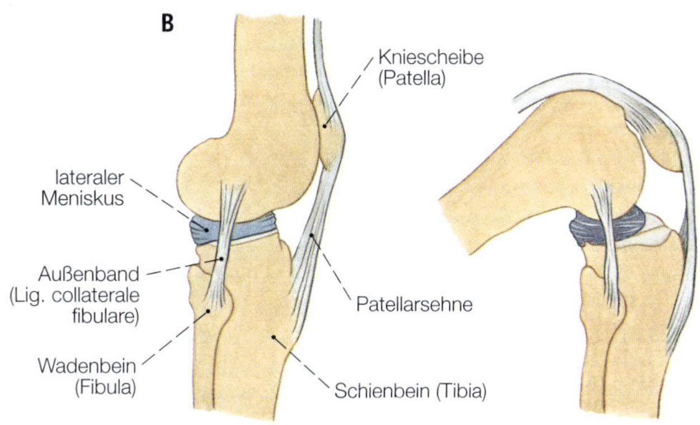

C

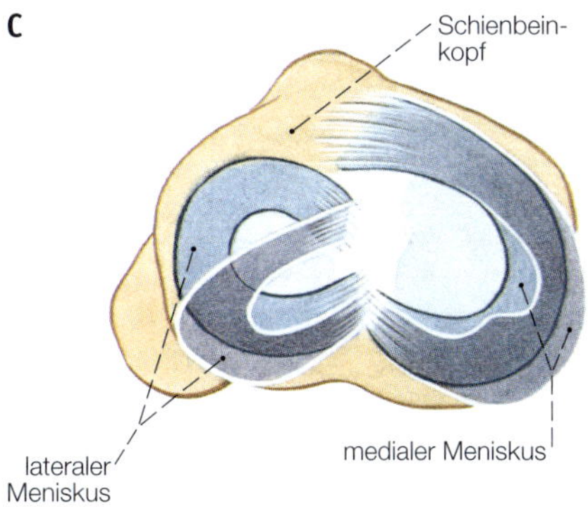

Abb. 6-48 Kniegelenk in verschiedenen Stellungen und Ansichten. [S007-2-20]
A: Kniegelenk (rechts) in gebeugter Stellung nach Entfernung der Gelenkkapsel (Ansicht von vorn).
B: Kniegelenk (rechts) in Seitenansicht bei Streckung und Beugung. Bei starker Beugung verschieben sich die Menisken auf den Schienbeinpfannen nach hinten.
C: Aufsicht auf die gelenkbildende Oberfläche des Schienbeinkopfes (links) mit den beiden Menisken. Unterschiedliche Lage der Menisken bei Streckung (hellblau) und Beugung (dunkelblau).

sind besonders oft von dieser degenerativen Gelenkerkrankung betroffen. Kniegelenksarthrosen sind vielfach auf fehlerhafte Stellung der Knochenachsen (O-Beine, X-Beine) zurückzuführen. Bei zunehmender Bewegungseinschränkung und chronischen Schmerzen kann ein Gelenkersatz angezeigt sein.

Muskeln für das Kniegelenk

Die Scharnierbewegung im Kniegelenk erfolgt durch die auf der Vorderseite des Oberschenkels gelegenen Strecker und die hinten gelegenen Beuger (Tab. 6-11; Abb. 6-45, 6-46, 6-47). Sie setzen alle am Unterschenkel an. Einige kommen mit kurzen Köpfen vom Oberschenkelknochen, an-

A

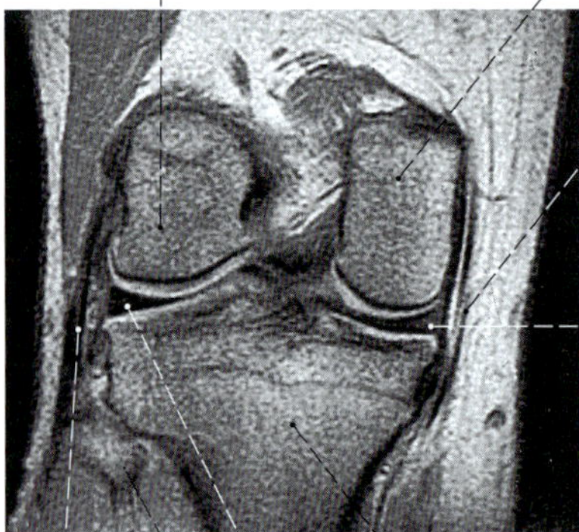

B

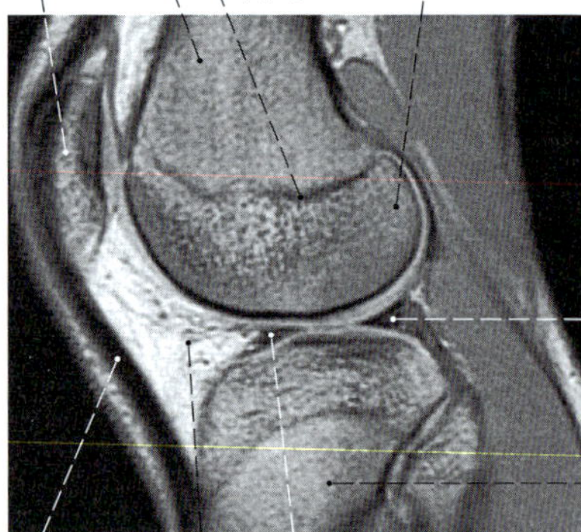

C

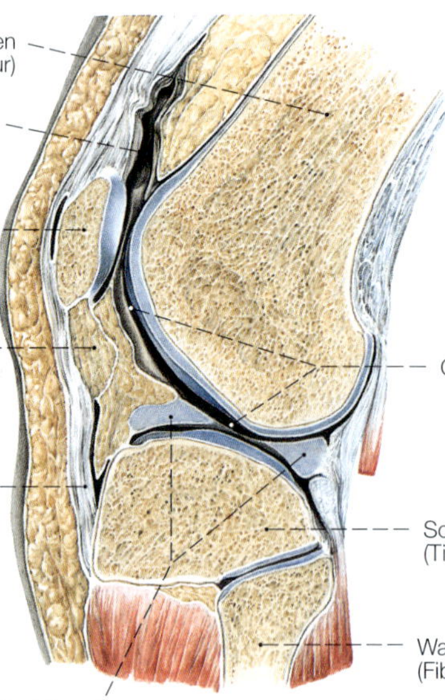

Abb. 6-49 Kniegelenk: Magnetresonanztomographische (MRT) Aufnahmen bei gestrecktem Knie. [S007-2-20]
A: Frontalschnitt).
B: Sagittalschnitt.
C: Anatomisches Bild zum Vergleich mit der MRT-Aufnahme in B.

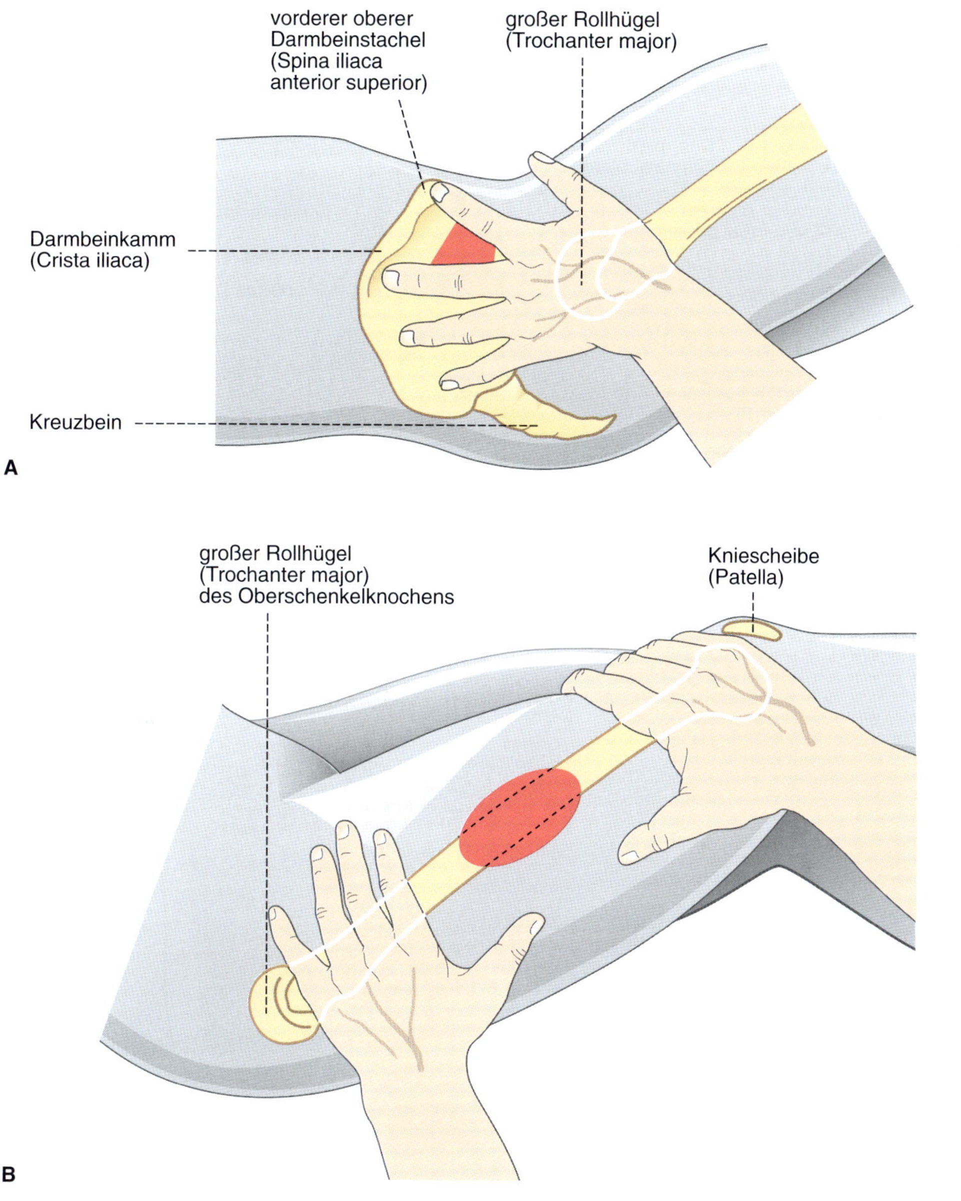

Abb. 6-50 Intramuskuläre Injektion. Injektionsstellen farbig markiert. [L106/S007-2-20]
A: Injektion in den mittleren Gesäßmuskel (M. gluteus medius; ventrogluteale Injektion nach v. Hochstetter).
B: Injektion in die seitliche Oberschenkelmuskulatur (M. quadriceps femoris).

dere auch vom Becken und überziehen dabei zwei Gelenke. Sie können daher in beiden Gelenken Bewegungen hervorrufen. Dabei sind die hinteren zweigelenkigen Muskeln Kniebeuger oder bei festgestelltem Kniegelenk Hüftgelenkstrecker. Die vorderen sind Kniegelenkstrecker und bei festgestelltem Kniegelenk Hüftgelenkbeuger.

Zu den **vorne** gelegenen **Streckern** gehört vor allem der vierköpfige **Oberschenkelmuskel** (M. quadriceps femoris), der die Hauptmasse der vorderen Oberschenkelmuskulatur ausmacht (Abb. 6-45). Die **hinten** gelegenen **Beuger** gliedern sich in eine laterale Gruppe (**M. biceps femoris**) und eine mediale Gruppe (**M. semitendi-**

A

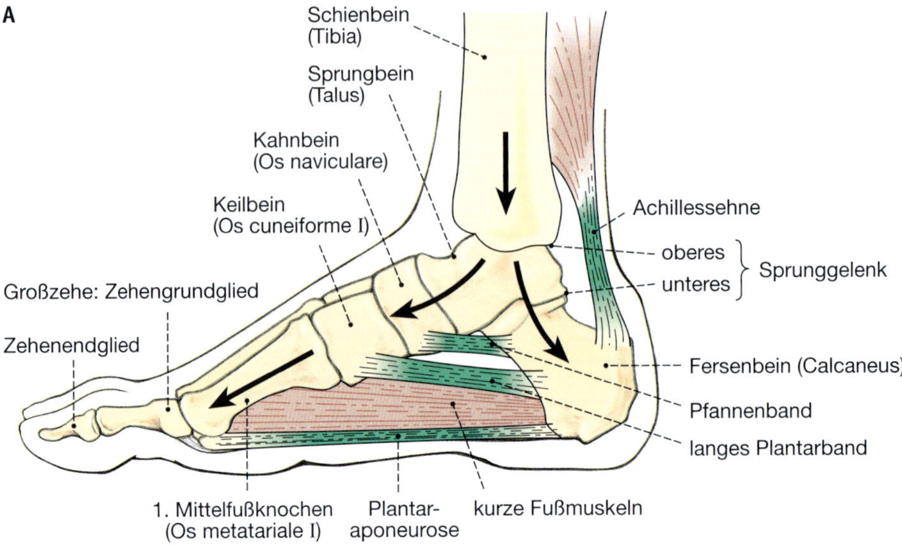

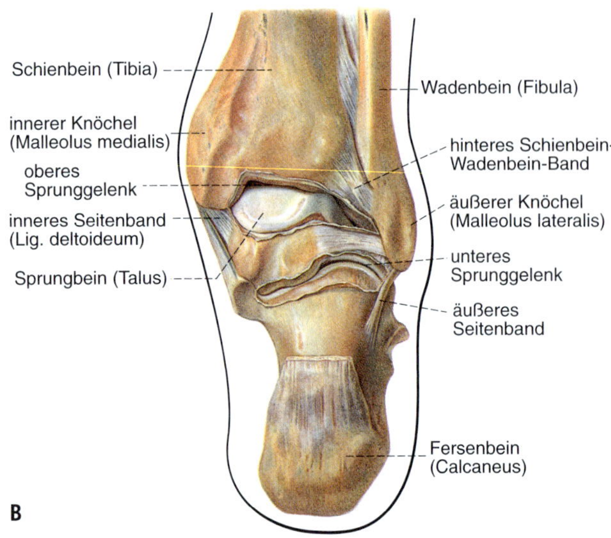

Abb. 6-51 Sprunggelenke (rechts).
A: Fußskelett (Ansicht von medial). Verspannungssysteme aus Bändern und kurzen Fußmuskeln zur Erhaltung der Längswölbung. Pfeile zeigen die Spreizkräfte der Körperlast. [S007-2-21]
B: Sprunggelenke und Bänder des Fußes (Ansicht von hinten). [S010-1-16]

nosus). Beide Gruppen kommen vom Sitzbein und setzen unterhalb des Kniegelenks an (Abb. 6-46, 6-47). Das Kniegelenk wird also von den Oberschenkelmuskeln kontrolliert. Als Rotationsmuskeln wirken die Beuger auf der Rückseite. Die laterale Muskelgruppe ermöglicht ein Auswärtsrollen, die mediale ein Einwärtsrollen.

Gefäße und Nerven im Kniebereich

Die Muskeln des Oberschenkels, die vorwiegend auf das Kniegelenk wirken, bilden eine Streckergruppe, eine Beugergruppe und eine medial zwischen beiden gelegene Adduktorengruppe. In der Bindegewebsrinne zwischen Streckern und Adduktoren, bedeckt vom Schneidermuskel (M. sartorius), verlaufen **A. femoralis** und **V. femoralis** abwärts. Sie werden von einem Hautast des N. femoralis **(N. saphenus)** für den Unterschenkel begleitet (Abb. 6-45, 6-47). Sie sind hier nicht zu tasten, entfernen sich immer weiter von der Oberfläche und ziehen durch einen von Adduktorenmuskulatur gebildeten Kanal („Adduktorenkanal") zur Oberschenkelrückseite und bis zur Kniekehle. Der N. ischiadicus und die aus ihm hervorgehenden N. tibialis und N. peroneus communis (andere Bezeichnung: N. fibularis) verlaufen dagegen dorsal in der Bindegewebs-

Muskeln	Lage (Ursprung/Ansatz)	Funktion	Innervation
Hintere Gruppe = Beugergruppe:			
zweiköpfiger Wadenmuskel (M. gastrocnemius) **Schollenmuskel** (M. soleus) zusammen als M. triceps surae bezeichnet	von beiden Femurkondylen (M. gastrocnemius) und vom Schienbein und Wadenbein (M. soleus) mit einer gemeinsamen Endsehne, der Achillessehne, zum Fersenbein (Calcaneus)	beugt im Kniegelenk } beugen (Plantarflexion) im oberen Sprunggelenk, supinieren im unteren Sprunggelenk	N. tibialis
hinterer Schienbeinmuskel (M. tibialis posterior) **langer Großzehenbeuger** (M. flexor hallucis longus) **langer Zehenbeuger** (M. flexor digitorum longus)	bilden die tiefe (unter dem M. triceps surae gelegene) Beugergruppe; von Schienbein und Wadenbein mit langen, sich überkreuzenden Sehnen um den medialen Knöchel herum zur Fußsohle. Schienbeinmuskel zum Kahnbein und 1. Keilbein, Großzehenbeuger zu den Endgliedern der Zehen	beugen (Plantarflexion) im oberen Sprunggelenk, supinieren im unteren Sprunggelenk, beugen in den Zehengelenken (Großzehen- und Zehenbeuger)	N. tibialis
Vordere Gruppe = Streckergruppe:			
vorderer Schienbeinmuskel (M. tibialis anterior) **langer Großzehenstrecker** (M. extensor hallucis longus) **langer Zehenstrecker** (M. extensor digitorum longus)	seitlich der scharfen Schienbeinkante von Schienbein und Wadenbein mit langen Sehnen unter den Haltebändern der Strecksehnen zum Fußrücken: vorderer Schienbeinmuskel zum 1. Keilbein, Großzehenstrecker und Zehenstrecker zur Rückseite der Zehenendglieder	strecken (Dorsalextension) im oberen Sprunggelenk, strecken in den Zehengelenken (Großzehen- und Zehenstrecker)	N. fibularis (peroneus) profundus (aus N. fibularis (peroneus) communis)
Laterale Gruppe = Peroneusgruppe:			
langer Wadenbeinmuskel (M. peroneus longus) **kurzer Wadenbeinmuskel** (M. peroneus brevis	seitlich vom Wadenbein mit Sehnen um den äußeren Knöchel herum zum lateralen Fußrand (kurzer Wadenbeinmuskel) und zum inneren Fußrand (1. Keilbein) - dadurch Bildung einer Muskelschlinge für den Mittelfuß	beugen im oberen Sprunggelenk, heben lateralen Fußrand (Pronation), verspannen Quer- und Längsgewölbe des Fußes	N. fibularis (peroneus) superficialis (aus N. fibularis (peroneus) communis)

Tab. 6-12 Muskeln für Fuß- und Zehengelenke.

platte zwischen Adduktoren und Beugern. Gefäße und Nerven vereinen sich dann auf der Beugeseite des Kniegelenks (Fossa poplitea) zu einem **Gefäß-Nervenbündel.** Dabei liegt der N. tibialis am oberflächlichsten, die A. poplitea als Fortsetzung der A. femoralis am tiefsten.

P Um Schädigungen des N. ischiadicus (Lähmungen) sowie der Nerven der Gesäßregion und größerer Blutgefäße (Nekrosen) zu vermeiden, müssen intramuskuläre Injektionen in der Gesäßgegend mit besonderer Sorgfalt vorgenommen werden (Abb. 6-50 A). Die **ventrogluteale Injektion** nach v. Hochstetter gilt heute als die risikoärmste. Zur Bestimmung des genauen Injektionsorts wird die Hand so auf den seitlichen ➜ Gesäßbereich (sog. oberer äußerer Quadrant) gelegt, dass der Handteller auf dem großen Rollhügel (Trochanter major) liegt, die Fingerkuppe des Zeigefingers den vorderen oberen Darmbeinstachel und die des abgespreizten Mittelfingers den Darmbeinkamm berührt. Die Injektion erfolgt in das in der Zeichnung markierte Dreieck zwischen beiden Fingern und erreicht den mittleren oder kleinen Gesäßmuskel (M. gluteus medius oder minimus). Die Nadelrichtung soll die Finger nicht unterkreuzen. Bei Säuglingen und Kleinkindern müssen die geringen Größenverhältnisse berücksichtigt werden. Als ein weiterer Ort für mögliche intramuskuläre Injektionen kommt die vordere seitliche Oberschenkelmuskulatur in Betracht (Abbildung 6-50 B).

Fuß- und Zehengelenke

Am Fuß unterscheiden wir zwei Sprunggelenke:

- das obere Sprunggelenk, gebildet von der Malleolengabel der Unterschenkelknochen und dem Sprungbein,
- das untere Sprunggelenk zwischen dem Sprungbein einerseits und dem Fersenbein und Kahnbein andererseits (Abb. 6-51).

Das **obere Sprunggelenk** ist ein Scharniergelenk mit quer gelagerter Achse (Abb. 6-5 A). In ihm werden das Heben des Fußrückens (Dorsalextension) und das Senken (Plantarflexion) ausgeführt. Die Gelenkkapsel des oberen Sprunggelenks umfasst nur den Raum zwischen den beiden Knöcheln. Sie ist besonders seitlich durch Bänder sehr verstärkt, die das Abknicken des Fußes gegen den Unterschenkel hemmen. Bau und Festigkeit des Gelenks sind auf die starken und wechselnden Belastungen des Stehens, Gehens, Laufens und Springens eingerichtet.

Das **untere Sprunggelenk** wird durch die gelenkigen Verbindungen des Sprungbeins mit dem darunter liegenden Fersenbein und dem nach vorn liegenden Kahnbein gebildet. In diesem Gelenk werden das sog. Auswärtskanten des Fußes mit Senken des medialen und Heben des lateralen Fußrands (Abduktion und Pronation) und das sog. Einwärtskanten mit Heben des medialen und Senken des lateralen Fußrands (Adduktion und Supination) durchgeführt. Der Fuß dreht sich dabei um das Sprungbein. Sehr kräftige Bänder verstärken die Gelenkkapsel.

Die übrigen Gelenke des Fußes sind relativ straff und haben wenig Bedeutung für die Bewegung. Die **Zehengrundgelenke** sind **Kugelgelenke**, die **Mittel- und Endgelenke** der Zehen stellen **Scharniergelenke** dar. Trotz der wenig ausgiebigen Bewegungsmöglichkeiten der Zehen sind sie für das Stehen und Gehen (Abstoßbewegung) von Bedeutung.

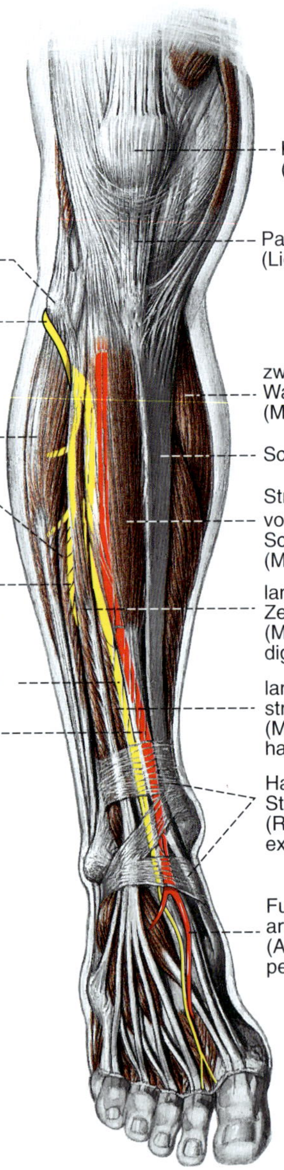

Abb. 6-52 Muskeln des Unterschenkels und Fußes (rechts) mit Gefäßen und Nerven (Ansicht von vorn). [S010-1-15]

K Verletzungen von Unterschenkel und Fuß betreffen häufig das obere Sprunggelenk. So kann es durch Abknicken des Fußes gegen den Unterschenkel zu Zerrungen oder Zerreißungen der Seitenbänder kommen. Auch Knöchelbrüche (Malleolenfraktur) in Verbindung mit Bandverletzungen sind häufig.

Muskeln für Fuß- und Zehengelenke

Ähnlich wie am Unterarm liegen auch am Unterschenkel viele Muskeln für Fuß- und Zehenbewegung entfernt von ihren Ansatzpunkten am Fuß (Tab. 6-12; Abb. 6-52, 6-53, 6-54). Ihre Kraft wird durch Sehnen übertragen, deren ursprüngliche Zugrichtung dabei vielfach durch Bänder oder Schlaufen abgelenkt wird. Die Muskeln des Unterschenkels gliedert man in die **vordere Streckergruppe,** die **hintere Beugergruppe** und die **laterale Gruppe** (Peroneusgruppe). Heben des Fußrückens im oberen Sprunggelenk bezeichnet man als Dorsalextension (auch Dorsalflexion), Senken als Plantarflexion.

- Die **Beugergruppe:** Die Plantarflexion, z. B. beim Zehenstand, erfolgt durch die mächtigen **Wadenmuskeln** (M. gastrocnemius, M. soleus), deren Zug sich über eine gemeinsame Endsehne, die Achillessehne, auf das Fersenbein überträgt (Abb. 6-53). In einer tieferen Schicht liegen hinten der **hintere Schienbeinmuskel** (M. tibialis posterior), der **lange Großzehenbeuger** (M. flexor hallucis longus) und der **lange Zehenbeuger** (M. flexor digitorum longus). Sie alle ziehen mit ihren Sehnen um den inneren Knöchel zur Fußsohle. Der Schienbeinmuskel setzt auf der inneren Fußsohlenseite am Kahnbein und am ersten Keilbein an. Er ist der schwächste Plantarflexor, aber der stärkste Heber des medialen Fußrands, also ein Supinator. Der Großzehenbeuger und der lange Zehenbeuger gelangen zu den Endgliedern der Zehen.
- Die **Streckergruppe:** Die Strecker liegen auf der Unterschenkelvorderseite lateral von der scharfen Tibiakante und bestehen aus dem vorderen **Schienbeinmuskel** (M. tibialis anterior), dem **langen Großzehenstrecker** (M. extensor hallucis longus) und dem **langen Zehenstrecker** (M. extensor digitorum longus; Abb. 6-52). Sie ziehen mit ihren langen Sehnen unter den Haltebändern der Strecksehnen (Retinacula extensorum) durch. Der vordere Schienbeinmuskel erreicht am Fußinnenrand von oben her das ersten Keilbein und den ersten Mittelfußknochen. Der lange Großzehenstrecker und der lange Zehenstrecker ziehen zum Rücken der Zehenendglieder.
- Die **laterale Gruppe:** Diese Peroneusgruppe bedeckt das Wadenbein (Abb. 6-53). Ihre Sehnen ziehen um den äußeren Knöchel herum, gelangen zur Fußsohle und besonders zum lateralen Fußrand. Dadurch werden sie zu Flexoren und zu Pronatoren. Der **lange Wadenbeinmuskel** (M. peroneus longus) untergurtet dabei die Fußsohle und zieht zum inneren Fußrand. Er setzt ebenso wie der vordere Schienbeinmuskel am ersten Keilbein und ersten Mittelfußknochen an. So entsteht eine Muskelschlinge für den Mittelfuß. Der **kurze Wadenbeinmuskel** (M. peroneus brevis) entspringt tiefer und zieht zum fünften Mittelfußknochen am äußeren Fußrand. Beide Wadenbeinmuskeln heben den äußeren Fußrand und pronieren, senken also zugleich den inneren Fußrand.

Die langen Muskeln des Unterschenkels für die Fußbewegung werden durch sog. **kurze Fußmuskeln** ergänzt, ganz ähnlich wie an der Hand. Ihre Masse liegt im Wesentlichen auf der **Fußsohle.** Sie haben vor allem eine Spannfunktion für das **Längsgewölbe** des Fußes. Dabei unterstützt sie eine derbe, sehnige Haut, die **Plantaraponeurose,** die die Fußsohle vom Fersenbein bis zu den Zehen bedeckt. Die Fußsohlenmuskulatur lässt ähnlich wie an der Hand eine Vielzahl kleiner Muskelindividuen erkennen, wovon ein Teil als Abzieher, Beuger und Anzieher der Großzehe, ein anderer Teil als Abzieher und Beuger der Kleinzehe wirkt. Ein **kleiner Zehenstrekker, Zwischenzehenmuskeln** und andere treten hinzu. Auf dem **Fußrücken** gibt es noch den **kurzen Großzehenstrecker** und den **kurzen Zehenstrecker.**

Eine Zuordnung der Bewegungen in Hüft-, Knie- und Sprunggelenken zu den beteiligten Muskeln findet sich in Tab. 6-13.

Gefäße und Nerven am Unterschenkel und im Fußbereich

Die verschiedenen Muskelgruppen des Unterschenkels, Beuger-, Strecker- und Peroneusgruppe, haben jeweils eigene Gefäß-Nervenstraßen (Abb. 6-52, 6-53, 6-54). Unmittelbar unterhalb des Kniegelenks gibt die **A. poplitea** die **A. tibialis anterior** ab, die die Membran zwischen Schienbein und Wadenbein nach vorne zu durchsetzt und dann zwischen den Streckern auf der Vorderseite des Unterschenkels zum Fußrücken verläuft. Hier ist der Puls der Arterie (**A. dorsalis pedis**) tastbar. Der Nerv der Streckergruppe (**N. fibularis (peroneus) profundus**) ist der tiefe Ast des N. peroneus communis. Dieser Nerv läuft von der Kniekehle seitlich zum Wadenbeinköpfchen und kann knapp unterhalb

Hüftgelenk	
Bein vorwärts heben	**Darmbein-Lendenmuskel** (M. iliopsoas) **gerader Oberschenkelmuskel** (M. rectus femoris) **Schneidermuskel** (M. sartorius)
Bein rückwärts heben	**großer Gesäßmuskel** (M. gluteus maximus)
Seitliche Abduktion des Beines	**mittlerer Gesäßmuskel** (M. gluteus medius) **kleiner Gesäßmuskel** (M. gluteus minimus)
Adduktion des Beines	**langer Anzieher** (M. adductor longus) **kurzer Anzieher** (M. adductor brevis) **großer Anzieher** (M. adductor magnus) **schlanker Muskel** (M. gracilis)
Innenrotation des Beines	**mittlerer Gesäßmuskel** (M. gluteus medius) **kleiner Gesäßmuskel** (M. gluteus minimus)
Außenrotation des Beines	**großer Gesäßmuskel** (M. gluteus maximus) **mittlerer Gesäßmuskel** (M. gluteus medius) **kleiner Gesäßmuskel** (M. gluteus minimus) **innerer Hüftlochmuskel** (M. obturator internus) **äußerer Hüftlochmuskel** (M. obturator externus)
Kniegelenk	
Beugung	**zweiköpfiger Oberschenkelmuskel** (M. biceps femoris) **halbsehniger Muskel** (M. semitendinosus) **halbhäutiger Muskel** (M. semimembranosus) **Schneidermuskel** (M. sartorius)
Streckung	**vierköpfiger Oberschenkelmuskel** (M. quadriceps femoris)
Innenrotation	**halbsehniger Muskel** (M. semitendinosus) **halbhäutiger Muskel** (M. semimembranosus) **Schneidermuskel** (M. sartorius) **schlanker Muskel** (M. gracilis)
Außenrotation	**zweiköpfiger Oberschenkelmuskel** (M. biceps femoris)
Sprunggelenke	
Dorsalextension	**vorderer Schienbeinmuskel** (M. tibialis anterior) **langer Zehenstrecker** (M. extensor digitorum longus) **langer Großzehenstrecker** (M. extensor hallucis longus)
Plantarflexion	**Wadenmuskel** (M. gastrocnemius, M. soleus) **langer Zehenbeuger** (M. flexor digitorum longus) **langer Großzehenbeuger** (M. flexor hallucis longus)
Pronation	**langer Wadenbeinmuskel** (M. peroneus longus) **kurzer Wadenbeinmuskel** (M. peroneus brevis)
Supination	**hinterer Schienbeinmuskel** (M. tibialis posterior) **langer Großzehenbeuger** (M. flexor hallucis longus)

Tab. 6-13 Bewegungen in Hüftgelenk, Kniegelenk und Sprunggelenken in Zuordnung zu den beteiligten Muskeln.

davon getastet werden. Durch diese oberflächliche Lage ist er besonders verletzungsgefährdet.

> **P** Beim Anlegen eines Unterschenkelgipses ist eine Kompression des N. peroneus communis unbedingt zu vermeiden.

Der zweite Ast des N. fibularis (peroneus) communis neben dem N. peroneus profundus ist der **N. peroneus superficialis.** Er erreicht unterhalb des Wadenbeinköpfchens die Peroneusgruppe. Die Beuger auf der Rückseite des Unterschenkels werden vom **N. tibialis** und der **A. tibialis posterior** aus der A. poplitea versorgt. Dieses Gefäß-Nervenbündel zieht zwischen oberflächlichen und tiefen Beugern und dann weiter mit den tiefen Beugersehnen zur Fußsohle.

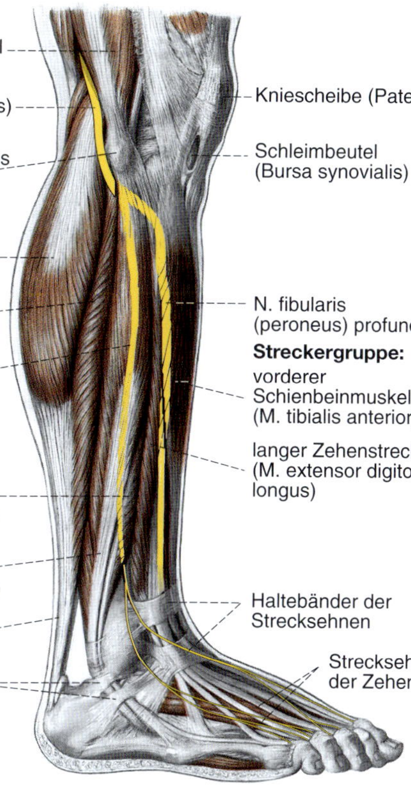

Abb. 6-53 Muskeln des Unterschenkels und Fußes (rechts) mit Nerven (Ansicht von der Seite). [L123/S010-1-15]

P Der Arterienpuls ist unter dem medialen Knöchel zu tasten.

Kurze Fußmuskeln und Haut von Fußsohle und Zehen werden von einem lateralen und einem medialen Ast des N. tibialis und der A. tibialis posterior versorgt.

K Fällt der **N. peroneus communis** aus (Peroneuslähmung), so können die Fußspitze und der laterale Fußrand nicht mehr gehoben werden (Streckung und Pronation fallen aus). Bei Lähmung des N. tibialis ist die aktive Plantarflexion und Supination kaum mehr möglich.
Arterien der unteren Gliedmaßen sind häufig durch Arteriosklerose eingeengt oder sogar verschlossen. Solche Gefäßveränderungen können z. B. Folge von hohem Blutdruck oder Stoffwechselstörungen (Zuckerkrankheit) sein. Die Durchblutung kann dadurch vermindert sein und zu Sauerstoffmangel und im schlimmsten Fall zum Absterben des Gewebes (Nekrose) führen. Symptom einer hochgradigen Durchblutungsstörung sind heftige Schmerzen, die vor allem bei längerer Bewegung auftreten (z. B. Raucherbein).

P Die Durchblutung lässt sich durch Tasten der Fußpulse (A. dorsalis pedis, A. tibialis posterior) und der A. femoralis unterhalb des Leistenbandes (evtl. auch der A. poplitea in der Kniekehle) prüfen.

Wie bei den oberen, gibt es auch bei den unteren Gliedmaßen tiefe, mit den Arterien verlaufende Venen und ein System oberflächlicher Hautvenen. Der Fußrücken zeigt wie der Handrücken ein ausgeprägtes **Venennetz.** Hier beginnen zwei lange Hautvenen:

- Die **V. saphena magna,** die vom medialen Knöchel an der Innenseite von Unter- und Oberschenkel zum Rumpf zieht und wenige Zentimeter unter dem Leistenband in die tiefer gelegene V. femoralis einmündet.
- Die **V. saphena parva,** die vom lateralen Knöchel zur Dorsalseite des Unterschenkels und weiter zur Kniekehle zieht, wo sie nach Durchsetzen der Faszie in die V. poplitea einmündet.

Oberflächliche Hautvenen und tiefe Muskelvenen besitzen zahlreiche Venenklappen, die die Stromrichtung zum Herzen garantieren (Abb. 9-18). Zwischen oberflächlichen und tiefen Venen sind kurze Verbindungsäste ausgebildet, die **Vv. perforantes** heißen, da sie auf ihrem Weg zu den Muskelvenen durch die Faszie ziehen.

Durch Kontraktionen der Beinmuskeln werden die tiefen Venen komprimiert und damit das in ihnen enthaltene Blut zum Herzen befördert (**Muskelpumpe).** Erschlaffen die Muskeln, so strömt das Blut aus den oberflächlichen Venen über die Vv. perforantes in die tiefen Venen. Die geschilderte Muskelpumpe hat eine weitreichende Bedeutung. Da Venen schwachwandig und sehr dehnbar sind, können sie größere Blutvolumina aufnehmen. So versacken beim Lagewech-

6

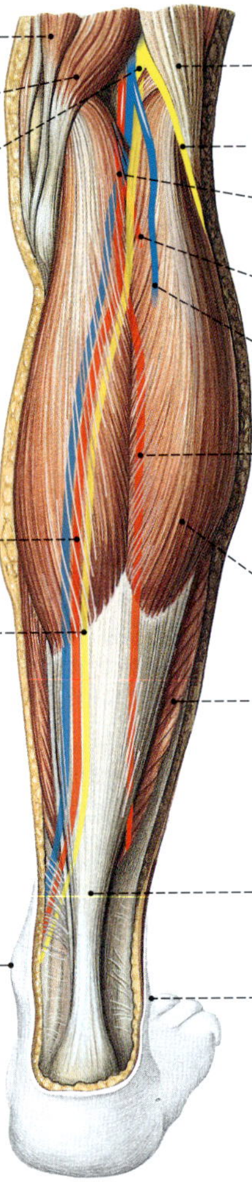

Abb. 6-54 Muskeln des Unterschenkels und Fußes (rechts) mit Gefäßen und Nerven (Ansicht von hinten). [L106-S007-2-21]

sel des Körpers vom Liegen zum Stehen bis zu 600 ml Blut in den Beinvenen. Entsprechend sinkt vorübergehend der Rückfluss zum Herzen und damit auch das Herzminutenvolumen. Mit Einsetzen der Muskelkontraktion etwa beim Gehen wird die „aufgestaute" Blutmenge durch die Muskelpumpe in Richtung Rumpf befördert.

P Ist die Muskeltätigkeit durch Krankheit mit Bettlägerigkeit eingeschränkt, so kann eine erhöhte Blutfüllung ➜ (Blutstau) vor allem der oberflächlichen Venen durch Kompression von außen (Gummistrumpf) verhindert werden. Dies ist besonders nach Operationen erforderlich, um der Entstehung einer Thrombose entgegenzuwirken.

K Über längere Zeit gestaute Venen (z. B. durch stehende Tätigkeit) können sich erheblich ausweiten und in ihrem Verlauf schlängeln („Varikosis"). Die Venenklappen können dann die Gefäßlichtung nicht verschließen und ➜ so den Rückstrom des Bluts nicht mehr aufhalten. Auch der Abfluss von Gewebsflüssigkeit wird auf diese Weise erschwert (Kap. 10 „Nierensystem und Wasserhaushalt", Abb. 10-6). Sie sammelt sich im Gewebe an und führt zu Schwellungen (Ödem). Insgesamt wird dabei die Muskeldurchblutung eingeschränkt, was häufig zu Muskelkrämpfen und „Krampfadern" führt.

6.3 Spezielle Motorik: Haltemotorik und Zielmotorik

Z Die Funktion des motorischen Systems ist nicht einheitlich. Sie lässt sich in zwei Bereiche gliedern. Der eine vermittelt die Stützung des Skelettsystems und damit die Körperhaltung (Stütz- und Haltemotorik). Der andere Bereich bildet die Grundlage für zielgerichtete Bewegungen (Zielmotorik). Die Gliederung in die beiden Funktionsbereiche ergibt sich in erster Linie durch Unterschiede in der Informationsverarbeitung im zentralen Nervensystem.

6.3.1 Spezielle Motorik: Stütz- und Haltemotorik

Das Ziel der Stütz- und Haltemotorik besteht darin, das knöcherne Skelett festzustellen und damit dem Körper Haltung zu geben. Dabei soll diese Haltung nicht starr sein, sondern an die jeweiligen äußeren Gegebenheiten angepasst werden können. So stellen z. B. das aufrechte oder gebeugte Stehen sowie das Sitzen Körperhaltungen dar, bei denen die verschiedenen Skelettmus-

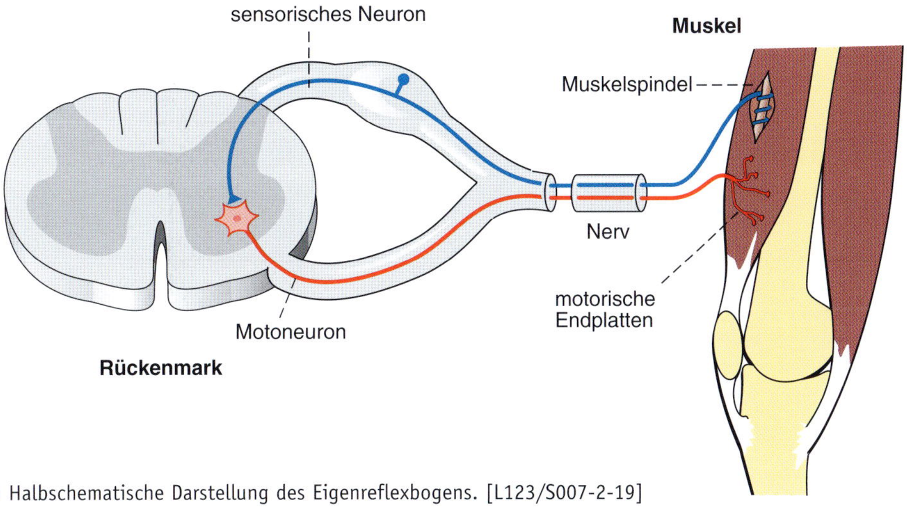

Abb. 6-55 Halbschematische Darstellung des Eigenreflexbogens. [L123/S007-2-19]

keln für oft lange Zeiträume einen bestimmten Kontraktionszustand beibehalten müssen. Die dazu notwendigen Informationsverarbeitungen im **Nervensystem** laufen in der Regel ohne Einschaltung des Bewusstseins ab. Diese **unbewussten Prozesse** finden zum überwiegenden Teil im Rückenmark statt.

Die funktionelle **Verbindung** von **Rückenmark** und **Muskulatur** stellt sich folgendermaßen dar (Abb. 6-55): Im Vorderhorn der grauen Substanz befinden sich die Zellkörper der Motoneurone. Ihre Axone erreichen über die vordere Wurzel und periphere Nerven die Muskelfasern, an denen sie neuromuskuläre Endplatten ausbilden (efferente Verbindung). Vom Muskel aus stellen andere Nervenfasern eine Verbindung in umgekehrter Richtung her (afferente Verbindung). Sie starten an den Muskelspindeln und Sehnenorganen. Zunächst verlaufen diese Fasern, die zum sensorischen System zu rechnen sind, ebenso wie die motorischen Fasern in peripheren Nerven. Darauf treten sie in das Spinalganglion ein, in dem sich das zugehörige Perikaryon befindet. Schließlich erreichen sie über die hintere Wurzel sowie über das Hinterhorn das Motoneuron, mit dem sie synaptischen Kontakt aufnehmen.

Durch die beschriebenen Strukturen des Rückenmarks und des Muskels entsteht eine Verschaltung, die das morphologische Kernstück der spinalen Haltemotorik darstellt. In Abb. 6-56 sind die zugehörigen spinalen und muskulären Einzelelemente sowie deren wechselseitige Verbindungen dargestellt. Wie daraus hervorgeht, lassen sich **drei Funktionskreise** abgrenzen:

Der **erste Kreis** besteht aus dem Motoneuron (**Alpha-Motoneuron** bzw. **α-Motoneuron).** Sein Axon bildet eine Endplatte an Fasern der sog. Arbeitsmuskulatur aus. Die Verbindung zwischen Alpha-Motoneuron und Muskelfaser stellt den efferenten Teil des ersten Kreises dar. Der afferente Teil setzt sich aus zwei nebeneinander laufenden Verbindungen zusammen. Von den Rezeptorarealen der Muskelspindeln ziehen Nervenfasern zum Alpha-Motoneuron und stellen dort exzitatorische synaptische Kontakte her. Von den Sehnenorganen laufen Nervenfasern zu den Alpha-Motoneuronen, die inhibitorische Synapsen ausbilden.

Der **zweite Kreis** besteht in seinem efferenten Teil ebenfalls aus einem Motoneuron (**Gamma-Motoneuron, γ-Motoneuron**). Das Gamma-Motoneuron nimmt mit den kontraktilen Endstücken der Muskelspindeln Kontakte auf, die in ihrer Funktion den neuromuskulären Endplatten der Arbeitsmuskulatur entsprechen. Es spricht viel dafür, dass der afferente Teil des zweiten Kreises im Wesentlichen wiederum durch Nervenfasern gebildet wird, die mit den Muskelspindeln in Verbindung stehen. Diese Fasern treten über inhibitorische Zwischenneurone mit den Gamma-Motoneuronen in Kontakt.

Der **dritte Kreis** wird durch eine Axonkollaterale des Alpha-Motoneurons und durch ein Zwischenneuron gebildet **(Renshaw-Zelle).** Die Axonkollaterale besitzt an der Renshaw-Zelle eine erregende, und die Renshaw-Zelle am Alpha-Motoneuron eine hemmende Synapse.

Im Folgenden wird die Funktion der beschriebenen Verschaltungen im Dienst der Körperhal-

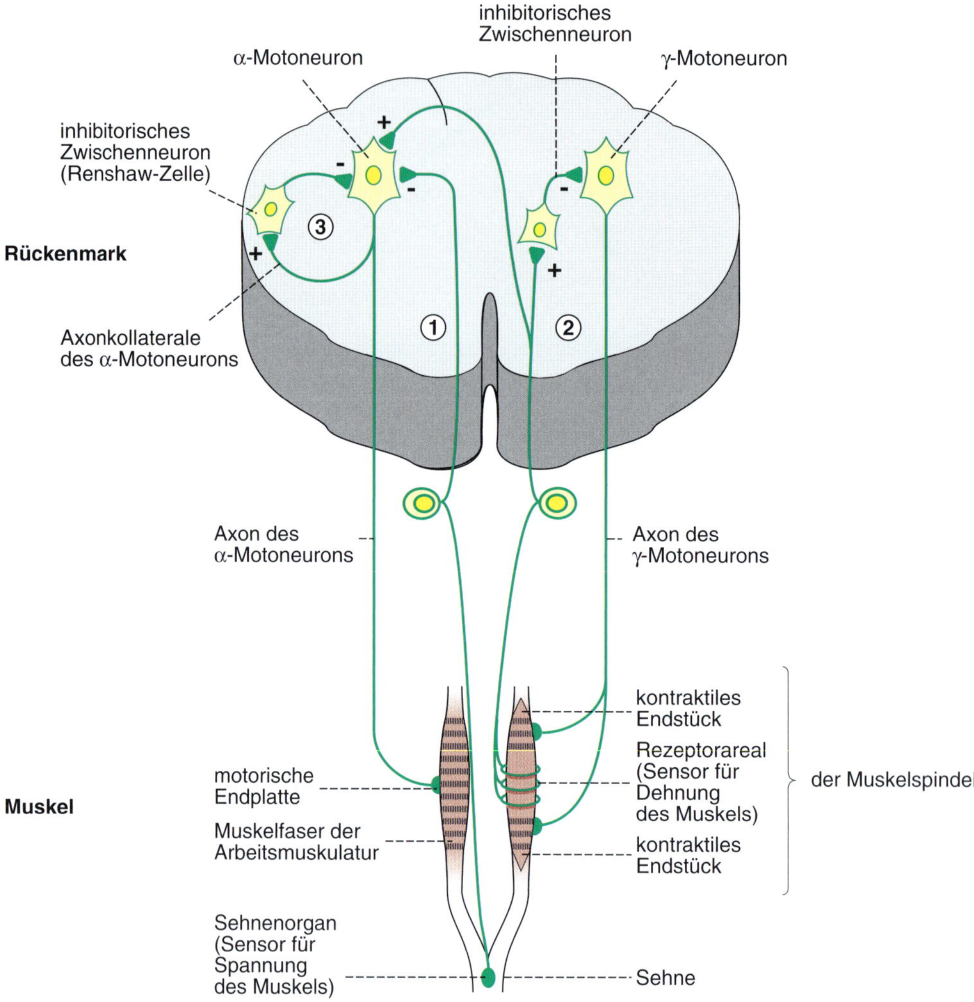

Abb. 6-56 Verschaltung des Eigenreflexbogens. [L123-R127]
1 bis 3 = Funktionskreise.
+ und – = erregende und hemmende Synapsen.

tung erläutert. Es wird davon ausgegangen, dass der Gesamtmuskel plötzlich, beispielsweise durch Belastung, gedehnt wird. Gleichzeitig nehmen sowohl die Arbeitsmuskulatur als auch die Muskelspindeln an Länge zu (Abb. 6-56, 6-57 A, B). Durch die Dehnung der Muskelspindeln steigt die Frequenz der Aktionspotenziale in den zugehörigen Nervenfasern an (Abbildung 6-57 B). Damit entstehen vermehrt exzitatorische synaptische Potenziale im Alpha-Motoneuron (Abbildung 6-56). Diese Depolarisationen führen zu Aktionspotenzialen im Alpha-Motoneuron, die zur Arbeitsmuskulatur fortgeleitet werden und dort eine Kontraktion auslösen. Auf eine Dehnung des Muskels folgt also seine Kontraktion.

Eine durch die Verschaltung von Nervenzellen und Muskelfasern vorgegebene Muskelkontraktion wird allgemein als Reflex bezeichnet. Da in diesem Fall Sensor und Erfolgsorgan im selben („eigenen") Muskel liegen, spricht man von einem **Eigenreflex** (propriozeptiver Reflex; „Haltereflex").

Mit der reflektorischen Muskelverkürzung werden die Muskelspindeln gestaucht (Abbildung 6-57 C). Dadurch nehmen die Aktionspotenziale in den angeschlossenen Nervenfasern und die Depolarisationen der Alpha-Motoneurone ab. Dieser Vorgang wird dadurch unter-

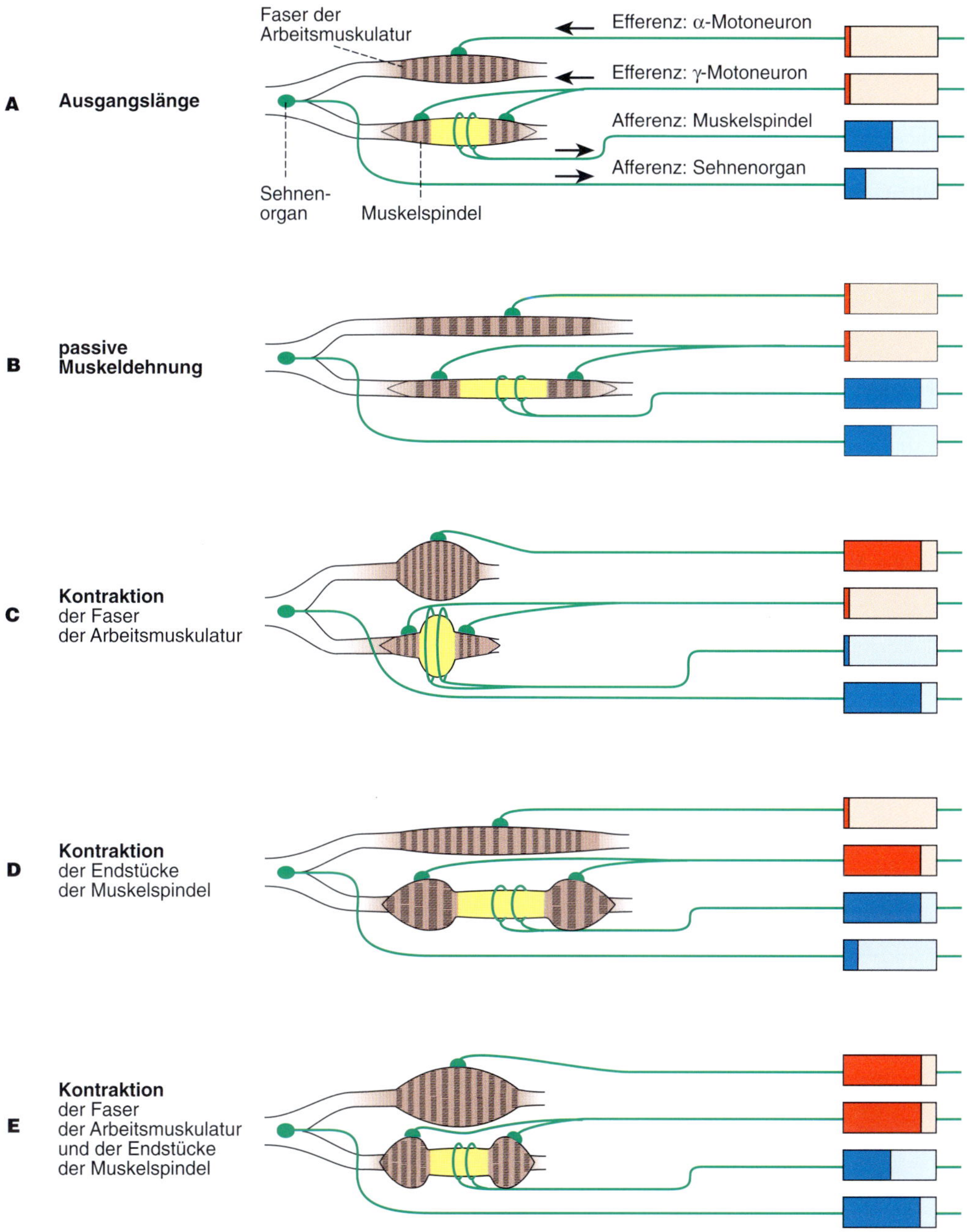

6

Abb. 6-57 Efferente und afferente Verbindungen zwischen Rückenmark und Muskel unter verschiedenen funktionellen Bedingungen (A–E). [L106-R127]
Linke Bildhälfte: Kontraktions- bzw. Erschlaffungszustand des Muskels.
Rechte Bildhälfte: Impulsaktivität als horizontale Bänder den Efferenzen und Afferenzen zugeordnet.

stützt, dass durch die voraufgehende Aktivierung der Muskelspindeln, die durch die Muskeldehnung ausgelöst wurde (Abb. 6-57 B), die Gamma-Motoneurone gehemmt werden und somit die Verkürzung der Endstücke und die Dehnung des Rezeptorareals der Muskelspindeln ausfällt (Abbildung 6-56). Zusätzlich üben während der Muskelkontraktion noch zwei hemmende

Prozesse einen Einfluss auf die Alpha-Motoneurone aus. Einerseits werden durch die Muskelverkürzung die Sehnenorgane gedehnt und damit in den angeschlossenen Fasern die Entladungsfrequenz gesteigert (Abb. 6-57 C). Demzufolge entstehen in den Alpha-Motoneuronen vermehrt inhibitorische synaptische Potenziale (Abb. 6-56). Andererseits werden zusammen mit den Fasern der Arbeitsmuskulatur die Renshaw-Zellen aktiviert und so im Alpha-Motoneuron inhibitorische synaptische Potenziale erzeugt (Abb. 6-56). Durch diese Hemmung können Schnelligkeit und Ausmaß der Muskelverkürzung begrenzt und somit das Auftreten von Verletzungen im Bereich der Muskeln, Sehnen und Gelenke verhindert werden. Aufgrund des Wegfalls von Erregungen aus den Muskelspindeln und der doppelten Hemmung werden vorübergehend keine weiteren Aktionspotenziale im Alpha-Motoneuron ausgelöst. Der Aktivitätssteigerung folgt eine Entladungsstille, die die Kontraktion beendet und eine erneute Dehnung, z. B. durch elastische Rückstellkräfte des muskulären Gewebsverbandes, ermöglicht (Abb. 6-57 B). Damit kann der Zyklus in abgeschwächter Form von vorne beginnen.

Der Ablauf eines Eigenreflexes wird neben den bereits erläuterten Prozessen noch dadurch unterstützt, dass die Erregungen aus den Muskelspindeln nur die Alpha-Motoneurone des gedehnten Muskels erregen, während sie die Alpha-Motoneurone der jeweiligen antagonistisch wirkenden Muskeln hemmen (reziproke Innervation).

Die Eigenreflexe sind besonders an den Streckern ausgeprägt. Sie stellen **überwiegend Streckreflexe** dar. So unterliegt die Länge z. B. der Muskulatur, die sich auf der Vorderseite des Oberschenkels befindet, einer deutlichen Kontrolle durch Eigenreflexe. Dadurch wird das Kniegelenk gestreckt und im Stehen fixiert.

Das Zusammenspiel von Muskelsensoren, Rückenmark und Arbeitsmuskulatur bei der Fixierung der knöchernen Gelenke zur Ausbildung einer Körperhaltung lässt sich wie folgt zusammenfassen (Abb. 6-56):

- Durch Kreis 1 wird die Muskellänge gegenüber Störeinflüssen konstant gehalten (Eigenreflex; Abb. 6-57 B – C).
- Durch Kreis 2 wird die für die gewünschte Haltung erforderliche Muskellänge festgelegt, die mithilfe von Kreis 1 konstant gehalten wird (Abb. 6-57 D).
- Durch Kreis 3 wird die Aktivität von Kreis 1 begrenzt und damit die gesamte Gelenkmechanik vor Überbeanspruchung bewahrt.

	Bezeichnung	Auslösung	Reflexantwort	Nerv	Muskel	Rückenmarkssegmente (Reflexzentren)
Armeigenreflexe	Bicepsreflex, „Bicepssehnenreflex", BSR	Schlag auf die Bicepssehne in der Ellenbeuge	Armbeugung	Armplexus, N. musculocutaneus	M. biceps brachii	Zervikalsegmente 5 und 6
	Brachioradialisreflex, „Radius-Periost-Reflex", RPR	Schlag auf die Radiuskante	Armbeugung und leichte Pronation	N. radialis	M. brachioradialis	Zervikalsegmente 5 und 6
	Tricepsreflex, „Tricepssehnenreflex", TSR	Schlag auf die Tricepssehne über dem Olecranon	Armstreckung	Armplexus, N. radialis	M. triceps brachii	Zervikalsegmente 6 und 7
Beineigenreflexe	Quadricepsreflex „Patellarsehnenreflex", PSR	Schlag auf die Quadricepssehne unterhalb der Patella	Beinstreckung	N. femoralis	M. quadriceps femoris	Lumbalsegmente 3 und 4
	Triceps-surae-Reflex, „Achillessehnenreflex", ASR	Schlag auf die Achillessehne	Plantarflexion des Fußes	N. tibialis	M. triceps surae	Sakralsegmente 1 und 2

Tab. 6-14 Eigenreflexe an den Extremitäten.

K Anhand der Verschaltung von Rückenmark und Muskulatur (Abb. 6-55, 6-56, 6-57) lassen sich die vielfältigen Erkrankungen dieses Systems erklären. Bei Zerstörung der Motoneurone, wie sie z. B. durch Viren bei der **Poliomyelitis** („Kinderlähmung") auftritt, kann der Muskel nicht mehr bewegt werden, er ist gelähmt (Parese). Bei einer unkontrollierten Übererregung der Alpha- und Gamma-Motoneurone kommt es zu Muskelverkrampfungen, die sich z. B. in einer Tetanie, Spastik oder Rigor äußern.

Muskelkontraktionen, die im Rahmen von Eigenreflexen ablaufen, bilden die Grundlage für die Haltung des Körpers (bzw. Skelett). Einige dieser **Eigenreflexe** können auch bei der ärztlichen Untersuchung ausgelöst werden (Tab. 6-14). Die notwendige Muskeldehnung wird in der Regel durch einen Zug an der Muskelsehne vorgenommen. Diese Zugwirkung wird dadurch erreicht, dass mit dem Reflexhammer ein Schlag auf die Muskelsehne oder auf den Knochen ausgeführt wird, an dem die Muskelsehne ansetzt.

K Bei Erkrankungen der Muskeln (z. B. Muskelentzündung), der afferenten und efferenten Nervenfasern (z. B. Nervenverletzungen) und/oder der entsprechenden Rückenmarkssegmente (beispielsweise Kompression bei Bandscheibenvorfall) können diese eigenreflektorischen Muskelkontraktionen verändert sein. So treten Abschwächungen oder Steigerungen der Reflexantwort, wiederholte Muskelverkürzungen nach einmaligem Reiz und Unterschiede zwischen beiden Körperseiten (Seitendifferenzen) auf.

6.3.2 Spezielle Motorik: Zielmotorik

Unbewusste Bewegungen

Die Motorik, die die Körperhaltung bewirkt, wird durch die motorischen Abläufe überlagert, auf denen Körperbewegungen beruhen. Die Bewegungsmotorik lässt sich hinsichtlich ihrer Organisation und Ausführung zweifach gliedern:

- Die Bewegungsmotorik läuft unbewusst in vorgegebenen Bahnen ab. Dadurch erhalten Bewegungen dieses Typs Reflexcharakter.
- Die Bewegungen werden unter der Kontrolle des Bewusstseins ausgeführt. Derartige „geplante" Bewegungen werden häufig als „Willkürmotorik" bezeichnet.

Ein großer Teil der unbewussten, reflektorischen Bewegungen wird durch das Rückenmark gesteuert. Ein entsprechendes Beispiel ist in Abb. 6-58 wiedergegeben. Im Fall der unbewussten, reflektorischen Bewegungen liegen Rezeptor und Muskel in örtlich voneinander getrennten („fremden") Strukturen. Man spricht daher bei dieser Form der Bewegungen von **Fremdreflexen** (exterozeptive Reflexe). Die zugehörigen Strukturen werden als Fremdreflexbogen zusammengefasst.

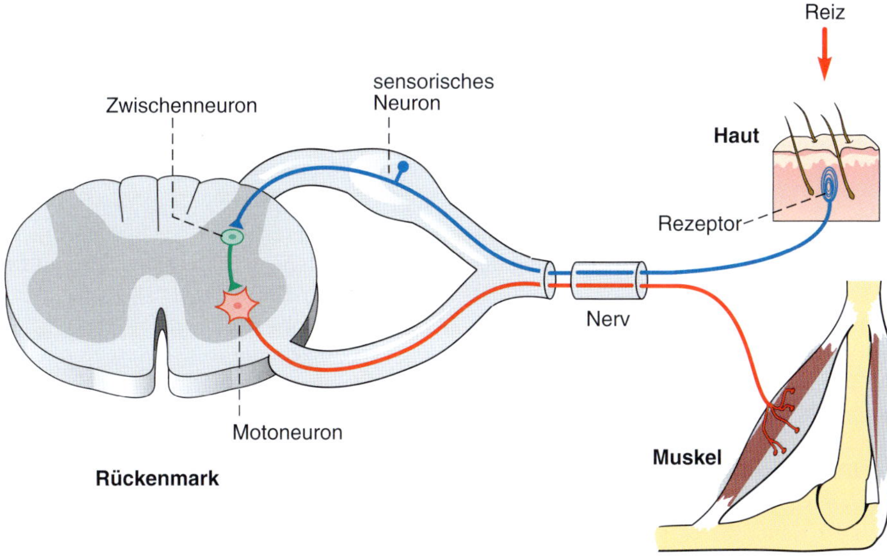

Abb. 6-58 Halbschematische Darstellung des Fremdreflexbogens. [L106-R127]

Der **Fremdreflexbogen** beginnt im Beispiel der Abb. 6-58 an einem **Rezeptor** der Haut. Dabei kann es sich um Mechano-, Thermo- oder Schmerzrezeptoren handeln. Die zugehörigen Nervenfasern verlaufen in peripheren Nerven und treten über die Hinterwurzeln in das Rückenmark ein (afferente Verbindung). Im Gegensatz zum Eigenreflexbogen sind zwischen afferenter Faser und Alpha-Motoneuron weitere Neurone eingeschaltet (Abb. 6-58). Durch diese Zwischenneurone werden die einlaufenden Erregungen ebenfalls Alpha-Motoneuronen zugeleitet, die sich in den nächsthöheren und -tieferen Rückenmarkssegmenten befinden. Daher sind an einem Fremdreflex meistens mehrere Muskeln beteiligt. Über die Zwischenneurone treffen die Aktionspotenziale aus der Haut auch auf die entsprechenden Gamma-Motoneurone. Durch diese Verbindung werden Alpha- und Gamma-Motoneurone, die ihre Axone zum selben Muskel schicken, gleichsinnig aktiviert (Abb. 6-57 E). An den Armen und Beinen werden in der Regel die Alpha- und Gamma-Motoneurone der Beuger erregt und die Neurone der antagonistisch wirkenden Strecker gehemmt. Damit stellen die Fremdreflexe Beugereflexe dar.

Der Fremdreflexbogen weist im Vergleich zum Eigenreflexbogen einige Besonderheiten auf. Eingeschaltete Zwischenneurone im Rückenmark bewirken eine weit gefächerte Erregungsausbreitung (Erregungsdivergenz). Daher laufen die Fremdreflexe nicht so einförmig ab wie die Eigenreflexe, sondern weisen eine größere Vielfalt auf. Jedoch können einige Grundmuster der durch den Fremdreflexbogen vermittelten Bewegungen festgestellt werden. Wird z. B. ein Hautreiz höherer Intensität gesetzt, so nimmt der afferente Erregungszustrom zum Rückenmark zu. Dadurch werden in zahlreichen Alpha- und Gamma-Motoneuronen derselben Körperseite synchron Aktionspotenziale ausgelöst (Abbildung 6-57 E). Auf diese Aktivitätssteigerung der Alpha-Motoneurone folgt eine Kontraktion der zugehörigen Fasern der Arbeitsmuskulatur mit einer Verkürzung des Gesamtmuskels. Eine auf diese Weise entstehende motorische Aktion wird als Fremdreflex bezeichnet.

Die im Organismus auslösbaren Fremdreflexe lassen sich grob in zwei Gruppen einteilen:

- **Schutzreflexe:** Ein plötzlicher Schmerzreiz im Bereich der Hand, wie er beim unbeabsichtigten Berühren einer heißen Herdplatte entsteht, führt zu einer raschen Kontraktion der Beuger am Oberarm und damit zum Wegziehen der Hand. Zur Gruppe der Schutzreflexe gehören auch der Hustenreflex, der Niesreflex und der Tränensekretionsreflex.
- **Ernährungsreflexe** (Nutritionsreflexe): Zu diesen Reflexen gehören z. B. der Schluckreflex sowie zahlreiche Sekretionsreflexe im Bereich des Magen-Darm-Trakts (Kap. 12 „Vegetatives Nervensystem“).

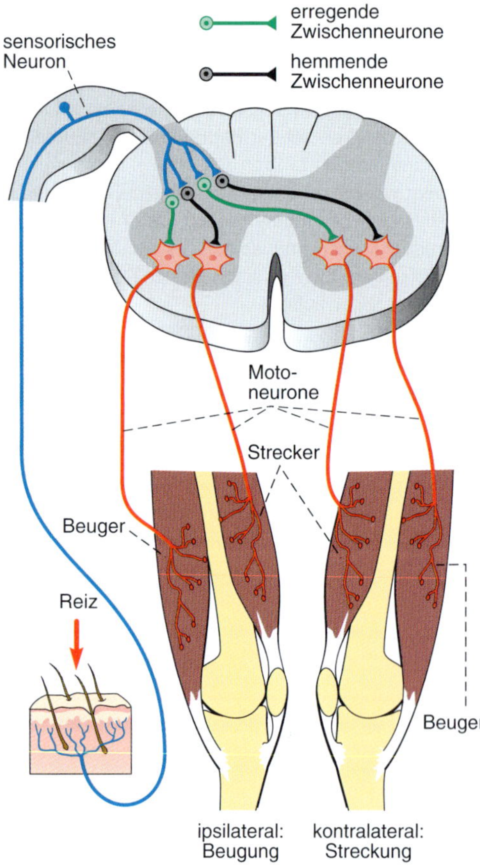

Abb. 6-59 Verschaltung des Fremdreflexbogens für die gleichseitig (ipsilateral) zum Reiz gelegene und die gegenseitig (kontralateral) zum Reiz gelegene Gliedmaße. [L123-R127]

Die Erregungen, die an den Rezeptoren z. B. der Haut der einen Körperseite starten, bleiben nicht auf diese Seite beschränkt. Sie erreichen über die erwähnten Zwischenneurone auch die Motoneurone auf der Gegenseite des Rückenmarks. Im Gegensatz zur Seite des Hautreizes werden hier jedoch die Alpha- und Gamma-Motoneurone der Beuger gehemmt und die der Strecker aktiviert (Abb. 6-59). Durch diese wechselseitige

	Bezeichnung	Auslösung	Reflexantwort	Nerv	Muskel	Strukturen des ZNS (Reflexzentren)
Kopf	Kornealreflex, trigeminofazialer Reflex	vorsichtige Berührung der Hornhaut des Auges	Blinzeln und Tränenfluss	afferent: N. trigeminus efferent: N. facialis	M. orbicularis oculi	Medulla oblongata
	Pupillenreflex bei Beleuchtung, Lichtreaktion"	Beleuchten des Auges	Verengung der Pupille	afferent: N. opticus efferent: N. oculomotorius (parasympathisch)	M. sphincter pupillae	Zwischenhirn und Mittelhirn
Rumpf	Bauchhautreflex, kutaner Bauchdeckenreflex	Bestreichen der Bauchhaut	Anspannung der Bauchdecke mit Verschiebung des Nabels zur gereizten Seite	afferent: Hautäste der Interkostalnerven 6-12 efferent: Muskeläste der Interkostalnerven 6-12	Muskel der seitlichen Bauchwand	Rückenmark: Thorakalsegmente 6-12

Tab. 6-15 Fremdreflexe an Kopf und Rumpf.

Verschaltung werden bereits einfache Bewegungsfolgen ermöglicht. So kann eine abwechselnde Reizung der Haut im Bereich der Füße zu einer primitiven „Gehbewegung" führen. Eine Hautreizung im Bereich eines Fußes löst eine Beugung im Kniegelenk derselben Seite aus. Gleichzeitig streckt sich das Kniegelenk der Gegenseite. Dadurch kommt es zu einer Reizung im Bereich des Fußes auf der Gegenseite. In der weiteren Folge entsteht damit auf der Gegenseite ein Beugereflex und auf der Seite der ersten Reizung ein Streckreflex. Diese Abfolge von Bewegungen findet sich beim sog. Schreitreflex der Neugeborenen.

Muskelkontraktionen, die im Rahmen von Fremdreflexen ablaufen, bilden die Grundlage für unbewusste Bewegungen. Einige dieser Reflexe können auch bei der ärztlichen Untersuchung ausgelöst werden (Tab. 6-15). Die notwendige Rezeptorreizung kann an verschiedenen Rezeptoren erfolgen (Mechano-, Thermo-, Schmerz-, Photorezeptoren usw.). Aus Abschwächung und Verstärkung sowie aus Unterschieden zwischen beiden Körperseiten (Seitendifferenzen) lassen sich Rückschlüsse auf Erkrankungen der afferenten und efferenten Nervenfasern sowie der „Reflexzentren" ziehen.

Bewusste Bewegungen

Die unbewussten Bewegungen sind in ihrem Ablauf durch die neuronalen Verschaltungen vorgegeben und besitzen daher Reflexcharakter. Intensität und Dauer des auslösenden Reizes bestimmen das Ausmaß der Bewegungen. Fein abgestimmte, zielgerichtete Bewegungen werden erst durch die Mitbeteiligung des Gehirns unter Einschaltung des Bewusstseins ermöglicht. Derartige „geplante" Bewegungen und Handlungen bezeichnet man auch als **Willkürmotorik.** Nur bei den erstmaligen Bewegungsabläufen handelt es sich um eine Willkürmotorik im engeren Sinne. Bei der Wiederholung der Bewegungsabläufe tritt eine zunehmende **Automatisierung** auf. Dies ist z. B. beim Erlernen des Schreibens zu beobachten. Zunächst werden einzelne Buchstaben bewusst „gemalt", dann – ebenfalls bewusst – zu Wörtern zusammengefügt. Schließlich genügt ein „Willkürimpuls", um ganze Folgen von Wörtern unbewusst, d. h. automatisch, zu schreiben.

Die bewussten Bewegungen beginnen mit der **Planung.** Daran sind verschiedene Hirnstrukturen beteiligt. Für die Umsetzung des Bewegungsplanes in motorische Impulsmuster ist die Hirnrinde wichtig. In diesen Prozess ist besonders die vordere Zentralwindung (Gyrus praecentralis) eingeschaltet (Abb. 6-12, 6-60). Dort befinden sich Neurone, deren Axone als sog. Pyramidenbahn durch das Gehirn in das Rückenmark absteigen. Hier bilden sie Kontakte mit den Alpha- und Gamma-Motoneuronen. Über diese Verbindung wird das motorische Impulsmuster des Gehirns schließlich auf die Muskulatur übertragen. Diese Funktionseinheit von Gehirn und Rückenmark wird als **pyramidales System** bezeichnet.

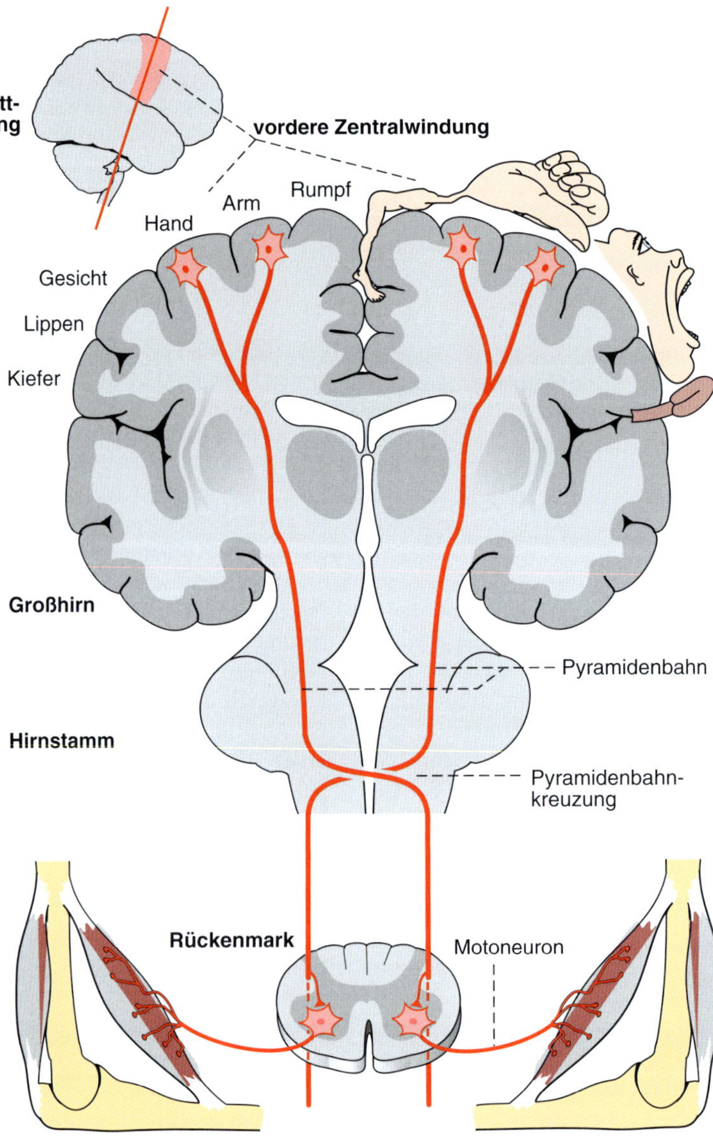

Abb. 6-60 Verknüpfung von vorderer Zentralwindung der Hirnrinde und Motoneuronen des Rückenmarks durch die Pyramidenbahn. Die Neurone der motorischen Hirnrinde sind somatotop angeordnet (Homunculus). Schnittführung siehe oberer Bildteil. [L123-R127]

Die **vordere Zentralwindung** ist funktionell nach **Körperregionen** gegliedert (Somatotopie). Die Rindenareale, von denen die Muskulatur der Hand, des Gesichts und der Zunge versorgt wird, sind dabei deutlich größer als die Regionen, die die Bewegungen der Beine, des Rumpfes und der Arme kontrollieren (Abb. 6-60). Je größer die Areale für die einzelnen Körperregionen sind, desto größer ist die Anzahl der beteiligten Neurone; je mehr Neurone beteiligt sind, desto besser sind die Bewegungen in den betreffenden Körperregionen abstimmbar. So sind im Bereich der Hand, des Gesichts und der Zunge besonders präzise Bewegungen möglich.

Auf dem Weg von der Hirnrinde zum Rückenmark wechseln die Fasern der **Pyramidenbahn** die Körperseite (Abb. 6-12, 6-60). Durch diese Faserkreuzung wird verständlich, dass bei Verletzungen des Gehirns oder bei einer zerebralen Durchblutungsstörung, wie sie beim sog. Schlaganfall vorliegt, jeweils auf der Gegenseite des Körpers eine Lähmung der Muskulatur auftreten kann (Abb. 6-60). Durch vielfältige Verschaltungen der absteigenden Pyramidenbahnfasern bleibt die motorische Störung nicht auf die vor allem betroffene kontralaterale Seite beschränkt, sondern erfasst auch die ipsilaterale. Diese Verknüpfungen werden physiotherapeutisch gezielt genutzt, um eine optimale Rehabilitation zu erzielen **(Bobath-Konzept).** Weiterreichende Therapieerfolge weisen auf die große Plastizität des Nervensystems hin.

Die vom Gehirn in das Rückenmark absteigenden Erregungen beeinflussen die Alpha- und Gamma-Motoneurone gleichzeitig und gleichsinnig (Abb. 6-57 E, 6-61). Wird eine größere Anzahl von Alpha- und Gamma-Motoneuronen aktiviert, so erfolgt eine Verkürzung des Gesamtmuskels.

Die Vorgänge bei einer bewussten Bewegung sind am folgenden Beispiel noch einmal zusammengefasst: Wird vom Gehirn „der Beschluss gefasst", die Finger einer Hand zu einer Faust zu ballen, so wird dieser „Plan" dem Handareal der vorderen Zentralwindung zugeleitet. Dort entwickelt sich ein geordnetes Impulsmuster, das über die absteigenden Fasern zu den Alpha- und Gamma-Motoneuronen der Fingerbeuger fließt (Abb. 6-61). Durch die Aktivierung dieser Neurone kommt es schließlich zur Kontraktion der Fingerbeuger und zur Faustbildung.

Das in das Rückenmark absteigende motorische Impulsmuster kann nicht in jeder Situation gleich sein, auch dann nicht, wenn es sich um eine bestimmte Bewegung handelt. Es muss an die **Ausgangssituation** angepasst werden. So ist im Beispiel der Faustbildung zu berücksichtigen, ob sich zu Beginn die Hand in Ruhe oder in Bewegung befindet und ob die Finger gestreckt sind oder schon eine mehr oder weniger ausgeprägte Beugung aufweisen. Daraus geht bereits hervor, dass der Hirnrinde zur Ausarbeitung eines Impulsmusters laufend Informationen über die Tätigkeit der betreffenden Muskeln zufließen müssen. Diese Anpassungsvorgänge werden unter Mitbeteiligung verschiedener Hirnstrukturen vorgenommen. Da sie außerhalb des pyramidalen Systems liegen, fasst man sie als **extrapyramidales System** zusammen.

Unter den Teilstrukturen des extrapyramidalen Systems hat das **Kleinhirn** (Cerebellum) eine besondere Bedeutung. Es lässt sich in **drei Bereiche** gliedern. Sie werden aufgrund ihrer Verbindungen als Cerebrocerebellum (Verbindung mit dem Großhirn), als Spinocerebellum (Verbindung mit dem Rückenmark) und als Vestibulocerebellum (Verbindung mit dem vestibulären System) bezeichnet (Abb. 6-61).

- **Spinocerebellum:** Dem Spinocerebellum fließen Informationen aus dem Bewegungsapparat und der Haut zu (Abb. 6-61). Dadurch wird der Aktivitätszustand der gesamten Muskulatur in diesem Kleinhirnteil „abgebildet". Über absteigende Bahnen steht das Spinocerebellum mit den Motoneuronen im Rückenmark in Verbindung. Auf diesem Weg hat das Kleinhirn direkten Einfluss auf die Körperhaltung.
- **Cerebrocerebellum:** Dem Cerebrocerebellum fließen über Zweigbahnen die Impulse zu, die in der Pyramidenbahn zum Rückenmark absteigen (Abb. 6-61). Im Cerebrocerebellum liegt also eine „Kopie" der pyramidalen Impulse vor. Über rückläufige Fasern steht es wiederum mit der motorischen Großhirnrinde in Verbindung. Durch eine wechselseitige Verschaltung von Cerebrocerebellum und Spinocerebellum wird nun erstens das pyramidale Impulsmuster an die aktuelle Körperhaltung und zweitens die Körperhaltung an die einsetzende Bewegung angepasst.
- **Vestibulocerebellum:** Dem Vestibulocerebellum fließen Erregungen aus dem vestibulären System zu (Abb. 6-61). Dadurch liegen dem Vestibulocerebellum Informationen über die Stellung des Körpers im Raum vor. Über Verbindungen zu den Motoneuronen im Rückenmark kann das Spinocerebellum Bewegungsabläufe beeinflussen und so zur Aufrechterhaltung des Körpergleichgewichts beitragen.

K Bei einem plötzlichen **Ausfall der Kleinhirnfunktion** treten schwere Bewegungsstörungen auf. Dabei wird besonders die zeitliche Abstimmung der Muskelaktivierung beeinträchtigt (zerebellare Asynergie). In typischer Weise kann ein schnelles Hin- und Herdrehen der Hand um die Unterarmachse, also der aufeinander folgende Wechsel von Pronation und Supination, nicht mehr exakt ausgeführt werden (Dysdiadochokinese, Adiadochokinese). Darüber hinaus kommt es bei Willkürbewegungen zu einem Zittern (Tremor) der Hände, das sich im Lauf der Bewegung noch verstärkt (Intentionstremor). Schließlich werden Bewegungen zu kurz oder zu weit ausgeführt (Dysmetrie). Häufig gehen die genannten Phänomene mit einer Verminderung des Muskeltonus einher (Hypotonie). ➜

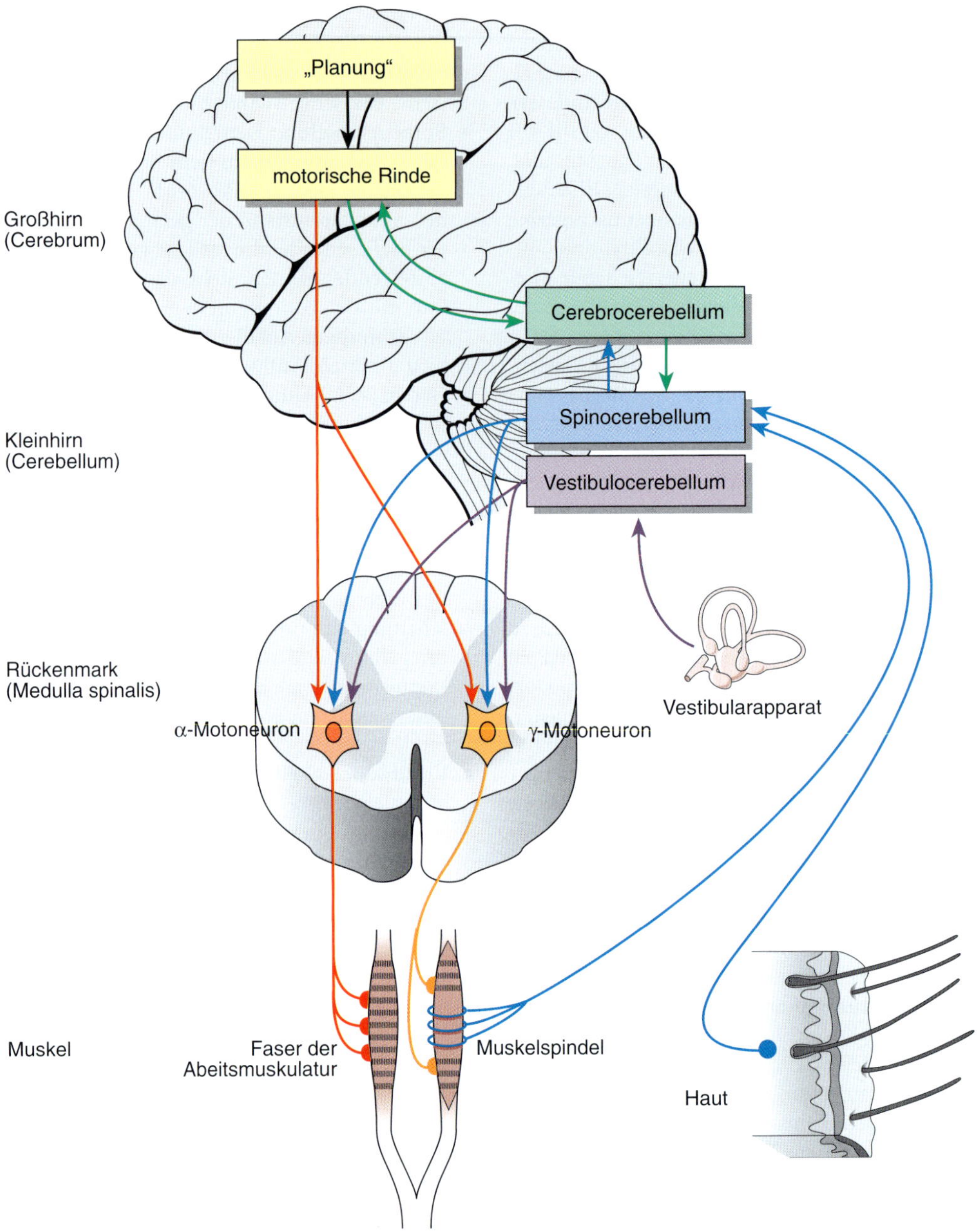

Abb. 6-61 Verschaltung der verschiedenen Teile des Kleinhirns (Cerebrocerebellum, Spinocerebellum, Vestibulocerebellum) innerhalb des motorischen Systems. [L123-R127]

Ein Ausfall des Vestibulocerebellums führt zu Schwankungen beim Stehen (Astasie) und Gehen (Abasie). Diese zerebellare Ataxie, die häufig mit Schwindelerscheinungen und Augenbewegungen in der horizontalen Ebene (Nystagmus) einhergeht, gleicht dem Bild, das sich bei Reizung der Rezeptoren des vestibulären Systems ergibt.

Die Funktion des Kleinhirns zeigt bereits, wie zahlreiche Einflüsse des extrapyramidalen Systems den Ablauf von Bewegungen an die aktuelle Stellung des Körpers anpassen. Eine besondere Bedeutung haben in diesem System weiterhin die sog. **Basalganglien** (Striatum, Pallidum) sowie der **Nucleus ruber** und **Nucleus niger** (Abb. 6-62).

Alle Ganglien sind untereinander und mit den übrigen Teilen des motorischen Systems – meistens doppelläufig – verknüpft. Auf diese Weise entsteht eine nahezu unübersehbare Zahl von Rückmeldekreisen. Die Kerngebiete selbst setzen sich in der Regel aus einem Anteil mit Bahnungsfunktion und einem Anteil mit Hemmungsfunktion zusammen. Die hemmenden Anteile entsenden Axone zu den Bahnenden des nächst höher gelegenen Kerns (Abb. 6-62). So hemmt der Nucleus niger das Pallidum, und das Pallidum das Striatum.

Die Funktionsweise der Stammganglien wird durch die Beschreibung von zwei typischen Erkrankungen verdeutlicht:

K Ein Funktionsausfall des hemmenden Anteils des Striatums (Abb. 6-62) führt zur **Chorea.** Bewegungsunruhe mit kurzen, ruckartigen Muskelkontraktionen ist kennzeichnend dafür. Mit diesem Bewegungsreichtum (Hyperkinese) ist eine Verminderung des Muskeltonus (Hypotonie, Atonie) verbunden. Die Erkrankung wird daher als hyperkinetisch-atonisches Syndrom charakterisiert. Ein Ausfall des hemmenden Anteils des Nucleus niger führt zu einer Enthemmung im Pallidum (Abb. 6-62). Das dadurch hervorgerufene Krankheitsbild wird als **Parkinsonismus** zusammengefasst. Symptome sind die Steigerung des Muskeltonus (Spastik) von Beugern und Streckern; Ausdrucks- und Mitbewegungen insbesondere der mimischen Gesichtsmuskulatur sind eingeschränkt (maskenartige Starre des Gesichts). Man spricht von einem akinetisch-hypertonischen Syndrom. Hinzu kommen häufig Schüttelbewegungen der Hand in Form des „Pillendrehens“. Die Hemmung im Pallidum durch ➜

durch den Nucleus niger, die beim Parkinsonismus vermindert ist, wird normalerweise durch die Mitwirkung des Transmitters Dopamin ausgelöst. Zur Therapie wird daher u.a. eine Vorstufe dieses Transmitters (L-Dopa) verabreicht, um die Hemmung im Pallidum wieder zu verstärken und so die Symptome des Parkinsonismus zu mildern.

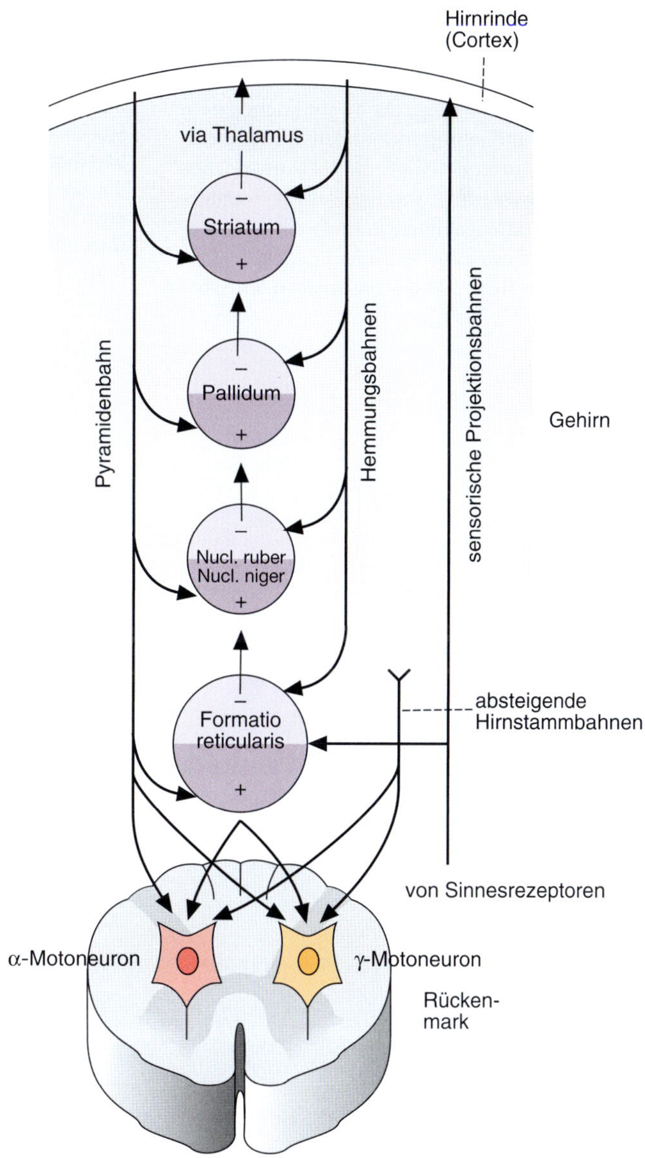

Abb. 6-62 Schematische Darstellung der Basalganglien und ihrer Funktion. Die Kerngebiete (Kreise) setzen sich jeweils aus aktivierenden (+) und hemmenden (–) Anteilen zusammen. Sie sind über Rückmeldekreise miteinander und mit den auf- und absteigenden Bahnen verbunden. [L123-R127]

P Bei zunehmender Dauer des **Morbus Parkinson** können die Betroffenen ihre Bewegungen immer weniger steuern. Es ist für Pflegende wichtig zu verstehen, dass diese Menschen immer mehr Zeit benötigen, um eine Aktivität selbst ausführen zu können. Häufig ist für sie der Beginn der Bewegung (beispielsweise Gehen) schwierig. Wenn die Bewegung einmal begonnen hat, kann sie schneller weitergeführt werden.

Für den Ablauf von Bewegungen ist die Ausarbeitung von komplexen neuronalen Erregungsmustern eine Voraussetzung. Daran sind neben dem pyramidalen und extrapyramidalen System noch weitere Strukturen beteiligt, die als **motorisches Assoziationssystem** zusammengefasst werden. Unter diesen Hirngebieten kommt einigen Arealen der Hirnrinde eine besondere Bedeutung zu. Diese motorischen Assoziationsareale oder Assoziationsfelder der Hirnrinde liegen im Wesentlichen vor der vorderen Zentralwindung.

K Ein Ausfall der Assoziationsareale führt zu erheblichen Beeinträchtigungen von bewussten Bewegungen. Diese Störungen bestehen nicht in einer Lähmung, wie sie z. B. bei einer Verletzung der vorderen Zentralwindung auftritt. Die Fähigkeit, einzelne Bewegungen auszuführen, bleibt erhalten. Die Fähigkeit, einzelne Bewegungen zu Handlungen zu verknüpfen, ist jedoch gestört. Ein solches Handlungsunvermögen wird als Apraxie bezeichnet. Fällt z. B. das Assoziationsareal für den Sprechvorgang aus (sog. motorisches Sprechzentrum), so sind die am Sprechvorgang beteiligten Muskeln nicht gelähmt. Die Lippen, die Unterkiefermuskulatur und die Zunge sind noch in der Lage, Bewegungen und bestimmte Bewegungsfolgen, wie Pfeifen oder Essen, auszuführen. Es ist jedoch unmöglich, die ➜

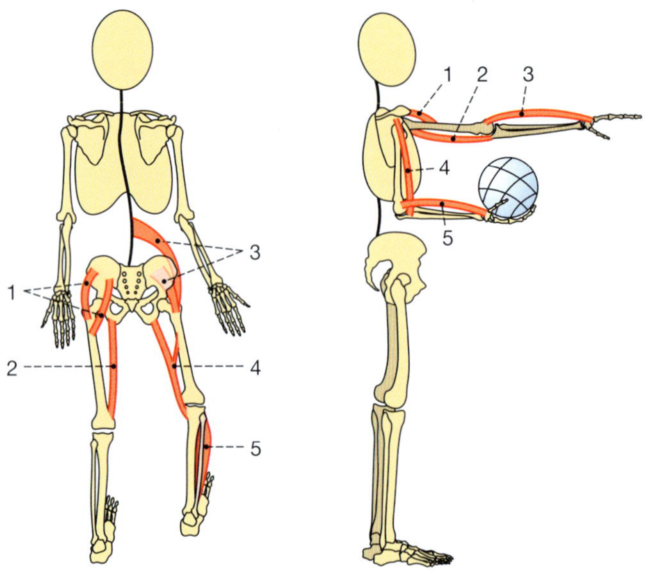

Abb. 6-63 Muskelgruppen, die beim Gehen (A) und bei verschiedenen Armhaltungen (B) verstärkt in Anspruch genommen werden. [E241]

A: Gehen
1 Gesäßmuskeln (Mm. gluteus maximus, medius, minimus)
2 Muskeln der Adduktorengruppe und vierköpfiger Oberschenkelmuskel (M. quadriceps femoris)
3 Darmbein-Lendenmuskel (M. iliopsoas)
4 Zweiköpfiger Oberschenkelmuskel (M. biceps femoris)
5 Streckmuskeln des Fußes und der Zehen

B: Armhaltungen
1 Deltamuskel (M. deltoideus)
2 Dreiköpfiger Armstrecker (M. triceps brachii)
3 Streckmuskulatur von Hand und Fingern
4 Zweiköpfiger Oberarmmuskel (M. biceps brachii)
5 Beugemuskeln von Hand und Finger

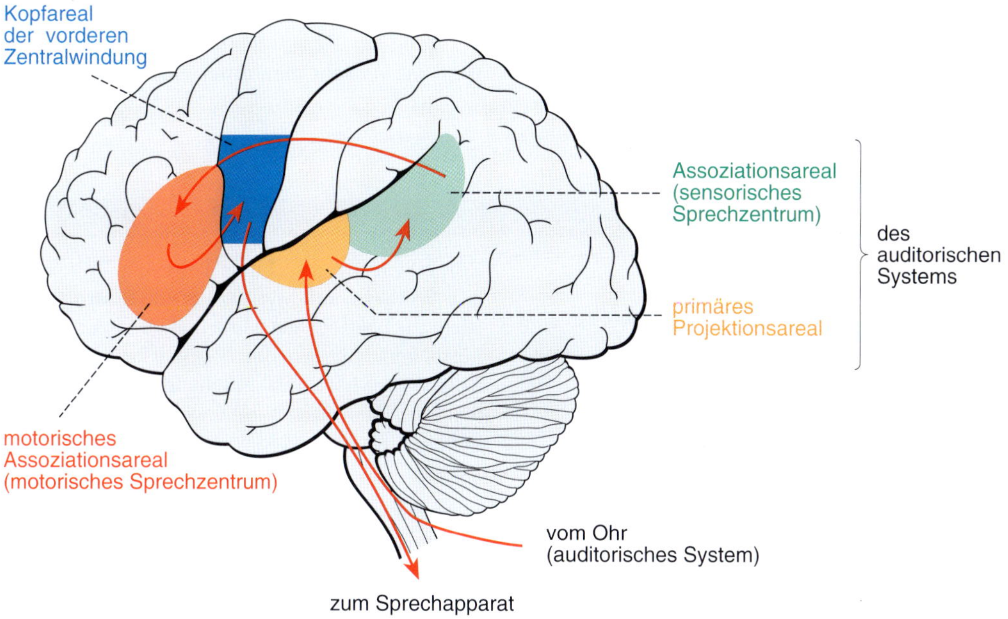

Abb. 6-64 Informationsfluss (Pfeile) im Gehirn beim Nachsprechen eines gehörten Worts. [E241]

Einzelbewegungen zum Sprechen zusammenzufügen. Diese Funktionsstörung wird als **motorische Aphasie** bezeichnet.

Das Skelett des Körpers bildet eine große Zahl unterschiedlicher Gelenke, die von vielfältigen Muskeln und Muskelgruppen bewegt werden. Unter dem Einfluss des motorischen Nervensystems ergibt sich ein nahezu unbeschränkter Vorrat an möglichen Haltungen und Bewegungsabläufen. Für einige Bewegungen sind die maßgeblichen Gelenke und Muskelgruppen in Abb. 6-63 zusammengestellt.

Die Zusammenarbeit von sensorischem und motorischem System wird abschließend an einem komplexeren Beispiel aus der bewussten Wahrnehmung und der bewussten Bewegung veranschaulicht. Die Vorgänge, die beim Nachsprechen eines gehörten Worts ablaufen, werden in groben Zügen dargestellt (Abb. 6-64). Das Wort liegt zunächst als Schallwellenmuster vor, das durch den rezeptiven Apparat des auditorischen Systems in Muster von Aktionspotenzialen umgewandelt wird. Danach gelangt die Information über aufsteigende Bahnen in die Hirnrinde. Dort erfolgt eine Abbildung im primären Projektionsareal des auditorischen Systems. Unter Einschaltung des zugehörigen sensorischen Assoziationsfeldes (sog. sensorisches Sprechzentrum) wird darauf das Wort erkannt und die Wortgestalt“ dem motorischen Assoziationsfeld für den Sprechvorgang (so genanntes motorisches Sprechzentrum) mitgeteilt. Hier entsteht in Zusammenarbeit mit der vorderen Zentralwindung ein Impulsmuster, das über absteigende Bahnen den Muskeln des Sprechapparats zufließt. Durch den sich anschließenden Sprechvorgang wird in der Luft wiederum ein Schallwellenmuster erzeugt, das dem gehörten Wort entspricht.

Wiederholungsfragen

1. Wie heißen die knochenbildenden und die knochenabbauenden Zellen?
2. Wann spricht man von einer Distorsion?
3. Nennen Sie die vier Aufgaben der Muskulatur der Gesichtsregion.
4. Welchen charakteristischen Gelenkformen sind das Hüftgelenk, das obere Sprunggelenk, das Ellenbogengelenk und das proximale Handgelenk zuzuordnen?
5. Erläutern Sie an Beispielen die Vorgänge beim Eigenreflex.
6. Erklären Sie den Unterschied zwischen echten und falschen Rippen.

7. Welche Bedeutung hat die Muskeltätigkeit der Beine für den venösen Rückstrom zum Herzen?
8. Beschreiben Sie die Bestimmung des Injektionsorts bei der ventroglutealen Injektion.
9. Welche Folgen hat eine einseitige Schädigung der Pyramidenbahn?
10. Was versteht man unter einem „Homunculus"?

Auflösung des Fallbeispiels

Myasthenia gravis

Krankheitsbild: Die Myasthenia gravis ist eine Autoimmunkrankheit. Charakteristikum der Krankheit ist die Bildung von Autoantikörpern gegen Acetylcholinrezeptoren. Mit dem Untergang der Acetylcholinrezeptoren wird die Erregungsübertragung vom Nerv zum Muskel zunächst geschwächt, später unmöglich. Jeder Skelettmuskel kann betroffen werden. Beim Spontanverlauf wird das Maximum der Erkrankung meist innerhalb der ersten drei Jahre erreicht.

Vorkommen und Häufigkeit: Die Myasthenia gravis ist die häufigste Erkrankung aus dem Formenkreis der krankhaften Muskelschwächen. Pro 1 Million Bevölkerung werden bis zu 40 Erkrankte gezählt. Frauen sind doppelt so häufig betroffen wie Männer.

Diagnostik: Der Beginn einer Myasthenia gravis kann gelegentlich verkannt werden, wenn Augensymptome (Doppelsehen, herunterhängendes Oberlid) im Vordergrund stehen. Besteht erst einmal der Verdacht auf Myasthenia gravis, so stehen aussagekräftige diagnostische Maßnahmen zur Verfügung.

Körperliche Untersuchung: Bei einem Patienten mit Verdacht auf Myasthenia gravis wird eine leicht zu beurteilende Muskeltätigkeit zur Diagnostik herangezogen. Zum Beispiel kann die Vorhaltezeit der horizontal gehaltenen Arme im Stehen oder die Haltezeit des von der Unterlage gehobenen Kopfs im Liegen oder anderes geprüft werden.

Elektromyographie: Diagnostisch entscheidend ist die elektromyographische Untersuchung. Im EMG lässt sich typischerweise bei wiederholter Reizung eines Muskels eine Verkleinerung des Summenaktionspotenzials feststellen.

Labordiagnostik: Wertvoll ist der Nachweis von Autoantikörpern gegen Acetylcholinrezeptoren. Dieser sehr spezifische Test ist bei mehr als 95 % der Patienten mit generalisierter Myasthenie positiv.

Therapie: Die Basistherapie besteht in einer Anreicherung von Acetylcholin im Bereich der Muskelendplatte. Dies kann durch medikamentöse Hemmung des Abbaus von Acetylcholin erreicht werden. Zusätzlich kann über eine Unterdrückung der Immunreaktion die Anzahl der Autoantikörper verringert werden.

7 Verdauungssystem und Resorption

7.1 Energiebedarf 229

7.2 Ernährung 230
7.2.1 Nährstoffe 230
7.2.2 Vitamine 232
7.2.3 Wasser, Salze und Spurenelemente 234

7.3 Verdauungstrakt 235
7.3.1 Mundhöhle 235
7.3.2 Rachen 242
7.3.3 Speiseröhre 243
7.3.4 Magen 244
7.3.5 Dünndarm 246
7.3.6 Bauchspeicheldrüse 247
7.3.7 Leber 248
7.3.8 Dickdarm 251

7.4 Verdauung und Resorption 253
7.4.1 Schlucken 253
7.4.2 Motorik und Sekretion von Magen und Darm 253
7.4.3 Kohlenhydrataufnahme 256
7.4.4 Fettaufnahme 257
7.4.5 Eiweißaufnahme 258
7.4.6 Funktionen des Dickdarms 259

Für die Funktion der verschiedenen Körpersysteme ist das Bereitstellen von Energie im Stoffwechsel der einzelnen Zellen notwendig. Dazu werden sog. Nährstoffe mit der Nahrung zugeführt und in die Zellen befördert. Sie können jedoch nicht in der durch die Nahrung angebotenen Form von den Zellen aufgenommen werden. Daher ist eine Zubereitung (Verdauung) zur Aufnahme (Resorption) unumgänglich. Diese Funktionen übernimmt der Verdauungstrakt.

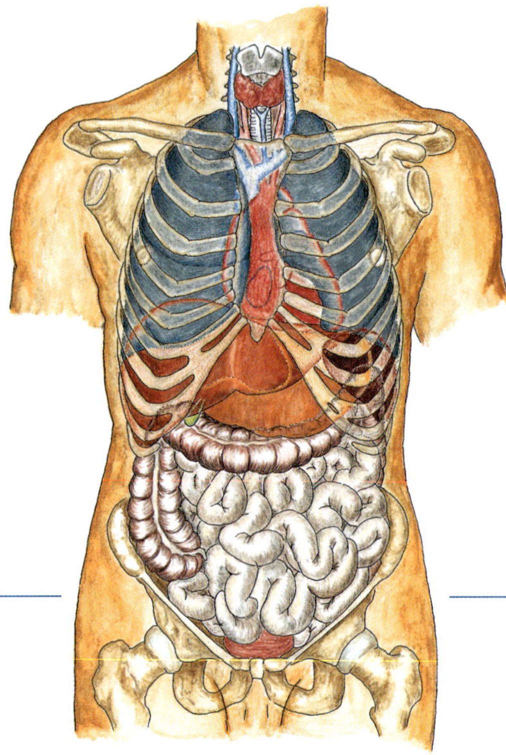

Abb. 7-0 Übersicht über die wichtigsten Abschnitte des Verdauungstrakts. [L128-R127]

Fallbeispiel

Ein 26-jähriger Patient sucht wegen Dunkelfärbung des Urins, Hellfärbung des Stuhls und zunehmender Gelbfärbung (Ikterus) der Lederhaut (Sklera) des Augapfels den Hausarzt auf. Auf Befragen gibt der Patient an, vor ca. drei Wochen von einem Tunesienaufenthalt zurückgekommen zu sein und dort mehrfach ungekochte Meeresfrüchte gegessen zu haben. Bei laborchemischen Untersuchungen findet sich eine starke Erhöhung der Transaminasen (zellgebundene Enzyme, die besonders reichlich in der Leber vorkommen) sowie des Bilirubins (Gallenfarbstoff).

7.1 Energiebedarf

Z Der Energiebedarf des Menschen ist nicht gleichbleibend. Er nimmt mit dem Lebensalter ab und mit der körperlichen Betätigung zu.

Der Körper verrichtet vielfältige Arbeiten. Das ist unmittelbar einsichtig z. B. bei der Funktion des motorischen Systems (z. B. Gehen, Tragen, Heben) und des Herzens (Pumpen des Bluts). Darüber hinaus wird aber auch Arbeit geleistet zum Auf- und Umbau von Körpersubstanz, zum Stofftransport durch Zellmembranen (etwa Ionenpumpen, Kap. 4 „Nervensystem – Allgemeine Grundlagen" und Kap. 6 „Motorisches System") und zur Wärmeproduktion (Kapitel 14 „Temperaturregelung"). Für diese verschiedenen Aufgaben ist **Energie** notwendig. Als einheitliches Energiemaß gilt die Einheit **Joule** (4,2 kJ = 1 kcal).

Richtwerte:

- Abhängigkeit des Energiebedarfs vom Lebensalter (ohne besondere körperliche Betätigung)
  - 25 Jahre: 10 050 kJ/Tag (2400 kcal/Tag)
  - 45 Jahre: 9200 kJ/Tag (2200 kcal/Tag)
  - 65 Jahre: 8350 kJ/Tag (2000 kcal/Tag)
- Abhängigkeit des Energiebedarfs von der körperlichen Betätigung
  - Schlaf: 270 kJ/Std. (65 kcal/Std.)
  - ruhiges Sitzen: 420 kJ/Std. (100 kcal/Std.)
  - Spazierengehen: 840 kJ/Std. (200 kcal/Std.)
  - Treppensteigen: 4600 kJ/Std. (1100 kcal/Std.)
  - meist sitzende Tätigkeit: 9600 kJ/Tag (2300 kcal/Tag)
  - leichte Muskelarbeit: 11 500 kJ/Tag (2750 kcal/Tag)
  - stärkere Muskelarbeit: 14 500 kJ/Tag (3450 kcal/Tag)
  - Schwerstarbeit: 21 000 kJ/Tag (5000 kcal/Tag)

Bei vergleichenden Untersuchungen, z. B. bei einer Stoffwechselzunahme bedingt durch erhöhte Hormonfreisetzung aus der Schilddrüse (Kap. 13 „Endokrines System"), kann man den **Grundumsatz** (Ruheumsatz) bestimmen. Dabei wird der Energieumsatz bei völliger Körperruhe, nach zwölfstündiger Nahrungspause, bei einer Zimmertemperatur von 20 °C und bei normaler Körpertemperatur bestimmt. Er beträgt beim Erwachsenen 6720 kJ/Tag (1600 kcal/Tag) oder 4,2 kJ pro kg und Std. (1 kcal pro kg und Std.).

Ü Analysieren Sie die Tätigkeit an einem Ihrer Arbeitstage und versuchen Sie, mithilfe der aufgelisteten Werte Ihren Energiebedarf zu ermitteln.

Der Grundumsatz hängt von einer Reihe von Faktoren ab, z. B. vom Lebensalter. Er ist bei Säuglingen am höchsten und vermindert sich mit zunehmendem Alter. Der Schwankungsbereich von Mensch zu Mensch ist mit etwa +/–10 % beträchtlich. Abweichungen von den sog. Grundumsatzbedingungen führen schnell zu einer Steigerung der Energieproduktion. Schon durch die Aufnahme und Verarbeitung von Nahrung (Kau-, Transport- und Sekretionsarbeit im Magen-Darm-Kanal, Aufspaltung der Nahrungsstoffe, Resorption) wird der Umsatz um etwa 15 % erhöht. Besonders die Zufuhr von eiweißhaltiger Nahrung steigert den Umsatz um bis zu 20 % (sog. spezifisch-dynamische Wirkung).

Die Energieträger werden mit der Nahrung zugeführt. Verbrauch von Energie und Zufuhr von Energieträgern sollten aufeinander abgestimmt sein. Überwiegt der Energieverbrauch, so wird Körpersubstanz zur Energiegewinnung herangezogen, und das Körpergewicht nimmt ab. Überwiegt die Zufuhr von Energieträgern, so werden Depots im Körper angelegt, und das **Körpergewicht** steigt an. Ein Mensch von 150 bis 180 cm Größe sollte bei mittelschwerem Körperbau nach der Broca-Formel so viel Kilogramm wiegen, wie die Größe 100 cm übersteigt. So beträgt das Normalgewicht eines Menschen mit einer Körpergröße von 175 cm etwa 75 kg. Das sog. Idealgewicht erhält man nach Abzug von 5 bis 10 % für Männer und von 10 bis 15 % für Frauen.

Mittlerweile wird der Körpermasse-Index (KMI) oder **Body-Mass-Index (BMI)** bestimmt, weil er am besten mit der Menge an Körperfett korreliert. Der BMI errechnet sich aus:

$$\frac{\text{Körpergewicht in kg}}{\text{Körpergröße in Meter zum Quadrat}}$$

K Nach der Festsetzung durch die Weltgesundheitsorganisation werden Personen mit einem KMI von 25 – 30 als übergewichtig und Menschen mit einem KMI von mehr als 30 als stark übergewichtig (adipös) bezeichnet. Letztere ➜

Gruppe trägt ein besonders hohes Risiko für Folgeerkrankungen im Bereich Herz/Kreislauf (Herzinfarkt), Stoffwechsel (Diabetes) und Bewegungsapparat (Arthrosen).

Bei der Regelung des Körpergewichts spielen viele Faktoren zusammen. So werden Essverhalten, Stoffwechsel und körperliche Aktivität u. a. genetisch mitbestimmt. Damit ist einerseits etwa die Neigung zum Dickwerden bis zu einem gewissen Grad erblich. Andererseits lässt sich die alarmierende Zunahme von Übergewichtigen in Deutschland eindeutig auf hochkalorische Ernährung und körperliche Inaktivität zurückführen. So zeigen die letzten Erhebungen, dass $^2/_3$ der Männer und ca. 50 % der Frauen Übergewicht oder starkes Übergewicht haben.

Das Essverhalten wird vor allem durch Nervenzellen des Zwischenhirns kontrolliert, die entweder fördernd (**„Esszentrum“**) oder bremsend (**„Sattheitszentrum“**) auf die Nahrungsaufnahme einwirken. Wichtig ist dabei das Zusammenspiel mit einem 1995 entdeckten Hormon, dem **Leptin.** Dieses wird von Fettzellen gebildet und hemmt über Leptin-Rezeptoren im Zwischenhirn die Nahrungsaufnahme. Je mehr Fett aktuell gebildet wird, desto stärker ist auch das Leptin-Signal und damit die Hemmwirkung. Umgekehrt steigert sich das Hungergefühl bei geringerer Fettbildung und damit sinkendem Leptin-Spiegel.

7.2 Ernährung

Z Die Stoffe zur Energiegewinnung werden mit der Nahrung aufgenommen. Nahrungsmittel sind alle Produkte, die Nährstoffe enthalten. Dies sind Kohlenhydrate, Fette und Eiweiße. Gleichzeitig benötigt der Organismus Vitamine, Salze, Spurenelemente und Wasser.

7.2.1 Nährstoffe

Die Stoffe, die den Körperzellen als Energiespender und Bausteine dienen, werden mit der Nahrung aufgenommen. Nahrungsmittel sind alle natürlich vorkommenden Produkte und künstlichen Erzeugnisse, die die Grundnährstoffe Kohlenhydrate, Fette und Eiweiße enthalten.

- **Kohlenhydrate** bestehen aus Molekülen, die ringförmig angeordnet sind und Einfachzucker (Monosaccharide) genannt werden (Abb. 7-1). Zu den Monosacchariden gehören der Traubenzucker (Glukose) und der Fruchtzucker (Fructose). Lagern sich zwei Einfachzucker aneinander, so entstehen Zweifachzucker (Disaccharide). Verbindungen aus einer großen Zahl von Einfachzuckern werden als Mehrfachzucker (Polysaccharide) bezeichnet. Wichtige Polysaccharide sind tierische Stärke (Glykogen) und pflanzliche Stärke (Amylum).
- **Fette** bestehen aus Glycerin und Fettsäuren (Abb. 7-1). Die Fettsäuren stellen Ketten von Kohlenstoff-Atomen dar, an die Wasserstoff (H) gebunden ist. Sind alle Bindungsstellen mit Wasserstoff besetzt, so spricht man von gesättigten, sind Bindungsstellen frei, von ungesättigten Fettsäuren. Darüber hinaus sind kurz- und langkettige Fettsäuren voneinander zu unterscheiden. Durch die Art der Fettsäuren werden die Eigenschaften wie z. B. die Festigkeit der Fette bestimmt.
- **Eiweiße** (Proteine) bestehen aus Aminosäuren (Abb. 7-1). Lagern sich zwei Aminosäuren zusammen, so entsteht ein Dipeptid, verbinden sich mehrere bzw. zahlreiche Aminosäuren, so bilden sich Oligo- bzw. Polypeptide. Die Polypeptide sind in einer geradlinigen Anordnung nicht stabil. Daher bilden sich durch Drehung und Faltung charakteristische räumliche Strukturen.

Eiweiße sind notwendig für den Aufbau von Zellstrukturen und den Unterhalt von Zellfunktionen. Da sie nur zum Teil aus den anderen Nährstoffen aufgebaut werden können, ist eine Zufuhr von etwa 60 bis 70 g Eiweiß pro Tag angezeigt. Allgemein gilt als Richtwert: 1 g Eiweiß pro Tag und kg Körpergewicht.

P Patienten mit einem ausgedehnten **Dekubitus** haben einen erhöhten Eiweißbedarf. Durch die große Wundfläche, an der fortlaufend Wundsekret abgesondert wird, verlieren sie erhebliche Mengen an Eiweiß. Dies ist bei der Zusammenstellung der Nahrung zu berücksichtigen.

Die Gesamtenergie der einzelnen Nährstoffe ist sehr unterschiedlich. Bei der Umwandlung in den Zellen wird pro Gramm Nährstoff maximal folgende Energie frei (Brennwerte):

- Kohlenhydrate: 17 kJ/g (4,1 kcal/g)
- Fette: 38 kJ/g (9,3 kcal/g)
- Eiweiße: 17 kJ/g (4,1 kcal/g)

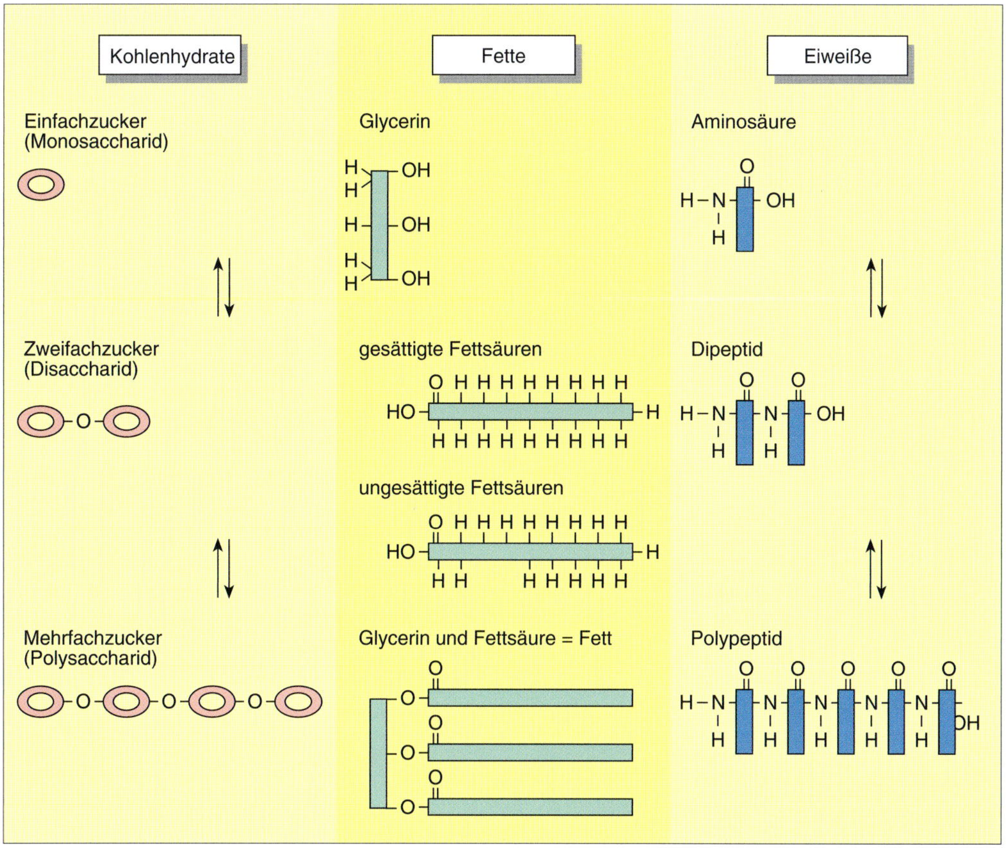

Abb. 7-1 Schematische Darstellung des chemischen Aufbaus von Kohlenhydraten, Fetten und Eiweißen. Farbige Bänder bzw. Balken entsprechen den Kohlenstoffketten. [L106-R127]
H = Wasserstoff
N = Stickstoff
O = Sauerstoff

In der täglichen Mischkost sind die drei Grundnährstoffe in unterschiedlichen Mengen enthalten. Die tägliche Kalorienaufnahme sollte sich wie folgt auf die Grundnährstoffe verteilen:

- Fette bis zu (maximal) 30 %,
- Eiweiße bis zu 15 % und
- Kohlenhydrate damit über 50 % der Gesamtkalorienmenge.

Eine Übersicht mit Richtwerten für den Eiweiß-, Kohlenhydrat- und Fettgehalt sowie für den Energiegehalt verschiedener Nahrungsmittel gibt Tab. 7-1.

Ü Stellen Sie sich eine Mahlzeit nach ihren Wünschen zusammen. Ermitteln Sie den Mengenanteil der einzelnen Nährstoffe und berechnen Sie den Energiegehalt.

G **Ernährung und Lebenserwartung:** In Deutschland und anderen westlichen Ländern leben Frauen durchschnittlich sechs Jahre länger als Männer. Gründe für diese unterschiedliche Lebenserwartung dürften nach neueren Untersuchungen u. a. auch in geschlechtsspezifischen Unterschieden bei der Nahrungsauswahl und Nahrungsmenge liegen. Aus dem gegenüber Frauen höheren Konsum von Fleisch, Brot, Alkohol und Süßwaren erklärt sich ein höherer Prozentsatz an übergewichtigen Männern.
Insgesamt ist der Prozentsatz übergewichtiger Männer und Frauen in Deutschland im letzten Jahrzehnt in besorgniserregender Weise angewachsen. Übergewicht und starkes Übergewicht (Adipositas) verkürzen erwiesenermaßen die Lebenserwartung und führen zu den bekannten Folgeerkrankungen Diabetes, Bluthochdruck ➜

Nahrungsmittel	Eiweiß	Fett	Kohlenhydrate	Energiegehalt	
	(pro 100 g Nahrungsmittel)			(pro 100 g Nahrungsmittel)	
	g	g	g	kJ	kcal
Schweinefleisch	11,6-21	8-42	0	706-1890	168-450
Rindfleisch	16-22	4,1-23,5	0	559-1247	133-297
Fisch	17-19	0,1-19	0	328-1071	78-255
Hühnerei	12,9	11,2	0,7	701	167
Milch	3-4	0.1-4	4-5	147-281	35-67
Käse	12-27	8,5-30,5	1-6	840-1764	200-420
Butter	0,8	83,5	0,3	3263	777
Margarine	0,5	78,4	0,4	3079	733
Speiseöl	0	99,8	0	3899	928
Kartoffeln	2	0,2	18,9	357	85
Reis	7	0,6	78,7	1546	368
Nudeln	13	2,9	72,4	1638	390
Brot	6-10	0,5-1,4	50-75	1008-1596	240-380
Gemüse, frisch	0,1-6,0	0,1-1,4	1,3-27,5	63-588	15-140
Obst, frisch	0,3-1,3	0,1-1,0	7,1-21,0	118-378	28-90
Mineralwasser	0	0	0	0	0
Cola-Getränke	0	0	11	185	44
Bier	0,3-0,5	0	3,5-9,0	197-235*	47-56*
Wein	0,2	0	0,1-0,3	277-328*	66-78*
Weinbrand	0	0	0	1050*	250*

*Der hohe Energiegehalt ist auf den in diesen Getränken vorhandenen Äthylalkohol zurückzuführen.

Tab. 7-1 Nährstoff- und Energiegehalt verschiedener Nahrungsmittel.

und Arteriosklerose mit koronaren Herzerkrankungen und Schlaganfällen.
Die beste Vorsorge gegenüber solchen Zivilisationskrankheiten besteht in:

- gesunder Ernährung
- körperlicher Aktivität
- Nichtrauchen.

Die Regeln für gesunde Ernährung sind in der (wissenschaftlich sehr gut fundierten) Kreta-(Mittelmeer-)Diät zusammengefasst. Sie lauten:

- mehr Brot
- mehr Gemüse und Hülsenfrüchte
- kein Tag ohne Obst
- Schweine- und Rindfleisch durch Geflügel ersetzen
- mehr Seefisch
- Butter und tierische Fette durch Olivenöl oder Rapsöl ersetzen.

7.2.2 Vitamine

Vitamine sind zusätzliche Nährstoffe, die für die Körperfunktionen notwendig sind. Es genügen kleinste Mengen, die für die Energiegewinnung ohne Bedeutung sind. Der Körper kann Vitamine nicht oder nicht vollständig synthetisieren. Daher müssen sie mit der Nahrung zugeführt werden. Es ist jedoch zu berücksichtigen, dass z.B. beim Vitamin D die Umwandlung aus der Vorstufe, dem Provitamin, auch im Körper selbst erfolgen kann. Manche Vitamine, z.B. die Vitamine B_{12} und K, werden beim Erwachsenen von den Darmbakterien in ausreichender Menge produziert.

Die Vitamine werden meistens mit einzelnen Buchstaben des Alphabets gekennzeichnet. Daneben sind Bezeichnungen üblich, die die wesentliche Wirkung oder den chemischen Aufbau beschreiben. In den Tabellen 7-2 und 7-3 sind die

Vitamine, deren Vorkommen und die empfohlene tägliche Zufuhr zusammengestellt.

Es gibt wasserlösliche und fettlösliche Vitamine. Zu den wasserlöslichen gehören die Vitamine B, C und H, zu den fettlöslichen die Vitamine A, D, E und K. Diese Unterscheidung ist von Bedeutung, da die fettlöslichen Vitamine nur bei gleichzeitiger Fettresorption in hinreichender Menge vom Darm aufgenommen werden.

Die Vitamine spielen im Zellstoffwechsel eine entscheidende Rolle. Sie wirken dort, als Bestandteile von Enzymen, häufig an der Stoffumwandlung mit.

K Die verminderte Aufnahme von Vitaminen führt zu Krankheiten. Man spricht von Avitaminosen, wenn ein oder mehrere Vitamine völlig fehlen, und von Hypovitaminosen, wenn sie nur in ungenügender Menge vorhanden sind. Da diese Krankheitsbilder Aufschluss über die normale Funktion der Vitamine geben, werden sie im Folgenden kurz skizziert:

Vitamin A (Axerophthol, Retinol): Eine ungenügende Aufnahme führt zunächst zu Nachtblindheit. Dann verhornen die obersten Epithelschichten. So sind Epithelveränderungen der Hornhaut und eine Verhornung der Bindehäute am Auge zu erkennen.

Vitamin B_1 (Aneurin, Thiamin): Die ungenügende Aufnahme führt zu Nervenentzündungen, Ödemen und Herzschwäche (Beriberi-Krankheit). Bei einer Avitaminose treten Krämpfe auf.

Vitamin B_2 (Riboflavin, Lactoflavin): Ein Mangel führt zu Störungen im Stoffwechsel der Haut und des Bindegewebes. Beim heranwachsen- ➜

7

	Bezeichnung	Vorkommen	Empfohlene tägliche Zufuhr
B_1	Thiamin, Aneurin	Getreide, Hefe, Hülsenfrüchte, Leber, Fleisch	1-2 mg
B_2	Riboflavin, Lactoflavin	Hefe, Getreide, Leber, Milch	1-2 mg
B_6	Pyridoxin, Adermin	Hefe, Leber, Fleisch, Reis, Mais, Ei	1,5-2,0 mg
	Pantothensäure	weit verbreitet	10 mg
	Niacin (Nikotinsäure) Niacinamid (Nikotinsäureamid)	Hefe, Getreide, Tomaten, Leber, Milch, Reis, Fleisch	12-18 mg
	Folsäure	Darmbakterien, Fleisch, grüne Blätter	0,05 mg
B_{12}	antianämisches Vitamin Antiperniciosafaktor Cobalamin, extrinsic factor	Darmbakterien, Fleisch, Leber	3-5 µg
C	Ascorbinsäure, antiskorbutisches Vitamin	Zitrusfrüchte, Obst, Tomaten, Kartoffeln, grünes Gemüse, Sauerkraut	75 mg
H	Biotin	Leber, Eigelb, Milch, Hefe	0,3 mg

Tab. 7-2 Wasserlösliche Vitamine.

	Bezeichnung	Vorkommen	Empfohlene tägliche Zufuhr
A	Axerophthol, Retinol	Leber, Lebertran	1,7 mg
D	Calciferol, antirachitisches Vitamin D_2 = Ergocalciferol	Lebertran, Butter, Eidotter aus dem Provitamin Ergosterin durch Ultraviolett-Bestrahlung	0,01 mg
	D_3 = Cholecalciferol	aus dem Provitamin 7-Dehydrocholesterin durch Ultraviolett-Bestrahlung	
E	Tocopherol	Mais, Sojabohnen, Weizen	30 mg
K	antihämorrhagisches Vitamin	grüne Pflanzen, Leber, Darmbakterien	1 mg

Tab. 7-3 Fettlösliche Vitamine.

den Organismus ist eine Wachstumsverzögerung möglich.
Vitamin B_6 (Pyridoxin, Adermin): Eine ungenügende Aufnahme führt zu einer gesteigerten Erregung des Nervensystems, bei kleinen Kindern gelegentlich auch zum Auftreten epileptiformer Anfälle.
Vitamin B_{12} (antianämisches Vitamin, Antiperniciosafaktor, Cobalamin, extrinsic factor): Der mit der Nahrung zugeführte Faktor (extrinsic factor) ist nur wirksam, wenn ein von der Magenschleimhaut gebildeter Eiweißstoff (intrinsic factor) vorhanden ist und die Resorption des extrinsic factor fördert. Ein Mangel an Vitamin B_{12} führt zur sog. perniziösen Anämie, einer Fehlentwicklung der roten Blutkörperchen im Knochenmark. Gleichzeitig werden rote Blutkörperchen in verstärktem Maße zerstört. Im Zentralnervensystem treten Abbauerscheinungen auf.
Vitamin C (Ascorbinsäure, antiskorbutisches Vitamin): Bei einer ungenügenden Aufnahme tritt die allgemein bekannte Mangelkrankheit Skorbut auf. Symptome sind: Müdigkeit, Muskelschwäche, Blutungen und Lockerung der Zähne.
Vitamin D (Calciferol): Ungenügende Aufnahme führt zu der Mangelkrankheit Rachitis. Die Knochen werden weich und nachgiebig und verbiegen sich bei Belastung. Als Folge sind die Schädelknochen verformt („Quadratschädel"), die Beine verkrümmt („Säbelbeine"), das Becken verengt und die Rippenknorpel verdickt („Rosenkranz"). Am deutlichsten sind die Veränderungen an den langen Röhrenknochen. Die Verkalkung der Knochengrundsubstanz und des Knorpels in der primären Verkalkungszone ist gestört (Kap. 6 „Motorisches System"). Die Verknöcherungszone erscheint daher im Röntgenbild unscharf verbreitert und unregelmäßig begrenzt. Eine Rachitis-Prophylaxe bei Säuglingen ist angezeigt.
Bei einer Überdosierung von Vitamin D (D-Hypervitaminose) steigen die Calcium- und Phosphatwerte im Blut an. Es kommt zu Kalkablagerungen vor allem in den Gefäßwänden und in der Muskulatur bei gleichzeitiger Entkalkung des Knochens.
Vitamin E (Tocopherol): Spezifische Ausfallserscheinungen sind beim Menschen nicht bekannt.
Folsäure: Die ungenügende Aufnahme, zumal in der Schwangerschaft, führt zu Blutarmut (Anämie), ähnlich wie beim Vitamin-B_{12}-Mangel.
Vitamin H (Biotin): Ein Vitamin-H-Mangel führt zu schweren Hauterkrankungen und Lähmungen.
Vitamin K (antihämorrhagisches Vitamin): Es ist für die Blutgerinnung unerlässlich (Kap. 11 „Blut und Abwehrsystem"). Eine ungenügende Aufnahme führt zu Blutungsneigungen. Da bei Neugeborenen die Blutgerinnung durch die Unreife der Leber noch nicht ungestört abläuft, wird in der Regel Vitamin K zur Substitution verabreicht.
Niacin (Nikotinsäure), Niacinamid (Nikotinsäureamid): Ein Mangel an diesen Vitaminen ruft Hautveränderungen (Pellagra) hervor, besonders an den Hautstellen, die dem Sonnenlicht ausgesetzt sind. Hinzu kommen Störungen des Verdauungsapparats (Durchfälle). Schließlich sind erhebliche Beeinträchtigungen von geistigen Funktionen zu beobachten.

7.2.3 Wasser, Salze und Spurenelemente

Der **Organismus** besteht durchschnittlich zu etwa **60 % aus Wasser.** Der Wassergehalt der einzelnen Organe und Gewebe ist sehr unterschiedlich. So enthält z. B. die Muskulatur etwa 70 bis 75 % Wasser, das Skelettsystem 20 bis 35 % und Haut sowie Bindegewebe 30 bis 75 %. Im Lauf des Lebens nimmt der Wassergehalt der Organe allmählich ab.

Die Ausscheidung von Stoffwechselendprodukten durch den Darm und besonders durch die Nieren erfolgt größtenteils in wässriger Lösung. Weiter wird Wasser verloren durch die Schleimhaut der Atemwege, die Temperaturregelung (Tätigkeit der Schweißdrüsen) sowie durch die Abgabe von Wasserdampf über die Haut, ohne dass die Schweißdrüsen beteiligt sind (**Perspiratio insensibilis**).

P Bei zahlreichen Erkrankungen ist die Flüssigkeitsbilanz, d. h. das Verhältnis der Zufuhr zur Abgabe von Flüssigkeit, von besonderer Bedeutung. Dies gilt z. B. für hoch fieberhafte Erkrankungen und Wunden mit hohen Verlusten an Wundsekret. Auch bei alten Menschen, die häufig zu wenig trinken, gerät die Flüssigkeitsbilanz aus dem Gleichgewicht. Bei Aufstellung der Flüssigkeitsbilanz muss beachtet werden, dass durch „Perspiratio insensibilis" dem Organismus ebenfalls Flüssigkeit verloren geht. Bei Fieber erhöht sich der Flüssigkeitsbedarf pro Grad Temperaturerhöhung um etwa 10 %.

Die ausgeschiedene Wassermenge ersetzt der Mensch überwiegend durch die Zufuhr von Flüssigkeiten. Ein weiterer Teil des Bedarfs wird durch das Wasser gedeckt, das in den festen Nahrungsmitteln gebunden ist. Es beträgt im Durchschnitt etwa 60 bis 70 % des Nahrungsgewichts.

Mineral		Nahrungsmittel	Mineralgehalt in mg (1 mg 0,001 g) pro 100 g Nahrungsmittel
Natrium	reich:	Käse	800–1500
		Brot	400–500
		Ei	144
	arm:	Obst (frisch)	1–3
		Gemüse	2–80
		Milch	50
Kalium	reich:	Obst (getrocknet)	620–1100
		Kartoffeln	500
		Kakao	1100
	arm:	Reis	100
		Milch	155
		Käse	60–130
Calcium	reich:	Käse	350–1180
		Nüsse	250
		Milch	120
	arm:	Brot	24–60
		Fisch	5–42
		Fleisch	2–26

Tab. 7-4 Nahrungsmittel mit hohem und niedrigem Gehalt an Natrium, Kalium und Calcium.

G Um die Wasserbilanz des Körpers (Aufrechnung der ausgeschiedenen und aufgenommenen Wassermenge) auszugleichen, muss ein Erwachsener täglich etwa 1,5 Liter Flüssigkeit zu sich nehmen.

Für intakte Körperfunktionen sind Salze (**Elektrolyte**) sehr wichtig. In diesem Zusammenhang sei z. B. nur an die Funktion des Nervensystems (Kap. 4 „Nervensystem – Allgemeine Grundlagen") und des Herzens (Kap. 9 „Kreislauf") erinnert. Bei den Elektrolyten handelt es sich im Wesentlichen um Verbindungen von Natrium, Kalium und Calcium. Eine Übersicht über Nahrungsmittel mit hohem und niedrigem Gehalt dieser Stoffe gibt Tab. 7-4. Elektrolyte werden nicht wie Kohlenhydrate, Fette und Eiweiße verdaut. Die Aufnahme geschieht vielmehr direkt oder in Kopplung mit anderen Stoffen im Dünn- und Dickdarm.

Zahlreiche Mineralstoffe benötigt der Körper nur in kleinsten Mengen. Man bezeichnet sie daher als **Spurenelemente.** Sie sind weit verbreitet und meistens in ausreichender Menge in der Nahrung enthalten. Von besonderer Bedeutung sind Eisen (als Bestandteil des Hämoglobins; Kap. 11 „Blut und Abwehrsystem"), Jod (für die Synthese von Schilddrüsenhormonen; Kap. 13 „Endokrines System"), Kobalt (zum Aufbau von Vitamin B_{12} durch die Darmbakterien) sowie Kupfer und Mangan (als Teile von Enzymen).

7.3 Verdauungstrakt

Z Der schlauchartig gebaute Verdauungstrakt reicht vom Mund bis zum After. Seine verschiedenen Abschnitte besitzen je nach Funktion einen unterschiedlichen Wandbau. Anhangsdrüsen im Kopfbereich (Speicheldrüsen) und in der Bauchhöhle (Leber, Bauchspeicheldrüse) sowie ein Pfortaderkreislauf zwischen Darm und Leber unterstützen die Verdauungs- und Resorptionsfunktionen.

Der Verdauungstrakt besteht aus einem langen Schlauchsystem (Verdauungskanal) mit seinen Anhangsgebilden. Er durchzieht den ganzen Körper vom Mund bis zum Darmausgang. Deshalb lassen sich Innenraum und Inhalt des Verdauungskanals als ein Stück eingestülpter Umwelt betrachten. Ebenso wie an der Körperoberfläche die Haut, bildet innen die Darmwand die Grenze des Organismus.

Die zum Verdauungstrakt gehörenden Abschnitte sind in Tab. 7-5 zusammengefasst (Abb. 7-0 und Kap. 2).

7.3.1 Mundhöhle

Die Mundhöhle (Cavitas oris) im engeren Sinne ist ein von den Zahnreihen des Unter- und Oberkiefers umschlossener Raum, auf dessen Grund sich die **Zunge** befindet (Abbildung 7-2). Zwischen den Lippen bzw. der Wangenschleimhaut und den Zähnen verbleibt ein spaltförmiger Raum, der Mundvorhof (Vestibulum oris). Das Dach der Mundhöhle wird vorne vom **harten** und hinten vom **weichen Gaumen** beziehungsweise dem **Gaumensegel** gebildet, das in das **Zäpfchen** (Uvula) ausläuft. Hinten geht die Mundhöhle ohne scharfe Grenze in den

Abschnitte		Lokalisation	Funktion
Mundhöhle (Cavitas oris)		Kopf	Nahrungsaufnahme, Kauen, Sekretion, Beginn der enzymatischen Verdauung, Schlucken
Rachen (Pharynx)		Kopf, Hals	Nahrungstransport
Speiseröhre (Oesophagus)		Hals, Brusthöhle, Bauchhöhle	
Magen (Ventriculus, Gaster)		Bauchhöhle	Sammlung, Sekretion, Beginn der enzymatischen Verdauung
Zwölffingerdarm (Duodenum) **Leerdarm** (Jejunum) **Krummdarm** (Ileum) Anhangsdrüsen des Zwölffingerdarms **Leber** (Hepar) **Bauchspeicheldrüse** (Pankreas)	**Dünndarm** (Intestinum tenue)	Bauchhöhle	Sekretion, Verdauung, Resorption
Blinddarm (Caecum) mit **Wurmfortsatz** (Appendix vermiformis) **aufsteigender Dickdarm** (Colon ascendens) **querlaufender Dickdarm** (Colon transversum) **absteigender Dickdarm** (Colon descendens) **S-förmiger Dickdarm** (Colon sigmoideum)	**Dickdarm** (Intestinum crassum)	Bauchhöhle	Resorption, Eindickung
Mastdarm (Rectum)	**Dickdarm** (Intestinum crassum)	Becken	Ausscheidung

Tab. 7-5 Gliederung des Verdauungstrakts.

Rachen über. Die hintere Rachenwand bildet damit gleichzeitig die Hinterwand der Mund-Etage des Kopfes (Abbildung 7-6). Seiten- und Vorderwände der Mundhöhle bilden Wangen und Lippen. Dabei stellt der Wangenmuskel (Musculus buccinator) den wesentlichen Teil der Wangenwand dar. In den Lippen verläuft der kreisförmige Lippenmuskel (Musculus orbicularis oris). Beide gehören zur mimischen Gesichtsmuskulatur (Abbildung 6-17). Mehrere kleine Muskeln schließen als Mundboden die Mundhöhle nach unten ab. Vor allem der Unterkiefer-Zungenbein-Muskel (M. mylohyoideus) bildet eine querorientierte Bodenplatte. In der Mundhöhle befinden sich die Zähne, die Zunge mit ihren Geschmacksknospen und die Gaumenmandeln. Die **Speicheldrüsen** liegen teils in der Schleimhaut der Mundhöhle, teils sind sie der Mundhöhle benachbart.

> **Ü** Führen Sie den Zeigefinger in den Mund und betasten Sie mit geschlossenen Augen die Mundstrukturen. Spüren Sie den deutlichen Unterschied zwischen hartem und weichem Gaumen sowie dem sehr weichen Mundboden.

Die **Zähne** sorgen für die mechanische Zerkleinerung der Nahrung. Sie sind mit ihren langen Wurzeln in tiefe Zahnfächer oder Alveolen von Ober- und Unterkieferknochen eingelassen (eingezapft) und sind darin mit ihrer Wurzelhaut verankert (Abb. 7-3, 7-4). Der Zahn besteht hauptsächlich aus **Zahnbein** (Dentin), das eine dem Knochen ähnliche, aber härtere Struktur besitzt. Dieses Zahnbein umgibt einen Hohlraum, die **Pulpahöhle,** welche von einem gefäßreichen Bindegewebe, dem **Zahnmark** (Pulpa), ausgefüllt ist. Die Pulpahöhle besitzt zur **Zahnwurzel** hin jeweils einen engen Wurzelkanal. Hier treten

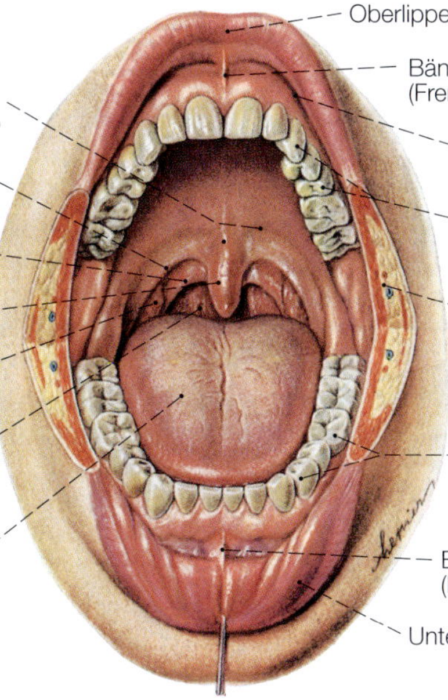

Abb. 7-2 Blick in die geöffnete Mundhöhle. Einschnitte im Bereich der Mundwinkel ermöglichen einen besseren Einblick. [S007-1-19]

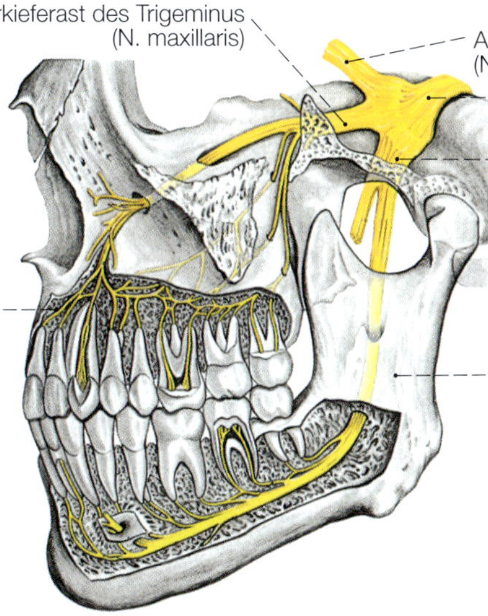

Abb. 7-3 Zahnreihen von rechtem Ober- und Unterkiefer. Die Zahnwurzeln sowie die versorgenden Nervenäste des N. trigeminus (V. Hirnnerv) sind freigelegt. [S010-1-15]

Gefäße und Nerven in den Zahn ein. Die Nerven stammen von Ästen des N. trigeminus (Abbildung 7-3). Der aus dem Zahnfach herausragende Teil des Zahns ist in **Hals** und **Krone** gegliedert. Als Zahnkrone bezeichnet man den frei aus dem Zahnfleisch herausragenden Anteil, der von dem besonders harten Zahnschmelz (Enamelum) überzogen ist. Der Zahnhals ist der Übergangsteil, der noch vom Zahnfleisch (Gingiva) bedeckt ist. Der in dem Zahnfach steckende Anteil, die Wurzel, hat einen dünnen Überzug von knochenartigem Zement (Cementum). Zwischen Zahnwurzel und Zahnfach befindet sich die Wurzelhaut (Desmodont), die den Zahn im Zahnfach mit federnder Elastizität verankert (Abb. 7-4). Der **Halteapparat** des Zahns, das Parodontium, besteht aus Zement, Wurzelhaut, Alveolarknochen und Zahnfleisch.

> **G** **Parodontitis** ist eine chronische Entzündungskrankheit, die durch eine bakterielle dentale Plaque (Biofilminfektion) verursacht wird. Im Verlauf der Erkrankung kommt es zum Verdau von Bindegewebe und zum Abbau des Alveolarknochens. Erste klinische Zeichen dieser im Allgemeinen nicht schmerzhaften Erkrankung sind Rötung, Schwellung und Bluten des Zahnfleisches auf Berührung. Im fortgeschrittenen Stadium kommt es zu Zahnlockerung und Zahnverlust. Parodontitis ist die häufigste Knochenerkrankung des Menschen und bei Erwachsenen die Hauptursache für Zahnverlust. Unter **Parodontose** versteht man eine nicht entzündliche Degeneration des Paroditiums, die wesentlich seltener ist als die Parodontitis. Als **Karies** (Zahnfäule) bezeichnet man eine Zerstörung der Zahnsubstanzen. Auslösend sind säurebildende Bakterien unter Anwesenheit von Kohlenhydraten (Zucker). Regelmäßige professionelle Zahnreinigungen sind die beste Vorsorge gegen diese Erkrankungen.

Das Gebiss des Erwachsenen umfasst 32 Zähne. Es gibt in jeder Kieferhälfte acht Zähne: zwei Schneidezähne (Incisivus), ein Eckzahn (Caninus), zwei kleine Backenzähne (Prämolar) und drei größere Mahlzähne (Molar). Die Vormahlzähne besitzen meist nur eine Wurzel, die Mahlzähne haben im Oberkiefer drei, im Unterkiefer zwei Wurzeln (Abb. 7-3).

In der medizinischen bzw. zahnmedizinischen Praxis werden die Zähne in einer besonderen Schreibweise abgekürzt. Dabei erhält jede Hälfte von Ober- und Unterkiefer eine Kennziffer:

- rechter Oberkiefer = 1,
- linker Oberkiefer = 2,
- linker Unterkiefer = 3,
- rechter Unterkiefer = 4.

Die Zähne werden von der Mittellinie ausgehend nach hinten für jede Kieferhälfte von 1 bis 8 nummeriert. Die Kennzeichnung eines Zahns erfolgt nun durch eine zweistellige Zahl, wobei die erste die Kieferhälfte und die zweite die Zahnnummer angibt: So ist z. B. 11 der erste Schneidezahn oben rechts und 37 der zweite Mahlzahn unten links.

rechts:	links:
Kennziffer 1	Kennziffer 2
Oberkiefer	
18 17 16 15 14 13 12 11	21 22 23 24 25 26 27 28
Kennziffer 4	Kennziffer 3
Unterkiefer	
48 47 46 45 44 43 42 41	31 32 33 34 35 36 37 38

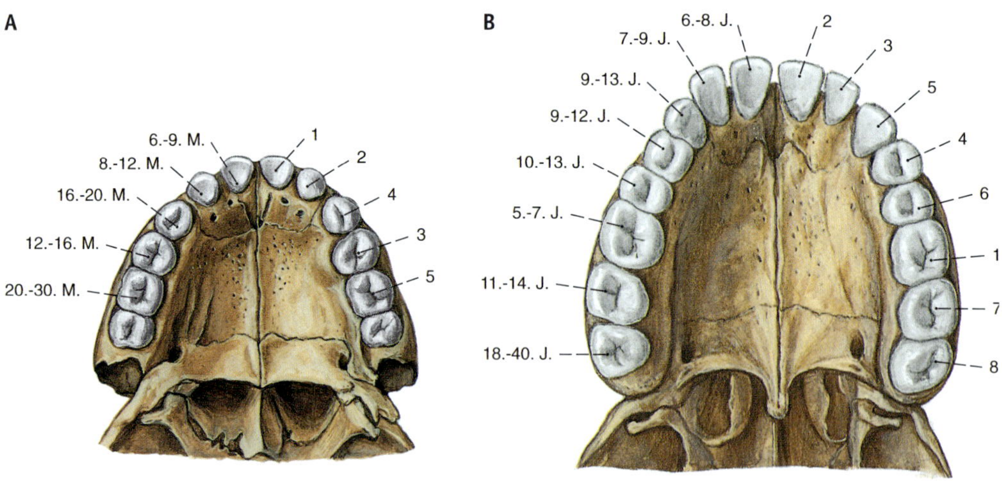

Abb. 7-4 Zähne beim Kind und Erwachsenen. [S007-1-20]
A: Oberkiefergebiss eines Kindes (Milchgebiss). Die linken Zahlen geben die Durchbruchszeiten der Zähne an (M. = Monat), die rechten die Reihenfolge des Durchbruchs. Der erste bleibende Zahn (1. Mahlzahn) ist bei diesem Kind bereits durchgebrochen.
B: Oberkiefergebiss eines Erwachsenen. Die linken Zahlen geben die Durchbruchszeiten der Zähne an (J. = Jahr), die rechten die Reihenfolge des Durchbruchs.

C

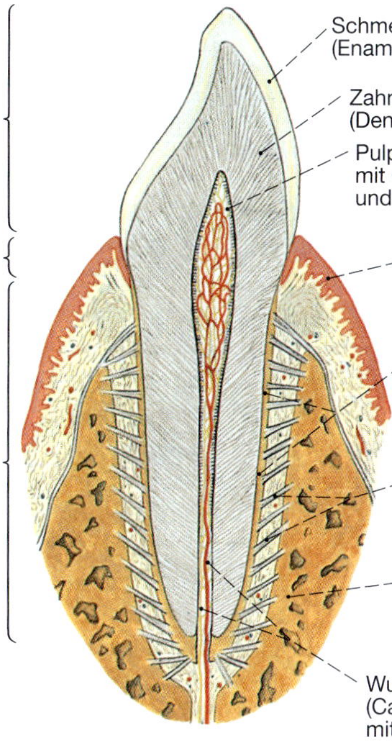

D

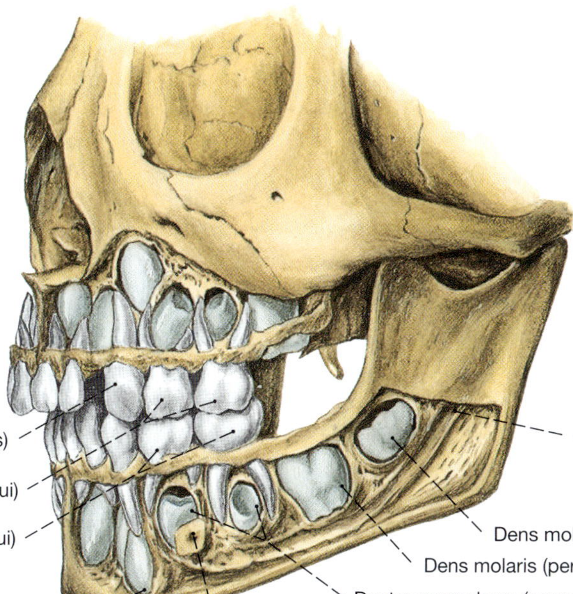

Abb. 7-4 Zähne beim Kind und Erwachsenen (Fortsetzung).
C: Schematische Darstellung des Zahnaufbaus an einem Längsschnitt durch Zahn und umgebende Knochenalveole des Kiefers.
D: Milchgebiss (weiß) und Anlagen der bleibenden Zähne (blaugrün) in den Kieferknochen eines 5-jährigen Kindes. Von den bleibenden Zähnen werden zunächst nur die Zahnkronen angelegt.

Das kindliche **Milchgebiss** (Abb. 7-4 A) bricht etwa ab dem 6. Lebensmonat durch und ist mit 20 Zähnen um das 2. Lebensjahr vollständig. Im Unterschied zum Erwachsenengebiss gibt es bei den Milchzähnen anstelle der Prämolaren und Molaren jeweils zwei Milchmolaren. Die zweiten Zähne bilden sich zwischen dem 6. und 15. Lebensjahr, nachdem sie durch ihr Wachstum die Milchzähne herausgedrückt haben (Abb. 7-4). Die Bezeichnung der Zähne im kindlichen Gebiss erfolgt nach demselben Schema wie beim Erwachsenengebiss. Um Verwechslungen auszuschließen, bezeichnet man beim Kind die Kieferhälften mit den Ziffern 5 bis 8.

rechts:	links:
Kennziffer 5	Kennziffer 6
Oberkiefer	
55 54 53 52 51	61 62 63 64 65
Kennziffer 8	Kennziffer 7
Unterkiefer	
85 84 83 82 81	71 72 73 74 75

Die **Zunge** (Lingua) füllt die Mundhöhle weitgehend aus und liegt bei geschlossener Zahnreihe am Gaumen an (Abb. 7-5, 7-6). Man unterscheidet die vorne gelegene Zungenspitze, den Zungenrücken und den Zungengrund. Die Zunge besteht im Wesentlichen aus **Muskelgewebe.** Die Muskulatur der Zunge selbst (Binnenmuskulatur) ist in verschiedenen Richtungen angeordnet. Nach außen ist die Zunge durch Außenmuskeln mit dem Unterkiefer, dem Zungenbein, der Schädelbasis und dem Gaumen verbunden. Durch diese Muskelgruppen ist sie sehr beweglich und vermag unter anderem Nahrung zu formen, sie zwischen die Zahnreihen zu schieben und nach dem Zerkleinern und Durchspeicheln rachenwärts zum Schlucken zu befördern.

Die Zungenmuskulatur ist von **Schleimhaut** überzogen. Die Schleimhaut des Zungenrückens ist unverschieblich. Ihre Oberfläche ist derb und aufgeraut und trägt zahlreiche kleinere und größere Erhebungen, die Papillen. An der Grenze von Zungenrücken und Zungengrund sind 7 bis 12 große, umwallte Papillen (Papilla vallata) V-förmig angeordnet (Abb. 5-29). In den Wallgräben dieser und anderer Papillen liegen die **Geschmacksknospen,** die die Rezeptoren der Geschmacksempfindung enthalten (Abb. 5-30). Am Zungengrund ist die Oberfläche höckerig und enthält lymphatisches Gewebe, auch Zungenmandel (Tonsilla lingualis) genannt. An der Unterseite der Zunge zieht das Zungenbändchen in der Mitte zum Boden der Mundhöhle. Beiderseits davon liegen die feinen Öffnungen der Ausführungsgänge von Unterzungen- und Unterkieferdrüsen (Abb. 7-5).

Speichel wird von der Ohrspeicheldrüse (Glandula parotidea; Parotis), der Unterkieferdrüse (Glandula submandibularis) und der Unterzungendrüse (Glandula sublingualis; Abbildung 7-5) abgesondert.

- Die **Ohrspeicheldrüse** liegt vor dem Ohr zwischen der Haut und dem Kaumuskel (M. masseter) sowie dem Unterkiefer. Sie ist die größte

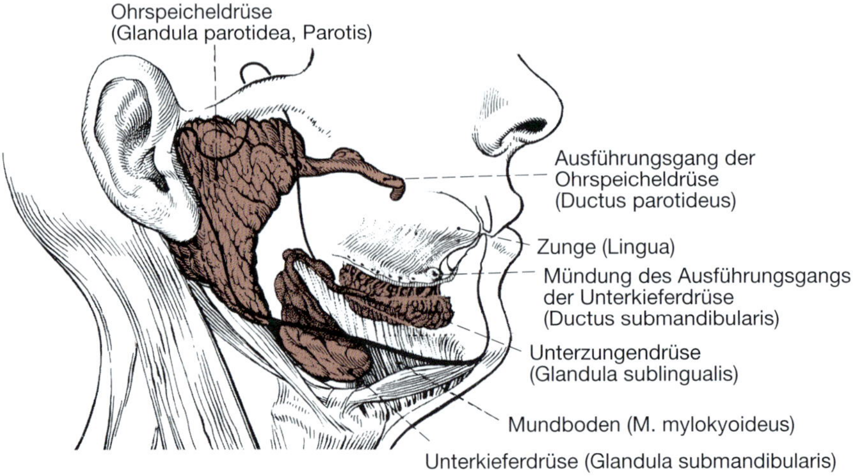

 Abb. 7-5 Lage der großen Speicheldrüsen. [S002-5]

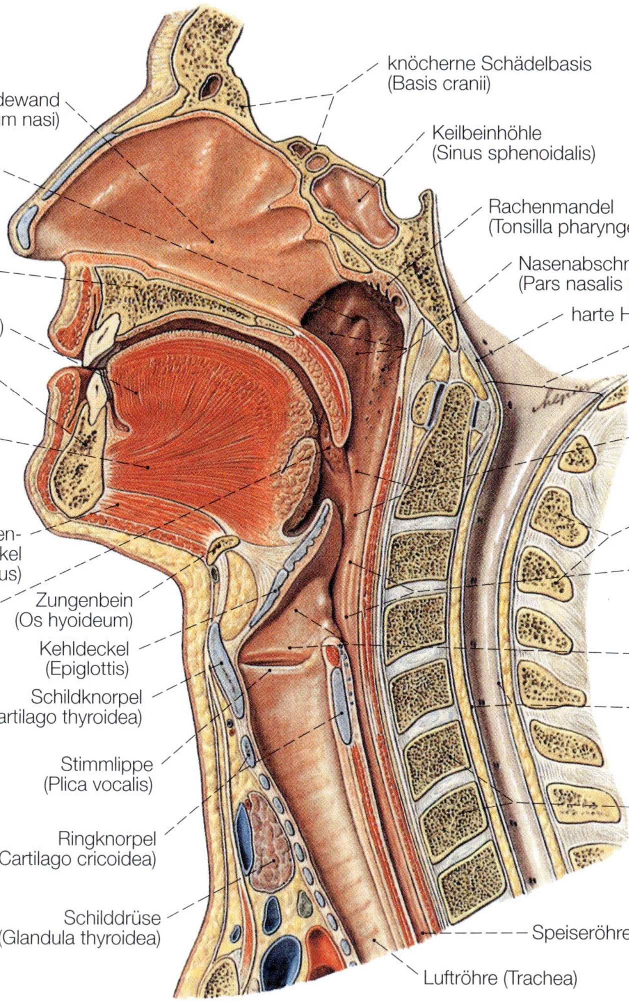

Abb. 7-6 Medianer Sagittalschnitt durch Kopf und Hals mit Nasenhöhle, Mundhöhle, Rachen und Kehlkopf. [S007-1-20]

der Speicheldrüsen. Ihr Sekret gelangt über einen langen Ausführungsgang (Ductus parotideus) in die Mundhöhle. Dieser zieht über den Kaumuskel nach vorne, durchbohrt den Wangenmuskel und gelangt gegenüber dem zweiten oberen Mahlzahn in den Vorhof der Mundhöhle.

- Die **Unterkieferdrüse** liegt unter dem Boden der Mundhöhle und ist der Innenfläche des Unterkiefers angelagert. Ihr Ausführungsgang mündet vorne unten auf einer warzenartigen Erhebung seitlich des Zungenbändchens in die Mundhöhle.
- Die **Unterzungendrüse** befindet sich seitlich zwischen Zungenunterseite und Mundboden. Hier finden sich an einer Schleimhautfalte auch die Mündungen der zahlreichen Ausführungsgänge.

Alle Speicheldrüsen bestehen aus einer großen Zahl von Endstücken, die durch Bindegewebe zu Läppchen zusammengefasst sind (Kap. 3 „Zellen und Gewebe“). Diese Endstücke bestehen aus den sekretbildenden Drüsenzellen. Das Sekret gelangt aus den Endstücken in ein verzweigtes Gangsystem und schließlich in die beschriebenen Ausführungsgänge, die in die Mundhöhle führen. Die verschiedenen Speicheldrüsen produzieren unterschiedliche Arten von Speichel, teils dickflüssige, schleimhaltige, sog. **muköse** Flüssigkeit, teils dünnflüssige, enzymhaltige, sog. **se-**

röse Flüssigkeit. Entsprechend unterscheidet man muköse, seröse und gemischte Drüsen. Ein Mangel an Speichel kann verschiedene Ursachen haben.

> **P** Neben einem allgemeinen Flüssigkeitsmangel (Exsikkose) führt auch eine verminderte Kautätigkeit zu nachlassendem Speichelfluss. Trockene Mundschleimhaut ist anfällig für Infektionen (Soor, Parotitis). Deshalb ist bei Patienten, die nicht trinken können oder dürfen, eine regelmäßige Mundpflege wichtig.

Die **Gaumenmandel** (Tonsilla palatina) befindet sich an der Grenze zwischen Mundhöhle und Rachen (Abb. 7-6). Dort liegt sie in einer dreiseitigen Nische zwischen zwei Schleimhautfalten, die zum weichen Gaumen verlaufen. Es handelt sich um eine Anhäufung von lymphatischem Gewebe, wie es in ähnlicher Weise im Bereich des Zungengrunds (**Zungenmandel,** Tonsilla lingualis) oder im Bereich des Rachendachs (**Rachenmandel**, Tonsilla pharyngealis) zu finden ist. Diese Organe gehören zum **lymphatischen Rachenring,** der eine Schutz- und Abwehreinrichtung am Eingang des Verdauungsschlauchs darstellt. Die Schleimhautfalten vor und hinter der Gaumenmandel werden als Gaumenbögen bezeichnet. Die beiden hinteren Gaumenbögen und das Gaumensegel umrahmen die Rachenenge (Isthmus faucium), die den Zugang zum Rachen bildet.

7.3.2 Rachen

Der Rachen (Pharynx, Schlund) besteht aus drei Abschnitten (Abb. 7-6, 7-7):

- „oberer“ Abschnitt, Nasenabschnitt (Pars nasalis), der sich an die Nasenhöhle anschließt,
- „mittlerer“ Abschnitt, Mundabschnitt (Pars oralis), der sich an die Mundhöhle anschließt,
- „unterer“ Abschnitt, Kehlkopfabschnitt (Pars laryngea), der hinter dem Kehlkopf liegt.

Damit reicht der Rachen von der Schädelbasis bis zum Beginn der Speiseröhre. Im mittleren und unteren Abschnitt kreuzen sich Atemweg und Speiseweg: Die Luft strömt von oben hinten nach

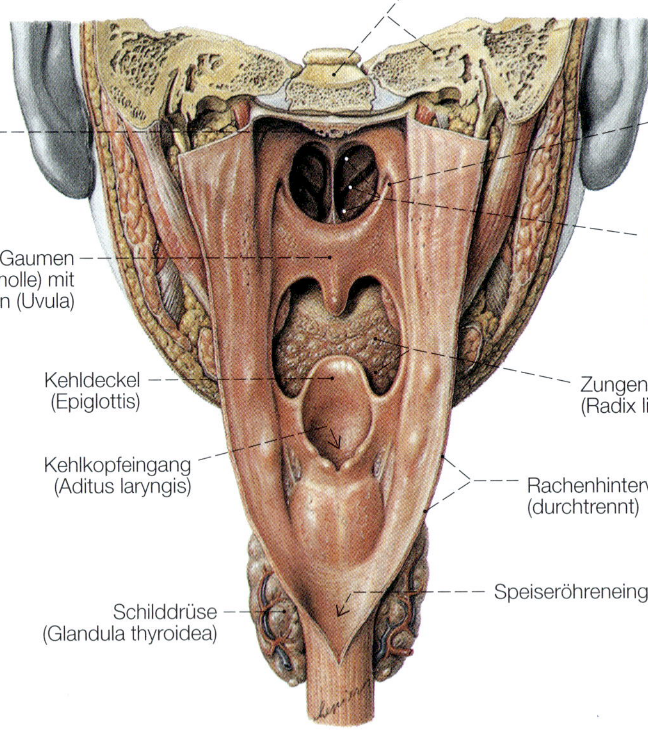

Abb. 7-7 Überblick über die verschiedenen Abschnitte des Rachens nach Eröffnung der Rachenhinterwand. [S007-1-20]

unten vorne zum Kehlkopfeingang; die Nahrung gelangt beim Schlucken über den Zungengrund nach hinten unten zum Speiseröhreneingang.

In die hintere und seitliche Wand des Rachens sind Muskelzüge eingelagert, die sog. **Schlundschnürer**. Sie sorgen beim Schlucken gemeinsam mit der Muskulatur des Gaumensegels für einen Abschluss des Nasenrachenraums. Sie wirken außerdem durch eine Kontraktionswelle beim Befördern von Nahrungsbissen zum Speiseröhreneingang mit.

Der sog. lymphatische Rachenring besteht aus der Rachenmandel am Rachendach, den Gaumenmandeln und den Zungenmandeln (Kap. 7.3.1) sowie lymphatischem Gewebe im Bereich der Rachenöffnung der Ohrtrompete. Er dient der Infektionsabwehr.

7.3.3 Speiseröhre

Hinter dem Kehlkopfeingang geht der Rachen in die erheblich engere Speiseröhre (**Ösophagus**) über (Abb. 7-7, 7-8). Diese ist ein etwa 25 cm langer Schlauch, der zunächst hinter der Luftröhre und vor der Wirbelsäule (hinteres Mediastinum) liegt, dann das Zwerchfell durchbohrt und in Höhe des 11. Brustwirbels am Mageneingang (Cardia) endet. Die Speiseröhre besitzt **drei Engstellen:**

- eine obere Enge hinter dem Ringknorpel (Ösophagusmund),
- eine mittlere in Höhe des Aortenbogens,
- eine untere Enge beim Durchtritt durch das Zwerchfell.

Die inneren Wandschichten der Speiseröhre bilden Längsfalten, die eng aneinander liegen, so dass normalerweise keine Lichtung vorhanden ist (sternförmiges Lumen). Die Falten weichen jedoch auseinander, wenn Nahrung in die Speiseröhre gelangt und durch peristaltische Muskelkontraktionen abwärts in Richtung Magen befördert wird. Dabei öffnet sich auch die Speiseröhre im Bereich des Zwerchfelldurchtritts und des Mageneingangs. Hier befindet sich eine Verschlussvorrichtung, die durch sphinkterähnliche Muskulatur des Oesophagus, durch Muskelschlaufen des Zwerchfells sowie durch Venen der Ösophagusschleimhaut gebildet wird. Dieser Verschlussmechanismus verhindert einen Rückfluss der Nahrung aus dem Magen in die Speiseröhre (Abb. 7-9, 7-10).

Die Speiseröhre hat von innen nach außen folgende Wandschichten, wie sie auch für andere Abschnitte des Darmrohrs typisch sind (vgl. Abb. 7-12, 7-17): Die Schleimhaut (Mucosa), die Unterschleimhaut (Submucosa), die Muskelschicht (Muscularis) mit inneren ringförmig und äußeren längs verlaufenden Muskelfasern sowie einer bindegewebigen Hüllschicht (Adventitia).

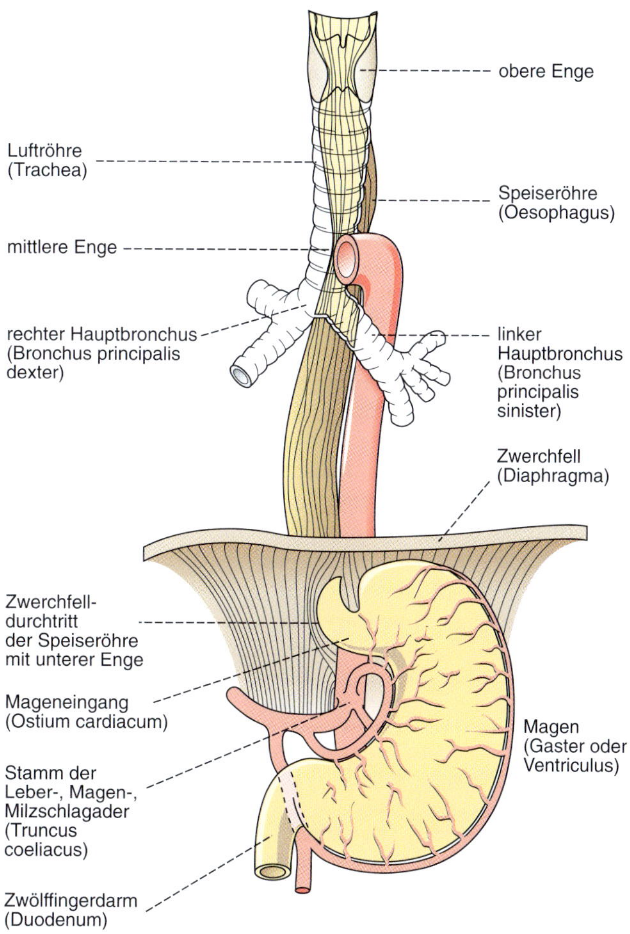

Abb. 7-8 Verlauf und Engstellen der Speiseröhre bis zum Magen. [L106-R127]

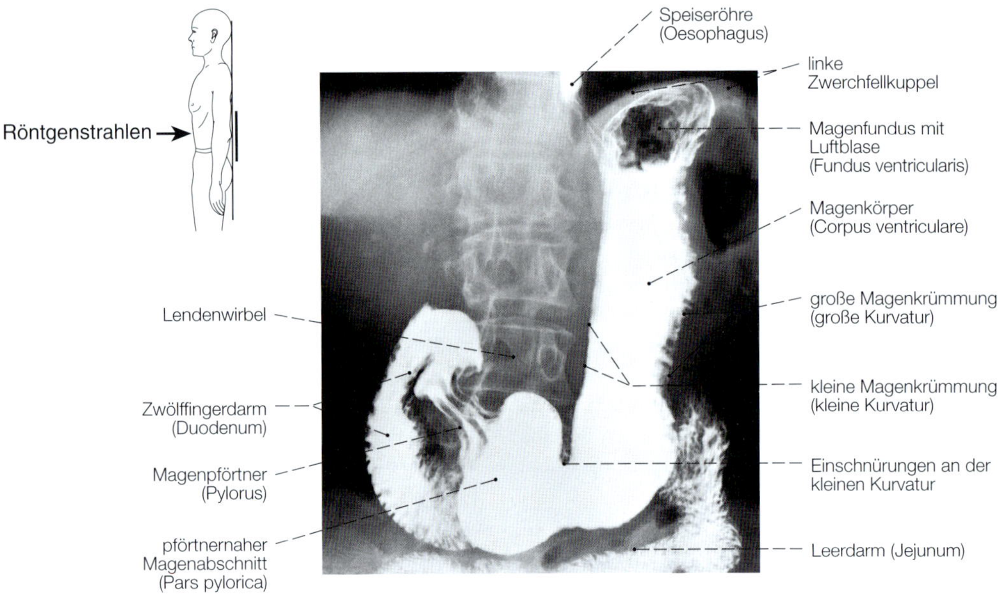

Abb. 7-9 Röntgenbild vom Magen und Zwölffingerdarm nach oraler Gabe von Kontrastmittel; Aufnahme am stehenden Patienten, sagittaler Strahlengang (anterior-posteriore Aufnahme), mit Darstellung des Faltenreliefs von Magen und Dünndarm. [S007-2-20]

7.3.4 Magen

An die Speiseröhre schließt sich mit dem Magen (**Ventriculus,** Gaster) eine sackartige Erweiterung des Verdauungsschlauchs an (Abb. 7-8, 7-9, 7-10, 7-11). Der Magen nimmt die Nahrung auf. Er hat ein sehr unterschiedliches Fassungsvermögen. Hier vollzieht sich ein wesentlicher Teil der chemischen Verdauung. Die Gestalt des Magens ist veränderlich und hängt von den Füllungsverhältnissen ab. Im Stehen hat er etwa Hakenform, und sein tiefster Punkt liegt etwas unterhalb des Nabels. Kennzeichnend für die Magenform sowie wichtiges Orientierungsmerkmal sind eine nach links unten gerichtete, große konvexe Krümmung **(große Kurvatur)** und eine nach rechts oben weisende, kleine konkave Krümmung **(kleine Kurvatur).**

> **P** Wegen der anatomischen Lage des Magens kann es von Bedeutung sein, wie ein Patient liegt, wenn er über eine Magensonde Flüssignahrung erhalten hat. Liegt nämlich der Patient anschließend auf seiner rechten Seite, kann es leichter zu einem Rückfluss der Sondennahrung kommen.

Auf den Magenmund **(Cardia)** folgt eine blindsackartige Erweiterung, der **Magengrund** (Fundus ventricularis). Er liegt unter der linken Zwerchfellkuppel. Nach abwärts verjüngt sich der Magen zum **Magenkörper** (Corpus ventriculare). Daran schließt sich der Pförtnerteil (Pars pylorica) an. Der Magenausgang wird als Pförtner **(Pylorus)** bezeichnet. Ein pylorusnaher Abschnitt der Pars pylorica, das Antrum pyloricum, kann durch eine zirkuläre Falte vorübergehend gegen den übrigen Magenraum abgeschlossen werden. So wird der Mageninhalt in kleineren Portionen entleert. Speisen bleiben, je nach Zusammensetzung, zwischen einer und fünf Stunden im Magen. Kohlenhydratreiche Nahrung wird sehr schnell transportiert, fettreiche besonders lange im Magen gespeichert.

Die **Schleimhaut** der inneren Magenoberfläche zeigt im leeren Zustand zahlreiche längs verlaufende Falten, die sich bei der Füllung glätten können (Abb. 7-14). In der Schleimhaut befinden sich oberflächliche schleimbildende Drüsenzellen und die aus langen Drüsenschläuchen bestehenden Magendrüsen (Abb. 7-17). Letztere bilden den Magensaft. Im **Fundus-** und **Corpusbereich** des Magens finden sich vor allem zwei Typen von Drüsenzellen:

- **Hauptzellen,** die das Pepsinogen bilden,
- **Belegzellen,** die Salzsäure und „intrinsic factor" bilden (vgl. Vit. B_{12}).

A

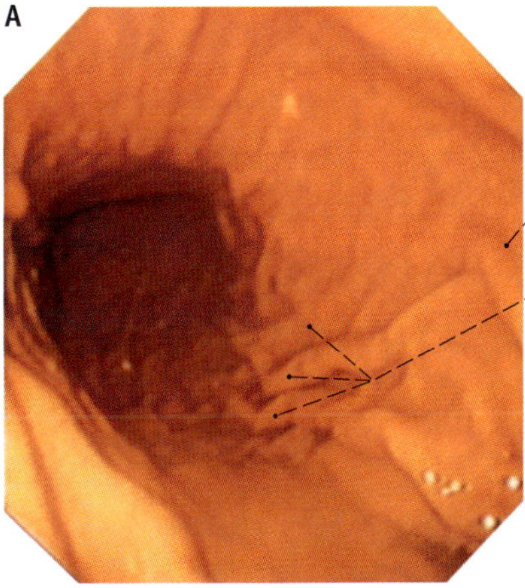

B

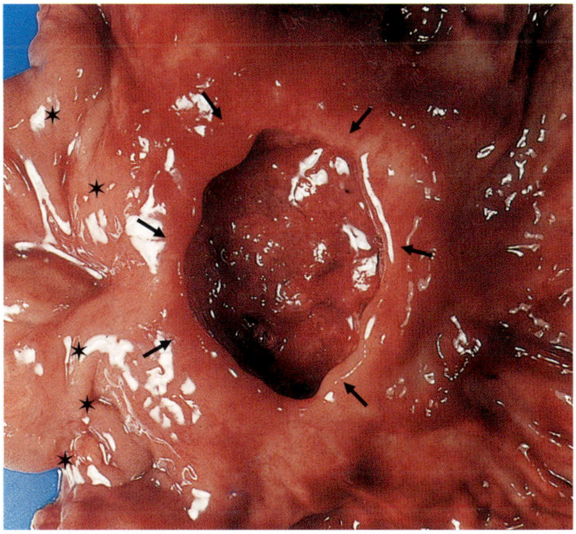

Abb. 7-10 A: Blick mit einem Endoskop in den Körper des Magens (Gastroskopie). Besonders zu beachten sind die ausgeprägten Falten der Schleimhaut an der kleinen Kurvatur des Magens. [S007-2-20] **B:** Chronisches Magengeschwür (Ulcus ventriculi) mit wulstigen Rändern (→) im Pförtnerteil (Pars pylorica) des Magens (Operationspräparat). [S101]

Unter dem Einfluss der Salzsäure wird Pepsinogen in das eiweißspaltende Enzym Pepsin umgewandelt (Abb. 7-22). Im Pylorusteil mit seinem zähflüssigen Sekret sind die genannten Drüsenzellen nicht vertreten.

Eine oberflächliche Schleimschicht, die vom Oberflächenepithel und den im Halsbereich der Drüsenschläuche gelegenen **Nebenzellen** gebildet wird, schützt die Magenwand vor der Selbstverdauung durch Pepsin und Salzsäure. Reicht der Schleimschutz nicht aus, z.B. in lang anhaltenden und häufig wiederkehrenden Stresssituationen, greifen die Säuren die Magenschleimhaut an. Es können dann Magenschleimhautentzündungen (**Gastritis**) und Magenschleimhautgeschwüre (**Ulcus ventriculi**) entstehen (Abb. 7-10 B).

Die äußeren Wandschichten bestehen wie beim Oesophagus aus Muskulatur (Abb. 7-17). Durch ihre Kontraktion, insbesondere durch die vom Magenfundus zum Pylorus wandernden Einschnürungen der Ringmuskulatur, entstehen **peristaltische Wellen.**

Außen ist der Magen vom Bauchfell (Peritoneum) überzogen. Wie bei anderen Eingeweideorganen ermöglicht diese seröse Haut beim Berühren von Nachbarorganen ein nahezu reibungsloses Gleiten. Am Pylorus geht der Magen in den Dünndarm über. Hier befindet sich ein ausgeprägter Ringmuskel (M. sphincter pylori), der bei Neugeborenen krankhaft verdickt sein kann (**Pylorusstenose**). Die dadurch hervorgerufene Verengung des Lumens kann einen Übertritt des Speisebreis in den Zwölffingerdarm unmöglich machen. So kommt es nach Nahrungsaufnahme zu schwallartigem Erbrechen. Nach operativer Durchtrennung des gesamten Muskels normalisiert sich der Nahrungstransport.

Die Bauchfellblätter, die vorne und hinten den Magen überziehen, bilden an der kleinen Kurvatur ein Doppelblatt, das bis zur Leber reicht. Das Doppelblatt an der großen Kurvatur überdeckt als Bauchfellschürze (Omentum majus) den querverlaufenden Dickdarm sowie die Schlingen des Dünndarms. In beiden Doppelblättern verlaufen nahe der großen und kleinen Kurvatur die Blutgefäße, die den Magen versorgen (Abb. 7-15).

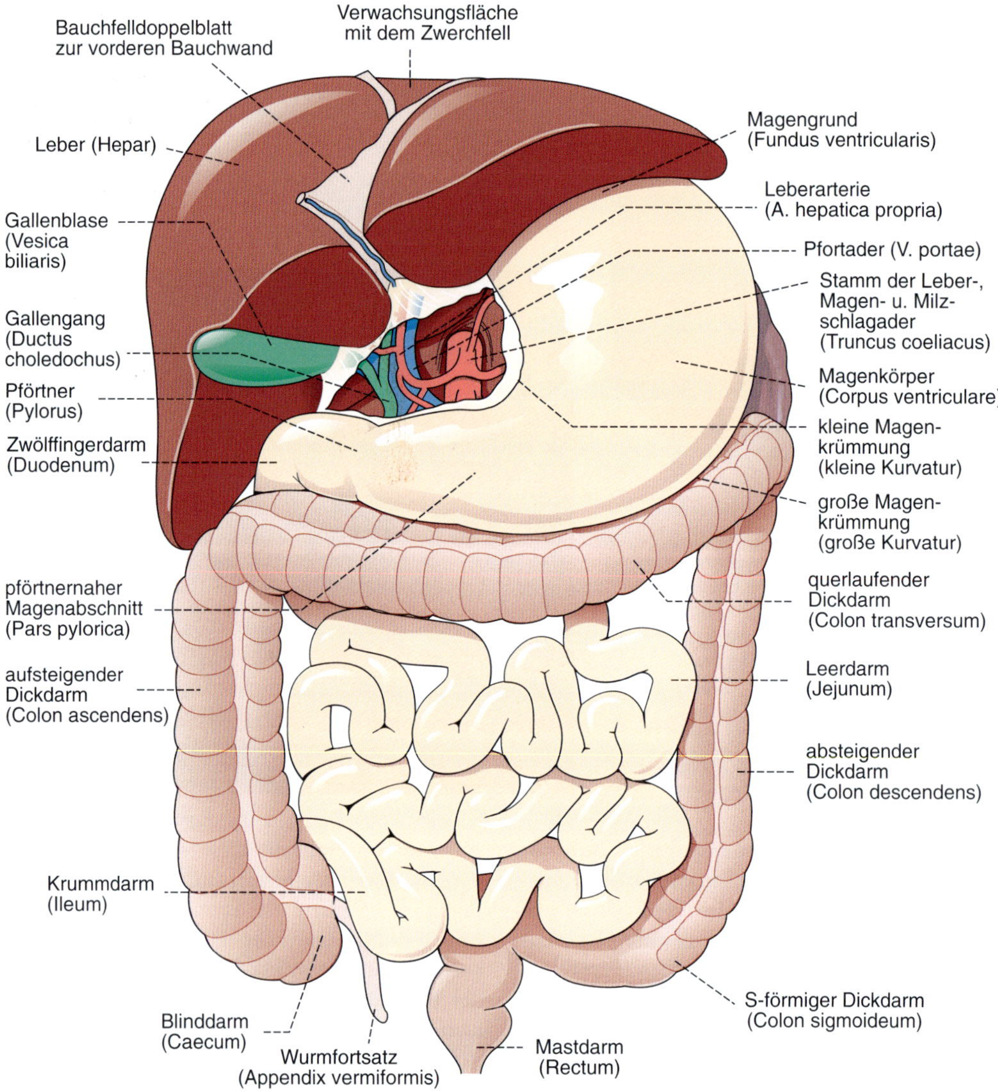

Abb. 7-11 Überblick über die zum Verdauungstrakt gehörenden Eingeweide von Ober- und Unterbauch. [L123-R127]

7.3.5 Dünndarm

Der Dünndarm (**Intestinum tenue**) ist beim Menschen etwa 4 bis 5 Meter, der Dickdarm ungefähr 1,5 Meter lang (Abb. 7-11). Diese außerordentliche Länge vergrößert die innere Oberfläche des Darms erheblich. Mit Ausnahme des Zwölffingerdarms ist der Dünndarm über ein Gekröse (**Mesenterium**) an der Hinterwand der Bauchhöhle befestigt. Dieses Gekröse hängt wie ein „Faltenrock" mit einem ungefähr fünf Meter langen unteren Saum in den Bauchraum hinein und umgibt an seinem unteren freien Rand den Schlauch des Dünndarms.

Der Dünndarm ist der Ort des endgültigen Nahrungsabbaus (**Verdauung**) und der Aufnahme (**Resorption**). Dazu ist seine Länge vorteilhaft. Die innere Oberfläche vergrößert sich zudem noch durch ringförmig angelegte Schleimhautfalten (**Kerckring-Falten;** Abb. 7-14). Sie sind im oberen Dünndarm besonders stark entwickelt. Dazu kommt noch eine Vergrößerung der inneren Oberfläche durch fingerartige Erhebungen der Schleimhaut, die **Darmzotten** (Abb. 7-12 und 7-17). Diese etwa 4 Millionen Zotten

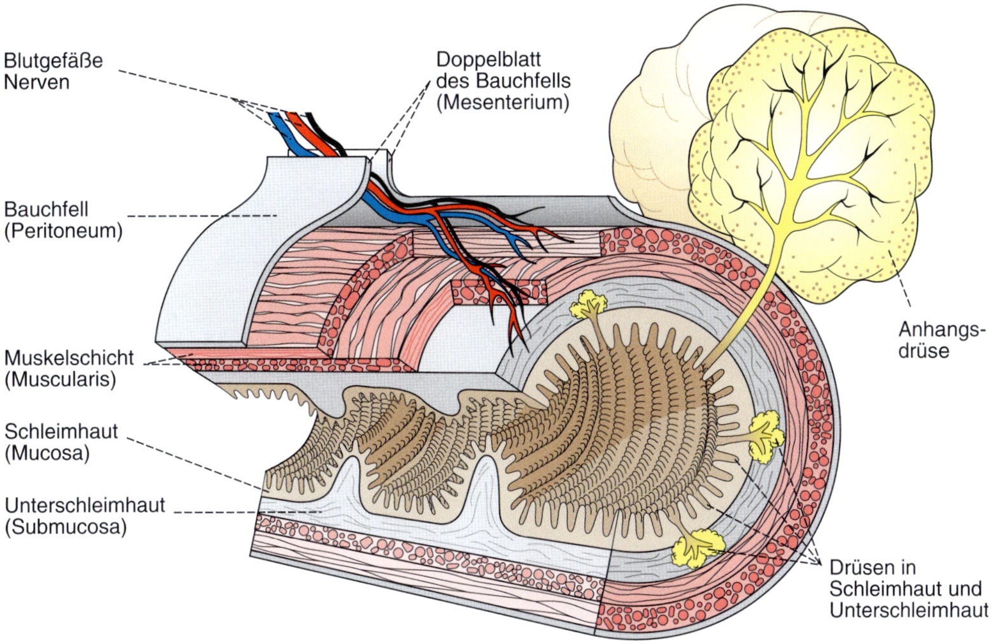

Abb. 7-12 Allgemeiner Aufbau und Schichtung der Darmwand. [L106-R127]

von 0,3 bis 1,5 mm Höhe sind die Organe der Resorption, also der Nährstoffaufnahme in das Blut und die Lymphe. Dazu besitzen sie ein dichtes Netz von Kapillaren, das Zucker und Aminosäuren, sowie ein zentrales Lymphgefäß, das Fette aufnimmt. Die Gesamtoberfläche des Dünndarms beträgt etwa 10 m^2. Bezieht man den oberflächlichen Saum von Mikrovilli auf den Epithelzellen mit ein, so liegt die resorbierende Oberfläche sogar bei 200 m^2. Die Dünndarmschleimhaut bildet auch größere Mengen von Darmsaft. Entsprechende Drüsenzellen finden sich vor allem in schlauchartigen Einsenkungen der Schleimhaut, den sog. **Krypten.** Insgesamt besteht die Wand des Dünndarms aus folgenden Schichten: Schleimhaut, Unterschleimhaut, Ringmuskelschicht, Längsmuskelschicht, Bindegewebe und Peritoneum (Abbildung 7-12, 7-17).

Der Dünndarm ist in drei Teile gegliedert:

- Zwölffingerdarm (Duodenum)
- Leerdarm (Jejunum)
- Krummdarm (Ileum).

Der **Zwölffingerdarm** beginnt am Pförtner (Pylorus), liegt im rechten Oberbauch und hat die Gestalt eines nach links offenen Hufeisens. Mit seiner Rückfläche ist er an der hinteren Bauchwand befestigt.

Mit einer Biegung (Flexura duodenojejunalis) geht der Zwölffingerdarm in Höhe des 2. Lendenwirbels in den **Leerdarm** (Jejunum) über, der ebenso wie der folgende **Krummdarm** (Ileum) am Gekröse aufgehängt ist. Eine scharfe Grenze zwischen Jejunum und Ileum besteht nicht, doch hat das Jejunum mehr Kerckring-Falten.

7.3.6 Bauchspeicheldrüse

Der Zwölffingerdarm umschließt den Kopf der Bauchspeicheldrüse (**Pankreas;** Abb. 7-13). Diese ist lang gestreckt und liegt im Oberbauch quer zwischen Duodenum und der Pforte (Hilus) der Milz. Auf der Vorderseite ist die Bauchspeicheldrüse von Bauchfell überzogen. Der ganze Drüsenkörper ist in Läppchen gegliedert und wird von dem langen Ausführungsgang für den Pankreassaft (Ductus pancreaticus) durchzogen. Dieser mündet auf der großen Papille (**Vater-Papille**) in den Zwölffingerdarm (Abb. 7-14). Am gleichen Ort endet der Ausführungsgang für die in der Leber gebildete Galle. In den exokrinen Zellen der Bauchspeicheldrüse bildet sich ein Sekret, das mit seinen zahlreichen Enzymen für den Abbau der Nährstoffe im Darm wichtig ist (Abb. 13-16). Neben diesem Drüsengewebe gibt es im

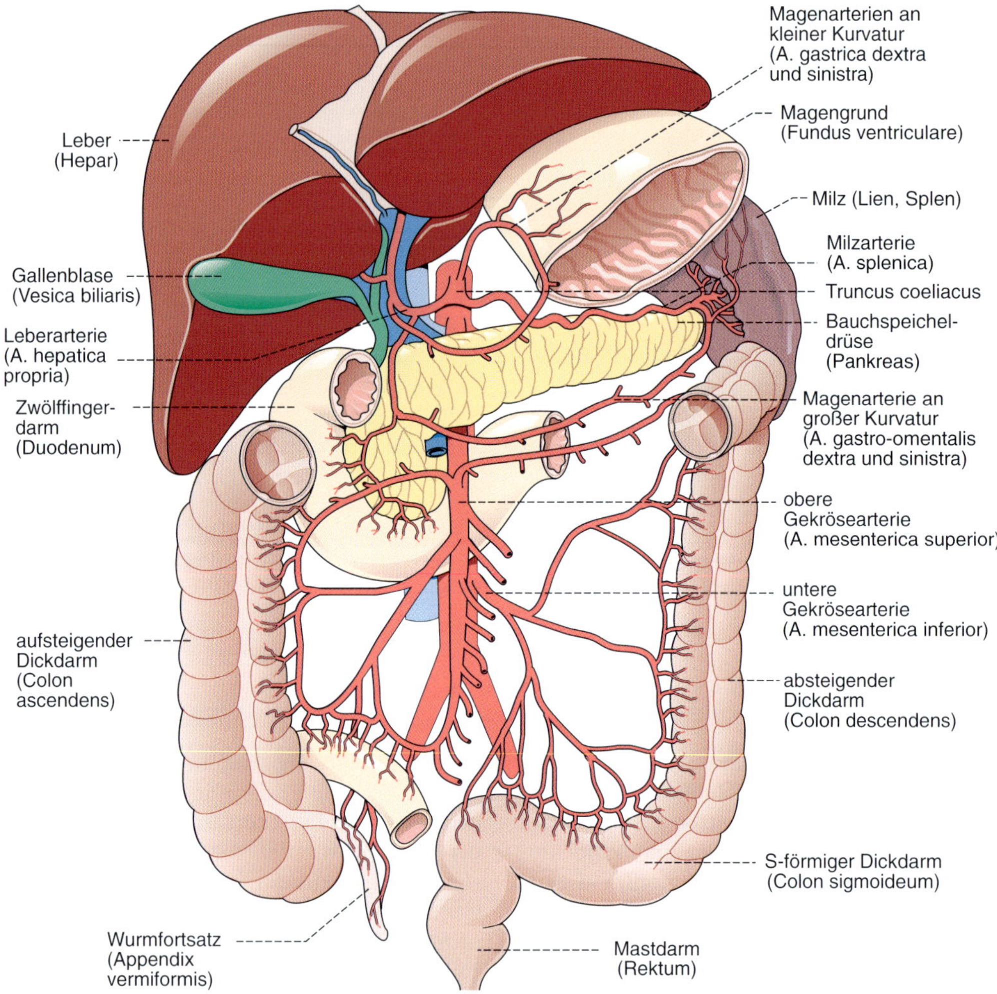

Abb. 7-13 Große Arterienstämme zur Versorgung der verschiedenen Abschnitte des Verdauungstrakts. Ein großer Teil des Magens, des querlaufenden Dickdarms und des Dünndarms wurde entfernt. [L123-R127]

Pankreas noch in großer Zahl Zellgruppen, die sog. **Langerhans-Inseln.** Sie haben keinen Ausführungsgang und bilden die Hormone **Insulin** und **Glucagon** (Kap. 13 „Endokrines System"). Damit gehören diese Zellgruppen zu den endokrinen Drüsen.

7.3.7 Leber

Die Leber (**Hepar**) liegt im rechten Oberbauch, im Schutz des knöchernen Brustkorbs, und überwiegend unter der rechten Zwerchfellkuppel (Abb. 7-11, 2-16, 2-17). Sie ist die größte Drüse des menschlichen Körpers und hat ein Gewicht von etwa 1500 Gramm. Die dem Zwerchfell und der vorderen Rumpfwand anliegende Organfläche ist konvex nach oben gewölbt. Hier findet sich zur Wirbelsäule hin eine Verwachsungsfläche mit dem Zwerchfell. Die konkave Unterfläche ruht auf den Eingeweiden (Niere, Magen, Zwölffingerdarm, Dickdarm). An ihrer Oberfläche wird die Leber in einen rechten größeren und einen linken kleineren Lappen geteilt. Die Grenze wird durch ein Bauchfelldoppelblatt markiert, das von der Zwerchfellunterfläche zur Leber herunterzieht. Auf der Leberunterseite ist eine quer verlaufende Nische, die **Leberpforte** (Hilus), zu sehen. Dort treten die **Pfortader** und die **Leberarterie** ein und der Ausführungsgang der Galle aus (Abb. 7-13, 7-14). Das System der **Gallenausführungsgänge** besteht zunächst aus dem Leber-Gallengang (Ductus hepaticus), in dem die

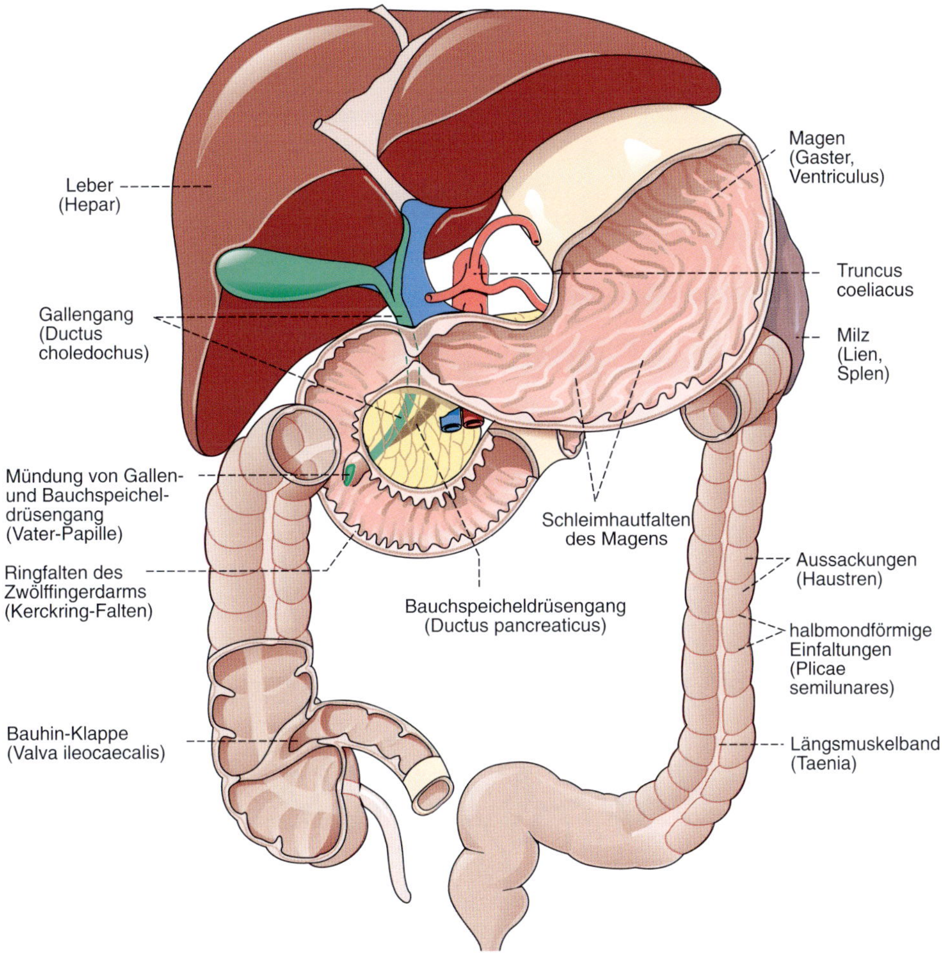

Abb. 7-14 Verlauf von Gallengang und Pankreasgang. Magen, Zwölffingerdarm, Krummdarm und Blinddarm sind in Längsrichtung aufgeschnitten. [L123-R127]

Galle bis zu einer Aufzweigung geführt wird. Von hier gelangt sie entweder auf dem Wege des Blasengangs (Ductus cysticus) zur Gallenblase oder über einen galleabführenden Gang (Ductus choledochus) zum Zwölffingerdarm. Die **Gallenblase** ist ein birnenförmiger Sack, der die von der Leber gebildete Galle sammelt, eindickt und speichert. In ihre Wandung ist eine Schicht aus glatten Muskelfasern eingelagert. Ihre Kontraktion führt zur Entleerung des Gallenblaseninhalts.

Um den Feinbau der Leber zu verstehen, müssen Anordnung und Verlauf von Blutgefäßen sowie von Ausführungsgängen der Gallenflüssigkeit bekannt sein. Ein besonders wichtiges Gefäßgebiet des Organismus stellt die Verbindung zwischen Darm und Leber dar (Abb. 7-15). Es wird als **Pfortadersystem** bezeichnet und verbindet das Kapillargebiet des Darms mit dem der Leber. So bekommt die Leber über die Pfortader das nährstoffreiche, venöse Blut aus dem Darm zugeleitet. Diese Nährstoffe werden von der Leber aufgenommen und in den Leberzellen bearbeitet. Wichtige Schritte des Kohlenhydratstoffwechsels (z. B. Glykogenbildung) und des Eiweißstoffwechsels (Bildung von Bluteiweißen, **Entgiftung**) finden in der Leber statt. Zusätzlich erhält sie neben ihrer eigenen „Ernährung" sauerstoffreiches Blut über die Leberarterie (Abb. 7-15, 7-16). Die im Hilus in die Leber eintretenden Pfortadergefäße führen über vielfache Verzweigungen in ein Bindegewebsgerüst, das die **Leberläppchen** umgibt (Abb. 7-16). Von dort ziehen weite Kapillaren (Sinusoide) radiär (strahlenförmig) zur Läppchenmitte, wobei ihr Blut an

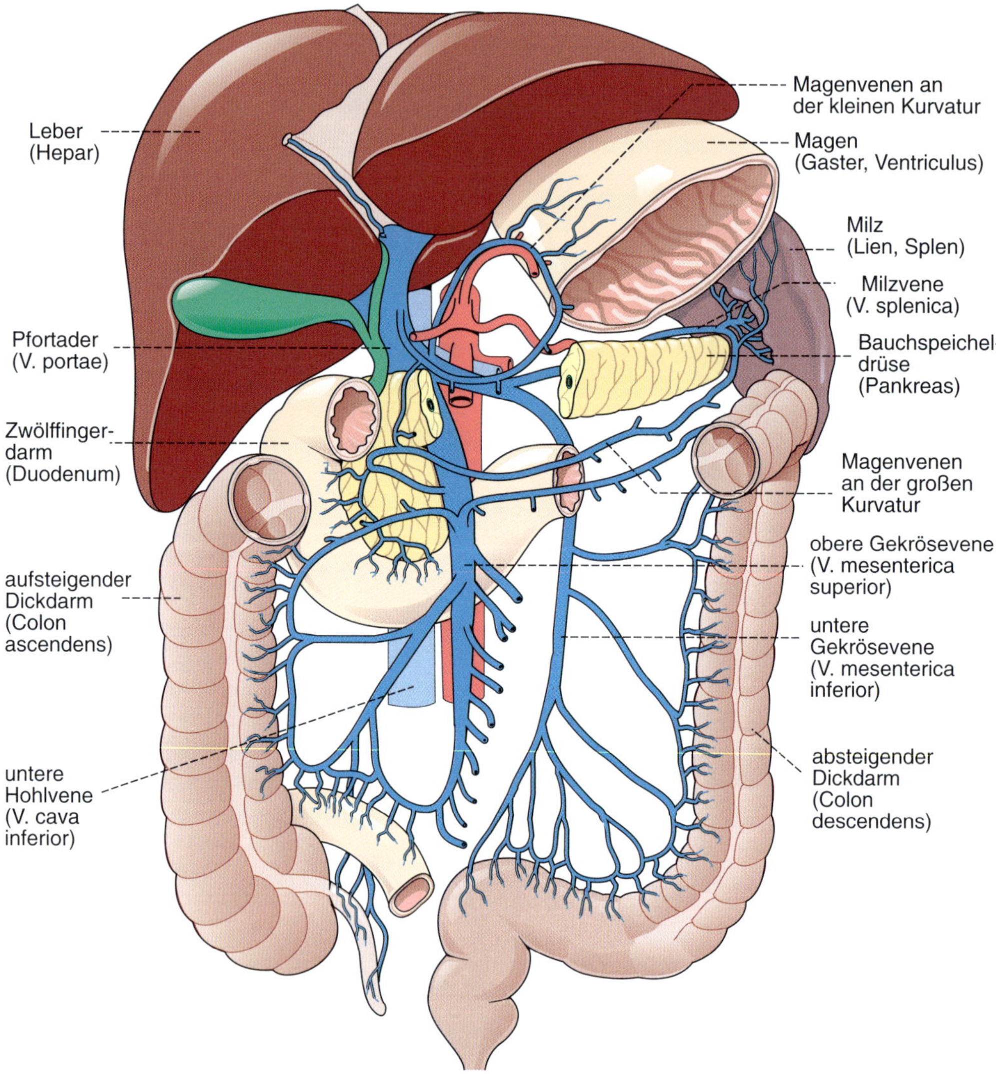

Abb. 7-15 Ursprungsgebiete und Äste der Pfortader sowie Darstellung der Leberpforte. [L123-R127]

den Leberzellbalken entlang fließt. Die Zweige der Leberarterie verlaufen parallel zu den Zweigen der Pfortader und münden ebenfalls in die Kapillaren der Leberläppchen ein. In der Läppchenmitte befindet sich ein zentrales Sammelgefäß, die Zentralvene, welche das von allen Seiten zufließende Blut in Richtung der Lebervenen ableitet. Von dort gelangt es in die untere Hohlvene und zum rechten Herzen. Eine wichtige Aufgabe der Leber ist, die Gallenflüssigkeit zu erzeugen. Dies geschieht in den Leberzellen, die das Sekret in feinste Gallenkanälchen absondern. Die Gallengänge verlaufen mit den Verzweigungen der Pfortader und der Leberarterie in Richtung der Leberpforte (Abb. 7-16).

K Ist der normale Durchfluss des Pfortaderbluts durch die Leber, z. B. durch Verhärtung des Organs (**Leberzirrhose**), behindert, so entsteht ein Rückstau des Bluts. Dieser kann zu Ösophagusvarizen (sackartige Erweiterungen von Venengeflechten der Speiseröhrenwand) führen. Sie wölben sich im unteren Drittel des Ösophagus in das Lumen vor. Gefürchtete Komplikationen sind dabei schwer stillbare Blutungen (Varizenblutungen).

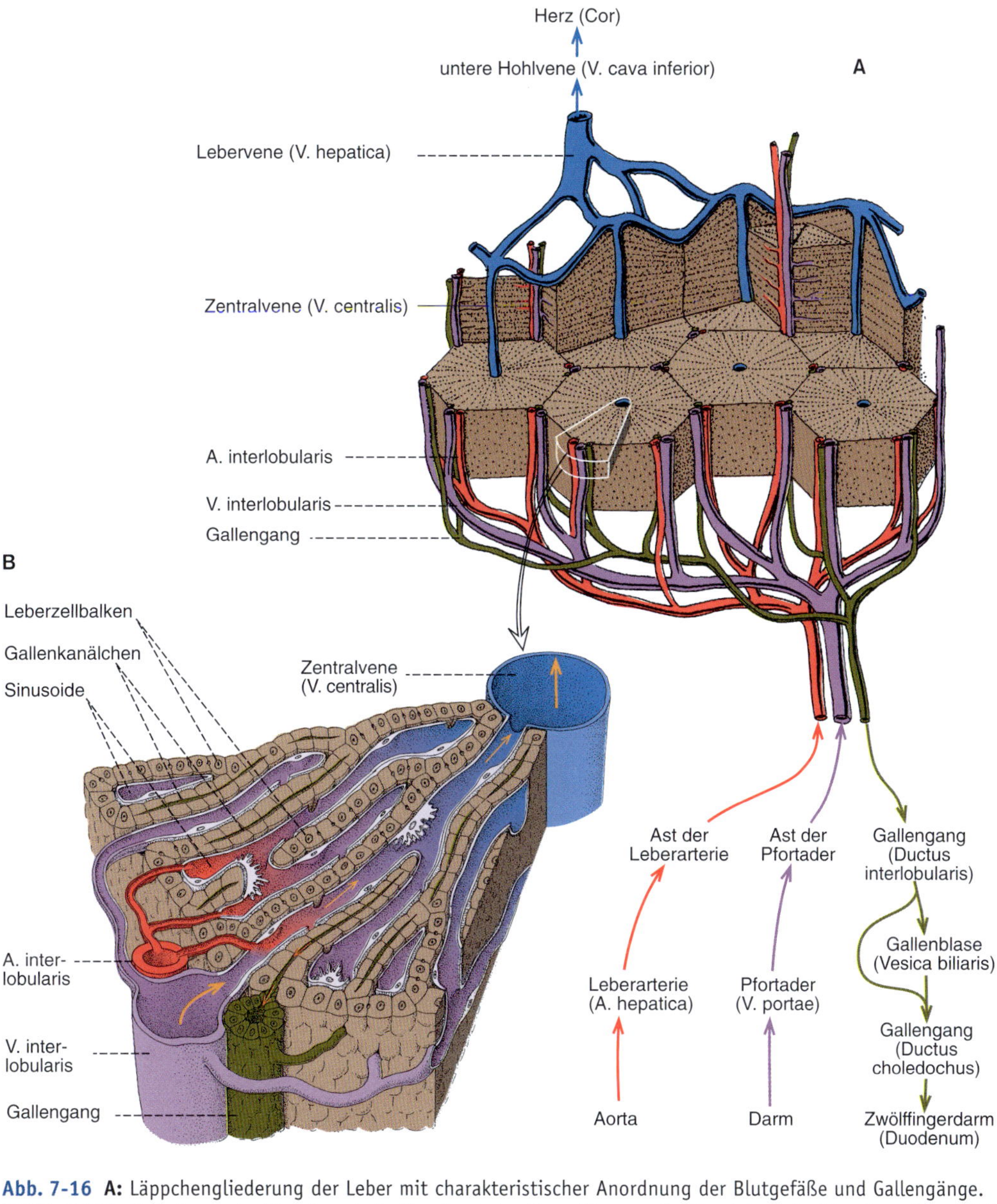

Abb. 7-16 **A:** Läppchengliederung der Leber mit charakteristischer Anordnung der Blutgefäße und Gallengänge. [A400-190] **B:** Teil eines Leberläppchens bei mikroskopischer Vergrößerung. Am Rand des Leberläppchens liegen Ast der Leberarterie (A. interlobularis), Ast der Pfortader (V. interlobularis) und Gallengang zusammen. Sauerstoffreiches Blut der Arterie und sauerstoffärmeres Blut der Pfortader fließen in den Sinusoiden zusammen in Richtung Zentralvene des Läppchens. In umgekehrter Richtung fließt die Galle innerhalb von feinen Kanälchen, die zwischen den Leberzellbalken liegen. [S018]

7.3.8 Dickdarm

Am Übergang vom Dünndarm zum Dickdarm (**Intestinum crassum**) im rechten Unterbauch findet sich eine schlitzartige Öffnung, die Bauhin-Klappe (Valva ileocaecalis; Abbildung 7-11, 7-14). Der Dickdarm unterscheidet sich vom Dünndarm durch den Mangel an Schleimhautzotten (Abb. 7-17), durch seine größere Weite sowie durch Wandverstärkungen, die sog. **Tänien.** Bei den Tänien handelt es sich um bandartige Züge von Längsmuskulatur, die von außen deutlich sichtbar über die ganze Länge des Dickdarms ziehen (Abbildungen 7-11, 7-13, 7-14, 2-2, 2-3,

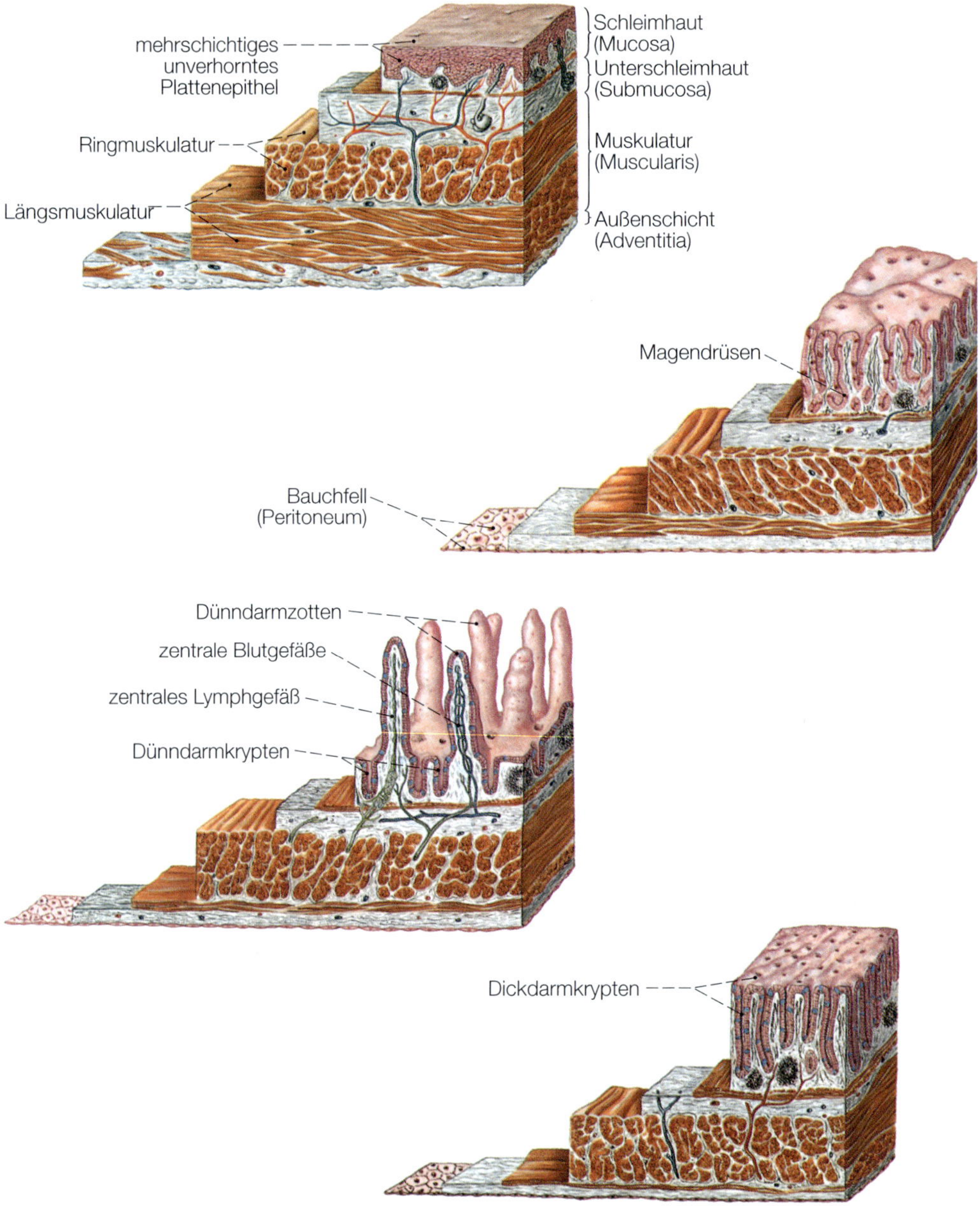

Abb. 7-17 Charakteristischer Wandaufbau verschiedener Abschnitte des Verdauungstrakts. [S007-2-19]

2-16, 2-17). Die charakteristischen Wandausbuchtungen **(Haustren)** und Einziehungen der Dickdarmwand entstehen durch erschlaffte und kontrahierte Abschnitte der Ringmuskulatur (Abbildung 7-11). Ein weiteres Kennzeichen des Dickdarms sind die läppchenförmigen Fettanhängsel (Appendix epiploica) auf der Darmwand.

Von der Einmündungsstelle des Dünndarms geht als abwärts gerichteter, blind endender Sack der **Blinddarm** (Caecum; Abb. 7-11) ab. An seinem unteren Ende befindet sich ein wurmförmig gestalteter Anhang, der **Wurmfortsatz** (Appendix vermiformis). Er ist das verkümmerte Ende des Blinddarms, das sonst nur noch beim Affen vorhanden ist. Beim Menschen ist er ebenso wie der Krummdarm (Ileum) besonders reich an lymphatischem Gewebe, in dem zahlreiche wichtige Abwehrreaktionen ablaufen. Deshalb wird auch die Bezeichnung Darmtonsille verwendet. Der Wurmfortsatz neigt zu Entzündung (Appendizitis) und Vereiterung und muss deshalb häufig operativ entfernt werden.

Von der Einmündungsstelle des Dünndarms zieht der aufsteigende Dickdarm (**Colon ascendens**) zur Leberunterfläche und setzt sich dort mit einem scharfen Knick in den quer laufenden Dickdarm (**Colon transversum;** Abb. 7-11) fort. Der quer laufende Dickdarm liegt auf den Dünndarmschlingen und ist an einem Peritonealblatt (Mesocolon transversum) beweglich aufgehängt. Im linken Oberbauch, in der Milzgegend, geht das Querkolon mit einem spitzwinkligen Knick in den absteigenden Dickdarm (**Colon descendens**) über. Dieser liegt ebenso wie der aufsteigende Teil des Dickdarms der Hinterwand des Bauchraums an und ist mit ihr verwachsen. In der Grube der linken Darmbeinschaufel erfolgt der Übergang in den S-förmigen Dickdarm (**Colon sigmoideum**). Dieser etwas beweglichere Teil geht in Höhe des 2. Kreuzbeinwirbels in den letzten Darmabschnitt, den Mastdarm (**Rectum;** Abb. 7-11), über. Er zieht in der Höhlung des Kreuzbeins, also ganz hinten im kleinen Becken, abwärts und endet mit dem After (**Anus**). Der obere Mastdarmanteil ist relativ weit und heißt Ampulla recti. Etwas oberhalb des Afters, am Ende der Schleimhaut, liegen polsterartige Venengeflechte in der Wand, die für einen dichten Abschluss des Darmrohrs sorgen. Ihre krankhafte Erweiterung nennt man Hämorrhoiden. Als Hauptursache dafür gilt Pfortaderhochdruck sowie weit verbreitet eine allgemeine Bindegewebsschwäche mit begünstigenden Faktoren wie Obstipation oder langes Stehen und Sitzen. Der Verschluss der Afteröffnung erfolgt durch einen inneren und äußeren Ringmuskel (M. sphincter ani internus und externus).

7.4 Verdauung und Resorption

> **Z** Die Verdauung der Kohlenhydrate findet in der Mundhöhle und im Zwölffingerdarm statt, die der Fette im Zwölffingerdarm und die der Eiweiße im Magen, Zwölffingerdarm und Jejunum. Motorik und Sekretion von Magen und Darm werden durch das vegetative Nervensystem sowie durch Hormone aus dem Magen und Zwölffingerdarm gesteuert.

Die Nahrung, die in den Verdauungskanal kommt, ist überwiegend nicht direkt verwendbar. Sie wird daher durch den Kauvorgang mechanisch zerkleinert und chemisch bis in die Elementarbestandteile der Nährstoffe, Monosaccharide, Aminosäuren und Fettsäuren, aufgespalten. Die Darmwand saugt (resorbiert) dann diese Stoffe auf, und das Blut bzw. die Lymphe verteilt sie im Körper. Der Organismus selbst benutzt diese Stoffe für den Aufbau körpereigener Strukturen und für die Energiegewinnung.

7.4.1 Schlucken

Die mit Speichel durchmischte Nahrung gelangt durch das Schlucken in die Speiseröhre (Abbildung 7-18). Der **Schluckakt** lässt sich in zwei Perioden einteilen. Zuerst wird die Nahrung durch eine willkürliche Bewegung in den Rachen befördert. Anschließend wird durch das Berühren der Gaumenbögen, des Zungengrunds und der Rachenhinterwand ein unwillkürlicher, reflektorisch ablaufender Transportvorgang eingeleitet. Die Wege für die Nahrung und für die Atemluft kreuzen einander. Deshalb muss beim Schluckakt zuerst die Verbindung zum Nasenraum verlegt werden. Dann verschließt der Kehldeckel den Eingang zum Kehlkopf und damit zur Luftröhre. Erst dann gelangt die Nahrung durch fein abgestimmte Kontraktionen der Schlundmuskulatur in die Speiseröhre. Der weitere Transport bis zum Magen geschieht durch wiederholte Erschlaffung und Kontraktion (Peristaltik) der Speiseröhrenmuskulatur.

> **P** Schlaganfallpatienten leiden häufig unter Schluckstörungen. Ist das Gaumensegel betroffen, sind diese Schluckstörungen lebensbedrohlich und können aufgrund von Aspiration von Nahrung zu Lungenkomplikationen führen.
> Jedes Schlucken erfordert eine kleine Atempause. Bei Patienten mit hohen Atemfrequenzen und/oder Luftnot hat daher die Verabreichung von flüssiger oder fester Nahrung immer auch eine atembeeinträchtigende Wirkung. Das ist ein Grund dafür, dass diese Personen häufig zu wenig Nahrung zu sich nehmen.

7.4.2 Motorik und Sekretion von Magen und Darm

Durch den Schluckakt und die Peristaltik der **Speiseröhre** gelangt der Speisebrei in den **Magen.** Der Magen kann größere Mengen ohne nennenswerte Drucksteigerung aufnehmen. Die-

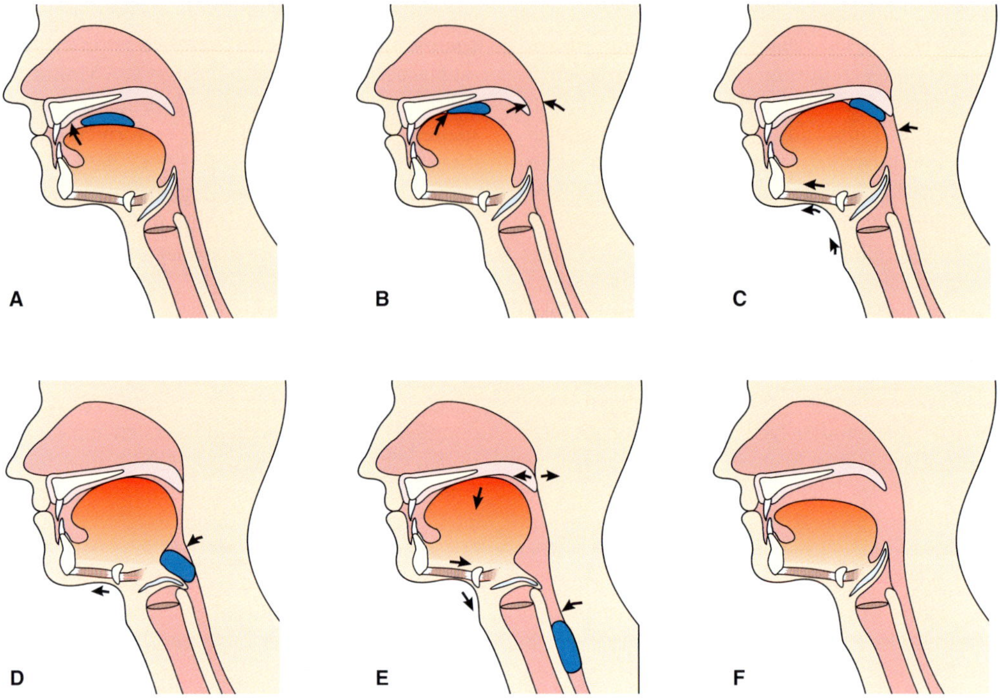

Abb. 7-18 Der Schluckakt. [L123-S130]
A und **B:** Zurückschieben des Nahrungsbolus (blau).
C: Verschluss des oberen Rachenabschnitts.
D: Verschluss des Kehlkopfeingangs.
E: Transport der Nahrung durch den Ösophagusmund.
F: Wiederherstellung des Ausgangszustands.

se Fähigkeit ist auf eine Erschlaffung der Magenmuskulatur zurückzuführen. Nach der Füllung des Magens wird durch die damit verbundene Dehnung des unteren Magenabschnitts (Antrum) ein Hormon (**Gastrin**) aus der Magenschleimhaut freigesetzt und über Blutgefäße verteilt (Abb. 7-19). Gastrin steigert Motorik und Sekretion des Magens. Diese Wirkungen werden durch den Einfluss des sympathischen Anteils des vegetativen Nervensystems gehemmt und durch den parasympathischen gefördert. Durch die gesteigerte Motorik des Magens vermischt sich der Speisebrei mit Magensaft und tritt in den Zwölffingerdarm über.

Der gefüllte **Zwölffingerdarm** setzt weitere Prozesse in Gang (Abb. 7-19). Wasserstoffionen des sauren Magensafts, Eiweiße und Fette aus dem Speisebrei regen die Produktion von Hormonen in der Wand des Zwölffingerdarms an. Dabei handelt es sich um Sekretin, Cholezystokinin und gastric inhibitory peptide (GIP), die ins Blut und so zu den umliegenden Organen gelangen.

In der **Leber** steigern Cholezystokinin und Sekretin die Gallenproduktion (Abb. 7-19). Gleichzeitig fördern sie die Ausschüttung der **Galle** aus der Gallenblase. In der **Bauchspeicheldrüse** regen sie die Produktion und Freisetzung des Pankreassekrets an. Sie hemmen aber auch die Aktivität des Magens. Das GIP unterstützt die hemmende Wirkung auf die Motorik und Sekretion des Magens. Durch die genannten Prozesse werden die Verdauungsvorgänge im Zwölffingerdarm ermöglicht und der Speisebrei aus dem Magen den „Verdauungsmöglichkeiten" im Zwölffingerdarm angepasst. Anschließend wird die angedaute Nahrung an tiefere Darmabschnitte weitergegeben. Die Hormonausschüttung aus der Wand des Zwölffingerdarms vermindert sich dadurch erheblich. Das bedeutet, dass die Hemmung der Magenfunktion weitgehend entfällt. Damit kann erneut Speisebrei vom Magen in den Zwölffingerdarm überführt werden. Der beschriebene Zyklus setzt sich so lange fort, bis der Magen entleert ist.

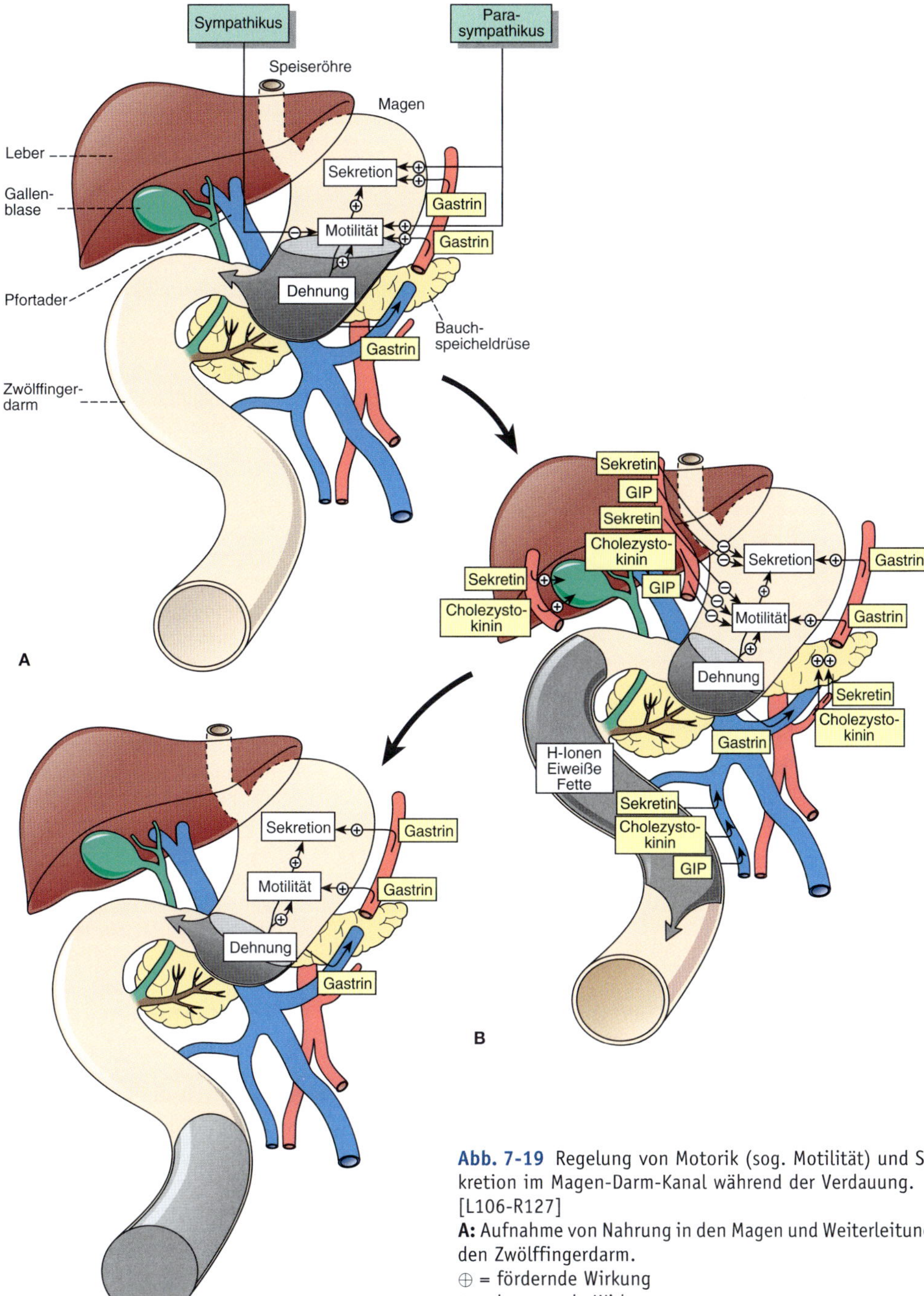

Abb. 7-19 Regelung von Motorik (sog. Motilität) und Sekretion im Magen-Darm-Kanal während der Verdauung. [L106-R127]
A: Aufnahme von Nahrung in den Magen und Weiterleitung in den Zwölffingerdarm.
⊕ = fördernde Wirkung
⊖ = hemmende Wirkung
B: Vorgänge nach Übertritt eines ersten Teils von Mageninhalt in den Zwölffingerdarm.
GIP = gastric inhibitory peptide
⊕ = fördernde Wirkung
⊖ = hemmende Wirkung
C: Überführung eines weiteren Teils von Mageninhalt in den Zwölffingerdarm.
⊕ = fördernde Wirkung

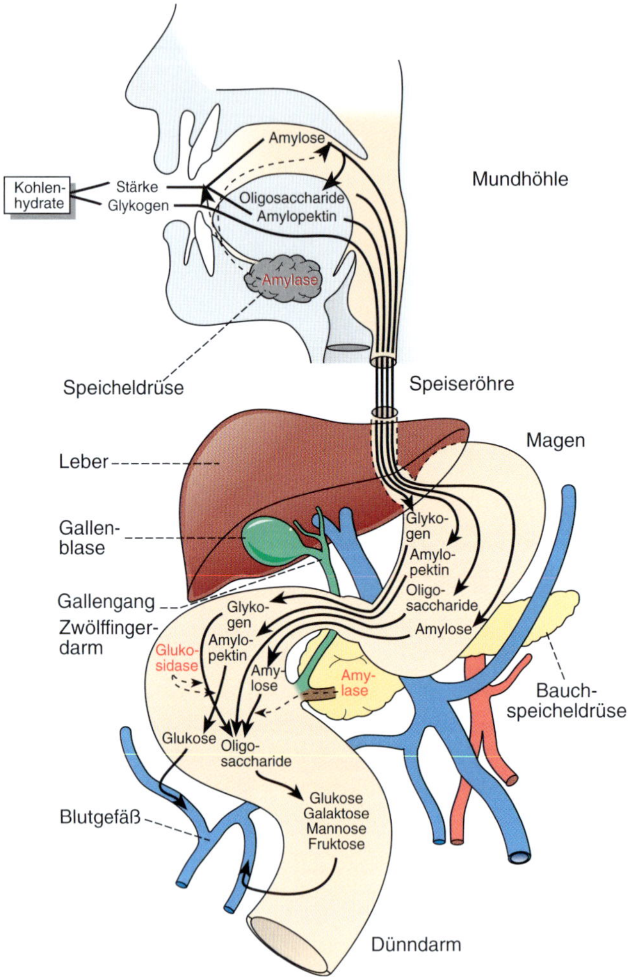

Abb. 7-20 Verdauung und Resorption von Kohlenhydraten. Die Kohlenhydrate werden in der Mundhöhle durch Enzyme der Speicheldrüsen und im Zwölffingerdarm durch Enzyme der Bauchspeicheldrüse und der Darmschleimhaut in ihre Grundbausteine zerlegt. Die Aufnahme in das Blut erfolgt über die Darmwand. [L106-R127]

P Bei manchen Patienten kann es zu einem Rückfluss des Mageninhaltes in den Rachen kommen **(Regurgitation).** Fließt dieses Sekret anschließend in die Luftröhre, entstehen schwere Lungenkomplikationen, z. B. Aspirationspneumonie. Bei Regurgitationsgefahr ist auf eine entsprechende Lagerung des Patienten zu achten. Eine Magensonde oder PEG-Sonde kann ebenfalls Entlastung schaffen.

K **Erbrechen:** Berührung des Zungengrunds, des weichen Gaumens (Zäpfchens) oder der Rachenwand führt zu Kontraktionen der ➜ Schlundschnürer (Würgreflex) und Brechreiz, häufig mit nachfolgendem Erbrechen.
Erbrechen ist ein komplizierter reflektorischer Vorgang, an dem verschiedene Muskelgruppen in folgender Weise beteiligt sind: Zwerchfell und Bauchmuskeln kontrahieren sich und erhöhen gemeinsam den Druck im Bauchraum (Bauchpresse), die Magenmuskulatur kontrahiert sich ebenfalls, während sich der Magenmund (Kardia) öffnet. Der Kehlkopf wird während des Brechvorgangs verschlossen. Alle diese Muskelaktivitäten werden – verbunden mit verstärkter Speichelsekretion – durch ein sog. **Brechzentrum** im verlängerten Mark des Hirnstamms koordiniert und ausgelöst. Erbrechen ist ein Schutzreflex des Organismus, der unterschiedliche Ursachen haben kann. Er wird z. B. durch Berührung des Zungengrunds (s. o.), häufiger durch Magenreizung, verdorbene Speisen, schlechte Gerüche, Schwindel oder Migräne ausgelöst. Mit Medikamenten kann Erbrechen herbeigeführt oder unterdrückt werden.

7.4.3 Kohlenhydrataufnahme

Die Spaltung der Kohlenhydrate **beginnt** bereits **in der Mundhöhle** (Abb. 7-20). Das im Speichel vorhandene Enzym Amylase spaltet zunächst den Stärkeanteil der Kohlenhydrate. Dabei entstehen Amylose, Amylopektin und Oligosaccharide. Alle drei setzen sich aus Glukosemolekülen (Traubenzucker) zusammen. Amylose ist ein geradliniges und Amylopektin ein stark verzweigtes Polysaccharid.

Beim Transport des Speisebreis werden die stärkespaltenden Enzyme des Speichels durch den sauren Magensaft schnell inaktiviert. Erst im Zwölffingerdarm kommt es zu einer weiteren Zerlegung der Kohlenhydrate (Abb. 7-20). Amylose wird durch die aus der Bauchspeicheldrüse freigesetzte Amylase gespalten. Die Glukosidase aus den Zellen der Schleimhaut des Zwölffingerdarms baut schrittweise Glykogen und Amylopektin ab. Dieser Prozess führt schließlich zum Monosaccharid Glukose. Mit der Nahrung können auch Oligo-, Di- und Monosaccharide aufgenommen werden. Während Monosaccharide nicht weiter aufgespalten werden, entstehen im Zwölffingerdarm unter der Einwirkung spezieller Enzymsätze aus den Oligo- und Disacchariden die Monosaccharide Glukose, Galaktose (Bestandteil des Milchzuckers), Mannose (Bestandteil von Zucker-Eiweiß-Verbindungen) und Fruktose (Fruchtzucker, Bestandteil des Rohrzuckers).

Die Monosaccharide gehen über die Darmwand ins Blut (Abb. 7-20). Für die Resorption der Glukose steht ein energieverbrauchender Transport (sog. aktiver Transport) im Vordergrund. Derselbe Resorptionsmechanismus findet bei der Galaktose statt. Dagegen sind für die Monosaccharide Mannose und Fruktose passive Diffusionsprozesse nötig. Nach der Aufnahme in das Blut werden die Monosaccharide über die Pfortader zur Leber weitergeleitet. Ein Teil der Monosaccharide wird dort zu Polysacchariden (z. B. Glykogen) aufgebaut und gespeichert.

7.4.4 Fettaufnahme

Die Fette (Lipide) bestehen aus Glycerin und Fettsäuren (Abb. 7-1). Nach der Zahl der Fettsäuren wird zwischen Mono-, Di- und Triglyceriden unterschieden. Der Abbau der Fette **beginnt** erst **im Zwölffingerdarm** (Abb. 7-21). Die aufgenommenen Fette sind wegen ihrer Unlöslichkeit in Wasser durch Enzyme nur schwer angreifbar und werden deshalb im Zwölffingerdarm in einen feineren Verteilungszustand umgewandelt. Für diese sog. Emulgierung sind Gallensäuren zuständig. Sie werden in der Leber produziert, vorübergehend in der Gallenblase gespeichert und über den Gallengang in den Zwölffingerdarm abgegeben. Gallensäuren verbleiben bei der Resorption der Fette zunächst im Darmlumen, werden dann aber im Ileum größtenteils resorbiert und gelangen mit der Pfortader zur Leber (**enterohepatischer Kreislauf der Gallensäure**). Dort werden sie erneut der Gallenflüssigkeit zugeführt. So muss nur ein kleiner Teil des Tagesbedarfs an Gallensäuren täglich neu produziert werden. Die Emulgierung setzt die hohe Oberflächenspannung an der Grenzfläche zwischen Fett und Wasser herab, vergrößert die

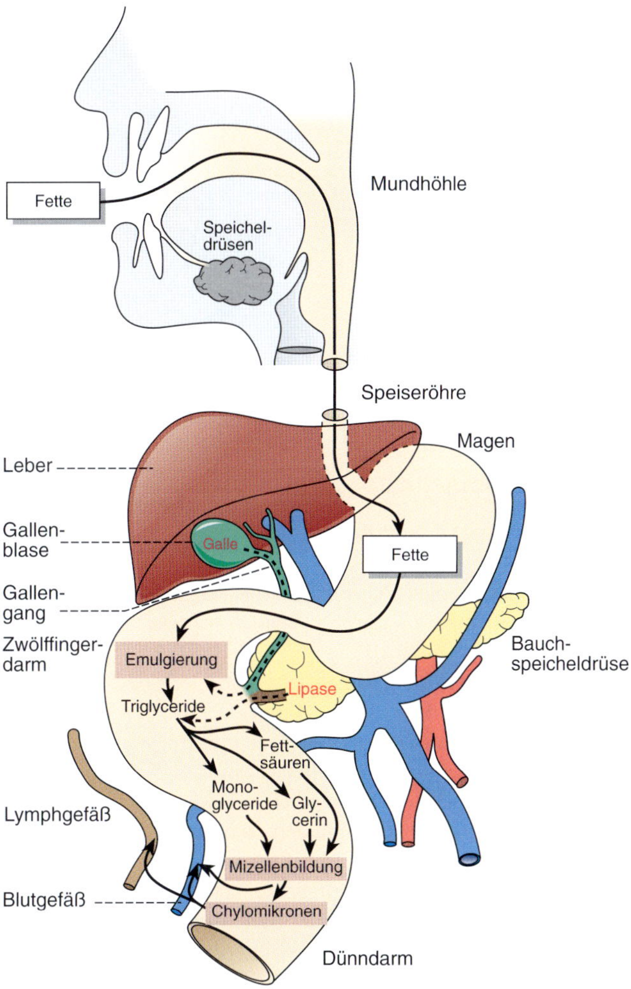

Abb. 7-21 Verdauung und Resorption von Fetten. Nach Emulgierung durch die Galle werden die Fette durch die Enzyme der Bauchspeicheldrüse in ihre Grundbausteine zerlegt und nach Mizellenbildung über die Darmwand in das Blut- und Lymphgefäßsystem aufgenommen. [L106-R127]

7

Oberfläche der Fette und begünstigt den Angriff fettabbauender Enzyme. Diese Enzyme werden überwiegend aus der Bauchspeicheldrüse freigesetzt und als Lipasen bezeichnet. Durch die Wirkung der Lipasen können die Triglyceride in Monoglyceride, in Fettsäuren und Glycerin sowie in geringem Umfang in Diglyceride umgewandelt werden.

Die Spaltprodukte der Fette finden sich zu Gruppen zusammen, die als Mizellen bezeichnet werden. Diese Gebilde stellen die Vorstufen für den Resorptionsvorgang dar. Sie lagern sich zunächst an die Zellen der Darmwand an. Darauf folgt eine Aufbereitung ihres Inhalts, der in die Darmwandzellen aufgenommen und direkt z. B. als Triglyceride oder nach erneuter Bildung kleiner Molekülgruppen (sog. Chylomikronen) ausgeschleust wird. In der Darmwand kommt es zur Aufnahme in Lymph- und Blutgefäße (Abb. 7-21).

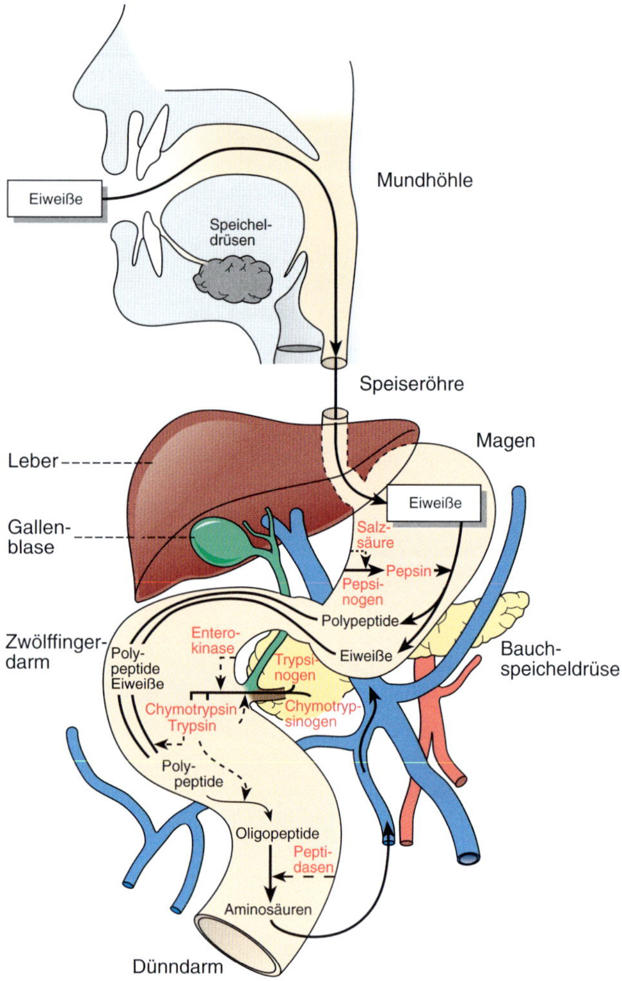

Abb. 7-22 Verdauung und Resorption von Eiweißen. Die Eiweiße werden im Magen mithilfe von Salzsäure und Enzymen der Magenschleimhaut und im Zwölffingerdarm mithilfe von Enzymen der Bauchspeicheldrüse und der Darmschleimhaut in ihre Grundbausteine zerlegt. Die Aufnahme in das Blut erfolgt über die Darmwand. [L106-R127]

7.4.5 Eiweißaufnahme

Die Eiweißverdauung **beginnt im Magen** (Abb. 7-22). Die von der Magenschleimhaut freigesetzte Salzsäure zerstört die Struktur der Eiweißkörper (Denaturierung). Gleichzeitig wandelt sie das ebenfalls aus der Magenschleimhaut stammende Pepsinogen in Pepsin um. Dieses Enzym spaltet einen Teil der Eiweiße in Polypeptide. Die restlichen Eiweiße und die Polypeptide gelangen in den Zwölffingerdarm. Dort setzt sich die Eiweißverdauung fort. Dazu werden die Enzymvorstufen Trypsinogen und Chymotrypsinogen in der Bauchspeicheldrüse gebildet und in den Zwölffingerdarm ausgeschüttet. Hier werden sie durch die Enterokinase, die aus der Schleimhaut des Zwölffingerdarms stammt, in die aktiven Enzyme Trypsin und Chymotrypsin umgewandelt. Diese Enzyme zerlegen die Eiweiße in Polypeptide und Oligopeptide. Eine weitere Spaltung zu den resorbierbaren Aminosäuren erfolgt durch Enzyme der Darmschleimhaut, die Peptidasen. Die Aminosäuren werden durch aktive Transportprozesse über die Zellen der Darmwand in das Blut aufgenommen und zunächst über die Pfortader zur Leber weitergeleitet. Dort beginnt aus einem Teil der Aminosäuren der erneute Aufbau von Polypeptiden (z. B. Bluteiweiße).

> **G** **Ballaststoffe** sind Nahrungsbestandteile, die im Darm nicht verdaut und resorbiert werden. Zumeist handelt es sich dabei um hoch- ➜

polymere Kohlenhydrate. Größere Anteile von Ballaststoffen sind z. B. in Obst, Gemüse oder Vollkornbrot enthalten. Die Zufuhr von Ballaststoffen sollte bei mindestens 30 g/Tag liegen. Sie haben eine darmregulierende Funktion, wirken sich günstig auf den Cholesterin- und Blutzuckerspiegel aus und verringern das Risiko, an Darmkrebs zu erkranken.

7.4.6 Funktionen des Dickdarms

Der Übertritt des Darminhalts vom Dünndarm in den Dickdarm erfolgt in Schüben. Bei der **Dickdarmmotorik** sind rhythmische Segmentierungen durch Kontraktionen der **Ringmuskulatur** besonders ausgeprägt. Der Koloninhalt wird durch eine Massenbewegung weitertransportiert. Dabei kontrahieren sich weite Strecken von Caecum und Colon gleichzeitig. So gelangt der ganze Inhalt abwärts in das Colon descendens und das Rectum. Den Darminhalt in den unteren Dickdarmabschnitten bezeichnet man als Stuhl (Faeces).

Im Dickdarm greifen Bakterien (z. B. **Colibakterien**) in großer Zahl in den Abbau der bisher nicht verdauten Substanzen ein. Dies wird bei Kohlenhydraten Gärung und bei Eiweiß Fäulnis genannt. Vor allem Kohlenhydrate werden im Dickdarm noch aufgespalten und dadurch, besonders die von Zellulose umschlossene Nahrung, teilweise noch nutzbar gemacht. Bei gemischter Kost verbleiben 5–10 % unverdaute Nahrungsreste.

Im Dickdarm durchmischt sich der Darminhalt mit Dickdarmschleim. Das **Wasser wird resorbiert,** besonders das der Verdauungssäfte, so dass sich der Darminhalt eindickt. Die Antiperistaltik, eine rückwärts gerichtete Darmbewegung gegen die geschlossene Valva ileocaecalis, unterstützt diesen Vorgang.

Bei der Zurückhaltung des Darminhalts (Darmkontinenz) und bei der Entleerung des Darms (Defäkation) spielen das Rectum und die Schließmuskeln des Darmausgangs eine wichtige Rolle. Tritt der Darminhalt in das Rectum über, erhöht sich die Wandspannung dieses Darmabschnitts. Diese Spannungszunahme wird über Nervenfasern (Neurone) im Rückenmark (Centrum anospinale) mitgeteilt. Darauf entwickelt sich ein reflektorischer Vorgang, indem der innere Schließmuskel erschlafft und sich der äußere zusammenzieht. Gleichzeitig entsteht die Empfindung des **Stuhldrangs.** Unter willkürlicher Kontrolle der Hirnrinde kann auch der äußere Schließmuskel erschlaffen, die sog. Bauchpresse erhöht und somit der Darm entleert werden. Durch die Einschaltung von Rückenmark und Hirnrinde ist es möglich, dass die Vorgänge der Darmentleerung zu bedingten Reflexen werden (Kap. 5 „Sensorisches System – Lernen und Gedächtnis“). Hierzu leistet die Erziehung im Kleinkindesalter einen wichtigen Beitrag. Da beim Entleeren des Darms das Rückenmark beteiligt ist, können infolgedessen bei Patienten mit Querschnittslähmungen erhebliche Störungen auftreten.

Der **Stuhl** (Faeces) enthält außer einem großen Wasseranteil (bis zu 75 %) unverdaute und unverdauliche Nahrungsreste. Ferner besteht der Stuhl aus Schleim, Verdauungssäften, toten Bakterien und abgeschilferten Darmepithelzellen.

Schließlich findet man auch von der Schleimhaut des Dickdarms ausgeschiedene Schwermetallsalze.

Die Farbe des Kots entsteht durch Gallenfarbstoffe, insbesondere durch **Bilirubin.** Dieser Gallenfarbstoff ist ein Abbauprodukt des Hämoglobins der roten Blutkörperchen. Der Abbau der roten Blutkörperchen erfolgt vor allem in der Milz. Über die Pfortader wird Bilirubin der Leber zugeleitet. Es ist während der Pfortaderpassage an Plasmaeiweiß gebunden und wird als unkonjugiertes („indirektes“) Bilirubin bezeichnet. In den Leberzellen wird Bilirubin durch Koppelung mit Glukuronsäure „konjugiert“ und in die Gallenkapillaren ausgeschieden. Über die weiteren Gallenwege gelangt das konjugierte („direkte“) Bilirubin in den Darm und wird dort teilweise zu Urobilinogen, Urobilin und Sterkobilin abgebaut, wobei Bakterien mitwirken. Bilirubin (sowie Urobilinogen) kann von der Darmschleimhaut wieder aufgenommen, über die Pfortader in die Leber zurücktransportiert und erneut in die Gallenflüssigkeit abgegeben werden. Daher spricht man wie bei den Gallensäuren von einem Darm-Leber-Kreislauf oder **enterohepatischen Kreislauf des Bilirubins.** Die Abbauprodukte des Bilirubins werden über den Stuhl (Sterkobilin) oder nach Rückresorption in den Blutkreislauf (Urobilinogen, Urobilin) durch die Niere ausgeschieden. Sie geben dem Harn seine gelbliche Färbung.

K Störungen des Bilirubinstoffwechsels: Hauptsymptom einer Störung des Bilirubinstoffwechsels ist die Gelbsucht (Ikterus). Der dabei erhöhte Plasmabilirubinspiegel führt zu einer Gelbfärbung der Gewebe, insbesondere der Haut und der Lederhaut (Sklera) der Augen.
Nach dem Ort der Störung kann man drei Formen der Erhöhung des Bilirubinspiegels unterscheiden (Abb. 7-23):

- prähepatische Erhöhung des Bilirubinspiegels, z. B. durch vermehrten Blutabbau (Hämolyse)
- hepatische Erhöhung des Bilirubinspiegels durch Störungen der Leberzellfunktion, z. B. bei Hepatitis
- posthepatische Erhöhung des Bilirubinspiegels durch Abflussbehinderung in den Gallenwegen (z. B. Stein, sog. Verschlussikterus).

Häufigkeit und Ausmaß der Darmentleerung schwanken. Durchschnittlich kommt es zu einer Entleerung pro Tag. Wird der Darm zu häufig und zu stark entleert, spricht man von Durchfall (**Diarrhö**), wird er zu wenig entleert, von Verstopfung (**Obstipation**).

Die Darmentleerung ist wesentlich vom Wassergehalt der Faeces abhängig. Eine Zunahme des Wassergehalts führt zum Durchfall, der durch vermehrte Wasserabgabe in die Darmlichtung und verminderte Wasseraufnahme aus der Darmlichtung bei vielen Erkrankungen des Magen-Darm-Trakts entsteht. Eine Zunahme des Wassergehalts der Faeces kann auch als therapeutische Maßnahme durch **Abführmittel** (Laxanzien) erreicht werden. Bestimmte Abführmittel (sog. salinische Abführmittel) bewirken als schwer resorbierbare Salze oder als nicht vollständig resorbierte Zucker, dass Wasser im Darm osmotisch festgehalten wird. Andere (z. B. Rizinusöl) hemmen die Wasserresorption oder bewirken sogar eine Wassersekretion in die Darmlichtung. Eine unkontrollierte Einnahme von Abführmitteln kann erhebliche Nebenwirkungen, wie Störungen des Salzhaushalts, haben und zur Gewöhnung führen.

P Bakterielle Darminfektionen können zu einer erheblichen Störung der Wasserresorption im Darm führen. Die dadurch entstehenden Flüssigkeitsverluste können nicht durch orale Zufuhr ausgeglichen werden, sondern nur durch intravenöse Infusionen.

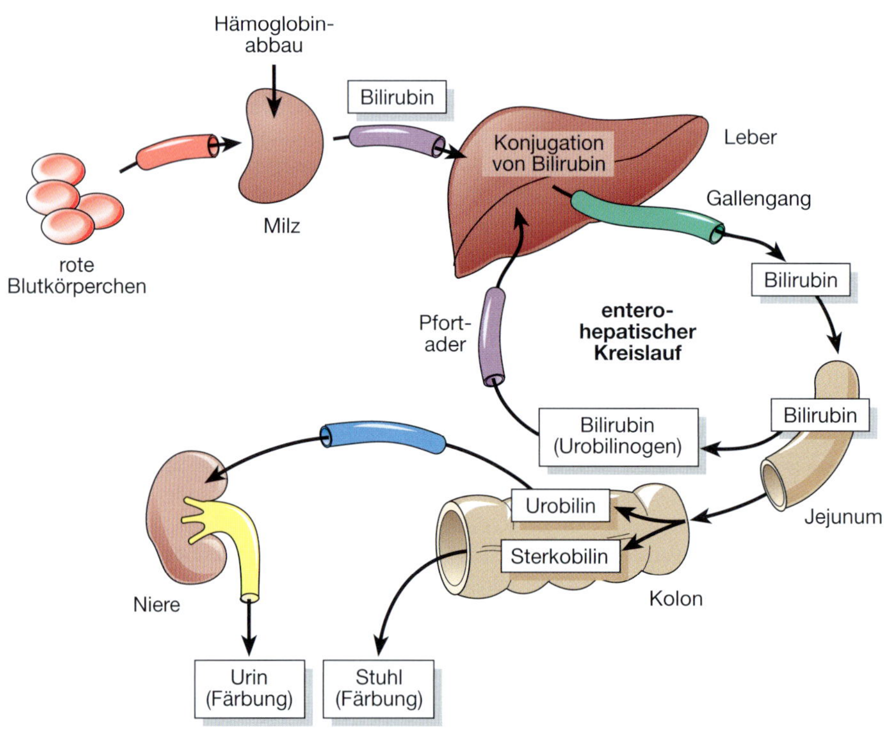

Abb. 7-23 Enterohepatischer Kreislauf von Bilirubin. [L106-R127]

Wiederholungsfragen

1. Beschreiben Sie Lage und Funktion der drei Speicheldrüsen.
2. Skizzieren Sie den Weg der Galle vom Ort ihrer Bildung bis zur Ausscheidung sowie ihre Funktion.
3. Erklären Sie die Kohlenhydratverdauung von der Aufnahme bis zur Resorption mit allen beteiligten Organen.
4. Nennen Sie die wichtigsten Blutgefäße des Verdauungstrakts.
5. In welche Elementarbausteine werden die Eiweiße und Fette aufgespalten?
6. Was ist ein enterohepatischer Kreislauf, und für welche Stoffe gilt er?
7. Beschreiben Sie Lokalisation und Funktion des lymphatischen Rachenrings.
8. Zeichnen Sie ein Leberläppchen und erläutern Sie daran den Blutkreislauf und die Gallensekretion.
9. Wodurch werden Motilität und Sekretion des Magens angeregt?

Auflösung des Fallbeispiels

Virus-A-Hepatitis

Krankheitsbild: Die akute Virushepatitis ist eine Infektion (vor allem) der Leber. Neben einem meist auftretenden Ikterus sind Allgemeinsymptome wie Müdigkeit, Gelenkbeschwerden und Fieber charakteristisch.

Ursachen: Mindestens fünf verschiedene Viren können eine akute Hepatitis hervorrufen. Der Infektionsweg ist allerdings unterschiedlich. Viren vom Typ A vermehren sich in Fäkalien und können über verunreinigte Nahrung oder Trinkwasser in den Organismus eindringen (enterale Infektion). Andere Hepatitiserreger (Viren vom Typ B oder D) können durch Bluttransfusionen, durch Spritzenkanülen, die mit Blut von Virusträgern verunreinigt sind (Drogenabhängige), oder durch Sexualkontakte übertragen werden (parenterale Infektion).

Vorkommen und Häufigkeit: Das Hepatitis-A-Virus kommt weltweit vor. Sein Auftreten ist mit schlechten hygienischen Verhältnissen verbunden. In den Mittelmeerländern ist es z. B. häufiger als in Skandinavien. 20 % aller Virushepatitiden sind auf das Hepatitis-A-Virus zurückzuführen.

Diagnostik: Typisches Symptom der Virushepatitis ist die Erhöhung des Bilirubins im Blut sowie der Anstieg der Transaminasen. Hierbei handelt es sich um Zeichen einer allgemeinen Leberzellschädigung. Zur exakten Diagnose ist der Nachweis des Virus und der entsprechenden Antikörper beim Patienten unerlässlich.

Therapie: Bei etwa 20 % aller Hepatitiskranken ist eine Klinikbehandlung erforderlich. Eine spezifische medikamentöse Therapie wird – außer bei Komplikationen – nicht empfohlen. Strikt verboten für mindestens sechs Monate ist der Konsum von Alkohol. Im familiären Rahmen kann bei Hepatitis-A-Kranken durch peinliche Sauberkeit und getrennte Toilette eine Ansteckung vermieden werden.

8 Atmung

8.1 Obere Luftwege 265
8.1.1 Nase 265
8.1.2 Rachen 267

8.2 Untere Luftwege 268
8.2.1 Kehlkopf 268
8.2.2 Luftröhre 268
8.2.3 Bronchien 270

8.3 Gasaustauschfläche: Lungen 273

8.4 Atemmechanik: Einatmung und Ausatmung 275

8.5 Sauerstoffaufnahme 279

8.6 Kohlendioxidabgabe 280

8.7 Aufgabe der Atmung im Säure-Basen-Haushalt 282

8

Bei der Atmung erfolgt über Atemwege und Lunge ein Gasaustausch zwischen Umwelt und Blut. Sauerstoff wird aufgenommen, Kohlendioxid abgegeben. Der Blutkreislauf transportiert Sauerstoff von der Lunge zum Ort des Verbrauchs (Körpergewebe) und Kohlendioxid vom Ort der Produktion (Körpergewebe) zur Lunge.

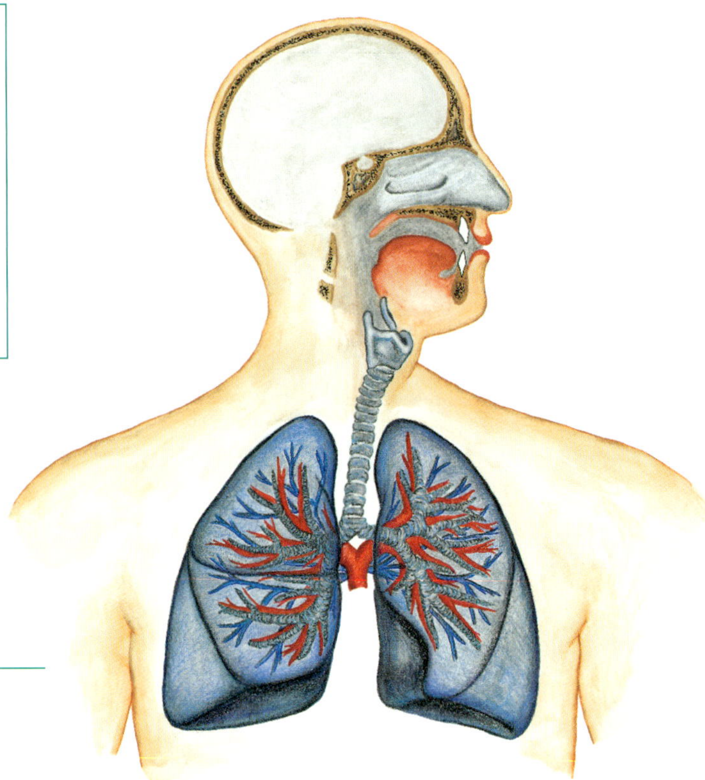

Abb. 8-0 Übersicht über Wege und Organe der Atmung. [L128-R127]

Fallbeispiel

Von Hustenanfällen unterbrochen erklärt ein 68-jähriger Patient, er habe seit einer sechs Monate zurückliegenden Beinamputation keinen Appetit mehr und seit der Entlassung aus dem Krankenhaus mehr als 12 kg Gewicht verloren. Außerdem könne er nicht mehr richtig durchatmen und müsse immer öfter weißlichen Schleim abhusten, und das, obwohl er jetzt mit etwa 20 Zigaretten/Tag nur noch halb so viel rauche wie früher. Bei der körperlichen Untersuchung des Patienten fallen die blassviolett gefärbte Haut, Trommelschlegelfinger mit Uhrglasnägeln und der Fassthorax auf. Atemfrequenz: 28 Züge/min. Puls 76/min. Blutdruck: RR 120/80 mmHg.

8.1 Obere Luftwege

> **Z** Die Luftwege stellen die Verbindung zwischen Umwelt und Lunge her. Nase und Rachen bilden die oberen Luftwege. Die Schleimhaut der Nasenhöhle erwärmt, befeuchtet und reinigt die Atemluft.

8.1.1 Nase

Die Nasenhöhle liegt im oberen Bereich des Gesichtsschädels (Abb. 8-1, 8-2). Ihre **Wände** bilden:

- Oberkieferbein
- Siebbein
- Keilbein
- Nasenbein
- Gaumenbein
- Pflugscharbein

(Kap. 6 „Motorisches System“). Der Gaumen ist die breite Bodenfläche und gleichzeitig das Dach der Mundhöhle. Das schmalere **Dach** der Nasenhöhle besteht aus:

- Stirnbein
- Siebbein
- Keilbeinkörper.

Den äußeren vorderen Zugang zum Nasenraum bilden die Nasenlöcher. Über die Choanen, den inneren hinteren Ausgang, geht die Nasenhöhle in den Nasenabschnitt des Rachens über. Durch die Nasenscheidewand (Nasenseptum) teilt sich die Nase in eine rechte und eine linke Hälfte. Diese Scheidewand besteht vorne aus Knorpel, hinten aus Knochen. Von den seitlichen Wänden des Nasenraumes springen drei muschelartig gebogene **Knochenlamellen** zur Mitte vor:

- obere
- mittlere
- untere Nasenmuschel
  (Concha nasalis; Abb. 8-1).

Zwischen diesen Muscheln und der seitlichen Nasenwand entsteht dadurch jeweils ein von vorne nach hinten verlaufender schmaler Spaltraum:

- oberer
- mittlerer
- unterer Nasengang.

Der gesamte Raum der Nasenhöhle ist mit **Schleimhaut** (Mucosa) ausgekleidet (Abb. 8-1 B). Ähnlich wie beim Verdauungsapparat bildet die Schleimhaut die Innenauskleidung der Hohlräume des Atmungsapparates. Charakteristisch für die Nasenschleimhaut ist ein mehrreihiges Epithel, das dicht mit **Flimmerhaaren** (Kinozilien) besetzt ist (Abb. 8-7). Im Bindegewebe unterhalb des Epithels befindet sich ein ausgedehntes Drüsengewebe. Diese gemischten Drüsen sondern Nasenschleim ab, der die Schleimhaut feucht hält und gleichzeitig die vorbeiziehende Atemluft befeuchtet.

In der oberflächlichen Schleimschicht bleiben auch Fremdkörper hängen. Die Wellenbewegungen der Flimmerhaare des Epithels transportieren sie mit der Schleimschicht mit gleichmäßiger Geschwindigkeit von etwa 1 cm pro Stunde in Richtung Rachen. Auf diese Weise wird die Schleimschicht ständig erneuert und die **Atemluft gereinigt.** In den zahlreichen Blutgefäßen der Nasenschleimhaut strömt Blut, dessen Temperatur in der Regel deutlich über der der Einatmungsluft liegt. Dadurch **erwärmt** sich die vorbeiströmende Luft schnell (vgl. Heizkörper und Raumluft). Durch vermehrte Blutfüllung der Gefäße (dichte Venengeflechte) kann die Nasenschleimhaut sehr rasch anschwellen und die Nasenatmung behindern (allergische Reaktion, Heuschnupfen; Abb. 8-1 B).

Ein kleiner Teil der Nasenschleimhaut im oberen Abschnitt der Nasenhöhle ist zur Riechschleimhaut umgestaltet (Abb. 8-2; Kap. 5.8). Sensible Nervenfasern des V. Hirnnerven (N. trigeminus) versorgen die Nasenschleimhaut. Durch Reizung der Rezeptoren in der Nasenschleimhaut kann ein **Niesreflex** ausgelöst werden (Kap. 8.2.3 „Bronchien“).

Die Nasenhöhle ist mit Nasennebenhöhlen verbunden (Abb. 8-1, 8-2). Der Zugang zur **Oberkieferhöhle** (Sinus maxillaris) liegt unter der mittleren Muschel. Der Zugang zur **Stirnhöhle** (Sinus frontalis) ein wenig weiter vorne. Die Öffnung der **Keilbeinhöhle** (Sinus sphenoidalis) liegt zwischen der oberen Muschel und dem Nasendach. Hinzu kommen noch zahlreiche kleinere und kleinste Nebenhöhlen, die sog. **Siebbeinzellen** (Cellulae ethmoidales). Die Funktion der Nebenhöhlen ist noch unklar. Sie spielen jedoch bei der Stimmbildung als Resonanzorgane eine Rolle (Kap. 5.5). Unter der unteren Muschel mündet der **Tränennasengang** (Ductus nasolacrimalis). Er führt überschüssige Tränenflüssigkeit in den unteren Nasengang und reichert die Atemluft mit Wasserdampf an. Durch die Nasenscheidewand, die Gestalt der Nasenmuscheln und die abwärts weisende Lage der Nasenöffnung wird der Luftstrom in

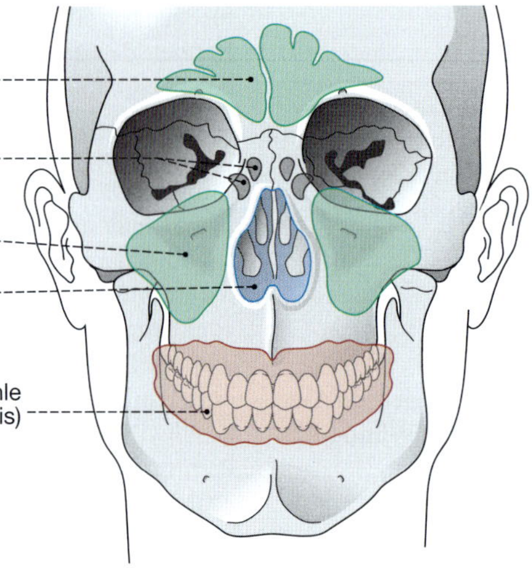

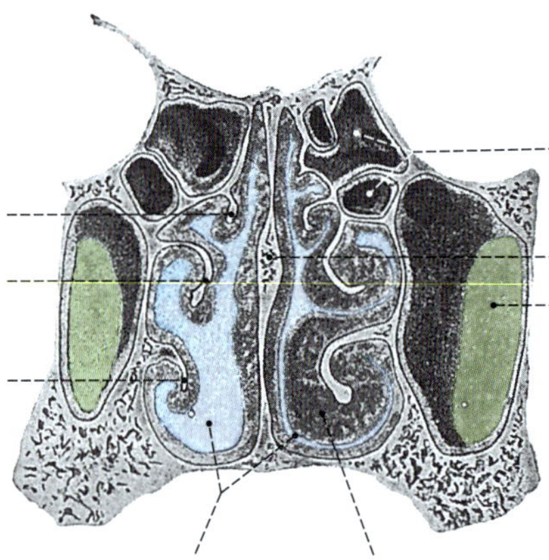

Abb. 8-1 Nasenhöhle und Nebenhöhlen.
A: Projektion von Nasenhöhle und Nebenhöhlen auf die Oberfläche des Gesichtsschädels. [L106]
B: Frontalschnitt durch Nasenhöhle und Nebenhöhlen mit einseitiger Darstellung der geschwollenen Nasenschleimhaut. [S010-1-15]

dünne Schichten geteilt und zugleich so gelenkt, dass er vorwiegend durch die mittleren und unteren Nasenteile zieht. Beim Schnüffeln erreicht er dagegen stärker die Riechregion auf der oberen Muschel (Kap. 5.8).

Vorteile der Atmung durch die Nase (Nasenatmung) gegenüber der Atmung durch den Mund (Mundatmung):

- Riechfunktion („chemische Untersuchung" der Atemluft = Riechen).
- Erwärmung, Befeuchtung und Säuberung der Atemluft.

Neugeborene sind Nasenatmer.

K Das Anschwellen der Nasenschleimhäute kann Atemprobleme verursachen. Abschwellende Nasentropfen führen zur Austrocknung der Nasenschleimhaut und zu einem unangenehmen Gefühl bis hin zu Schmerzen.
Manipulation in den Nasengängen durch Sonden, Katheter, Nasenpflege etc. verursacht Unwohlsein, Schmerzen und löst häufig einen Niesreflex aus. Verletzungen der Nasenschleimhaut mit Blutungen können die Folge sein.
Bei einer Schwellung der Nasenschleimhaut sind häufig die Augen durch Rötung und Tränenfluss beteiligt.

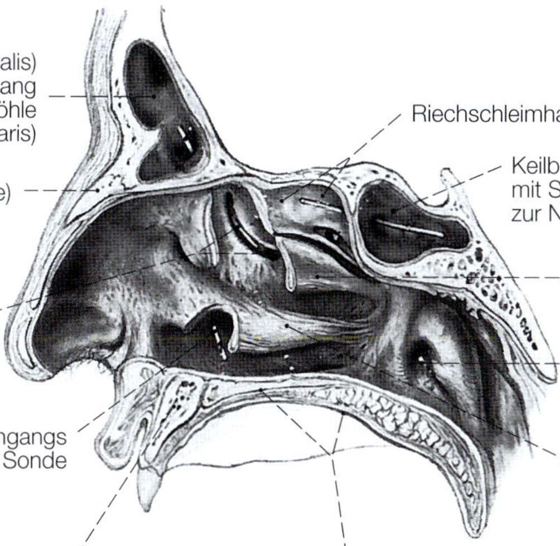

Abb. 8-2 Sagittalschnitt der rechten Nasenhöhle mit Blick auf die seitliche Nasenwand. Untere und mittlere Muschel sind teilweise entfernt, um die Mündung des Tränennasengangs sowie die Zugänge zu Kiefer- und Stirnhöhle darzustellen. [S010-1-15]

Die Riechfunktion hat einen wesentlichen Einfluss auf die Lebensqualität.

G Erreger von Infektionskrankheiten (Viren, Bakterien) können über die Atemwege in den Organismus eindringen. Dies kann geschehen, wenn erregerhaltiger Speichel eines Erkrankten beim Sprechen oder Niesen in feinen Tröpfchen versprüht und von gesunden Personen eingeatmet wird (Tröpfcheninfektion). Durch Mund- bzw. Mundnasenschutz kann dieser Infektionsweg weitgehend vermieden werden.

8.1.2 Rachen

Der Rachen (**Pharynx**) verbindet Nasenraum, Mundraum sowie den sich anschließenden Luft- und Speiseweg (Abb. 7-6, 7-7). Er reicht von der Schädelbasis bis zum Beginn der Speiseröhre und lässt sich in drei Abschnitte gliedern:

- Nasenabschnitt (Pars nasalis)
- Mundabschnitt (Pars oralis)
- Kehlkopfabschnitt (Pars laryngea; Kap. 7 „Verdauungssystem und Resorption").

Im Nasenabschnitt des Rachens liegt beiderseits die Öffnung der Ohrtrompete (Tuba auditiva, Eustachische Rühre). Sie verbindet als ein schlauchförmiger Gang Rachen und Paukenhöhle des Mittelohrs. Entzündungen im Bereich des Rachens können daher auch auf das Mittelohr übergreifen.

Am Rachendach findet sich die Rachenmandel (Tonsilla pharyngealis), eine Anhäufung von lymphatischem Gewebe, ähnlich der Gaumenmandel. Bei Kindern ist die Rachenmandel oft sehr stark entwickelt (so genannte Wucherungen) und kann unter Umständen die Nasenatmung behindern.

Durch den geöffneten Mund sieht man auf die Hinterwand des Mundabschnitts des Rachens und das davor herabhängende weiche **Gaumensegel** (Velum palatinum; Abb. 7-2). Dieses ist eine weiche Gewebsplatte, die den harten Gaumen hinten vervollständigt und im Zäpfchen endet. Das Gaumensegel wird beim Schlucken durch die Gaumenmuskeln angehoben und an die hintere Rachenwand angelegt. Somit werden Mund- und Nasenabschnitt des Rachens gegeneinander abgeschlossen. Im unteren Rachenabschnitt kreuzen sich Luft- und Speiseweg. Die Luft strömt von oben hinten nach unten vorne zum Kehlkopfeingang (Kap. 7 „Verdauungssystem und Resorption"). Die Rachenwand besteht aus **Schleimhaut** und außen gelegenen Muskelzügen, den **Schlundschnürern.** Sie sind für das Schlucken sowie den Transport fester Nahrungsbissen zum Magen wichtig.

Ü Untersuchen Sie mithilfe einer Taschenlampe den Rachen einer Person und versuchen Sie, die anatomischen Strukturen zu erkennen.

P Bei Schlaganfallpatienten ist manchmal das so genannte „Nasenhusten" zu beobachten. Dieses Symptom ist für Pflegende ein wichtiger Hinweis auf bestehende Schluckkoordinationsstörungen im Mund- und Rachenbereich. Es kommt dadurch zustande, dass die Muskeln des weichen Gaumens nicht in der Lage sind, den Nasenabschnitt des Rachens gegen den Mundabschnitt zu verschließen.

8.2 Untere Luftwege

Z Die unteren Luftwege bestehen aus Kehlkopf, Luftröhre und Bronchialbaum. Der Kehlkopf dient der Stimmbildung. Luftröhre und Bronchialbaum werden von einem Knorpelskelett für den Luftstrom offen gehalten.

8.2.1 Kehlkopf

Der Kehlkopf (**Larynx**) liegt wie die anschließende Luftröhre am Hals vorne vor dem Speiseweg (Abb. 7-6). Er ist für die **Stimmbildung** verantwortlich (Kap. 5.5).

Der Kehlkopf ist ein am Zungenbein (Os hyoideum) aufgehängter, nach oben und unten offener Schlauch, dessen Wände durch eine Reihe von Knorpeln versteift sind (Abb. 8-3). Schildknorpel und Ringknorpel haben die Aufgabe, den Schlauch beständig offen zu halten und ihn zu schützen. Die beiden Stellknorpel befestigen die Stimmbänder, und der Kehldeckelknorpel verschließt den Kehlkopfeingang.

Ü Betasten Sie Ihren Schildknorpel und spüren Sie seine Bewegung beim Schluckakt.

Der **Schildknorpel** besteht aus zwei viereckigen Platten mit hornartigen Fortsätzen (Abb. 8-3 B), die vorne in einem stumpfen Winkel zusammenstoßen. So schützen sie den Kehlkopf vorne und seitlich. Die Mitte des vorspringenden Schildknorpels ist als **Adamsapfel** zu tasten und/oder zu sehen. Innerhalb des vom Schildknorpel umfassten Raums liegt der eigentliche **Kehlkopfschlauch.** In ihn ist weiter abwärts der kräftige **Ringknorpel** eingelagert, der einem Siegelring mit nach hinten liegender Platte gleicht. Auf dieser Ringknorpelplatte sitzen getrennt voneinander und beweglich befestigt hinten oben die beiden **Stellknorpel.** Von diesen beiden Stellknorpeln ziehen horizontal nach vorne zur Innenseite des Schildknorpels die beiden echten **Stimmbänder** (Plica vocalis). Sie bestehen aus zwei Gewebsfalten, die von den Seiten der Kehlkopfwand zur Mitte vorspringen und dort eine relativ scharfe Kante besitzen (Abb. 8-3). Darüber liegen zwei Taschen, überwölbt von den zwei **Taschenfalten** (sog. falsche Stimmbänder).

Die zahlreichen Muskeln der Kehlkopfwand greifen vor allem an den Stellknorpeln an und regeln die Spannung der Stimmbänder. Beim Ausstrom der Luft geraten die Stimmbänder in Schwingungen und rufen damit Töne hervor. Länge und Spannung der Stimmbänder bestimmen die Tonhöhe (Kap. 5.5).

Zwischen den beiden echten Stimmbändern befindet sich ein dreieckiger, vorne engerer Spalt, die **Stimmritze** (Abb. 5-25 und 8-3). Durch diesen Spalt strömt die Luft beim Ein- und Ausatmen. Beim Einatmen weitet sich die Stimmritze, beim Ausatmen verengt sie sich.

Nach oben kann der Kehldeckel **(Epiglottis)** den Kehlkopfeingang verschließen. Der Kehldeckel ist eine mit Schleimhaut überzogene, etwa herzförmige Knorpelplatte, die während des Ein- und Ausatmens schräg nach vorne oben steht und so den Luftweg in den Kehlkopf freigibt. Beim Schluckakt kippt er nach hinten um, legt sich vor den Kehlkopfeingang und verhindert den Eintritt von Speise und Flüssigkeit in die Luftwege, das „Verschlucken" (**Aspiration;** Kap. 7 „Verdauungssystem und Resorption").

K Ist diese Funktion des Kehldeckels (z. B. bei Bewusstlosigkeit) gestört, so kann es zu einer Aspiration und zu einer Entzündung der Luftwege sowie der Lunge kommen **(Aspirationspneumonie).**

P Um einer Aspirationspneumonie vorzubeugen, achten die Pflegenden bei geschwächten Patienten u. a. darauf, dass diese die Nahrung gut herunterschlucken und keine Speisereste im Mund verbleiben.

8.2.2 Luftröhre

Die Luftröhre (**Trachea**) beginnt unter dem Ringknorpel. Sie reicht – bis zu ihrer Gabelung (**Bifurcatio tracheae**) in die beiden Hauptäste (Hauptbronchien) – bis etwa in Höhe des 5. Brustwirbels (Abb. 8-4, 8-5). Im Halsbereich und im Brustraum liegt die Luftröhre vor der

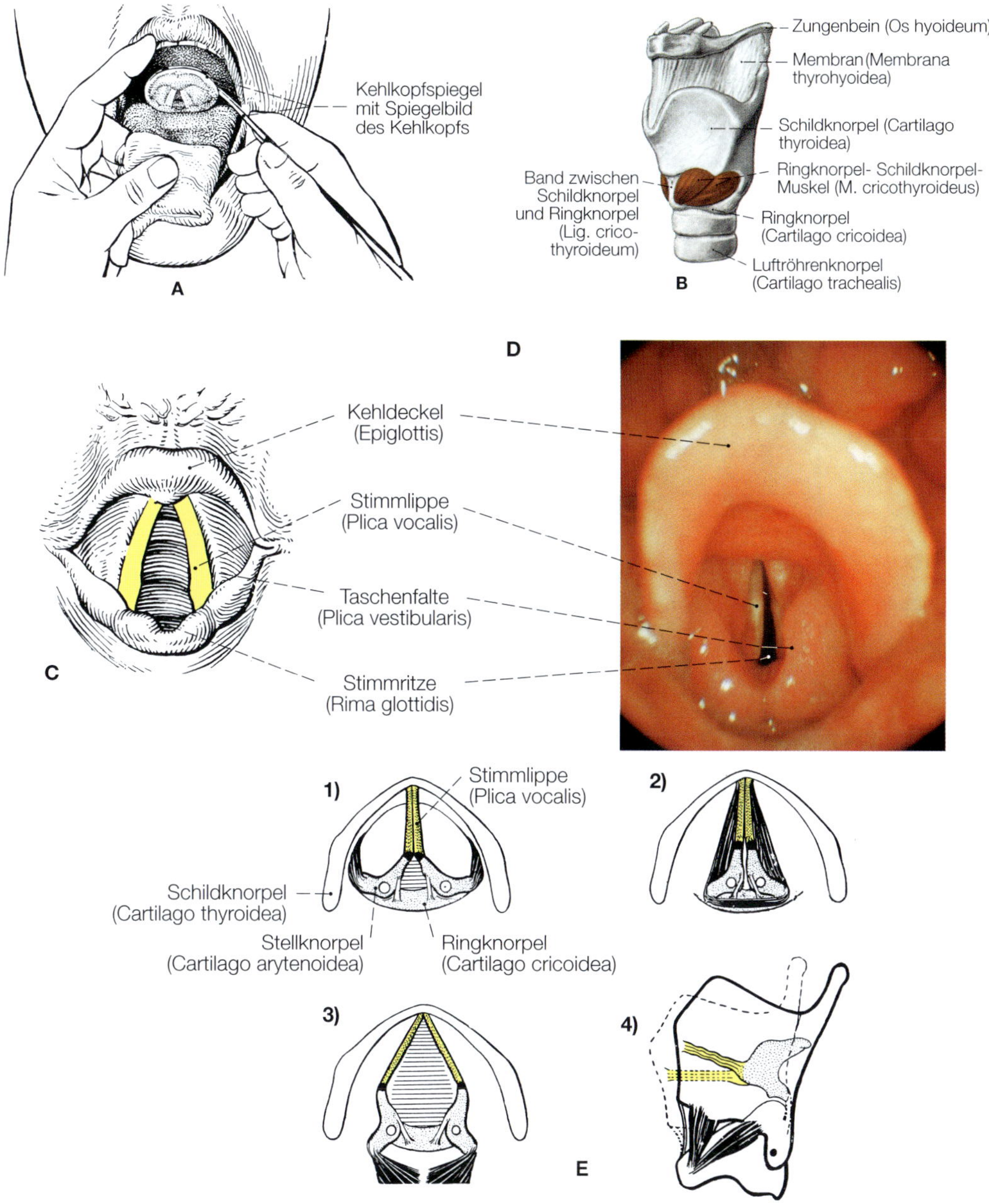

Abb. 8-3 Der Kehlkopf in Außen- und Innenansichten.
A: Darstellung von Stimmritze und Stimmfalten mithilfe des Kehlkopfspiegels. [S010-1-15]
B: Seitenansicht des Kehlkopfs. [S010-1-15]
C: Kehlkopfspiegelbild der bei Einatmung geöffneten Stimmritze (Zeichnung). [S010-1-15]
D: Spiegelbild des Kehlkopfs bei Flüstersprache: Stimmritze zwischen den Stellknorpeln geöffnet. (Fotografie) [S007-1-20]
E: Unterschiedliche Stellungen der Stimmbänder:
1) Stimmritze bei Flüstersprache nur zwischen den Stellknorpeln geöffnet
2) Verschluss der Stimmritze bei Stimmbildung
3) Weit geöffnete Stimmritze bei Einatmung
4) Spannen der Stimmbänder durch Kippen des Schildknorpels gegen den Ringknorpel. [S010-1-15]

A

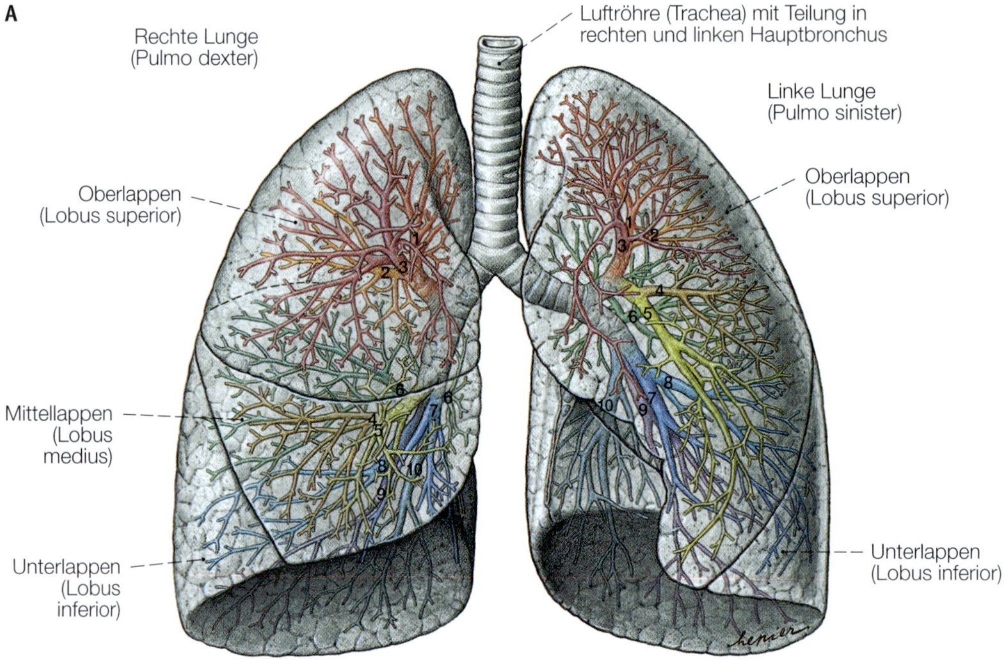

B

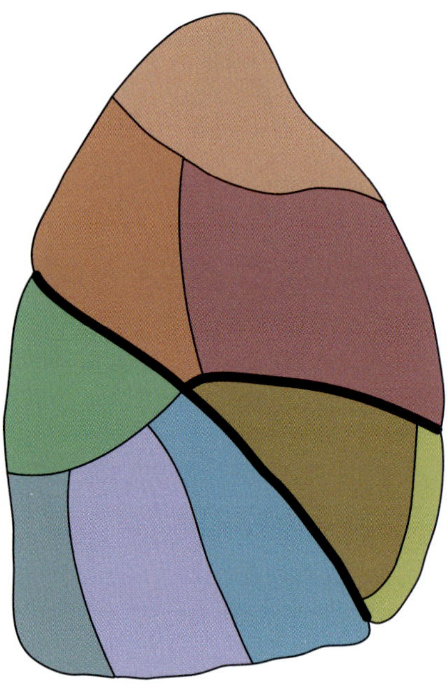

Abb. 8-4 **A:** Lungenflügel mit Luftröhre und Bronchialbaum. Die Zahlen markieren die Bronchialäste zu den einzelnen Lungensegmenten. [S007-2-20]
B: Segmente des rechten Lungenflügels in Seitenansicht. [S007-2-20]

Speiseröhre. Sie ist, ähnlich wie die Nasenhöhle, mit **Flimmerepithel** ausgekleidet. In die Wand sind hufeisenförmig gekrümmte, nach hinten **offene Knorpelspangen** eingelagert. Dadurch versteift sich die Luftröhre und ist stets offen. Zwischen den Knorpelspangen befinden sich **elastische Ringbänder,** die eine Dehnung der Luftröhre in Längsrichtung ermöglichen. Die Hinterwand enthält Bindegewebe und glatte Muskulatur, jedoch keine Knorpel. Bewegt sich der Kehlkopf (Schlucken) oder die Halswirbelsäule, kann sich die Luftröhre um etwa 2 cm verlängern.

8.2.3 Bronchien

Die Luftröhre ist mit dem hohlen Stamm eines Baums vergleichbar, aus dem zahlreiche ebenfalls hohle Äste, die Bronchien, hervorgehen (Abb. 8-4). Daher der Ausdruck Bronchialbaum. Aus der Gabelung der Luftröhre entspringen ein **linker** und ein **rechter Hauptbronchus** für den linken bzw. rechten Lungenflügel (Abb. 8-5, 8-6). Fremdkörper gelangen meist in den rechten, steiler verlaufenden Hauptbronchus. Aus jedem Hauptbronchus entstehen Äste für die **Lungenlappen** (links zwei, rechts drei) und für die Lungensegmente (Abb. 8-4). Bei den Lungensegmenten handelt es sich um kegelförmige Abschnitte der Lungenlappen (rechts in der Regel

10, links 9), die gegeneinander durch Bindegewebssepten abgegrenzt sind (Abb. 8-4). In den Septen zwischen den Segmenten verlaufen Äste der Lungenvenen, die das arterialisierte Blut zum Herzen zurückleiten (Abb. 8-6). Im Zentrum eines Segments zieht und verzweigt sich der Segmentbronchus begleitet von einem Ast der A. pulmonalis mit sauerstoffarmem Blut.

Neben den großen Lungengefäßen – den Lungenarterien und den Lungenvenen – braucht die Lunge noch eine eigene Gefäßversorgung. Die Sauerstoffversorgung, insbesondere der Wandschichten des gesamten Bronchialbaums, übernehmen kleine Bronchialgefäße, die Aa. und Vv. bronchiales. Sie verlaufen in Begleitung der Äste des Bronchialbaums ebenso wie die Lymphgefäße der Lunge.

Unter weiterer Verzweigung der Bronchien bilden sich schließlich die **Bronchiolen.** Bis auf die Bronchiolen besitzen die Verzweigungen des Bronchialbaums in die Wand eingelagerte Knorpelspangen, die die Lichtung offen halten. Dazu kommen zahlreiche elastische Fasern. Die Wand der Bronchiolen enthält glatte Muskulatur.

K Zieht sich diese Muskulatur krampfartig zusammen, behindert dies vor allem die Ausatmung erheblich (Atemnot bei Bronchialasthma).

Ebenso wie bei der Luftröhre besteht die innere Oberfläche der Bronchien aus **Flimmerepithel** (Abb. 8-7). Die Schleimhaut enthält zahlreiche Schleimdrüsen **(Bronchialdrüsen).** Durch die rhythmische Bewegung der Flimmerhaare (Zilien) des Epithels können eine oberflächliche Schleimschicht und darin haftende Partikel kontinuierlich aus der Lunge entfernt werden (Abb. 8-7). Die Transportdauer von den kleinsten Bronchioli bis zur Trachea beträgt nur knapp eine Stunde. Von dort werden Schleim und eingefangene Partikel zum Rachen weitertransportiert oder durch einen Hustenstoß ausgeworfen. Dieser Mechanismus dient der Selbstreinigung der Lunge von Staubpartikeln, Bakterien usw. und wird als **mukoziliare Clearance** bezeichnet.

Die Reizung von Rezeptoren der Schleimhaut der Luftwege (Nase, Kehlkopf, Bronchien), z. B. durch Staubpartikel und Schleim, führt über einen Reflexbogen aus sensorischen und motorischen Nervenfasern durch das aktivierte Atemzentrum in der Medulla oblongata zu einer stoßweisen Ausatmung (**Niesen** und **Husten**). Beim

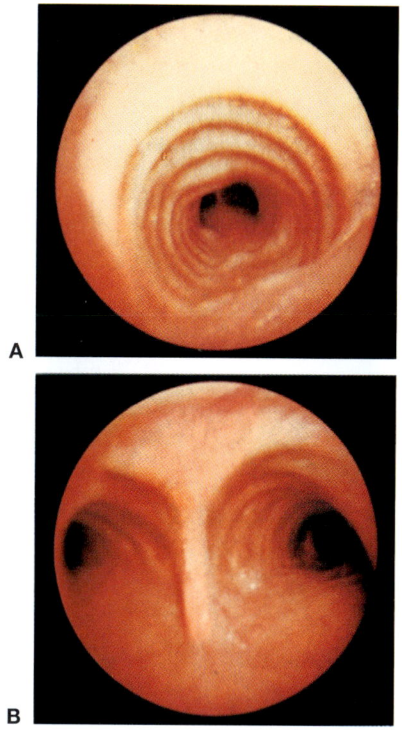

Abb. 8-5 Endoskopische Bilder der Luftröhre (A) und ihrer Aufzweigung in die beiden Hauptbronchien (B). [S020]

Husten wird zunächst durch die angespannte Exspirationsmuskulatur die Luft unterhalb des geschlossenen Kehlkopfes gestaut. Bei plötzlicher Öffnung des Kehlkopfes kommt es dann zu einem explosionsartigen Entweichen der Atemluft, das Schleim und Fremdkörper mitreißt und herausbefördert. Hustenauslösende Zonen (tussigene Zonen) sind weiterhin im äußeren Gehörgang, im Rachen und in der Wand der Pleurahöhle zu finden.

Der Niesreflex ist ein ähnlicher Vorgang. Der stoßartige Luftstrom aus der Trachea wird dabei am Gaumensegel vorbei in den Nasenraum gerichtet. Auf diese Weise kommt es zu einer Reinigung der oberen Luftwege, von deren Reizung der Reflex auch seinen Ausgang nimmt.

P Niesen und Husten dienen der Reinigung der Atemwege. Darum achten die Pflegenden darauf, dass z. B. frisch operierte Patienten tief durchatmen und gebildetes Sekret gut abhusten. Ein leichter Druck mit der flachen Hand auf das Wundgebiet ist hilfreich, um Schmerzen möglichst gering zu halten.

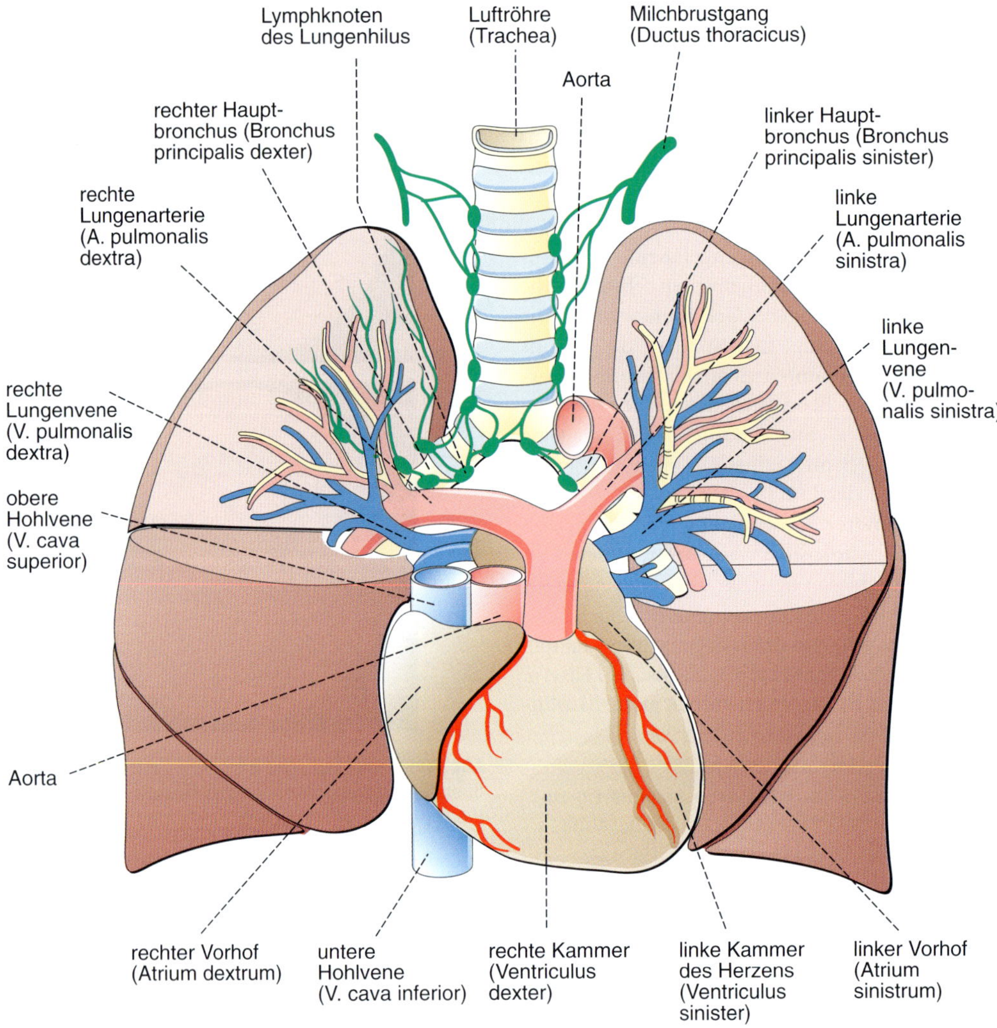

Abb. 8-6 Herz und Lungenflügel. Verlauf und Verzweigungen der Lungenarterien, der Bronchien sowie der Lungenvenen. Arterien und Bronchien verlaufen in enger Nachbarschaft getrennt von den Venen. Lymphgefäße (grün) begleiten den Bronchialbaum und münden in Lymphknoten des Lungenhilus. Weiterer Abfluss der Lymphe erfolgt über die Lymphknotenkette entlang der Luftröhre. [L106-R126]

K Zieht sich die Muskulatur der Bronchien krampfhaft zusammen, behindert dies zunächst die Ausatmung, später auch die Einatmung.
Wird das Flimmerepithel von Luftröhre und Bronchien durch exogene Einflüsse wie z. B. Zigarettenrauch zerstört, werden der Schleimtransport und die Selbstreinigung der Bronchialwege in zunehmendem Maße eingeschränkt. Als Folge kann es zur chronischen Bronchitis kommen. Die Luftwege bei **Kindern** sind relativ eng. Durch die Anschwellung der Schleimhäute im Rahmen einer Infektion sind Atemprobleme nicht selten.

G Schätzungsweise jeder dritte Europäer leidet unter einer Allergie. Besonders häufig sind allergische Reaktionen, d. h. entzündliche Schwellungen der Nasen- oder Bronchialschleimhaut mit Niesen, Schnupfen, Husten, nach Einatmung (Inhalation) von allergieauslösenden Substanzen (Allergene). Inhalationsallergene sind z. B. Blütenpollen, Tierhaare oder die Ausscheidungsprodukte von Hausstaubmilben. Zahlreiche Tipps können dem Allergiker helfen, ein übermäßiges Einatmen solcher Allergene zu vermeiden, z. B. milbendichte Matratzen- bzw. Bettüber- ➜

Abb. 8-7 Bau und Funktion der Bronchialschleimhaut.
A: Rasterelektronenmikroskopische Aufnahme der Oberfläche des Flimmerepithels eines Bronchiolus. **1** Becherzelle mit Schleimgranula (*) **2** Flimmerzelle: **3** Kinozilien; ▲ Basalkorn; → Zilienwurzel; **4** Mitochondrien. Vergrößerung ca. 10450fach. [R120]
B: Schematische Darstellung der wesentlichen Anteile der Wand eines Bronchus mit mukoziliarem Transport (Clearance). Becherzellen mit Oberflächenepithel und Drüsen unter dem Epithel produzieren eine Schleimschicht, die durch rhythmische Bewegung der Flimmerhaare in Richtung Kehlkopf befördert wird. Im Schleim haftende Fremdkörper, Bakterien etc. werden auf diese Weise aus der Lunge entfernt. [L106/S018]

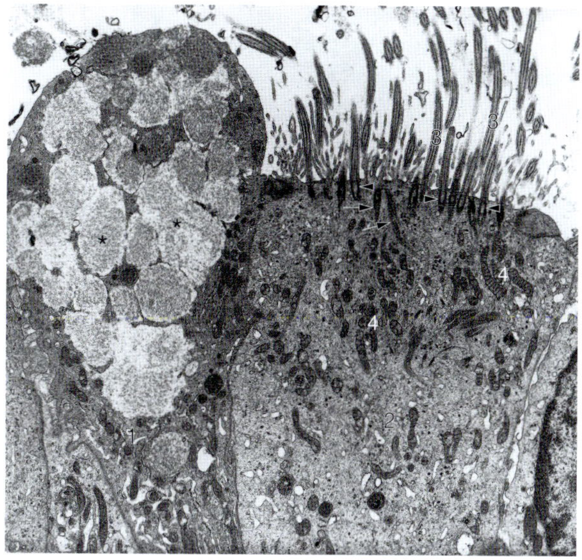

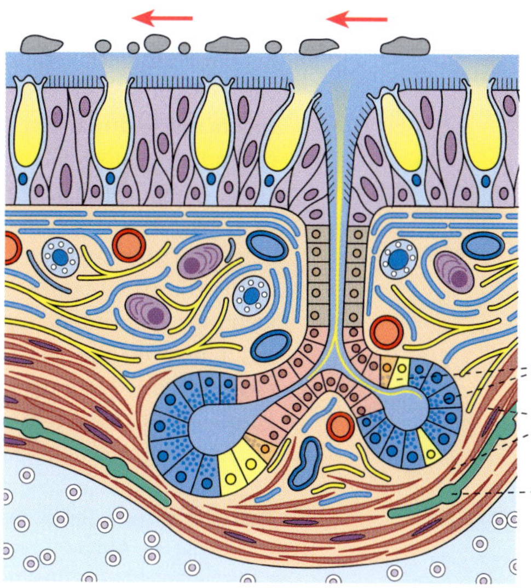

züge, der Einbau eines Pollenfilters im Auto, die Entfernung von Zimmerpflanzen aus dem Schlafbereich.
Eine Überempfindlichkeit der Bronchien gegenüber eingeatmeten Allergenen, aber auch anderen Einflüssen wie Kälte, Luftschadstoffe usw. kann anfallsartig zu einer Verengung der Atemwege (Kontraktion der Bronchialmuskulatur), einem Asthma bronchiale, führen. Gezielte Atemübungen beseitigen zwar nicht die Ursache des Asthmas, kräftigen jedoch die Atemmuskulatur des Brustkorbs. Dadurch können erhöhte Atemwegswiderstände besser überwunden werden.

8.3 Gasaustauschfläche: Lungen

Z In den Lungenbläschen (Alveolen) treten die Atemgase in das Blut ein und aus. Die Trennschicht zwischen Alveolarraum und Blut ist eine dünne Wand. Sie besteht aus Alveolarepithel und Kapillarendothel.

Die Bronchiolen enden mit sack- oder gangartigen Aufzweigungen, deren Wände aus zahlreichen Ausbuchtungen, den Lungenbläschen (**Alveolen**), bestehen (Abb. 8-8). Sie sind halbkugelig und ihr Durchmesser beträgt etwa 0,1 bis

0,2 mm bei Ausatmung (Exspiration) und 0,3 bis 0,5 mm bei Einatmung (Inspiration). Die außerordentlich dünne Wand besteht aus flachen Zellen (Alveolarepithelzellen Typ I) und von diesen umschlossenen **Blutkapillaren.** Diese feinsten Verzweigungen der Lungenarterie (Truncus pulmonalis) führen der Lunge sauerstoffarmes Blut zu (Abb. 8-6, 8-8). Die geringe Dicke der Alveolarwand erlaubt den Durchtritt von **Sauerstoff** aus den Alveolen in das Blut der Kapillaren und umgekehrt den Übertritt von **Kohlendioxid** aus dem Blut in die Alveolen (Abb. 8-8 B). Das sauerstoffreiche Blut fließt über die Lungenvenen zum linken Vorhof des Herzens (Abbildung 8-6). Die Alveolen sind von einem korbartigen Geflecht elastischer Fasern umsponnen. Beim Einatmen entsteht durch den Unterdruck im Brustraum ein Sog, durch den sie sich erweitern. Beim Ausatmen verkleinern sie sich wieder. Um ein Zusammenfallen der Lungenalveolen zu verhindern, ist ihre Oberfläche mit einem Flüssigkeitsfilm **(Surfactant)** überzogen, den Alveolarepithelzellen des Typ II (Nischenzellen) bilden. Bei Frühgeburten kann die unreife Lunge noch kein Surfactant bilden, wodurch die Entfaltung der Lunge erschwert wird (Atemnotsyndrom).

Eine seröse Haut (Pleura visceralis, Lungenfell) überzieht die Oberfläche der Lunge wie auch die Innenwand des Brustkorbs und die Zwerchfelloberfläche (Pleura parietalis, Rippenfell). So entsteht zwischen Pleura visceralis und parietalis ein mit Flüssigkeit gefüllter (seröser) Spalt **(Pleuraspalt)**. Die Pleuraauskleidung ermöglicht ein reibungsloses Gleiten der Lunge an Thoraxinnenwand und Zwerchfell (Abb. 8-9). Bei einer Entzündung der Pleurablätter (Pleuritis) kann es zu Verklebungen und/oder zur Ansammlung von Flüssigkeit (Pleuraerguss) im Pleuraspalt und damit zu einer Einschränkung der Lungenbewegung kommen.

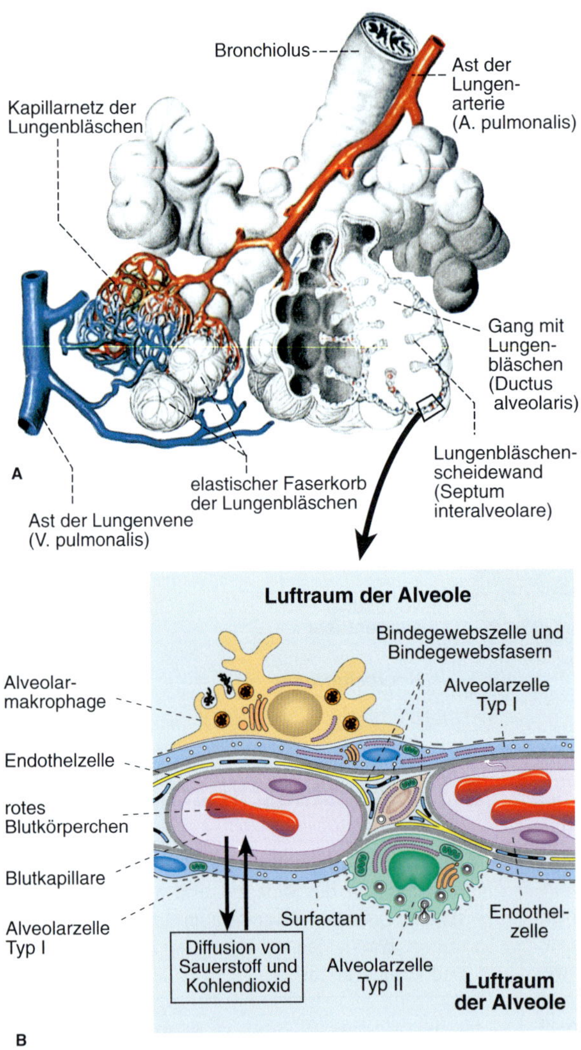

Abb. 8-8 Lungenalveolen.
A: Endaufzweigung eines Bronchiolus in dünnwandige, von Alveolen gesäumte Gänge (Ductus alveolaris).
B: Ausschnitt aus der Wand einer Alveole. [S010-2-8]

P Patienten mit eingeschränkter Atmung müssen besonders häufig und gewissenhaft beobachtet werden:
- Häufigkeit der Ein- und Ausatmung
- Verfärbung der Haut und der Hautanhangsorgane, z. B. bläuliche Färbung der Lippen und der Fingernägel
- Puls- und Blutdruckkontrolle
- Bewusstseinskontrolle.

G Bei längerem Liegen kommt es bei ungenügender Atemtiefe sehr schnell zu minderbelüfteten Lungenbezirken (Atelektasen). In sol- ➜

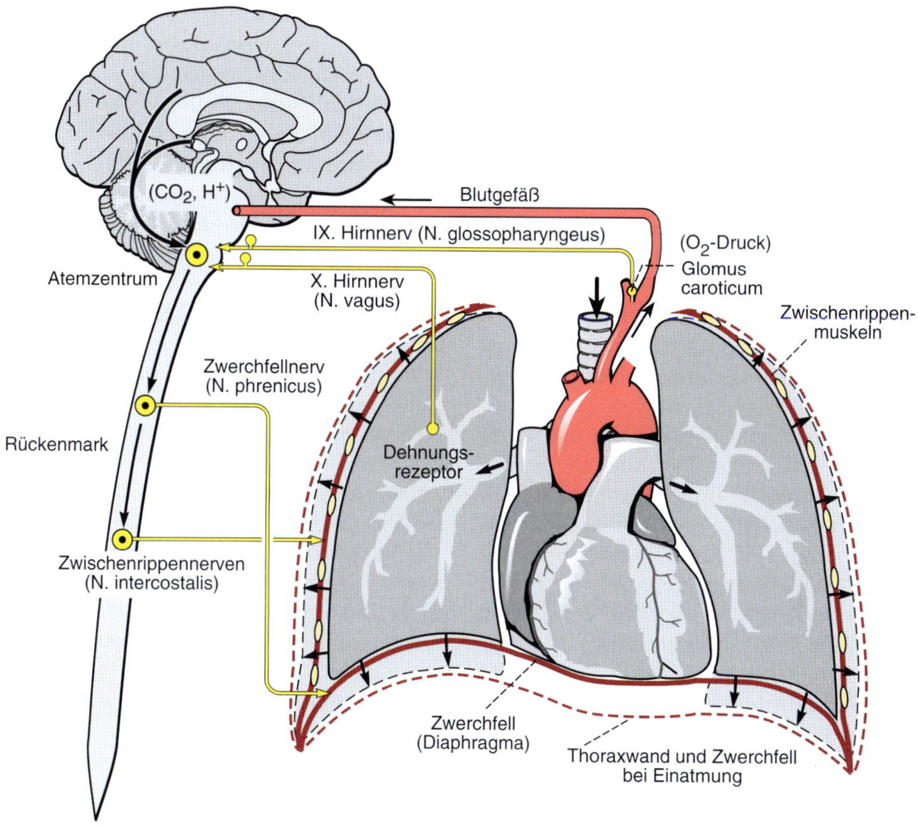

Abb. 8-9 Atemmechanik und Regelung des Atemzeitvolumens. Durch Nervenimpulse, die vom Atemzentrum zum Rückenmark absteigen und von dort über den Zwerchfellnerven (N. phrenicus) zum Zwerchfell und über die Zwischenrippennerven (N. intercostalis) zu den Zwischenrippenmuskeln laufen, wird der Thorax erweitert und dadurch das Volumen der Lunge vergrößert (Pfeile; Einatmung). Die Lungendehnung bei der Einatmung wird durch Dehnungsrezeptoren gemessen und durch eine Rückkopplung über den N. vagus kontrolliert. Das Atemzeitvolumen kann durch Nervenimpulse aus übergeordneten Hirnstrukturen, den Sauerstoff (O_2) im Blut (Glomus caroticum) sowie durch das Kohlendioxid (CO_2) und die Wasserstoffionen (H^+) im Blut (Atemzentrum) beeinflusst werden. [L122-R127]

chen Bereichen kann insbesondere bei verringerten Abwehrkräften eine Lungenentzündung entstehen. Pflegende können durch die kontinuierliche Umlagerung eines Patienten sowie adäquate physiotherapeutische Maßnahmen, z. B. Atemgymnastik, diesen Prozess günstig beeinflussen.

8.4 Atemmechanik: Einatmung und Ausatmung

Z Bei der Einatmung vergrößern Atemmuskeln das Volumen des Brustkorbs. Dadurch wird Luft in die Lungen gesaugt. Bei der Ausatmung verkleinern insbesondere elastische Kräfte ➜ das Volumen des Brustkorbs. Dadurch wird Atemgas aus der Lunge gepresst. Das Atemzentrum kontrolliert Ein- und Ausatmung.

Der Körper nimmt laufend Sauerstoff aus der Umwelt auf und gibt gleichzeitig Kohlendioxid ab. Dieser Gasaustausch findet in den Lungenalveolen statt. Dazu muss das Gas in den Lungenalveolen ständig gegen die Luft der Umwelt ausgewechselt werden. Dieser Gaswechsel heißt Atmung. Bei der Atmung treten zwei Phasen in rhythmischem Wechsel auf. Während der einen wird Luft in die Lunge hineingesogen, während der anderen Atemgas aus der Lunge herausgedrückt. Dementsprechend heißt die erste Phase Einatmung (**Inspiration**) und die zweite Phase

Ausatmung **(Exspiration)**. Das Zentralnervensystem kontrolliert Inspiration und Exspiration. Zur Einleitung der Inspiration sendet eine Gruppe von Nervenzellen (sog. **Atemzentrum**), die im verlängerten Mark (**Medulla oblongata**) lokalisiert ist, Aktionspotenziale aus (Abb. 8-9). Diese Aktionspotenziale steigen über Nervenfasern in die Hals- und Brustsegmente des Rückenmarks ab. Dort werden sie auf weitere Nervenzellen übertragen und gelangen schließlich über die Fasern dieser Nervenzellen im Zwerchfellnerv (N. phrenicus) und in den Zwischenrippennerven (N. intercostalis) zur Atemmuskulatur (Zwerchfell und Zwischenrippenmuskeln). Die einlaufenden Aktionspotenziale verkürzen die Atemmuskeln. Dabei flacht das Zwerchfell ab, die Rippen heben sich und der Brustkorb (Thorax) weitet sich (Abb. 8-9). Diese Erweiterung des Brustkorbs wird durch eine Rückkopplung begrenzt. Sie beginnt an Dehnungsrezeptoren der Lunge, steigt über Fasern des N. vagus auf und hemmt die Nervenzellen des Atemzentrums.

Mit der Erweiterung des Brustkorbs geht eine Dehnung der Lunge einher, weil beide Pleurablätter dicht aufeinander liegen. Da sie nur durch eine dünne, nicht dehnbare Flüssigkeitsschicht voneinander getrennt sind, müssen die Lungen den Bewegungen des knöchernen Brustkorbs folgen.

K Aufgrund ihrer elastischen Spannung fallen die Lungen in sich zusammen, wenn der Pleuraspalt von außen (Stichverletzung) oder von innen (Platzen von Lungenbläschen) eröffnet wird. Ein solcher Lufteinstrom in den Pleuraspalt mit Kollaps der Lunge heißt **Pneumothorax.** Ein Pneumothorax kann zu lebensbedrohlichen Situationen führen.

Mit der Erweiterung der Lunge sinkt der Gasdruck in den Luftwegen und in den Alveolen unter den Luftdruck in der Körperumgebung ab. Durch diesen Unterdruck wird so lange Luft aus der Umwelt in die Lunge gesaugt, bis ein Druckausgleich zwischen Lunge und Umwelt hergestellt ist.

Die Entladungsfrequenz der Nervenzellen weist im Atemzentrum periodische Schwankungen auf. Nimmt die Frequenz der Aktionspotenziale, die zu Zwerchfell und Zwischenrippenmuskeln fließen, nach der Einatmung (u.a. durch einen hemmenden Einfluss der Dehnungsrezeptoren in der Lunge) wieder ab, so erschlafft die Inspirationsmuskulatur. Damit können elastische Rückstellkräfte in der Wand des Brustkorbs und im Lungengewebe wirksam werden, die den Thorax wiederum verengen (Abb. 8-9). Dadurch verkleinert sich das Volumen der Lunge, und der Gasdruck steigt über den Luftdruck in der Körperumgebung an. Dieser Überdruck presst Atemgas aus der Lunge in die Umwelt (Exspiration). Bei einer verstärkten Exspiration werden zusätzlich zu den elastischen Rückstellkräften, die ohne Muskelverkürzungen wirksam sind, aktive Muskelkontraktionen eingesetzt, die zu einer Verkleinerung des Thoraxvolumens führen. Die Muskelverkürzungen, die die Exspiration unterstützen, kontrolliert ebenfalls das Atemzentrum.

Die Druck- und Volumenveränderungen, die bei Ein- und Ausatmung im Pleuraspalt bzw. in der Lunge auftreten, stellt Abb. 8-10 dar. Die obere Kurve veranschaulicht zunächst die Schwankungen des Drucks im Pleuraspalt während einer In- und Exspiration. Die mittlere Kurve beschreibt den gleichzeitigen Druckverlauf in

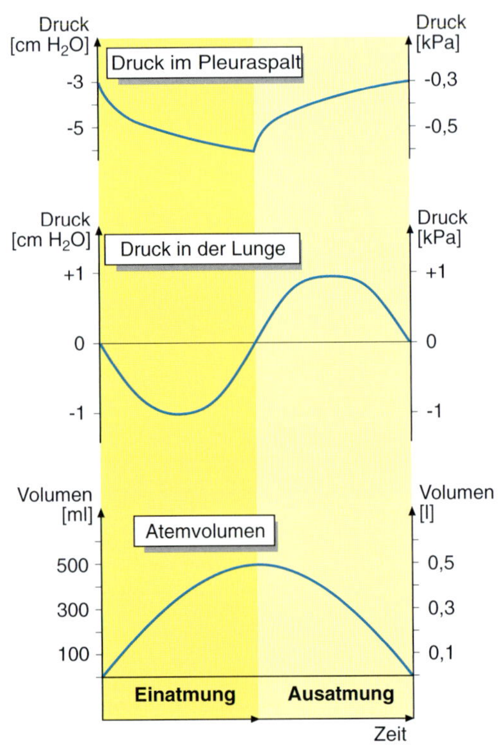

Abb. 8-10 Druck im Pleuraspalt, Druck in der Lunge und Atemvolumen während Ein- und Ausatmung bei normaler Ruheatmung. [L106-S019]

der Lunge. Da die Lunge der Thoraxerweiterung in der Einatmungsphase folgt, sinkt der Druck in der Lunge zu Beginn der Inspiration ab. Dadurch entwickelt sich eine Druckdifferenz zur Außenluft, die zum Lufteinstrom in die Lunge führt. Das dabei geförderte Atemvolumen ist in der unteren Kurve dargestellt. Der Lufteinstrom in die Lunge bei Einatmung setzt sich so lange fort, bis Innen- und Außendruck wieder gleich groß sind. Bei der Exspiration kehren sich die beschriebenen Verhältnisse entsprechend um.

P Eine wichtige Schutzeinrichtung der Atmung ist das Husten. Um **effektiv abhusten** zu können, sollte der Patient vorher tief einatmen und sich mit den Füßen abdrücken. Der Einsatz von **Atemtrainern,** z. B. SMI-Trainer (**s**ustained **m**aximal **i**nspiration, anhaltend maximale Inspiration), verlangsamt und vertieft die Inspiration, verbessert dadurch die Lungenbelüftung und erleichtert das Abhusten.

K Bei unzureichender Spontanatmung oder Atemstillstand muss **künstlich beatmet** werden. Dazu werden folgende Methoden herangezogen:

- Rhythmische Kompression des Thorax: Ausatmung durch Kompression; Einatmung durch Entfaltung der Lunge bei Wiederausdehnung des Thorax. Als Maßnahme der Ersthilfe wird diese Methode nicht mehr angewandt.
- Rhythmische Zufuhr von Luft oder Sauerstoff mit Apparaten oder durch Atemspende (**Mund-zu-Mund-** oder **Mund-zu-Nase-Beatmung**): Einatmung durch Entfaltung der Lunge mithilfe von Überdruck in den Atemwegen; Ausatmung durch Entdehnung der Lunge bei Wiederrückstellung von Thorax und Zwerchfell. Vorzugsweise erfolgt die Druckbeatmung zunächst mit Maske und Atembeutel, bis die Einführung eines Atemtubus in die Trachea (endotracheale Intubation) erfolgt ist. Nur durch die endotracheale **Intubation** wird ein zuverlässiges Freihalten der Atemwege, eine sichere Zufuhr von Sauerstoff und ein Schutz vor Aspiration von Mageninhalt in die Lunge gewährleistet.

Das Volumen des Atemgases bei einer normalen Ein- und Ausatmung beträgt etwa 0,5 Liter (Atemzugvolumen; Abb. 8-11). Darüber hinaus kann bei maximaler Inspiration das inspiratorische Reservevolumen eingeatmet und bei maximaler Exspiration das exspiratorische Reservevolumen ausgeatmet werden. Die Summe aus Atemzugvolumen, inspiratorischem und exspiratorischem Reservevolumen heißt **Vitalkapazität.** Auch nach maximaler Exspiration bleibt in der Lunge noch ein Restvolumen zurück, das sog. Residualvolumen. **Residualvolumen** und Vitalkapazität ergeben die **Totalkapazität,** also dasjenige Volumen, das sich nach einer maximalen Inspiration in der Lunge befindet. In der Lungenfunktionsdiagnostik werden einzeln messbare Volumina als „Volumina" und zusammengesetzte Volumina als „Kapazitäten" bezeichnet.

P Mit steigender Atemfrequenz sinkt häufig das Atemzugvolumen. Sehr geschwächte Patienten haben oft Probleme, tief Luft zu holen, was im Extemfall zu einer sog. „Totraumatmung" führen kann, bei der die Luft im Atemsystem ➜

8

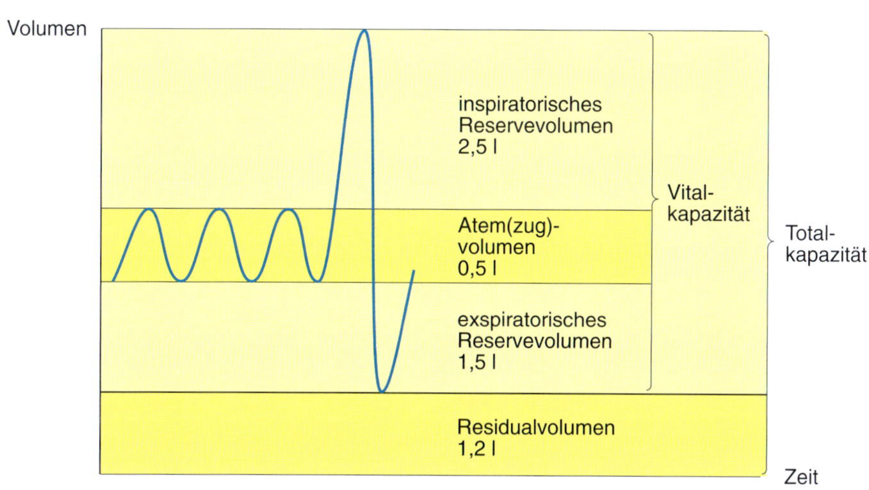

Abb. 8-11 Einteilung der Atemvolumina und Atemkapazitäten. [L106-S019]

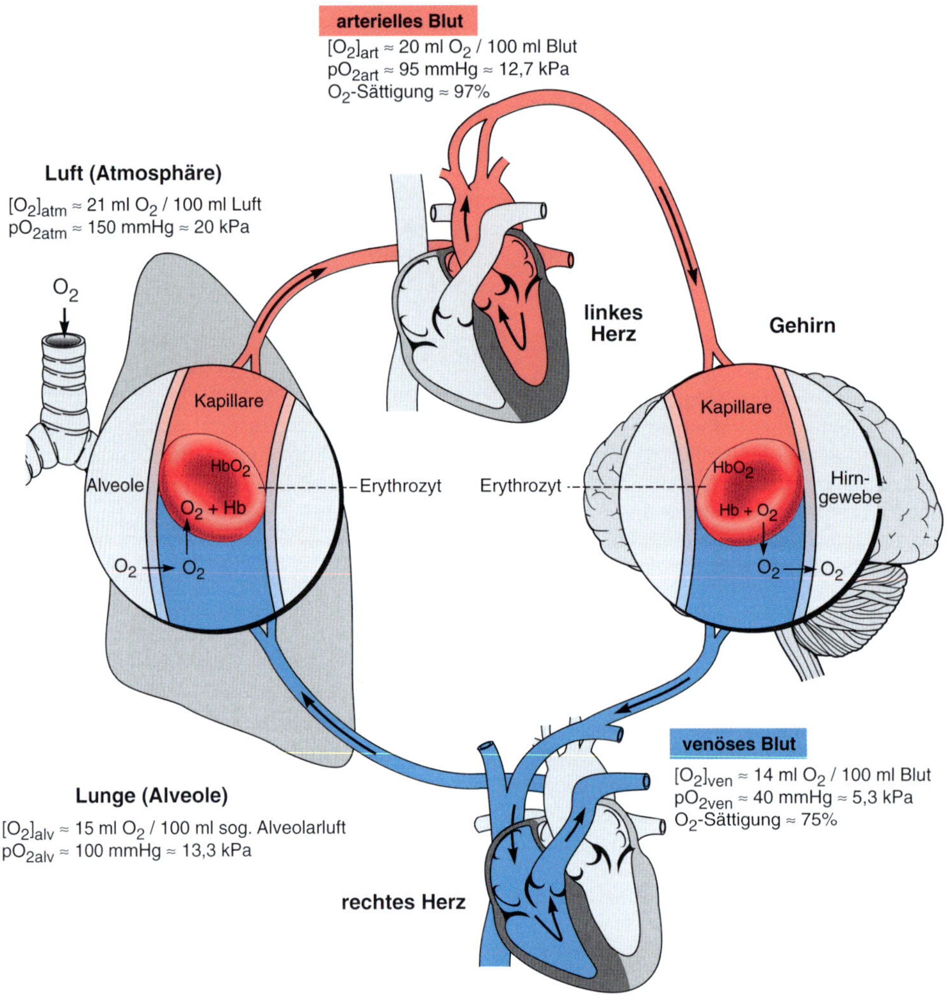

Abb. 8-12 Aufnahme und Transport von Sauerstoff. Der aus der Luft über die Lungenalveolen in das Blut aufgenommene Sauerstoff (O_2) gelangt in die Erythrozyten. Dort wird er an Hämoglobin (Hb) gebunden (HbO_2). Die Erythrozyten werden mit dem Blutkreislauf im Organismus, z. B. im Gehirn, verteilt. Im Gewebe wird der Sauerstoff aus der Bindung an das Hämoglobin freigesetzt und tritt aus den Blutkapillaren in das Gewebe über. Der Sauerstoffgehalt ($[O_2]$), der Sauerstoffdruck (pO_2) und die Sauerstoffsättigung des Hämoglobins sind für die verschiedenen Abschnitte des Weges angegeben. atm = atmosphärisch = in der Luft; alv = alveolär = in den Lungenalveolen; art und ven = arteriell und venös = im arteriellen und venösen Blut. [L123-R127]

lediglich hin- und herbewegt wird. Dies kann zur Bewusstlosigkeit führen.

Durch den periodischen Wechsel von Inspiration und Exspiration bleibt der Sauerstoffgehalt und damit auch der Sauerstoffdruck (pO_2) in den Lungenalveolen höher als im venösen, der Lunge zufließenden Blut (Abb. 8-12). Dies ist eine wesentliche Voraussetzung für die Aufnahme des Sauerstoffs in das Blut (Diffusionsprozess). Die treibenden Kräfte ergeben sich bei diesem Diffusionsprozess aus der Sauerstoffdruckdifferenz zwischen Lungenalveole und Lungenkapillare.

Ü Legen Sie Ihre Hände seitlich auf den Thorax. Spüren Sie die Bewegungsrichtungen des Thorax bei Ein- und Ausatmung. Hören Sie mit einem Stethoskop an verschiedenen Stellen des Brustkorbs die Lungen ab und nehmen Sie dabei als schwaches Rauschen das Entfaltungsgeräusch der Lungenbläschen wahr (vesikuläres Atemgeräusch).

P Zeichen von Atemnot sind Nasenflügelatmung, Einziehungen, Unruhe, Schwitzen, Angst und ein blasses bis zyanotisches Hautkolorit. Der Einsatz der Atemhilfsmuskulatur ist bei der Atemnot zu beobachten.
Bei der Beatmung eines Patienten stehen die Maßnahmen zur Behandlung von pulmonalen Störungen im Vordergrund. Während aller notwendigen Pflegemaßnahmen sollte bedacht werden, dass die Beatmungstherapie eine große physische und psychische Belastung für den Patienten darstellt. Verschiedene Lagepositionen, bei denen der Brustkorb des Patienten gedehnt wird, verbessern die Lungenbelüftung und sorgen für einen Sekretabfluss in den betroffenen Lungensegmenten.

8.5 Sauerstoffaufnahme

Z Sauerstoff bewegt sich vom Ort des höheren zum Ort des niedrigeren Sauerstoffdrucks. Auf diese Weise gelangt er aus der Lungenalveole in das Blut und in das Gewebe. Der im Blut transportierte Sauerstoff erreicht erst durch Anlagerung an das Hämoglobin in den Erythrozyten die Menge, die der Körper benötigt.

Der Organismus nimmt aus der Umwelt Nährstoffe auf. Sie dienen den Zellen des Körpers zur Energiegewinnung. Dieser Zellstoffwechsel benötigt in der Regel Sauerstoff (O_2). Um diese „oxidativen Prozesse" aufrechtzuerhalten, ist die zusätzliche Aufnahme von Sauerstoff aus der Umwelt notwendig. Während der Körper Nährstoffe speichert, besteht diese Möglichkeit beim Sauerstoff nicht. Deshalb muss der Körper ständig Sauerstoff aufnehmen und mit dem Blutkreislauf im Organismus verteilen.

Der **Sauerstoff** tritt aus den Lungenalveolen in die **Lungenkapillaren** über (Abb. 8-12). Zwischen den Alveolen und dem zur Lunge fließenden (venösen) Blut besteht ein unterschiedlicher Sauerstoffdruck. Diese Druckdifferenz ist die treibende Kraft für die Bewegung **(Diffusion)** des Sauerstoffs aus den Alveolen in das Blut. Die Fließzeit des Blutes entlang der alveolären Austauschfläche ist so lang, dass sich bei dem Durchfluss des Blutes durch die Lunge ein Gleichgewicht im Sauerstoffdruck zwischen Alveole und dem aus der Lunge abfließenden (arteriellen) Blut einstellt. Somit enthält das Blut schließlich (physikalisch) gelösten Sauerstoff.

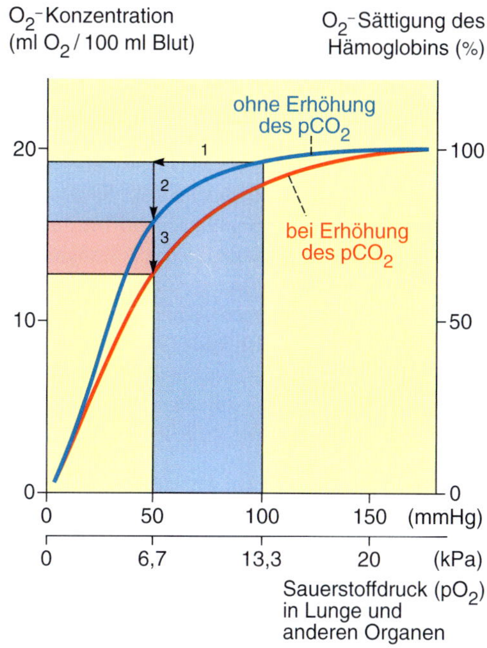

Abb. 8-13 Sauerstoff-(O_2-)Bindungskurve des Blutes. Mit steigendem Sauerstoffdruck in der Lunge (horizontale Skala, Abszisse) nehmen die Sauerstoffkonzentration im Blut und die Sauerstoffsättigung des Hämoglobins (vertikale Skalen, Ordinaten) mit S-förmigem Verlauf zu. Gelangt Blut mit hohem Sauerstoffgehalt und entsprechend hoher Sauerstoffsättigung des Hämoglobins in ein Gewebe mit geringerem Sauerstoffdruck (Pfeil 1), so wird Sauerstoff aus dem Blut freigesetzt (Pfeil 2). Bei erhöhtem Kohlendioxiddruck (pCO_2) verläuft die Sauerstoffbindungskurve flacher. Dementsprechend wird zusätzlich Sauerstoff abgegeben (Pfeil 3). [L112-R127]

Die Menge des im Blut gelösten Sauerstoffs ist sehr gering (0,3 ml pro 100 ml Blut). Sie reicht nicht aus, um den Bedarf der Körperzellen zu decken. Daher ist ein weiterer Prozess der Sauerstoffaufnahme in das Blut notwendig. Dabei spielt der rote Blutfarbstoff (**Hämoglobin**) der roten Blutkörperchen (Erythrozyten) eine besondere Rolle (Abb. 8-12). Zunächst gelangt der Sauerstoff aus dem Blutplasma aufgrund eines Sauerstoffdruckunterschieds durch Diffusion in die Erythrozyten. Dort verbindet er sich mit dem Hämoglobin. Da gebundener Sauerstoff keinen Druck mehr erzeugt, bleibt der Unterschied im Sauerstoffdruck zunächst bestehen, und es diffundiert so lange Sauerstoff in die Erythrozyten, bis das Bindungsvermögen des Hämoglobins ausgeschöpft ist. Dabei wird im Bereich der Lunge das Hämoglobin nahezu

100 %ig mit Sauerstoff gesättigt. Insgesamt hängt die Menge des an Hämoglobin gebundenen Sauerstoffs vom Sauerstoffdruck der Lungenalveolen, des Blutplasmas und der Erythrozyten ab. Dabei besteht eine S-förmige Beziehung zwischen Sauerstoffkonzentration im Blut bzw. Sauerstoffsättigung des Hämoglobins und dem Sauerstoffdruck. Diese sog. S-förmige **Sauerstoffbindungskurve** zeigt Abb. 8-13. Mithilfe des Hämoglobins steigt die Transportkapazität für Sauerstoff im Blut erheblich. Sie erreicht einen Wert von 20 ml Sauerstoff pro 100 ml Blut (Abb. 8-12).

Sinkt der Sauerstoffdruck in der Umgebung des Blutes und damit die Sauerstoffsättigung des Hämoglobins in den Erythrozyten ab, wie es z. B. in sauerstoffverbrauchenden Geweben der Fall ist (Pfeil 1 in Abb. 8-13), so wird Sauerstoff freigesetzt. Die Menge des abgegebenen Sauerstoffs wird dabei durch den Verlauf der Sauerstoffbindungskurve bestimmt (Pfeil 2 in Abb. 8-13). Stoffwechselendprodukte, wie **Kohlendioxid,** setzen die Bindungsfähigkeit des Hämoglobins für Sauerstoff herab (Bohr-Effekt). So verläuft in Geweben, in denen durch den Stoffwechsel Kohlendioxid entsteht, die Sauerstoffbindungskurve flacher (Abb. 8-13). Dadurch wird dort (beim selben Sauerstoffdruck) weniger Sauerstoff vom Blut gebunden, d. h. mehr abgegeben (Pfeil 3 in Abb. 8-13) als in der Lunge, wo der Kohlendioxiddruck gering ist. Bei der Abgabe des Sauerstoffs aus den Erythrozyten in das Blutplasma und von dort in das Gewebe verlaufen die für die „Sauerstoffbeladung des Blutes“ in der Lunge beschriebenen Prozesse in umgekehrter Reihenfolge.

Die Menge an Sauerstoff, die von der Lunge zur Aufnahme in das Blut bereitgestellt werden muss, hängt vom Sauerstoffbedarf in den Geweben des Körpers ab. So steigt z. B. der Sauerstoffverbrauch im Muskel bei körperlicher Arbeit an. Diese Erhöhung des **Sauerstoffbedarfs** erfordert einen vermehrten Transport und damit eine größere Bereitstellung von Sauerstoff in den Lungenalveolen. Dies wird dadurch erreicht, dass über die Hirnstrukturen, die z. B. die Muskeltätigkeit veranlassen, die Atmung gesteigert wird (Abb. 8-9). Dabei nimmt sowohl die Tiefe des einzelnen Atemzuges (Atemzugvolumen) als auch die Wiederholung der Atemzüge (Atemfrequenz) zu. Das Atemzeitvolumen oder, auf eine Minute bezogen, das **Atemminutenvolumen** (Atemzugvolumen x Atemfrequenz/Minute) steigt an. Auf diese Weise passen sich Sauerstoffverbrauch im Organismus und Sauerstoffbereitstellung in den Lungenalveolen schon bei Beginn einer Leistungssteigerung einander an.

Ein weiterer Mechanismus sorgt dafür, dass der Sauerstoffgehalt des Blutes nicht kritisch absinkt. Spezielle Rezeptoren (sog. **Chemorezeptoren**), die sich im Glomus caroticum an der Teilungsstelle der A. carotis communis befinden, messen laufend den Sauerstoffdruck des Blutes (Abb. 8-9). Der N. glossopharyngeus leitet das Messergebnis dem Atemzentrum zu. Bei einem verminderten Sauerstoffdruck im Blut wird auf diesem Weg der Atemantrieb und damit das Atemminutenvolumen gesteigert. So steigt der Sauerstoffdruck im Blut wieder an.

P Sauerstoff ist ein Medikament mit erheblichen Nebenwirkungen. Es bedarf, wie alle Arzneimittel, einer ärztlichen Verordnung über die Dosierung und Anwendung. In Notfallsituationen sollte eine großzügige Sauerstoffinsufflation erfolgen. Sauerstoff muss stets angefeuchtet verabreicht werden (Ausnahme in Notfallsituationen!).

8.6 Kohlendioxidabgabe

Z Kohlendioxid bewegt sich vom Ort des höheren zum Ort des niedrigeren Kohlendioxiddrucks. Auf diese Weise gelangt es aus dem Gewebe in das Blut und von dort in die Lungenalveolen. Kohlendioxid lagert sich in den Erythrozyten teilweise an Hämoglobin an.

Bei den Stoffwechselvorgängen in den Körperzellen entsteht als Endprodukt Kohlendioxid. Dieses Kohlendioxid muss entsorgt werden, weil eine Anreicherung zu einer Säuerung der Gewebe und schließlich zu einer eingeschränkten Funktion der Zellen führt.

Bei den Prozessen des Zellstoffwechsels bildet sich laufend Kohlendioxid. Dadurch stellt sich in den Zellen ein höherer Kohlendioxiddruck ein als in den Blutkapillaren (Abb. 8-14). Diesem Druckgefälle entsprechend diffundiert Kohlendioxid in das **Blutplasma.** Die Fließzeit des Blutes an den Zellen ist so lang, dass sich beim Durchfluss durch die Kapillaren ein Gleichgewicht im Kohlendioxiddruck zwischen den Zellen und dem zur Lunge fließenden venösen Blut einstellt. Schließlich ist also Kohlendioxid im Blut gelöst. Die Menge dieses im Blut transportierten Kohlendioxids ist gering und reicht für

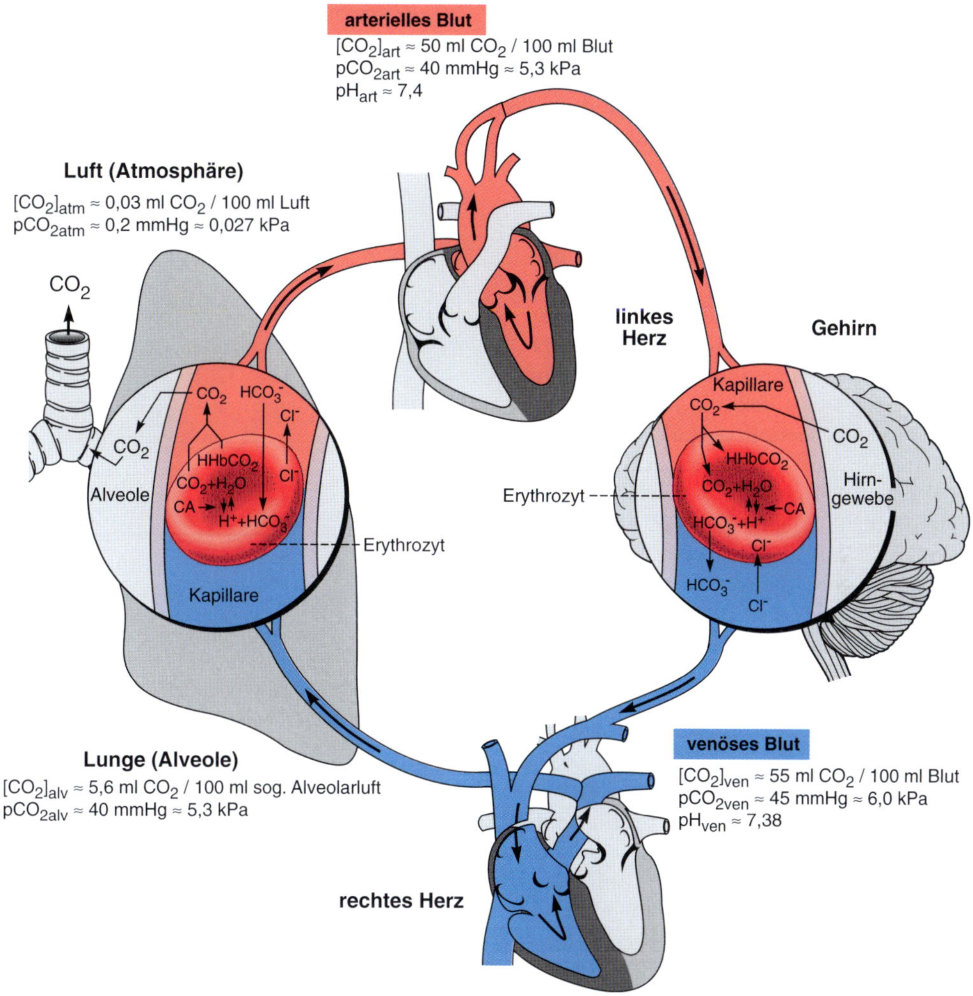

Abb. 8-14 Transport und Abgabe von Kohlendioxid. Das aus dem Gewebe, z. B. des Gehirns, in das Blut gelangte Kohlendioxid (CO_2) tritt in die Erythrozyten über. Dort wird es zum einen an das Hämoglobin (Hb) gebunden ($HHbCO_2$). Zum anderen entstehen unter Hinzuziehung von Wasser (H_2O) schließlich Bicarbonat (HCO_3^-) und Wasserstoffionen (H^+). Dieser Vorgang wird durch das Enzym Carboanhydrase (CA) beschleunigt. Das Bicarbonat in den Erythrozyten wird gegen Chlorid (Cl^-) ausgetauscht. Die Erythrozyten werden mit dem Blutkreislauf im Organismus verteilt und gelangen zur Lunge. In der Lunge wird das Kohlendioxid freigesetzt (Umkehrung der zwischen Blut und Gewebe abgelaufenen Vorgänge). Nach Übertritt in die Lungenalveolen wird es in die Umwelt „abgeatmet". Der Kohlendioxidgehalt ($[CO_2]$), der Kohlendioxiddruck (pCO_2) und der pH-Wert sind für die verschiedenen Abschnitte des Weges angegeben.
atm = atmosphärisch = in der Luft; alv = alveolär = in den Lungenalveolen; art und ven = arteriell und venös = im arteriellen und venösen Blut. [L190/L123-R127]

eine Entsorgung der Gewebe nicht aus (ca. 3 ml pro 100 ml Blut). Weitere Vorgänge unterstützen deshalb den Kohlendioxidtransport. Das im Blutplasma gelöste Kohlendioxid diffundiert dem Druckgefälle entsprechend in die **Erythrozyten.** Dort geht es zum einen eine Bindung mit Hämoglobin ein ($HHbCO_2$, Carbaminohämoglobin), zum anderen verbindet es sich mit Wasser zu Kohlensäure, die im Weiteren in Bicarbonat (HCO_3^-) und Wasserstoffionen (H^+) zerfällt. Diesen Vorgang beschleunigt (katalysiert) das Enzym Carboanhydrase (CA). Ein Teil des HCO_3^- wird über die Membran der Erythrozyten gegen Chloridionen (Cl^-) ausgetauscht.

Das Gesamtvolumen an Kohlendioxid, das vom Blut aufgenommen wird, hängt vom Kohlendioxiddruck in der Umgebung des Blutes ab. Daraus ergibt sich die **Kohlendioxidbindungskurve** (Abb. 8-15). Bei einem Druck von 45 mmHg beträgt die vom Blut transportierte Kohlendioxidmenge 55 ml pro 100 ml Blut (Abb. 8-14).

Sinkt der Kohlendioxiddruck in der Umgebung des Blutes ab, wie es beim Durchfluss des Blutes durch die Lunge der Fall ist (Pfeil 1 in Abb. 8-15), so wird Kohlendioxid entsprechend der Kohlendioxidbindungskurve aus dem Blut freigesetzt (Pfeil 2 in Abb. 8-15). Die Aufnahme von Sauerstoff verstärkt diesen Vorgang. Daher verläuft die Kohlendioxidbindungskurve flacher (Pfeil 3 in Abb. 8-15; Christiansen-Douglas-Haldane-Effekt). Bei der Abgabe des Kohlendioxids aus den verschiedenen Transportformen in die Lungenalveole verlaufen die für die „Kohlendioxidbeladung des Blutes“ im Gewebe beschriebenen Prozesse in umgekehrter Reihenfolge.

Zusammenfassend kann festgestellt werden, dass beim Transport im Blut verschiedene Wechselwirkungen zwischen den Atemgasen Sauerstoff und Kohlendioxid bestehen:

- In der Lunge wird die Abgabe von Kohlendioxid in die Alveolen durch die Aufnahme von Sauerstoff in das Blut (Pfeil 3 in Abb. 8-15) und die Aufnahme von Sauerstoff durch die Abgabe von Kohlendioxid (umgekehrte Richtung des Pfeils 3 in Abb. 8-13) begünstigt.
- Im Gewebe wird die Abgabe von Sauerstoff aus dem Blut durch die Aufnahme von Kohlendioxid aus den Zellen (Pfeil 3 in Abb. 8-13) und die Aufnahme von Kohlendioxid durch die Abgabe von Sauerstoff (umgekehrte Richtung des Pfeils 3 in Abb. 8-15) verstärkt.

Das Volumen an Kohlendioxid, das über die Lunge abgegeben werden muss, hängt von der Höhe des Stoffwechsels im Körper ab. So steigt z. B. bei Muskeltätigkeit die Kohlendioxidproduktion in den Geweben an und damit die Menge an Kohlendioxid, die zur Lunge transportiert wird. Demzufolge wird über die Atmung vermehrt Kohlendioxid ausgeschieden. Das wird einerseits dadurch erreicht, dass über Hirnstrukturen, die z. B. die Muskeltätigkeit veranlassen, das Atemminutenvolumen gesteigert wird (Abb. 8-9). Andererseits ergibt sich ein weiterer „Atemantrieb“ aus einem erhöhten Kohlendioxiddruck im Blut. Dazu müssen spezielle Rezeptoren des Atemzentrums den Kohlendioxiddruck des Blutes (sog. **Chemorezeptoren**) laufend messen (Abb. 8-9). Das Messergebnis wird den für die Atemmechanik verantwortlichen Nervenzellen zugeleitet, die dann das Atemminutenvolumen steigern.

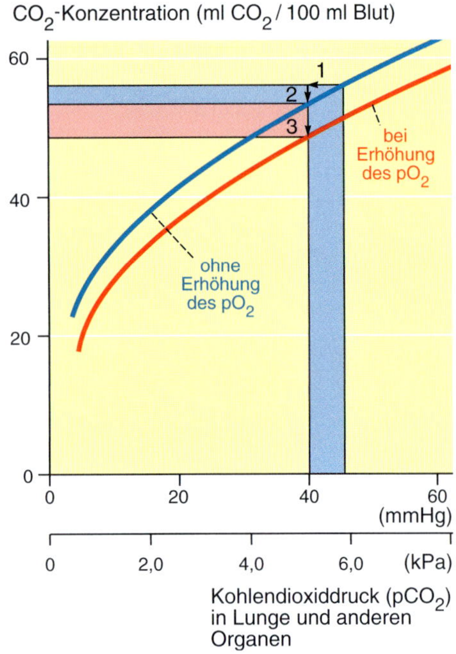

Abb. 8-15 Kohlendioxid-(CO_2-)Bindungskurve des Blutes. Mit steigendem Kohlendioxiddruck im Gewebe (horizontale Skala, Abszisse) nimmt die Kohlendioxidkonzentration im Blut (vertikale Skala, Ordinate) zu. Gelangt Blut mit hohem Kohlendioxidgehalt in die Lunge mit geringem Kohlendioxiddruck (Pfeil 1), so wird Kohlendioxid aus dem Blut freigesetzt (Pfeil 2). Bei erhöhtem Sauerstoffdruck (pO_2) verläuft die CO_2-Bindungskurve flacher. Dementsprechend wird zusätzlich Kohlendioxid abgegeben (Pfeil 3). [L112-R127]

8.7 Aufgabe der Atmung im Säure-Basen-Haushalt

Z Die Atmung kann einer Ansäuerung des Gewebes (Anstieg der Wasserstoffionenkonzentration) und einer Alkalisierung (Abfall der Wasserstoffionenkonzentration) entgegenwirken. Dabei spielt die Verbindung von Wasserstoffionen mit Bicarbonat zu Kohlensäure und deren Zerfall in Wasser und Kohlendioxid eine entscheidende Rolle. Je nach Lage kann Kohlendioxid vermehrt oder vermindert abgeatmet werden.

Eine Entsorgung der Körpergewebe von Kohlendioxid ist notwendig, um eine Ansäuerung des Gewebes (Anstieg der H-Ionen-Konzentration) und damit eine Einschränkung des zellulären Stoffwechsels zu verhindern. Darüber hinaus ist Kohlendioxid auch bei den Vorgängen von Bedeutung, die einer basischen Reaktion, d. h. einer Alkalisierung des Gewebes (Abfall der H-Ionen-Konzentration), entgegenwirken (siehe folgende Gleichung):

$$CO_2 + H_2O \leftrightarrows H_2CO_3 \leftrightarrows HCO_3^- + H^+$$

- Bei einer Ansäuerung bzw. **Azidose,** d. h. bei einem Anstieg der H-Ionen-Konzentration im Gewebe, verbinden sich die H-Ionen mit Bicarbonat (HCO_3^-) zu Kohlensäure (H_2CO_3). Die Kohlensäure zerfällt in Kohlendioxid (CO_2) und Wasser (H_2O). In der obigen Gleichung erfolgt also eine Verschiebung zur linken Seite. Da das entstandene CO_2 leicht über die Lunge abgegeben werden kann, lässt sich so ein Anstieg der H-Ionen-Konzentration „abpuffern".
- Bei einer Alkalisierung bzw. **Alkalose,** d. h. bei einer Abnahme der H-Ionen-Konzentration im Gewebe, verlaufen die Vorgänge durch eine Verminderung der CO_2-Abgabe und damit durch einen „Rückstau" von CO_2 in umgekehrter Richtung. In der obigen Gleichung erfolgt also eine Verschiebung zur rechten Seite. Damit wird die H-Ionen-Konzentration angehoben.

Zu den Pufferungsvorgängen trägt die Niere über eine Einstellung der Bicarbonatkonzentration entscheidend bei (Kap. 10 „Nierensystem und Wasserhaushalt", Abb. 10-12).

P Die normale Atmung erfolgt regelmäßig und gleichmäßig tief. Eine gezielte Atembeobachtung umfasst die Beurteilung von Atemfrequenz, Atemrhythmus, Atemtyp, Atemgeräusch, Atemgeruch, Beobachtung von Husten und Sputum sowie die Beurteilung des Hautkolorits und der psychischen Verfassung (Schwitzen, Unruhe etc.) des Patienten.
Atemerleichternde Pflegemaßnahmen wie Befeuchtung der Atemluft, atemunterstützende Lagerungen, atemstimulierende Einreibungen, Atemübungen, Maßnahmen zur Lösung und Entfernung von Sekreten sowie unterstützende Maßnahmen bei Abhusten von Sekreten sind eine große Hilfe für den Patienten.

Wiederholungsfragen

1. Beschreiben Sie den Weg eines Sauerstoffmoleküls von der Nase bis zur Alveole.
2. Erläutern Sie die Funktionen des Kehlkopfes.
3. Nennen Sie einige Faktoren, die den Ablauf der Inspiration und Exspiration beeinflussen können.
4. Definieren Sie die Begriffe „Vitalkapazität" und „Atemminutenvolumen".
5. Skizzieren Sie den Aufbau der Alveolarwand und bezeichnen Sie die Strukturen zwischen dem Luftraum der Alveole und einem roten Blutkörperchen.
6. Wovon ist abhängig, wie viel Sauerstoff in die roten Blutkörperchen aufgenommen wird?
7. Was versteht man unter mukoziliarer Clearance?
8. Warum gelangen aspirierte Fremdkörper eher in den rechten als in den linken Hauptbronchus?

Auflösung des Fallbeispiels

Chronische Bronchitis

Krankheitsbild: Als Bronchitis bezeichnet man eine Entzündung der Bronchialschleimhaut. Dabei grenzt man die akute Bronchitis gegen die chronische Bronchitis ab. Der akuten Bronchitis, die häufig von einer Entzündung der Schleimhäute in Kehlkopf und Luftröhre begleitet wird, liegt oft eine Erkältung zugrunde; sie kann aber auch durch chemische Reize (Einatmen von Zigarettenrauch!) hervorgerufen werden oder als Begleiterkrankung anderer Erkrankungen auftreten.

Ursachen: Die Zilien des Bronchialsystems transportieren den Schleim und Fremdpartikel aus dem Bronchialsystem binnen 30 Minuten oralwärts. Dieser Prozess der mukoziliaren Clearance kann in vielfacher Weise gestört werden. Eine führende Rolle spielt dabei das inhalative Zigarettenrauchen, das die Klärfunktion um die Hälfte reduziert. Allgemeine Umwelteinflüsse (Stäube, Gase) beeinträchtigen ebenfalls die mukoziliare Clearance. Mit anhaltender Irritation der Bronchialschleimhaut entwickelt sich eine chronische Entzündung, die stufenweise zu einer Umwandlung des Epithels führt. Das veränderte Epithel produziert einen sehr zähen Schleim, der nicht nur den Atemgasaustausch behindert und einigen Bakterien als optimaler Nährboden dient, sondern auch von den verbliebenen Zilien nur langsam oralwärts fortbewegt werden kann.

Vorkommen und Häufigkeit: Die chronische Bronchitis ist eine der häufigsten Erkrankungen. In den alten Ländern der Bundesrepublik Deutschland leiden rund 20 % aller Menschen darunter; die Relation Männer zu Frauen beträgt annähernd 3 : 1. In der Gruppe der Raucherinnen und Raucher haben jeweils rund 50 % eine chronische Bronchitis. Nach den Ergebnissen der amtlichen Todesursachenstatistik in Deutschland sterben jährlich etwa 12 000 Menschen an den Folgen einer Bronchitis.

Diagnostik: Die entscheidenden Hinweise auf eine chronische Bronchitis ergeben sich aus der Anamnese des Patienten (Rauchen) und den aktuellen Symptomen (Husten, Auswurf, Atemnot). In der klinischen Diagnostik stehen Röntgenuntersuchung, die Lungenfunktionsprüfung und die Analyse der Blutgase im Vordergrund.

Therapie: Ohne Verzicht auf das Rauchen verschlechtert sich das Krankheitsbild zunehmend und führt letztlich zu Lungen- oder Herzversagen. Ziel der Therapie ist es vor allem, die Bronchien zu erweitern und die Klärfunktion für den Bronchialschleim zu verbessern. Weiter können eine phasenweise Überdruckbeatmung, eine Sauerstofftherapie und die Gabe von Medikamenten günstig wirken.

9 Herz-Kreislauf-System

9.1 Struktur und Funktionsprinzip 287

9.2 Herz 288
9.2.1 Herzbeutel 288
9.2.2 Außenansicht des Herzens 288
9.2.3 Binnenräume des Herzens 290
9.2.4 Herzklappen 290
9.2.5 Herzwand 293

9.3 Funktionen des Herzens 294
9.3.1 Bioelektrische Aktivität und Erregungsbildung des Herzmuskels 296
9.3.2 Einflüsse des vegetativen Nervensystems auf die Herzfunktion 297
9.3.3 Ausbreitung der Erregung im Herzmuskel 298
9.3.4 Elektrokardiogramm (EKG) 299
9.3.5 Kopplung von elektrischen und mechanischen Vorgängen 299
9.3.6 Ventilfunktion der Herzklappen 299
9.3.7 Herztöne und Herzgeräusche 301
9.3.8 Herzminutenvolumen 301

9.4 Gefäße 301
9.4.1 Arterien (Verteilergefäße) 303
9.4.2 Kapillaren (Austauschgefäße) 304
9.4.3 Venen (Sammelgefäße) 305
9.4.4 Pfortaderkreislauf 306
9.4.5 Wandbau der Blutgefäße 307
9.4.6 Lymphgefäße 310

9.5 Organdurchblutung 310
9.5.1 Windkesselfunktion der großen Arterien 311
9.5.2 Arterienpuls 311
9.5.3 Entstehung des arteriellen Blutdrucks 311
9.5.4 Regelung des arteriellen Blutdrucks 311
9.5.5 Blutdruckmessung 314
9.5.6 Anpassung der Organdurchblutung an das Aktivitätsniveau 315

Herz und Gefäße sorgen für den Kreislauf des Blutes. Mit ihm werden Nährstoffe, Sauerstoff und andere Moleküle wie Hormone und Antikörper im Organismus verteilt.

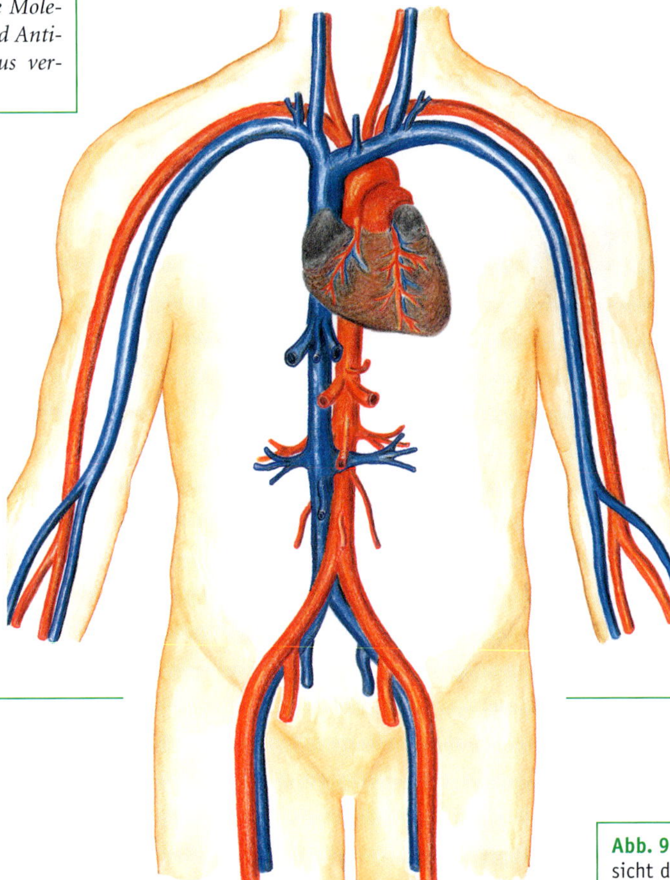

Abb. 9-0 Übersicht des Herzens und der großen Gefäße des Körperkreislaufs. [L128-R127]

Fallbeispiel

Bei einem 56-jährigen Patienten kam es in den letzten Monaten zu einer zunehmenden Einschränkung seiner körperlichen Leistungsfähigkeit, wobei zunächst bei stärkeren körperlichen Anstrengungen, später bei relativ geringen körperlichen Betätigungen Luftnot auftrat. Weiterhin bestand ein zum Teil belastungsabhängiges Druckgefühl in der Herzgegend. Seit drei Wochen, zuerst in größeren Abständen, dann täglich, traten nächtliche Anfälle von Atemnot auf, die sich nach Aufsetzen oder Umhergehen besserten. In den letzten zwei Wochen zunehmende Unruhe, Schlaflosigkeit und Schweißausbrüche. Drei Tage vor Einlieferung ins Krankenhaus rasch zunehmende und jetzt auch in Ruhe auftretende Atemnot, schweres Krankheitsgefühl.

Bei der Aufnahmeuntersuchung ergaben sich unter anderem folgende Befunde: erhebliche Beschleunigung der Schlagfrequenz des Herzens (Tachykardie) auf 144/min. mit Arrhythmie, Rasselgeräusche beim Abhören der Lunge als Zeichen einer Lungenstauung. Das Röntgenbild des Thorax zeigte ein deutlich vergrößertes Herz.

9.1 Struktur und Funktionsprinzip

Z Das Herz pumpt über die Arterien die gesamte Blutmenge in die Organe des Körpers. Über die Venen fließt das Blut zum Herzen zurück. Unterschiedliche Blutdruckwerte in Arterien und Venen gewährleisten die Organdurchblutung. So werden alle Körperzellen ununterbrochen z. B. mit Sauerstoff und Nährstoffen versorgt.

Der grundsätzliche Aufbau des Kreislaufs ist anhand der Abb. 9-1 beschrieben. Vom Verdauungstrakt (**Magen-Darm-Trakt**) aus, in dem Nährstoffe aufgenommen werden, fließt das Blut zum Herzen. Gefäße, in denen Blut in Richtung Herz fließt, werden als Venen, in denen Blut vom Herzen wegfließt, als Arterien bezeichnet.

Das **Herz** ist fast symmetrisch aufgebaut. Es wird durch eine Scheidewand (Septum) in eine rechte und eine linke Hälfte unterteilt. Das Blut gelangt zunächst zum rechten Herzen. Von dort strömt es über ein wegführendes Gefäß (Lungenarterie) zur Sauerstoffaufnahme in die **Lunge.** Das nun zusätzlich mit Sauerstoff beladene Blut fließt in den Lungenvenen zum linken Herzen. Dieses verlässt es über die Körperarterien und strömt dann in alle Organe des Körpers. Es mündet in ein Netz dünnwandiger Gefäße (**Kapillaren**), durch die jeder Zelle des Organismus Nährstoffe und Sauerstoff für den Stoffwechsel zur Verfügung gestellt werden.

In jedem Organ des Körpers befindet sich ein weit und fein verzweigtes Gefäßnetz. Zur Durchströmung (**Perfusion**) dieses Gefäßabschnittes ist eine treibende Kraft notwendig. Sie entsteht durch ein Druckgefälle zwischen den Gefäßen. In Gefäßen, in denen das Blut zu den Organen fließt, herrscht ein höherer Druck als in den Gefäßen, durch die das Blut die Organe verlässt. Dieses Druckgefälle zwischen zu- und abführenden Gefäßen ist die Voraussetzung für die Organdurchblutung und wird als „Durchblutungsdruck" (**Perfusionsdruck**) bezeichnet (Abb. 9-2).

Das Blutgefäßsystem lässt sich den Drücken entsprechend in ein **Hoch-** und **Niederdrucksystem** einteilen (Abb. 9-2, Tab. 9-1). Im Körperkreislauf entspricht dem Hochdrucksystem das arterielle und dem Niederdrucksystem das venöse System. Der Übergang zwischen Hochdrucksystem und Niederdrucksystem befindet sich in den Organen. Für die jeweiligen Organe ergibt sich also der Perfusionsdruck aus dem Druckunterschied zwischen arteriellem und venösem System.

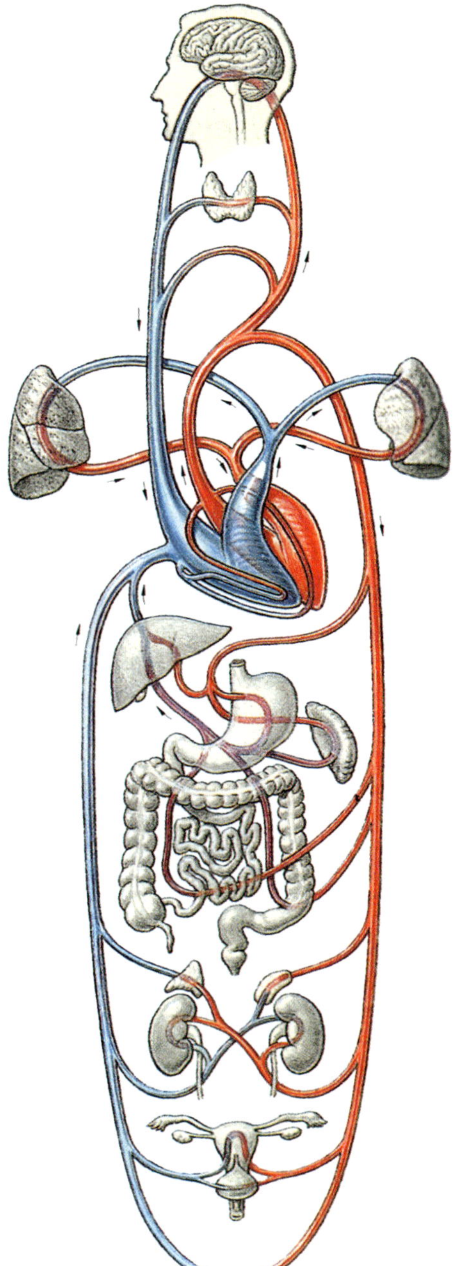

Abb. 9-1 Darstellung des Körperkreislaufs mit den wichtigsten von ihm versorgten inneren Organen und des Lungenkreislaufs. Die Pfeile geben die Strömungsrichtung des Blutes an. [S007-3-16]

9

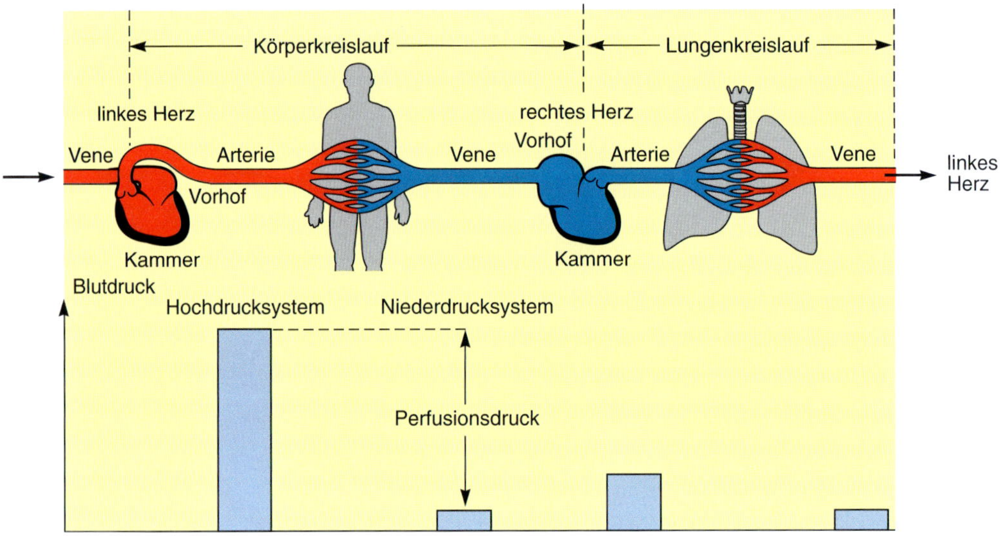

Abb. 9-2 Höhe des Blutdrucks in Zuordnung zu den verschiedenen Abschnitten von Körperkreislauf und Lungenkreislauf. Durch die Blutdruckdifferenz im Körperkreislauf ist der Perfusionsdruck für die Organe gegeben. [L123-R127]
rot = Blut mit hohem Sauerstoff- und niedrigem Kohlendioxidgehalt
blau = Blut mit erniedrigtem Sauerstoff- und erhöhtem Kohlendioxidgehalt

Rechter Vorhof: 5–3 mmHg (ZVD = zentraler Venendruck)	**linker Vorhof:** 8–4 mmHg
Rechte Kammer: 22–4 mmHg	**linke Kammer:** 120–7 mmHg
A. pulmonalis: 22–10 mmHg	**Aorta:** 120–80 mmHg

Tab. 9-1 Schwankungen der Drücke in den Vorhöfen, Kammern und arteriellen Gefäßen.

9.2 Herz

Z Das Herz (Cor) ist ein muskuläres Hohlorgan mit vier Binnenräumen, den zwei Vorhöfen und den zwei Kammern. Es bewirkt mit seiner Pumparbeit die Blutströmung im Gefäßsystem. Klappen regeln die Flussrichtung des Blutes. Die Muskulatur der Herzwand wird von Herzkranzgefäßen versorgt.

9.2.1 Herzbeutel

Das Herz liegt in einer Höhle des Brustraums zwischen den beiden Lungenflügeln. Vorne berührt das Herz teilweise das Brustbein, unten liegt es breitflächig dem Zwerchfell auf, und hinten sind Speiseröhre, Aorta und Wirbelsäule benachbart (Kap. 2). Es wird von einer serösen Haut, dem Herzbeutel **(Perikard)**, umgeben, die oben mit den großen Gefäßen der Herzbasis, unten mit dem Zwerchfell verwachsen ist. Der Herzbeutel enthält **seröse Flüssigkeit.** Diese erleichtert die Gleitbewegungen beim Zusammenziehen (Systole) und Erschlaffen (Diastole) der Herzmuskulatur.

9.2.2 Außenansicht des Herzens

Normalerweise ist das Herz etwa so groß wie die Faust des betreffenden Menschen und wiegt zwischen 250 und 400 g. Die Längsachse des Herzens ist schräg orientiert und verläuft von rechts hinten oben nach links vorne unten. Dadurch kommt die Herzspitze der Brustwand sehr nahe. Jeder Herzschlag ist an dieser Stelle als Stoß gegen die Brustwand tastbar **(Herzspitzenstoß).**

Das Herz ist in vier Hohlräume aufgeteilt: zwei Vorhöfe **(Atrien)** und zwei Kammern **(Ventrikel).** Die Vorderwand des Herzens wird vor allem von rechtem Vorhof und rechter Kammer, die Hinterwand von linkem Vorhof und linker Kammer gebildet (Abb. 9-3, 9-4, 9-5). Der linke Herzrand und die Herzspitze sind der linken Kammer zuzuordnen. An der Herzbasis befinden

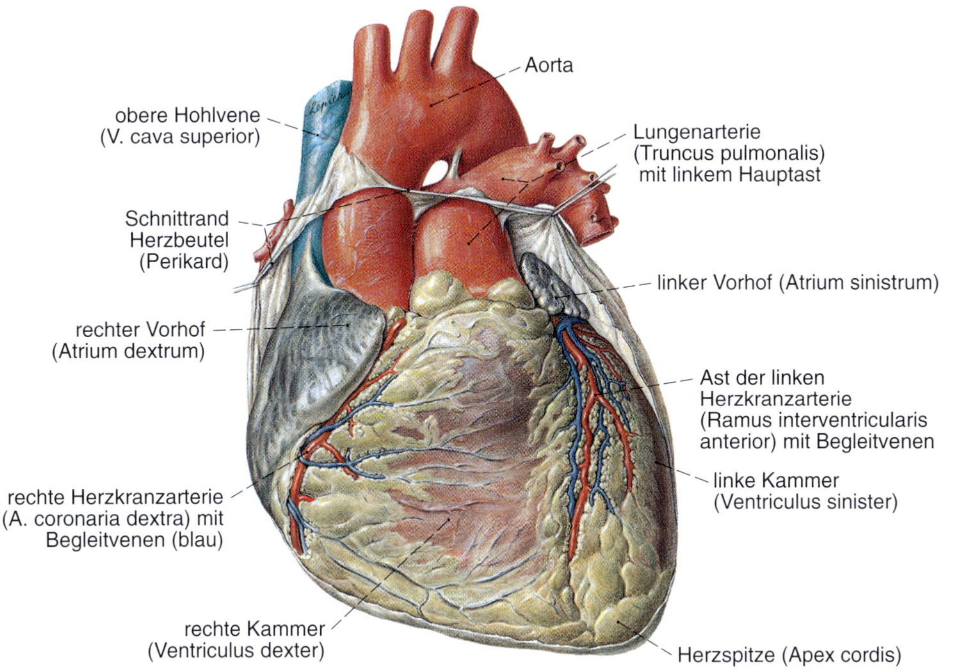

Abb. 9-3 Vorderansicht des Herzens nach Eröffnung des Herzbeutels. Oben Herzbasis mit vorne liegenden großen Arterien, unten Herzspitze. [S007-2-19]

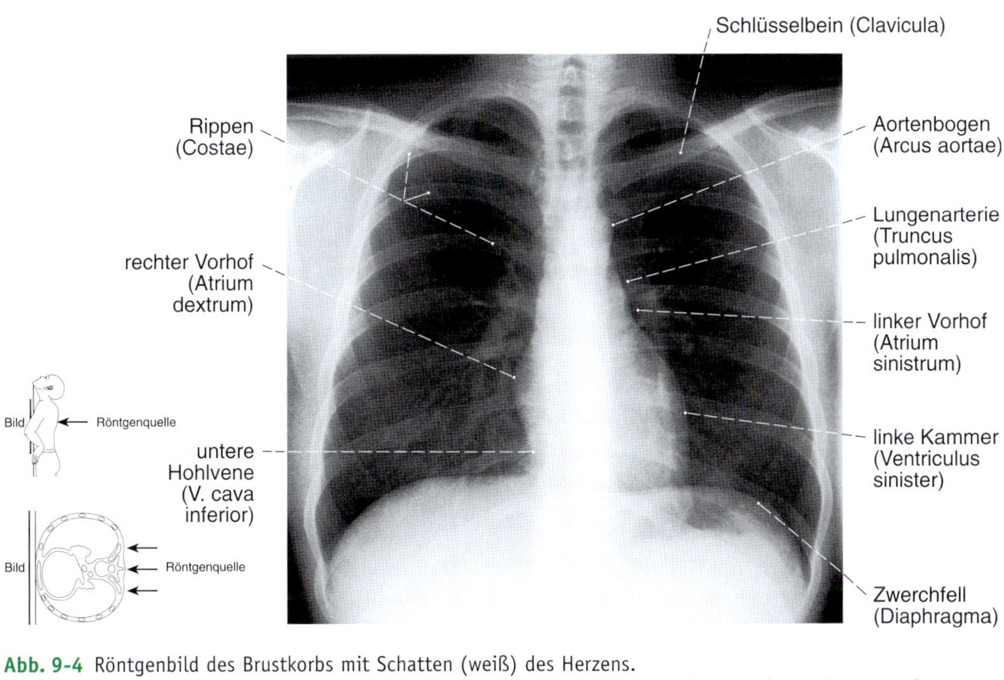

Abb. 9-4 Röntgenbild des Brustkorbs mit Schatten (weiß) des Herzens.
Aufnahmetechnik und Skizze des Strahlengangs, der dem Röntgenbild zugrunde liegt. [L106/S007-2-20]

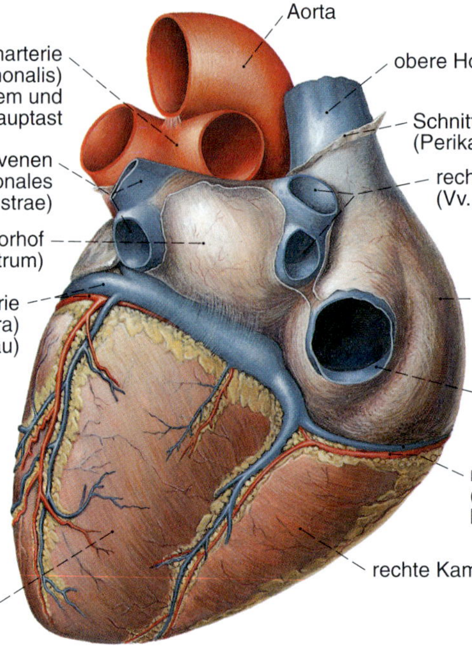

Abb. 9-5 Rückansicht des Herzens mit großen Venen, die in den rechten und linken Vorhof münden, sowie Koronargefäßen. [S007-2-19]

sich vorne die großen Arterienstämme (Lungenarterie und Aorta), hinten die Einmündungen der großen Venen. In der Kranzfurche zwischen Vorhöfen und Kammern liegen die beiden **Herzkranzgefäße** (rechte und linke Koronararterie mit den zugehörigen Venen), welche die Herzwand (Muskulatur) ver- und entsorgen.

9.2.3 Binnenräume des Herzens

Rechter Vorhof und rechte Kammer sowie linker Vorhof und linke Kammer gehören jeweils funktionell und anatomisch zusammen und werden als rechtes bzw. linkes Herz bezeichnet (Abb. 9-6). Sie sind durch eine Vorhof- und eine Kammerscheidewand **(Septum)** vollständig voneinander getrennt. Die Vorhöfe nehmen das Blut aus dem Körperkreislauf (rechter Vorhof) und dem Lungenkreislauf (linker Vorhof) auf. Im Vergleich zu den Kammern ist ihre Wand dünn. Herz und Gefäße vor und nach der Geburt weisen einige Unterschiede auf. Der so genannte embryonale Kreislauf wird im Kapitel 15 „Fortpflanzung" beschrieben.

In den **rechten Vorhof** münden obere und untere Hohlvene (V. cava superior und inferior; Abb. 9-6). Das Blut fließt weiter in die **rechte Kammer** und wird dann in die Lungenarterie (Pulmonalarterie, Lungenschlagader, Truncus pulmonalis) gepumpt.

Der **linke Vorhof** erhält Blut aus jeweils zwei Venen der beiden Lungenflügel (V. pulmonalis). Aus dem Vorhof strömt das Blut in die **linke Kammer** und wird in die Aorta (Körperhauptschlagader) ausgestoßen.

9.2.4 Herzklappen

Die Richtung des Blutstroms im rechten und linken Herzen wird jeweils durch zwei Klappen bestimmt, die eine Ventilfunktion haben.

- **Segelklappen** in den Vorhof-Kammeröffnungen.
  Die Segelklappen verhindern einen Rückstrom des Blutes aus der Kammer in den Vorhof. Über zahlreiche Sehnenfäden sind sie an konisch geformten Muskeln (Papillarmuskeln) befestigt (Abb. 9-6). Die Klappe des rechten Herzens besteht aus drei Segeln (**Trikuspidalklappe** oder auch rechte Atrioventrikularklappe genannt), die des linken Herzens aus zwei Segeln (Bikuspidal-, auch Mitralklappe oder linke Atrioventrikularklappe; Abb. 9-6 und 9-7).

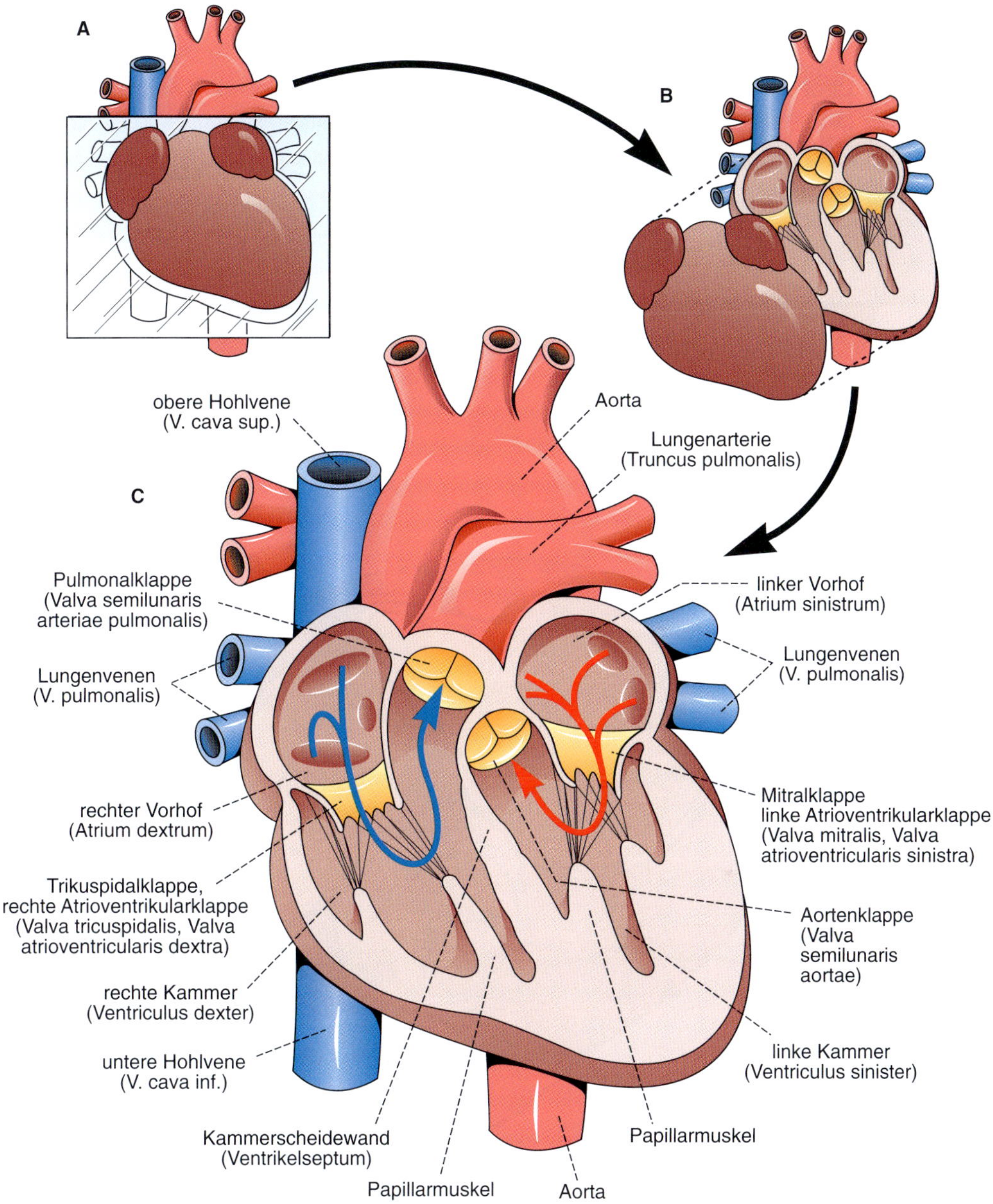

Abb. 9-6 Längsschnitt des Herzens. [L107-R127]
A und **B:** Darstellung der Schnittebene.
C: Längsschnitt durch die vier Hohlräume des Herzens.
rote und blaue Pfeile = Flussrichtung des sauerstoffarmen (blau) und sauerstoffreichen (rot) Blutes. Obwohl in der Lungenarterie sauerstoffarmes Blut und in den Lungenvenen sauerstoffreiches Blut fließt, sind die Lungenarterie wie andere Arterien rot und die Lungenvenen wie andere Venen blau dargestellt.

- **Taschenklappen** (Semilunarklappen) am Übergang von rechter Kammer in die Pulmonalarterie und linker Kammer in die Aorta. Sie verhindern den Rückstrom des Blutes in die Herzkammern. Die Taschenklappe des rechten Herzens heißt **Pulmonalklappe,** die des linken Herzens **Aortenklappe.**

Alle vier Klappen liegen in einer Ebene (Klappen- oder Ventilebene). Diese wird außen durch den Verlauf der Herzkranzfurche markiert (Abbil-

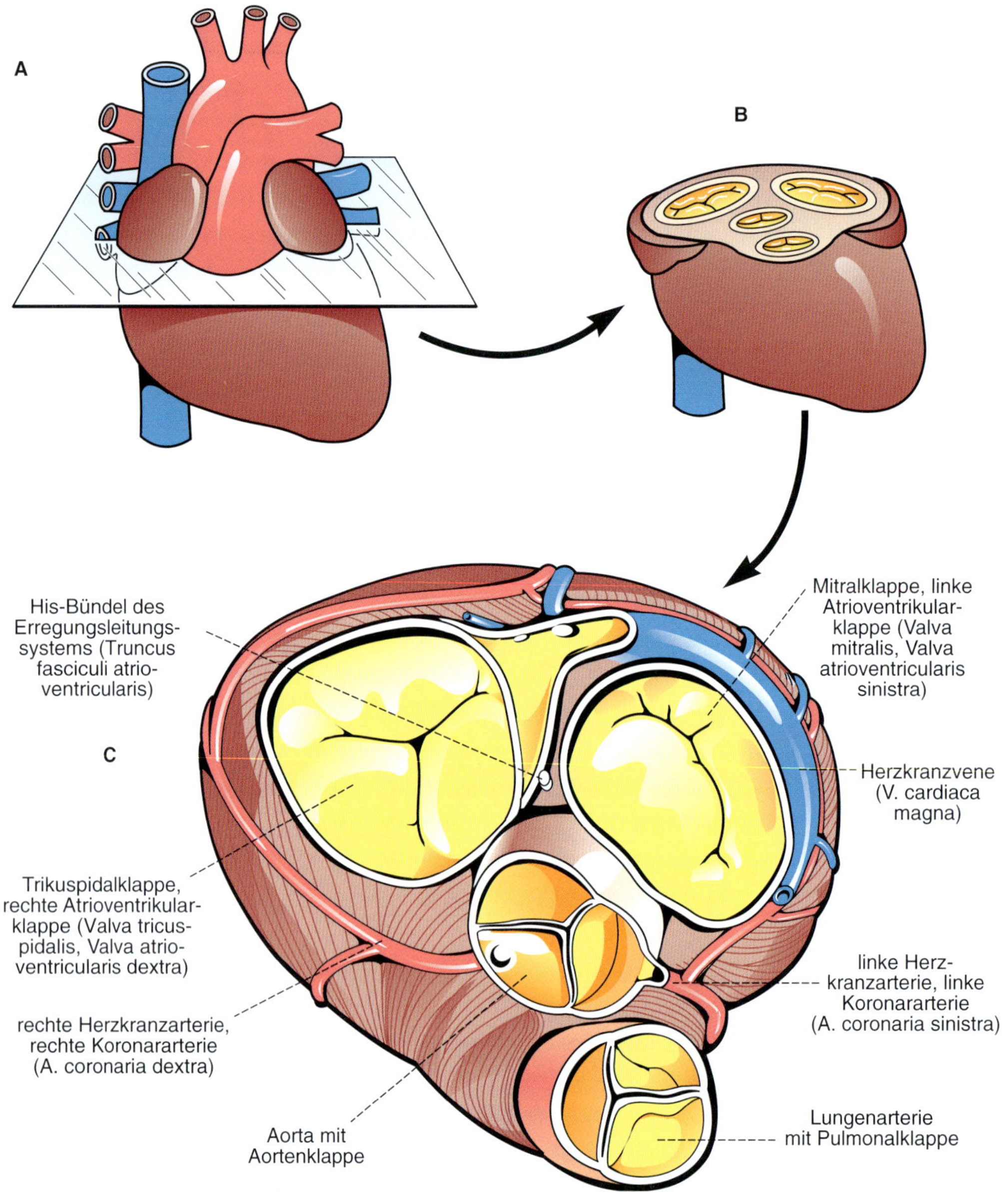

Abb. 9-7 Querschnitt des Herzens. [L112-R127]
A und **B:** Darstellung der Schnittebene.
C: Querschnitt im Bereich der Klappenebene mit Sicht auf Segelklappen (Mitralklappe, Trikuspidalklappe) und Taschenklappen (Aortenklappe, Pulmonalklappe) sowie die von der Aorta abzweigenden und in der Kranzfurche verlaufenden Koronargefäße.

dung 9-7). In dieser Furche verlaufen die Herzkranzgefäße. Rechte und linke **Herzkranzarterie** (**Koronararterie**) entspringen oberhalb der Aortenklappe aus der Aorta. Die rechte Koronararterie versorgt in der Regel die Wand von rechtem Vorhof, rechter Kammer mit rechter Hinterwand sowie einen kleinen Abschnitt der Kammerscheidewand (Abb. 9-8). Die linke Koronararterie teilt sich in zwei größere Äste auf, den Ramus interventricularis anterior, der Vorderwand und einen Großteil der Kammerscheidewand versorgt, und einen Ramus circumflexus für lin-

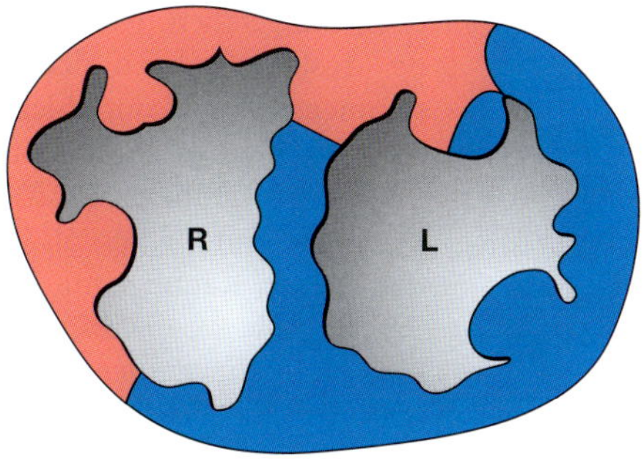

Abb. 9-8 Versorgungsgebiete der rechten (rot) und linken (blau) Koronararterien. Querschnitt durch die rechte (R) und die linke (L) Herzkammer. [L106-R127]

ken Vorhof und die linke Hinterwand. Abweichend von diesem normalen Versorgungstyp gibt es Varianten, bei denen entweder die rechte Koronararterie ein größeres Areal der Herzmuskulatur versorgt (Rechtstyp der Versorgung) oder die linke Koronararterie noch eindeutiger überwiegt (Linkstyp der Versorgung). Solche Varianten sind für die klinische Beurteilung der Herzmuskeldurchblutung bei Patienten mit koronarer Herzkrankheit zu berücksichtigen.

K Die Koronararterien sind bei vielen Menschen krankhaft verändert **(koronare Herzkrankheit = KHK).** So kann die Arterienwand beispielsweise bei Patienten mit Bluthochdruck verhärtet (Arteriosklerose) und die Gefäßlichtung verengt sein. Die Durchblutung und damit die Leistung der Herzmuskulatur ist dabei erheblich eingeschränkt. Schmerzen (Angina pectoris) sind meist die Folge. Werden eine oder mehrere Koronararterien z. B. durch ein Gerinnsel verlegt, führt dies als Herzinfarkt oft zu lebensgefährlichen Situationen.

Zu diagnostischen Zwecken kann man Koronararterien über die Aorta katheterisieren (Koronarkatheter) und sie röntgenologisch darstellen (**Koronarangiographie;** Abb. 9-9 und 9-10). Darüber hinaus gibt die Single-Photon-Emissionscomputertomographie (SPECT) Auskunft über Ausmaß und Verteilung der Myokarddurchblutung (Abb. 9-11).

Isolierte Engstellen der Koronararterien lassen sich durch Ballonkatheter aufweiten. Durch **Bypass-Operationen** werden verengte Gefäßabschnitte, z. B. durch das Einpflanzen von passenden Venenstücken vom Unterschenkel, ersetzt oder überbrückt.

G Die Risikofaktoren für die Entstehung von **Arteriosklerose** sind bekannt. Es sind hohe Blutfettspiegel, Übergewicht, hoher Blutdruck, Diabetes mellitus, Rauchen und Bewegungsmangel. Diese Risiken lassen sich durch Veränderung der Lebens- und Ernährungsgewohnheiten entscheidend verringern. Den Risikofaktoren entsprechend kann man einer Arteriosklerose vorbeugen durch:
- eine cholesterin- und fettarme Ernährung
- den Abbau von Übergewicht
- Verzicht auf Rauchen
- regelmäßige Bewegung bzw. Ausdauersport.

Bei bestehendem Bluthochdruck ist außerdem kochsalzarme Diät und gegebenenfalls eine medikamentöse Senkung des Blutdrucks angezeigt. Diese vorbeugenden Maßnahmen empfehlen sich insbesondere auch zur Vermeidung von Folgeerkrankungen und Komplikationen der Arteriosklerose und des Hochdrucks wie Herzinfarkt und Schlaganfall.

9.2.5 Herzwand

Die Herzwand besteht aus drei Schichten (Abb. 9-12): der dünnen Herzinnenhaut (**Endokard**), der kräftigen Herzmuskelwand (**Myokard**) sowie der dünnen serösen Herzaußenhaut (**Epikard**). Letztere ist durch einen Gleitspalt, der mit seröser Flüssigkeit gefüllt ist, vom Herzbeutel (Perikard) getrennt. Myokard und Epikard werden durch Koronargefäße versorgt.

Das Endokard kleidet die Innenräume des Herzens aus und bildet die Herzklappen.

K Bei Entzündungen des Endokards **(Endokarditis)** werden häufig die Herzklappen geschädigt. Sie können miteinander verkleben und starr werden. Dadurch ist die Strombahn des Blutes eingeengt (Stenose) und der Durchfluss erschwert. Oder sie schrumpfen, so dass ein vollständiger Klappenschluss nicht mehr möglich ist und das Blut zurückströmt (Insuffizienz). Beides führt zu charakteristischen (krankhaften) Herzgeräuschen. Stenose und Insuffizienz haben eine z. T. erhebliche Mehrarbeit des Herzens zur Folge. Überschreiten die in diesem Zusammenhang auftretenden kardialen Belastungen einen kritischen Wert, so können operativ künstliche Herzklappen eingesetzt werden.

Das Myokard besteht aus quergestreiften **Herzmuskelfasern.** Diese sind verzweigt und bilden miteinander ein dichtes Netzwerk mit zahlrei-

9

A

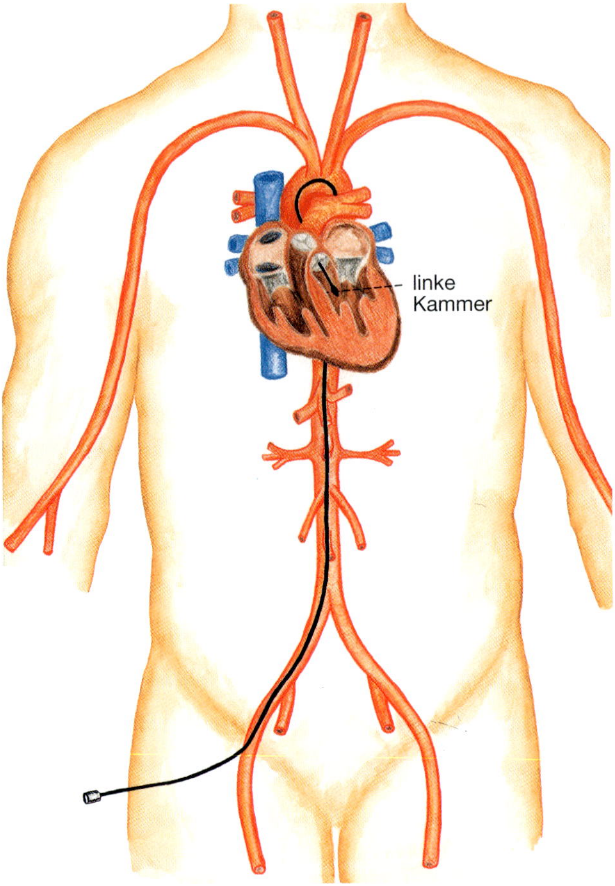

B

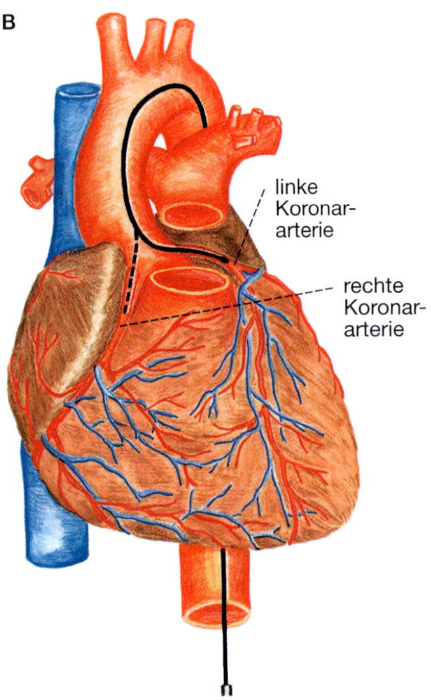

chen Blutgefäßen. Jede einzelne Muskelzelle kann sich zusammenziehen (kontrahieren; Abb. 9-12). Die Muskelwand der linken Kammer ist mit ca. 1 cm deutlich dicker als die der rechten Kammer mit etwa 0,5 cm (Abb. 9-6). Diese Differenz entspricht der unterschiedlichen Arbeitsleistung beider Kammern (Tab. 9-1). Die linke Kammer muss den Blutdruck für den ganzen Körper aufrechterhalten, die rechte muss das Blut „nur" durch die Lunge pumpen.

Bei chronisch erhöhtem Blutdruck kann die Dicke der Herzwand erheblich zunehmen (**Hypertrophie**). Bei Überforderung der Herztätigkeit können sich die Binnenräume erweitern (**Dilatation**).

9.3 Funktionen des Herzens

Z Damit das Herz Blut in den Körper pumpen kann, zieht sich die Herzmuskulatur im rhythmischen Wechsel zusammen und erschlafft. Dazu müssen die Tätigkeiten der verschiedenen Herzteile aufeinander abgestimmt sein. Das geschieht durch elektrische Aktivität, die im Sinusknoten entsteht und über ein Erregungsleitungssystem verteilt wird. Diese elektrischen Vorgänge sind im Elektrokardiogramm (EKG) zu erkennen (Abb. 9-13).

Abb. 9-9 Arterielle Zugangswege zum Herzen. Über die Beinarterie und die Aorta können Katheter bis in das linke Herz (A) und in die Koronararterien (B) vorgeschoben werden. Auf diese Weise ist es möglich, in den Arterien und in den Hohlräumen des Herzens u. a. Blutdrücke zu messen sowie durch Injektion von Kontrastmittel die Koronararterien im Röntgenbild darzustellen. [L128-R127]

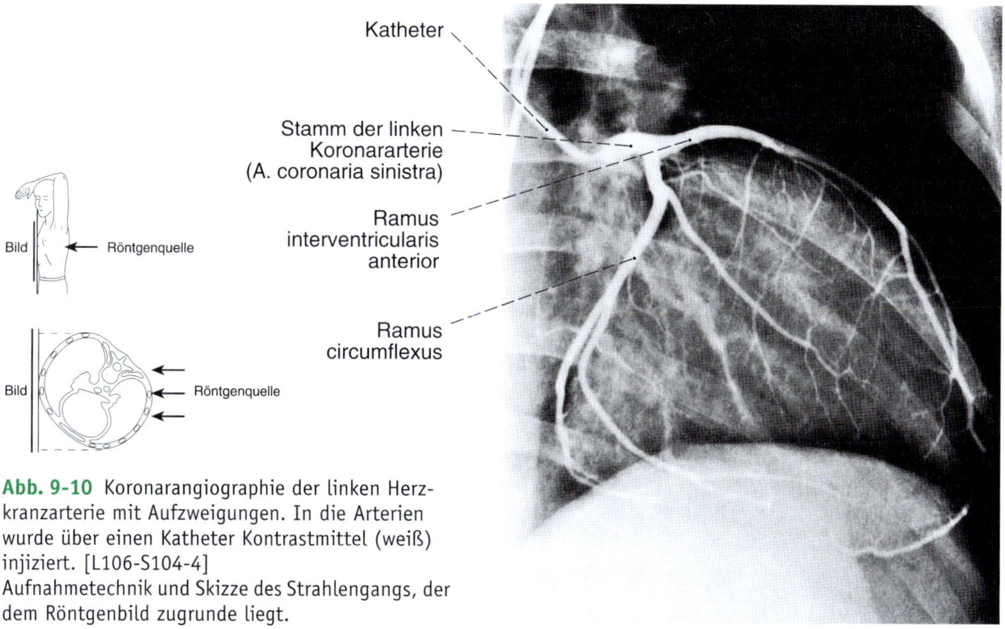

Abb. 9-10 Koronarangiographie der linken Herzkranzarterie mit Aufzweigungen. In die Arterien wurde über einen Katheter Kontrastmittel (weiß) injiziert. [L106-S104-4]
Aufnahmetechnik und Skizze des Strahlengangs, der dem Röntgenbild zugrunde liegt.

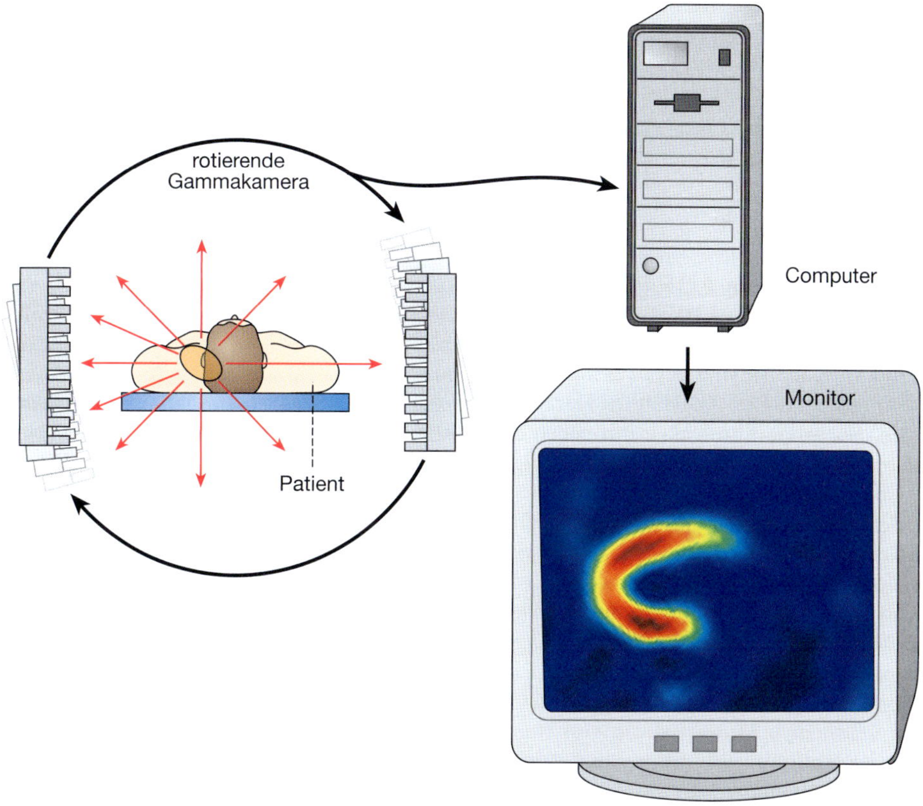

Abb. 9-11 Single-Photon-Emissionscomputertomogramm (SPECT) des Herzens nach Injektion von einem Technetium-99m-Flussmarker mit schematischer Darstellung der Technik zur Bildentstehung. Längsschnitt durch die Wand des linken Ventrikels. Die Farbmarkierung entspricht der Intensität und Ausdehnung der myokardialen Durchblutung. [L127-R127]

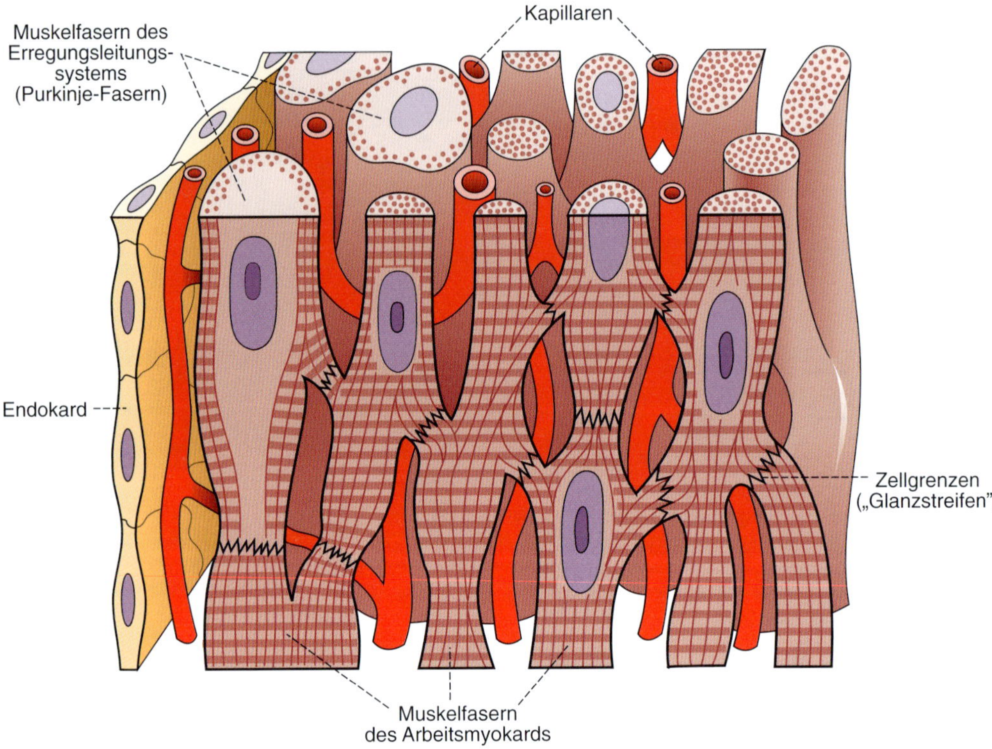

Abb. 9-12 Mikroskopischer Aufbau der Herzmuskulatur. Herzmuskelzellen mit quergestreiften kontraktilen Faserelementen sind miteinander zu einem dichten Netzwerk verbunden. Größere hellere Muskelfasern gehören zum Erregungsleitungssystem. Eine dünne, einschichtige Zellage, das Endokard, bildet die innere Schicht der Herzwand. Parallel zu den Muskelfasern verlaufen zahlreiche Kapillaren. [L112-R127]

9.3.1 Bioelektrische Aktivität und Erregungsbildung des Herzmuskels

Entstehungsmechanismen und Erscheinungsformen der bioelektrischen Aktivität im Herzmuskel haben eine große Ähnlichkeit mit denen des Nervensystems (Kap. 4 „Nervensystem – Allgemeine Grundlagen").

Die Herzmuskelfasern verfügen ebenfalls über ein Ruhemembranpotenzial. Wird dieses vermindert und damit die Herzmuskelfaser depolarisiert, so entsteht bei einem bestimmten Wert, der als Membranschwelle bezeichnet wird, ein Aktionspotenzial (Erregung; Abb. 9-14). Entscheidend beteiligt am Entstehen dieser Erregung ist neben dem Einwärtsstrom von Natriumionen auch ein Einwärtsstrom von Calciumionen in die Muskelfaser.

Anhäufungen von besonders differenzierten Muskelzellen des Herzens sind als erregungsbildendes System tätig. Ihrer Lokalisation entsprechend werden sie **Sinusknoten** und **Atrioventrikularknoten** (AV-Knoten) genannt (Abb. 9-14). Dort treten Verminderungen des Ruhemembranpotenzials bis zur Membranschwelle ohne äußere Einflüsse, also automatisch auf (Automatiezentrum). Diese rhythmisch wiederkehrenden Abnahmen des Membranpotenzials werden spontane Depolarisationen genannt. Die Zeit, die jeweils vergeht, bis die **Spontandepolarisationen** die Membranschwelle erreichen, bestimmt, wie häufig sich die Erregungen wiederholen (Eigenrhythmus).

K **Künstlicher Herzstillstand:** Ein chirurgischer Eingriff am Herzen (Bypass, Herzklappenersatz, Korrektur angeborener Herzfehler) erfordert eine reversible Stillegung des Organs, um am blutleeren und ruhig gestellten Herzen sicher operieren zu können. Ein solcher künstlicher Herzstillstand wird nach Abklemmen der Aorta durch Perfusion der Koronararterien und des Myokards mit Lösungen hoher K^+-Konzentration erreicht (sog. kardioplege Lösungen). ➜

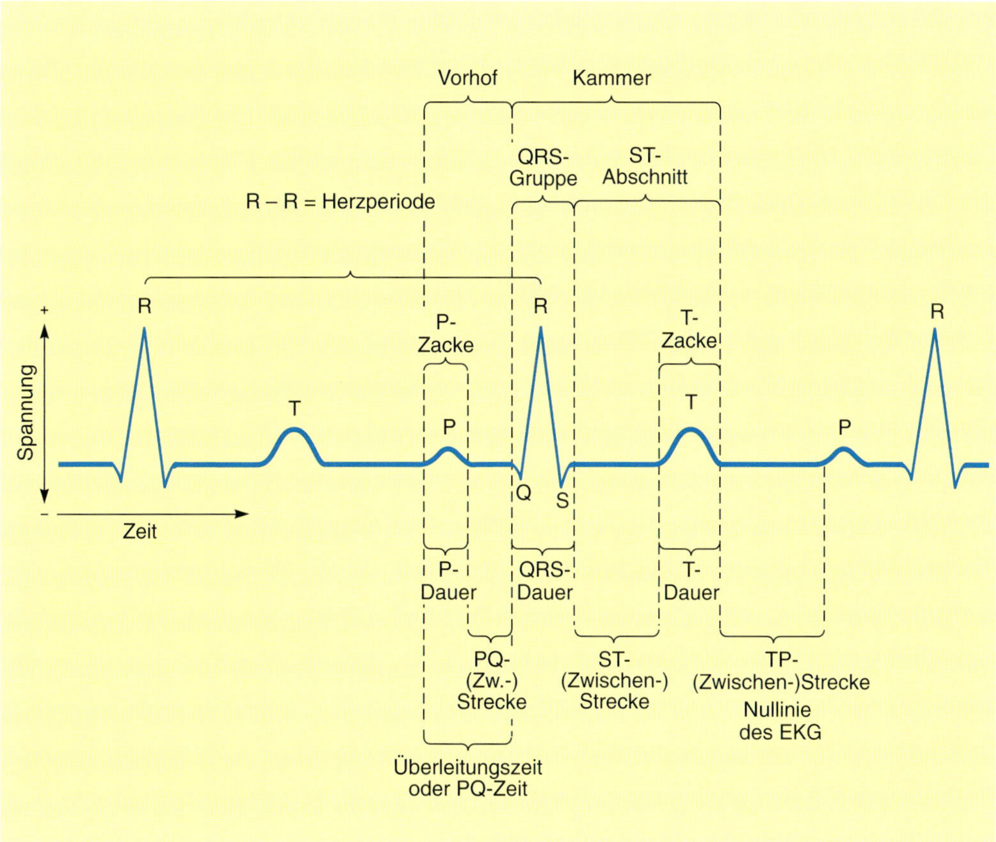

Abb. 9-13 Elektrokardiogramm (EKG) des Menschen mit Bezeichnung der Potenzialschwankungen und der charakteristischen Zeitabschnitte. [L123-R127]

Auch Blut kann als Transportmedium für die Kardioplegie benutzt werden, indem man Kaliumionen zusetzt. Durch die hohe extrazelluläre K^+-Konzentration kommt es zur Depolarisation der Herzmuskelfasern, die schließlich zur Unerregbarkeit des Herzens führt (Kap. 4.2.1 „Ruhemembranpotenzial"). Damit wird das Herz in einem diastolischen (schlaffen) Zustand einer sicheren Operation zugängig.

9.3.2 Einflüsse des vegetativen Nervensystems auf die Herzfunktion

Das Ruhemembranpotenzial und die spontanen Depolarisationen sind zwar ohne äußere Einflüsse vorhanden, können jedoch durch solche verändert werden. Dabei kommt dem vegetativen Nervensystem mit seinen beiden Teilsystemen **Sympathikus** und **Parasympathikus** eine besondere Bedeutung zu (Kap. 12 „Vegetatives Nervensystem"). Beide Teilsysteme sind mit den erregungsbildenden Herzmuskelzellen (Sinusknoten; Abb. 12-3) eng verbunden. An den Nervenfaserendigungen des **Sympathikus** wird die Überträgersubstanz (Transmitter) **Noradrenalin** freigesetzt. Das Nebennierenmark sezerniert gleichzeitig **Adrenalin** (Abb. 13-14). Durch sie kommt es zu einer Verminderung des Ruhemembranpotenzials und zur schnelleren Spontandepolarisation. Dadurch wird die Membranschwelle eher erreicht, früher ein Aktionspotenzial ausgelöst und die Wiederholungsfrequenz der Aktionspotenziale im Erregungsbildungssystem gesteigert. Da mit jedem Aktionspotenzial eine Kontraktion des Herzmuskels verbunden ist, kommt es unter dem Einfluss des Sympathikus zu einer höheren Herzschlagfrequenz (**Tachykardie**). Die Effekte des Sympathikus werden über sog. Beta(β-Rezeptoren in der Membran der Herzmuskelfasern vermittelt (Kap. 12 „Vegetatives Nervensystem"). Durch eine medikamen-

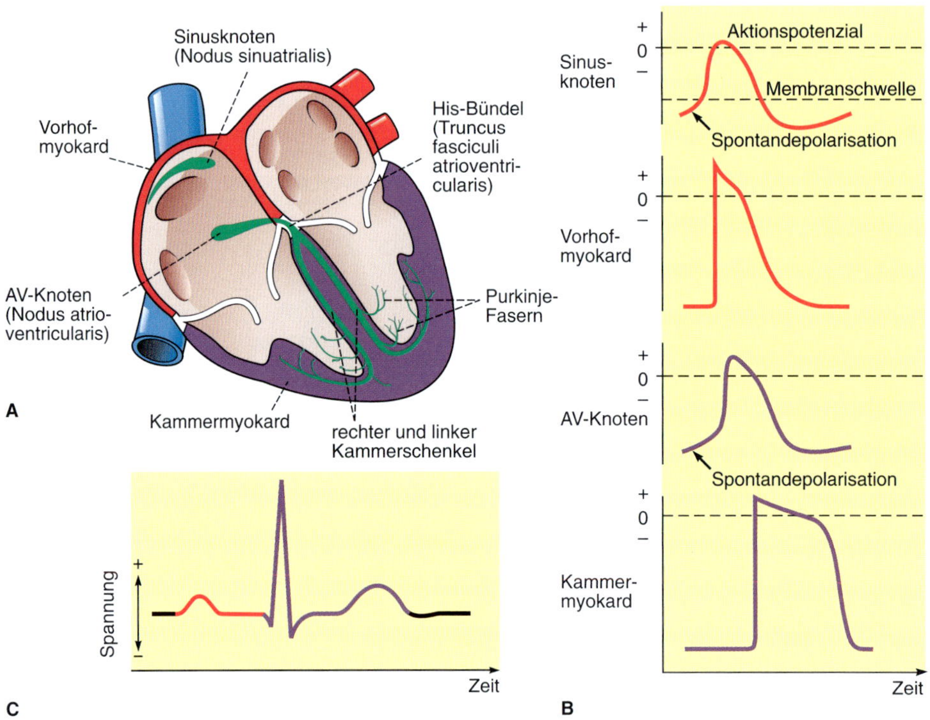

Abb. 9-14 Erregungsbildung und Erregungsausbreitung im Herzen. [L112+L123-R127]
Die Erregungen von Vorhof und Kammer sind durch entsprechende Farbgebung zuzuordnen.
A: Schematisches Schnittbild des Herzens.
B: Erregungsvorgänge mit Zuordnung zu den Herzstrukturen. Die Spontandepolarisation im Sinus- und Atrioventrikular-(AV-)Knoten bilden die Grundlage der Schrittmacherfunktion.
C: Elektrokardiogramm (EKG).

töse Blockade dieser Membranrezeptoren kann der Einfluss des Sympathikus auf die Herzaktion unterbrochen und damit die Herzschlagfrequenz gesenkt werden (sog. Betablockade). An den Nervenfaserendigungen des **Parasympathikus** wird als Überträgersubstanz **Acetylcholin** freigesetzt. Acetylcholin entfaltet in Bezug auf Ruhemembranpotenzial und Spontandepolarisationen die entgegengesetzte Wirkung wie Noradrenalin und Adrenalin und führt damit zu einer Herabsetzung der Herzschlagfrequenz (**Bradykardie**). Bei extremen Aktivierungen des Parasympathikus kann es sogar zum Herzstillstand kommen. Die Wirkung des Acetylcholins wird durch Atropin verhindert.

9.3.3 Ausbreitung der Erregung im Herzmuskel

Die Erregung des Herzmuskels beginnt im **Sinusknoten** (Abbildung 9-14), der dadurch eine Schrittmacherfunktion (engl. Pacemaker) übernimmt. Von hier aus breitet sich die Erregung über die Vorhofwand zum **AV-Knoten** aus und wird über ein Erregungsleitungssystem weitergeleitet. Es umfasst das **His-Bündel,** den rechten und linken Kammerschenkel sowie ein fein verzweigtes Endnetz (Purkinje-Fasern). Auf diesem Weg gelangt die Erregung zur Arbeitsmuskulatur des Herzens (Abb. 9-12). Bei der geschilderten Ausbreitung werden die verschiedenen Teile des Herzens in geordneter Reihenfolge erregt. Da nicht nur der Sinusknoten, sondern auch der AV-Knoten spontane Depolarisationen aufweist, besteht bei einem Ausfall des Sinusknotens die Möglichkeit, dass der AV-Knoten die Schrittmacherfunktion übernimmt und damit die geordnete Erregung zumindest der Herzkammern aufrechterhält.

K Da die Spontandepolarisation im AV-Knoten flacher verläuft (Abb. 9-14 B), ergibt sich unter diesen Bedingungen eine geringere Herzschlagfrequenz. Grundsätzlich kann in allen Teilen des Herzens eine Erregungsbildung erfolgen. Das bietet die Voraussetzung dafür, dass unter verschiedenen Bedingungen in die normale Abfolge von Herzschlägen zusätzliche Herzschläge **(Extrasystolen)** einfließen. Solche und andere Unregelmäßigkeiten im Herzrhythmus werden als **Arrhythmie** bezeichnet.

Die Funktion des Sinusknotens kann durch den Einsatz eines Herzschrittmachers ersetzt werden.

9.3.4 Elektrokardiogramm (EKG)

Die bioelektrische Aktivität des Herzens ist für den geordneten Funktionsablauf verantwortlich. Daher ist ein Einblick in die **elektrischen Vorgänge** des Herzens für die Medizin von Bedeutung. Die elektrischen Felder des Herzens lassen sich von der Oberfläche des Körpers als Elektrokardiogramm (EKG) erfassen. Dabei kommen verschiedene Ableitungsprogramme wie z. B. Extremitäten- und Brustwandableitungen zur Anwendung (Abb. 9-15). Ein typisches Beispiel einer Extremitätenableitung ist in Abb. 9-13 wiedergegeben. Wie daraus hervorgeht, weist das EKG verschiedene Potenzialschwankungen auf. Sie spiegeln den **Erregungsablauf** im Herzen wider. So zeigt die P-Zacke die Erregung des Vorhofs und der QRST-Komplex die der Kammer.

Aus dem EKG lassen sich Aussagen über die Herzlage im Thorax, die Erregungsbildung und -leitung im Herzen, die Herzfrequenz und den Herzrhythmus sowie über deren krankhafte Abweichungen treffen. So kommt es bei Herzmuskelschäden, die z. B. bei einem Verschluss der Koronararterien **(Herzinfarkt)** entstehen, nicht selten zu typischen Veränderungen im EKG (Abb. 9-16). Damit kann der Arzt wichtige Informationen über Ort, Art und Ausmaß des Schadens sowie den zeitlichen Verlauf gewinnen.

9.3.5 Kopplung von elektrischen und mechanischen Vorgängen

Die Aktionspotenziale der Herzmuskelfasern führen zu einer Aktivierung der kontraktilen Elemente in den Fasern (Kap. 6 „Motorisches System“). Diese Kopplung von Erregungsprozessen mit der Verkürzung von Muskelfasern wird als elektromechanische Kopplung bezeichnet. Entscheidend ist dabei, dass während des Aktionspotenzials die Konzentration von **Calciumionen** im Inneren der Herzmuskelfasern ansteigt. Dementsprechend kann durch eine medikamentöse Verminderung des Calciumioneneinwärtsstroms die Herzmechanik beeinflusst werden (sog. Calciumantagonismus).

Alle Vorgänge in den Herzmuskelfasern werden durch die bioelektrischen Aktivitäten koordiniert und aufeinander abgestimmt. Durch die Erregung zieht sich die Herzmuskulatur in einem rhythmischen Wechsel zusammen (Systole) und erschlafft (Diastole). Diese Funktion bewirkt, dass das Herz das Blut durch die Gefäße zu den Organen pumpt.

9.3.6 Ventilfunktion der Herzklappen

Wie bereits erläutert, entstehen in den Schrittmacherzellen des Sinusknotens die Erregungen, die sich über die Vorhöfe und Kammern ausbreiten. Dadurch kommt es zu einer geordneten Kontraktion des gesamten Herzmuskels mit anschließender Erschlaffung. Die Herzklappen wirken aufgrund ihres Baus und ihrer Anordnung als Ventile und bestimmen damit die Richtung des Blutstroms (Abb. 9-6, 9-7, 9-17). Kontrahiert sich die Muskulatur der Herzkammern, so schließen sich die Vorhof-Kammer-Klappen. Sobald der Druck in den Herzkammern den Druck in den Arterien übersteigt, öffnen sich die Taschenklappen zur Aorta und zu den Lungenarterien. Darauf wird das Blut aus dem Herzen in die Arterien ausgetrieben (Abb. 9-17, Tab. 9-1). Wenn der Kammerdruck unter den Druck in den Arterien absinkt und das Herz erschlafft, schließen sich die Arterienklappen wieder. Mit der weiteren Verminderung des Kammerdrucks öffnen sich die Vorhof-Kammerklappen, so dass die Kammern wieder aus den Vorhöfen gefüllt werden. Dieser Füllungsprozess wird in seiner Endphase durch die Kontraktion der Muskulatur der Vorhöfe unterstützt, die der nächsten Kammerkontraktion unmittelbar vorausgeht. Unter Ruhebedingungen hat die Vorhofkontraktion für die Füllung der Kammern eine geringe Bedeutung. Dementsprechend haben Unregelmäßigkeiten in der Vorhoferregung (Vorhofarrhythmien) in der Regel nur geringe klinische Auswirkungen.

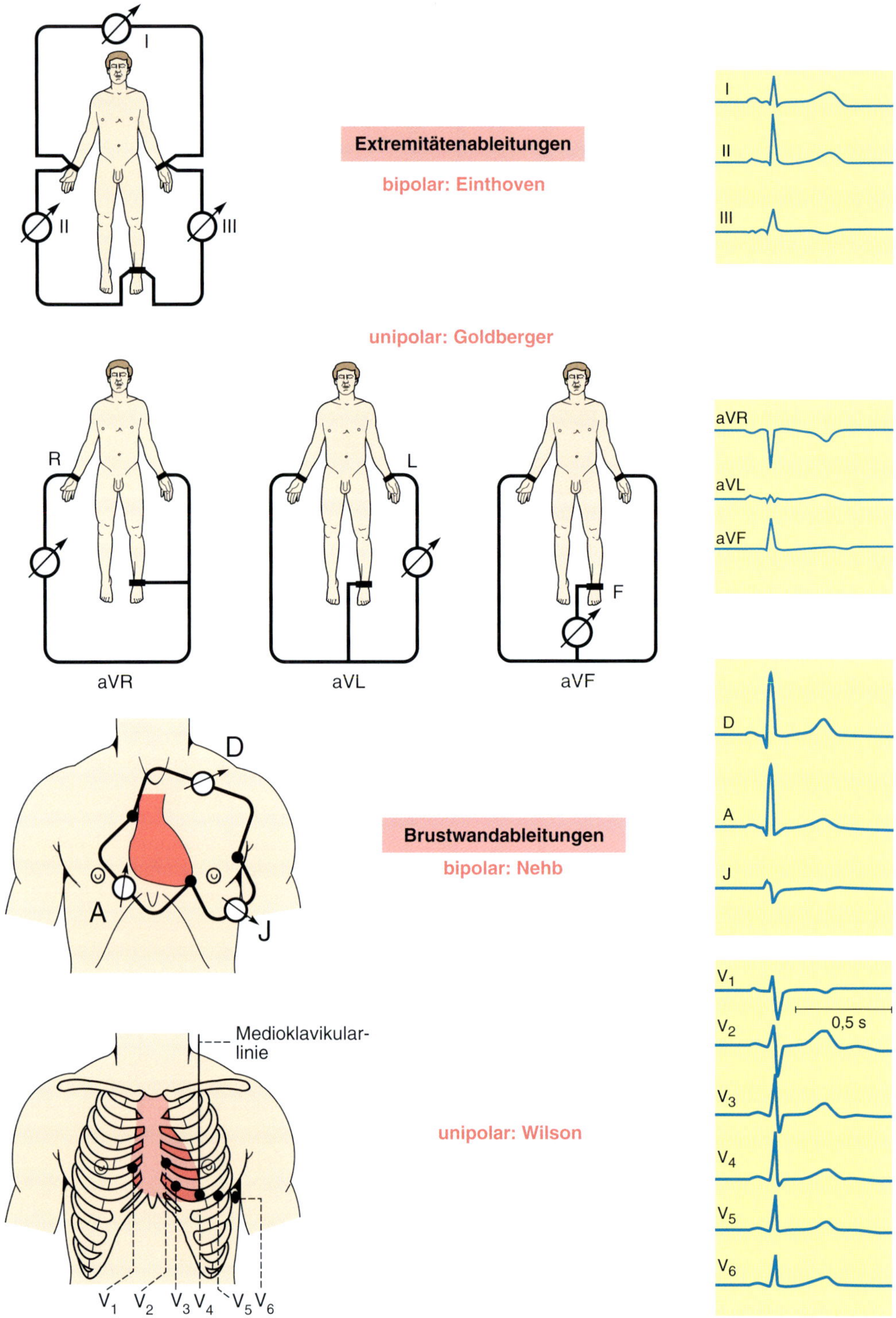

Abb. 9-15 Verschiedene EKG-Ableitungen. [L107+L112+L123-R127]

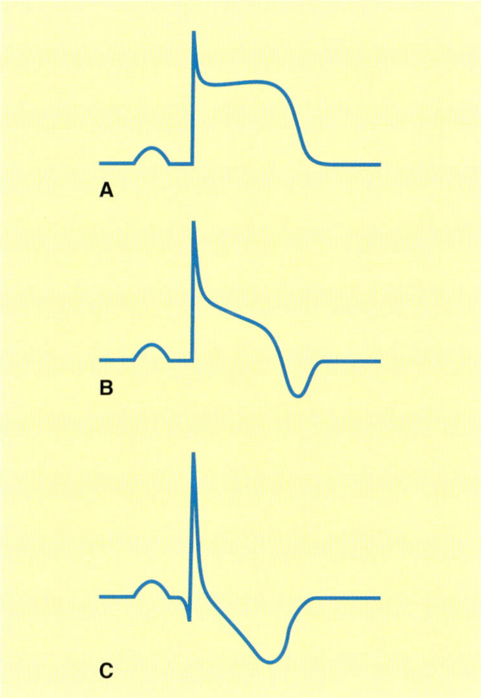

Abb. 9-16 EKG-Veränderungen bei einem Herzinfarkt. Ableitung: Einthoven I. A–C: Registrierungen zu verschiedenen Zeiten nach dem Ereignis. Charakteristisch sind u.a. die z.T. erheblichen Anhebungen der ST-Strecke (sog. monophasische Deformierungen; A), die zu einem späteren Zeitpunkt eintretende Polungsumkehr der T-Zacke (sog. negatives T; B) und die schließlich auftretende Vergrößerung der Q-Zacke (C). [L106-R127]

9.3.7 Herztöne und Herzgeräusche

> **Ü** Nehmen Sie ein Stethoskop und hören Sie Ihr oder das Herz eines/r Partners/in an verschiedenen Stellen des Brustkorbs ab. An welcher Stelle können Sie die Herztöne am besten wahrnehmen?

Bei der Kontraktion und Erschlaffung des Herzens entstehen charakteristische Schallwellen (sog. **Herztöne;** Abb. 9-17). Der erste Herzton am Beginn der Kammersystole ist auf die Anspannung der Kammermuskulatur zurückzuführen (Anspannungston). Der zweite Herzton am Übergang von Systole zur Diastole entsteht durch den Schluss der Taschenklappen zu den Arterien (arterieller Klappenschlusston). Der erste Herzton lässt sich am besten über der Herzspitze im 5. Zwischenrippenraum links, der zweite Herzton über der Herzbasis im 2. Zwischenrippenraum links und rechts neben dem Brustbein abhören.

Neben den Herztönen gibt es sog. **Herzgeräusche.** Sie geben Hinweise auf Erkrankungen des Herzens, vor allem auf Veränderungen an den Herzklappen.

Die Kontraktion des Herzens kann auch als örtliche Erschütterung der Brustwand im 5. Zwischenrippenraum links, als sog. Herzspitzenstoß, getastet werden.

> **K** Eine Verlagerung des Herzspitzenstoßes nach weiter lateral ist meist Hinweis auf eine Herzvergrößerung (Hypertrophie, Dilatation).

9.3.8 Herzminutenvolumen

Füllung und Kontraktion des Herzens wiederholen sich beim Erwachsenen ca. 70-mal in der Minute (**Schlagfrequenz**). Da mit jedem Herzschlag ca. 70 ml Blut in die Aorta ausgeworfen werden (**Schlagvolumen**), ergibt sich ein pro Minute gefördertes Blutvolumen von ca. 5 Litern (**Herzminutenvolumen**). Dies entspricht etwa der gesamten Blutmenge des Körpers. Eine Zunahme des Herzminutenvolumens erhöht den Zufluss zum arteriellen System und damit den Blutdruck.

> **Ü** Ermitteln Sie Ihr Herzminutenvolumen in Ruhe und nach 20 Kniebeugen.

9.4 Gefäße

> **Z** Der Mensch besitzt ein Blutgefäßsystem und ein Lymphgefäßsystem. Zum Blutgefäßsystem gehören die Arterien (Verteilergefäße), die das Blut vom Herzen wegführen, und die Venen (Sammelgefäße), die das Blut zum Herzen hinführen. Die kleinsten Arterien verzweigen sich in Arteriolen, diese speisen das Netz der Kapillaren. Von den Kapillaren aus fließt das Blut in die Venolen, weiter in kleine und dann in große Venen bis hin zum Herzen. Die vielfältigen Funktionen der verschiedenen Gefäßabschnitte spiegeln sich in einem unterschiedlichen Aufbau der Gefäßwände wider. Die Versorgung und Entsorgung des Gewebes ist nur im Kapillarbereich (Austauschgefäße) möglich. Das Pfortadersystem führt das Blut von Magen und Darm der Leber zu. Es ist für Nährstoffaufnahme und Nährstofftransport zuständig. ➜

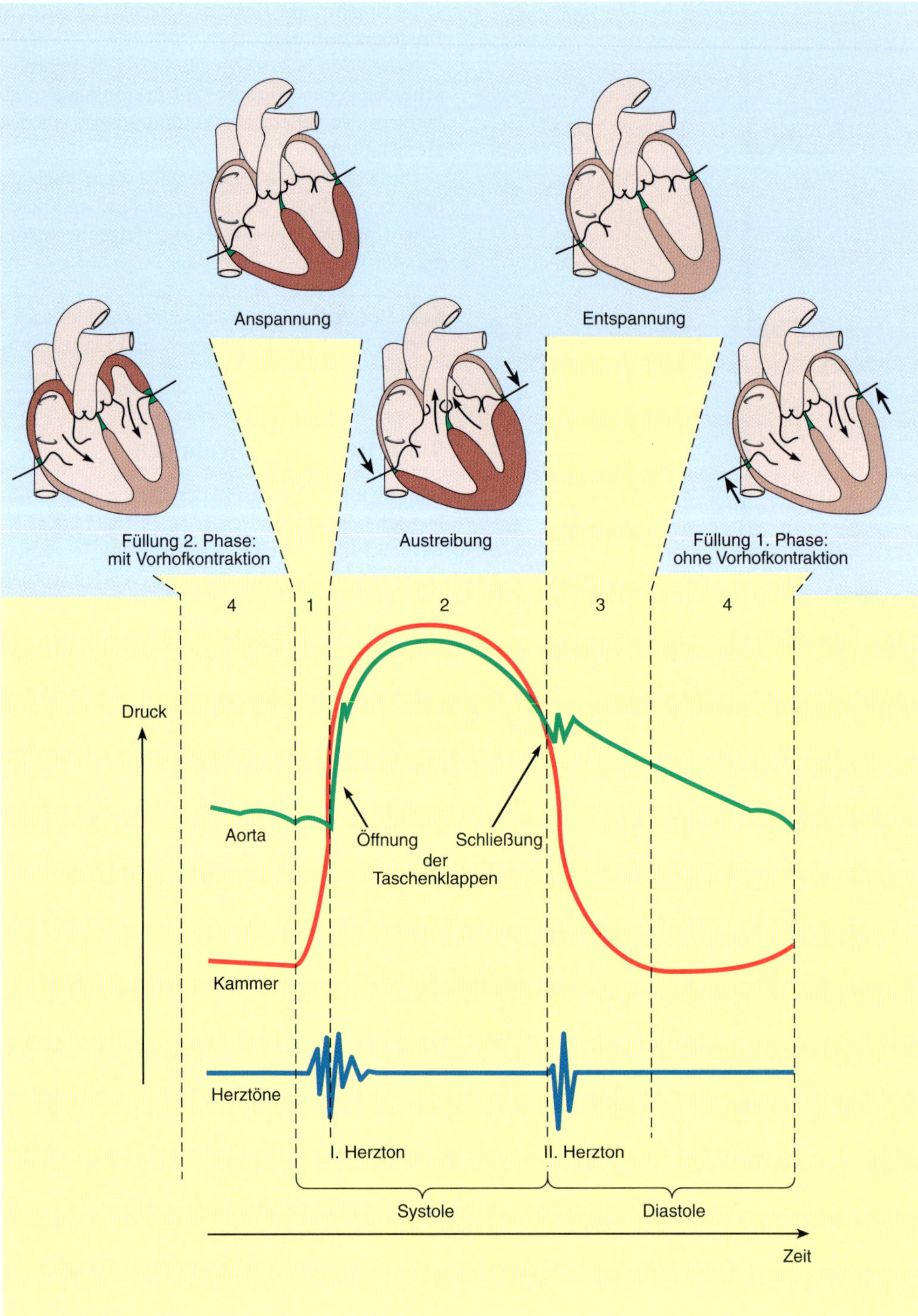

Abb. 9-17 Phasen der Herztätigkeit (erregte und sich kontrahierende Abschnitte der Herzmuskulatur dunkelrot) in Zuordnung zum Druckverlauf in Aorta und Herzkammer sowie zum Auftreten der Herztöne. Das Auf- und Absteigen der Ventilebene – gekennzeichnet durch schwarze Linien außerhalb des Herzens – ist durch dicke schwarze Pfeile angedeutet. [L112+L123-R127]

Das Lymphgefäßsystem nimmt einen Teil der Gewebsflüssigkeit aus den Organen auf und leitet sie in die großen, herznahen Venen.

Von der Herzbasis verlaufen die großen Gefäße, die **obere Hohlvene** (V. cava superior), die **Aorta** und die Lungenarterie, durch das Mediastinum (Mittelfellraum) zwischen den Lungenflügeln. Dabei kreuzen sich die aus der rechten Kammer austretende Lungenarterie und die aus der linken Herzkammer austretende Aorta (Abb. 9-3 und 9-6). Beide sind ungefähr daumendick und haben kräftige Wände. Die **Lungenarterie** bildet zwei Äste, die zur rechten und linken Lunge ziehen und sich dem Verlauf der Hauptbronchien anschließen. Von der Lungenpforte (Hilus) beider Lungenflügel verlaufen je zwei große **Lungenvenen** zum Herzen und treten in den hinten gelegenen linken Vorhof ein (Abb. 9-5 und 9-6).

Die großen Arterien und Venen des Körperkreislaufs verzweigen sich so, dass die einzelnen Organe oder Körperregionen jeweils arterielle Zufluss- und venöse Abflussrohre bekommen (Abb. 9-18).

9.4.1 Arterien (Verteilergefäße)

Die Organarterien haben meist ihren Ursprung in der Aorta (Abb. 9-18 und 9-19). Diese zieht zunächst aufwärts, beschreibt einen engen Bogen und verläuft dann abwärts vor der Wirbelsäule zunächst als Brustaorta und dann unterhalb des Zwerchfells als Bauchaorta. Die Organarterien für die Herzwand entspringen aus dem aufsteigenden Teil der Aorta, die für Kopf, Hals

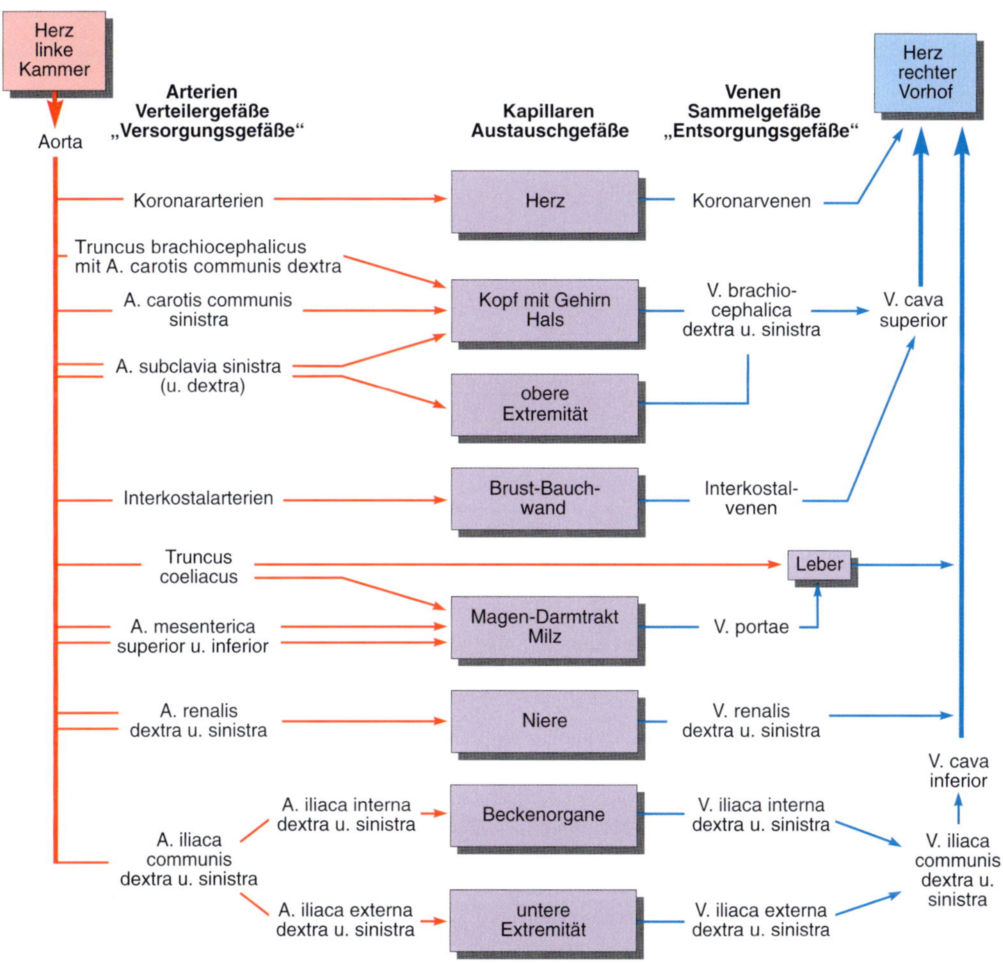

Abb. 9-18 Arterien und Venen des Körperkreislaufs. [L112-R127]

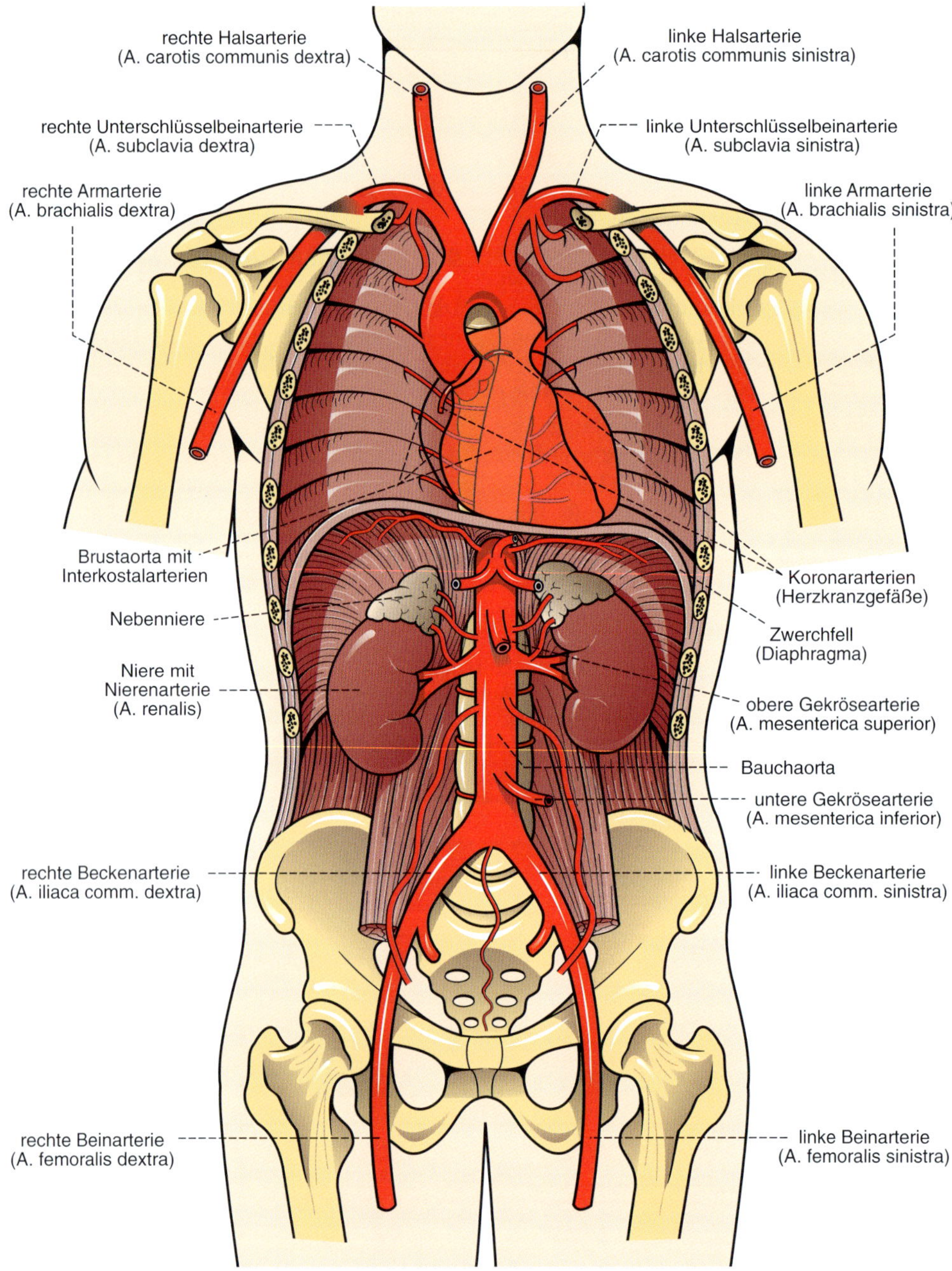

Abb. 9-19 Aorta und ihre wichtigsten Zweige im Bereich von Brust-, Hals- und Bauchraum. [L107-R127]

und obere Extremitäten aus dem Aortenbogen. Brustorgane und Brustwand erhalten Äste aus der Brustaorta, Bauchorgane aus der Bauchaorta. Beckenorgane und untere Extremitäten werden von äußeren und inneren Ästen der Beckenarterien (A. iliaca communis) versorgt.

9.4.2 Kapillaren (Austauschgefäße)

Verfolgt man die Aorta und die sich daraus verzweigenden Arterien, Arteriolen und Kapillaren (Abb. 9-20), so nehmen Querschnitt und Oberfläche des einzelnen Gefäßzweiges beständig ab. Sämtliche Zweige zusammengenommen ergeben

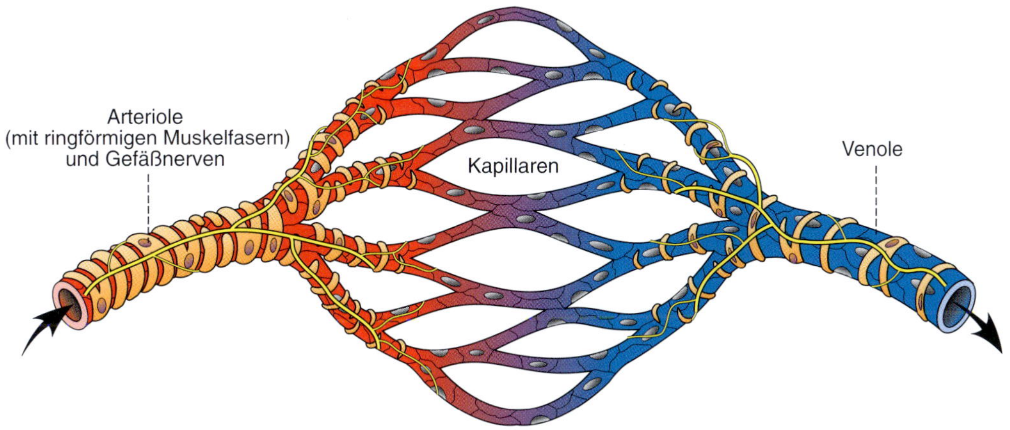

Abb. 9-20 Endstrombahn des Blutes mit einer Arteriole, den Kapillarverästelungen und einer Venole. [L107-R127] schwarze Pfeile = Flussrichtung des Blutes

aber einen zunehmenden Gesamtquerschnitt und eine erheblich anwachsende innere Gefäßoberfläche, die in den Kapillaren ihren Höchstwert erreicht. Daher wird die Geschwindigkeit des Blutflusses immer geringer und der Austausch von Stoffen leichter (Kap. 10.3 „Wasseraustausch zwischen Blut und Gewebe"; Abb. 10-8).

9.4.3 Venen (Sammelgefäße)

Nachdem das Blut die Kapillaren passiert hat, gelangt es in die Organvenen (Abb. 9-18, 9-20, 9-21). Das Blut der unteren Körperhälfte wird über die untere Hohlvene (V. cava inferior), das Blut aus Kopf, Hals, Armen sowie einem großen Teil der Brustorgane über die obere Hohlvene (V. cava superior) dem rechten Vorhof zugeführt.

Für den venösen Rückstrom des Blutes zum Herzen sind mehrere Faktoren verantwortlich. Unter diesen hat die **Sogwirkung,** die bei der Einatmung durch Dehnung der Lungengefäße und bei der Kontraktion der Kammermuskulatur durch Verlagerung der Ventilebene entsteht, eine besondere Bedeutung. Diese Sogwirkung muss z. B. beim Legen von zentralen **Venenkathetern** berücksichtigt werden (Abb. 9-22). Dabei kann es zum Einsaugen von Luft und dadurch zu einer Luftembolie kommen.

> **P** Um diese Komplikation zu verhindern, bringt man den Patienten in die Trendelenburg-Lage (20°-Kopftieflage) und bittet ihn, wenn er dazu in der Lage ist, bei der Venenpunktion kurz die Luft anzuhalten. Dadurch werden die Venen gestaut, so dass keine Luft angezogen werden kann.

Eine wichtige Rolle für den Rückfluss des Blutes, vor allem aus den unteren Extremitäten, spielt die Kontraktion der Beinmuskulatur (Abb. 9-23). Voraussetzung für das Funktionieren dieser sog. **Muskelpumpe** ist die Lage der Venen innerhalb von Muskelgruppen, die von einer nicht dehnbaren Faszie umgeben sind. Bei Muskelanspannung werden die Venen zusammengedrückt und das in ihnen enthaltene Blut herzwärts befördert, bei Muskelerschlaffung füllen sich die Venen wieder.

In den herzfernen Körperregionen (Beine und Arme) befinden sich Venen und Arterien in einer gemeinsamen, eng anliegenden **Bindegewebsscheide** (Abbildung 9-24). Durch die Druckwelle der Arterien werden die Venen zusammengedrückt. Da Venenklappen einen Rückstrom verhindern, fließt das Blut dabei ausschließlich herzwärts.

> **P** Pflegerisch unterstützen kann man den venösen Rückfluss des Blutes beispielsweise durch das Hochlegen und Wickeln der Beine sowie das Anlegen von Antithrombosestrümpfen. Frühzeitiges Mobilisieren der Patienten, z. B. nach einer Operation, verbessert die Blutzirkulation unter anderem mithilfe der Muskelpumpe. Beim Hochlagern der Beine ist darauf zu achten, dass der venöse Rückstrom nicht durch das Abknicken der Venen behindert wird. Dazu kommt es leicht, wenn die Beine zu hoch gelagert und damit die Venen im Bereich der Leistenbeuge abgeknickt werden. Eine ähnliche Rückflussbehinderung kann entstehen, wenn eine Rolle unter die Knie geschoben wird.

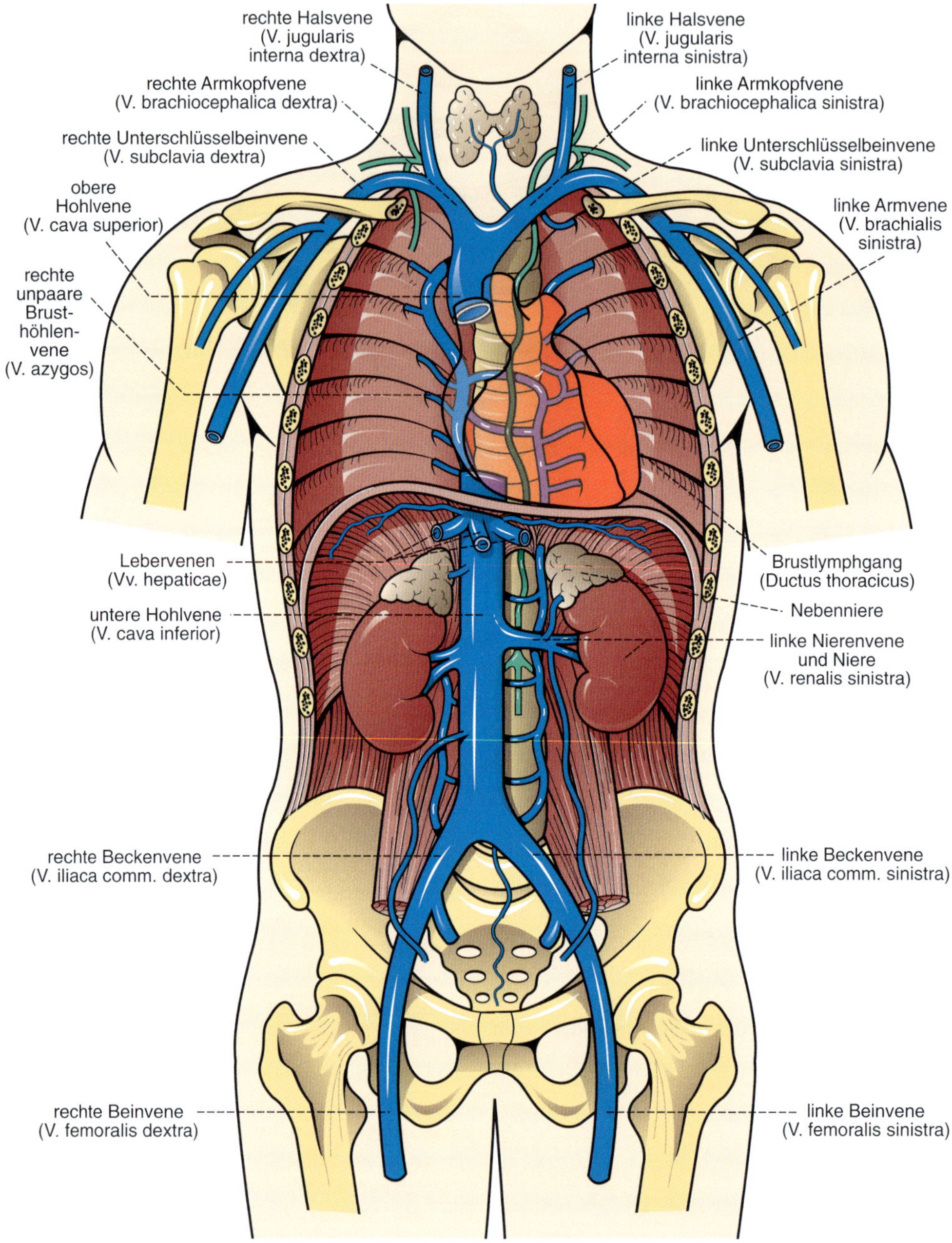

Abb. 9-21 Obere und untere Hohlvene mit den wichtigsten Zuflüssen in Brust- und Bauchraum. [L107-R127]

Ü Beachten Sie die Asymmetrie des Venenverlaufs auf Ihrem Handrücken und beobachten Sie den unterschiedlichen Füllungszustand der Venen bei Wärme und bei herabhängendem Arm sowie bei Kälte und beim Heben des Arms in Gesichtshöhe.

9.4.4 Pfortaderkreislauf

Im Magen-Darmtrakt zeigt das Gefäßsystem eine spezielle Organisation. Das Blut der unpaaren Baucheingeweide (Magen, Darm, Milz, Bauchspeicheldrüse) sammelt sich in der Pfortader (V. portae). Diese tritt in die Leber ein und führt ihr das aus dem Darm kommende, nährstoffreiche Blut zur Verarbeitung zu. Dazu verzweigt sich der Pfortaderstamm in das Kapillargebiet der Leber. Das abfließende Blut gelangt durch die Lebervenen in die untere Hohlvene. So liegen zwei Kapillargebiete hintereinander, das des Darmgebiets und das der Leber (Abb. 7-15, 9-1 und 9-18). Zur Aufrechterhaltung ihrer Funktion erhält die Leber zusätzlich sauerstoffreiches Blut aus der Aorta über die Leberarterie (A. hepatica propria).

9.4.5 Wandbau der Blutgefäße

Analog zur Herzwand besteht auch die Gefäßwand, mit Ausnahme der Kapillaren, aus drei Schichten (Abb. 9-25):

- innere Schicht (**Intima**) aus einer einschichtigen Lage von Endothelzellen mit anliegenden Bindegewebsfasern,
- mittlere Schicht (**Media**) aus glatten Muskelfasern und Bindegewebselementen,
- äußere Schicht (**Adventitia**) aus Bindegewebe.

Die Funktionen der verschiedenen Abschnitte des Gefäßsystems sind sehr unterschiedlich. Der Aufbau der Gefäßwand ist der Funktion angepasst. Die Aorta und die großen von ihr abgehenden Arterien haben durch elastische Membranen in der Media eine hohe Elastizität (Arterien vom elastischen Typ; Abb. 9-25; auch

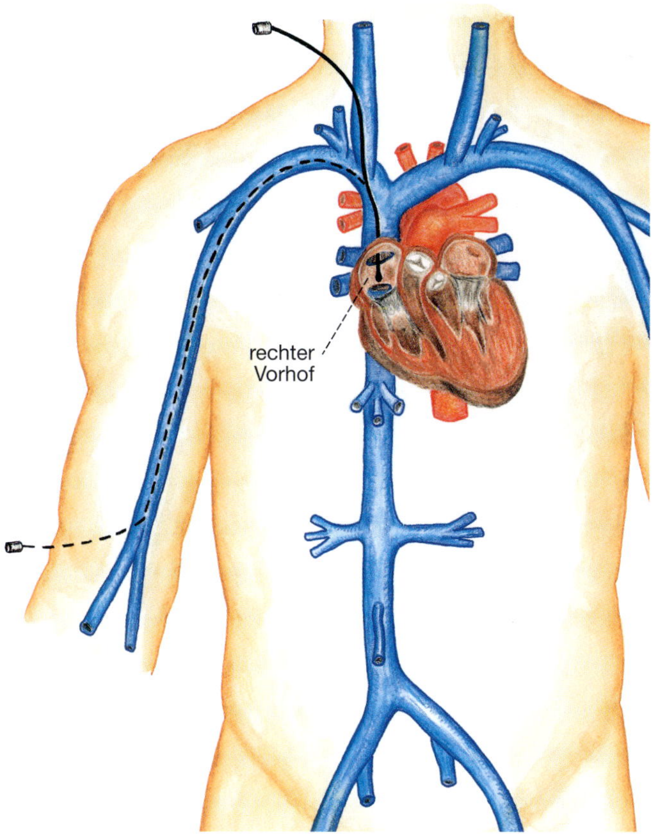

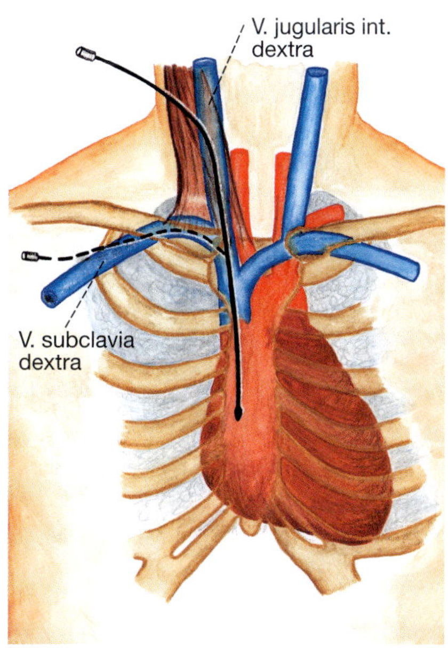

Abb. 9-22 Venöse Zugangswege zum Herzen. Über Armvenen (A), die V. subclavia oder die V. jugularis interna (B), können Katheter bis zu den Hohlräumen des rechten Herzens vorgeschoben werden. Über sog. zentrale Venenkatheter (ZVK) werden insbesondere in der Intensivmedizin der zentrale Venendruck gemessen und längere Infusionsbehandlungen durchgeführt. [L128-R127]

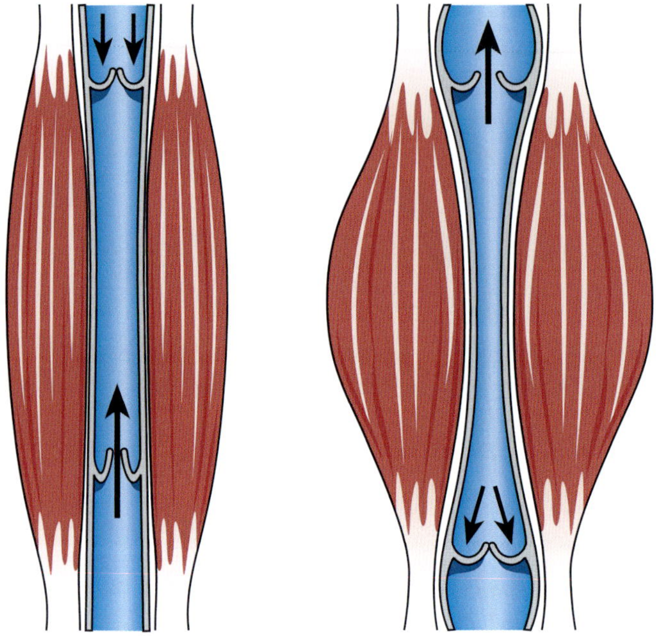

Abb. 9-23 Unterstützung des venösen Rückstroms durch die sog. Muskelpumpe. Durch Kontraktion und damit Verdickung von Muskeln werden benachbarte Venen komprimiert. [L128-R127]

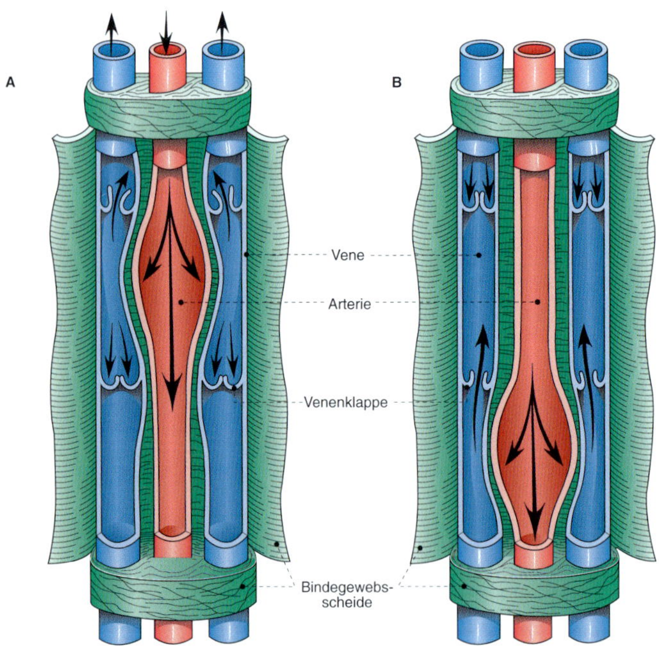

Abb. 9-24 Unterstützung des Blutstroms der Venen zum Herzen hin durch die Pulswelle der benachbarten Arterie. Die Venenklappen verhindern den Rückstrom des Bluts. [L107-R127]
A und B: Strömungsverhältnisse an zwei aufeinander folgenden Zeitpunkten.

Abb. 9-26). Die Media der herzfern gelegenen Arterienzweige besteht überwiegend aus spiralig angeordneten glatten Muskelfasern (Arterien vom muskulären Typ; Abb. 9-25). Bei den kleinsten Arterien (ihr Durchmesser ist kleiner als 0,5 mm), den **Arteriolen,** ist die Media auf eine einzige Lage von ringförmigen Muskelfasern reduziert (Abb. 9-20).

Die außerordentlich dünne Kapillarwand besteht lediglich aus einer Lage von Endothelzellen, über denen ein feines Bindegewebshäutchen liegt (Abbildung 9-25). Der **Kapillardurchmesser** beträgt zwischen 5 und 15 μm. Weitlumigere Kapillaren einiger Organe (z. B. Knochenmark) erreichen einen Durchmesser von bis zu 40 μm. Kapillaren haben eine Länge von etwa 2 mm (Abb. 9-20). Auf dieser Strecke erfolgen die Austauschvorgänge, z. B. für Sauerstoff, Kohlendioxid, Wasser, Salze oder Nährstoffe, durch die Kapillarwände. Die Kapillaren können zusammenfallen, wenn die Muskelfasern der vorgeschalteten Arteriolen durch Kontraktion den Blutstrom unterbrechen.

Bei den Austauschvorgängen im Kapillarbereich wird auch die Gewebsflüssigkeit stets erneuert (Kapitel 10 „Nierensystem und Wasserhaushalt"). Die Gewebsflüssigkeit mit den Stoffwechselendprodukten fließt über die kleinen Venen oder über die Lymphbahnen herzwärts ab.

In Gewebegebieten mit erhöhter Tätigkeit wird der Zufluss an Blut vermehrt, indem sich die Gefäße erweitern und geschlossene Kapillaren geöffnet werden. Damit kommt es zu einer Rötung und örtlichen Erwärmung des Gewebes.

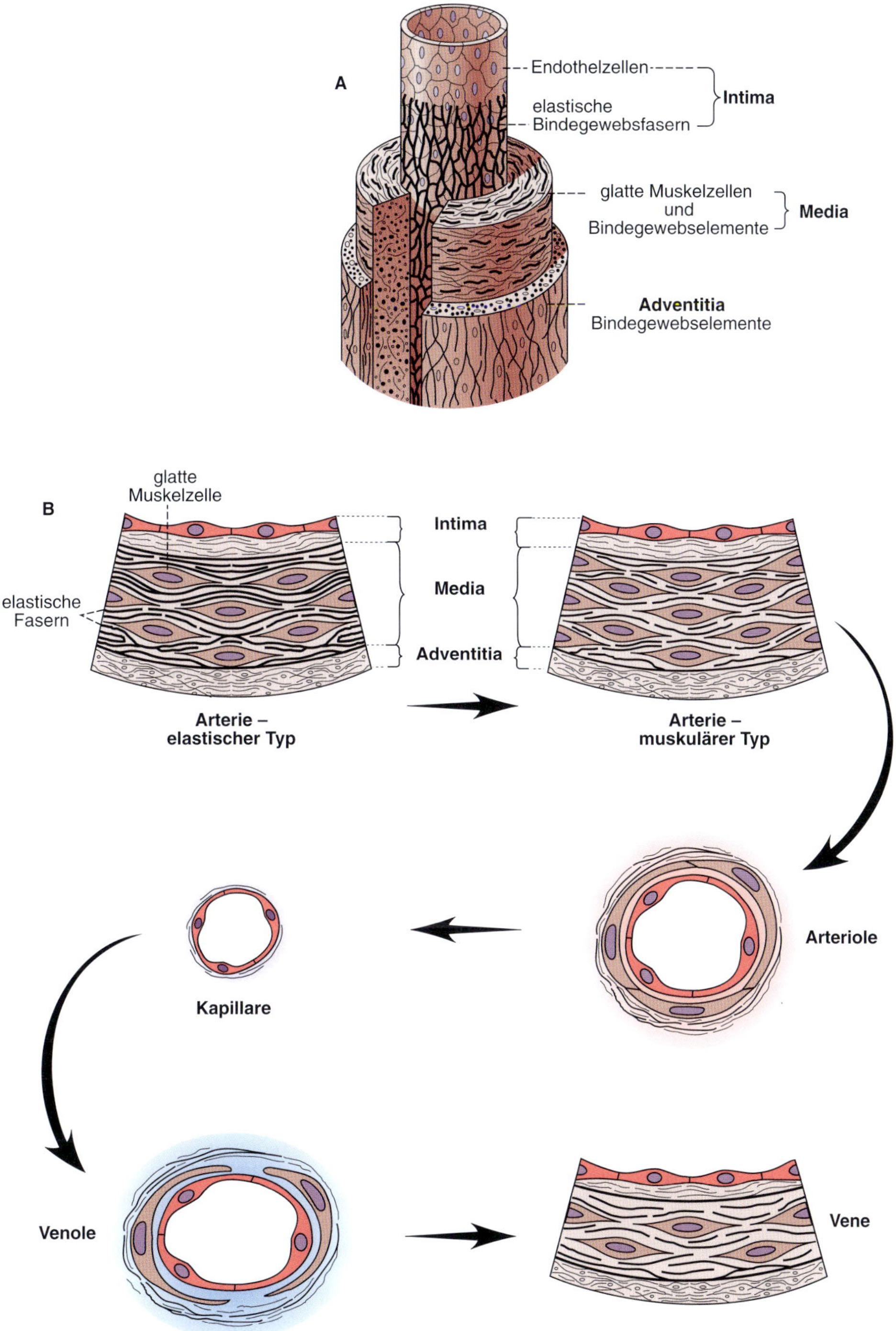

Abb. 9-25 Bau von Blutgefäßen. [L107-R127]
A: Allgemeiner Aufbau der Wand.
B: Spezieller Aufbau der Wand von Arterien, Arteriolen, Kapillaren, Venolen und Venen.

K Bei einer Gewebsentzündung tritt neben Rötung und Erwärmung eine Schwellung auf, die auf einem Stau von Gewebsflüssigkeit beruht. Diese charakteristischen Entzündungszeichen sind von Schmerzen als Folge einer örtlichen Reizung der Schmerzrezeptoren begleitet.

Der Rückfluss des Blutes aus dem Kapillargebiet beginnt in den **Venolen** und führt über die Venen wieder zurück zum Herzen. Der Wandaufbau der Venolen ist dem der Arteriolen ähnlich, jedoch etwas lockerer (Abb. 9-25). Die Venen besitzen im Vergleich zu den Arterien eine relativ dünne, locker strukturierte Wand mit großer Dehnungsfähigkeit.

Die Dichtigkeit des Gefäßsystems wird unter anderem durch die Blutgerinnung gewährleistet (Kap. 11 „Blut und Abwehrsystem").

P Der Rückstrom des venösen Blutes kann durch gymnastische Übungen beschleunigt werden. „Fahrradfahren" im Bett stellt somit eine effektive Thromboseprophylaxe dar.

9.4.6 Lymphgefäße

Der Organismus verfügt neben dem System der Blutgefäße noch über ein zweites Netz von flüssigkeitsführenden Röhren. Das sind die Lymphgefäße, in denen eine dem Blutplasma ähnliche Flüssigkeit, die **Lymphe,** strömt. Der Ursprung dieses Systems liegt in den Gewebsspalten, also zwischen den einzelnen Zellen. Die hier befindliche Gewebsflüssigkeit strömt in die venösen Blutgefäße zurück oder wird über das System der Lymphgefäße weitertransportiert. Diese beginnen als kleinste **Lymphkapillaren,** die ähnlich wie die Blutkapillaren gebaut sind und sich dann zu immer größer werdenden Gefäßen vereinigen. Die großen Lymphgefäße (z. B. Ductus thoracicus; Abb. 9-21) münden schließlich in die Venenstämme der oberen Hohlvene. Damit besteht eine unmittelbare Verbindung zwischen Lymphgefäßsystem und Blutgefäßsystem.

9.5 Organdurchblutung

Z Die Durchblutung der Organe wird durch die Höhe des arteriellen Blutdrucks und die Weite der Gefäße in den Organen bestimmt. Der Blutdruck wird laufend über das Kreislaufzentrum dem aktuellen Bedarf des Körpers angepasst. Die Gefäßweite in den Organen und damit die jeweilige Organdurchblutung entspricht der Stoffwechselaktivität.

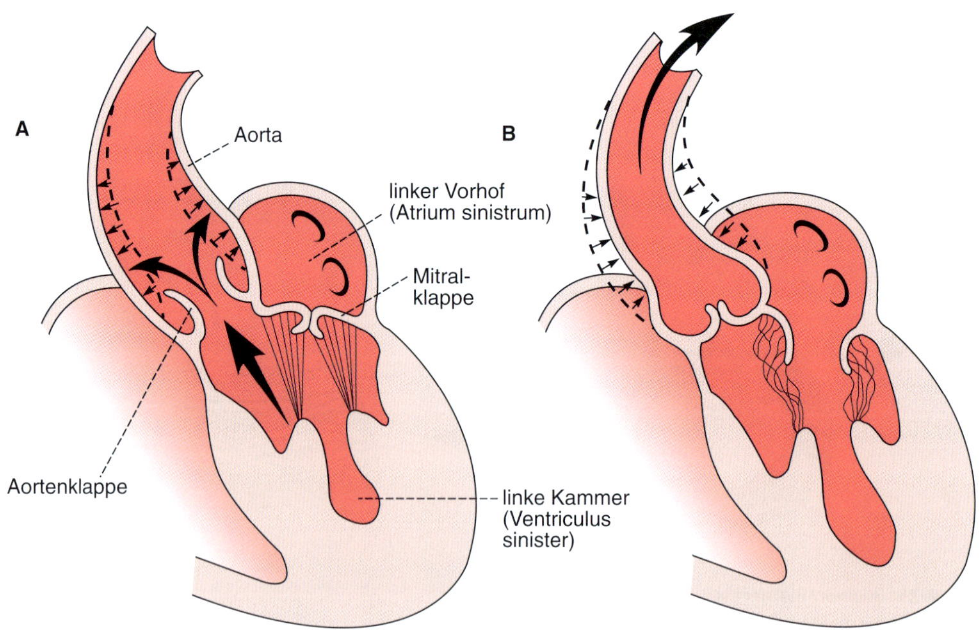

Abb. 9-26 Windkesselfunktion (blutdruckabhängige Volumenänderung) der Aorta. [L107-R127]
A: Volumenänderung während der Systole
B: Volumenänderung während der Diastole
kleine Pfeile = Volumenänderung durch die Wandelastizität
große Pfeile = Richtung der Blutströmung

9.5.1 Windkesselfunktion der großen Arterien

Bei der Pumpfunktion des Herzens ist der Kammerinnendruck großen Schwankungen unterworfen. Während der Systole wird ein hoher Wert von ca. 120 mmHg erreicht. Bei der Diastole sinkt der Druck auf Werte unter 10 mmHg ab (Tab. 9-1). Zur Entstehung einer kontinuierlichen Strömung im arteriellen System ist eine Verminderung dieser Druckschwankungen erforderlich. Das wird durch die elastische Wandstruktur der unmittelbar dem Herzen nachgeschalteten Gefäße erreicht (Abb. 9-25). Die elastischen Eigenschaften ermöglichen es, dass Blut während der Systole in den genannten Gefäßen durch Dehnung gespeichert (Abb. 9-26 A) und während der Diastole durch „Entdehnung" entspeichert wird (Abb. 9-26 B).

Durch diese sog. Windkesselfunktion der großen Gefäße wird nach Beendigung der Herzkontraktion (Systole) Blut in die anderen Arterien „nachgeschoben", so dass der diastolische Druck nur auf etwa 80 mmHg absinkt. Dadurch kommt es während der Diastole nicht zum Stillstand der Blutströmung. Das bedeutet eine erhebliche Entlastung des Herzens, da bei Stillstand des Blutes in den Arterien während der Diastole das Blut mit jeder Systole neu in Bewegung gesetzt werden müsste. Damit wird auch verständlich, dass der Elastizitätsverlust bei Arteriosklerose eine erhebliche zusätzliche Herzbelastung darstellt.

9.5.2 Arterienpuls

Durch den Auswurf des Blutes aus dem Herzen entsteht der Puls (Arterienpuls). Es werden zwei Formen unterschieden:

- **Druckpuls,** der als Druckwelle messbar und als Puls an den arteriellen Blutgefäßen tastbar ist (Geschwindigkeit 5–30 m/s).
- **Strompuls,** der als Blutströmung in den arteriellen Blutgefäßen messbar ist (Geschwindigkeit ca. 0,5 m/s).

> **P** Durch Tasten des Pulses werden im wesentlichen Pulsfrequenz und Pulsrhythmus und damit die Frequenz und der Rhythmus der Herztätigkeit bestimmt. Für diese Untersuchung eignet sich die A. radialis am Handgelenk. Unter Notfallbedingungen, wie unter Schockzustand, ist ein Radialispuls häufig nicht mehr zu tasten. Dann sollte der Puls an der Halsarterie gefühlt werden.

9.5.3 Entstehung des arteriellen Blutdrucks

Der arterielle Blutdruck ist die treibende Kraft für die Durchblutung der Organe. Für seine Entstehung sind zwei Faktoren maßgeblich:

- Zufluss des Blutes zum arteriellen System
- Abfluss des Blutes aus dem arteriellen System.

Der Zufluss wird durch die Herztätigkeit, der Abfluss durch die Arteriolen in den Organen kontrolliert. Die Wände dieser sog. Widerstandsgefäße bestehen überwiegend aus glatter Muskulatur, die ringförmig angeordnet ist (Abb. 9-25). Eine **Kontraktion** der Muskulatur führt zu einer Gefäßverengung und damit zu einem Anstieg des Strömungswiderstands. Eine **Erschlaffung** geht mit den umgekehrten Effekten einher.

Der Kontraktionszustand der Gefäßmuskulatur, die damit verbundene Gefäßweite und der Strömungswiderstand unterliegen der Kontrolle des vegetativen Nervensystems. Dabei kommt dem Sympathikus mit seinen Überträgersubstanzen Noradrenalin (Nervenendigungen) und Adrenalin (Nebennierenmark) eine besondere Bedeutung zu. Dieser Teil des vegetativen Nervensystems zeigt eine Ausgangsaktivität (sog. Ruheaktivität, Ruhetonus). Eine Aktivitätssteigerung in diesem System hat eine Kontraktion der Muskulatur mit einer **Gefäßverengung** zur Folge. Daraus ergibt sich über eine Erhöhung des Strömungswiderstands, der mit einer Abflussverminderung des Blutes verbunden ist, ein Ansteigen des arteriellen Blutdrucks. Eine verminderte Aktivität des Sympathikus bewirkt umgekehrt eine Senkung des Blutdrucks.

9.5.4 Regelung des arteriellen Blutdrucks

Das Herzminutenvolumen und der Strömungswiderstand in den Blutgefäßen bestimmen die Höhe des arteriellen Blutdrucks. Diese Faktoren sind in ihrer Größe nicht konstant. Sie werden zur Aufrechterhaltung und Einstellung des arteriellen Blutdrucks, z. B. in Abhängigkeit von der Körperlage, verändert. Die Mechanismen, die den arteriellen Blutdruck regeln, sind anhand der Abb. 9-27, 9-28, 9-29 und 9-30 beschrieben.

> **P** Durch den Einfluss des Sympathikussystems beeinflussen auch psychische Ereignisse den Blutdruck und den Puls. Daher sollten ➜

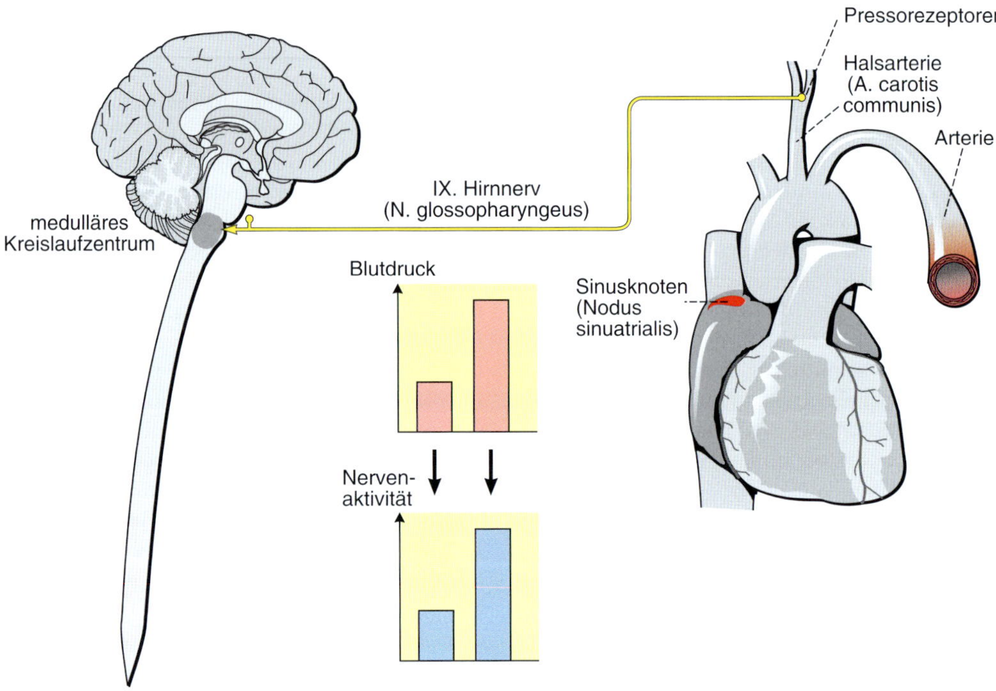

Abb. 9-27 Messung des arteriellen Blutdrucks mithilfe der Pressorezeptoren an der Teilungsstelle der A. carotis communis (Carotissinus). [L112+L123-R127]
Säulen = Aktivität im N. glossopharyngeus entspricht der Höhe des Blutdrucks.

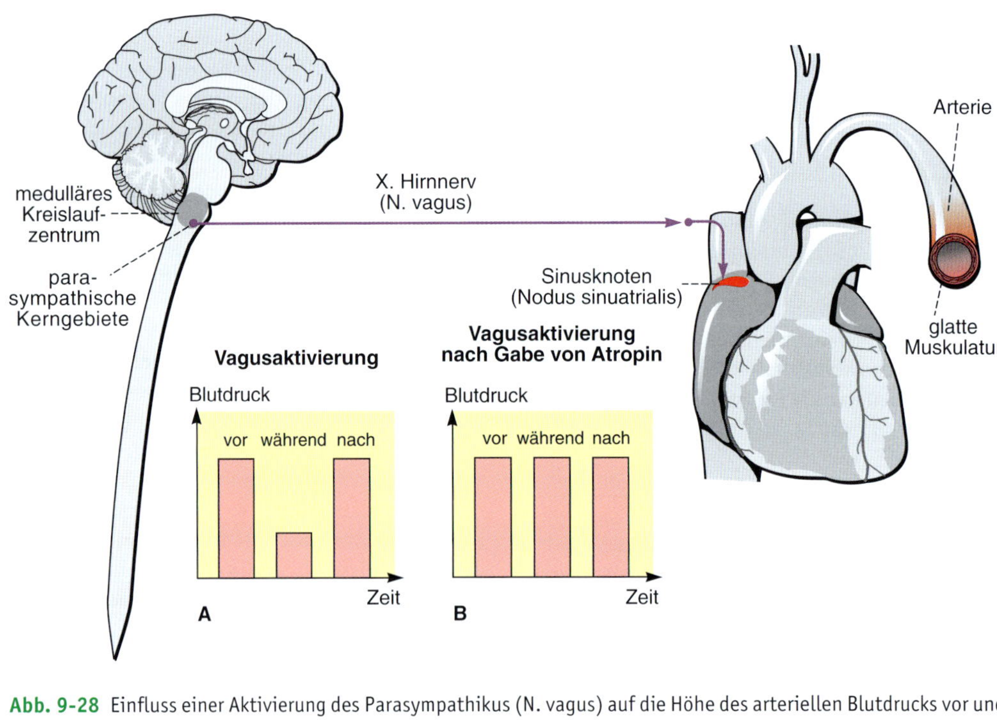

Abb. 9-28 Einfluss einer Aktivierung des Parasympathikus (N. vagus) auf die Höhe des arteriellen Blutdrucks vor und nach Gabe von Atropin. [L112+L123-R127]

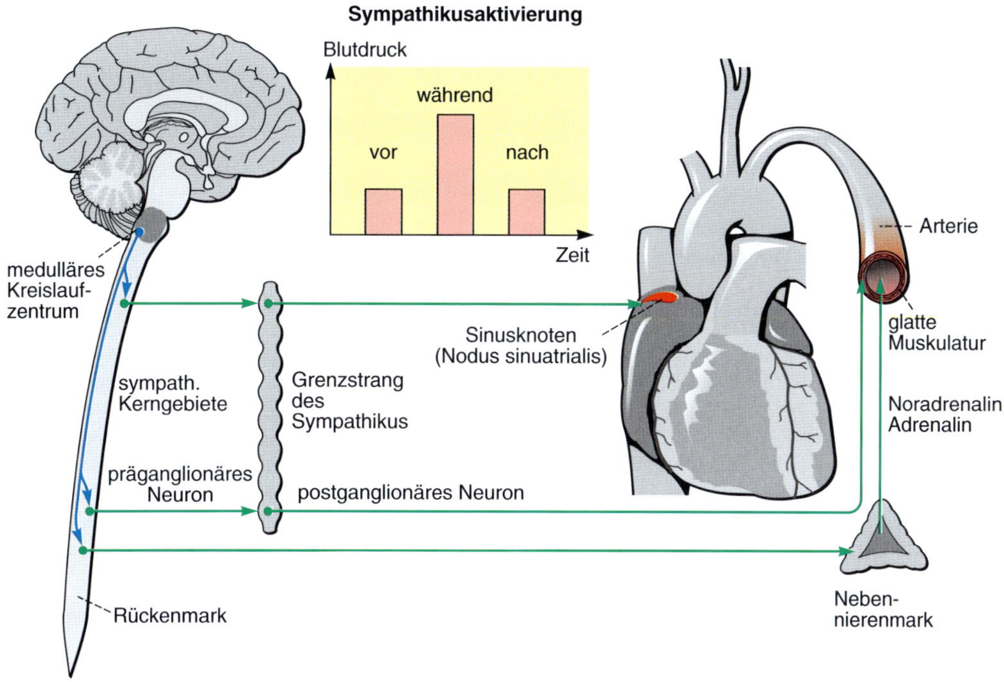

Abb. 9-29 Einfluss einer Aktivierung des Sympathikus auf die Höhe des arteriellen Blutdrucks. [L112+L123-R127]

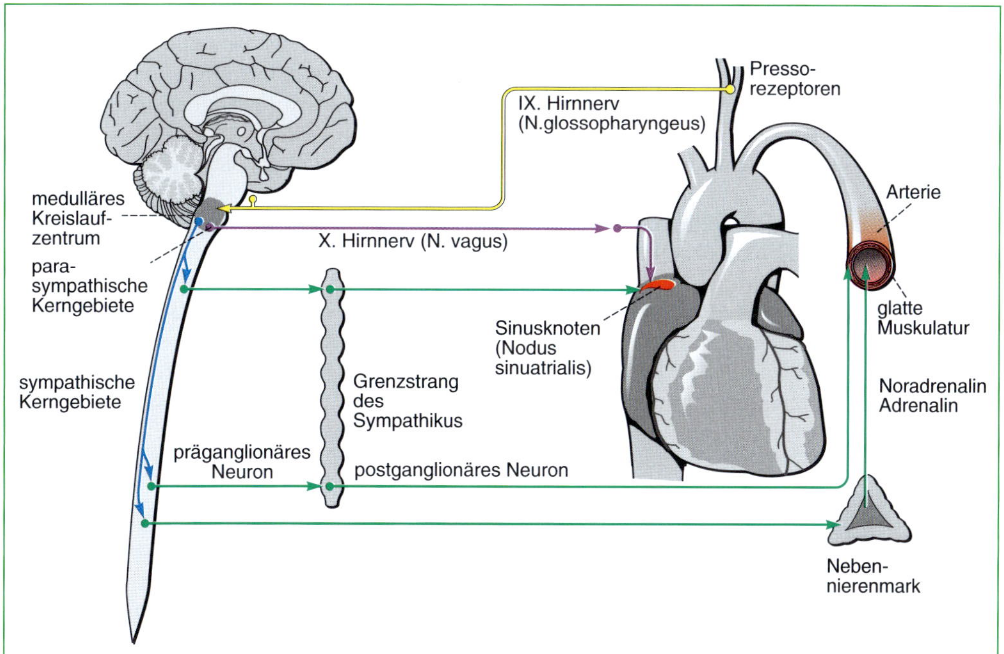

Abb. 9-30 Zusammenfassende Darstellung der Vorgänge, die in den Abb. 9-27 bis 9-29 im Einzelnen dargestellt sind. [L112+L123-R127]

z. B. Patienten mit einem akuten Herzinfarkt möglichst viel Ruhe einhalten, weshalb sie manchmal auch sediert werden.

In der Wand der großen elastischen Arterien befinden sich Rezeptoren, die über die Wanddehnung kontinuierlich die Höhe des arteriellen Blutdrucks registrieren (Abb. 9-27). Sie werden als **Druckrezeptoren** (Pressorezeptoren, Barorezeptoren) bezeichnet. Ihr Messergebnis wird über Nervenfasern mithilfe von Aktionspotenzialen dem Kreislaufzentrum im verlängerten Mark (Medulla oblongata) übermittelt. Hier werden die Funktionen des Kreislaufs kontrolliert.

Zur Korrektur einer Blutdruckabweichung von der Sollgröße nimmt das Kreislaufzentrum über die sympathischen und parasympathischen Kerngebiete des vegetativen Nervensystems Einfluss auf Herz und Gefäße (Abb. 9-28 und 9-29; Kap. 12 „Vegetatives Nervensystem"):

- Eine Steigerung der Aktivität des **Parasympathikus** (N. vagus) führt über eine Verminderung der Herzschlagfrequenz zu einem Blutdruckabfall (Abb. 9-28 A). Durch Gabe von Atropin wird diese Wirkung am Sinusknoten des Herzens unterdrückt (Abb. 9-28 B).
- Eine Steigerung der Aktivität des **Sympathikus** führt über einen Anstieg der Herzschlagfrequenz und eine Gefäßverengung zu einer Blutdruckerhöhung (Abb. 9-29).

Fasst man die Verbindungen von den Blutdruckrezeptoren zum Kreislaufzentrum im Hirnstamm und vom Kreislaufzentrum zu Herz und Gefäßen zusammen, so schließt sich ein Regelkreis, der den arteriellen Blutdruck einstellt (Abb. 9-30). Seine Funktion soll am Beispiel eines plötzlichen Blutdruckabfalls verdeutlicht werden. Die Blutdrucksenkung wird von den Pressorezeptoren dem Kreislaufzentrum mitgeteilt. Von dort wird der Parasympathikus gehemmt und der Sympathikus aktiviert. Dadurch entstehen folgende Wirkungen: Über eine Steigerung der Schlagfrequenz wird das Herzminutenvolumen erhöht und durch eine Gefäßverengung der Strömungswiderstand heraufgesetzt. Die Änderung der Gefäßweite erfolgt sowohl direkt über sympathische Nervenfasern als auch über die Aktivierung des Nebennierenmarks, aus dem Noradrenalin und Adrenalin freigesetzt werden (Abb. 9-29; Abb. 13-13). Durch die beschriebenen Wirkungen dieser Stoffe an Herz und Gefäßen wird der Blutdruck wieder angehoben. Mit der Regelung des Blutdrucks ist schließlich die Druckdifferenz zwischen Arterien und Venen (**Perfusionsdruck**) garantiert, die für die Durchblutung der Gewebe unabdingbare Voraussetzung ist.

K Kreislaufkollaps (Ohnmacht)

Bei weit gestellten Arterien und vermindertem venösem Rückstrom, z. B. bei fehlender Muskelpumpe, kann eine große Menge des zirkulierenden Blutvolumens in den Beinvenen „versacken". Dadurch fällt der arterielle Blutdruck ab. Dies führt zu einer kritischen Verminderung des Perfusionsdrucks (Abb. 9-2) und der Sauerstoffversorgung des Gehirns. Innerhalb weniger Sekunden kann es dann zu Bewusstlosigkeit kommen. Im Liegen – zumal bei hochgelagerten Beinen – strömt das versackte Blut wieder dem Herzen zu, der Blutdruck steigt an, und die spontane Erholung setzt ein.

9.5.5 Blutdruckmessung

Zur Blutdruckmessung benutzt man in der Regel eine Armmanschette, die innen aus Gummi und außen aus unnachgiebigem Material besteht. Durch ein Handgebläse wird so lange Luft in diese Manschette hineingepumpt, bis der Druck in der Manschette größer ist als in der Armarterie. Dadurch wird die Arterie verschlossen. Darauf wird der Druck in der Manschette durch Ablassen der Luft gesenkt und gleichzeitig die Pulsader am Handgelenk (A. radialis) getastet (palpiert). Der beim Wiedereinsetzen des Pulses abgelesene Manschettendruck gibt den **systolischen Blutdruck** an (palpatorische Blutdruckmessung).

Will man nicht nur das Maximum der Blutdruckschwankung, den sog. systolischen Blutdruck, ermitteln, sondern auch das Minimum der einzelnen Blutdruckschwankung, den sog. **diastolischen Blutdruck,** feststellen, so verwendet man die auskultatorische Methode nach Riva-Rocci (RR). Dabei hört (auskultiert) man mit einem Stethoskop unterhalb der Oberarmmanschette in der Ellenbeuge die Armarterie ab (Abb. 9-31). Ist der Druck in der Manschette höher als das Blutdruckmaximum, so ist die Arterie dauernd verschlossen und daher auch kein Durchströmungsgeräusch hörbar. Lässt man nun Luft aus der Manschette entweichen und wird dadurch der Druck in der Manschette geringer als das Maximum und größer als das Minimum der einzelnen Blutdruckschwankung, so wird das Gefäß bei jedem Herzschlag für kurze

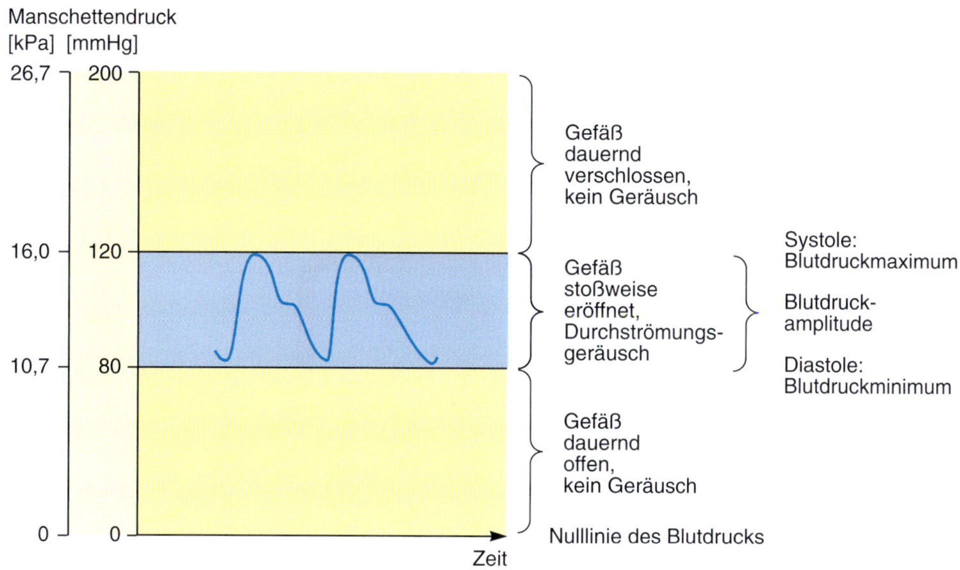

Abb. 9-31 Blutdruckmessung. Auskultatorische Methode. Zwei Pulskurven sind eingetragen. [L112-R127]

Zeit stoßweise eröffnet. Dadurch entsteht jedesmal ein ruckartiges Durchströmungsgeräusch. Mit abfallendem Manschettendruck wird das Geräusch zunehmend lauter und dann plötzlich leiser, bald verschwindet es ganz. Wenn der Manschettendruck geringer als das Blutdruckminimum wird, ist das Gefäß dauernd geöffnet. Das von der stoßweisen Eröffnung herrührende Geräusch fällt damit wieder weg. Das plötzliche Leiserwerden des Geräusches gibt die Höhe des diastolischen Drucks an.

Neben diesem Messverfahren nach Riva-Rocci sind zahlreiche weitere Methoden zur unblutigen Blutdruckmessung entwickelt worden, die dem Patienten eine selbstständige Messung erlauben.

> **Ü** Ermitteln Sie bei sich Pulsfrequenz und Blutdruck in Ruhe sowie nach 20 Kniebeugen!

Als **Normalbereich** beim Erwachsenen gilt in der Armarterie ein Blutdruckmaximum von etwa 110–140 mmHg, als Minimum ein Wert von 60–90 mmHg. Die Blutdruckdifferenz zwischen Systole und Diastole (Blutdruckamplitude) beträgt ca. 50 mmHg. Diese Werte gelten für den Ruhezustand. Sie können bei körperlicher oder psychischer Belastung erheblich schwanken. Abweichungen des arteriellen Blutdrucks vom Normwert unter Ruhebedingungen sind häufig zu beobachten. Eine **Hypotonie** liegt dann vor, wenn der systolische Wert unter 100 mmHg liegt. Von **Hypertonie** spricht man bei Blutdruckwerten, die systolisch über 140 und diastolisch über 90 mmHg liegen. Die Ursachen krankhafter Abweichungen sind mannigfaltig.

9.5.6 Anpassung der Organdurchblutung an das Aktivitätsniveau

Unter Ruhebedingungen entsteht ein charakteristisches Muster der Organdurchblutung (Abb. 9-32). Eine **Aktivitätssteigerung** in einem Organ führt zu einer erhöhten lokalen Durchblutung, um die notwendige Versorgung mit Nährstoffen zu gewährleisten. Die Durchblutungserhöhung geschieht durch eine Weitstellung der Gefäße mithilfe des vegetativen Nervensystems und der vor Ort anfallenden Stoffwechselprodukte. Durch die funktionelle Kopplung von Stoffwechselprodukten und Gefäßweite wird in den Organen, in denen eine hohe Aktivität vorherrscht, eine hohe Durchblutung erreicht. Eine Erhöhung der Durchblutung sämtlicher Organe durch eine Weitstellung der Gefäße ist jedoch nicht möglich, da in diesem Fall durch eine kritische Verminderung des arteriellen Widerstandes schließlich der Blutdruck absinken würde. Demzufolge sollte eine hohe Aktivität der inneren Organe (z. B. Verdauung) und eine gleichzeitige verstärkte muskuläre Tätigkeit (z. B. Schwimmen) vermieden werden (Kollapsgefahr).

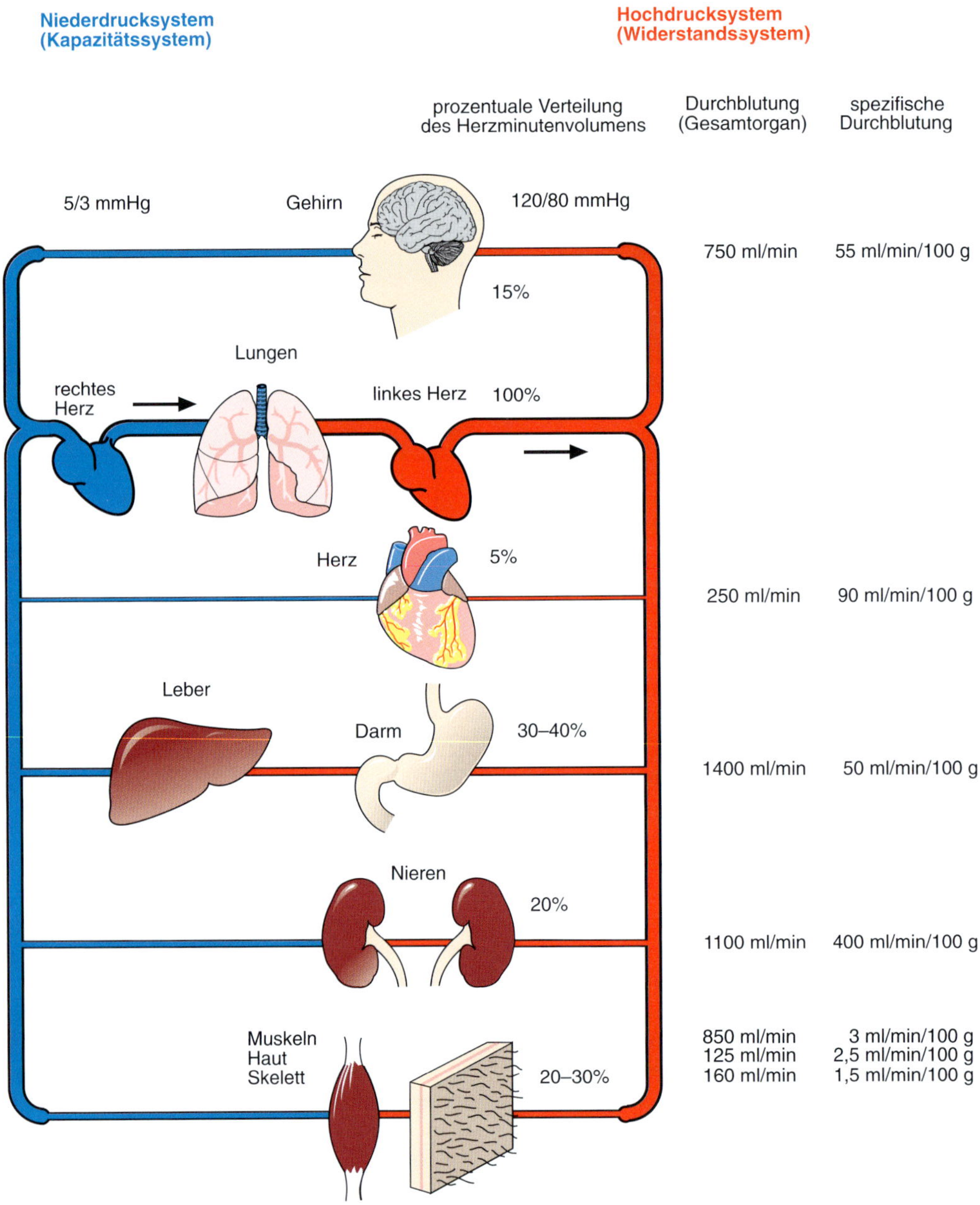

Abb. 9-32 Körperkreislauf. Prozentuale Verteilung des Herzminutenvolumens in den verschiedenen Kreislaufabschnitten bei Körperruhe. Organdurchblutung pro Minute (Gesamtorgan) und spezifische Organdurchblutung pro Minute (bezogen auf 100 g Organgewicht). [L112+L123-R127]

Wiederholungsfragen

1. Welche Funktion haben die Kapillaren?
2. Warum strömt auch während der Diastole des Herzens das Blut in den Gefäßen weiter?
3. Mit welchen Mechanismen wird der venöse Rückstrom zum Herzen gefördert?
4. Beschreiben Sie den Einfluss des vegetativen Nervensystems auf Herz und Kreislauf!
5. Nennen Sie die Anteile des Erregungsleitungssystems.
6. Wodurch unterscheiden sich Segel- und Taschenklappen?
7. Wie zeigt sich im EKG, dass die Vorhofmuskulatur vor der Kammermuskulatur erregt ist?
8. Beschreiben Sie die Bludruckmessung nach Riva-Rocci.

Auflösung des Fallbeispiels

Herzinsuffizienz

Krankheitsbild: Bei der Herzinsuffizienz handelt es sich nicht um ein eigenständiges Krankheitsbild, sondern um die Folge unterschiedlicher Grunderkrankungen. Sehr häufig ist die Herzinsuffizienz Folge einer Erkrankung des Herzmuskels oder der Herzklappen. Charakteristisch ist die verringerte Pumpleistung, die beim herzinsuffizienten Patienten dem Bedarf nicht mehr gerecht wird.

Ursachen: Häufige Ursachen der Herzinsuffizienz sind:

- mangelnde Sauerstoffversorgung des Herzmuskels infolge Arteriosklerose der Koronararterien
- Erkrankungen der Herzklappen (Stenose, Insuffizienz)

Vorkommen und Häufigkeit: Bei Krankenhauspatienten, die über 65 Jahre alt sind, ist „Herzinsuffizienz" die häufigste Diagnose. In den USA entwickeln pro Jahr 400 000 Patienten eine Herzinsuffizienz mit Stauungszeichen.

Diagnostik: Schon Anamnese und Krankenuntersuchung liefern meist eindeutige Hinweise auf dieses Krankheitsbild. Bei Linksherzinsuffizienz wird eine Stauung im Lungenkreislauf festgestellt. Rechtsherzinsuffizienz zeigt sich in einer Stauung im Körperkreislauf mit z. B. Ödemen der Beine. Genaueren Aufschluss geben Röntgenbild, EKG, Laborwerte, Belastungsuntersuchungen oder die Myokardszintigraphie.

Therapie: Basis der medikamentösen Therapie sind entwässernde Maßnahmen (Diuretika) und herzkräftigende Digitalispräparate. Dazu kommen gefäßerweiternde und antiarrhythmisch wirkende Präparate. Eine ursächliche Therapie kommt nur für wenige Patienten infrage: Sie kann in einem Klappenersatz bei krankhaft veränderten Herzklappen bestehen oder in einer Bypass-Operation bei arteriosklerotisch bedingter Minderversorgung der Herzmuskulatur.

10 Nierensystem und Wasserhaushalt

10.1 Harnbildende Organe 321
10.1.1 Die Nieren: Lage und Gliederung 321
10.1.2 Die Nieren: Feinbau 321

10.2 Harnableitende Organe 325
10.2.1 Nierenbecken 325
10.2.2 Harnleiter 325
10.2.3 Harnblase 326
10.2.4 Harnröhre 326

10.3 Wasseraustausch zwischen Blut und Gewebe 326

10.4 Funktion der Nierenkörperchen 329

10.5 Funktion der Nierentubuli 331
10.5.1 Transport von Elektrolyten 332
10.5.2 Transport von Glukose 332
10.5.3 Transport von Wasser 332

10.6 Aufgabe der Niere im Säure-Basen-Haushalt 334

10.7 Füllung und Entleerung der Harnblase 335

Die Nieren sind an der Kontrolle des Wasser-, Salz- und Säure-Basen-Haushaltes beteiligt. Auf diese Weise halten sie die ionale Zusammensetzung des extrazellulären Raumes konstant. Darüber hinaus scheiden sie stickstoffhaltige Endprodukte aus dem Eiweißstoffwechsel aus.

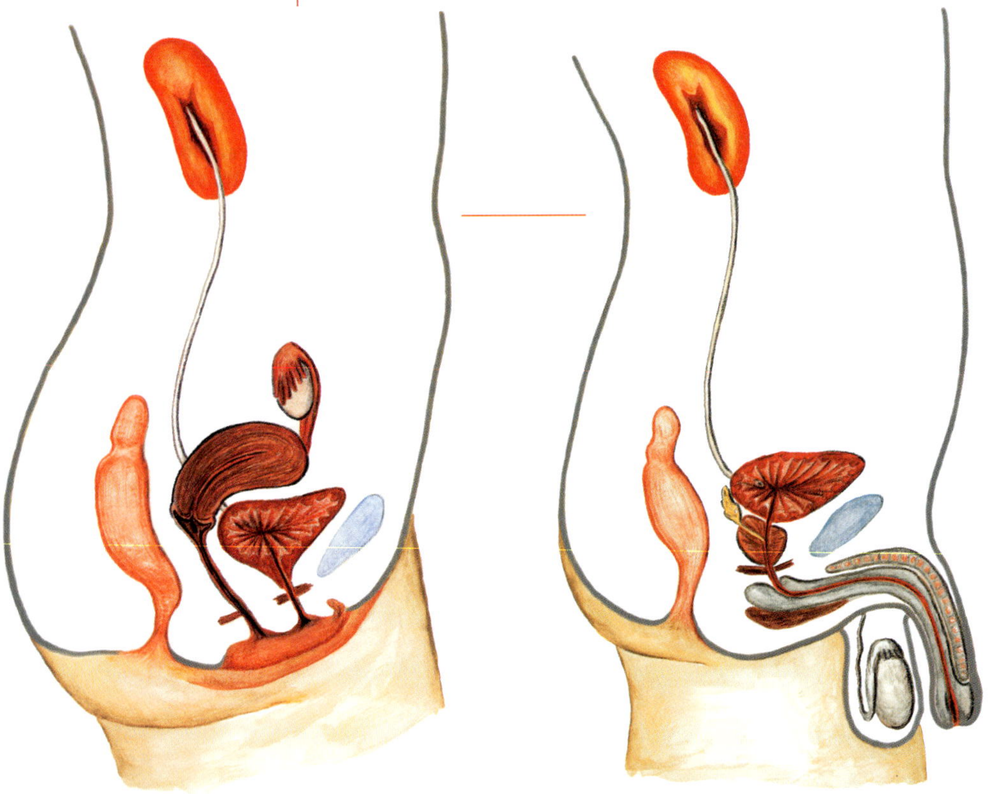

Abb. 10-0 Lage der Harnorgane der linken Körperhälfte bei der Frau und beim Mann. [L128-R127]

Fallbeispiel

Ein 48-jähriger Kaufmann, bei dem seit zwei Jahren ein Bluthochdruck (arterielle Hypertonie) bekannt ist, klagt bei seiner Hausärztin, dass er während der letzten drei Monate immer öfter unter Kopfschmerzen leide. Auch bleibe ihm bei körperlicher Belastung die Luft weg, und er fühle sich richtig schlapp. Selbst das Essen schmecke ihm nicht mehr.

Die Hausärztin stellt bei ihrer gründlichen Untersuchung trockene schuppende Haut und einen Blutdruck von 220/110 mmHg fest. Auf der Thoraxaufnahme sieht man ein links verbreitertes Herz und erweiterte Lungengefäße als Zeichen einer Stauung. Bei der Oberbauchsonographie zeigen sich geschrumpfte Nieren. Die Laborbefunde ergeben erhöhte Werte von Substanzen, die über die Niere ausgeschieden werden müssen mit einem Kreatininspiegel von 574,6 µmol/l (Normalbereich: 40–100 µmol/l) und einem Harnstoffspiegel von 29,2 mmol/l (Normalbereich: 2,8–7,6 mmol/l) im Blutserum. Die Hausärztin veranlasst eine stationäre Aufnahme.

10.1 Harnbildende Organe

Z Die Nieren sind paarig angelegt und befinden sich im hinteren oberen Bauchraum beiderseits der Wirbelsäule. Sie sind in Rinde und Mark gegliedert. Die Harnbildung erfolgt in Nephronen, die jeweils aus Nierenkörperchen und Nierentubuli bestehen.

10.1.1 Die Nieren: Lage und Gliederung

Der Mensch besitzt **zwei** Nieren (Ren; Abbildung 10-1). Sie liegen beiderseits der Wirbelsäule zwischen 12. Brustwirbel und 3. Lendenwirbel mit Kontakt zur hinteren Bauchwand. Mit ihrem oberen Pol berühren sie das Zwerchfell, dorsal liegen sie der 11. und 12. Rippe an. Ihr unterer Pol steht etwas oberhalb des Darmbeinkamms. Beim Einatmen sowie im Stehen senken sich die Nieren bis zu 3 cm. Wegen der Ausdehnung der Leber steht die rechte Niere etwas tiefer als die linke. Die Nieren sind nach lateral konvex, nach medial konkav gekrümmt (Abb. 10-1, 10-2). Die einzelne Niere ist 10 bis 12 cm lang, ihr Querdurchmesser beträgt 5 bis 6 cm. In der Konkavität befindet sich eine Höhlung (**Sinus renalis**) für Ein- und Austritt von Gefäßen und Nerven sowie für das Nierenbecken. Diese Region wird Nierenpforte (Hilus renalis) genannt. Dem oberen Nierenpol ist jeweils eine kleine endokrine Drüse, die **Nebenniere**, angelagert (Kap. 13 „Endokrines System"). Die Niere ist außen von einer derben, bindegewebigen Organkapsel und dann von einem Fettlager, der Nierenfettkapsel, überzogen. Abgegrenzt wird das Fettlager der Niere nach vorne, hinten sowie seitlich durch ein Bindegewebsblatt (Nierenfaszie).

Auf einem Längsschnitt durch die Niere ist mit bloßem Auge die Gliederung in eine äußere **Rindenschicht** und eine innere **Markschicht** zu erkennen (Abb. 10-4). Die Rinde ist fein gekörnt und reich an Blutgefäßen. Das Mark bildet hiluswärts kegelförmige Vorwölbungen, die sog. **Markpyramiden**, die eine feine Längsstreifung erkennen lassen. Die Spitze dieser Pyramiden nennt man **Nierenpapillen.** Auf ihnen befinden sich feinste Öffnungen, aus denen der Harn austritt. Jede Nierenpapille ragt in einen trichterförmig erweiterten Hohlraum, den **Nierenkelch.** Die Nierenkelche führen den Harn in das **Nierenbecken** (Abb. 10-3). Der Harnleiter (Ureter) transportiert den Harn dann weiter zur Harnblase.

10.1.2 Die Nieren: Feinbau

Der Feinbau der Niere lässt sich am besten verstehen, wenn man von ihrem Gefäßsystem ausgeht. Die eintretende Nierenarterie, ein großer Seitenast der Bauchaorta, verzweigt sich im Hilusgebiet baumartig (Abb. 10-2). Ihre Äste verlaufen speichenförmig bis zur Markrindengrenze (Abb. 10-4). Dort biegen sie um und bilden viele Zweige, die in Richtung Organkapsel führen. Davon gehen allseits kleine Zweige (Arteriola afferens) ab, die jeweils in ein arterielles Kapillarknäuel (**Glomerulus**) münden. In diesem entscheidenden Bestandteil der Niere wird aus

10

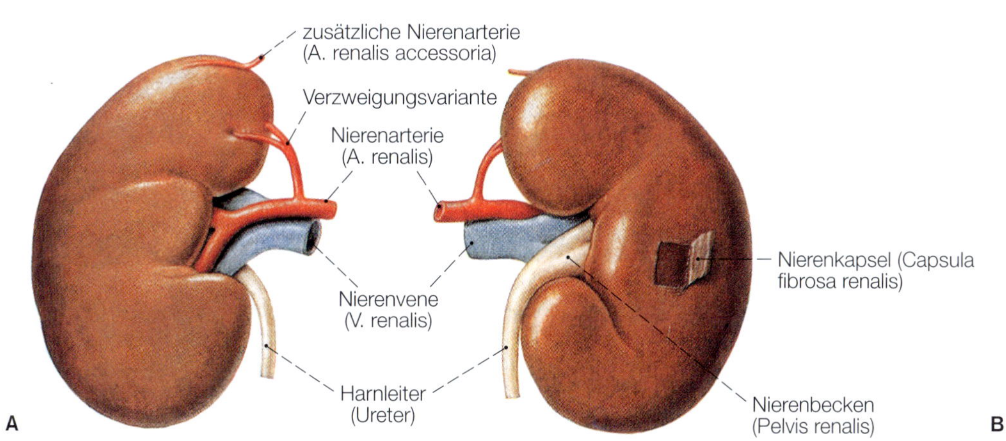

Abb. 10-1 Rechte Niere. [S007-2-16]
A: Ansicht von vorn.
B: Ansicht von hinten.

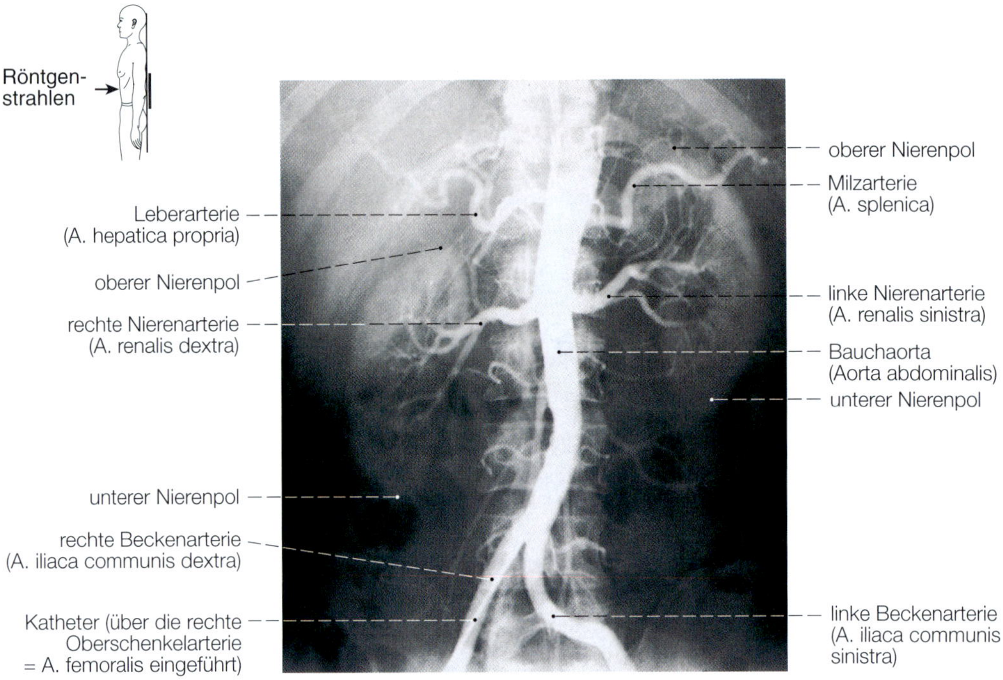

Abb. 10-2 Röntgenbild der mit Kontrastmittelinjektion dargestellten Bauchaorta und ihrer Hauptzweige (Arteriogramm). Oben links: Skizze des Strahlengangs, der dem Röntgenbild zugrunde liegt. [S007-2-19]

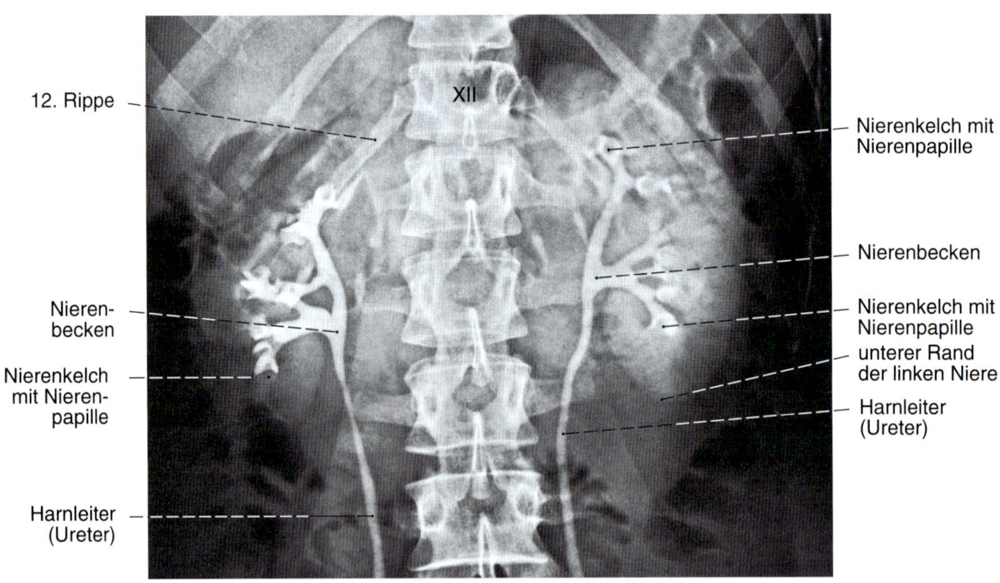

Abb. 10-3 Röntgenbild (mit anterior-posteriorem Strahlengang) von Nierenbecken und Harnleiter (beiderseits) nach Injektion eines Kontrastmittels über einen Blasenkatheter in beide Harnleiter. XII = 12. Brustwirbel. [S007-2-20]

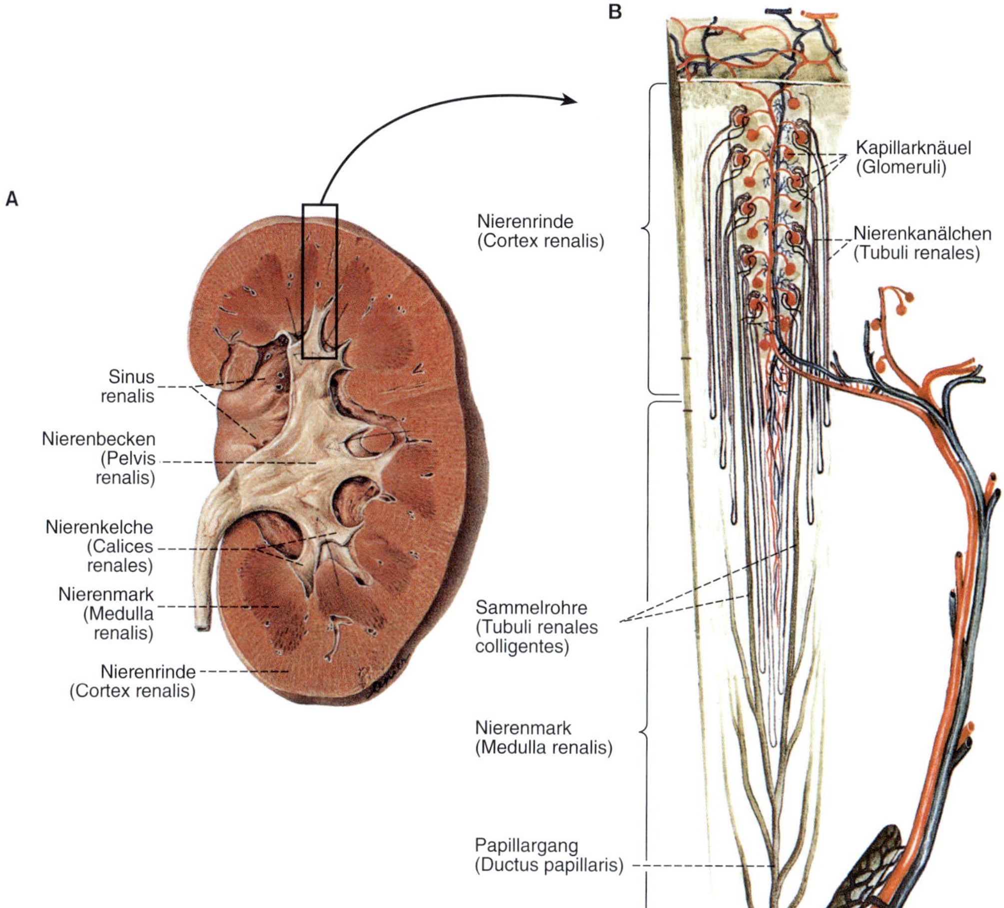

Abb. 10-4 Aufbau und Gliederung der Niere. [S007-2-19]
A: Längsschnitt durch Niere und Nierenbecken. Pfeile kennzeichnen den Harnfluss.
B: Vergrößerter Ausschnitt aus Rinde und Mark mit charakteristischem Verlauf der Blutgefäße, der Anordnung der Glomeruli und dem System der Nierenkanälchen. [S135]

dem arteriellen Blut der **Primärharn** abgepresst und von einem spaltförmigen Kapselraum aufgefangen (Abb. 10-5, 10-6), der durch ein einschichtiges Epithel (**Bowman-Kapsel**) begrenzt ist. Das Kapillarknäuel und die Bowman-Kapsel mit Kapselraum bilden die Nierenkörperchen.

Aus dem Kapselraum geht ein Nierenkanälchen (**Tubulus**) ab. Es bildet den Abflussweg für den Primärharn. Aus den Gefäßschlingen des Glomerulus kommt ein abführendes Blutgefäß (Arteriola efferens), das im Durchmesser etwas dünner ist als das zuführende. Diese blutableitenden Arteriolen bilden ein weiteres Kapillarnetz. Das aus der Bowman-Kapsel abgehende Nierenkanälchen ist zuerst stark gewunden (Tubulus contortus). Es folgt die sog. **Henle-Schleife**, die bis ins Nierenmark hineinreicht, und anschließend ein weiteres gewundenes Stück. Die einzelnen Abschnitte der Nierenkanälchen besitzen jeweils ein einschichtiges Epithel, das verschieden hoch und unterschiedlich mit Organellen ausgestattet ist (Abb. 10-5). Diese unterschiedliche Zelldifferenzierung ermöglicht einen Stoffaustausch zwischen Blutkapillaren und Nierenkanälchen. Schließlich geht das Nierenkanälchen in ein Sammelrohr von größerem Durchmesser über, das mit anderen Sammelrohren zu weiteren Gängen vereinigt auf der Spitze

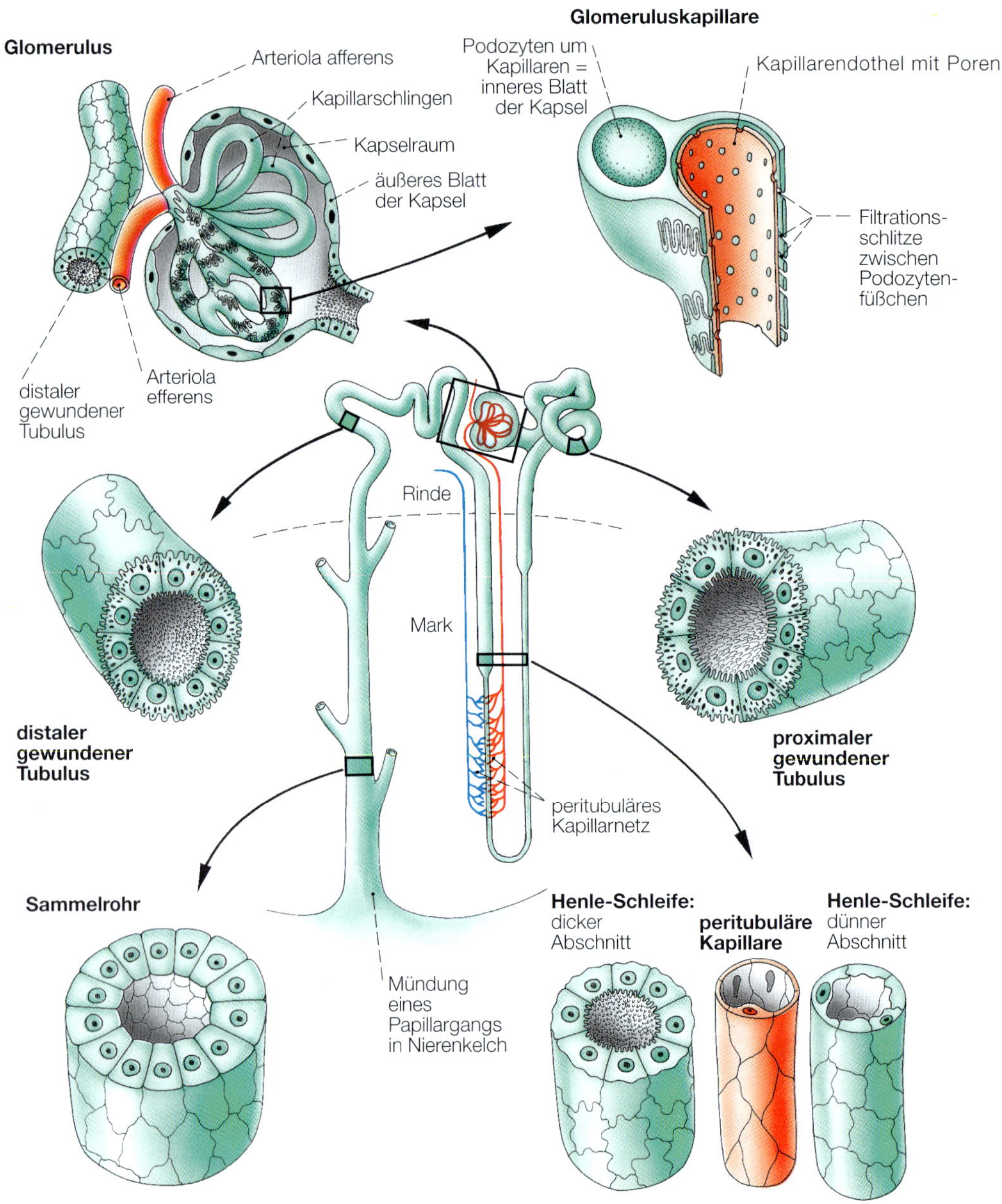

Abb. 10-5 Feinstruktur eines Nephrons mit Ausschnittvergrößerungen seiner verschiedenen Abschnitte. [L106-R127]

der Nierenpapillen mündet. Auf dem beschriebenen Weg wird aus dem Primärharn der sog. **Sekundärharn** oder **Endharn.** Einen Glomerulus mit seinen Nierenkanälchen (Tubulus) bezeichnet man bis zur Einmündung in das Sammelrohr als **Nephron.** In beiden Nieren gibt es etwa 2 bis 3 Millionen Nephrone, die damit die morphologischen und funktionellen Grundeinheiten der Niere darstellen.

An der Stelle, an der die Arteriola afferens in den Glomerulus einmündet und die Arteriola efferens abgeht (Gefäßpol des Glomerulus), ist jeweils das zugehörige Nierenkanälchen angelagert und bildet eine deutliche Verdickung seines Epithels, die Macula densa. Sie ist Teil des sog. juxtaglomerulären Apparats. Darunter versteht man spezialisierte Zellen am Gefäßpol des Glomerulus (Abb. 10-11).

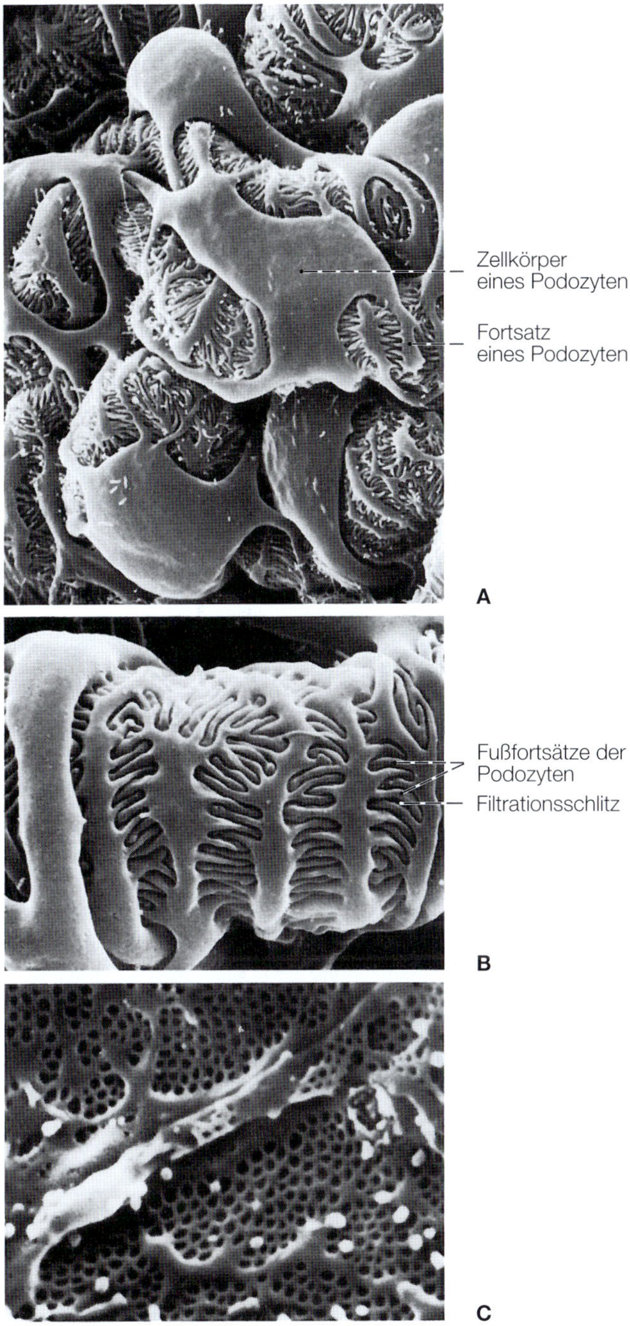

Abb. 10-6 Rasterelektronenmikroskopische Detailaufnahmen eines Glomerulus (vgl. auch Abb. 10-5). [S010-2-15]

A: Mehrere Kapillaren eines Glomerulus umfasst von Podozyten und ihren Fortsätzen in der Ansicht vom Kapselraum. Vergr. 2700fach.

B: Außenansicht einer Glomeruluskapillare, bedeckt von regelmäßig angeordneten Fußfortsätzen der Podozyten, zwischen denen sich die Filtrationsschlitze für das Abpressen des Primärharns befinden. Vergr. 7500fach.

C: Innenansicht einer Glomeruluskapillare. Das Endothel weist zahlreiche rundliche Poren für den Durchtritt von Blutplasma auf. Vergr. 16 000fach.

10.2 Harnableitende Organe

Z Der Harn fließt über die Pyramiden des Nierenmarks in das Nierenbecken und weiter durch den Harnleiter in die Harnblase. Der in der Harnblase gesammelte Urin wird über die Harnröhre ausgeschieden.

10.2.1 Nierenbecken

Aus den Sammelrohren fließt der Harn über Papillargänge an den Spitzen der Markpyramiden (Papillen) in die Nierenkelche. Aus dem Zusammenfluss der Nierenkelche bildet sich das Nierenbecken (Abb. 10-3, 10-4).

10.2.2 Harnleiter

Da das Nierenbecken kein Speicherorgan ist, gelangt der Urin gleich in den Harnleiter (Ureter), einen schmalen Verbindungsschlauch zwischen Nierenbecken und Harnblase. Der Harnleiter ist mit Schleimhaut ausgekleidet und besitzt in verschiedenen Schichten angeordnete glatte Muskulatur. Er zieht hinter dem Bauchfell (retroperitoneal) abwärts zum kleinen Becken und gelangt von hinten zum Grund der Harnblase, in die er schlitzartig einmündet (Abb. 10-7, 10-9). Die Form dieser Einmündung verhindert, dass der Harn aus der Blase in den Harnleiter zurückfließen (Reflux) kann. Der Harn wird durch die peristaltischen Kontraktionswellen des Harnleiters vom Nierenbecken zur Blase transportiert. Die Flüssigkeit tritt dabei rhythmisch in die Blase aus. Physiologische **Engstellen des Harnleiters** befinden sich im Abgangsbereich aus dem Nierenbecken, am Übergang in das kleine Becken und beim Durchtritt durch die Harnblasenwand.

K Vor diesen Engstellen können z. B. Harnsteine stecken bleiben und zu Harnstau führen. Dabei können starke, krampfartige Schmerzen auftreten.

10.2.3 Harnblase

Die Harnblase (**Vesica urinaria**) ist ein von Schleimhaut ausgekleideter muskulöser Sack aus netzartig angeordneter glatter Muskulatur (M. detrusor vesicae; Abb. 10-7). Nur der obere Teil ist von Bauchfell bedeckt. Die Harnblase liegt vorne im kleinen Becken unmittelbar hinter dem Schambein. Ihre Wand ist sehr dehnbar. Bei starker Füllung steigt sie mit ihrer oberen Kontur über das Schambein in Richtung Nabel auf. Sie ist dann durch die Bauchdecke zu tasten.

K Bei Harnverhalt kann die Harnblase durch die vordere Bauchwand hindurch punktiert werden (z. B. suprapubischer Blasenkatheter).

Ü Trinken Sie ungefähr einen Liter Flüssigkeit, und ertasten Sie durch die Bauchdecke, wie sich dabei Ihre Harnblase ausdehnt.

Zwischen den Mündungen der Harnleiter und dem Abgang der Harnröhre befindet sich ein dreieckiger Schleimhautbezirk (Trigonum vesicae; Abb. 10-7). Hier ist die Schleimhaut glatt und mit der Muskulatur unverschieblich verwachsen. Die besondere Beschaffenheit der Schleimhaut im Trigonum erleichtert bei der Endoskopie das Auffinden der Harnleitermündungen.

10.2.4 Harnröhre

Beim **Mann** tritt auf der Unterseite der Harnblase die Harnröhre (**Urethra**) aus. Diese durchsetzt zunächst die Vorsteherdrüse (Prostata), dann die quergestreifte Muskulatur des Beckenbodens, die eine querverlaufende Muskelplatte (Diaphragma urogenitale) zwischen den Schambeinästen bildet (Abb. 10-7). Hier umgibt der **ringförmige Schließmuskel** die Harnröhre (M. sphincter urethrae). Bogenförmig durchläuft die Harnröhre dann das männliche Glied, an dessen Spitze sie endet.

P Physiologische Engstellen befinden sich beim Durchtritt durch die Harnblasenwand und Beckenbodenmuskulatur sowie im Bereich der äußeren Mündung. Diese Engstellen sind besonders beim Katheterisieren zu berücksichtigen.

Bei der **Frau** liegt der Abgang der Harnröhre weiter vorne. Sie zieht hinter der Schambeinfuge nach unten und durchsetzt die Beckenbodenmuskulatur (Diaphragma urogenitale; s. Abb. 10-7). An dieser Stelle befindet sich der ringförmige Schließmuskel (M. sphincter urethrae). Als 3 bis 5 cm langer Gang liegt die Harnröhre in der Vorderwand der Scheide. Sie mündet in einem längsverlaufenden Schlitz im Vorhof der Scheide.

K Infektiöse Nierenbecken- und Harnblasenentzündungen (**Pyelitis** und **Zystitis**) gehören zu den häufigsten Erkrankungen des Harnapparates. Vielfach bilden sich dabei Nieren- und Blasensteine. Ein krampfartiges, sehr schmerzhaftes Zusammenziehen (Kontraktion) der glatten Muskulatur von Nierenbecken, Harnleiter oder Harnblase bezeichnet man als **Kolik.** Sie tritt vor allem bei Steinleiden häufig auf.

G Bakteriell bedingte Entzündungen des Nierenbeckens mit Beteiligung des Nierenparenchyms **(Pyelonephritis)** werden fast immer durch aufsteigende Infektionen verursacht, d. h., die Keime gelangen von der Harnblase über die Harnleiter zum Nierenbecken. Häufig spielen dabei Abflusshindernisse wie eine Prostataschwellung oder Harnwegssteine eine Rolle, wodurch sich ein Rückstau von Harn aus der Harnblase in den Harnleiter entwickeln kann. Daher ist es außerordentlich wichtig, Entzündungen der Harnblase bzw. Harnwege rechtzeitig und so wirksam zu behandeln, dass ein Übergreifen auf das Nierenbecken nicht zu befürchten ist.

10.3 Wasseraustausch zwischen Blut und Gewebe

Z Zwischen Blut und Gewebe wird laufend Wasser ausgetauscht. Der zuführende Kapillarschenkel gibt Wasser ab (Filtration) und der abführende nimmt Wasser auf (Resorption). Überschüssig filtriertes Wasser wird über Lymphgefäße abtransportiert.

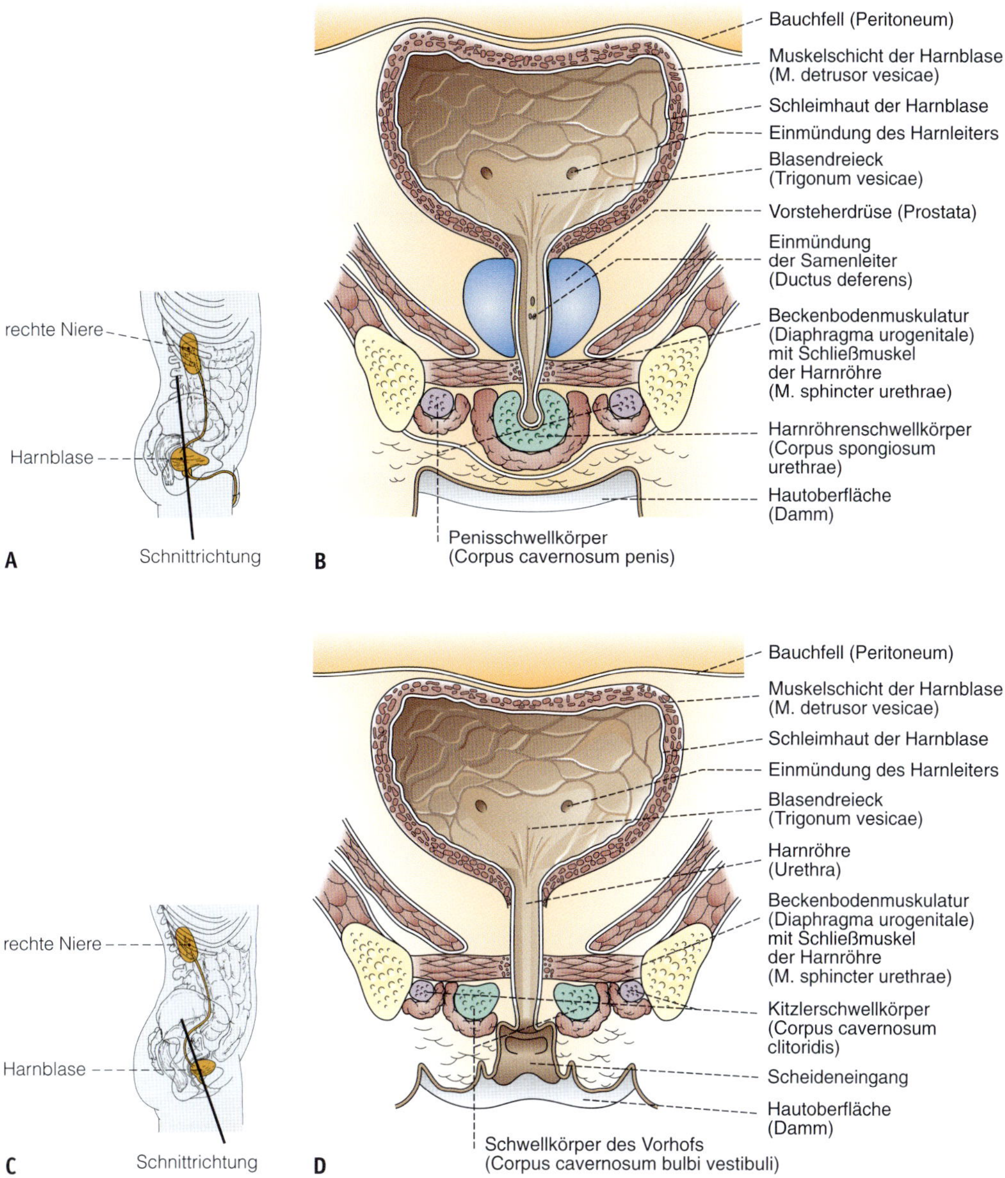

Abb. 10-7 Ableitende Harnwege bei Mann und Frau.
A: Seitenansicht von Niere und ableitenden Harnwegen in Projektion auf die Körperwand. [L128-R127]
B: Frontalschnitt (Schnittrichtung siehe A) durch Harnblase, Prostata und Beckenboden beim Mann. [L106-R127]
C: Seitenansicht von Niere und ableitenden Harnwegen in Projektion auf die Körperwand. [L128-R127]
D: Frontalschnitt (Schnittrichtung siehe C) durch Harnblase, Harnröhre und Beckenboden bei der Frau. [R106-R127]

Im Bereich der **Kapillaren** findet zwischen Blut und Gewebe laufend ein Wasseraustausch statt (Abb. 10-8). In dem Teil der Kapillaren, der aus den Arteriolen hervorgeht (**arterieller Schenkel** der Kapillaren), wird Wasser aus der Kapillare in das Gewebe abgegeben **(Filtration).** In dem Teil der Kapillaren, der in die Venolen einmündet (**venöser Schenkel** der Kapillaren), geht Wasser aus dem Gewebe in die Kapillaren über **(Resorption).**

- Im **arteriellen Kapillarschenkel** spielen für die Wasserbewegung aus der Kapillare zwei Druckkomponenten eine wesentliche Rolle (Abb. 10-8):

– **Hydrostatischer Druck:** Der Blutdruck wirkt als hydrostatischer Druck senkrecht auf die Kapillarwand (P_{stat}). Ihm steht der Flüssigkeitsdruck des Gewebes entgegen. Vonseiten des hydrostatischen Druckes ist dementsprechend der Unterschied (Delta = Δ) von hydrostatischem Druck im arteriellen Kapillarschenkel und von hydrostatischem Druck des Gewebes ($\Delta\ P_{stat}$) für die Wasserbewegung maßgebend. Dabei zeigt sich, dass der Druck aus der Kapillare bei weitem überwiegt (Abb. 10-8).

– **Osmotischer Druck:** Beim osmotischen Druck (P_{osm}) handelt es sich um die wasseranziehende Kraft gelöster Teilchen (Eiweißkörper, Salze). Die Teilchen des Blutes ziehen das Wasser des Gewebes an und die Teilchen des Gewebes das Wasser des Blutes. Vonseiten des osmotischen Drucks ist dementsprechend der Unterschied (Delta = Δ) von osmotischem Druck im arteriellen Kapillarschenkel und von osmotischem Druck des Gewebes ($\Delta\ P_{osm}$) für die Wasserbewegung maßgebend. Da die Konzen-

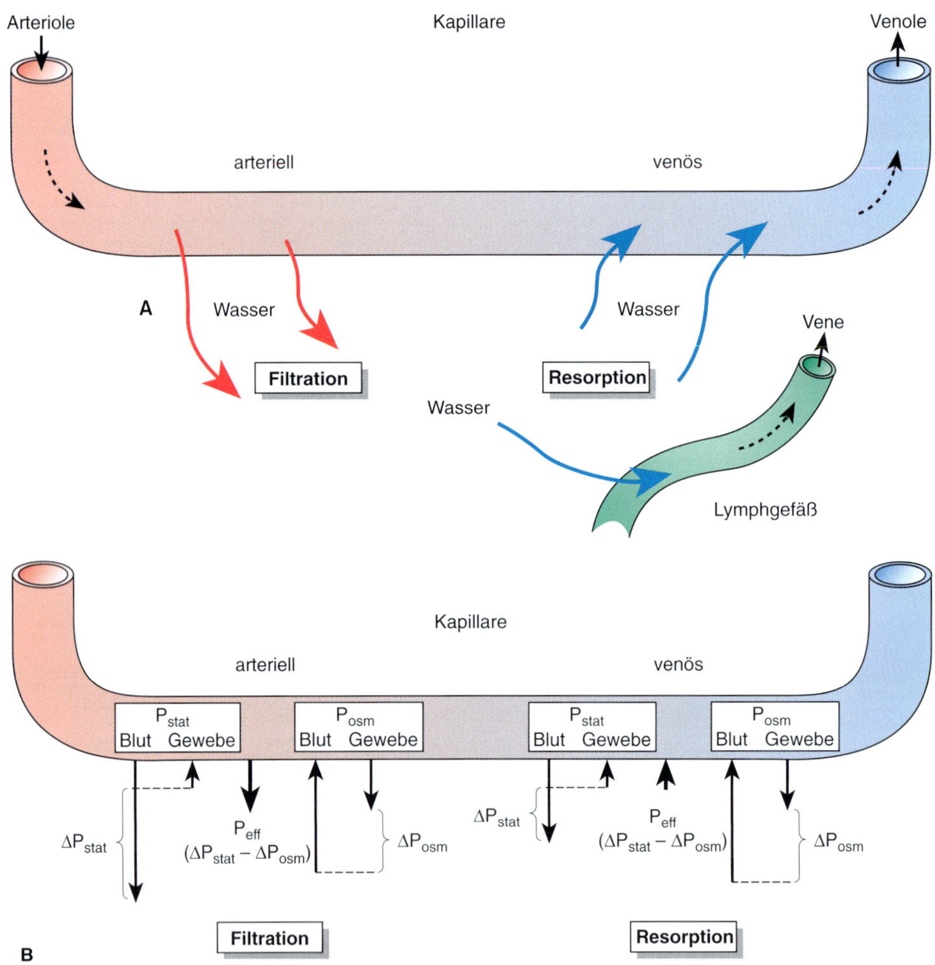

Abb. 10-8 Wasseraustausch zwischen Blut (Kapillare) und Gewebe. A: Flüssigkeitsstrom; B: treibende Kräfte (Drücke), die dem Flüssigkeitsstrom zugrunde liegen. Im arteriellen Schenkel der Kapillare wird Wasser aus der Kapillare in das Gewebe abgepresst (Filtration) und im venösen Schenkel der Kapillare Wasser aus dem Gewebe in das Blut aufgenommen (Resorption). P_{stat} = hydrostatischer Druck. P_{osm} = osmotischer Druck. $\Delta\ P_{stat}$ und $\Delta\ P_{osm}$ = Unterschiede im hydrostatischen und osmotischen Druck zwischen Blut und Gewebe. P_{eff} = effektiver Druck. [L106-R127]
Pfeile = Ausmaß und Richtung der Druckwirkung.

tration der wasseranziehenden Teilchen im Blut höher ist als im Gewebe, überwiegt der Druck in die Kapillaren bei weitem (Abb. 10-8). Verrechnet man die hydrostatischen Druckunterschiede, die das Wasser aus dem Blut heraustreiben, mit den osmotischen Druckunterschieden, die das Wasser in das Blut hineintreiben, so erhält man den tatsächlich wirksamen (effektiven) Druck (P_{eff}):

$$P_{eff} = \Delta P_{stat} - \Delta P_{osm}$$

Dabei überwiegt im arteriellen Schenkel der Kapillare die hydrostatische Druckkomponente, d.h., dass die für die Wasserbewegung tatsächlich wirksame Kraft aus der Kapillare in das Gewebe gerichtet ist, so dass eine Wasserfiltration aus der Kapillare in das Gewebe stattfindet (Abb. 10-8).

- Im **venösen Kapillarschenkel** spielen für die Wasserbewegung in die Kapillare ebenfalls der hydrostatische (P_{stat}) und der osmotische Druck (P_{osm}) eine wesentliche Rolle (Abb. 10-8). Auch hier ist der Unterschied zwischen diesen beiden Drücken im Blut und Gewebe (ΔP_{stat} und ΔP_{osm}) für die Wasserbewegung maßgebend. Im Gegensatz zum arteriellen Kapillarschenkel hat bei einer Verrechnung der Druckunterschiede im venösen Kapillarschenkel die osmotische Druckkomponente das Übergewicht. Das bedeutet, dass die für die Wasserbewegung tatsächlich wirksame Kraft (P_{eff}) aus dem Gewebe in die Kapillare hinein gerichtet ist (Abb. 10-8). Es findet also eine Wasserresorption aus dem Gewebe in die Kapillare statt.

Beim **Wasseraustausch** zwischen Blut und Gewebe ist die Filtration in der Regel größer als die Resorption. Das im Gewebe verbleibende Wasser wird zu einem gewissen Teil über Lymphgefäße in das venöse Blut zurücktransportiert.

K Alle Vorgänge, die die hydrostatischen und osmotischen Drücke im arteriellen und venösen Kapillarschenkel verändern, müssen zu Störungen des Wasseraustausches zwischen Blut und Gewebe führen. Ist das extrazelluläre Flüssigkeitsvolumen vermehrt, spricht man von einem Ödem. Es gibt vor allem drei Mechanismen, die zu einem **Ödem** führen können:

1. Der osmotische Druck des Blutes sinkt ab, beispielsweise bei einem stärkeren Eiweißverlust durch die Nieren (Ödem bei **Nierenkrankheiten**) oder bei einer ungenügenden Eiweißzufuhr **(Hungerödem).** Dadurch sinkt die wasseranziehende Kraft des Blutes. Die Filtration im arteriellen Schenkel der Kapillaren nimmt zu. Gleichzeitig ist die Resorption im venösen Schenkel eingeschränkt (Abb. 10-8).
2. Der hydrostatische Druck im venösen Schenkel der Kapillaren steigt, beispielsweise bei einer venösen Stauung infolge einer verminderten Leistung des rechten Herzens **(Stauungsödem).** Dabei kann der effektive Druck im venösen Schenkel der Kapillaren schließlich seine Richtung umkehren, so dass auch in diesem Kapillarbereich Wasser filtriert wird (Abb. 10-8).
3. Die Lymphwege sind verlegt und das filtrierte Wasser kann deshalb teilweise nicht abfließen (**Lymphödem;** Abb. 10-8).

10.4 Funktion der Nierenkörperchen

Z Im Nierenkörperchen werden Wasser und Stoffe (mit Ausnahme von Blutzellen und Eiweiß) aus dem Kapillarknäuel in den Kapselraum filtriert. Das Filtrat wird als Primärharn bezeichnet.

Verfolgt man den Aufbau der Niere im Verlauf des Blutstroms, so ist festzustellen, dass zwei Kapillargebiete hintereinander geschaltet sind. Mit diesen feinsten Blutröhren wird Kontakt mit dem harnleitenden Rohrsystem aufgenommen (Abb. 10-5, 10-9). Das erste Kapillarsystem ist der **Glomerulus.** Hier treffen die Kapillaren zum ersten Mal auf das harnleitende Rohrsystem. Dazu ist der Glomerulus von einer Kapsel (Bowman-Kapsel) umgeben. Sie bildet auf der den Kapillaren gegenüberliegenden Seite den Kapselraum, der in das Nierenkanälchen übergeht. Nachdem das Blut den Glomerulus durchflossen hat, wird es in einem weiterführenden Gefäß gesammelt und in ein zweites Kapillarnetz überführt. Hier erfolgt der zweite Kontakt mit dem harnleitenden Rohrsystem. An dieser Stelle besteht es aus feinen Nierenkanälchen **(Tubuli).** Sie stellen die unmittelbare Fortsetzung des Kapselraumes dar (Abb. 10-5, 10-9). Die Tubuli münden im weiteren Verlauf in Sammelrohre, die über das Nierenbecken und den Harnleiter mit der Harnblase in Verbindung stehen (Abb. 10-9).

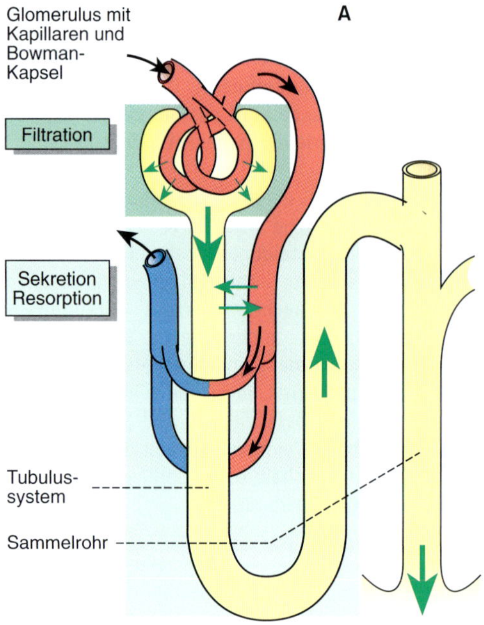

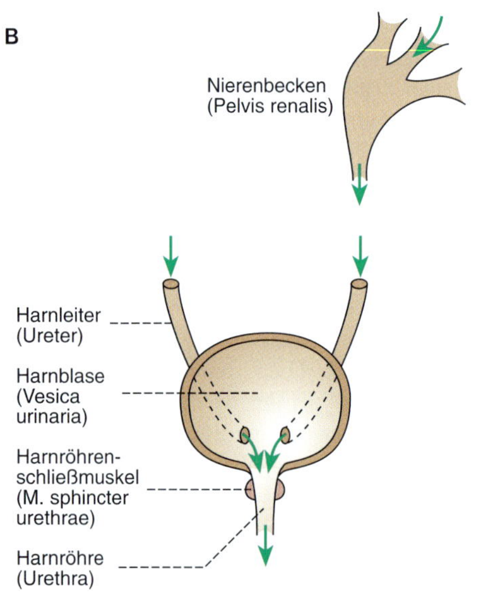

Abb. 10-9 Funktionseinheiten der Niere. [L106-R127]
A: Im Glomerulus findet eine Filtration in den Raum der Bowman-Kapsel statt. Im Bereich des Tubulussystems werden Stoffe und Wasser in das Nierenkanälchen sezerniert und in das Blut resorbiert.
B: Der Harn aus den Tubuli beider Nieren wird über die Harnleiter in die Harnblase abgeführt und unter Kontrolle des M. sphincter urethrae ausgeschieden. Funktionen von Nierenkörperchen und Nierentubulus siehe auch Abb. 10-10 und 10.11.

Der Blutfluss durch die Nieren beträgt 20% des Herzminutenvolumens (Kap. 9 „Kreislauf"). Für beide Nieren macht das etwa 1,2 Liter pro Minute bzw. 1700 Liter pro Tag aus. Diese hohe Durchblutung der Nieren ist dem Umfang ihrer vielfältigen Aufgaben angepasst.

Die beschriebenen Kontaktstellen zwischen harnleitenden Kanälchen und den Blutkapillaren sind für die Nierenfunktion von herausragender Bedeutung. So laufen im Bereich des Glomerulus **Filtrationsvorgänge** und im Bereich des Tubulussystems **Resorptions-** und **Sekretionsvorgänge** ab (Abb. 10-9).

Im Nierenkörperchen werden Wasser und kleine Moleküle aus dem Kapillarknäuel in den Kapselraum filtriert. Das Filtrat, das als **Primärharn** bezeichnet wird, stellt ein sog. Ultrafiltrat dar. Im Gegensatz zum Blutplasma enthält es kein Eiweiß, hat ansonsten aber dieselbe Zusammensetzung. Für den Durchfluss der im Plasma gelösten Stoffe ist der Bau des glomerulären Filters mit seiner Porengröße entscheidend (Abb. 10-5, 10-6). Bei der Filtration wirken erneut die zwei Drücke, die bereits beim Wasseraustausch zwischen Blut und Gewebe (siehe oben) beschrieben wurden.

- Die erste Druckkomponente ist wiederum der hydrostatische Druck (P_{stat}; Abb. 10-10), der die Filtration im Blutgefäß fördert. Wieder ergibt sich der für die Wasserbewegung maßgebende hydrostatische Druck aus dem Unterschied (Delta = Δ) von statischem Blut- und Kapseldruck ($\Delta\ P_{stat}$). Dabei überwiegt der Druck aus der Kapillare bei weitem (Abb. 10-10).
- Die zweite Druckkomponente ist auch hier der osmotische Druck (P_{osm}; Abb. 10-10). Da Primärharn und Plasma sich lediglich in ihrem Eiweißgehalt unterscheiden, ist der Unterschied (Delta = Δ) aus osmotischem Druck im Blut und Kapselraum ($\Delta\ P_{osm}$) gleich der wasseranziehenden Kraft der Bluteiweißkörper (Abb. 10-10). Die hydrostatische Druckkomponente überwiegt im Glomerulus ebenso wie im arteriellen Teil der Kapillaren (Formel; Abb. 10-8).

Das Volumen an Primärharn, das von sämtlichen Glomeruli beider Nieren filtriert wird, beträgt 0,12 Liter pro Minute bzw. 170 Liter pro Tag. Diese sog. **glomeruläre Filtrationsrate** (GFR) hält sich weitgehend konstant, da der Blutdruck, als maßgebende Kraft bei der Filtration, nur geringe Schwankungen aufweist.

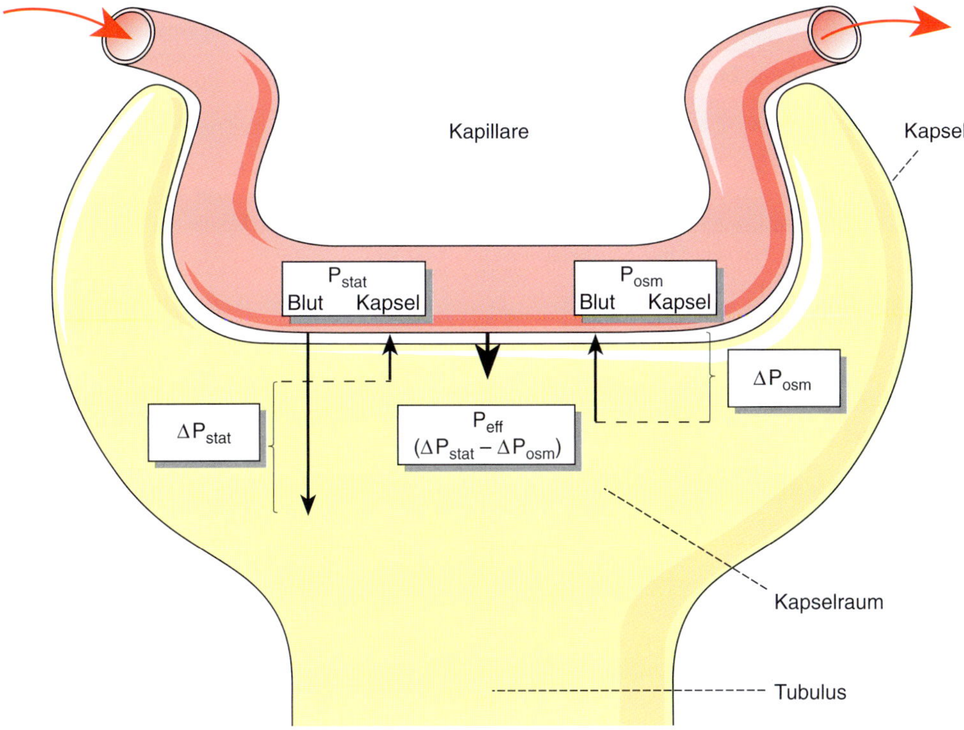

Abb. 10-10 Funktion des Nierenkörperchens. Aus dem Blut (Kapillare) werden Stoffe und Wasser in den Kapselraum filtriert (Ultrafiltrat). [L106-R127]
P_{stat} = hydrostatischer Druck.
P_{osm} = osmotischer Druck.
ΔP_{stat} und ΔP_{osm} = Unterschiede im hydrostatischen und osmotischen Druck von Blut und Kapselraum.
P_{eff} = effektiver Druck.
Pfeile = Ausmaß und Richtung der Druckwirkung.

K Die Funktion der Nierenkörperchen kann beispielsweise durch eine entzündliche Veränderung an den Glomeruli gestört sein **(Glomerulonephritis).** Unter einer Glomerulonephritis versteht man eine entzündliche Veränderung an den Glomeruli, die mit Blut- und Eiweißausscheidung in den Harn einhergeht. Durch Eiweißverlust und die gestörte Ausscheidung von Flüssigkeiten entstehen Ödeme. Bei dieser Erkrankung kann es ebenso wie bei chronisch hohem Blutdruck zu einer Zerstörung der Glomeruli und der Nierenkanälchen kommen.

G Die lang dauernde Einnahme bestimmter Schmerzmittel kann zu schweren entzündlichen und degenerativen Veränderungen des Nierengewebes führen (interstitielle Nephritis).

10.5 Funktion der Nierentubuli

Z In dem System kleiner Kanäle, das sich an das Nierenkörperchen anschließt, werden Stoffe und Wasser zwischen Blutkapillaren und Tubuli ausgetauscht.

Der Primärharn gelangt aus dem Kapselraum des Glomerulus in das Tubulussystem. Hier werden Stoffe aus den Tubuli in die Blutkapillaren aufgenommen (Resorption) und aus den Kapillaren in die Tubuli abgegeben (Sekretion; Abb. 10-9).

Im Glomerulus entsteht ein Filtrat des Blutes (Primärharn), das – abgesehen vom Eiweiß – dieselbe Zusammensetzung wie das Blutplasma hat. So gelangen viele Stoffe, die dem Organismus für seine Funktion unbedingt erhalten bleiben müssen, in das Tubulussystem. Deshalb werden sie beim Durchfluss des Primärharns durch die Tubuli resorbiert und andere Stoffe zusätzlich sezerniert (abgesondert). Das Ergebnis dieser Vorgänge ist der sog. **Endharn,** der in die ableitenden Harnwege gelangt.

10.5.1 Transport von Elektrolyten

Kalium- und **Natrium**ionen sind beispielsweise für die Funktion von Nerven- und Muskelzellen besonders wichtig (Kap. 4 „Nervensystem – Allgemeine Grundlagen"). Daher werden diese Ionen unter Mitwirkung einer fein abgestimmten Regelung im Tubulussystem resorbiert und sezerniert. In diese Vorgänge ist das endokrine System als wesentlicher Bestandteil eingebunden. Das hierfür wichtige Hormon, das **Aldosteron** (Mineralocorticoid), wird in der Zona glomerulosa der **Nebennierenrinde** (Abb. 13-13) gebildet. Es gelangt über das Blut zur Niere (Abb. 10-11). Dort fördert es im Tubulus die Resorption von Natriumionen und die Sekretion von Kalium- und Wasserstoffionen. Mit der Natriumresorption gelangt Wasser („Lösungswasser für die Ionen") in das Blut zurück.

Die Aldosteronfreisetzung aus der Nebennierenrinde ist von der Natrium- und Kaliumkonzentration im Blut abhängig (Abb. 10-11). Nimmt der Natriumgehalt des Blutes ab, so wird aus Zellen, die sich in der Nähe der Nierenglomeruli befinden (juxtaglomerulärer Apparat), ein Molekül **(Renin)** freigesetzt. Das Renin wirkt durch Umwandlung von Bluteiweißkörpern (Angiotensin) anregend auf die Freisetzung von Aldosteron. Aldosteron gelangt zur Niere und fördert dort die Natriumresorption. Dadurch steigt die Natriumkonzentration im Blut wieder an. In weiterer Folge nimmt die Freisetzung von Renin und damit auch die von Aldosteron wieder ab. Neben dem beschriebenen Renin-Aldosteron-Mechanismus wirkt eine Zunahme der Kaliumionenkonzentration im Blut direkt auf die Zona glomerulosa der Nebennierenrinde und setzt dort Aldosteron frei. Insgesamt schließt sich durch die dargestellten Rückkopplungsvorgänge ein Regelkreis, in dem die Natrium- und Kaliumkonzentrationen im Blut eingestellt werden. Die **Calcium**ionen, die wie Natrium- und Kaliumionen für die Funktion der Nerven- und Muskelzellen von Bedeutung sind, werden ebenfalls unter Beteiligung der Niere und unter Kontrolle des hormonalen Systems in ihrer Konzentration im Blut eingestellt (Kap. 13 „Endokrines System").

K Die Ionenverschiebung zwischen Blutkapillaren und Tubuli ist durch Medikamente beeinflussbar. So lässt sich z. B. die Wirkung von **Aldosteron** medikamentös durch Spironolacton blockieren. Dies vermindert die Resorption von Natrium und seines „Lösungswassers", so dass der Wassergehalt des Körpers gesenkt und einer Ödembildung (z. B. bei Herzkrankheiten) entgegengewirkt wird.

10.5.2 Transport von Glukose

Glukose gehört zu den wesentlichen Energielieferanten im Stoffwechsel der Zellen. Sie wird im Glomerulus uneingeschränkt filtriert und liegt damit im Primärharn in der gleichen Konzentration wie im Blutplasma vor. Während sie durch das Tubulussystem fließt, tritt sie vollständig aus dem Primärharn in das Blut über. Diese Resorption beruht auf einer aktiven Leistung der Epithelzellen im proximalen Tubulus, die in ihrem Ausmaß begrenzt ist.

K Deshalb wird bei einer ausgeprägten Erhöhung der Glukosekonzentration im Blut und damit im Primärharn die mögliche Resorptionsrate überschritten. So kommt es zur Glukoseausscheidung im Harn (Glucosurie). Dies kann bei der Zuckerkrankheit **(Diabetes mellitus)** der Fall sein (Kap. 13 „Endokrines System").

Im Harn werden weitere Substanzen ausgeschieden, deren Bestimmung für die klinische Diagnostik von Bedeutung ist:

- **Kreatinin** (aus dem Muskelstoffwechsel): 1–2,5 g pro Tag
- **Harnstoff** (aus dem Eiweißstoffwechsel): 15–30 g pro Tag
- **Harnsäure** (aus dem Nucleinsäurestoffwechsel): 0,1–1 g pro Tag.

10.5.3 Transport von Wasser

Die Niere ist entscheidend an der Regelung des Wasserhaushalts im Organismus beteiligt. Ein beträchtlicher Teil des im Glomerulus filtrierten Wassers gelangt bei der Natriumresorption in das Blut zurück. Da es sich hierbei um eine zwangsläufige Mitnahme von Lösungswasser handelt, spricht man von einer **„obligaten" Wasserresorption.** Die übrigen Wasserverschiebungen zwischen Tubulus und Blutkapillaren stehen unter der Kontrolle eines endokrinen Systems

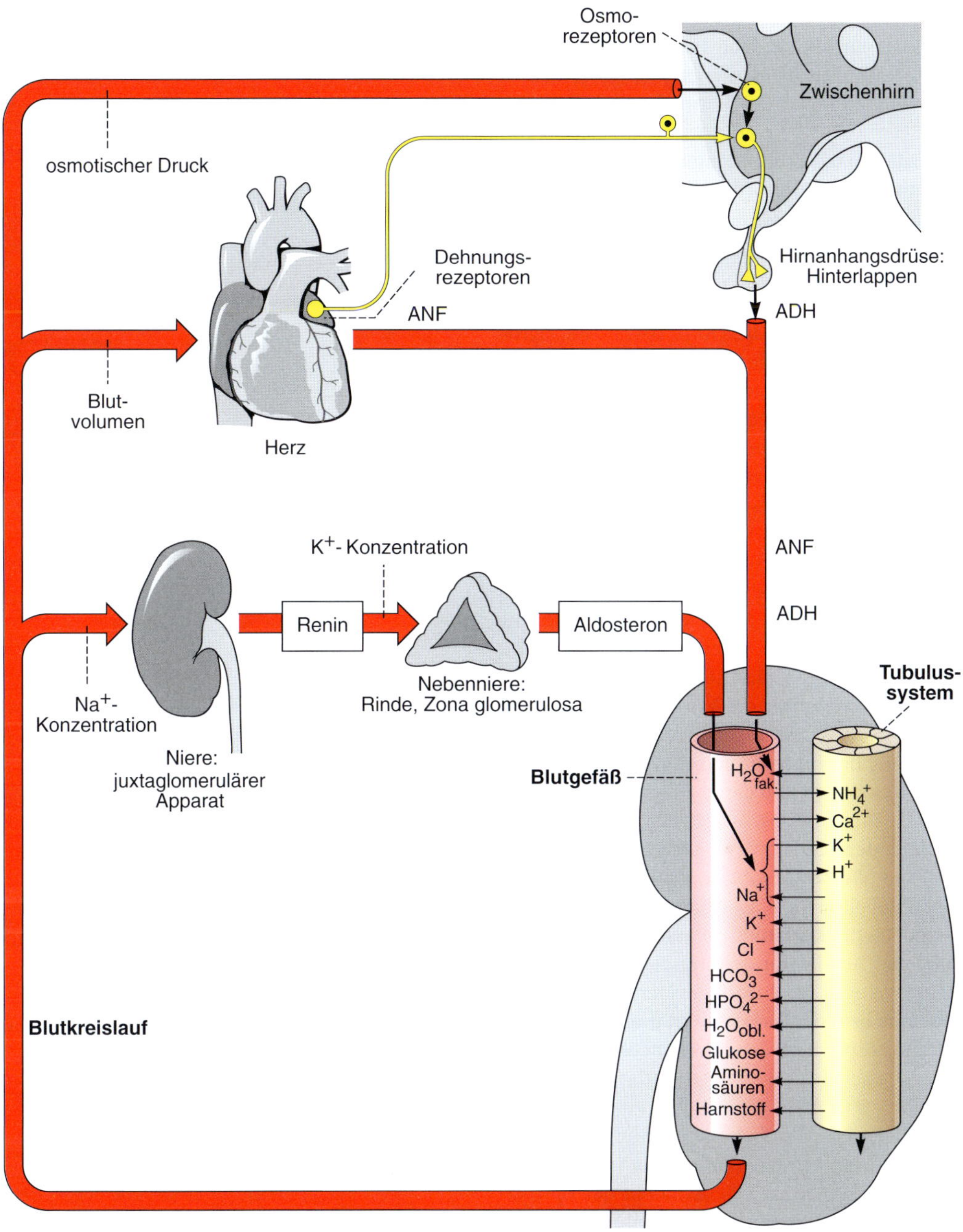

Abb. 10-11 Funktion des Tubulussystems. [L123-R127]

NH_4^+ = Ammoniumionen.
Ca^{2+} = Calciumionen.
K^+ = Kaliumionen.
H^+ = Wasserstoffionen.
Na^+ = Natriumionen.
Cl^- = Chloridionen.
HCO_3^- = Bicarbonationen.
HPO_4^{2-} = Monohydrogenphosphationen.
H_2O_{fak} = fakultative Wasserresorption.
H_2O_{obl} = obligate Wasserresorption.
ADH = antidiuretisches Hormon.
ANF = atrialer natriuretischer Faktor.

(Abb. 10-11). Dabei spielt das im Hypothalamus gebildete **antidiuretische Hormon** (ADH) eine große Rolle. Das ADH gelangt über Nervenfasern zum Hinterlappen der Hirnanhangsdrüse (Hypophyse; Abb. 13-5). Dort wird es durch ein Kapillarnetz in das Blut aufgenommen und zur Niere transportiert. Es fördert den Wassertransport durch das Epithel der Sammelrohre in die Blutkapillaren und wirkt damit einer Ausscheidung von Wasser (Diurese) entgegen.

Produktion und Ausschüttung von ADH stellen einen Regelkreis dar (Abb. 10-11). Regelgrößen sind die Höhe des osmotischen Drucks im Blut und das Blutvolumen. Der osmotische Druck wird durch spezielle Rezeptoren (**Osmorezeptoren) im Hypothalamus** gemessen und danach die ADH-Ausschüttung eingestellt. Eine Erhöhung des osmotischen Drucks führt zu einer Steigerung der ADH-Ausschüttung und damit zu einer vermehrten Resorption von Wasser. **Dehnungsrezeptoren,** die sich **im linken Vorhof** des Herzens befinden, registrieren die Volumenänderungen des Blutes. Nervenfasern leiten von diesen Rezeptoren die Informationen zum Hypothalamus. Nimmt die Vorhofdehnung zu, ist die ADH-Ausschüttung gehemmt. So kann eine Zunahme des Blutvolumens durch eine verminderte Resorption und damit durch eine vermehrte Harnausscheidung ausgeglichen werden. Die mithilfe des ADH-Systems kontrollierte Resorption des Wassers ergibt sich aus den aktuellen Gegebenheiten im Wasserhaushalt, dementsprechend als „**fakultative**“ **Wasserresorption** bezeichnet. An der Einstellung des Blutvolumens ist ein weiteres, im Vorhof des Herzens gebildetes Hormon beteiligt. Es bestimmt u. a. über die Natriumresorption in der Niere die Ausscheidung von Wasser (**atrialer natriuretischer Faktor,** ANF).

Die spezielle räumliche Anordnung der Tubuli mit den umgebenden Blutgefäßen und die speziellen funktionellen Eigenschaften der Epithelzellen im Bereich der Henle-Schleife (Abbildung 10-5) spielen bei der Konzentrierung des Harns eine wichtige Rolle. Die dabei wirksamen komplexen Mechanismen werden als **Gegenstromverfahren** („Haarnadelgegenstromprinzip“) zusammengefasst.

10.6 Aufgabe der Niere im Säure-Basen-Haushalt

Z Die Nieren sind an der Einstellung des pH-Wertes im Gewebe beteiligt. Wasserstoffionen können ausgeschieden und Puffersubstanzen wie Bicarbonat im Körper zurückgehalten werden.

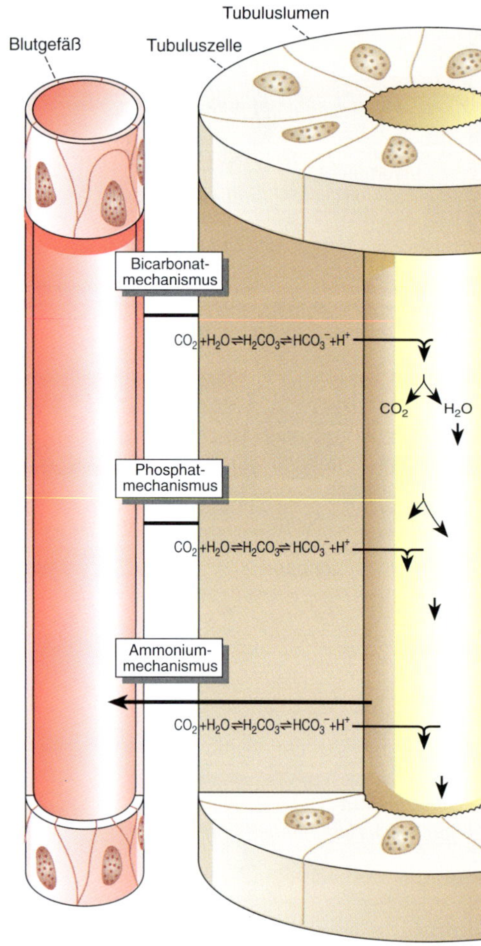

Abb. 10-12 Mechanismen zur Einstellung der Blutreaktion (pH-Wert) durch das Tubulussystem. [L106-R127]
H^+ = Wasserstoffionen.
Na^+ = Natriumionen.
HCO_3^- = Bicarbonationen.
CO_2 = Kohlendioxid.
H_2O = Wasser.
H_2CO_3 = Kohlensäure.
$NaHCO_3$ = Natriumbicarbonat.
$NaHPO_4^-$ = Natriummonohydrogenphosphat.
NaH_2PO_4 = Natriumdihydrogenphosphat.
NaCl = Natriumchlorid (Kochsalz).
NH_3 = Ammoniak.
NH_4Cl = Ammoniumchlorid.

Die Resorptions- und Sekretionsvorgänge im Tubulussystem sind an der Einstellung der Gewebsreaktion (pH-Wert) beteiligt und wirken damit einer **Azidose** bzw. **Alkalose** entgegen (Kap. 8 „Atmung"). Die Vorgänge sind in Abb. 10-12 zusammengestellt. In der Tubuluszelle verbindet sich Kohlendioxid (CO_2) mit Wasser (H_2O) zu Kohlensäure (H_2CO_3), die ihrerseits in Bicarbonat (HCO_3^-) und Wasserstoffionen (H^+) zerfällt.

$$CO_2 + H_2O \rightleftarrows H_2CO_3 \rightleftarrows HCO_3^- + H^+$$

H-Ionen aus der Tubuluszelle werden gegen Natriumionen (Na^+) aus dem Tubuluslumen ausgetauscht und damit ausgeschieden. Natrium und Bicarbonat verbinden sich in der Tubuluszelle zu Natriumbicarbonat ($NaHCO_3$), das in das Blut übergeht. Beide Vorgänge verhindern eine Übersäuerung des Organismus (Abbildung 10-12, 10-13). Eine Alkalose wird aufgefangen, indem die beschriebenen Austauschvorgänge vermindert werden.

Der Resorption von Bicarbonat (Basensparmechanismus) und der Ausscheidung von Wasserstoffionen liegen drei Prozesse zugrunde (Abb. 10-12). Sie gehen von drei verschiedenen im Tubuluslumen vorhandenen Natriumsalzen aus:

- Beim ersten Prozess **(Bicarbonatmechanismus)** verbindet sich das sezernierte H-Ion mit dem Bicarbonat im Tubuluslumen zu Kohlensäure, die in Kohlendioxid und Wasser zerfällt. Das Wasser wird ausgeschieden, das Kohlendioxid diffundiert in die Tubuluszelle und steht dort wieder erneut für die Bildung von Bicarbonat zur Verfügung.
- Beim zweiten Prozess **(Phosphatmechanismus)** verbindet sich im Tubuluslumen das sezernierte H-Ion mit Natriummonohydrogenphosphat ($NaHPO_4^-$) zu Natriumdihydrogenphosphat (NaH_2PO_4), das ausgeschieden wird.
- Beim dritten Prozess **(Ammoniummechanismus)** bindet sich das sezernierte H-Ion im Tubuluslumen mit Chlorid an Ammoniak (NH_3). Dadurch entsteht Ammoniumchlorid (NH_4Cl), das gleichfalls ausgeschieden wird. Das Ammoniak entsteht in der Tubuluszelle aus Glutamin.

Die beschriebenen Mechanismen tragen zur Einstellung der Gewebereaktion **(pH-Wert)** durch folgende Vorgänge bei (Abb. 10-13):

- Ausscheidung von Kohlendioxid (CO_2) über die Lunge

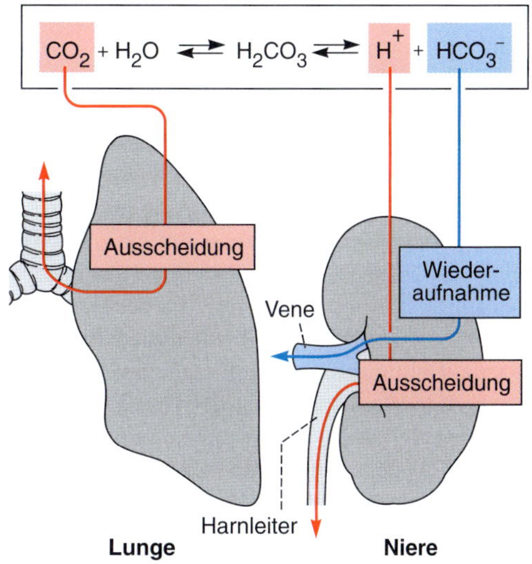

Abb. 10-13 Aufgaben der Niere und Lunge im Säure-Basen-Haushalt. [L123-R127]

- Ausscheidung von H-Ionen (H^+) über die Niere
- Wiederaufnahme von Bicarbonat (HCO_3^-) in der Niere.

Bei der Ansäuerung (Zunahme der H-Ionenkonzentration) des Gewebes verbinden sich H^+ und HCO_3^- zu H_2CO_3, das in CO_2 und H_2O zerfällt (Abb. 10-13). CO_2 wird über die Lunge ausgeschieden. Diese „Entsäuerungsreaktion" wird dadurch verstärkt, dass in der Niere vermehrt HCO_3^- in das Blut aufgenommen wird, das sich wiederum mit H^+ zu H_2CO_3 verbindet (siehe oben), und dass ebenfalls in der Niere direkt H-Ionen über den Urin ausgeschieden werden. Niere und Lunge arbeiten damit im Säure-Basen-Haushalt eng zusammen.

Ü Nehmen Sie eine Urinprobe, und testen Sie mit einem Indikatorpapierstreifen den Urin-pH.

10.7 Füllung und Entleerung der Harnblase

Z Die Harnblase hat Speicher- und Entleerungsfunktionen. Beide werden durch das Nervensystem kontrolliert.

In der Harnblase wird der Harn aus beiden Nieren gesammelt (Abb. 10-9). Die Harnblase hat eine lang dauernde Speicherfunktion (Konti-

10

nenz) und kurze Perioden der Entleerung (Miktion). Ihr normales Fassungsvermögen beträgt etwa 0,5 Liter.

In der **Kontinenzphase** nimmt die Harnblase den von den Nieren laufend produzierten Harn auf. Dank der glatten Muskulatur der Blasenwand kommt es trotz eines ständig zunehmenden Blasenvolumens nur zu einem geringen Anstieg des Blaseninnendrucks. Die Kontraktion des quergestreiften Schließmuskels der Harnröhre (M. sphincter urethrae) unterstützt die Kontinenz. Dehnungsrezeptoren registrieren die zunehmende Wandspannung der Harnblase. Nervenfasern leiten das Messergebnis zum Rückenmark. Von dort steigen die Informationen zum Gehirn auf und vermitteln das Gefühl von **Harndrang.** Sie gelangen aber auch zu vegetativen (parasympathischen) Nervenzellen in den Sakralsegmenten des Rückenmarks, die die glatte Muskulatur der Blasenwand (M. detrusor vesicae) kontrollieren, und zu Neuronen des somatischen Nervensystems, die die Kontraktion des M. sphincter urethrae steuern. So wird bei gefüllter Blase die Entleerung ausgelöst **(Miktionsreflex).**

Beim Neugeborenen und bei Kleinkindern bis zu drei Jahren löst nur das Rückenmark den Miktionsreflex aus. Beim Erwachsenen unterliegen die somatischen und vegetativen (parasympathischen) Nervenzellen des Rückenmarks vielfältigen absteigenden Einflüssen aus dem Gehirn, die eine willkürliche Kontrolle ermöglichen. Diese Kontrolle durch das Gehirn entwickelt sich in den ersten Lebensjahren.

Beim Erwachsenen laufen bei der Miktion folgende Vorgänge ab: Die Miktion wird durch eine vom Gehirn ausgehende Hemmung der Nervenzellen eingeleitet, die die Kontraktion des M. sphincter urethrae bestimmen. Dadurch öffnet sich der Schließmuskel. Gleichzeitig werden die parasympathischen Nervenzellen erregt und so eine Kontraktion der glatten Muskulatur der Blasenwand (Detrusormuskel) ausgelöst. Damit erhöht sich der Blaseninnendruck, und die Harnblase entleert sich bei geöffnetem Schließmuskel. Die Miktion endet durch eine Kontraktion des M. sphincter urethrae und eine Erschlaffung des Detrusormuskels.

K Bei einer Schädigung des Rückenmarks oberhalb der Sakralsegmente (Querschnittslähmung) fehlt die Kontrolle des Gehirns über Blasenfüllung und Blasenentleerung. Damit erfolgt wie beim Säugling die Entleerung reflektorisch. Eine Einflussnahme auf diesen Miktionsreflex ist jedoch durch Beklopfen der Bauchdecken möglich. Eine Verletzung der Sakralsegmente selbst löscht auch den Miktionsreflex aus. Größere Mengen von Harn können nicht mehr in der Blase gesammelt werden, da der Schließmuskel gelähmt ist **(Inkontinenz).** Auch eine Schwächung und Senkung der Beckenbodenmuskulatur kann insbesondere bei der älteren Frau zu einer Inkontinenz führen.

Das Volumen des täglich ausgeschiedenen Harns schwankt erheblich. Es ist u. a. abhängig von der Flüssigkeitsaufnahme, dem Wassergehalt der Nahrung, der Wasserausscheidung zur Temperaturregelung (Kap. 14) und der Aktivität des endokrinen Systems. Als Richtgröße beim Erwachsenen gilt ein Harnvolumen von 1 bis 1,5 Liter pro Tag. Eine übermäßige Harnausscheidung wird **Polyurie,** eine verminderte (weniger als 0,5 Liter pro Tag) **Oligurie** und eine fehlende Harnausscheidung **Anurie** genannt.

G Bei einer Schwangerschaft werden die Haltebänder der Gebärmutter gedehnt. Nachfolgend kann es zu einer Senkung der Gebärmutter und mit ihr der Blase kommen, insbesondere dann, wenn die Beckenbodenmuskulatur geschwächt ist. Eine solche Senkung der Beckenorgane beeinträchtigt unter anderem den Verschlussmechanismus der Harnblase mit der Folge einer Harninkontinenz. Präventiv und therapeutisch wird eine gezielte **Beckenbodengymnastik** empfohlen.

K **Nierenkrankheiten** und **Bluthochdruck** (Hypertonie) stehen in einer wechselseitigen Beziehung zueinander: Einerseits sind Nierenfunktionsstörungen für die Entstehung einer Hypertonie verantwortlich, andererseits kann eine Hypertonie eine Nierenschädigung verursachen. Nierenfunktionsstörungen, die zu einer Hypertonie führen, können in einer Einschränkung der Nierendurchblutung (z. B. Einengung der Nierenarterien; renovaskuläre Hypertonie) oder in einer Erkrankung des Organgewebes (z. B. Glomerulonephritis; renoparenchymale Hypertonie) bestehen.

Wiederholungsfragen

1. Beschreiben Sie den Verlauf der männlichen und weiblichen Urethra.
2. Erläutern Sie das Zustandekommen der Flüssigkeitsbewegung im Gewebe.
3. Erklären Sie den Begriff „Primärharn“.
4. Was versteht man unter einem „Nephron“?
5. In welcher Weise beeinflussen die Nieren den pH-Wert des Blutes?
6. Welche Stoffe dürfen sich normalerweise nicht im Urin befinden?
7. Was versteht man unter einer Anurie?

Auflösung des Fallbeispiels

Verdachtsdiagnose: Chronische Niereninsuffizienz

Krankheitsbild: Eine chronische Niereninsuffizienz tritt bei allen Krankheiten auf, die nach und nach die Nieren zerstören. Im Anfangsstadium zeigen sich keine oder nur geringe Symptome. Je länger und je mehr harnpflichtige Substanzen zurückgehalten werden, desto deutlicher treten die Symptome einer Harnvergiftung (Urämie) hervor. Im Vordergrund stehen Störungen vonseiten des Herzens und der Blutgefäße, bedingt durch den hohen Blutdruck. In der Regel geht die chronische Niereninsuffizienz auch mit einer Blutarmut (Anämie) einher.

Ursachen: Als wichtigste Ursachen gelten chronische Nierenentzündungen in Form der Glomerulonephritis oder Pyelonephritis und Nierenbeteiligung im Rahmen einer Zuckerkrankheit (Diabetes mellitus).

Vorkommen und Häufigkeit: Epidemiologische Daten einer chronischen Niereninsuffizienz sind insgesamt unsicher. Das ist zum einen darauf zurückzuführen, dass die Anfangsstadien diagnostisch kaum erfasst werden können, zum anderen darauf, dass zahlreiche Grundkrankheiten der Niere in eine chronische Niereninsuffizienz mit erst dann statistisch erfassbarem Bild einmünden. Nach Angaben der Europäischen Dialyse- und Transplantationsgesellschaft rechnet man pro Jahr mit sechs bis sieben Patienten pro 100 000 Einwohner, bei denen das Endstadium einer chronischen Niereninsuffizienz eintritt.

Diagnostik: Bei der körperlichen Untersuchung fällt die trockene, schmutzig-gelb getönte Haut auf. Typisch ist ein Bluthochdruck (arterielle Hypertonie). Frühstadien entziehen sich der routinemäßigen Labordiagnostik. In späteren Stadien genügen in der klinischen Praxis die Bestimmungen von Kreatinin und Harnstoff, um die Nierenfunktion abschätzen zu können. Als bildgebendes Verfahren ist die Sonographie der Niere von Bedeutung.

Therapie: Sie verfolgt drei Ziele: Therapie des Grundleidens, Hemmung des Fortschreitens der Insuffizienz und Behandlung von Symptomen und eventuellen Komplikationen.

11 Blut und Abwehrsystem

11.1 Blutplasma 341

11.2 Rote Blutkörperchen (Erythrozyten) 344
11.2.1 Form und Bildung 344
11.2.2 Funktionen 344
11.2.3 Blutgruppen 346

11.3 Weiße Blutkörperchen (Leukozyten) 347
11.3.1 Form und Bildung 347
11.3.2 Differenzierung von Leukozyten im Blut 349

11.4 Abwehrsystem 350
11.4.1 Unspezifische Abwehr 351
11.4.2 Spezifische Abwehr 352

11.5 Lymphatische Organe und Lymphgefäße 356
11.5.1 Thymus (Bries) 357
11.5.2 Tonsillen und lymphatisches Gewebe in der Darmwand 357
11.5.3 Lymphknoten und Lymphgefäße 360
11.5.4 Milz (Lien, Splen) 360

11.6 Blutplättchen (Thrombozyten) 363

11.7 Blutgerinnung 365
11.7.1 Blutstillung 365
11.7.2 Blutgerinnung und Blutgerinnungsstörungen 365
11.7.3 Gerinnungshemmung und Fibrinolyse 367

Das Blut besteht aus Flüssigkeit (Blutplasma) sowie Zellen (Blutkörperchen, Korpuskeln). Zu den Blutzellen gehören rote Blutkörperchen (Erythrozyten), weiße Blutkörperchen (Leukozyten) und Blutplättchen (Thrombozyten). Das Blut erfüllt erstens Transportfunktionen für den Zellstoffwechsel und für die Verteilung von Botenstoffen, zweitens Abwehrfunktionen, um körperfremde Substanzen unschädlich zu machen, und drittens Reparaturfunktionen für die Blutgefäße.

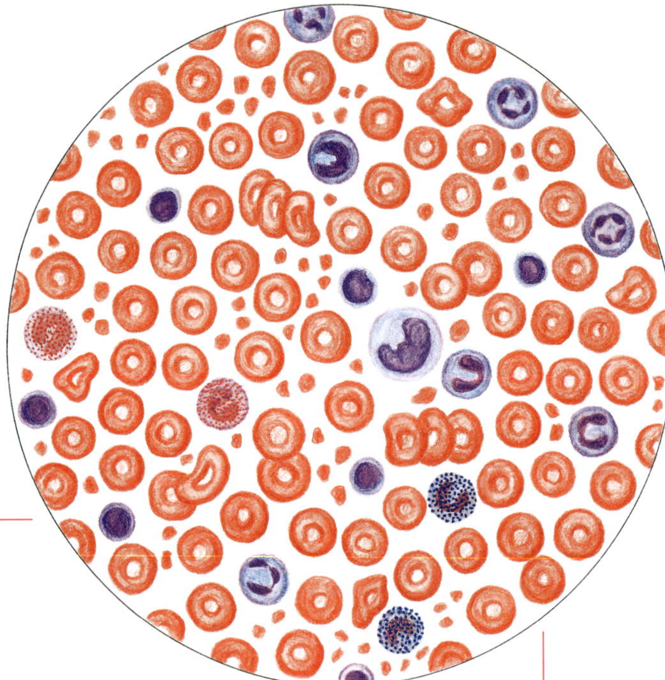

Abb. 11-0 Blutbild mit roten Blutkörperchen, weißen Blutkörperchen und Blutplättchen. [L128-R127]

Fallbeispiel

Eine 32-jährige Frau sucht wegen häufiger Kopfschmerzen und allgemeiner Erschöpfung ihren Hausarzt auf. Sie fühlt sich der täglichen Belastung durch Kindererziehung und Halbtagsarbeit kaum gewachsen. Auch sei sie in letzter Zeit vergesslich geworden und könne sich kaum konzentrieren. Eigentlich wolle sie nicht einmal etwas essen, sondern nur noch schlafen. Zudem gerate sie seit einigen Wochen beim Treppensteigen leicht außer Atem. Aber auch sonst spüre sie bei jeder körperlichen Anstrengung Herzklopfen und Ohrensausen. Das Ergebnis der körperlichen Untersuchung ist insgesamt unauffällig mit Ausnahme einer erhöhten Pulsfrequenz (Tachykardie) und blassen Bindehäuten (Konjunktiven).

Das Blut erfüllt folgende Aufgaben:

- **Transportfunktion** für
  - die Nährstoffe Kohlenhydrate, Fette und Eiweiße sowie für Wasser, Salze, Vitamine und Spurenelemente (Kap. 7 „Verdauungssystem und Resorption“)
  - die Atemgase Sauerstoff und Kohlendioxid (Kap. 8 „Atmung“)
  - die Stoffwechselendprodukte (Kap. 10 „Nierensystem und Wasserhaushalt“)
  - die Hormone (Kap. 13 „Endokrines System“)
  - die Wärme zur Regelung der Körpertemperatur (Kap. 14 „Temperaturregelung“)
- **Abwehrfunktion** zur „Entsorgung“ körperfremder Substanzen (Kap. 11.4)
- **Reparaturfunktion** für das Gefäßsystem (Kap. 11.7).

Beim erwachsenen Menschen beträgt das Blutvolumen etwa 6 bis 8 % des Körpergewichts oder etwa 70 ml pro kg Körpergewicht; das entspricht bei einem Gewicht von 75 kg etwa 5 Liter. Der Volumenanteil der Blutzellen am Gesamtblutvolumen ist der sog. **Hämatokrit** (Abb. 11-1). Man erhält ihn durch Zentrifugieren einer Blutprobe. Dabei setzen sich die Blutzellen ab, da sie ein höheres spezifisches Gewicht als das Blutplasma haben. Der Hämatokrit beträgt beim Mann 0,45 (45 %) und bei der Frau 0,42 (42 %).

Der Hämatokrit wird überwiegend durch die **Erythrozyten** bestimmt, da sie den weitaus größten Teil der Blutzellen ausmachen. Dementsprechend nimmt bei gleichem Plasmavolumen der Hämatokrit zu, wenn die Erythrozytenkonzentration im Blut gesteigert ist (Abb. 11-1 D; **Polyglobulie**), und er nimmt ab, wenn die Erythrozytenkonzentration vermindert ist (Abb. 11-1 C; **Anämie**). Dieselben Änderungen des Hämatokrits ergeben sich, wenn bei gleichem Zellvolumen das **Plasmavolumen** erniedrigt (z. B. bei anhaltendem Erbrechen; Abb. 11-1 B; **Dehydratation**) bzw. erhöht ist (z. B. nach einer Infusion; Abb. 11-1 A; **Hyperhydratation**). Eine Erhöhung des Blutvolumens wird **Hypervolämie**, ein Mangel an Blutvolumen **Hypovolämie** genannt.

11.1 Blutplasma

Z Plasma und extrazelluläre Gewebsflüssigkeit haben weitgehend die gleiche Zusammensetzung. Lediglich die Eiweißkörper sind im Plasma höher konzentriert und bei Transportvorgängen, Abwehrmechanismen und Blutgerinnung wesentlich beteiligt.

Die nahezu gleiche Zusammensetzung von Blutplasma und extrazellulärer Flüssigkeit der Körpergewebe (Tab. 11-1) ist darauf zurückzuführen, dass die Blutkapillaren sehr gut für Wasser und kleine Moleküle, wie Salze und Glukose, durchlässig sind. Für **Eiweiße** besteht jedoch nur eine eingeschränkte Durchlässigkeit der Kapillarwände, so dass der Eiweißgehalt des Blutes höher als der der extrazellulären Gewebsflüssigkeit ist.

Es gibt verschiedene Eiweiße im Blut. Sie lassen sich nach ihrer Molekülgröße und Ladung im elektrischen Feld in **Albumine** und **Globuline** (Elektrophorese; Abbildung 11-2) auftrennen. Die Albumine, die in der Leber gebildet werden, machen etwa 60 Prozent aller Plasmaproteine aus. Weiter teilt man die Globuline in eine α_1-Alpha, α_2-Alpha, β-Beta und γ-Gamma Gruppe ein.

Aufgaben der Bluteiweiße:

- Transportfunktion z. B. für Hormone (Kap. 13 „Endokrines System“)
- Blutgerinnung und Fibrinolyse (Kap. 11.7)
- Einstellung der Reaktion (pH-Wert) des Blutes durch Bindung und Freisetzung von H-Ionen (Kap. 8 „Atmung“ und Kap. 10 „Nierensystem und Wasserhaushalt“)
- Immunabwehr (Kap. 11.4).

	Blutplasma (mmol/l)	Extrazellulärraum der Zellgewebe (mmol/l)
Na^+	150	144
K^+	4,5	4,5
Ca^{2+}	2,5	1,3
Mg^{2+}	0,9	1
Cl^-	105	114
HCO^{3-}	24	28
Eiweiß	~1	< 0,8

Tab. 11-1 Konzentration wichtiger Ionen im Blutplasma und im Extrazellulärraum der Zellgewebe.

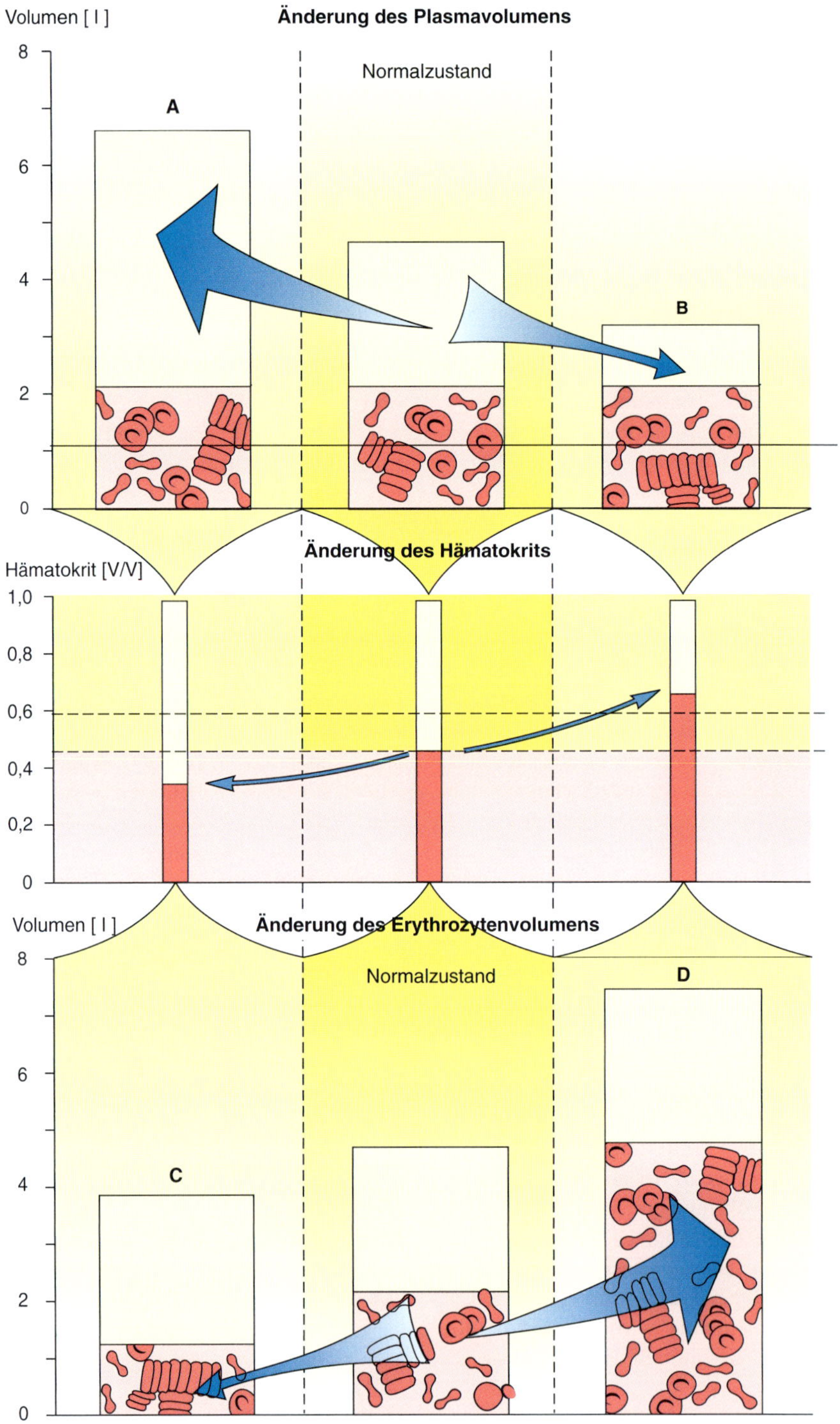

Abb. 11-1 Änderungen des Hämatokrits (Volumenanteil der Blutzellen am Gesamtvolumen einer Blutprobe). Abnahme des Hämatokrits bei Vermehrung des Plasmavolumens (A; Hypervolämie) und Verminderung des Zellvolumens (C; Oligozythämie). Zunahme des Hämatokrits bei Verminderung des Plasmavolumens (B; Hypovolämie) und Vermehrung des Zellvolumens (D; Polyzythämie). [L112-S130-1]

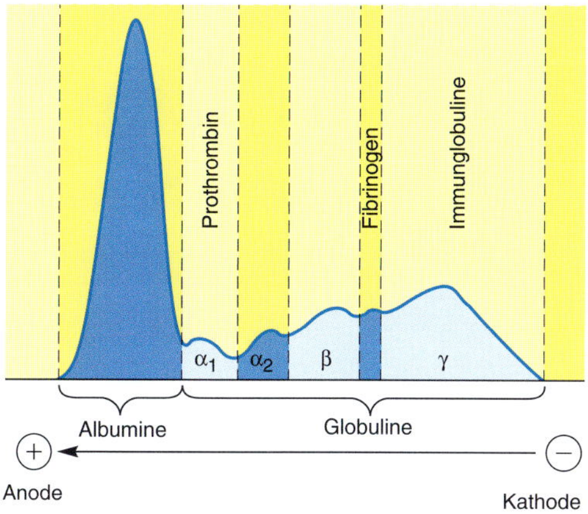

Abb. 11-2 Auftrennung der Eiweißkörper des Blutplasmas im elektrischen Feld (Elektrophorese). Für die Globuline sind die Untergruppen α1 bis γ angegeben. [L112-S130-1]

Bei der Abwehr körperfremder Substanzen spielen **Gamma-Globuline** eine besondere Rolle (Immunglobuline, Ig). Den **Alpha-** und **Beta-Globulinen** kommen hauptsächlich Transportfunktionen zu. Bei den Immunglobulinen werden verschiedene Untergruppen gebildet. Die **Immunglobuline G** (IgG; etwa 70 % aller Immunglobuline) und die **Immunglobuline M** (IgM; etwa 10 % aller Immunglobuline) sind für die Aktivierung des Komplementsystems (Kap. 11.4) besonders wichtig. Die IgG wechseln als einzige Immunglobuline gegen Ende der Schwangerschaft in den kindlichen Organismus über und bewirken dort eine „passive" Immunisierung. Die **Immunglobuline E** (IgE) sind an allergischen Reaktionen beteiligt (z. B. am sog. Heuschnupfen).

Endokrine Regelvorgänge halten die Konzentration an Salzen **(Elektrolyte)** im Blutplasma konstant (Kap. 10 „Nierensystem und Wasserhaushalt" und Kap. 13 „Endokrines System"). Da die Elektrolytkonzentrationen im Plasma und im Extrazellulärraum der Gewebe praktisch gleich sind (Tab. 11-1), kann mit einer Bestimmung der Elektrolytkonzentration im Blut auch diejenige im Flüssigkeitsraum ermittelt werden, der die Zellen umgibt und dessen Zusammensetzung für die Zellfunktion entscheidend ist.

Die Elektrolyte und andere kleine Moleküle des Blutplasmas machen den weitaus größten Teil der wasseranziehenden Kraft **(osmotischer Druck)** des Blutes aus. Der durch die Bluteiweiße erzeugte osmotische Druck (sog. kolloidosmotischer oder onkotischer Druck) ist vergleichsweise sehr gering. Dieser Druck ist jedoch von großer Bedeutung, um das Flüssigkeitsvolumen in den Blutgefäßen aufrechtzuerhalten, da die Kapillarwände für Elektrolyte gut und für Eiweiße nur sehr eingeschränkt durchlässig sind (Kap. 10 „Nierensystem und Wasserhaushalt").

Bei einem plötzlichen Verlust an Blutplasma, beispielsweise bei der Verletzung eines größeren Gefäßes, muss das Flüssigkeitsvolumen in den Gefäßen möglichst schnell wieder aufgefüllt werden. Das kann durch Infusion von **Plasmaersatzflüssigkeiten** geschehen. Solche Flüssigkeiten sollten denselben osmotischen Druck wie das Blutplasma aufweisen **(isoosmolale Lösungen).** Wenn eine isoosmolale Lösung Teilchen enthält, die in die Zellen der Körpergewebe aufgenommen und damit dem extrazellulären Raum entzogen werden, kommt es über einen Nachstrom von Wasser zu einer Zellschwellung. Dementsprechend sollten Plasmaersatzflüssigkeiten so beschaffen sein, dass kein Strom von Wasser in die Zellen (Schwellung) oder aus den Zellen stattfindet (Schrumpfung). Die Spannung (Tonus) der Zellmembran muss unverändert bleiben (isotone Lösungen siehe Kapitel 11.2). Für eine einwandfreie Zellfunktion sind Natrium-, Kalium- und Calciumionen in einem bestimmten Konzentrationsverhältnis notwendig (isoionische Lösungen siehe Kapitel 4 „Nervensystem – Allgemeine Grundlagen").

Die einfachste Lösung zum Flüssigkeitsersatz ist die so genannte **physiologische Kochsalzlösung** (isoton; 0,9 %ig, d. h. 0,9 g Kochsalz auf 100 ml Wasser). Sie verlässt das Gefäßsystem jedoch wieder schnell, da sie keinen kolloidosmotischen Druck erzeugt (Kapitel 10 „Nierensystem und Wasserhaushalt"). Plasmaersatzlösungen enthalten deshalb Kolloide (Albumine, Dextrane, Stärke). Mithilfe sog. Plasmaexpander wird der kolloidosmotische Druck so erhöht, dass Wasser aus dem Gewebe in die Blutgefäße gesaugt und so das Plasmavolumen beispielsweise bei Blutverlust sehr schnell aufgefüllt wird.

Ü Vergleichen Sie die auf einer Infusionsflasche angegebenen Elektrolytkonzentrationen mit den Elektrolytkonzentrationen des Blutes und des Extrazellulärraums.

11

11.2 Rote Blutkörperchen (Erythrozyten)

Z Erythrozyten machen 95 % aller Zellen im Blut aus. Mithilfe des roten Blutfarbstoffs (Hämoglobin) binden und transportieren sie die Atemgase Sauerstoff und Kohlendioxid.

11.2.1 Form und Bildung

Die roten Blutkörperchen (Erythrozyten) sind kleine, flache Scheiben von ca. 7,5 µm Durchmesser (Abb. 11-3 A). Typischerweise sind die roten Blutkörperchen auf beiden Seiten eingedellt **(bikonkav)** und dadurch zentral erheblich dünner (ca. 1 µm) als im ringförmigen Randbereich (ca. 2 µm). Im Profil erscheinen sie hantelförmig (Abb. 11-1). Die ausgereiften Erythrozyten besitzen beim Menschen keinen Zellkern und keine Zellorganellen, jedoch eine Zellmembran. Sie enthalten in gelöster Form den roten Blutfarbstoff **(Hämoglobin).** Dieser macht etwa ein Drittel ihres Inhalts aus und verleiht den einzelnen Erythrozyten und damit dem gesamten Blut die rote Farbe. Durch ihre geringe Größe, ihre Elastizität und ihre Verformbarkeit sind die Erythrozyten in der Lage, auch die feinsten Kapillaren zu passieren.

Die Zahl der Erythrozyten beträgt bei der Frau 4 bis 5 Millionen, beim Mann 5 bis 6 Millionen in einem millionsten Teil eines Liters. Der Mensch besitzt damit in fünf Litern Blut etwa 25 Billionen Erythrozyten. Beim Neugeborenen ist die Konzentration an Erythrozyten deutlich höher.

Die Erythrozyten bilden sich beim Embryo in Leber und Milz, beim Kind und auch beim Erwachsenen im **roten Knochenmark** (Abbildung 11-4). Die Erythrozyten gehen laufend aus kernhaltigen Vorstufen des Knochenmarks hervor. Unmittelbare Vorgänger der reifen Erythrozyten sind **Normoblasten** (mit Zellkern) und **Retikulozyten,** die auch im Blut vorkommen. Eine erhöhte Zahl der Retikulozyten lässt auf eine verstärkte Neubildung schließen. In den Diaphysen der langen Röhrenknochen des Jugendlichen und des Erwachsenen ist das rote blutbildende Mark durch gelbes Fettmark ersetzt. Die Blutbildung findet beim Erwachsenen vorwiegend in der Spongiosa (Maschenwerk von Knochenbälkchen; Abb. 6-2, 6-3) von Brustbein, Becken sowie Wirbeln und Rippen statt. Die **Lebensdauer** der Erythrozyten beträgt ca. **120 Tage.** Sie werden also ununterbrochen neu gebildet und wieder abgebaut. Letzteres ist eine der Aufgaben der Milz.

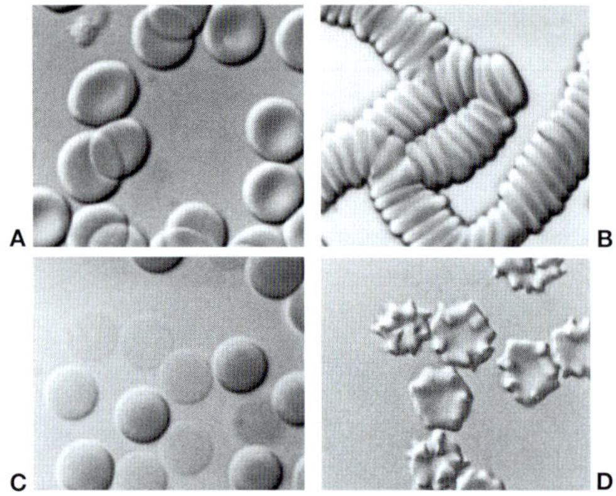

Abb. 11-3 Menschliche Erythrozyten. [S130-2]
A: Bikonkave Einzelzellen (Diskozyten).
B: Geldrollenbildung.
C: Zellschwellung bis zur Kugelform (Sphärozyten) und Hämolyse (Platzen) mit Bildung von Zellschatten (ghosts) in einer Lösung mit geringem osmotischem Druck.
D: Zellschrumpfung bis zur Stechapfelform (Echinozyten) in einer Lösung mit hohem osmotischem Druck.

Die Differenzierung der Erythrozyten aus den Vorläuferzellen sowie die Synthese von Hämoglobin wird von einem Hormon, dem **Erythropoetin,** stimuliert. Dieses Hormon wird bei Erwachsenen hauptsächlich in der Niere gebildet. Bei einer Senkung des Sauerstoffdrucks (Höhenaufenthalt, Atmungs- und Kreislaufinsuffizienz) wird Erythropoetin vermehrt freigesetzt. Es wird auch als Medikament in der Therapie von Anämien eingesetzt. Dabei ist darauf zu achten, dass genügend Eisen, Vitamin B_{12} und Folsäure zur Verfügung stehen.

11.2.2 Funktionen

Die wichtigste Aufgabe der Erythrozyten ist, die Atemgase **Sauerstoff** und **Kohlendioxid** mithilfe des roten Blutfarbstoffs (Hämoglobin; Kap. 8 „Atmung") zu **transportieren,** gleichsam als „Transportschiffchen" für Atemgase. Der Hämoglobingehalt beträgt bei Männern 16 +/– 2 g pro 100 ml (g %) und bei Frauen 14 +/– 2 g pro 100 ml (g %). Der eigentliche Farbstoff (Häm) besteht aus ringförmigen Molekülen mit einem zentralen Eisenatom.

K Eine verminderte Konzentration von Erythrozyten oder Hämoglobin nennt man **Anämie.** Berücksichtigt man den durchschnittlichen Hämoglobingehalt der Erythrozyten (mean corpuscular hemoglobin = MCH; Normalwert: 27-34 pg/Erythrozyt), so lassen sich verschiedene Formen von Anämien unterscheiden:
- **Hypochrome Anämie:** verminderter Hämoglobingehalt des einzelnen Erythrozyten. Ursache kann ein Eisenmangel sein.
- **Normochrome Anämie:** normaler Hämoglobingehalt des einzelnen Erythrozyten. Ursache kann ein akuter Blutverlust sein, bei dem Blutkörperchenzahl und Hämoglobinmenge in gleichem Ausmaß herabgesetzt werden.
- **Hyperchrome Anämie:** erhöhter Hämoglobingehalt des einzelnen Erythrozyten. Ursache kann eine Störung in der Bildung der Blutkörperchen sein, wobei das mittlere Erythrozytenvolumen (mean corpuscular volume = MCV; Normalwert: 80-100 μm^3) vergrößert ist.

Der sog. **Färbeindex** klärt, welche der Anämieformen vorliegt. Dabei wird von den Normwerten ausgehend der Hämoglobingehalt zur Erythrozytenzahl in Beziehung gesetzt. Der Färbeindex ist:
- gleich 1 bei einer normochromen Anämie,
- kleiner 1 bei einer hypochromen und
- größer 1 bei einer hyperchromen Anämie.

Ist die Konzentration von Erythrozyten oder Hämoglobin erhöht, liegt eine **Polyglobulie** (Polyzythämie) vor. Ursache hierfür ist häufig ein Sauerstoffmangel bei Lungen- und Herzerkrankungen.

G Bekannt ist auch die sog. **Höhenpolyglobulie.** Je weiter die Sauerstoffkonzentration der Luft sinkt, desto höher ist die Erythrozytenkonzentration. Deshalb soll man, wenn man sich im Gebirge aufhält, mehr Flüssigkeit zu sich nehmen, damit es nicht über eine „Bluteindickung" zu einer Thrombose kommt.

Bei langsamer Blutströmung oder bei Strömungsstillstand lagern sich die Erythrozyten zusammen (**Aggregation**). Diese zusammengeballten Erythrozyten sehen wie Geldrollen aus (Abb. 11-3 B). Eiweißkörper des Blutplasmas können die Aggregation fördern. Daher ist die Aggregation gesteigert, wenn sich, z. B. bei Entzündungen im Körper, die Eiweißzusammensetzung des Plasmas in charakteristischer Weise ändert. Diese erhöhte Aggregationsbereitschaft lässt sich

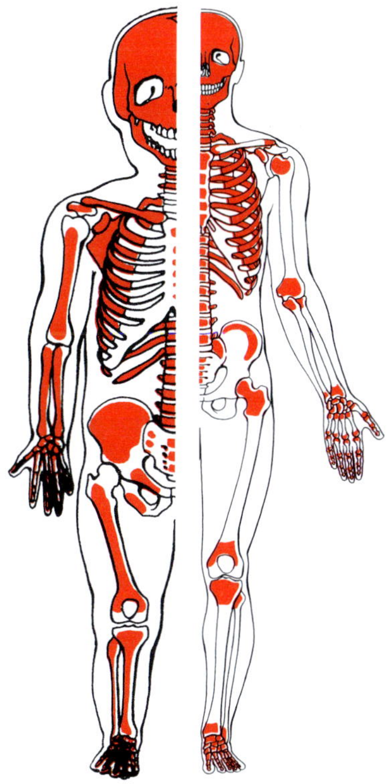

Abb. 11-4 Verteilung und Ausdehnung des roten Knochenmarks im Knochenskelett eines Kindes (links) und eines Erwachsenen (rechts). [L106]

durch die **Blutsenkungsgeschwindigkeit** (BSG) ermitteln. Dabei wird die Geschwindigkeit gemessen, mit der sich die Erythrozyten in einer senkrechten Röhre unter dem Einfluss der Schwerkraft absetzen. Die normale BSG beträgt bei dem häufig verwendeten Testverfahren nach Westergren 1 bis 5 mm pro Stunde; sie wird nach einer und nach zwei Stunden abgelesen.

Die Ruheform der Erythrozyten zeigt typische Änderungen, wenn sich der **osmotische Druck** des Blutplasmas verschiebt. Nimmt die extrazelluläre Osmolarität ab, strömt Wasser in die Erythrozyten ein. Dadurch nehmen sie zunächst Kugelform an (Abb. 11-3 C). Wird der osmotische Druck kritisch gesenkt, platzen die Zellen (osmotische Hämolyse). Es bleibt nur noch die Zellmembran übrig (ghost = „Schatten"). Im Weiteren können auch Gifte und Antikörper die Erythrozytenmembran auflösen. Nimmt der extrazelluläre osmotische Druck zu, wird den Erythrozyten Wasser entzogen. Dadurch nehmen sie „Stechapfelform" an (Abb. 11-3 D).

11.2.3 Blutgruppen

Je nach Antigenen auf ihrer Membran lassen sich verschiedene Typen von Erythrozyten und damit Blutgruppen unterscheiden. Unter Antigenen werden Moleküle verstanden, die die Bildung von spezifischen „Gegenmolekülen" (Antikörper) auslösen (Kap. 11.4). Welche Antigene sich auf der Erythrozytenmembran befinden, wird durch Vererbung festgelegt. Die Unterscheidung von Blutgruppen des sog. **AB0-Systems** und des sog. **Rhesus-Systems** ist von großer Bedeutung.

Die gegen Antigene fremder Blutgruppen gerichteten Antikörper im Plasma werden in der Regel nach der Geburt gebildet. Dies erfolgt im AB0-System in den ersten Lebenswochen, im Rhesus-System jedoch erst nach Kontakt mit dem entsprechenden Antigen, z. B. bei einer unkorrekten Blutübertragung. Eine Unverträglichkeit (**Inkompatibilität**) besteht, wenn zwei verschiedene Blutgruppen zusammengebracht werden, die aufgrund der Antigene auf den Erythrozyten und den Antikörpern im Plasma nicht zusammenpassen. Als Unverträglichkeitsreaktion können Erythrozyten durch IgM-Antikörper im AB0-System verklumpen (Agglutination; Abb. 11-5). Im Blutgefäßsystem kommt es nach der Verklumpung durch Komplementaktivierung zur Auflösung der Erythozyten (Hämolyse) mit Ausscheidung von Hämoglobin im Urin (Hämoglobinurie). Die IgG-Antikörper im Rhesus-System führen zu einer schnellen Zerstörung der Erythozyten in der Milz.

Im AB0-System unterscheidet man die Blutgruppen **A, B, AB** und **0** (Null; Tab. 11-2). Gegen die Antigene A und B sind die Antikörper Anti-A und Anti-B gerichtet, die zu den Immunglobulinen M (IgM) gehören. Ihre Reaktion mit den entsprechenden Antigenen führt zur Agglutination der Erythrozyten.

- Im Blut der **Gruppe A** befindet sich der Antikörper **Anti-B.**
- Im Blut der **Gruppe B** befindet sich der Antikörper **Anti-A.**
- Im Blut der **Gruppe AB** ist **kein Antikörper** gegen Antigen A oder B vorhanden.
- Im Blut der **Gruppe 0** befindet sich sowohl der Antikörper **Anti-A** als auch der Antikörper **Anti-B.**

Die Häufigkeitsverteilung der Blutgruppen ist nach geographischen Regionen unterschiedlich. In Mitteleuropa herrschen die Blutgruppen A und 0 vor.

Die **Blutgruppenbestimmung** des AB0-Systems erfolgt folgendermaßen (Abb. 11-5): Erythrozyten aus einer Blutprobe werden mit drei verschiedenen Testseren zusammengebracht, die entweder die Antikörper Anti-A oder Anti-

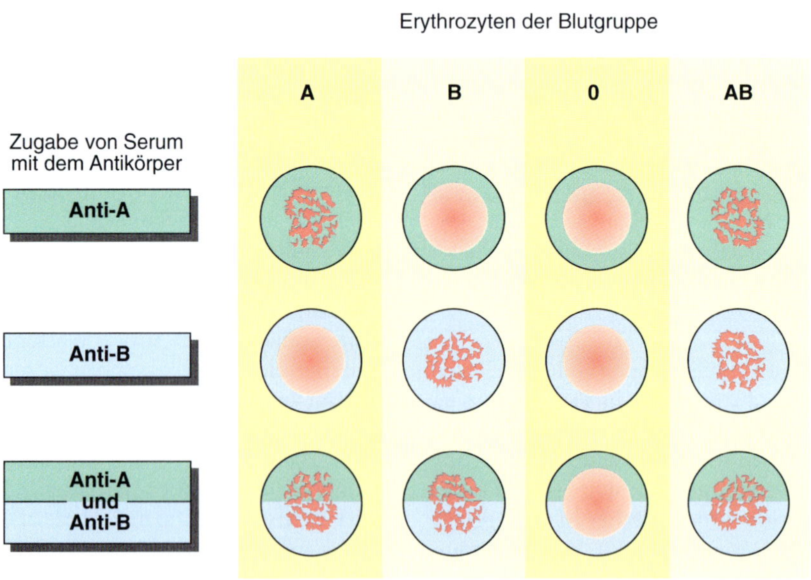

Abb. 11-5 Blutgruppenbestimmung. Schematische Darstellung der Agglutinationsreaktion bei Zugabe von Testseren mit verschiedenen Antikörpern zu Erythrozyten der vier Gruppen des AB0-Systems. [L112-S130-2]

Blutgruppe	Antigene auf den Erythrozyten	Antikörper im Plasma	Häufigkeit in % (Mitteleuropa)
A	A	Anti-B	44
B	B	Anti-A	10
AB	A und B	keine	4
0	Keine	Anti-A und Anti-B	42

Tab. 11-2 Blutgruppen des AB0-Systems. Antigene auf den Erythrozyten und Antikörper im Plasma der verschiedenen Gruppen sowie Häufigkeit des Vorkommens in Mitteleuropa.

B oder beide Antikörper enthalten. Aus dem Auftreten bzw. Ausbleiben einer Agglutination lässt sich auf die Blutgruppe schließen.

- Bei der Blutgruppe AB tritt bei allen drei Seren eine Agglutination auf,
- bei der Gruppe 0 bei keinem der Seren,
- bei den Blutgruppen A und B tritt bei dem Serum mit beiden Antikörpern und jeweils bei dem Serum, das gegen die eigenen Antigene gerichtete Antikörper enthält, eine Agglutination auf.

Vor einer Blutübertragung wird zusätzlich zur Bestimmung der Blutgruppen eine sog. **Kreuzprobe** durchgeführt. Dabei werden Erythrozyten des Spenders mit Serum des Empfängers (sog. Major-Test) und Erythrozyten des Empfängers mit Serum des Spenders (sog. Minor-Test) zusammengebracht. Auf diese Weise wird jedenfalls eine Agglutination mit lebensgefährlichen Folgen ausgeschlossen.

P Diese erkennt man an plötzlich eintretendem Schüttelfrost, Fieberanstieg und Herz-Kreislauf-Komplikationen. In solch einem Fall ist unverzüglich die Transfusion abzustellen (Nadel nicht entfernen; evtl. als Zugang für Infusionen erforderlich) und der Arzt zu verständigen.

Im **Rhesus-System** lassen sich mindestens sechs Antigene unterscheiden. Sie sind mit den Buchstaben **C**, **D**, **E**, **c**, **d** und **e** gekennzeichnet. Gegen das Antigen D wird der Antikörper Anti-D gebildet. Die übrigen Antigene lösen nur selten eine Antikörperbildung aus. Ist das Antigen D vorhanden, nennt man die Blutgruppe eines Menschen Rh-positiv (RhD^+), fehlt das Antigen, Rh-negativ (RhD^-). Etwa 85 % der Menschen in Mitteleuropa sind Rh-positiv. Der Antikörper Anti-D wird von Rh-negativen Menschen gebildet, wenn sie mit Rh-positivem Blut in Kontakt kommen.

Der Antikörper Anti-D kann auch von einer Rh-negativen schwangeren Frau gebildet werden, wenn gegen Ende der Schwangerschaft oder unter der Geburt Erythrozyten eines Rh-positiven Feten in das Blut der Mutter gelangen (**Rh-Inkompatibilität**). Dann ist es möglich, dass während der nächsten Schwangerschaft der Antikörper in den kindlichen Organismus übertritt und dort durch Agglutination und Hämolyse schwere Schäden auslöst (Morbus haemolyticus). Eine mögliche Schädigung des Kindes kann durch einen Blutaustausch vor oder nach der Geburt verhindert werden. Die Folgen einer Rh-Inkompatibilität von Mutter und Kind können durch eine Desensibilisierung der Frau mithilfe von Anti-D-Immunglobulin vermieden werden. Mit dieser sog. Rhesus-Prophylaxe erreicht man, dass ins mütterliche Blut übertretende kindliche Erythrozyten sofort zerstört werden.

11.3 Weiße Blutkörperchen (Leukozyten)

Z Zu den Leukozyten gehören Granulozyten, Lymphozyten und Monozyten. Die Hauptfunktion dieser Blutzellen besteht in der Abwehr körperfremder Substanzen.

11.3.1 Form und Bildung

Die weißen Blutkörperchen (Leukozyten) werden so genannt, weil sie im Gegensatz zu den roten Blutkörperchen keine Farbe aufweisen. Sie sind etwas größer als die Erythrozyten und enthalten einen Zellkern (Abb. 11-6). Sie stellen keine einheitliche Zellart dar, sondern lassen sich in drei Zellsysteme gliedern:

- Die **Granulozyten** (Durchmesser 8 bis 14 µm) enthalten zahlreiche Körnchen (Granula), die in das Zytoplasma eingelagert sind (Abb. 11-6). Diese Granula lassen sich in unterschiedlicher Weise mit sauren Farbstoffen (z. B. Eosin) oder mit basischen Farbstoffen anfärben.

- Die **eosinophilen** (acidophilen) Granulozyten enthalten größere, in der Regel rot färbbare Körnchen (Granula). Bei diesen eosinophilen Granula handelt es sich um Lysosomen mit einem toxischen Protein zur Zerstörung von Parasiten (z. B. Würmern) und Enzymen zum Abbau von Antigen-Antikörper-Komplexen.
- Die **basophilen** Granulozyten enthalten größere, in der Regel blau färbbare Körnchen mit Histamin (gefäßerweiternd) und Heparin (gerinnungshemmend) (Kap. 11.7).
- Die **neutrophilen** Granulozyten enthalten Granula, die sich weder mit sauren noch mit basischen Farbstoffen intensiver färben und zartrosa erscheinen. Bei den Granula handelt es sich zu einem Teil um Lysosomen. Neutrophile Granulozyten haben die Fähigkeit zur Phagozytose (Mikrophagen; Abb. 11-8; Kap. 11.4).

Alle Granulozyten besitzen einen Kern von unterschiedlichem Aussehen, der Aufschluss über ihr Alter gibt.

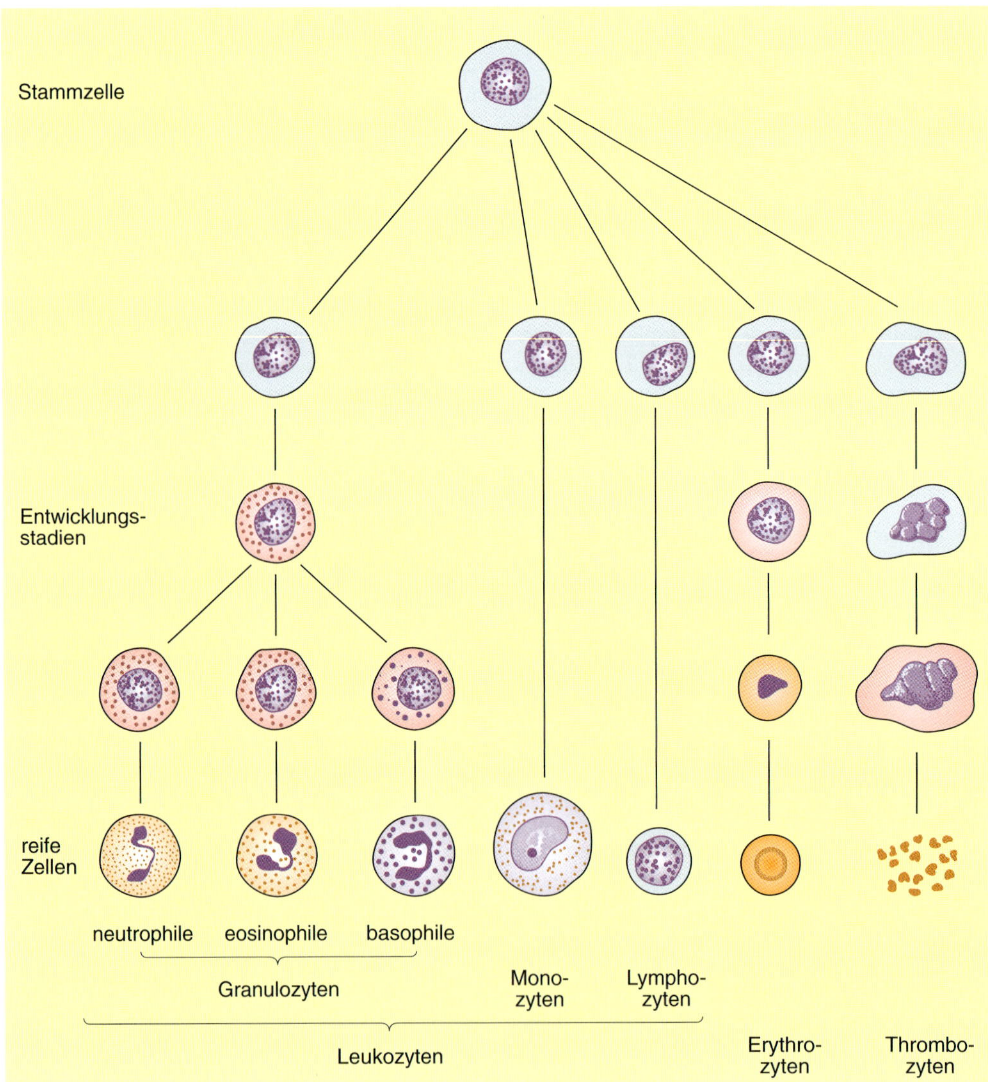

Abb. 11-6 Entwicklungsstadien von Leukozyten, Erythrozyten und Thrombozyten, ausgehend von Stammzellen des Knochenmarks bis zu reifen Zellen im Blut. [L106-R127]

- Jugendliche Granulozyten haben einen stabförmigen, stark färbbaren Kern und werden als **stabkernige** Granulozyten bezeichnet.
- Ältere Granulozyten bekommen einen gelappten, segmentierten Kern und heißen daher **segmentkernige** Granulozyten.

Die **Lebensdauer** dieser weißen Blutzellen beträgt zwei bis acht Tage.
Die Granulozyten stammen aus dem Knochenmark. Sie entstehen dort aus Stammzellen mit einer jeweils charakteristischen Reihe von Vorläuferzellen (Abb. 11-6).

- Die **Lymphozyten** sind in der Mehrzahl klein, kaum größer als Erythrozyten (6 bis 8 µm; Abb. 11-6). Daneben kommen sog. große Lymphozyten vor. Bei den kleinen Lymphozyten wird der Zellleib fast ganz von dem gut färbbaren Kern eingenommen, bei den großen ist der Plasmasaum deutlich breiter. Die Lymphozyten dienen der spezifischen Abwehr und werden in verschiedene Gruppen eingeteilt (Kap. 11.4). Sie entstehen vor der Geburt im Knochenmark und vermehren sich später in lymphatischen Organen wie Lymphknoten, Tonsillen oder Milz.
- Die **Monozyten** sind die größten Leukozyten (15 bis 20 µm Durchmesser; Abb. 11-6). Sie haben einen relativ großen, häufig nierenförmigen und etwas exzentrisch gelegenen Kern. Der Plasmasaum ist ausgedehnt. Die Monozyten entstehen wie die Granulozyten im Knochenmark aus den dort befindlichen Stammzellen. Die Verweildauer der Monozyten im Blut ist relativ kurz (16 bis 23 Stunden). Sie können dann die Blutbahn verlassen und sich in verschiedene andere Zellen des so genannten mononukleären Phagozytensystems verwandeln (Kapitel 11.4).

Gemeinsames Merkmal der Leukozyten ist, dass sie sich selbstständig nach Art von Amöben bewegen können. Charakteristisch ist dabei die Verformung der Zelle, die Bildung und Rückbildung von Ausstülpungen. Mithilfe derartiger Zellfortsätze können sie sich an die Gefäßwand anheften (Margination) und aus dem Gefäß auswandern (Emigration). So bewegen sie sich insbesondere zu Stellen mit Gewebeschädigung, Infektion oder Entzündung und dienen mit ihren Phagozytosefähigkeiten der unspezifischen bzw. der spezifischen Abwehr (Kap. 11.4).

11.3.2 Differenzierung von Leukozyten im Blut

Bei den im Blut vorhandenen Leukozyten kann man zwei Gruppen (sog. Pools) unterscheiden. Die eine Gruppe, die bei jeder Blutentnahme erfasst wird, kreist im Blut (sog. **zirkulierender Pool**). Die andere Gruppe ist an verschiedenen Stellen gespeichert oder haftet locker an der Gefäßwand (sog. marginierter Pool, **Speicherpool**).

- Aus der Speichergruppe können z. B. bei starker körperlicher Betätigung Leukozyten in die zirkulierende Gruppe übergehen. Dadurch erhöht sich die Leukozytenzahl (Leukozytose). Da es sich hierbei lediglich um eine Umverteilung von Zellen handelt, spricht man auch von einer Pseudoleukozytose.
- Davon ist die Leukozytose abzugrenzen, die sich bei einer gesteigerten Immunabwehr, z. B. im Rahmen einer Infektionskrankheit, ergibt. In diesem Fall wird die Gesamtzahl der Leukozyten im Blut erhöht (Produktionsleukozytose). Dabei erscheinen besonders zahlreich junge Zellen im Blut.

Aus der Anzahl der verschiedenen Leukozyten im Blut (neutrophile, eosinophile und basophile Granulozyten, Lymphozyten, Monozyten) sowie aus der Verteilung von reifen und jungen Zellen lassen sich wesentliche Rückschlüsse auf Erkrankungen ziehen (Tab. 11-3). Daher färbt man Blutausstriche und zählt mithilfe des Mikroskops die Leukozyten der verschiedenen Typen (sog.

Zelltyp	Häufigkeit in %	Anzahl pro µl
Leukozyten	100	4500 – 10000
Granulozyten		
▪ Neutrophile	50 – 65	1800 – 7500
– Stabkernige	4 – 10	100 – 1500
– Segmentkernige	45 – 60	1000 – 6000
▪ Eosinophile	2 – 4	0 – 700
▪ Basophile	0 – 1	0 – 150
Monozyten	2 – 6	100 – 1000
Lymphozyten	25 – 40	1500 – 3000

Tab. 11-3 Verschiedene Leukozytentypen: Anteil an der Gesamtzahl der Leukozyten und Konzentration im Plasma.

11

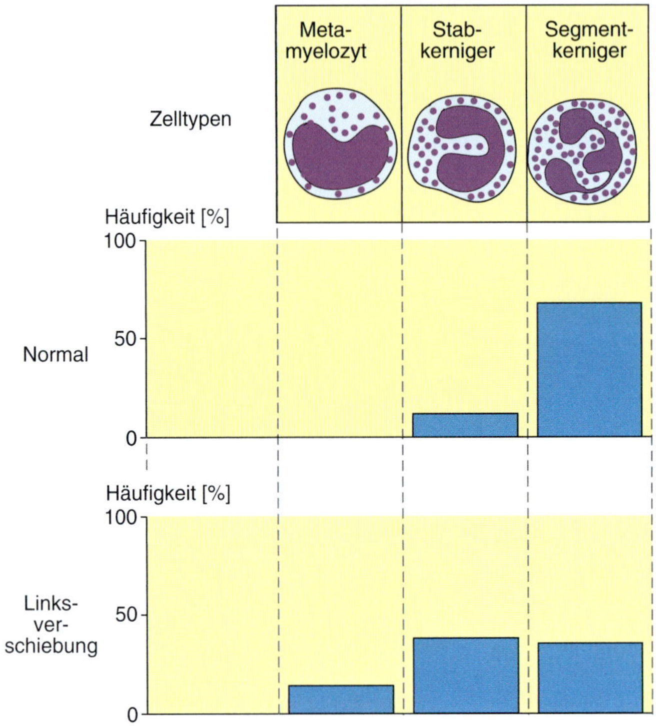

Abb. 11-7 Prozentuales Auftreten von neutrophilen Granulozyten unterschiedlichen Alters („junge" Formen: Metamyelozyt, Stabkerniger; „reife" Formen: Segmentkerniger) im Blut unter normalen Bedingungen und bei Linksverschiebung. [L112/S130-2]

Differentialblutbild). So stellt man z. B. die Zahl der neutrophilen Leukozyten nach „Lebensalter" getrennt im Blut fest (von den „jungen" Metamyelozyten über die Stabkernigen zu den „reifen" Segmentkernigen). Das Ergebnis wird in ein Schema eingetragen, in dem auf der linken Seite die jugendlichen und auf der rechten Seite die reifen Zellen stehen (Abb. 11-7). Bei einer Abwehr körperfremder Substanzen werden vermehrt jugendliche Zellen aus dem Knochenmark in das Blut überführt, so dass sich ihr Anteil gegenüber den reifen Zellen erhöht. Da damit die Anzahl der Leukozyten im linken Teil des Schemas ansteigt, nennt man diesen Vorgang „Linksverschiebung".

11.4 Abwehrsystem

Z Der Körper verfügt über verschiedene Abwehrmechanismen. Die unspezifische Abwehr (Komplementreaktion und Phagozytose) ist angeboren und richtet sich gegen alle ➜ körperfremden Substanzen. Die spezifische Abwehr (humorale und zelluläre Abwehr) richtet sich gegen bestimmte Substanzen und wird nach wiederholtem Kontakt immer wirksamer.

Körperfremde Substanzen, z. B. Bakterien und Viren, finden im Körper eine nahezu ideale Umgebung zur Vermehrung vor. Innerhalb weniger Stunden können alle Gewebe befallen, geschädigt und schließlich zerstört werden. Um einen solchen Befall zu verhüten, verfügt der Körper über einen „Schutzwall" in Form der Haut, die mit ihrem „Säureschutzmantel" das Eindringen z. B. von Mikroorganismen weitgehend verhindert. Darüber hinaus besitzen z. B. Bronchialschleim und Flimmerepithel sowie die Magensäure eine „Reinigungswirkung" an den inneren Oberflächen des Körpers.

Hat eine körperfremde Substanz diesen Schutzwall überwunden und ist damit in das Körpergewebe eingedrungen, werden spezielle Abwehrzellen (**Leukozyten**) produziert und in das befallene Gewebe gebracht, um die Fremdkörper zu beseitigen. Der Bildungsort für die Abwehrzellen ist das Knochenmark (Abb. 11-8). Von dort gelangen sie über das Blut zum Einsatzort. Nach Verlassen des Knochenmarks können sie, solange die Abwehrzellen nicht für die Abwehr gebraucht werden, an strategisch günstigen Stellen gespeichert werden (Lymphatische Organe; Kapitel 11.5). Im Vergleich mit der Gesamtzahl befinden sich nur wenige Abwehrzellen auf dem Blutweg. Ihre Zahl kann jedoch bei einer Abwehrmaßnahme im Körper beträchtlich ansteigen.

In Abb. 11-8 sind die Abwehrmechanismen den verschiedenen Abwehrzellen zugeordnet. Die neutrophilen Granulozyten und die Monozyten (Phagozyten) sind in der Lage, Fremdstoffe aufzunehmen (Phagozytose, Kap. 11.4.1). Aufgrund ihrer Größenunterschiede werden sie als Mikrophagen (neutrophile Granulozyten) oder

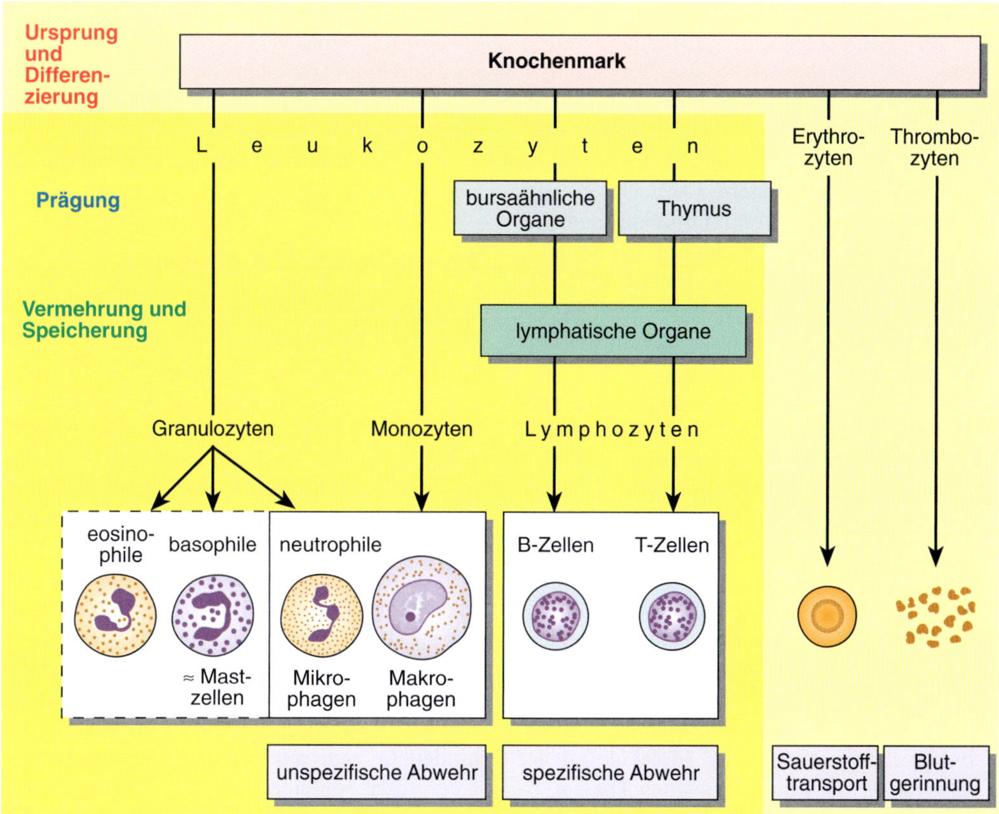

Abb. 11-8 Ursprung sowie Prägung, Vermehrung, Speicherung und Wirkung der Blutzellen zur Abwehr körperfremder Substanzen. Die weißen Blutkörperchen (Leukozyten), die an der Abwehr körperfremder Substanzen teilnehmen, sind durch einen Rahmen zusammengefasst. Die roten Blutkörperchen (Erythrozyten) und die Blutplättchen (Thrombozyten) sind zur Vervollständigung der Gesamtübersicht mit ihren Hauptfunktionen hinzugefügt. [L106-R127]

Makrophagen (Monozyten) bezeichnet. Zu den Makrophagen werden weitere Zellen in verschiedenen Geweben und Organen gerechnet (beispielsweise Alveolarmakrophagen der Lunge, Kupffer-Zellen der Leber, Mikrogliazellen des Gehirns). Die Abwehr mithilfe der Phagozytose richtet sich gegen jede körperfremde Substanz. Sie wird daher als **unspezifische Abwehr** bezeichnet. Daneben gibt es die **spezifische Abwehr,** die auf spezielle körperfremde Substanzen ausgerichtet ist. Sie wird von den B- und T-Lymphozyten getragen. Bei der Beseitigung von Parasiten (beispielsweise Würmern) und bei Allergien spielen die eosinophilen Granulozyten eine Rolle. Die basophilen Granulozyten und deren Verwandte, die Mastzellen, sind an allergischen Reaktionen und Entzündungsvorgängen beteiligt.

> **G** Eine ganze Reihe von Aktivitäten unterstützt präventiv das Immunsystem. Dazu gehören regelmäßiges Saunen, Ausdauersport, Entspannungsübungen und eine ausreichende Zufuhr von Vitaminen.

11.4.1 Unspezifische Abwehr

Bei der **Phagozytose** (Abb. 11-8, 11-9) müssen die Phagozyten (neutrophile Granulozyten und Monozyten, auch „Fresszellen" genannt) zunächst die körperfremden Substanzen erkennen. Dazu besitzen die Phagozyten an ihrer Oberfläche verschiedene Rezeptoren. Befinden sich an einem Fremdkörper Moleküle, die mit diesen Rezeptoren eine Verbindung eingehen können, so kommt es zum Anhaften (Adhärenz) am Phagozyten. Anschließend wird die Fremdsubstanz umschlossen, so in den Phagozyten aufgenommen (Phagozytose) und in Bruchstücke zerlegt (Lyse). Diese Spaltprodukte können aus dem Phagozyten in den Extrazellulärraum ausgeschieden (Exozytose) und dann abgelagert oder weiter abgebaut werden.

Das **Komplementsystem** (Abb. 11-9) setzt sich aus einer Vielzahl von im Blut vorhandenen Faktoren zusammen. Diese humoralen Bestandteile können sich gegenseitig beeinflussen. Das Komplementsystem reagiert stufenweise (Komplementreaktion). Die Aktivierung kann auf zwei Wegen ablaufen:

- Die sog. **klassische Aktivierung** erfolgt über einen Antigen-Antikörper-Komplex, d.h. die Verbindung einer körperfremden Substanz (Antigen) mit einem Bluteiweißkörper, der zur Abwehr gebildet wurde (Antikörper). Die Antikörper gehören zu den Immunglobulinen (IgM und IgG; Kap. 11.1). Über eine am Antikörper vorhandene Bindungsstelle (C-Bindungsstelle) kann der Antigen-Antikörper-Komplex in die kettenförmige Komplementreaktion eingeschleust werden.
- Die sog. **alternative Aktivierung** der Komplementreaktion erfolgt über Moleküle an der Oberfläche von Mikroorganismen. Diese Aktivierungsmoleküle bestehen aus Vielfachzuckern (Polysacchariden) und Eiweißen (Proteinen).

Im Anschluss an die klassische oder alternative Aktivierung des Komplementsystems (Abb. 11-9) werden zum einen Mikroorganismen unter Mitwirkung extrazellulärer Enzyme direkt vernichtet (Zytolyse). Gleichzeitig kommen mithilfe von Mastzellen (Abb. 11-8), die u.a. Histamin freisetzen, Entzündungsprozesse in Gang. Zum anderen fördert das Komplementsystem die Vorgänge der Phagozytose, indem die Kapillarwände durchlässiger werden, die Phagozyten damit leichter aus dem Blut in das Gewebe auswandern können (Migration) und sich zielgerichtet auf die Mikroorganismen zubewegen können (Chemotaxis). Ein Molekülkomplex des Komplementsystems lagert sich an die Oberfläche der Mikroorganismen an (C-Ablagerung) und erleichtert die Adhärenz. Weitere Faktoren aktivieren die Phagozytose selbst.

Die unspezifischen Abwehrvorgänge (Phagozytose und Komplementreaktion) werden durch Wirkstoffe in den Körperflüssigkeiten (sog. **humorale Mechanismen**) unterstützt. Dabei spielen im Blut vorhandene Substanzen eine besondere Rolle. So zerstören z.B. Lysozyme die Zellwand von Bakterien. Interferone grenzen eine Virusinfektion ein. Dabei lagern sich diese Moleküle an noch nicht infizierte Zellen an und verhindern so die Vermehrung der Viren. Eine Vielzahl anderer Substanzen greift in nahezu alle Abwehrvorgänge ein.

11.4.2 Spezifische Abwehr

Wenn körperfremde Substanzen der unspezifischen Abwehr entgangen sind, können sie durch weitere Abwehrvorgänge dennoch unschädlich gemacht werden. Diese sind auf jede Fremdsubstanz speziell abgestimmt (spezifische Abwehr). Dazu gehört die Abwehr, die durch Moleküle in den Körperflüssigkeiten erfolgt (sog. humorale Abwehr), und diejenige, die durch Zellen vermittelt wird (sog. zelluläre Abwehr).

Die **humorale Abwehr** erfolgt mithilfe von **B-Lymphozyten** (Abb. 11-10). Die B-Lymphozyten erhalten bei ihrer Prägung in „bursaähnlichen“ Organen (Abb. 11-8) spezifische Adapter (Antikörper) für spezielle körperfremde Substanzen (Antigene). Durch die Antikörper verbinden sie sich mit den speziellen Antigenen. Über einen weiteren Teil der Antikörper wird das unspezifische Abwehrsystem aktiviert (Abb. 11-9). Gleichzeitig vermehren sich die mit dem speziellen Antigen in Kontakt gekommenen Lymphozyten. Ihre Tochterzellen lassen sich in Gedächtniszellen mit membranständigen Antikörpern und Plasmazellen unterteilen. Die Plasmazellen produzieren Antikörper derselben Antigenspezifität. Diese Antikörper werden in das Blut abgegeben und bilden die Basis der humoralen Abwehr (Sensibilisierung). Bei einem zweiten Kontakt mit einem Antigen desselben Typs vermehren sich die Lymphozyten durch eine Teilung der Gedächtniszellen aus der ersten Antwort erheblich (Abb. 11-10). Auch bei der zweiten Antwort entstehen wiederum Plasmazellen und Gedächtniszellen. Plasmazellen und ihre Tochterzellen bilden Antikörper eines Typs (sog. monoklonale Antikörper); Gedächtniszellen und ihre Tochterzellen sind untereinander gleichartig und besitzen identische Antikörper (sog. klonale Expansion). Bei jedem weiteren Kontakt mit dem speziellen Antigen nimmt daher die Konzentration von spezifischen Antikörpern im Blut und damit die Abwehrmöglichkeit des Körpers zu. Es hat sich gegen das betreffende Antigen eine Immunität entwickelt.

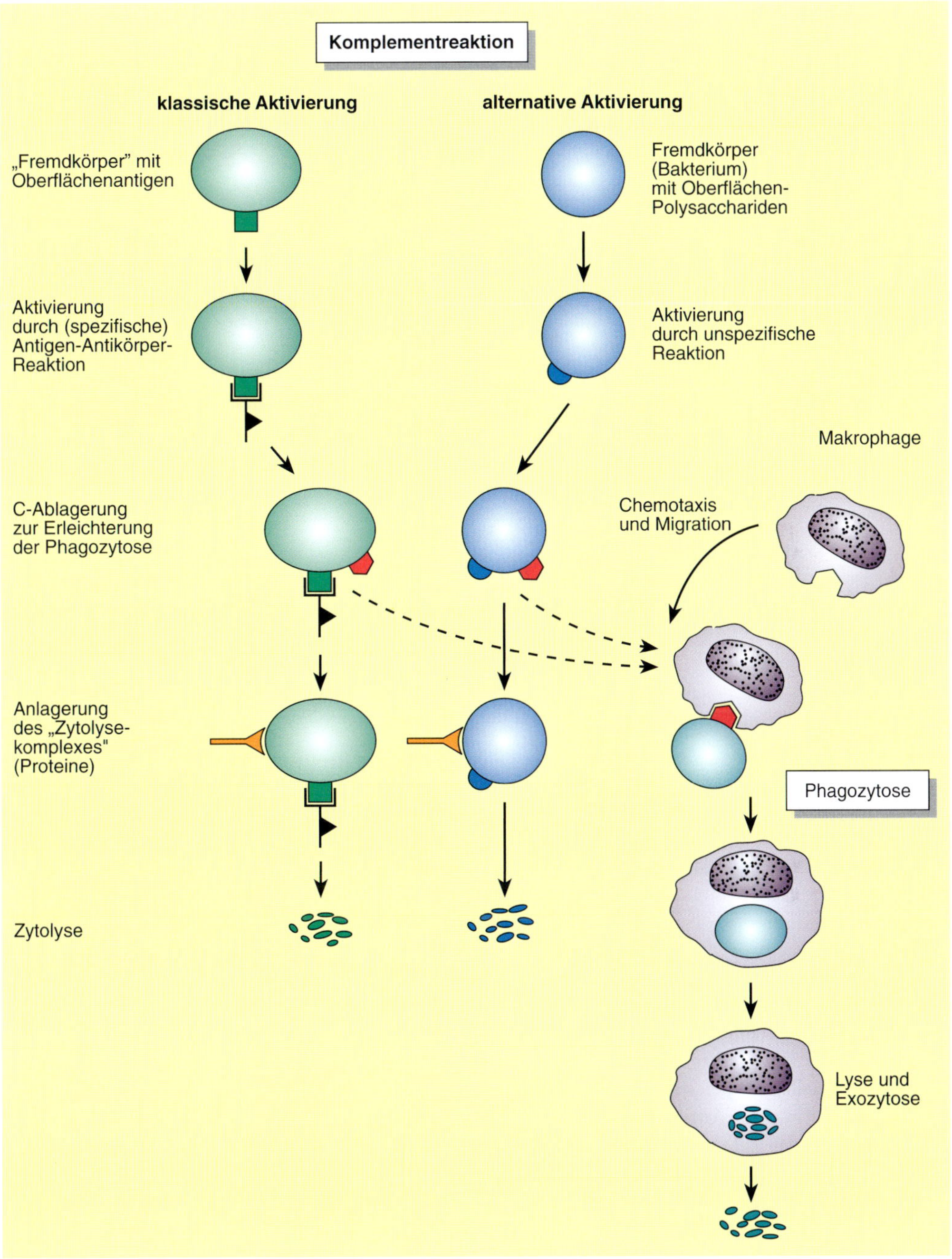

Abb. 11-9 Unspezifische Abwehr körperfremder Substanzen mithilfe von Komplementreaktion und Phagozytose. [L106-R127]

Die **zelluläre Abwehr** geschieht mithilfe von **T-Lymphozyten** (Abb. 11-11). Die T-Lymphozyten erhalten bei ihrer Bildung im Thymus (Abb. 11-8) spezifische Oberflächenstrukturen, die sog. T-Zellrezeptoren. Nach der Besetzung mit solchen Rezeptoren unterscheidet man:

- T-Helferzellen (wirken durch Produktion von Lymphokinen bei der Antikörperbildung mit)

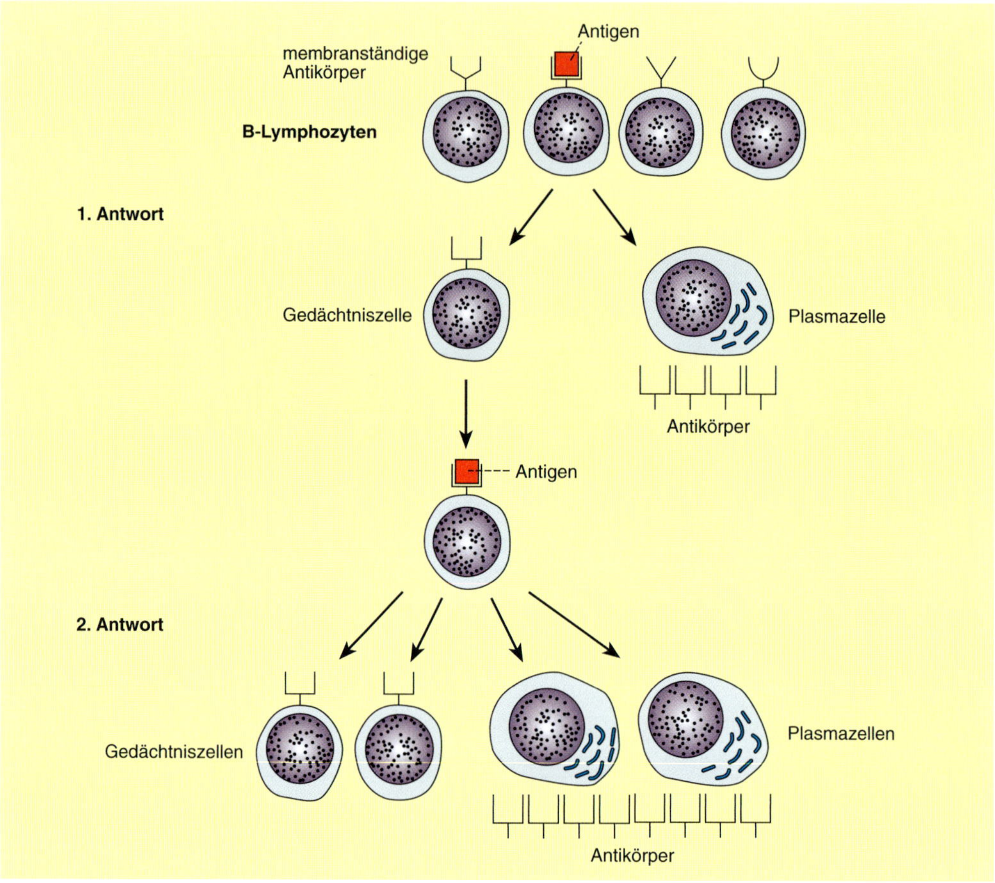

Abb. 11-10 Spezifische Abwehr körperfremder Substanzen mithilfe der B-Lymphozyten (humorale Abwehr). [L106-R127]

- T-Suppressorzellen (können Immunreaktionen unterdrücken)
- zytotoxische T-Zellen (sind befähigt, körperfremde Zellen zu zerstören, daher Killerzellen)
- Gedächtniszellen (speichern Informationen über ein bestimmtes Antigen).

Die Bedeutung der T-Lymphozyten bei der Immunabwehr wird anhand der T-Helferzellen kurz dargestellt. Jede Zelle des Organismus besitzt an ihrer Oberfläche einen speziellen Molekülbesatz, der sie als körpereigen ausweist (Histokompatibilitätskomplex). Gelangt in eine Zelle, z. B. in einen körpereigenen Makrophagen, ein Mikroorganismus, so entstehen an der Zelloberfläche zusätzliche Moleküle, die als Antigene wirksam werden. Antigen und Histokompatibilitätskomplex verbinden sich mit spezifischen T-Zellrezeptoren. Dies löst eine Vermehrung der Lymphozyten aus. Dabei entstehen Gedächtniszellen und T-Lymphozyten, die sog. Lymphokine freisetzen. Diese Wirkstoffe fördern die Phagozytose und die humoralen Abwehrvorgänge der B-Lymphozyten.

Die beschriebenen unspezifischen und spezifischen Abwehrvorgänge sind eng miteinander verzahnt. Dringt z. B. ein Mikroorganismus in den Körper ein, kann er durch Phagozytose vernichtet werden (Abb. 11-9). Bleibt die unmittelbare Phagozytose aus, besteht die Möglichkeit, dass er durch C-Ablagerung (Abb. 11-9) oder durch einen Überzug mit spezifischen Antikörpern (Abb. 11-10) in einem zweiten Schritt der Phagozytose zugeführt wird. Überlebt der Mikroorganismus in Phagozyten, erfolgt seine Vernichtung durch die zelluläre Abwehr der T-Lymphozyten. Dabei wird durch die T-Helferzellen die humorale Abwehr der B-Lymphozyten gefördert (Abb. 11-10). Durch die wechselseitige Un-

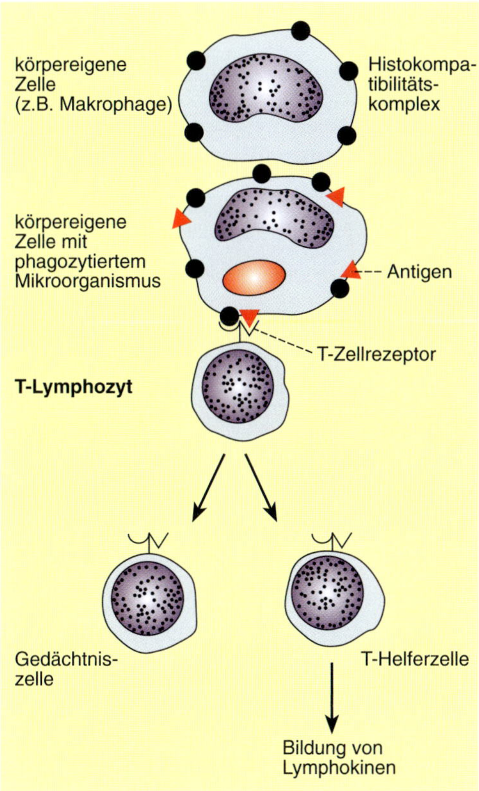

Abb. 11-11 Spezifische Abwehr körperfremder Substanzen mithilfe der T-Helferzellen (zelluläre Abwehr). [L106-R127]

terstützung der verschiedenen Abwehrvorgänge wird die Gesamtabwehr beträchtlich verstärkt.

G Nach bestimmten Erkrankungen, z. B. Masern, besteht eine lebenslange **Immunität,** d. h., die Antikörperbildung hält zeitlebens an. Bei anderen Infektionskrankheiten kann die Dauer der Immunität erheblich kürzer sein.
Zur Vorbeugung gegen einige Infektionskrankheiten werden **Schutzimpfungen** durchgeführt. Es wird zwischen „aktiver" und „passiver" Schutzimpfung unterschieden:

- Bei der **passiven Schutzimpfung** werden Antikörper (Immunglobuline) gegen bestimmte Krankheitserreger in den Organismus übertragen. Durch diese Passivimmunisierung ist ein Schutz von bis zu mehreren Monaten gegeben, nämlich so lange, bis die zugeführten Antikörper abgebaut sind. Eine solche Schutzimpfung wird z. B. nach Verletzungen mit Gefahr einer Tetanusinfektion durchgeführt. Der so erreichte Impfschutz reicht nur für kurze Zeit ➜ und muss deshalb durch eine aktive Schutzimpfung ergänzt werden.
- Bei der **aktiven Schutzimpfung** werden abgetötete oder weniger gefährliche lebende Erreger verabreicht. Das Immunsystem reagiert darauf mit der Bildung von Antikörpern. Diesen Vorgang bezeichnet man als Aktivimmunisierung. Um dauernden Impfschutz zu gewährleisten, bedarf es bei verschiedenen Erkrankungen routinemäßiger Auffrischimpfungen (z. B. bei Polio und Tetanus).

K **AIDS**

Mindestens ebenso häufig wie von bakteriellen wird der menschliche Organismus von viralen Infektionen befallen. Diese führen zu z. B. Schnupfen, Grippe oder von Herpesviren ausgelösten Bläschen an Haut und Schleimhaut. Eine besonders gefährliche Virusinfektion ist das erworbene Immundefekt-Syndrom AIDS (Acquired Immune Deficiency Syndrome), das durch eine chronisch zunehmende Immunschwäche gekennzeichnet ist. Die wichtigsten zellulären Vorgänge bei Befall mit dem AIDS-Virus (HIV = **H**uman **I**mmunodeficiency **V**irus) sind in Abb. 11-12 dargestellt.

Allergien

Unter Allergien versteht man überschießende Reaktionen des Abwehrsystems gegen Substanzen der Umwelt (Allergene). Sie kommen durch eine übermäßige Produktion von Antikörpern oder von sensibilisierten Lymphozyten im Organismus zustande. Bei Kontakt des Körpers mit dem Allergen können verschiedene allergische Reaktionen ablaufen:

- Typ-I-Reaktion – **Sofortreaktion:** Diese Reaktion tritt meistens innerhalb von 20 Minuten auf. Sie wird von IgE-Antikörpern auf Mastzellen oder Basophilen hervorgerufen und kann sich in Form von Asthma, Heuschnupfen, Bindehautentzündung, Quaddelbildung der Haut, Ödemen der Schleimhäute oder als anaphylaktischer Schock äußern. Die Sofortreaktion wird z. B. bei Pollen- oder Penicillinallergie beobachtet.
- Typ-II- und Typ-III-Reaktion – **verzögerte Reaktion:** Sie tritt nach 3–12 Stunden auf, wird durch IgG- oder IgM-Antikörper und Komplement hervorgerufen und als Immunkomplexreaktion bezeichnet. Bei der Typ-II-Reaktion reagieren die Antikörper mit partikulären Antigenen (z. B. Zellen), bei der Typ-III-Reaktion mit löslichen Antigenen. Beispiele für eine Typ-II-Reaktion sind die immunhämolytischen Anämien und der Morbus Werlhof (Immunthrombozytopenie); Beispiele für die Typ-III- ➜

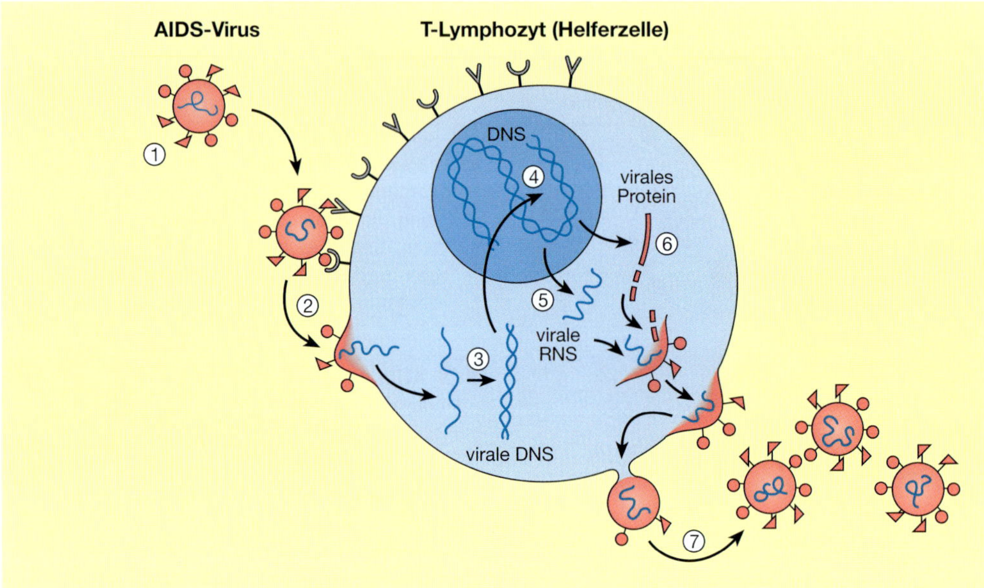

Abb. 11-12 Zelluläre Vorgänge an T-Lymphozyten (Abb. 11-11) bei der Infektion mit dem AIDS-Virus, dargestellt anhand von 7 Einzelschritten. [L112-S130-2]

1. Das AIDS-Virus besteht aus RNS-Strängen und einigen Enzymen, die von einer Hülle umgeben sind.
2. Das Virus trifft auf eine T-Helferzelle. Dabei binden Proteine der Virushülle an spezifische Rezeptoren des Lymphozyten.
3. Nach Eindringen des Virus in die Zelle wird seine RNS mithilfe von Enzymen in eine doppelsträngige DNS umgewandelt.
4. Die Virus-DNS wird in den Kern der T-Helferzelle eingeschleust.
5. Die T-Helferzelle wird dazu gezwungen, massenhaft Virus-RNS und zugehörige Proteine zu produzieren.
6. Proteinspaltende Enzyme schneiden die Proteine in Stücke. Diese werden zusammen mit viraler RNS in neue Viren eingebaut.
7. Die neu gebildeten Viren verlassen die Zelle und greifen andere T-Helferzellen an. Die T-Helferzellen sterben nach dem Virusbefall ab, was zu einer entscheidenden Schwächung des Immunsystems führt.

Allergie sind die Lungenentzündung bei wiederholtem Kontakt mit verschimmeltem Heu (Farmerlunge) oder asthmatische Anfälle bei Kontakt mit Taubenkot (Vogelhalterlunge).

- Typ-IV-Reaktion – **Spätreaktion:** Sie wird nicht durch Antikörper, sondern von spezifisch allergisch reagierenden Lymphozyten (T-Lymphozyten) hervorgerufen. Bekanntestes Beispiel ist das Kontaktekzem der Haut, z. B. auf Nickel.

11.5 Lymphatische Organe und Lymphgefäße

Z In den lymphatischen Organen werden aus Stammzellen des Knochenmarks Lymphozyten geformt, dann vermehrt, geprägt und gespeichert. Über Blutgefäße und Lymphgefäße können Lymphozyten zirkulieren und damit Informationen im Körper verbreiten.

Die Abwehr körperfremder Stoffe kann sich in allen Organen und Geweben des Körpers abspielen. Abwehrzellen bilden dabei kleinere Ansammlungen oder sind zu lymphatischen Organen zusammengefasst. Die lymphatischen Organe sind:

- entweder als **lymphoepitheliale** Organe nach außen zur Umwelt (Haut, Atemwege und Verdauungswege) hin orientiert, wie die Mandeln (Tonsillen); so können sie das Eindringen von Fremdstoffen in den Körper verhindern;
- oder als **lymphoretikuläre** Organe dem Körperinnern zugewandt, wie die Lymphknoten. Bereits in den Körper eingedrungene Fremdstoffe werden durch sie abgefangen und unschädlich gemacht.

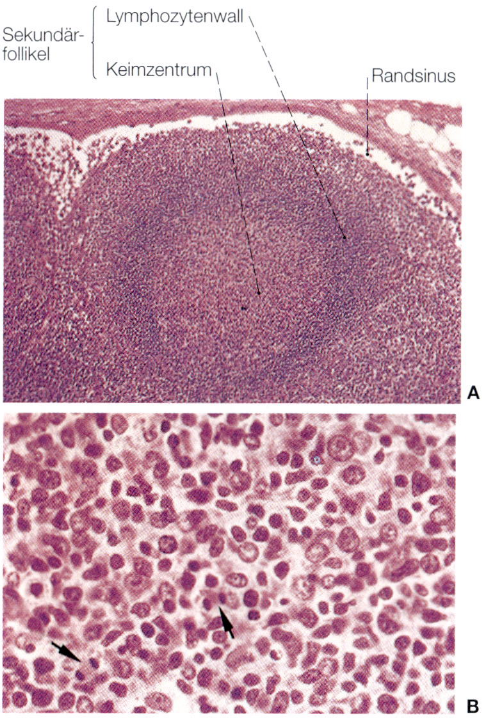

Abb. 11-13 Bauelemente lymphatischer Organe unter mikroskopischer Betrachtung. [S133]
A: Sekundärfollikel aus dem Rindenbereich eines Lymphknotens.
B: Vergrößerung des Keimzentrums eines Sekundärfollikels mit B-Lymphozyten (kleine, dunkle Kerne) und Vorstufen von Plasmazellen (große, helle Kerne). Beachte Zellteilungen von Plasmazellvorläufern (↑).

Da die Abwehrzellen zu einem Teil in den Blut- und Lymphgefäßen zirkulieren, können Informationen über eingedrungene Fremdstoffe schnell weitergegeben und nicht nur durch lokale, sondern auch durch gemeinsame Abwehrmechanismen mehrerer lymphatischer Organe beantwortet werden.

Allgemeines Bauelement der lymphatischen Organe sind kugelförmige Ansammlungen von Lymphozyten, die **Lymphfollikel,** sowie strangartige Ansammlungen von Lymphozyten (Abb. 11-13). B- und T-Lymphozyten besiedeln jeweils spezifische Bereiche der lymphatischen Organe (B- und T-Region). Bei den Lymphfollikeln unterscheidet man zwischen zwei Erscheinungsformen:

- **Primärfollikel** mit gleichmäßiger Zelldichte und Zellgröße. Diese Follikel haben noch keinen Antigenkontakt gehabt (bei Neugeborenen).
- **Sekundärfollikel** mit einem dunklen Lymphozytenwall und einem hellen Keimzentrum (Reaktionszentrum), welches sich nach Antigenkontakt entwickelt (Abb. 11-13). Hier werden vor allem B-Lymphozyten vermehrt und die Vorläufer der Plasmazellen gebildet.

11.5.1 Thymus (Bries)

Eine Sonderstellung unter den lymphatischen Organen nimmt der Thymus ein, der wichtig ist für die Reifung des Immunsystems bei **Fetus** und **Kind.**

Der Thymus liegt zwischen den großen Gefäßen der Herzbasis und dem Brustbein (Abb. 11-14). Zu beiden Seiten grenzt er an die beiden Lungenflügel. Beim Neugeborenen und beim Kind ist er relativ groß und gut abgrenzbar. Mit der Pubertät bildet er sich zurück und verfettet allmählich (Thymusinvolution), so dass beim **Erwachsenen** nur noch vom Fettgewebe umgebene **Thymusreste** übrigbleiben (Thymusfettkörper; Abb. 11-14).

Vor der Geburt und während der Kindheit besteht der Thymus aus zwei charakteristischen Organabschnitten, dem hellen, baumartig verästelten, innen gelegenen Mark und einer dunklen Rindenzone, die das Mark umgibt (Abb. 11-14).

Im Thymus werden aus dem Knochenmark eingewanderte, unreife T-Lymphozyten zu reifen, immunkompetenten umgewandelt. Die Lymphozyten „lernen“ dabei, körpereigene Substanz und körpereigene Zellen von körperfremden zu unterscheiden. Dieser Reifungsprozess findet vor allem in der Zeit vor und nach der Geburt (perinatal) in der Rinde des Thymus statt. Reife T-Lymphozyten wandern von der Rinde in das Mark und gelangen über Blutwege zu den lymphatischen Organen, wo sie sich ansiedeln und bei Bedarf aktiviert werden. Der Thymus hat auch **endokrine Funktionen.** Er bildet das Hormon Thymopoetin **(Thymosin),** das für die Vermehrung und Reifung der Lymphozyten eine Rolle spielt.

11.5.2 Tonsillen und lymphatisches Gewebe in der Darmwand

Im Bereich des Verdauungstrakts besteht an vielen Stellen enger Kontakt und Zusammenarbeit zwischen der Deckzellschicht der Schleimhaut und darunter gelegenem lymphatischem Gewebe. Dadurch soll ein Eindringen von Krankheits-

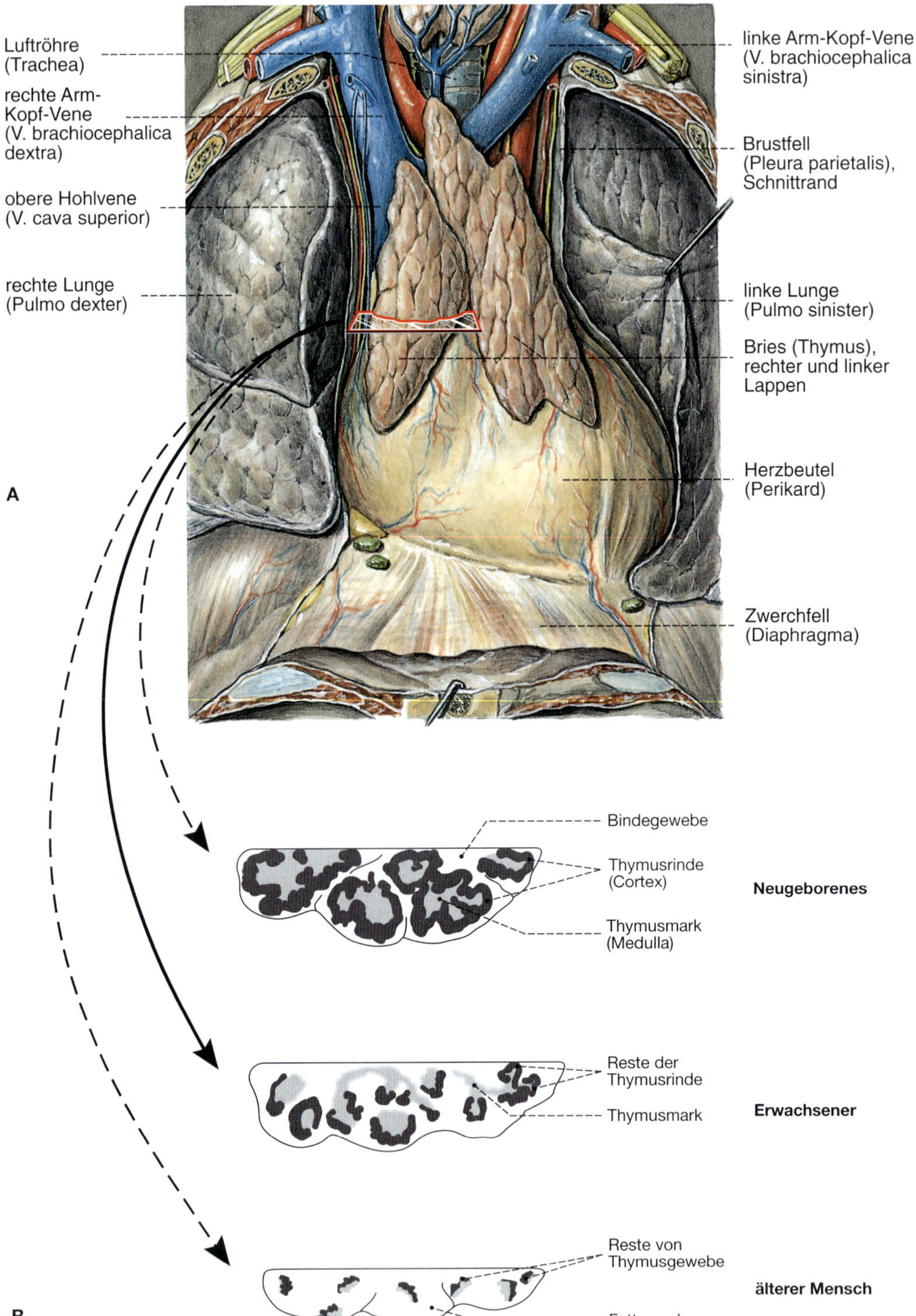

Abb. 11-14 Thymus.
A: Lage und Außenansicht des Thymus beim Jugendlichen. [S007-2-20]
B: Querschnitt durch den Thymus in verschiedenen Altersstufen mit der für den Thymus alterstypischen Rückbildung und Verfettung. [L106]

erregern in den Körper verhindert werden. In diesem Zusammenhang sind die Mandeln im Mund-Rachen-Bereich von besonderer Bedeutung. Gaumen-, Zungen- und Rachenmandeln sowie weitere Ansammlungen lymphatischen Gewebes in der Rachenwand bilden einen Ring lymphoepithelialer Organe an der Grenze von Mundhöhle und Nasenhöhle zum Rachen (**lymphatischer Rachenring;** Abb. 11-15 A). In der Kindheit sind die Mandeln relativ groß. Häufig laufen in Gaumen- und Rachenmandel Entzündungsprozesse ab. Die dabei auftretenden Schwellungen behindern Atmung und Schluckvorgang.

Charakteristisch für die Tonsillen ist eine Deckzellschicht (Epithel) mit zahlreichen trichterartigen Einbuchtungen (Krypten; Abb. 11-15 B). Das Epithel ist an vielen Stellen aufgelockert und wird von Abwehrzellen (vor allem Lymphozyten und Phagozyten) durchwandert. Das lymphatische Gewebe unter dem Epithel besteht aus dichtgelagerten Sekundärfollikeln, in denen Lymphozyten in charakteristischer Weise angeordnet sind. Hier laufen wichtige Vorgänge der

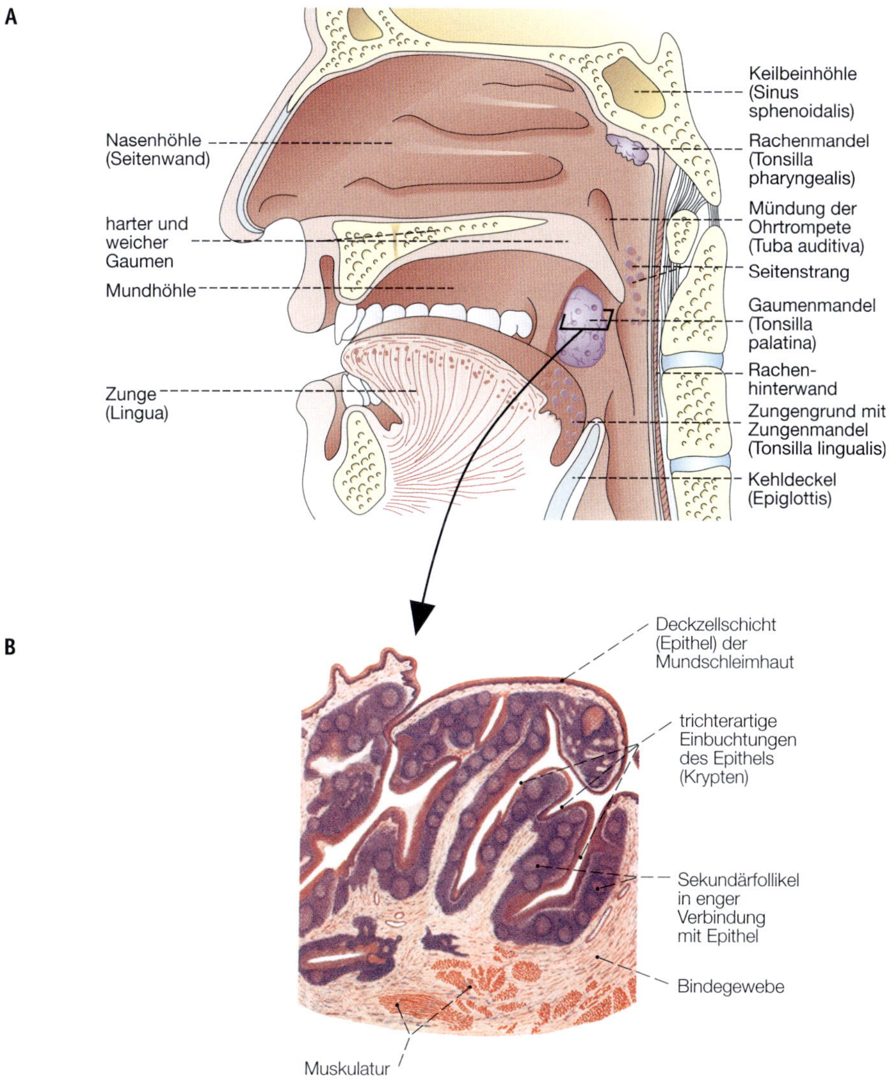

Abb. 11-15 Lymphatischer Rachenring.
A: Medianer Sagittalschnitt durch Nasenhöhle, Mundhöhle und Rachen mit Mandeln (Tonsillen). [L106-R127]
B: Querschnitt durch die Gaumenmandel (Tonsilla palatina) bei mikroskopischer Betrachtung. [S002-3]

spezifischen Abwehr ab. Die weißlichen Mandelpfröpfe (sog. Stippchen), die oft in den trichterartigen Krypten zu sehen sind, bestehen aus Speiseresten, abgestorbenen Deckzellen, weißen Blutkörperchen und auch Bakterien.

Weitere Stellen im Verdauungstrakt mit einem besonders engen Kontakt von lymphatischem Gewebe und Epithel finden sich im Krummdarm (Ileum) und Wurmfortsatz (Appendix vermiformis). Im **Ileum** sind Lymphfollikel der Darmwand zu größeren Platten (**Peyer-Plaques**) angeordnet. Der **Wurmfortsatz** enthält zahlreiche Sekundärfollikel, hat Ähnlichkeit mit den Tonsillen und wird deshalb als „**Darmtonsille**" bezeichnet (Kap. 7 „Verdauungssystem und Resorption").

11.5.3 Lymphknoten und Lymphgefäße

Sind Fremdstoffe, z. B. Krankheitserreger, in den Körper eingedrungen, wird ihre weitere Ausbreitung in der Regel durch die zahlreichen über den Körper verteilten Lymphknoten verhindert (Abb. 11-16, 11-17, 11-18). Dies ist möglich, weil die Lymphknoten jeweils aus bestimmten Körperregionen bzw. Organen über Lymphgefäße die Extrazellulärflüssigkeit (Lymphe) zur Kontrolle, Filterung und Reinigung zugeführt bekommen.

Die **Lymphgefäße** beginnen in den Gewebsspalten zwischen den Zellen (Extrazellulärraum) und nehmen einen Teil der aus den Blutkapillaren austretenden Flüssigkeit auf (Abb. 10-8). Sie beginnen als kleinste Lymphkapillaren, die sich dann zu venenartigen Gefäßen wachsender Größe vereinigen. Wie die meisten Venen besitzen die Lymphgefäße Klappen, die die Lymphflüssigkeit nur in eine Richtung fließen lassen. Über größere Lymphgefäße wird die Lymphe schließlich dem Blutgefäßsystem zugeführt. Die Lymphgefäße der **Haut** fließen bevorzugt zu den Leistenbeugen und zu den Achselhöhlen (Abb. 11-17, 11-18). Dort laufen sie jeweils durch die regionalen Lymphknoten (**Leistenlymphknoten, Achsellymphknoten**) und vereinigen sich zu einem weiterführenden Lymphgang. Auch die Lymphgefäße der Bauchorgane schließen sich nach Unterbrechung durch zahlreiche Organlymphknoten zu einem größeren Gang zusammen. Dieser bildet mit den Lymphgängen der unteren Körperhälfte den sog. **Milchbrustgang** (Ductus thoracicus), der im Brustraum zwischen Aorta und Wirbelsäule aufwärts zieht und in die **linke Schlüsselbeinvene** am Zusammenfluss mit der Halsvene **einmündet** (Abb. 11-18). Hier enden auch links und rechts die Lymphgefäße von Kopf und Hals (Abb. 11-16). Die Lymphbahnen des Darmgebiets müssen zusätzlich die im Darm aufgenommenen Fette transportieren. Auf diese Weise umgehen die resorbierten Fette die Leber.

Lymphknoten sind bohnenförmige, durch eine bindegewebige Kapsel abgegrenzte Organe mit sehr unterschiedlicher Größe (Millimeter bis Zentimeter). Nach Zellreichtum und Anordnung der Lymphfollikel lässt sich der Lymphknoten in Mark und Rinde gliedern (Abb. 11-16). Über mehrere zuführende Gefäße fließt die Lymphe in den Lymphknoten. Dort strömt sie durch ein System netzartig zusammenhängender Spalträume (Sinus) in Rinde und Mark und kommt dabei in engen Kontakt mit Zellen der unspezifischen und der spezifischen Abwehr. So laufen alle erforderlichen Abwehrvorgänge ab. Vom Markbereich des Lymphknotens fließt die gereinigte Lymphe zu einem gemeinsamen, abführenden Lymphgefäß. Hier, an der sog. Pforte (Hilus) des Lymphknotens, liegen auch die Blutgefäße für die Ernährung des Organs.

> **K** Lymphknoten schwellen bei Entzündungen in ihrem Zustromgebiet vielfach stark an und können dann durch Kapselspannung erhebliche Schmerzen verursachen. So findet man z. B. bei Nagelbettentzündung am Finger eine Schwellung der Lymphknoten der Achselhöhle (Abb. 11-17) oder bei Entzündung der Mandeln (Tonsillitis) geschwollene Halslymphknoten im Bereich der Unterkieferdrüse und im Verlauf der großen Halsgefäße (Abb. 11-16). Bei Krebserkrankungen können über die Lymphflüssigkeit Tumorzellen in die regionären Lymphknoten verschleppt werden. Diese bilden zwar zunächst eine Barriere gegen eine weitere Ausbreitung, jedoch vermehren sich Krebszellen in diesen Lymphknoten meist schnell. Deshalb stellt sich bei Krebskranken in der Regel die Frage nach einem Lymphknotenbefall (Lymphknotenmetastase). Nach der Entfernung von tumorbefallenen Lymphknoten kann es in der zugehörigen Körperregion zu einer Schwellung (Ödem) kommen, weil der Lymphabfluss unterbrochen ist.

11.5.4 Milz (Lien, Splen)

Die Milz hat keinen Kontakt mit der Körperoberfläche und auch keine Kontrollfunktion für die Lymphe. Ihre Hauptfunktion besteht in

A

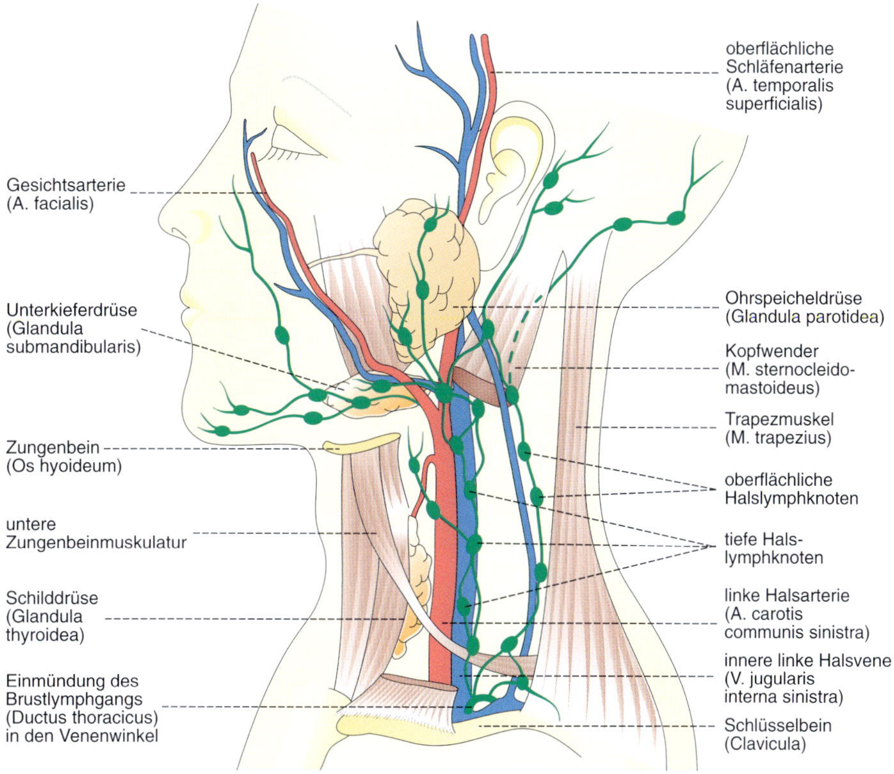

B

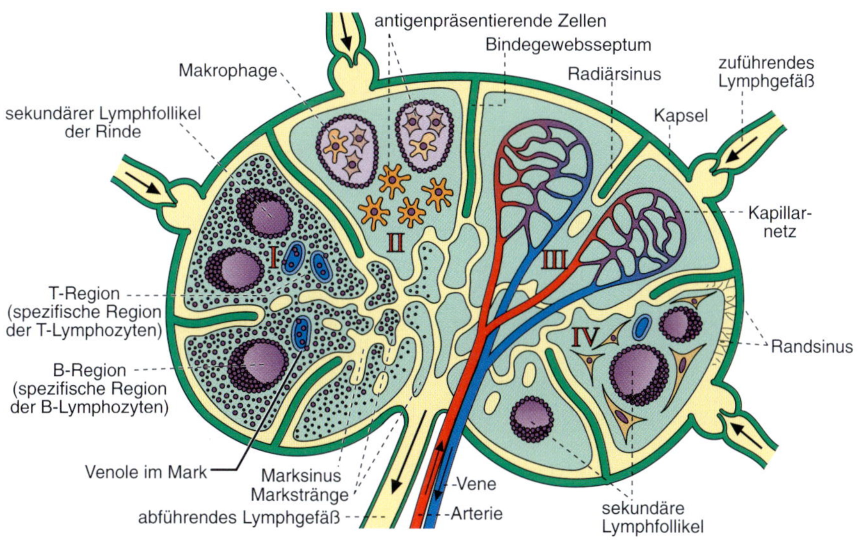

Abb. 11-16 Lymphknoten.
A: Lymphknoten und Lymphgefäße von Kopf und Hals. [L106-R127]
B: Schnitt durch einen Lymphknoten mit zu- und abführenden Blut- und Lymphgefäßen. In 4 Sektoren (I bis IV) sind verschiedene Strukturen hervorgehoben, die im gesamten Lymphknoten miteinander vermischt vertreten sind. [S018]
Sektor I: Lokalisation der B- und T-Lymphozyten
Sektor II: Makrophagen und antigenpräsentierende Zellen
Sektor III: Verzweigung der Blutgefäße
Sektor IV: Lymphfollikel und Retikulumzellen.

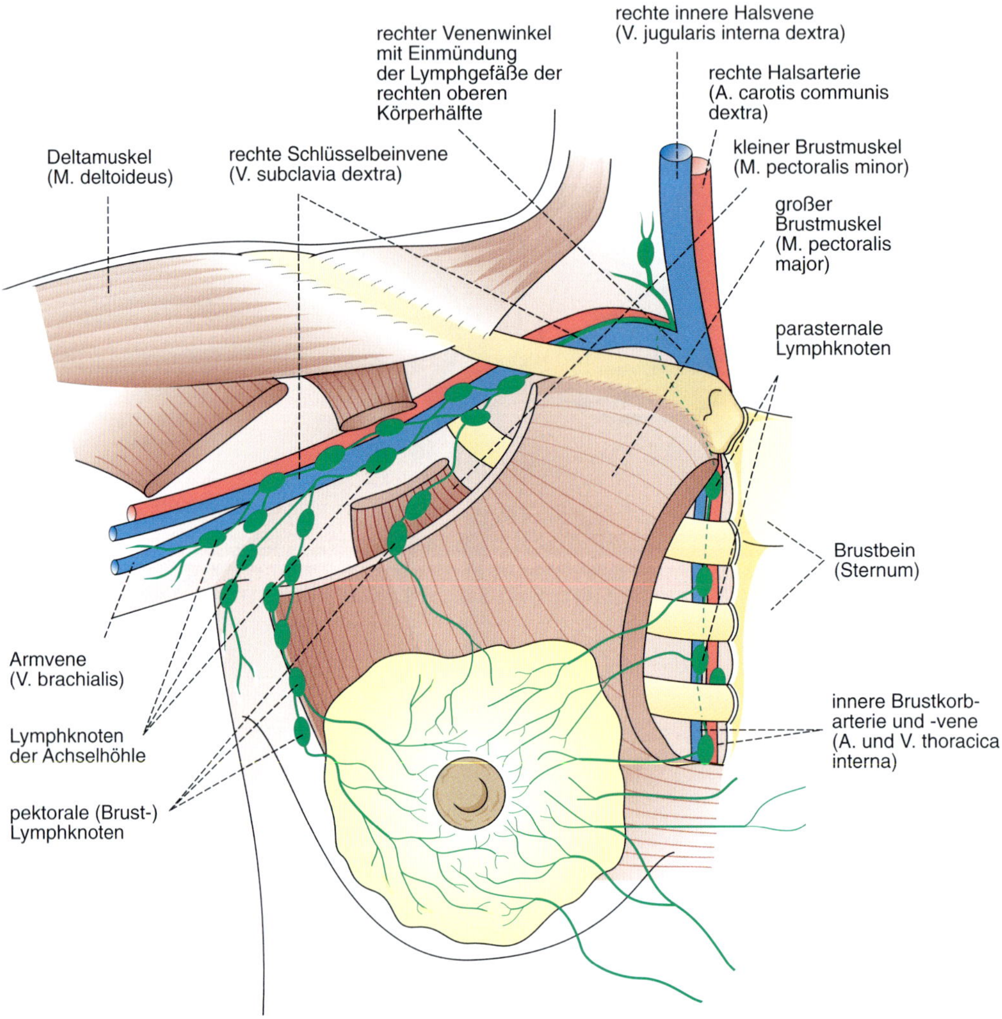

Abb. 11-17 Lymphknoten und Lymphgefäße im Bereich von Brustwand und Achselhöhle. [L106-R127]

einer „Filterung" und immunologischen Kontrolle des Blutes. Die braunrote Milz gehört zu den Oberbauchorganen (Abb. 11-19). Sie liegt, geschützt durch die unteren Rippen, unter der linken Zwerchfellkuppel. Ihre Längsachse entspricht bei einer Länge von 10 bis 15 cm etwa der 10. Rippe. Nachbarorgane sind Magen und Niere. Das Organ ist von Bauchfell und darunter einer Bindegewebskapsel überdeckt. Das Organinnere wird von zahlreichen Bindegewebssträngen (Balken) durchzogen und dadurch in Kammern gegliedert. Charakteristisch für die Milz wie für andere lymphatische Organe ist ein Maschenwerk von Bindegewebszellen (Retikulum) mit reichlicher Ansammlung von Lymphozyten (Lymphfollikel, **weiße Pulpa**).

In enger Beziehung zu den Lymphfollikeln steht ein ausgedehntes und kompliziert gebautes Gefäßsystem (Abb. 11-19). Der Milzkreislauf ist nur teilweise geschlossen. Ein Teil des Blutes verlässt die arteriellen Blutgefäße und mündet in die Maschen des retikulären Bindegewebes (offener Kreislauf). Aus diesem strömt es in die weitlumigen Milzsinus zurück (Milzsinus und Milzretikulum = **rote Pulpa**). Durch diese Filtration kann das Blut auf Fremdstoffe oder entartete Zellen überprüft werden. Gleichzeitig werden Abwehrvorgänge eingeleitet. Der offene Kreislauf ermöglicht weiterhin die Phagozytose und den Abbau überalterter Blutzellen, insbesondere von roten Blutkörperchen (**Blutmauserung).** Das Eisen, das beim Abbau von Hämoglobin der roten Blut-

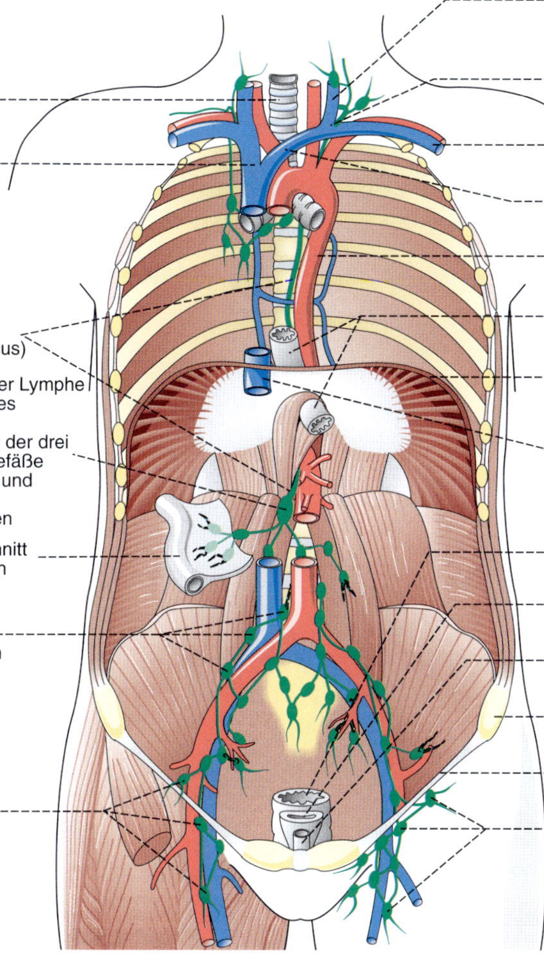

Abb. 11-18 Lymphknoten und Lymphgefäße von Leistengegend, Bauch- und Brustraum. [L106-R127]

körperchen anfällt, wird in das Knochenmark transportiert und dort bei der Neubildung von roten Blutkörperchen verwendet.

Bei **Unfällen** kann es leicht zu Kapselrissen der Milz und nachfolgend zu massiven Blutungen in den Bauchraum kommen. Die Milz muss dann operativ entfernt werden. Dieser Organverlust ist zu verkraften, da andere Organe, insbesondere Lymphknoten (Abwehraufgaben) und Leber (Blutabbau), die beschriebenen Funktionen übernehmen können.

> **P** Bei stumpfen Bauchtraumen ist die Messung des Bauchumfangs eine wichtige pflegerische Aufgabe, da bei einer Milzverletzung sehr viel Blut in den Bauchraum verloren gehen kann.

11.6 Blutplättchen (Thrombozyten)

> **Z** Die Thrombozyten sind die kleinsten Zellelemente des Blutes. Sie sind an Blutstillung und Blutgerinnung beteiligt.

Blutplättchen sind runde, 1 bis 3 µm große Gebilde (Abb. 11-6). Sie enthalten in charakteristischer Anordnung Zellorganellen und Granula, es fehlt jedoch ein Zellkern. Die Granula speichern Serotonin (biogenes Amin und Gewebshormon). Die Zahl der Thrombozyten im Blut liegt bei 250 000 bis 300 000 pro Mikroliter. Sie werden aus Riesenzellen des Knochenmarks, den Mega-

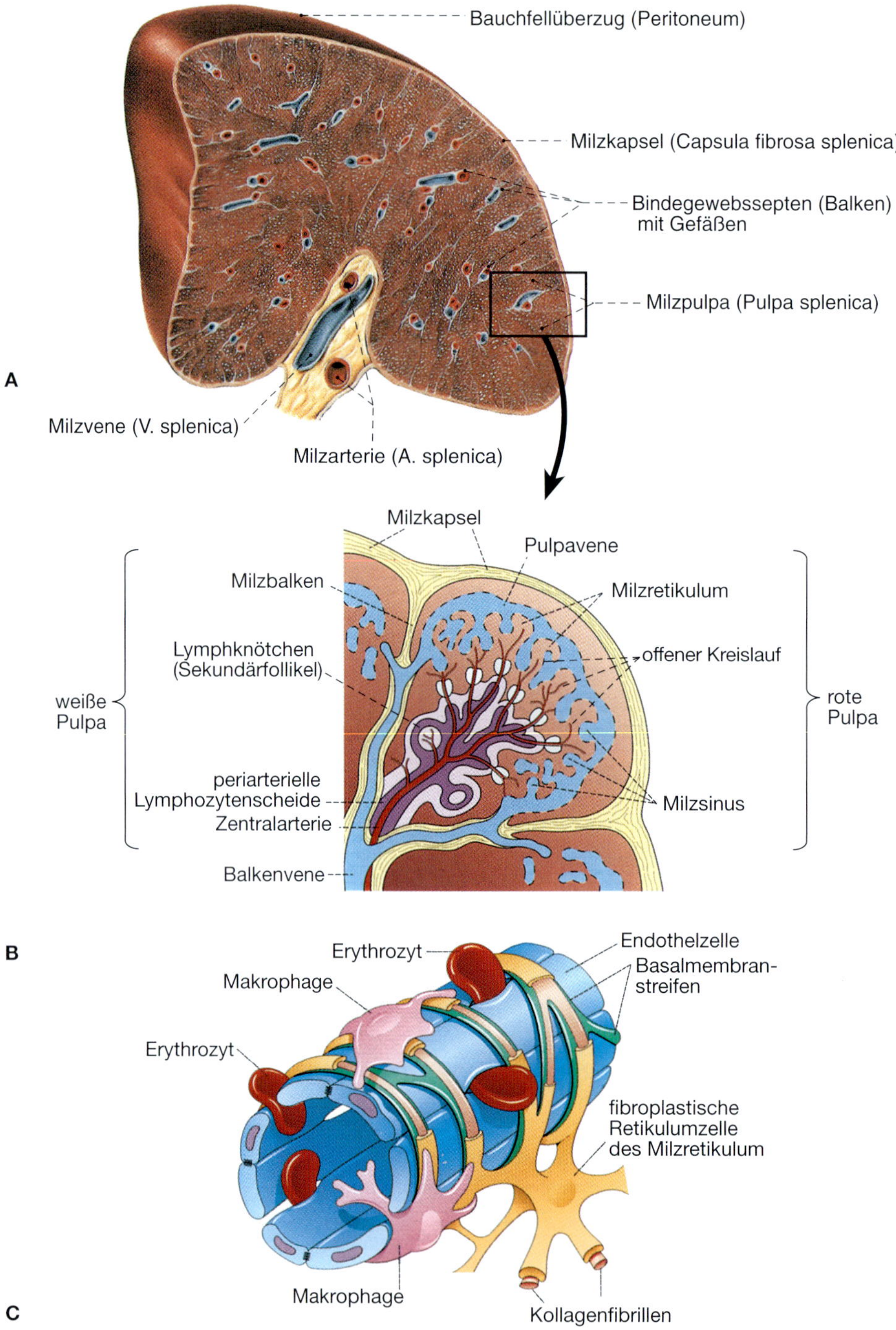

Abb. 11-19 Aufbau der Milz.
A: Schnitt durch Milz und Milzpforte. [S007-2-20]
B: Schematische Darstellung von Milzkreislauf und Gliederung in rote und weiße Pulpa (vergrößerter Ausschnitt aus A). [S135]
C: Schematische Darstellung eines Milzsinus. Durch die Lücken zwischen den längs verlaufenden Endothelzellen wandern intakte rote Blutkörperchen aus dem Milzretikulum (offener Kreislauf) in das Gefäßlumen und damit in die Blutbahn zurück. Weniger bewegliche, alte Blutkörperchen werden von Makrophagen phagozytiert und abgebaut. [S135]

karyozyten, gebildet, die sich aus den Stammzellen ableiten (Abb. 11-6). Aus einem Megakaryozyten entsteht durch Fragmentierung (Zerfall) seines Zytoplasmas eine größere Zahl von Blutplättchen. Ihre **Lebensdauer** im Blut liegt bei **etwa sieben Tagen.** Ein Mangel an Thrombozyten wird als **Thrombopenie** bezeichnet.

11.7 Blutgerinnung

> **Z** Nach der Verletzung eines Gefäßes laufen verschiedene Verschluss- und Reparaturvorgänge ab. Zunächst wird das Gefäß durch einen neu gebildeten Plättchenpfropf abgedichtet (Blutstillung). Um die Abdichtung zu verfestigen, bildet sich ein Fibrinnetz und damit ein Thrombus (Blutgerinnung). Bei der Wundheilung kann sich der Thrombus wieder auflösen (Fibrinolyse). Es ist möglich, die Blutgerinnung und Fibrinolyse medikamentös zu hemmen bzw. zu fördern.

Die Unversehrtheit der Blutgefäße und damit die Undurchlässigkeit der Gefäßwand für Blut wird durch Blutstillung und Blutgerinnung gewährleistet. Nach Verletzung einer Gefäßwand kommt es innerhalb von Sekunden bis Minuten zu einem vorübergehenden Stillstand der Blutung **(Blutstillung).** Dabei spielen die Blutplättchen (Thrombozyten) eine entscheidende Rolle. Zur Sicherung des Gefäßverschlusses folgt dann die örtliche Verfestigung des Blutes **(Blutgerinnung).** Dabei kommt Wirkstoffen aus dem Blut und dem verletzten Gewebe eine besondere Bedeutung zu. Mit ihrer Hilfe wird aus Bluteiweißkörpern eine Faserstruktur aufgebaut, die zur endgültigen **Gefäßabdichtung** führt.

11.7.1 Blutstillung

Die Blutstillung wird auch primäre Hämostase oder „vorläufige" Blutstillung genannt. Sie geschieht im Wesentlichen mithilfe der Thrombozyten. Der gesamte Vorgang läuft in drei Stufen ab.

- Erste Stufe: Thrombozyten lagern sich an der defekten Stelle der Gefäßwand an **(Thrombozyten-Adhäsion).**
- Zweite Stufe: Weitere vorbeiströmende Thrombozyten kommen hinzu. Diese Zusammenballung wird endgültig, wenn die Thrombozyten Fortsätze ausbilden und durch Auflösung ihrer Membran miteinander verschmelzen **(Thrombozyten-Aggregation).**
- Dritte Stufe: Immer mehr Thrombozyten lagern sich an, so dass ein Plättchenpfropf entsteht und damit der Gefäßdefekt abgedichtet wird (**hämostatischer Pfropf**; „weißer Thrombus").

Die blutstillende Wirkung des hämostatischen Pfropfes wird durch eine Gefäßverengung im Bereich der verletzten Stelle unterstützt. Diese Verengung erfolgt durch die vor Ort freigesetzten Catecholamine Adrenalin und Noradrenalin sowie durch Serotonin aus den Thrombozyten. Pfropfbildung und Gefäßverengung führen innerhalb von ein bis drei Minuten nach der Verletzung zur vorläufigen Blutstillung (Blutungszeit).

11.7.2 Blutgerinnung und Blutgerinnungsstörungen

Die Blutgerinnung heißt auch sekundäre Hämostase oder „endgültige" Blutstillung. Sie wird im Wesentlichen durch Bildung eines dichten Filzes von Eiweißfäden erreicht. Der gesamte Vorgang läuft in drei Schritten ab (Abb. 11-20):

- Erster Schritt = **Faktorenaktivierung:** Die Gerinnungsfaktoren, die sich in der Elektrophorese unter den Alpha-1- und Beta-Globulinen finden (vgl. Abb. 11-2), werden aktiviert. Diese Faktorenaktivierung kann auf zwei Wegen ablaufen. Man spricht von einem exogenen Mechanismus, wenn die Aktivierung durch Wirkstoffe aus dem Gewebe (Phospholipide) erfolgt, und von einem endogenen Mechanismus, wenn sie durch Faktoren aus dem Blutplasma ausgelöst wird. Im exogenen System ist der entscheidende Vorgang die Umwandlung von Faktor VII in Faktor VIIa (a = aktiviert). Der endogene Mechanismus aktiviert zunächst den Faktor XII durch Kontakt mit der verletzten Stelle des Gefäßes. In einer treppenförmigen Reaktion (sog. Kaskade) werden dann die Faktoren XI, IX und VIII aktiviert, bis der Faktor VIIIa gebildet ist. Für endogenen und exogenen Mechanismus werden Calciumionen (Ca^{2+}) benötigt. Die beiden Mechanismen der Aktivierung münden über die Faktoren VIIa bzw. VIIIa in den sog. „gemeinsamen Weg", durch den der Faktor X aktiviert wird. Für den nächsten Vorgang sind die Faktoren Va und Ca^{2+} notwendig. Den wirksamen Komplex dieser Gerinnungsfaktoren bezeichnet man als Thromboplastin (Thrombokinase).

11

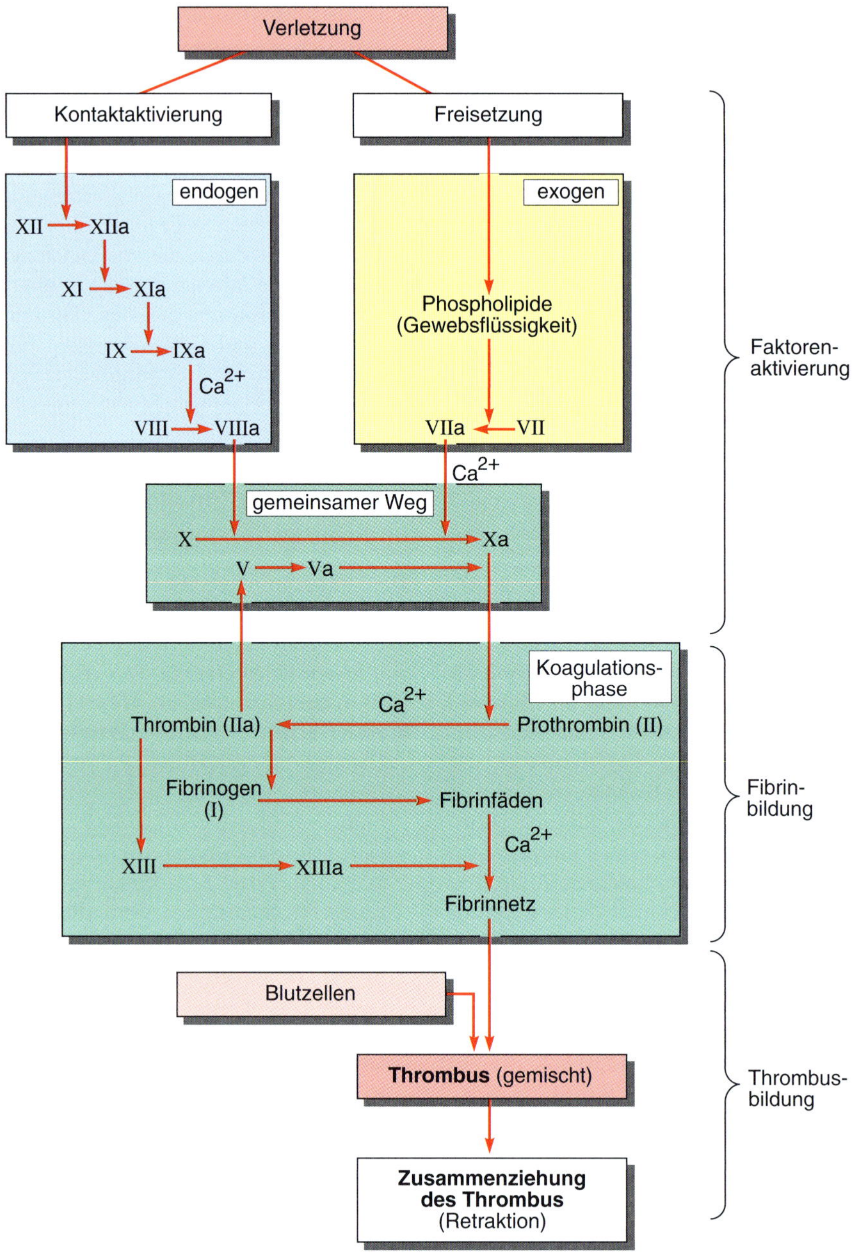

Abb. 11-20 Ablauf der Blutgerinnung nach einer Gefäßverletzung. Der Vorgang lässt sich in die Schritte Faktorenaktivierung im endogenen und exogenen System, Fibrinbildung und Thrombusbildung einteilen. [L112-S130-2]

- Zweiter Schritt = **Fibrinbildung:**
  Es bildet sich ein Netz aus Eiweißfäden (Fibrin; Abb. 11-20). Die dazu notwendigen Prozesse werden durch die Umwandlung von Prothrombin (II) zu Thrombin (IIa) eingeleitet. Thrombin spaltet aus dem Fibrinogenmolekül Fibrinfäden ab. Diese bilden mithilfe des Faktors XIIIa schließlich ein Fibrinnetz, das sich an benachbarte Gewebsstrukturen und Zelloberflächen anlagert. Für die genannten Vorgänge wird wiederum Ca^{2+} benötigt.
- Dritter Schritt = **Thrombusbildung:**
  Mithilfe des Fibrinnetzes entsteht der Thrombus (Abb. 11-20). Da mit dem Netz die Blutzel-

len und somit auch die roten Blutkörperchen „gefangen" werden, spricht man auch von einem roten oder gemischten Thrombus. Er heftet sich an die Ränder der Gefäßverletzung an, zieht sich zusammen (Retraktion) und verschließt so das geöffnete Gefäß fest.

Der gemischte Thrombus verändert sich durch einwandernde Leukozyten in seiner Struktur und löst sich schrittweise auf. In der Folge können von den Gefäßrändern Bindegewebszellen einwachsen und eine Narbe bilden. Schließlich kann auch die Gefäßwand wiederhergestellt und das Gefäß wieder für den Blutstrom geöffnet werden (Rekanalisierung).

Die Blutgerinnung kann auf praktisch allen Stufen im Reagenzglas getestet werden. So lässt sich z. B. das endogene System durch Bestimmung der partiellen **Thromboplastinzeit** (**p**artial **t**hromboplastin **t**ime = PTT) untersuchen. Dazu wird der Faktor XII künstlich aktiviert und die Zeit bis zum Beginn der Gerinnung gemessen. Dieser Test zeigt einen möglichen Mangel an Faktoren XII, XI, IX und VIII an. Das exogene System lässt sich durch künstliche Aktivierung des Faktors VII untersuchen **(Quick-Test).**

Blutungen und Gerinnungsstörungen, wie sie z. B. bei der Bluterkrankheit (Hämophilie) auftreten, können verschiedene Ursachen haben. Die primäre Hämostase ist gestört, wenn die Thrombozyten stark vermindert sind (Thrombopenie). Die sekundäre Hämostase ist z. B. bei einem Mangel an Faktor VIII (Hämophilie A) oder an Faktor IX (Hämophilie B) eingeschränkt.

Da Prothrombin und andere Gerinnungsfaktoren in der Leber gebildet werden und dazu Vitamin K notwendig ist, kann bei Lebererkrankungen und Vitamin-K-Mangel eine Blutungsneigung durch Gerinnungsstörungen auftreten.

> **P** Bei Neugeborenen, deren Leber meist unreif ist, wird deshalb prophylaktisch Vitamin K verabreicht. Ist das Gerinnungssystem überbeansprucht, verknappen die Gerinnungsfaktoren, und es kommt zu einer Gerinnungsstörung (Verbrauchskoagulopathie).

Ist die Gefäßinnenwand geschädigt oder entzündet, bilden sich in der Blutbahn (intravaskulär) Thromben **(Thrombose).** Dies ist zwar für die Abdichtung der Blutgefäße von großer Bedeutung, birgt aber auch Gefahren in sich. Denn durch die Folgen des Gefäßverschlusses schwillt z. B. das Bein bei einer Beinvenenthrombose an. Auch kann ein Thrombus von der Blutströmung mitgerissen werden und dann als Embolus wichtige Gefäße (z. B. der Lunge) verstopfen **(Embolie).**

11.7.3 Gerinnungshemmung und Fibrinolyse

> **K** Ist die Bewegung (z. B. bei Bettruhe) eingeschränkt, begünstigt dies durch die verlangsamte Blutströmung Thrombosen. Deshalb ist bei allen gefährdeten Patienten eine Thrombose-Prophylaxe angezeigt. Auch kann ein bereits bestehender Thrombus wachsen. Dann ist es notwendig, die Blutgerinnung herabzusetzen (Thrombose-Therapie). Dazu werden Hemmstoffe der Blutgerinnung (Antikoagulanzien) verwendet.

Außerdem muss für verschiedene Untersuchungen das Blut nach der Abnahme ungerinnbar gemacht werden.

Möglichkeiten einer **Gerinnungshemmung** (Abb. 11-21) sind:

- Auffangen des Blutes in Gefäßen, deren Oberflächen z. B. silikonisiert sind.
- Bindung von Calciumionen. Blockierung der Ca^{2+}-abhängigen Schritte der Gerinnung durch Bindung von Ca^{2+} mit Natriumcitrat, Natriumoxalat oder EDTA.
- Wirkungssteigerung von Antithrombin. Der im Plasma vorhandene Faktor blockiert die Entstehung von aktiviertem Faktor X und kann in seiner Wirksamkeit durch Heparin erheblich gesteigert werden.
- Blockade der Synthese von Prothrombin und anderen Gerinnungsfaktoren: Durch Cumarinabkömmlinge (z. B. Dicoumarol) kann die Produktion der genannten Faktoren in der Leber unterdrückt werden. Die gerinnungshemmende Wirkung tritt bei dieser Art der Gerinnungshemmung verzögert ein.

> **P** Patienten, die gerinnungshemmende Medikamente erhalten, müssen sorgfältig auf erste Anzeichen von Blutungen beobachtet werden. Dies können z. B. Nasen- und Zahnfleischblutungen sein. Auch auf Blutbeimengungen im Stuhl und Harn ist zu achten.

Nach Blutstillung und Blutgerinnung stellen einwandernde Bindegewebszellen oder Endothelzellen die Gefäßwand in nahezu ursprünglicher Form wieder her. Das sich auflösende Fibrinnetz

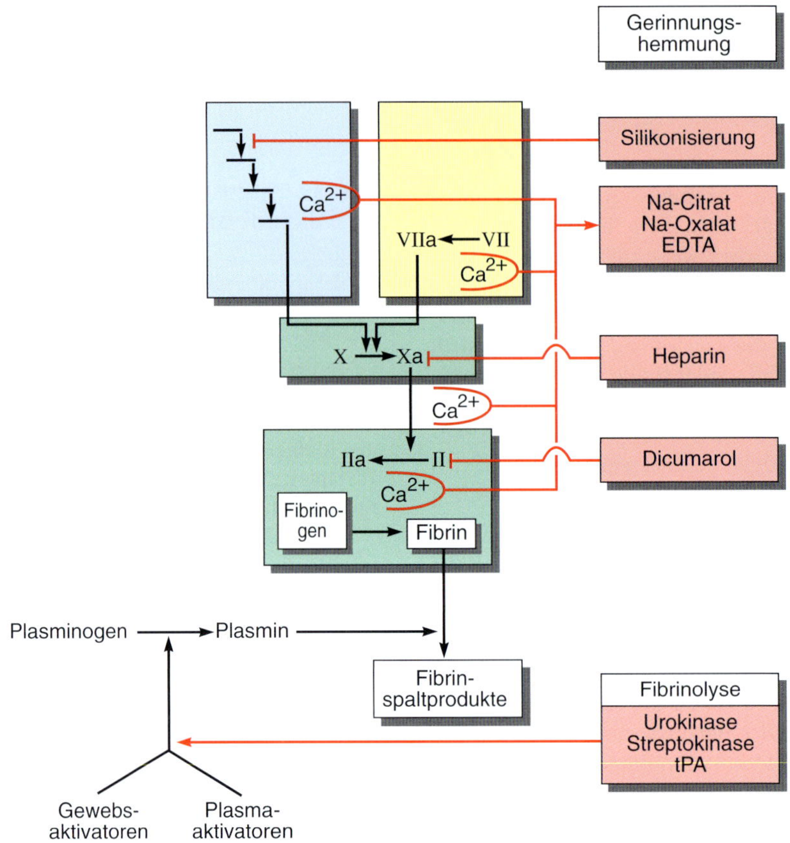

Abb. 11-21 Gerinnungshemmung und Fibrinolyse. Die Einzelschritte bis zur Fibrinbildung entsprechen denen im Gerinnungssystem der Abb. 11-20. [L112-S130-1]

(**Fibrinolyse**) unterstützt diesen Vorgang (Abb. 11-21). Ein Eiweißkörper des Blutplasmas spaltet das Fibringerüst. Er wird aus Plasminogen gebildet und als Plasmin bezeichnet. Die Umwandlung von Plasminogen zu aktivem Plasmin wird – ähnlich wie bei der Blutgerinnung – durch ein endogenes System (Plasmaaktivatoren) und ein exogenes System (Gewebsaktivatoren, **t**issue **p**lasminogen **a**ctivator = tPA) gefördert. Die Vorgänge der Fibrinolyse können künstlich verstärkt werden, um einen Thrombus aufzulösen (Thrombolyse). Dazu verwendet man die Aktivatoren Urokinase, Streptokinase und gentechnisch hergestellten tPA (Abb. 11-21).

Wiederholungsfragen

1. Erläutern Sie die Funktionen der Plasmaeiweiße.
2. Beschreiben Sie Herkunft und Funktion der roten Blutkörperchen.
3. Die Leukozyten werden in drei Gruppen unterteilt. Wie heißen sie, und welche Funktionen haben sie?
4. Erklären Sie die spezifische Abwehr.
5. Welche Stellung haben die lymphatischen Organe innerhalb der Körperabwehr, und wie wirken sie?
6. Stellen Sie die Phasen der Blutgerinnung dar.

Auflösung des Fallbeispiels

Verdachtsdiagnose: Anämie

Krankheitsbild: Mit Anämie bezeichnet man eine verminderte Konzentration an roten Blutkörperchen (Erythrozyten) und/oder an rotem Blutfarbstoff (Hämoglobin). Dadurch kommt es zu einer Einschränkung des Sauerstofftransportes im Körper und damit der Sauerstoffversorgung der Gewebe, wodurch schließlich die Leistungsfähigkeit abnimmt.

Ursachen: Es gibt zahlreiche Formen einer Anämie. Die Ursachen können zu folgenden Gruppen zusammengefasst werden:

- Anämien durch verminderte Produktion von Erythrozyten (Störung der Erythrozytopoese)
- Anämien infolge eines Blutverlustes
- Anämien durch vermehrten Erythrozytenzerfall (hämolytische Anämie)
- Anämien infolge einer Kombination der zuvor genannten Ursachen (z. B. bei Tumoren).

Unter diesen Ursachen ist die Störung der Erythrozytopoese die häufigste.

Vorkommen und Häufigkeit: Anämien zählen zu den Erkrankungen und Symptomen, die am häufigsten diagnostiziert werden. Sie können einerseits Ausdruck einer Erkrankung des blutbildenden Systems, andererseits Symptom vieler akuter und chronischer Erkrankungen anderer Herkunft sein. Letzteres besitzt oft Signalcharakter und verweist auf Ursachen, die zum Zeitpunkt der Diagnose „Anämie" noch keine eindeutigen Symptome hervorgerufen haben (z. B. versteckte Blutungen, Eisenmangel, chronische Entzündungen, Tumoren).

Diagnostik: Die Feststellung der Erythrozytenzahl und des Hämoglobingehalts steht in jedem Fall am Anfang. Die mikroskopische Untersuchung der Erythrozyten und des Knochenmarkpunktats kann folgen. Bei Verdacht auf eine spezifische Grundkrankheit schließen sich entsprechende weitergehende Untersuchungen an.

Therapie: Bei der Vielzahl der Ursachen gibt es keine einheitliche Therapie. Bei Hinweis z. B. auf eine Eisenmangelanämie muss eine Substitutionstherapie erfolgen, bei Verdacht auf eine versteckte Blutung muss nach der Quelle gesucht werden.

12 Koordination spezialisierter Organfunktionen: Vegetatives Nervensystem

12.1 Ausbreitung und Zielorgane des peripheren vegetativen Nervensystems 373
12.1.1 Sympathikus 373
12.1.2 Parasympathikus 376
12.1.3 Darmnervensystem 377

12.2 Erregungsverarbeitung im peripheren vegetativen Nervensystem 380
12.2.1 Sympathikus 380
12.2.2 Parasympathikus 383
12.2.3 Gegensätzliche Wirkungen von Sympathikus und Parasympathikus 383
12.2.4 Periphere Reflexe 385

12.3 Organisation des zentralen vegetativen Nervensystems 387

Z = Zusammenfassung K = Krankheitslehre G = Gesundheitsvorsorge P = Pflegehinweis Ü = Übung

Vegetatives Nervensystem und endokrines System koordinieren spezialisierte Organfunktionen zur Versorgung des sensorischen und motorischen Systems. Das vegetative Nervensystem kann über Nervenimpulse schnelle Umstellungen der Organaktivitäten auslösen. Es lässt sich in einen peripheren und zentralen Teil untergliedern und erfüllt seine Aufgaben, ohne das Bewusstsein einzuschalten.

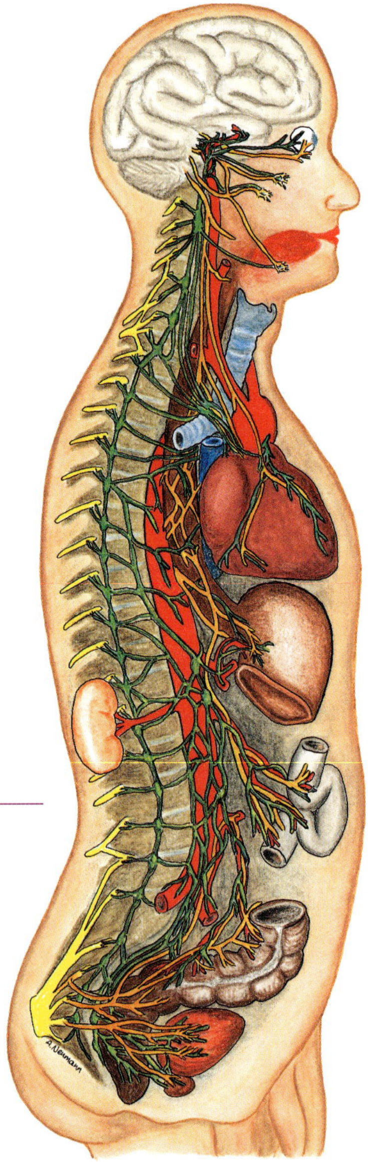

Abb. 12-0 Innervation innerer Organe durch das vegetative Nervensystem. Sympathikus (grün), Parasympathikus (orange). [L128-R127]

Fallbeispiel

Eine Gruppe von Studenten aus einer deutschen Großstadt nutzt das warme Sommerwetter, um am Wochenende eine Wanderung durch die Wälder der Umgebung zu machen. Wie von selbst ergibt es sich, dass Pilze am Wegesrand gesammelt werden. Bald ist eine große Plastiktüte gefüllt. Wieder in das Wohnheim zurückgekehrt, wird ein Teil der Pilze zubereitet und gegessen. Etwa eine Stunde nach der Mahlzeit trübt sich die Stimmung; wenig später geht es allen Beteiligten schlecht: Übelkeit, Speichelfluss, Erbrechen und Magen-Darm-Koliken stellen sich ein, die Augen tränen, man kann sich kaum auf den Beinen halten. Der schnell herbeigerufene Arzt stellt eine Verminderung der Pulsfrequenz (Bradykardie) mit Blutdruckabfall sowie eine starke Pupillenverengung fest.

Sensorisches und motorisches Nervensystem benötigen wie alle übrigen Organe des Organismus Energie, um ihre Aufgaben zu erfüllen. Die Energie wird durch den Stoffwechsel der Zellen bereitgestellt. Um diesen Stoffwechsel aufrechterhalten zu können, müssen die Zellen mit Nährstoffen und Sauerstoff beliefert und von Stoffwechselendprodukten befreit werden. Dies geschieht z.B. durch den Magen-Darm-Kanal, die Lunge, den Kreislauf und die Nieren.

Das vegetative Nervensystem und das endokrine System stimmen die Einzelfunktionen des „Versorgungsteils" aufeinander ab und passen die Gesamtfunktion des in sich geschlossenen Versorgungsteils an die augenblickliche Tätigkeit des Körpers an.

Das vegetative Nervensystem erfüllt seine koordinierende Funktion in der Regel, ohne Willkürimpuls und ohne das Bewusstsein einzuschalten. Daher wird es auch **autonomes** oder unwillkürliches **Nervensystem** genannt. Damit die Koordination ohne Beeinträchtigung ablaufen kann, ist es Voraussetzung, dass das vegetative Nervensystem mit den inneren Organen in einem ununterbrochenen Informationsaustausch steht. Dies geschieht durch periphere und zentrale Anteile des Systems.

Die Nervenzellen des vegetativen Nervensystems werden durch Kerngebiete des zentralen Nervensystems (Rückenmark und Gehirn) in ihrer Aktivität aufeinander abgestimmt. Ihre Aufgabe ist es, mithilfe ihrer peripheren Fortsätze die Informationsleitung in alle Teile des Körpers zu gewährleisten.

12.1 Ausbreitung und Zielorgane des peripheren vegetativen Nervensystems

Z Das periphere vegetative Nervensystem lässt sich in Sympathikus und Parasympathikus unterteilen. In beiden Teilsystemen sind jeweils zwei Nervenzellen hintereinander geschaltet. Die Zellkörper der ersten Nervenzelle (präganglionäre Neurone) befinden sich im Gehirn oder Rückenmark, die der zweiten Nervenzelle (postganglionäre Neurone) in vegetativen Ganglien oder in den Zielorganen. Ein eigenes sog. Darmnervensystem, das mit Sympathikus und Parasympathikus verbunden ist, gewährleistet Grundfunktionen des Magen-Darm-Kanals.

Sympathisches wie parasympathisches Nervensystem leiten Erregungen zu glatter Muskulatur, Herzmuskulatur und exokrinen Drüsen und beeinflussen deren Funktion (Abb. 12-1). Sie verlaufen in der Regel getrennt und kommen aus verschiedenen Abschnitten des zentralen Nervensystems.

12.1.1 Sympathikus

Die Ursprungszellen des sympathischen Nervensystems liegen in den **Seitenhörnern des Rückenmarks** (Abb. 12-1). Diese Seitenhörner befinden sich im Brust- und oberen Lendenabschnitt des Rückenmarks zwischen den Vorder- und Hinterhörnern und bilden einen Teil der nervenzellreichen grauen Substanz (Kap. 4 „Nervensystem – Allgemeine Grundlagen"). Die Fasern, die von diesen Ursprungszellen ausgehen, heißen **präganglionäre Fasern.** Sie treten mit den Vorderwurzeln aus und gelangen über den Ramus communicans albus in den Grenzstrang des Sympathikus (Abb. 12-2), eine beiderseits der Wirbelsäule gelegene Kette von paarig angelegten Ganglien (Nervenzellgruppen), die von der Schädelbasis bis zum Steißbein verläuft. Nervenfaserbündel verbinden die Ganglien untereinander sowie mit den benachbarten Spinalnerven (Abb. 12-2). Mit den Ganglien des Grenzstrangs, die neben der Wirbelsäule liegen (paravertebrale Ganglien), stehen Nervenzellansammlungen in Verbindung, die vor der Wirbelsäule (prävertebrale Ganglien) liegen. In diesen sind die präganglionären Fasern mit weiteren Nervenzellen verknüpft (Umschaltstelle, Synapse). Diese zweiten Neurone erreichen mit ihren postganglionären Nervenfasern die Eingeweide. Damit besteht der Sympathikus aus zwei hintereinander geschalteten Neuronen, die die Verbindung zwischen dem Zentralnervensystem und den inneren Organen herstellen.

Die Schaltstellen zu den **postganglionären** sympathischen **Neuronen** liegen in einiger Entfernung zu den versorgten Organen. Für die Organe von Kopf, Hals und Brustraum finden sich die Zellkörper der zweiten Neurone in den Grenzstrangganglien (Abb. 12-1). So beginnen die postganglionären Neurone für die Innervation des Herzens überwiegend in Grenzstrangganglien des Halses (Abb. 12-3). Die Schaltstellen des Sympathikus für die Bauchorgane hingegen sind in sog. **prävertebralen Ganglien** lokalisiert (Abb. 12-2). Diese bilden mit ihren Nervenfasern

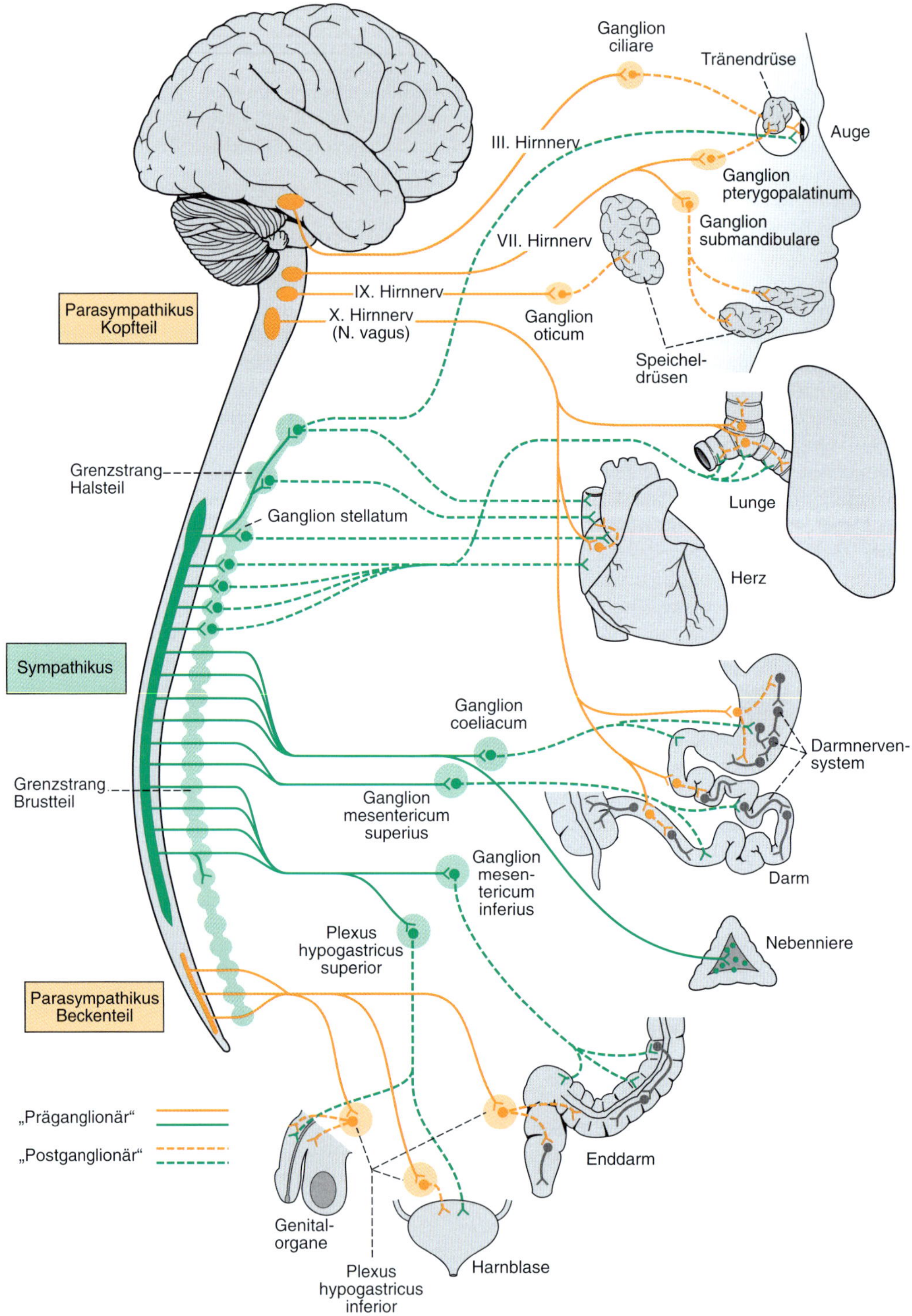

Abb. 12-1 Übersicht über Organisation und Gliederung des peripheren vegetativen Nervensystems. Sympathikus: grün. Parasympathikus: orange. [L123-R127]

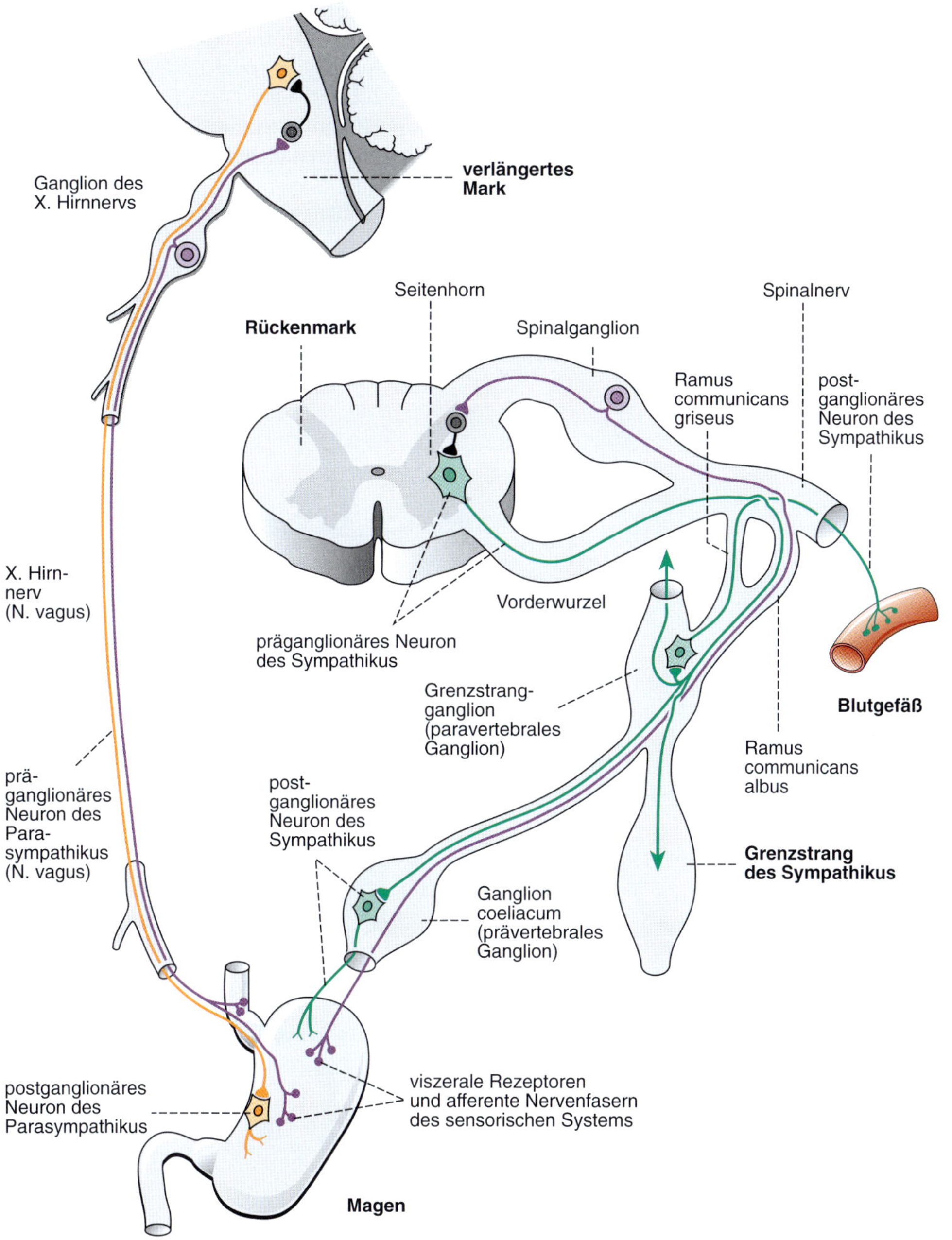

Abb. 12-2 Schematische Darstellung der Innervation des Magens durch Sympathikus (grün) und Parasympathikus (orange) sowie der Rezeptoren und afferenten Neurone des sensorischen Systems (violett). [L106-R127]

ausgedehnte Geflechte um die großen unpaaren Äste der Bauchaorta und heißen Ganglion coeliacum, Ganglion mesentericum superius und Ganglion mesentericum inferius (Abb. 12-2, 12-4).

Die **Drüsenzellen des Nebennierenmarks** sind umgewandelte, postganglionäre sympathische Neurone. Entsprechend werden sie von präganglionären sympathischen Fasern innerviert. Nach der Stimulation geben diese Drüsenzellen Adrenalin und Noradrenalin – die Überträgerstoffe des Sympathikus – an das Blut ab (Abbildung 12-1, 12-4).

12.1.2 Parasympathikus

Die Ursprungszellen des parasympathischen Systems liegen im Hirnstamm und im Sakralabschnitt des Rückenmarks (Abb. 12-1). Deshalb ist der Parasympathikus in einen **Kopfteil** und einen **Beckenteil** gegliedert. Die parasympathischen Fasern des Kopfteils verlaufen in verschiedenen **Hirnnerven**, vor allem im X. Hirnnerven (N. vagus), die des Beckenteils bilden die Beckennerven (N. pelvicus; Abb. 12-5). Auch der Parasympathikus besteht aus zwei hintereinander geschalteten Neuronen. Die Umschaltstelle auf das zweite Neuron liegt im Gegensatz zum Sympathikus allerdings sehr nahe am Organ (z. B. Kopfganglien) oder in den Organen selbst (Abb. 12-2 und Abb. 12-6).

Impulse von Rezeptoren der Eingeweideorgane erreichen das Zentralnervensystem auf verschiedenen Wegen. Die afferenten viszeralen Nerven laufen meist mit den Nervenbahnen von Sympathikus und Parasympathikus zum Rückenmark oder zum Hirnstamm. Ihre Zellkörper liegen in den Spinalganglien des Rückenmarks oder in den Ganglien des VII., IX. bzw. X. Hirnnerven (Abb. 12-2).

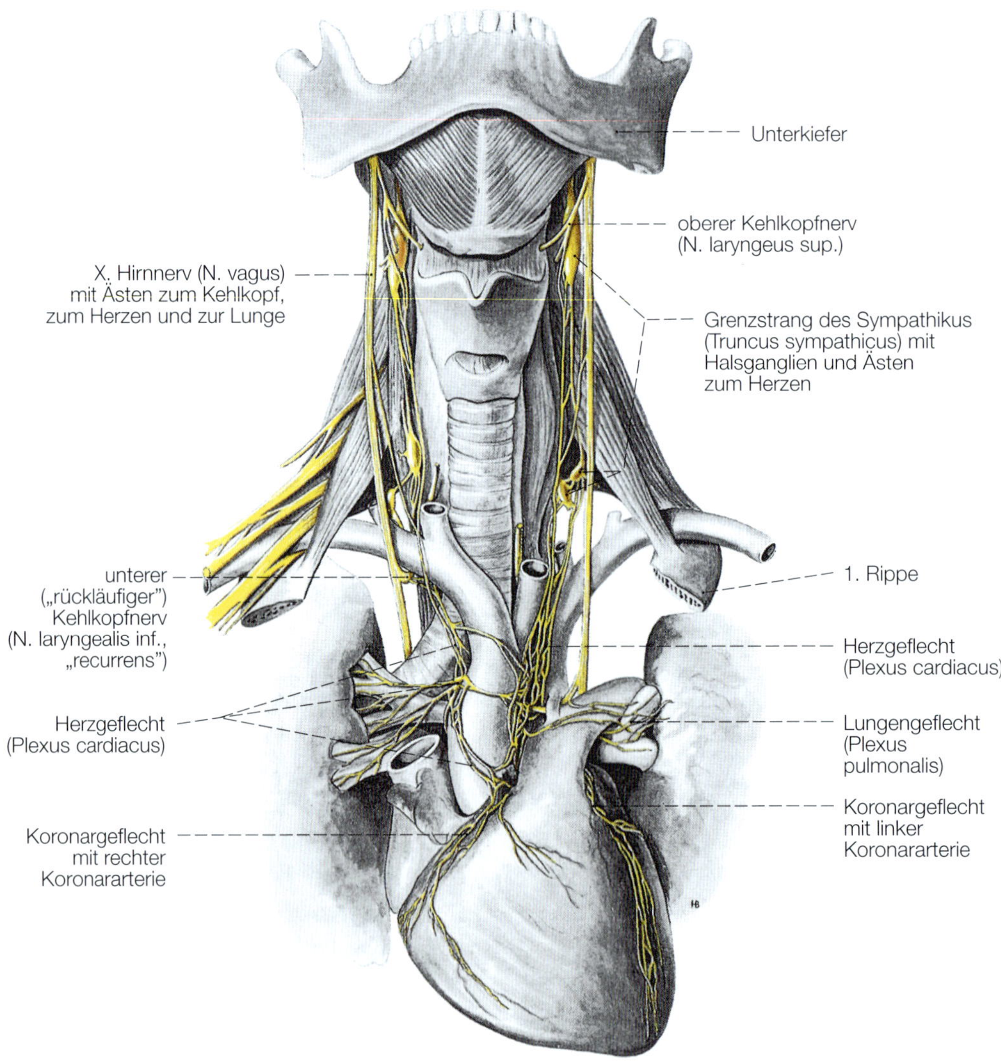

Abb. 12-3 Innervation von Herz und Lunge durch Sympathikus und Parasympathikus (Ansicht von vorne). [C112]

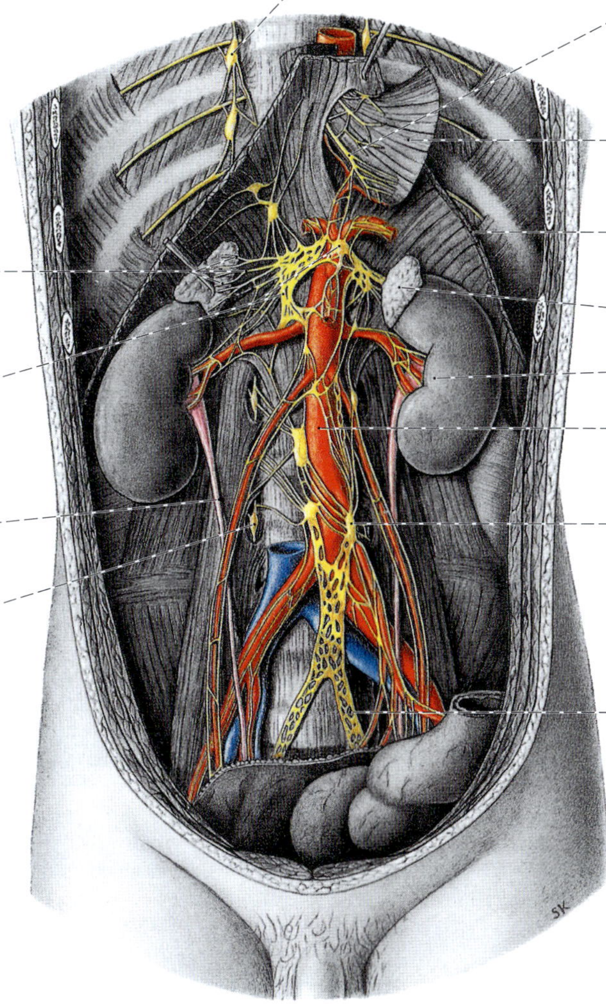

Abb. 12-4 Hintere Bauchwand mit Bauchaorta und vegetativen Ganglien sowie Nervengeflechten (Ansicht von vorne). [S010-2-13/14]

12.1.3 Darmnervensystem

Der Verdauungstrakt ist in seinen Grundfunktionen ebenso wie das Herz mit seinem erregungsbildenden und erregungsleitenden System vom zentralen Nervensystem unabhängig. Dieses sog. enterische Nervensystem kann in einen **Plexus submucosus (Meißner)** und einen **Plexus myentericus (Auerbach)** eingeteilt werden (Abb. 12-7). Beide bestehen aus Schaltkreisen von afferenten („registrierenden“) und efferenten („ausführenden“) Neuronen, die über Zwischenneurone verbunden sind (Abb. 12-7 B). Der Plexus submucosus ist hauptsächlich für Sekretion und Resorption verantwortlich, während der Plexus myentericus die Peristaltik kontrolliert. Das enterische Nervensystem breitet sich vom Ösophagus bis zum Kolon aus. Es wird allgemein angenommen, dass im enterischen Nervensystem die neuronalen Verschaltungen für bestimmte Funktionen festgelegt sind und dass sympathische und parasympathische Neurone modulierend auf diese Schaltkreise einwirken. Die Einflussnahme von Sympathikus und Parasympathikus ist am Anfangs- und Endteil des Magen-Darm-Trakts besonders groß. Damit

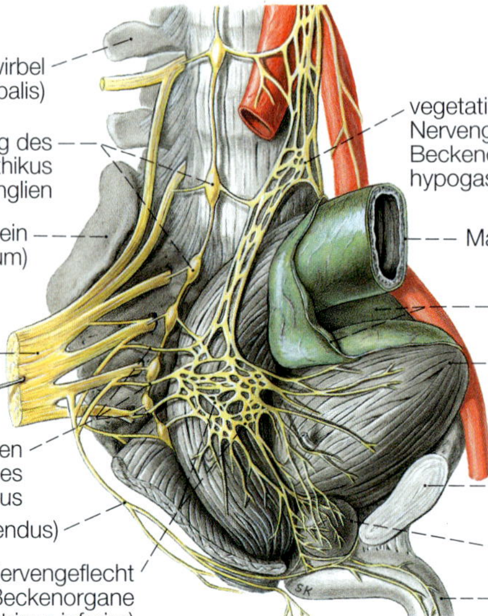

Abb. 12-5 Vegetative Ganglien und Nervengeflechte im kleinen Becken (rechte Seitenansicht). [S010-2-15]

werden Nahrungsaufnahme und Darmentleerung wirksam kontrolliert. Wegen der großen Zahl der enterischen Neurone (etwa so viel wie im Rückenmark) und der Vielfalt der neuronalen Verschaltungen wird das Darmnervensystem auch als „brain of the gut" bezeichnet.

K Die afferenten Neurone aus dem Magen-Darm-Trakt leiten unter anderem Schmerzimpulse. Diese Impulse werden jedoch durch ➜ andere Reize hervorgerufen als wir sie von der Haut kennen. So werden Schnitte in der Darmwand oder die bei Endoskopien übliche Entnahme von Schleimhautproben (Biopsie) nicht wahrgenommen. Dagegen führt die Überdehnung von Darmabschnitten oder Gallengängen zu heftigen kolikartigen Schmerzen (Gallenkolik). Auch weitere vegetative Reaktionen wie Schweißausbrüche, Herzrasen und Übelkeit können die Folge sein.

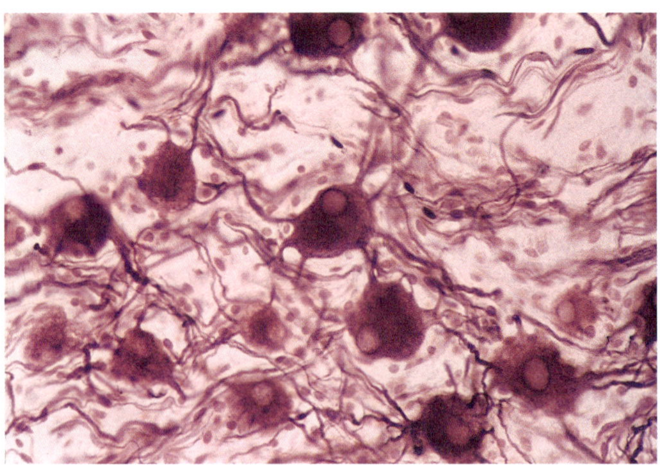

Abb. 12-6 Nervenzellen eines vegetativen Ganglions. Mikroskopische Aufnahme eines histologischen Präparats. [Institut für Anatomie, Münster/R127]

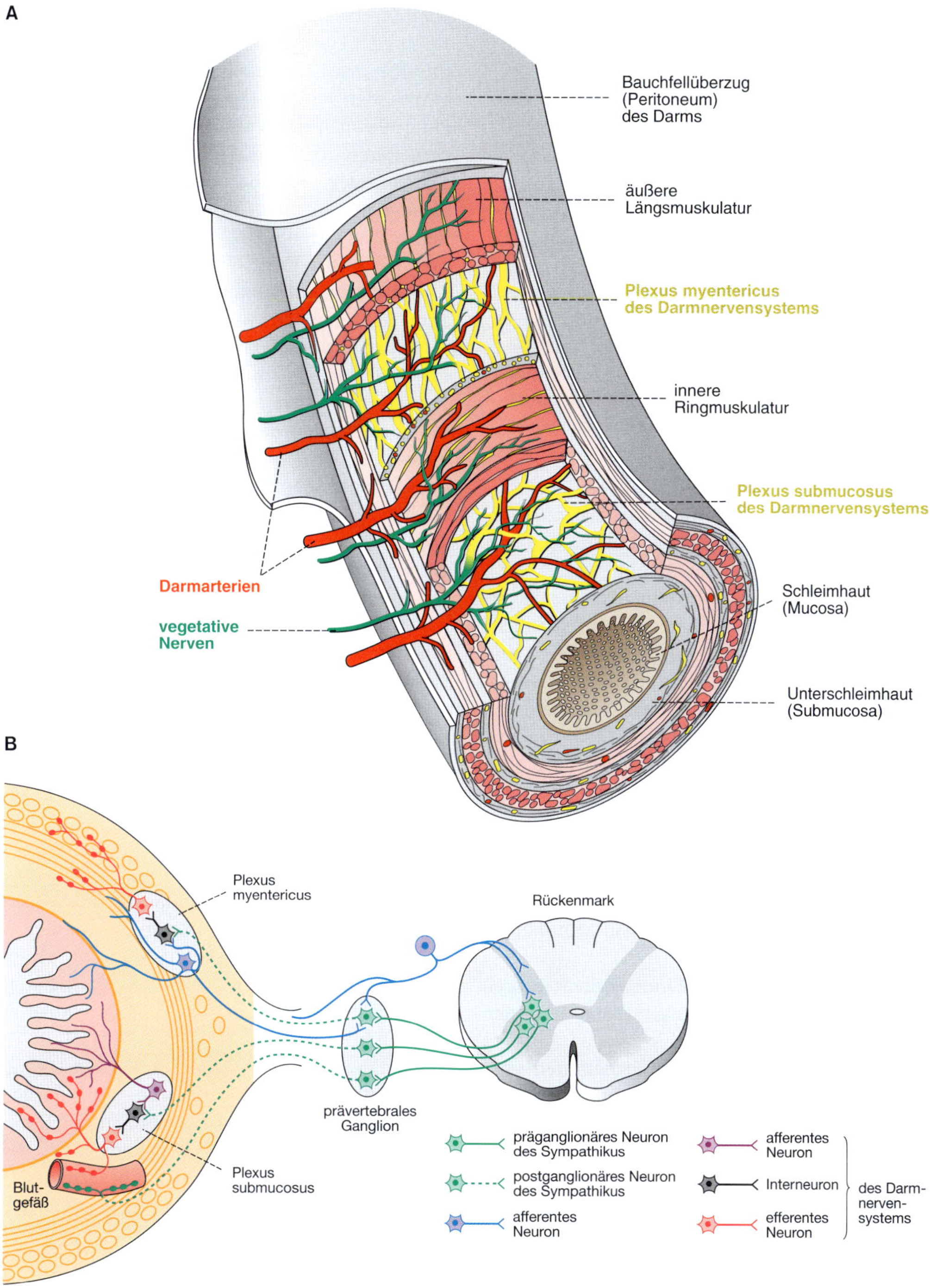

Abb. 12-7 Darmnervensystem. [L106-R127]
A: Abschnitt des Darmrohrs mit Darstellung von Lage und Ausbreitung des Plexus myentericus und submucosus.
B: Schaltkreise des Plexus myentericus und des Plexus submucosus in Verbindung mit prä- und postganglionären Neuronen des vegetativen Nervensystems. Die Schaltkreise von Plexus myentericus und Plexus submucosus bestehen aus einem afferenten Neuron, mindestens einem Zwischenneuron und einem efferenten Neuron. Vegetative (hier sympathische) Neurone haben Einfluss auf diese Schaltkreise und können auch direkt die Weite der Blutgefäße verändern.

12.2 Erregungsverarbeitung im peripheren vegetativen Nervensystem

Z Die Erregungsübertragung vom prä- zum postganglionären Neuron erfolgt im Sympathikus und Parasympathikus durch den Transmitter Acetylcholin. Der Sympathikus beeinflusst die Zielorgane durch Adrenalin und Noradrenalin (Catecholamine), der Parasympathikus durch Acetylcholin. Die beiden vegetativen Systeme wirken an einigen Zielorganen gegensätzlich. Durch Nervenzellen des sensorischen Systems, des peripheren vegetativen Nervensystems und des motorischen Systems werden vielfältige Reflexbögen geschlossen.

Grundbaustein des peripheren vegetativen Nervensystems ist, ähnlich wie im motorischen System, ein **Reflexbogen** (auch Abb. 12-2, 12-8). Auch der vegetative Reflexbogen setzt sich aus einem **afferenten** und einem **efferenten** Schenkel zusammen. Mechano-, Thermo- und Schmerzrezeptoren sowie andere Sensoren, z. B. Chemorezeptoren, nehmen Informationen aus den inneren Organen auf. Diese Erregungen aus den Rezeptoren laufen über afferente Nervenfasern zentralwärts und gelangen über die hintere Wurzel in das Rückenmark bzw. über Hirnnerven in den Hirnstamm (Abb. 12-9 A). Die eintreffenden Erregungen werden auf sensorische Nervenzellen, auf efferente Neurone des vegetativen Nervensystems und auf Motoneurone aufgeteilt.

Erregungen, die von Eingeweiderezeptoren ausgehen, lösen an den sensorischen Neuronen im Rückenmark ebenfalls Erregungen aus. Auf diesem Weg gelangen die Informationen über aufsteigende Bahnen zur Hirnrinde, die sie zu bewussten Empfindungen wie „Druck" und „Schmerz" verarbeitet. Auch Erregungen, die an den Thermo- und Schmerzrezeptoren der Haut entstehen, gelangen zu den sensorischen Neuronen im Rückenmark. Da Erregungen, die einerseits in den Eingeweiden und andererseits in der Haut ausgelöst werden, im Rückenmark zum Teil auf dieselben sensorischen Neurone einströmen, geht die Information über den Ursprungsort der Erregungen zumindest teilweise verloren. Häufig deutet das Gehirn ungeachtet des tatsächlichen Ursprungsorts deshalb Erregungen als von der Haut ausgehend. So können Schmerzerregungen aus dem Bereich des Herzens in der Haut des linken Armes und Schmerzimpulse des Zwerchfells in der Schulterregion empfunden werden. Die Hautareale, in die Erregungen von inneren Organen „projiziert" werden, nennt man **Head-Zonen** (Abb. 12-9 B). Die inneren Organe und die zugehörigen Head-Zonen können örtlich weit auseinander liegen, weil sich die Eingeweide- und Hautregionen, die vom selben Rückenmarkssegment versorgt werden, während der fetalen Entwicklung zum Teil erheblich voneinander entfernen.

Während der afferente Schenkel des vegetativen Reflexbogens grundsätzlich dem Verlauf der Nerven im System der somato-viszeralen Sensibilität und damit den motorischen Reflexbögen entspricht (Kap. 5 „Sensorisches System"), weist der efferente Schenkel Unterschiede zum motorischen System auf (auch Abb. 12-2, 12-8; Kap. 6 „Motorisches System"). Er besitzt immer eine Umschaltstelle, die in einem vegetativen Ganglion gelegen ist. Der efferente Teil des Reflexbogens besteht also aus zwei hintereinander geschalteten Neuronen, dem präganglionären Neuron und dem postganglionären Neuron.

12.2.1 Sympathikus

Im Sympathikus vermittelt **Acetylcholin** die Erregungsübertragung vom präganglionären zum postganglionären Neuron. Synaptische Endformationen der präganglionären Fasern setzen diesen Transmitter durch Aktionspotentzale frei, der sich dann mit Rezeptoren in der Membran der postganglionären Neurone verbindet (Kap. 4 „Nervensystem – Allgemeine Grundlagen"). Dadurch entstehen in den postganglionären Neuronen Erregungen.

Die Erregungsübertragung in den vegetativen Ganglien kann auf verschiedene Weise beeinflusst werden. Beispielsweise können Gifte von Krankheitserregern (z. B. Botulinustoxin) die Transmitterausschüttung aus den präganglionären Neuronen blockieren. Die Erregungsübertragung kommt auch nicht zustande, wenn Acetylcholin durch Wirkstoffe von seiner Bindungsstelle am Rezeptor verdrängt wird. Bei diesen sog. **Ganglienblockern** unterscheidet man zwei Typen:

- **Stabilisationsblocker** (z. B. Hexamethonium; in hohen Konzentrationen auch Curare, auch Abb. 6-9). Die Rezeptoren werden besetzt, ohne dass durch diese Verbindung Reaktionen

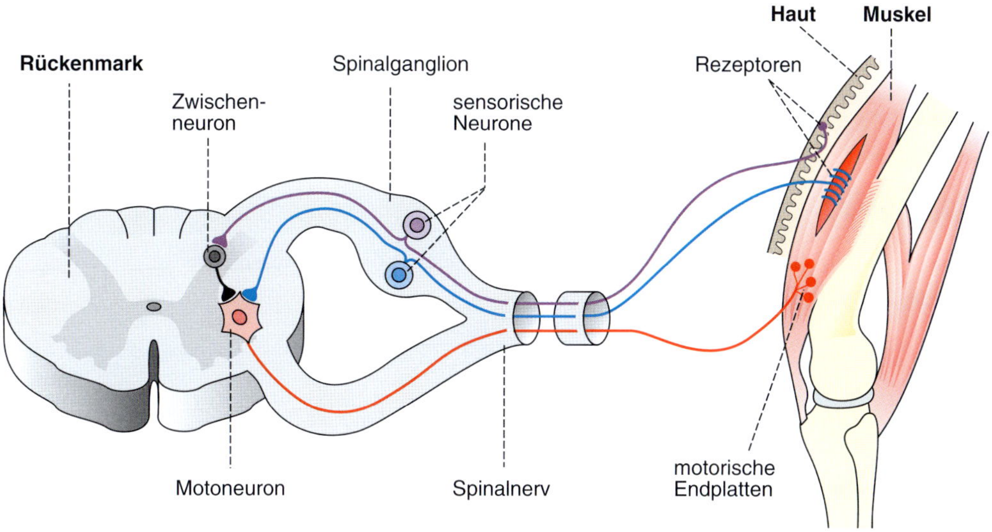

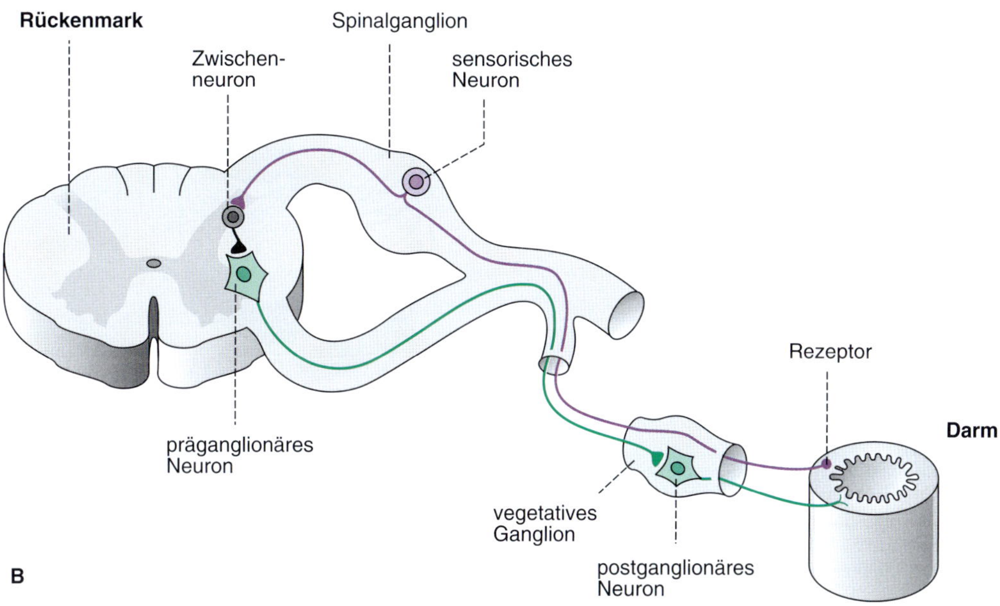

Abb. 12-8 Gegenüberstellung von Reflexbögen im somatischen und vegetativen Nervensystem.
A: Eigen- und Fremdreflexbogen im motorischen (somatischen) System. [L106-R127]
B: Typischer vegetativer Reflexbogen. [S130]

im postganglionären Neuron ausgelöst werden.

- **Depolarisationsblocker** (zum Beispiel Nikotin). Die Besetzung der Rezeptoren ruft anhaltende Depolarisationen hervor, wobei im postganglionären Neuron das Membranpotenzial so kritisch vermindert wird, dass keine Aktionspotenziale mehr auslösbar sind.

Die postganglionären Neurone zeigen an den Zielzellen der Organe (Herzmuskelfasern, Drüsenzellen, glatte Muskelfasern) keine klar abgrenzbaren und gleichförmigen Endformationen, wie sie im motorischen Nervensystem als neuromuskuläre Endplatten vorliegen (Kap. 6 „Motorisches System"). Sie werden als Kontaktstelle oder Kontakt bezeichnet (Abb. 4-1 C).

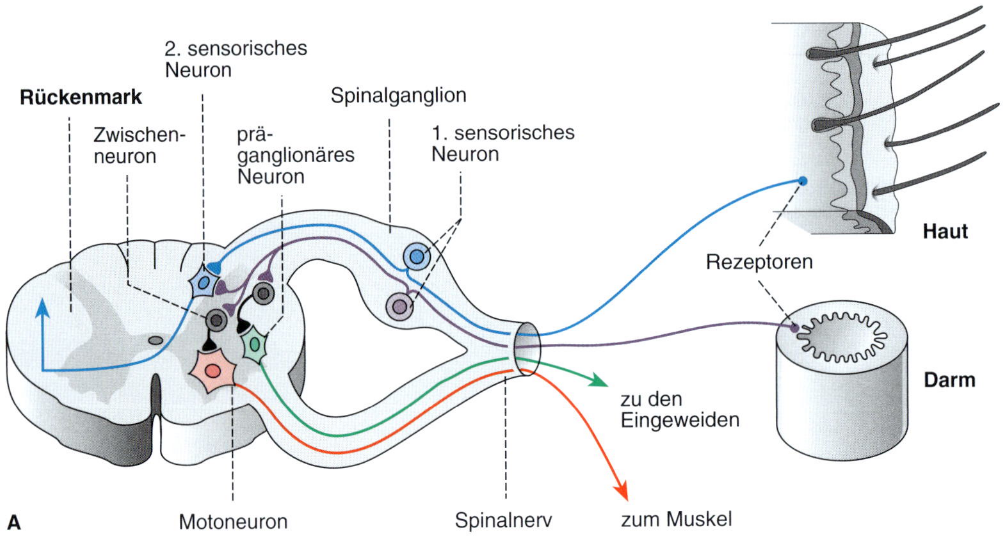

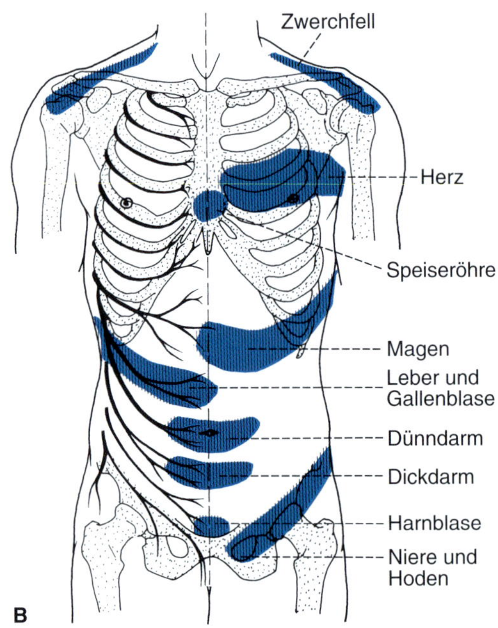

Abb. 12-9 Verteilung von Haut- und Eingeweideafferenzen im Rückenmark **(A)** und in den Head-Zonen **(B).**
A: Die Informationen von Eingeweiderezeptoren und Hautrezeptoren strömen auf eine sensorische Nervenzelle im Rückenmark zu. [L106-R127]
B: Einige typische Head-Zonen und ihre Beziehungen zu Organen und Rückenmarkssegmenten. [S019]

Das sympathische System beeinflusst die Zielorgane durch die Transmitter **Adrenalin** und **Noradrenalin,** wobei dem Noradrenalin bei der Erregungsübertragung zwischen postganglionären Neuronen und Zielzellen die größere Bedeutung zukommt. Dieser Transmitter wird aus den Nervenenden freigesetzt. Er verbindet sich darauf mit den Membranrezeptoren der Effektorzelle. Die Noradrenalinwirkung endet überwiegend durch einen Rücktransport des Transmitters in die Nervenfasern. Ein enzymatischer Abbau ist nur von untergeordneter Bedeutung.

Die durch Noradrenalin ausgelösten Wirkungen sind unterschiedlich. Zum einen stellen sie Depolarisationen dar (exzitatorische Kontaktpotenziale). Zum anderen bestehen sie in Hyperpolarisationen (inhibitorische Kontaktpotenziale). Im Gegensatz zum motorischen System kann das sympathische Nervensystem in den Zielzellen also sowohl Erregungen als auch Hemmungen auslösen. Diese unterschiedlichen Reaktionen der Zielzellen sind überwiegend organspezifisch. So hemmt eine Aktivitätssteigerung im Sympathikus die glatte Muskulatur des Darms, während sie die Herztätigkeit fördert (Abb. 12-11).

Auch die Erregungsübertragung zwischen den postganglionären sympathischen Neuronen und den Zielzellen kann durch zahlreiche Wirkstoffe beeinflusst sein. Solche Stoffe können die Wirkung des natürlichen Transmitters verstärken (**Sympathikomimetika**) oder auch abschwächen (**Sympathikolytika**).

An den Zielzellen werden zwei Typen von Membranrezeptoren unterschieden: Sie werden als α- und β-Rezeptoren bezeichnet und besitzen jeweils noch die Untertypen α_1 und α_2 bzw. β_1 und β_2. Die α- und β-Rezeptoren vermitteln je nach Zielzelle sowohl hemmende als auch fördernde Wirkungen (Abb. 12-10). Ausmaß und Richtung der Sympathikuswirkung auf einzelne Organe sind also vom Typ der Zielzelle abhängig. Die α- und β-Rezeptoren können durch Medikamente gezielt besetzt und damit der natürliche Transmitter von seinem Bindungsort verdrängt werden. Solche α- bzw. β-Rezeptorenblocker haben in der Medizin eine große Bedeutung. Nimmt beispielsweise die Aktivität des Sympathikus zu, steigert sich die Schlagfrequenz des Herzens über β-Rezeptoren (Abb. 12-10). Ein β-Rezeptorenblocker vermindert die Sympathikuswirkung und vermeidet eine Überbelastung des Herzens (Kap. 9).

12.2.2 Parasympathikus

Die Erregungsübertragung vom präganglionären zum postganglionären Neuron vermittelt **Acetylcholin.** Dieser Transmitter kommt aus den präganglionären Fasern und bewirkt in den postganglionären Neuronen eine Erregung. Die ganglionäre Erregungsübertragung im Parasympathikus entspricht also derjenigen im Sympathikus.

Im Unterschied zum sympathischen System bewirkt Acetylcholin beim Parasympathikus ebenfalls die Erregungsübertragung vom postganglionären Neuron auf die Zielzellen. Der Transmitter verbindet sich wiederum mit den Membranrezeptoren der Zielzellen und löst entweder erregende oder hemmende Kontaktpotenziale aus. Welche dieser Wirkungen auftritt, hängt wie beim Sympathikus vom Zielorgan ab (Abb. 12-10). So steigert sich die Aktivität der glatten Muskulatur des Darmes, während die Aktivität des Herzens abnimmt. Die Acetylcholinwirkung endet in erster Linie durch eine chemische Spaltung des Transmitters. Enzyme beschleunigen diesen Abbau.

Auch im parasympathischen System können verschiedene Wirkstoffe die Erregungsübertragung vom postganglionären Neuron zu den Zielzellen beeinflussen.

- Erregungsfördernde Stoffe (**Parasympathikomimetika**) greifen entweder direkt an der Membran der Zielzellen an (**direkte** Parasympathikomimetika) oder hemmen den enzymatischen Abbau des natürlichen Transmitters (z. B. Physostigmin) und verstärken dadurch die Transmitterwirkung (**indirekte** Parasympathikomimetika).
- Substanzen, die die Erregungsübertragung blockieren, heißen **Parasympathikolytika.** Zu ihnen gehört z. B. das Atropin. Es verdrängt das Acetylcholin von den Membranrezeptoren, so dass Parasympathikuswirkungen aufgehoben werden.

12.2.3 Gegensätzliche Wirkungen von Sympathikus und Parasympathikus

Das sympathische und das parasympathische Teilsystem bilden den efferenten Schenkel des vegetativen Reflexbogens. Beide Teilsysteme versorgen gleichzeitig die Mehrzahl der inneren Organe (Abb. 12-1, 12-10). Dabei sind die Wirkungen von Sympathikus und Parasympathikus häufig entgegengesetzt. Dieser Wirkungsantagonismus wird im Folgenden am Beispiel der glatten Darmmuskulatur näher erläutert (Abb. 12-11).

In den glatten Muskelfasern treten auch dann Aktionspotenziale auf, wenn in den vorgeschalteten vegetativen Neuronen keine Erregungen ablaufen (Abb. 12-11). Diese sog. spontane Erregungsbildung ist für die glatte Muskulatur charakteristisch. Sie entsteht durch Schwankungen im Ruhemembranpotenzial, die über eine Dehnung oder Stauchung ausgelöst werden können. Überschreiten diese Potenzialschwankungen die Membranschwelle, so entstehen auch ohne Anstoß durch das Nervensystem Erregungen und als Folge davon Verkürzungen der glatten Muskelfasern (Kap. 6 „Motorisches System"). Daher lähmt eine Unterbrechung der neuronalen Versorgung auch nicht zwangsläufig die glatten Muskelfasern. Bei einem Funktionsausfall der Motoneurone, die die Skelettmuskulatur innervieren, tritt jedoch stets eine Lähmung auf.

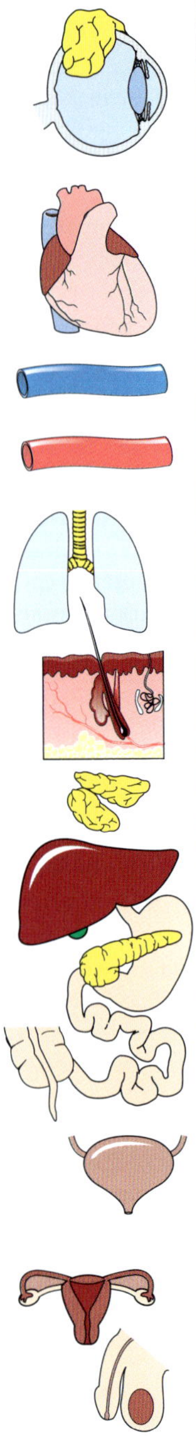

	Parasympathikus (über M-Rezeptoren)	Sympathikus (über α- und β-Rezeptoren)
Tränendrüse	Sekretion	
Auge		
M. dilatator pupillae		Kontraktion (Pupillenerweiterung) (α_1)
M. sphincter pupillae	Kontraktion (Pupillenverengung)	
M. ciliaris	Kontraktion (Nahakkommodation)	geringe Relaxation
Herz		
Sinusknoten	Frequenzabnahme	Frequenzzunahme (β_1)
AV-Knoten	Erregungsabnahme	Erregungszunahme (β_1)
Myokard (Kontraktilität)	Abnahme (nur im Vorhof)	Zunahme (Vorhof und Ventrikel) (β_1)
Koronararterien		Vasokonstriktion (α_1)
Venen		Vasokonstriktion (α_1)
Arterien		
des Magen-Darmtrakts		Vasokonstriktion (α_1)
der Nieren		Vasokonstriktion (α_1)
der Skelettmuskulatur		Vasokonstriktion (α_1) Vasodilatation: a) (β_2) b) cholinerg
Trachea und Bronchien		
Muskulatur	Kontraktion	Erschlaffung (β_2)
Drüsen	Schleimsekretion	
Haut		
Blutgefäße		Vasokonstriktion (α_1)
Schweißdrüsen		Schweißsekretion (cholinerg!)
Speicheldrüsen	dünnflüssige Sekretion	zähflüssige Sekretion (α_1)
Leber	Glykogenese	Glykogenolyse (β_2)
Gallenblase	Kontraktion	Relaxation
Pankreas		
exokrine Sekretion	Zunahme	geringe Abnahme (α_1)
Insulinausschüttung		Hemmung (α_2)
Magen-Darm-Trakt		
Peristaltik	Motilitätszunahme	Motilitätsabnahme (α_2 / β_2)
Schließmuskeln	Erschlaffung	Kontraktion (α_1)
Sekretion	Zunahme	Abnahme oder kein Effekt
Harnblase		
Detrusor	Kontraktion	Erschlaffung (gering) (β_2)
M. sphincter internus		Kontraktion (α_1)
Genitalorgane		
Schwellkörper	Vasodilatation (Erektion)	
Geschlechtsdrüsen (Cowper- und Bartholin-Drüsen)	Sekretion	
Samenblase		Kontraktion (Emission)
Prostata		Kontraktion (Emission)
Uterus		Kontraktion (Schwangerschaft) (α_1) Erschlaffung (hormonabhängig) (β_2)

Abb. 12-10 Übersicht über die Wirkungen von Parasympathikus und Sympathikus an verschiedenen Organen. Beim Sympathikus sind die Membranrezeptoren (α, β) der Zielzellen vermerkt. [L123-R127]

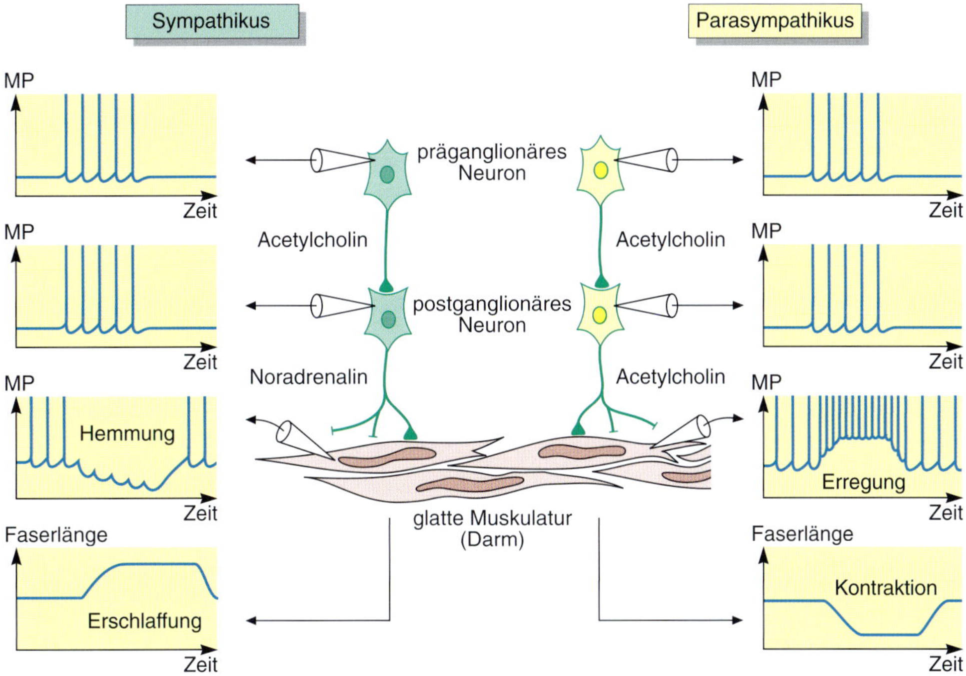

Abb. 12-11 Erregungsverarbeitung in Sympathikus und Parasympathikus. Membranpotenziale (MP) der prä- und postganglionären Nervenzellen sowie der zugehörigen glatten Muskelzellen des Darmes werden mit Mikroelektroden abgeleitet und die Länge der Muskelfaser gemessen. Die wirksamen Transmittersubstanzen sind jeweils neben den Stellen der Erregungsübertragung vermerkt. [L106-R127]

Die Spontanaktivität der glatten Muskulatur kann durch das vegetative Nervensystem sowohl gehemmt als auch gefördert werden (Abb. 12-11).

- **Erregungen des Sympathikus** lösen in den glatten Muskelfasern des Darms hemmende Kontaktpotenziale aus. Die damit verbundene Hyperpolarisation unterdrückt die spontan auftretenden Aktionspotenziale. Damit nimmt die Verkürzung der Muskelzellen ab und die Faserlänge zu. Die Darmmuskulatur erschlafft.
- **Erregungen des Parasympathikus** wirken umgekehrt. Die Aktionspotenziale der parasympathischen postganglionären Neurone führen zu erregenden Kontaktpotenzialen. Dadurch treten in den Muskelzellen vermehrt Aktionspotenziale auf, wodurch die Verkürzung zu- und die Faserlänge abnimmt. Die Wandspannung des Darms vergrößert sich.

Ein echter Wirkungsantagonismus zwischen Sympathikus und Parasympathikus ist auch an der Schlagfrequenz des Herzens feststellbar (Abb. 12-10). An anderen Organen ist der Einfluss nicht so gleichmäßig auf die beiden vegetativen Teilsysteme verteilt. Es liegt zwar häufig eine doppelte vegetative Innervation vor, jedoch tritt eines der beiden Teilsysteme ganz in den Vordergrund. So kontrolliert z. B. überwiegend der Parasympathikus Füllung und Entleerung der Harnblase (Kap. 10 „Nierensystem und Wasserhaushalt“); die Weite der Blutgefäße, von wenigen Gefäßgebieten abgesehen, bestimmt nur die Aktivität des Sympathikus (Kap. 9 „Herz-Kreislauf-System“; Abb. 12-10).

Ü Machen Sie rasch hintereinander zehn bis fünfzehn Kniebeugen. Ermitteln Sie vorher und anschließend Pulsfrequenz und Blutdruck. Listen Sie sodann Ihre Messwerte auf. Versuchen Sie nun, diese Beobachtungen einem Teil des vegetativen Nervensystems zuzuordnen.

12

12.2.4 Periphere Reflexe

Strukturen, die den vegetativen Reflexbogen bilden und an ihn angeschlossen sind, kontrollieren zahlreiche Körperfunktionen (Abb. 12-12):

- **Eingeweide-Eingeweide-Reflex** (viszero-viszeraler Reflex; Abb. 12-2):
  Die Erregungen starten an Rezeptoren (z. B. des Darms). Sie gelangen über afferente Fasern

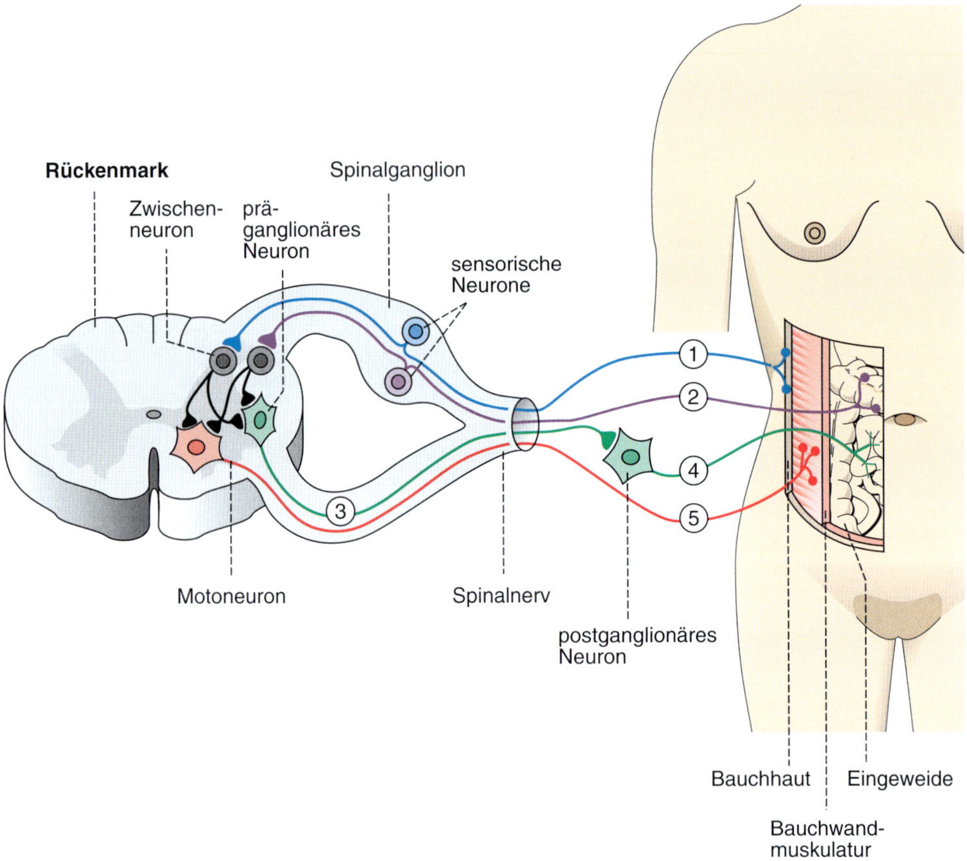

Abb. 12-12 Reflexe im peripheren vegetativen und somatischen Nervensystem. [L106-R127]
Eingeweide-Eingeweide-Reflex (viszero-viszeraler Reflex) über Nervenfasern 2, 3 und 4.
Eingeweide-Muskel-Reflex (viszero-motorischer Reflex) über Nervenfasern 2 und 5.
Haut-Eingeweide-Reflex (kuti-viszeraler Reflex) über Nervenfasern 1, 3 und 4.
Haut-Muskel-Reflex (kuti-motorischer Reflex; Fremdreflex) über Nervenfasern 1 und 5.

in das Rückenmark und werden dort auf präganglionäre vegetative Neurone übertragen. Mit den Fasern dieser Nervenzellen und denen der nachgeschalteten postganglionären Neurone kehren die Erregungen (z. B. zum Darm) zurück. Auf diesem Weg wird ein Teil der Magen-Darm-Bewegungen koordiniert.

- **Eingeweide-Muskel-Reflex** (viszero-motorischer Reflex):
  Erregungen aus den Eingeweiden (z. B. aus dem Darm) gelangen über das Zwischenneuronennetz des Rückenmarks zu den (somatischen) Motoneuronen. Über die Fasern dieser Nervenzellen erreichen sie direkt die quergestreifte Skelettmuskulatur. So entstehen bei Entzündungen innerer Organe Abwehrspannungen in der Bauchmuskulatur.
- **Haut-Eingeweide-Reflex** (kuti-viszeraler Reflex):
  Die Erregungen starten an Rezeptoren der Haut. Sie gelangen über afferente Fasern in das Rückenmark und werden dort auf präganglionäre vegetative Neurone übertragen. Mit den Fasern dieser Nervenzellen und denen der nachgeschalteten postganglionären Neurone verlaufen sie zu den Eingeweiden (z. B. zum Darm). Auf diese Weise kann durch Hautreize (kalte oder warme Umschläge) die Tätigkeit innerer Organe beeinflusst werden.
- **Haut-Muskel-Reflex** (kuti-motorischer Reflex):
  Erregungen aus der Haut gelangen über (somatische) Motoneurone des Rückenmarks zur quergestreiften Skelettmuskulatur. Auf

diesem Weg werden die Reflexe der unbewussten Zielmotorik, sog. Fremdreflexe, vermittelt (Kap. 6 „Motorisches System"). So kontrahiert sich z. B. die Bauchmuskulatur beim Bestreichen der Bauchhaut.

12.3 Organisation des zentralen vegetativen Nervensystems

Z Das zentrale vegetative Nervensystem stimmt die Funktionen der verschiedenen Teile des peripheren vegetativen Nervensystems aufeinander ab und stellt die Verbindung zum endokrinen System her. Es steht unter dem Einfluss von sensorischem und motorischem System des Großhirns.

Das zentrale vegetative Nervensystem ist stufenweise aufgebaut (Abb. 12-13). Auf einer ersten Organisationsstufe stimmen Kerngebiete im Rückenmark und Gehirn die verschiedenen Teile des peripheren vegetativen Nervensystems in ihrer Aktivität aufeinander ab. Dadurch werden bereits komplexere Leistungen möglich. Weitere Kerngebiete des Gehirns koordinieren diese Leistungen auf einer zweiten Organisationsstufe mit der Tätigkeit des sensorischen und motorischen Systems (sog. somatisches Nervensystem). Obwohl im Zentralnervensystem keine klare Trennung zwischen somatischem und vegetativem System möglich ist, werden die Kerngebiete, die überwiegend die Funktionen des vegetativen Nervensystems zusammenfassen, als zentrales vegetatives Nervensystem bezeichnet.

- Die **erste Organisationsstufe** besteht aus **Kerngebieten des Rückenmarks.** So liegen im Kreuz- und Lendenmark vegetative Zentren, die die Füllung und Entleerung der Harnblase (Centrum vesicospinale), die Darmentleerung (Centrum anospinale) und die reflektorischen Sexualfunktionen (Centrum genitospinale) regeln. An der Grenze zwischen Hals- und Brustmark liegt ein Zentrum, das u. a. die Pupillenweite beeinflusst (Centrum ciliospinale). Schließlich befinden sich im verlängerten Mark die lebenswichtigen Kerngebiete, die Atmung und Blutkreislauf kontrollieren (Atemzentrum, Abb. 8-9; Kreislaufzentrum, Abb. 9-27 bis 9-30).
- Die **zweite Organisationsstufe** besitzt als zentrale Struktur den **Hypothalamus** (Abbildung 12-13). Zum einen steht er mit der ersten Organisationsstufe und mit dem endokrinen System in Verbindung. Zum anderen ist er mit dem sensorischen und dem motorischen System gekoppelt. Mithilfe dieser Verbindungen können die spezialisierten Organe in den Dienst der Aktionen des gesamten Körpers gestellt werden. So bezieht die Vermittlung des Hypothalamus bei einer motorischen Handlung alle Teilgebiete des vegetativen Nervensystems mit ein. Dabei steigern sich häufig schon in der „Planungsphase" einer motorischen Aktion (Kap. 6 „Motorisches System") die Herzschlagfrequenz, der arterielle Blutdruck und das Atemzeitvolumen. In der Regel werden

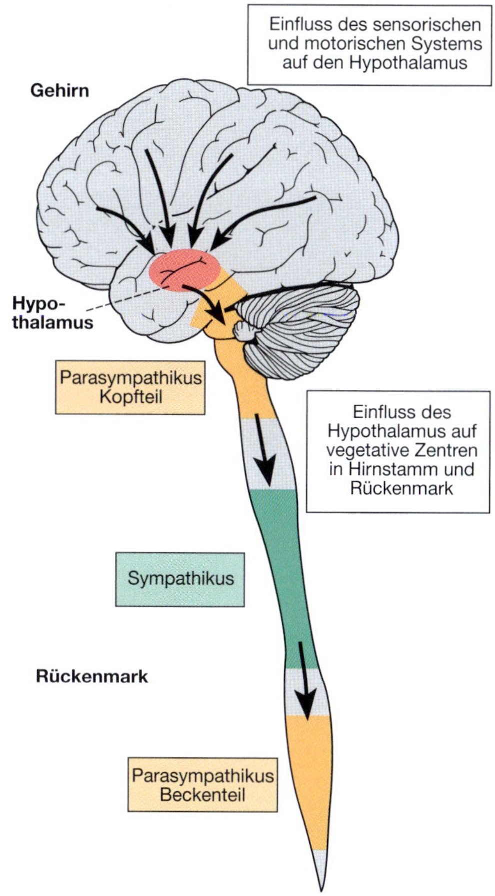

Abb. 12-13 Schematische Darstellung zur Organisation des zentralen vegetativen Nervensystems. Die Pfeile symbolisieren den Einfluss des sensorischen und motorischen Systems auf den Hypothalamus und den Einfluss des Hypothalamus auf die Zentren im Hirnstamm und Rückenmark. [L123-R127]

sensorisches, motorisches und vegetatives Nervensystem unter Mitbeteiligung des endokrinen Systems immer gleichzeitig aktiv. In Grenzfällen können Organe überfordert sein und damit sog. psychosomatische Erkrankungen auftreten.

Wiederholungsfragen

1. Erläutern Sie die Funktion der beiden Teile des vegetativen Nervensystems.
2. Beschreiben Sie den Ablauf einer peripheren Reflexreaktion im vegetativen Nervensystem.
3. Welche Rolle spielt das Nebennierenmark im vegetativen Nervensystem?
4. Nennen Sie jeweils vier Wirkungen des Sympathikus und des Parasympathikus an Zielorganen.

Auflösung des Fallbeispiels

Verdachtsdiagnose: Pilzvergiftung (sog. Muskarinsyndrom)

Krankheitsbild: Bei dem vorliegenden Krankheitsbild handelt es sich um eine Vergiftung mit dem Parasympathikomimetikum Muskarin, das direkt an muskarinergen Acetylcholinrezeptoren wirkt. Es wird im Gegensatz zu Acetylcholin nicht durch Enzyme abgebaut, sondern weitgehend unverändert mit dem Urin ausgeschieden. So werden die Wirkungen des Parasympathikus, wie sie in Abb. 12-10 zusammengestellt sind, weit überschießend. Es besteht, insbesondere durch die Gefahr des Herzversagens, eine lebensbedrohliche Situation.

Ursachen: Die Mechanismen, die zu Pilzvergiftungen führen, hängen von der Art der Gifte (Toxine) ab, die mit dem Pilzverzehr dem Körper zugeführt werden. In den verschiedenen Giftpilzen finden sich unterschiedliche Toxine:

- Risspilze, giftige Trichterlinge: Durch Muskarin wird die Wirkung des Parasympathikus an allen Organen erheblich gesteigert (Abb. 12-10; sog. Muskarinsyndrom).
- Fliegenpilz, Pantherpilz: Durch verschiedene Toxine werden die Funktionen des Zentralnervensystems (z. B. Halluzinationen, rauschartige Zustände) und des vegetativen Nervensystems (z. B. Beschleunigung der Pulsfrequenz) tiefgreifend gestört (sog. anticholinerges Syndrom).
- Tigerritterling, Speitäubling, Riesenrötling u. a.: Die zumeist noch unbekannten Toxine üben eine lokale Reizwirkung auf den Magen-Darm-Trakt aus (Gastroenteritis).
- Knollenblätterpilze: Die Toxine dieser Pilze (Amatoxine) hemmen die Transkription im Zellkern (Abb. 3-7) und damit die Eiweißsynthese. Besonders betroffen sind Leber-, Nieren- und Darmfunktion (sog. Phalloides-Syndrom).

Vorkommen und Häufigkeit: Nach Statistiken und Giftinformationszentralen machen Vergiftungen mit Pflanzen oder Pflanzenteilen ca. 5 – 10 % der Beratungsfälle aus. Bei ca. 50 000 Beratungen einer Zentrale pro Jahr fallen ca. 1500 Fälle wegen Verdacht auf Pilzvergiftung an.

Diagnostik: Die Symptome weisen auf eine exzessive Wirkung des Parasympathikus hin. Im Zusammenhang mit der Vorgeschichte (Waldspaziergang, Sammeln von Pilzen) ergibt sich der Verdacht auf eine Pilzvergiftung. Ein über die Vergiftungszentrale zu Rate gezogener Pilzkenner bestätigt, dass sich unter den verbliebenen Pilzen Risspilze befinden, die in hoher Konzentration das Parasympathikomimetikum Muskarin enthalten.

Therapie: Die überschießende Wirkung des Parasympathikus wird durch Anwendung des Parasympathikolytikums Atropin in hoher Dosierung rückgängig gemacht. Diese Maßnahme ist bei rechtzeitiger Anwendung lebensrettend.

13 Koordination spezialisierter Organfunktionen: Endokrines System

13.1 Wirkung von Hormonen und Aufbau des endokrinen Systems 391

13.2 Übergeordnete endokrine Systeme 392

13.2.1 Hypothalamus und Hypophyse 392
13.2.2 Epiphyse 394

13.3 Endokrine Teilsysteme 395

13.3.1 Somatotropin (somatotropes Hormon [STH], Wachstumshormon, growth hormone [GH]) 395
13.3.2 Schilddrüsenhormone 396
13.3.3 Parathormon, Calcitonin, Vitamin D 400
13.3.4 Nebennierenrindenhormone 402
13.3.5 Inselzellhormone des Pankreas (Insulin, Glukagon) 405

Z = Zusammenfassung   K = Krankheitslehre   G = Gesundheitsvorsorge   P = Pflegehinweis   Ü = Übung

Das endokrine System und das vegetative Nervensystem bewirken eine Koordination der spezialisierten Organfunktionen zur Versorgung des sensorischen und motorischen Systems. Das endokrine System besitzt die Fähigkeit, über spezielle Moleküle (Hormone) die Tätigkeit der Organe langfristig zu beeinflussen. Die Hormone werden in endokrinen Drüsen gebildet. Regelkreise kontrollieren ihre Freisetzung in das Blut.

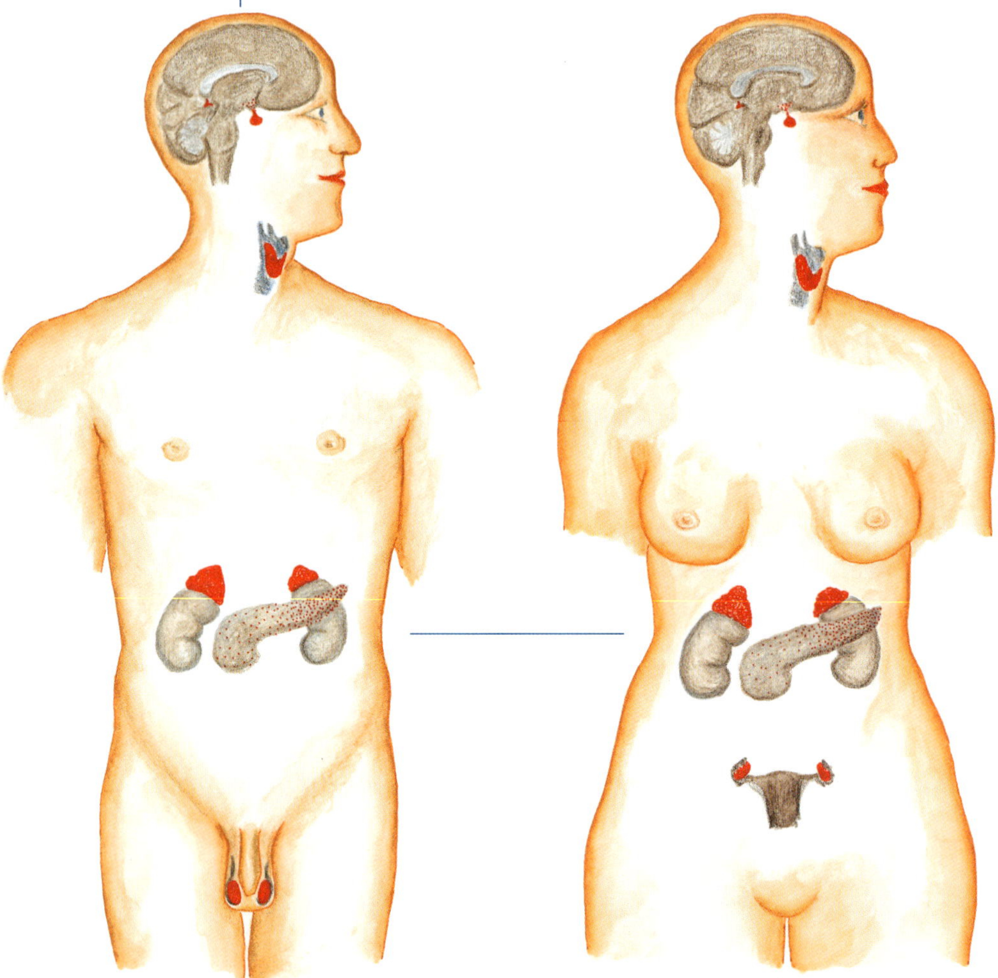

Abb. 13-0 Übersicht über die endokrinen Organe im weiblichen und männlichen Körper. [L128-R127]

Fallbeispiel

Eine 30-jährige Frau berichtet, dass ihre Leistungsfähigkeit in den letzten Wochen erheblich gesunken sei. Sie könne die Arbeit im Haushalt nicht mehr bewältigen. Bereits geringe körperliche Belastungen ermüdeten sie. Sie schwitze leicht und verspüre Herzklopfen. Trotz guten Appetits und normaler Nahrungsaufnahme habe sie in den letzten Monaten mehrere kg an Gewicht verloren. Sie könne schlecht einschlafen und nicht mehr durchschlafen. Zudem habe sich eine innere Unruhe eingestellt, und sie sei sehr nervös geworden. Bei der ärztlichen Untersuchung fallen eine vergrößerte Schilddrüse, hervorgetretene Augäpfel (Exophthalmus), feucht-warme Hände sowie ein feinschlägiges Zittern (Tremor) der Hände auf. In Ruhe liegt die Pulsfrequenz bei über 100 Schlägen/min und der Blutdruck beträgt 160/60 mmHg.

13.1 Wirkung von Hormonen und Aufbau des endokrinen Systems

Z Hormone aktivieren an den Zielzellen bereits vorhandene Enzyme oder fördern die Neubildung von Enzymen. Hormone, die an den Zielzellen angreifen, heißen effektorische Hormone. Ihre Produktion und Ausschüttung können durch glandotrope Hormone und Releasing- bzw. Release-inhibiting-Hormone übergeordneter Systeme nach dem Prinzip des Regelkreises beeinflusst werden.

Im endokrinen System erfüllen Moleküle, Hormone genannt, die Signalfunktion. Es gibt chemisch verschiedene Hormonarten wie Peptidhormone (z. B. Wachstumshormone) und Steroidhormone (z. B. Nebennierenrindenhormone). Sie werden meist in umschriebenen Zellverbänden, den endokrinen Drüsen, gebildet. Dort gelangen die Hormone in den Kreislauf und verteilen sich mit dem Blut im gesamten Organismus und somit in allen Geweben. Ihre Wirkung entfalten sie jedoch nur an den Zellen, die über entsprechende Rezeptoren verfügen (Abb. 13-1). So entsteht die gezielte Hormonwirkung, d. h. eine funktionelle Zuordnung von Hormondrüsen und Zielzellen (**Effektorzellen**). Diesen Mechanismus nennt man auch **Schlüssel-Schloss-Reaktion,** wobei das Hormon mit dem Schlüssel und der Rezeptor mit dem Schloss verglichen wird.

Durch die Verbindung von Hormonen mit Rezeptoren der Zielzellen können zwei verschiedene **Reaktionsketten** ausgelöst werden (Abb. 13-2).

- In Zelle A aktiviert die Hormon-Rezeptor-Verbindung ein Enzym, das auf zelleigene Enzymsysteme einwirkt. Die endgültige Hormonwirkung besteht an solchen Zielzellen z. B. in einer Formänderung (Kontraktion glatter Muskelzellen).
- Die Hormon-Rezeptor-Verbindung in Zelle B löst die Herstellung von zellspezifischen Enzymen aus. An diesem Prozess ist der Zellkern mit seiner Erbinformation (DNS) beteiligt. Auf diese Weise kann z. B. das Wachstum gesteigert werden.

Beide Hormonwirkungen können sich in einer Zielzelle nebeneinander entfalten.

Die Hormone, die an den Zielzellen angreifen, werden als **effektorische Hormone** und ihre Bildungsstätten als effektorische **Hormondrüsen** (z. B. die Schilddrüse) bezeichnet (Abb. 13-3). Eine übergeordnete Hormondrüse kann die Aktivität der effektorischen Hormondrüsen steigern. Die wichtigste übergeordnete Hormondrüse ist die **Hypophyse,** deren Vorderlappen-Hormone überwiegend **glandotrope Hormone** („auf Drüsen wirkende" Hormone) sind. Produktion und Ausschüttung dieser Hormone bestimmen wiederum spezifische Substanzen des Hypothalamus. Dieser aktiviert über releasing factors oder Releasing-Hormone (Liberine; „freisetzende" Hormone) bzw. hemmt über release-inhibiting factors oder Release-inhibiting-Hormone (Inhibine, Statine; „die Freisetzung hemmende" Hormone) die übergeordnete Hormondrüse. Dem endokrinen System liegt also ein kettenförmiger Aufbau mit einer funktionellen Abhängigkeit zugrunde. Funktionsentgleisungen mit pa-

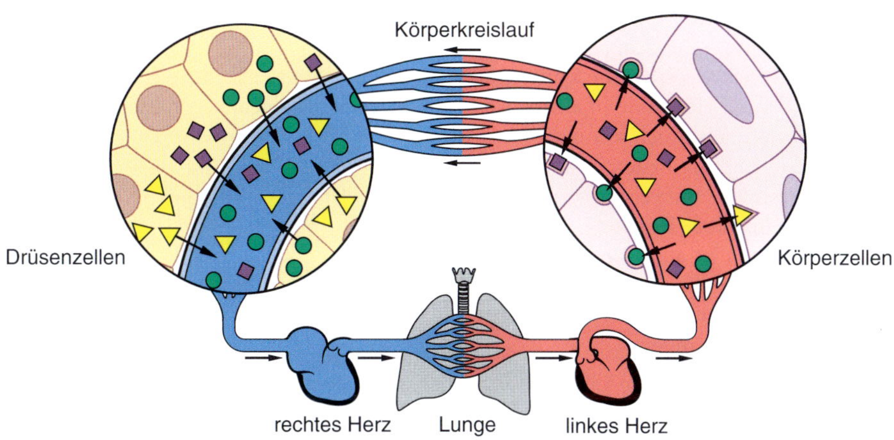

Abb. 13-1 Freisetzung von Hormonen (Kreise, Vierecke, Dreiecke) aus endokrinen Drüsen und Bindung an verschiedene Körperzellen. [L128-R127]

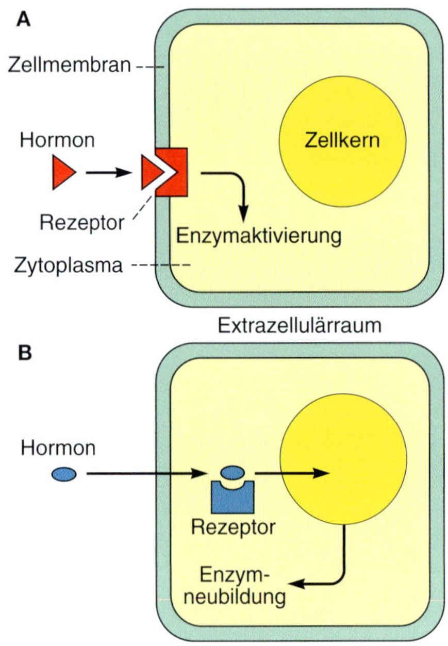

Abb. 13-2 Die wichtigsten Hormonwirkungen. [L112-R127]
A: Aktivierung vorhandener Enzyme.
B: Neubildung von Enzymen.

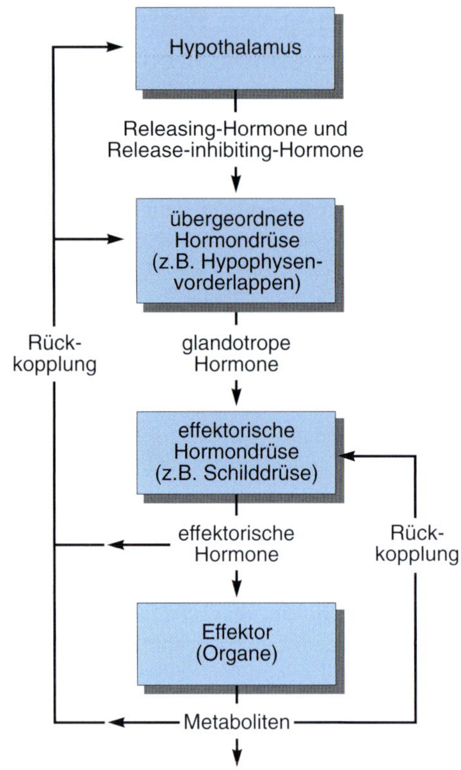

Abb. 13-3 Stufenweiser Aufbau des endokrinen Systems mit Rückkopplungen. [L112-R127]

thologischen Abweichungen der Hormonproduktion können auf allen Stufen des endokrinen Systems auftreten.

Die Aktivität des Hypothalamus beeinflusst die Konzentration an effektorischen Hormonen und/oder die Menge an Stoffwechselprodukten, die ihrerseits von der Produktion effektorischer Hormone abhängig sind. Dabei hemmen ansteigende effektorische Hormone bzw. Stoffwechselprodukte die Ausschüttung von releasing factors und umgekehrt. Diese Rückkopplung ist die Grundlage eines Regelkreises, der die Konzentration der effektorischen Hormone in einem weiten Bereich konstant hält. Auch wenn die endokrinen Teilsysteme in Einzelheiten ihres Aufbaus erhebliche Unterschiede aufweisen können, gilt fast immer das Prinzip der Regelung. In einigen hormonalen Systemen ist auch eine Rückkopplung zu den übergeordneten oder von den Stoffwechselprodukten direkt zu den effektorischen endokrinen Drüsen vorhanden.

Das gesamte endokrine System gliedert sich in verschiedene Teilsysteme, die bis auf das Hormonsystem der Fortpflanzung in Abb. 13-4 zusammengestellt sind. Bei zahlreichen dieser Teilsysteme sind Hypothalamus und Hypophyse als Drüsen beteiligt und übergeordnet. Daher werden ihr Aufbau und ihre funktionelle Verknüpfung vorab erläutert.

13.2 Übergeordnete endokrine Systeme

Z Zu den übergeordneten endokrinen Systemen gehören der Hypophysenvorderlappen, der Hypothalamus und die Epiphyse. Der Hypophysenvorderlappen bildet glandotrope Hormone. Dabei steht er unter dem Einfluss von Releasing- und Release-inhibiting-Hormonen hypothalamischer Nervenzellen.

13.2.1 Hypothalamus und Hypophyse

Die Hypophyse (Hirnanhangdrüse) liegt in einer Einbuchtung der Schädelbasis (Türkensattel). Sie ist durch einen trichterartigen Stiel (**Infundibulum**) mit dem Hypothalamus verbunden

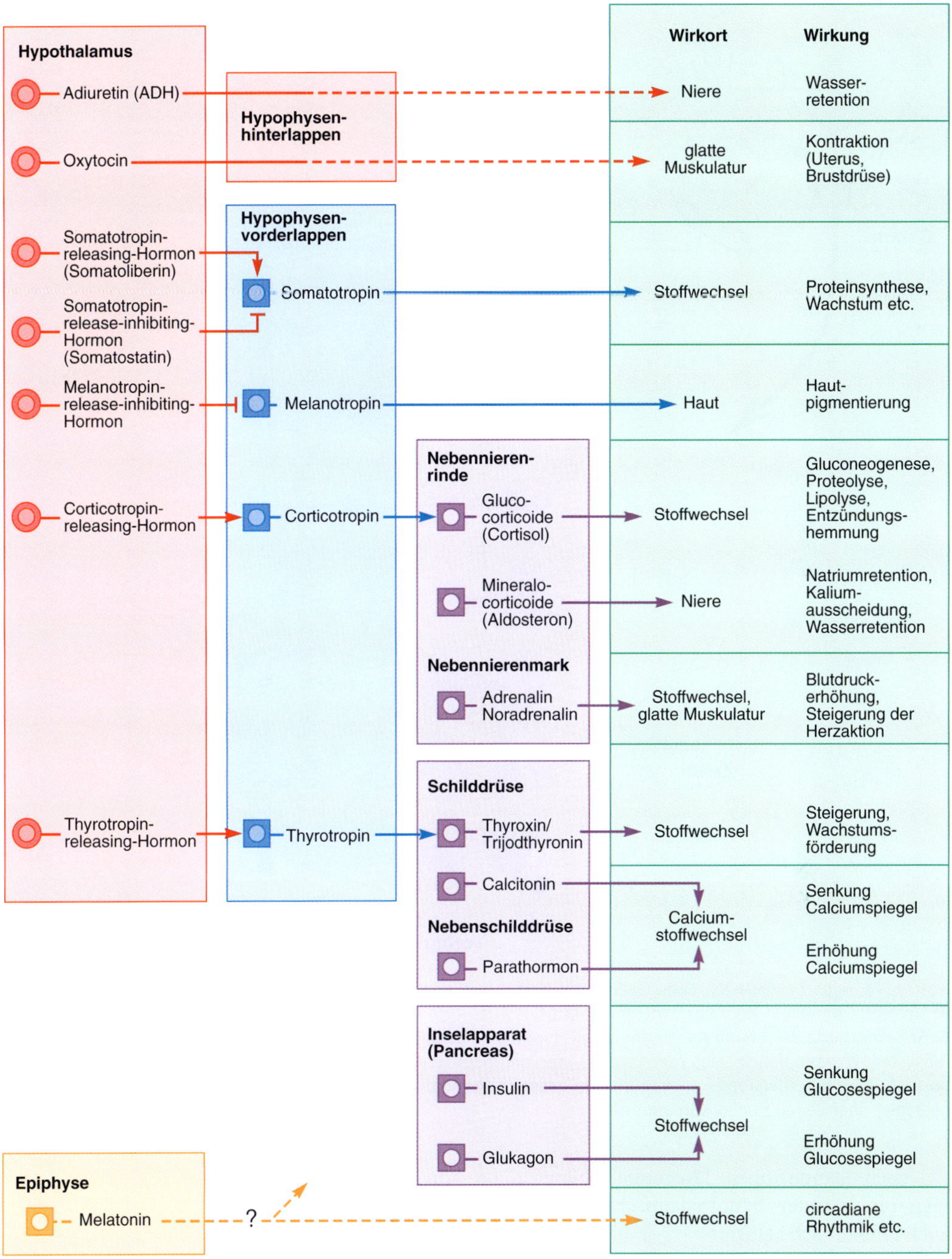

Abb. 13-4 Zusammenstellung der endokrinen Teilsysteme. Sexualhormone siehe Kap. 15 „Fortpflanzung". [L107-R127]

(Abb. 13-5). Dieser Stiel stellt auch eine wichtige funktionelle Verknüpfung zwischen Nervenzellen des Hypothalamus und Drüsenzellen der Hypophyse dar. Die Nervenfasern transportieren nämlich **Releasing-** und **Release-inhibiting-Hormone** der hypothalamischen Nervenzellen zum Hypophysenstiel und geben sie dort an ein spezielles Gefäßsystem ab, das die Wirkstoffe direkt den Drüsenzellen im Vorderlappen der Hypophyse zuleitet (Abb. 13-5).

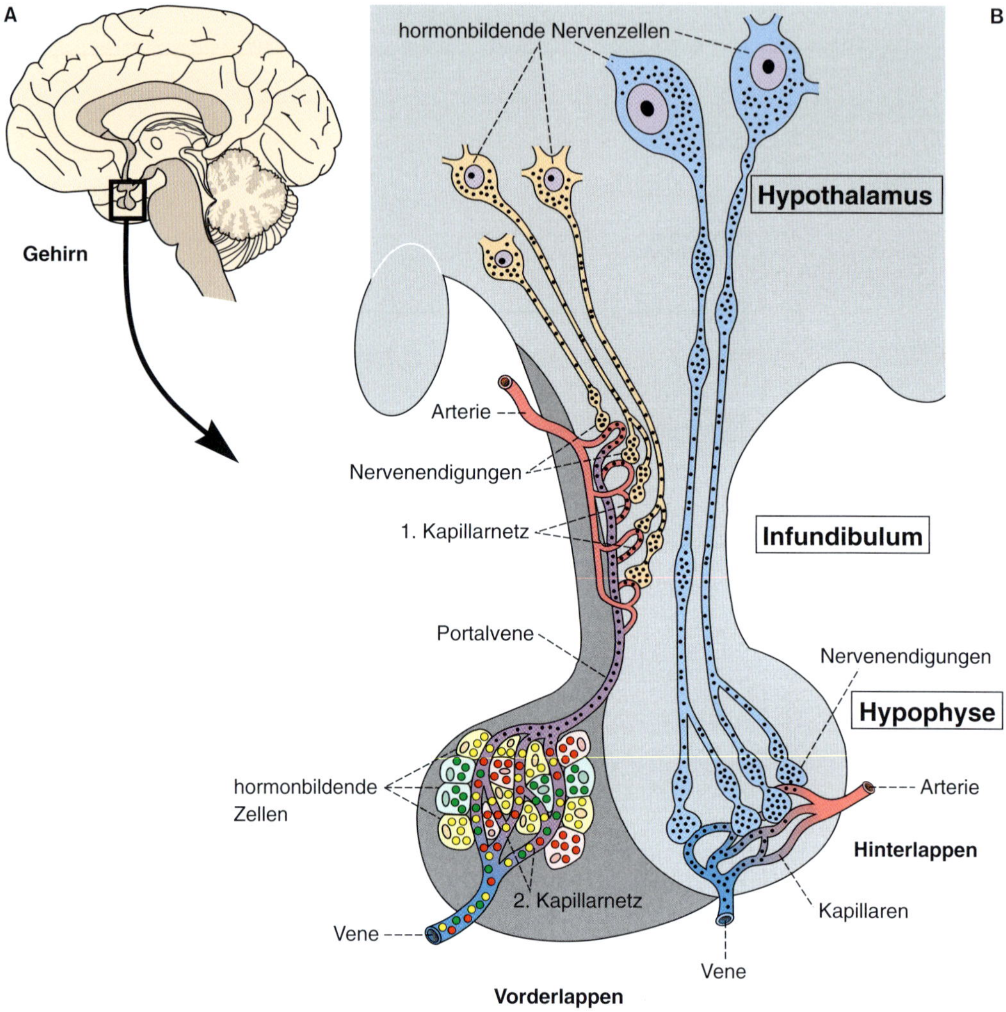

Abb. 13-5 Hypothalamus-Hypophysen-System. [L112+L107+R127]
A: Übersicht an einem Medianschnitt des Gehirns.
B: Schematisierte Zeichnung des Systems. Im Hypothalamus gebildete Hormone werden über ein spezielles Gefäßsystem (Portalgefäßsystem) zum Vorderlappen und über Nervenfasern zum Hinterlappen der Hypophyse transportiert. Die im Vorderlappen gebildeten und gespeicherten sowie die im Hinterlappen gespeicherten Hormone gelangen über Venen in den Körperkreislauf.

Neben glandotropen Hormonen bildet die Hypophyse unter hypothalamischem Einfluss auch effektorische Hormone, vor allem **Somatotropin** (Wachstumshormon) und **Prolactin.** Die Vorderlappenhormone entstehen in der Regel in verschiedenen Zellgruppen mit jeweils charakteristischen morphologischen Merkmalen (Abb. 13-5).

Der Hypophysenhinterlappen gibt mit Adiuretin und Oxytocin ebenfalls effektorische Hormone ab. Diese Wirkstoffe bilden sich in hypothalamischen Nervenzellgruppen, deren Fasern im Hinterlappen an Blutgefäßen enden (Abb. 13-5).

13.2.2 Epiphyse

Ebenso wie der Hypophysenhinterlappen gehört die Epiphyse (Zirbeldrüse) zum Gehirn (Zwischenhirn). Lichtabhängig bildet sie in einem charakteristischen Tagesrhythmus das Hormon **Melatonin.** Dieses beeinflusst wahrscheinlich über Hypothalamus und Hypophyse die Bildung verschiedener effektorischer Hormone, z. B. der

Schilddrüse und der Keimdrüsen. Insbesondere kann die Epiphyse dadurch hemmend auf die Entwicklung der Geschlechtsorgane wirken. Tagesrhythmische und saisonale Schwankungen (z. B. der Schilddrüsenfunktion) schreibt man ebenfalls der Aktivität der Epiphyse zu.

13.3 Endokrine Teilsysteme

> **Z** Innerhalb des endokrinen Systems lassen sich einige Teilsysteme abgrenzen. Sie werden nach Wirkung (z. B. Somatotropin) oder nach Ursprungsort (z. B. Schilddrüse) ihrer effektorischen Hormone charakterisiert.

Die einzelnen hormonalen Teilsysteme werden geordnet nach den effektorischen Hormonen besprochen. Ihrer Wirkung entsprechend werden die Hormone Adrenalin und Noradrenalin im Kap. 9 „Kreislauf" und im Kap. 12 „Vegetatives Nervensystem" behandelt, die Hormone Aldosteron sowie Adiuretin im Kap. 10 „Niere, Wasserhaushalt" und die Sexualhormone einschließlich des hypothalamischen Hormons Oxytocin im Kap. 15 „Fortpflanzung".

13.3.1 Somatotropin (somatotropes Hormon [STH], Wachstumshormon, growth hormone [GH])

Das vielfältig wirkende Somatotropin wird im Vorderlappen der Hypophyse gebildet. Zunächst ist der fördernde Effekt auf das Zellwachstum hervorzuheben. Im Eiweißstoffwechsel steigert es die Eiweißsynthese (anabole Wirkung). Im Kohlenhydratstoffwechsel hemmt es im Wesentlichen die Glukoseverwertung und die Insulinwirkung. Dies steigert den Blutzuckerspiegel (Abb. 13-17). Im Fettstoffwechsel hemmt Somatotropin die Fettsynthese und steigert die Fettverbrennung. Die Regelung von Produktion und Ausschüttung ist in Abb. 13-6 dargestellt. Ein hypothalamisches Releasing-Hormon (**somatotropin-releasing factor** [SRF], Somatoliberin) stimuliert die Freisetzung von Somatotropin aus dem Hypophysenvorderlappen. Eine Zunahme des Blutzuckerspiegels senkt die Freisetzung von Somatoliberin, eine Abnahme steigert sie. Da Somatotropin die Glukosekonzentration im Blut erhöht, liegt somit ein Regelkreis vor. Dieser funktionelle Zusammenhang spielt bei der Einstellung des Glukosespiegels im Blut eine wesentliche Rolle. Ein weiterer hypothalamischer Faktor kann die Ausschüttung von Somatotropin aus den Zellen des Hypophysenvorderlappens auch hemmen (Somatostatin; **growth hormone-inhibiting factor** [GH-IF]).

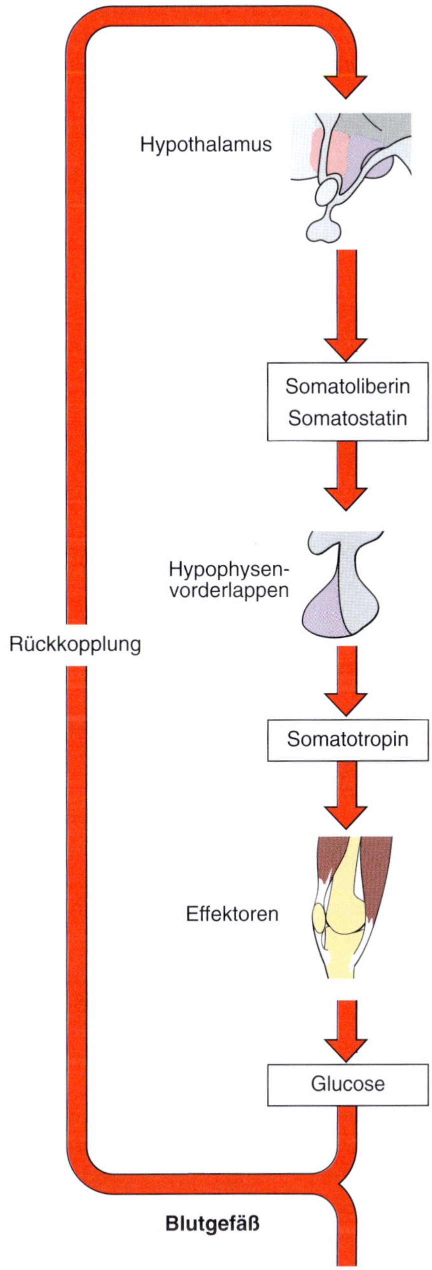

Abb. 13-6 Regelung der Produktion und Ausschüttung von Somatotropin. [L123-R127]

K Abweichungen der Somatotropin-Produktion bewirken vor allem **Störungen** des Zellstoffwechsels und des **Körperwachstums.** Tritt die Somatotropin-Überproduktion vor Abschluss des Wachstums ein, so entwickelt sich ein Riesenwuchs **(Gigantismus).** Eine gesteigerte Somatotropin-Freisetzung nach Abschluss des Wachstums kann nur noch zu einer Vergrößerung von Nase, Unterkiefer, Händen und Füßen führen **(Akromegalie).** Gleichzeitig kann der Blutzuckerspiegel erhöht sein (Diabetes mellitus). Eine Unterproduktion hat bei Jugendlichen einen **proportionierten Zwergwuchs** (hypophysärer Zwergwuchs) zur Folge.

13.3.2 Schilddrüsenhormone

Mit zwei seitlichen Lappen und einem sie verbindenden Isthmus liegt die Schilddrüse (Glandula thyroidea) im Übergangsbereich von Kehlkopf zu Luftröhre (Abb. 13-7 A). Sie wird von den unteren Zungenbeinmuskeln bedeckt (Abb. 13-7 B). Die Blutversorgung erfolgt über zwei obere und zwei untere Schilddrüsenarterien. Mikroskopisch unterscheidet sich die Schilddrüse von anderen endokrinen Drüsen durch eine bläschenförmige Anordnung der Drüsenzellen (Abb. 13-8). Diese Bläschen (Follikel) bestehen aus einem einschichtigen Drüsenepithel mit funktionsabhängiger Höhe und einer Höhle, die in kolloidaler Form Schilddrüsenhormone enthält.

Die Schilddrüse synthetisiert die Hormone **Tetrajodthyronin** (T_4; Thyroxin) und **Trijodthyronin** (T_3), die eine Wirkung auf den Stoffwechsel entfalten. Weiterhin bildet sie **Thyrocalcitonin** (Calcitonin), das den Calciumhaushalt beeinflusst. Das Calcitonin wird im Zusammenhang mit der Funktion der Nebenschilddrüse (Glandula parathyroidea) besprochen.

Thyroxin und Trijodthyronin werden in den Follikelepithelien und im Kolloid der Follikel aus Jod und Tyrosin aufgebaut (Abb. 13-9). Diese Synthese findet in enger Bindung an ein schilddrüsenspezifisches Eiweiß, Thyroglobulin, statt. Aus dieser Bindung werden Thyroxin und Trijodthyronin in das Blut freigesetzt, wo sie überwiegend an Eiweißkörper gebunden transportiert werden. Nur ein kleiner Anteil liegt in freier Form vor. Am Wirkungsort verbinden sich Thyroxin und Trijodthyronin mit den Zellrezeptoren, nachdem sie die Bindung an die Transporteiweißkörper verlassen haben.

Ü In einigen Gegenden wird das Jod aus dem Grundwasser herausgewaschen und führt dort bei der Bevölkerung zu einem Jodmangel. Überlegen Sie, welche Folgen dies für die Funktion der Schilddrüse haben kann. Welche prophylaktischen Maßnahmen kennen Sie?

Die Wirkung der Schilddrüsenhormone ist je nach ihrer Konzentration unterschiedlich. In physiologischen Konzentrationen (so genannte **Ruhekonzentrationen**) fördern sie besonders den Eiweißaufbau (anabole Wirkung). Eine Mindestkonzentration an Schilddrüsenhormonen ist für die Entwicklung der verschiedenen Organe und besonders des zentralen Nervensystems Voraussetzung. Thyroxin und Trijodthyronin fördern das Längenwachstum der Knochen. **Erhöhte** Konzentrationen von **Schilddrüsenhormonen** führen zu einem vermehrten Abbau von Eiweiß (katabole Wirkung) sowie von Glykogen und Fetten. Durch den damit einhergehenden Anstieg der Wärmeproduktion steigen im Rahmen der Temperaturregelung die Herzschlagfrequenz und die Schweißsekretion an.

Thyrotropin (Thyroidea-stimulierendes Hormon [TSH]; schilddrüsenstimulierendes Hormon) regt die Bildung und Ausschüttung der Schilddrüsenhormone an (Abb. 13-10). Es stimuliert die Synthese von Thyroxin und Trijodthyronin und setzt sie aus der Speicherform mit Thyroglobulin frei. Ist Thyrotropin höher konzentriert, kann es zu einer Vergrößerung der Schilddrüse **(Struma)** kommen.

Schilddrüsenhormone bremsen die Ausschüttung von Thyrotropin, das hypothalamische Thyrotropin-releasing-Hormon (TRH) steigert sie. Eine hohe Konzentration an Thyroxin und Trijodthyronin hemmt die Produktion dieses Releasing-Hormons und eine niedrige fördert sie (negative Rückkopplung). Daneben spielen für die Ausschüttung von Releasing-Hormon und Thyrotropin offenbar Impulse aus temperaturempfindlichen Arealen des Hypothalamus und psychische Einflüsse eine wichtige Rolle.

Um Aufschluss über die Aktivität der Schilddrüse zu erhalten, wurden zahlreiche **Testmethoden** entwickelt, insbesondere für die Hormonkonzentrationen von Trijodthyronin und Tetrajodthyronin. Die Verteilung von injiziertem radioaktivem Jod innerhalb der Schilddrüse lässt sich mit einem Szintigramm ermitteln (Abb.

A

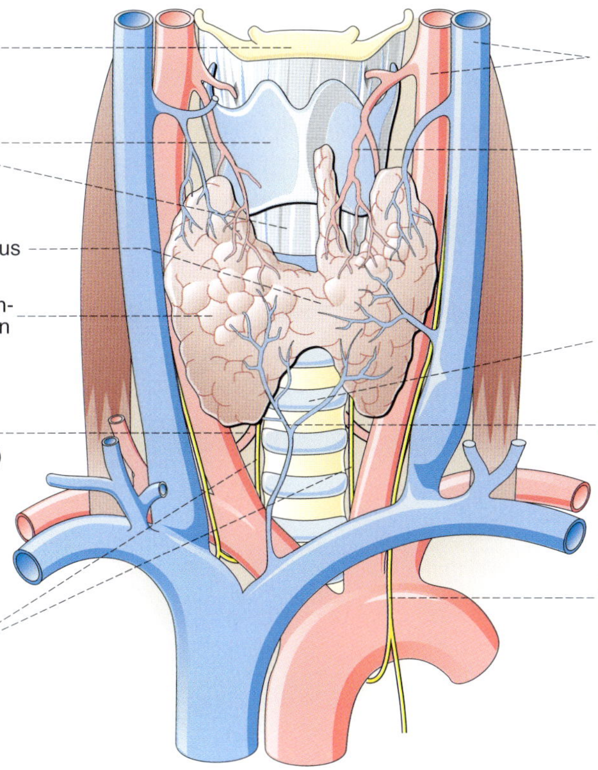

B

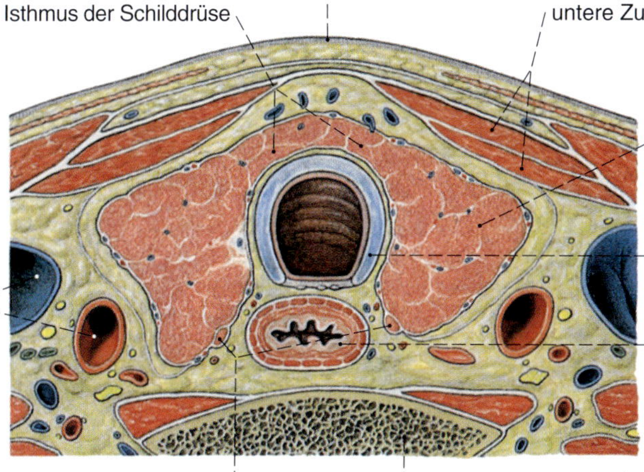

Abb. 13-7 Nachbarschaftsverhältnisse der Schilddrüse.
A: Vorderansicht von Kehlkopf und Luftröhre mit anliegender Schilddrüse. Beachte den Gefäßreichtum des Organs sowie die Nachbarschaft großer Gefäße und Nerven. [L106-R127]
B: Querschnittbild von Schilddrüse, Luftröhre und Speiseröhre. [S007-1-20]

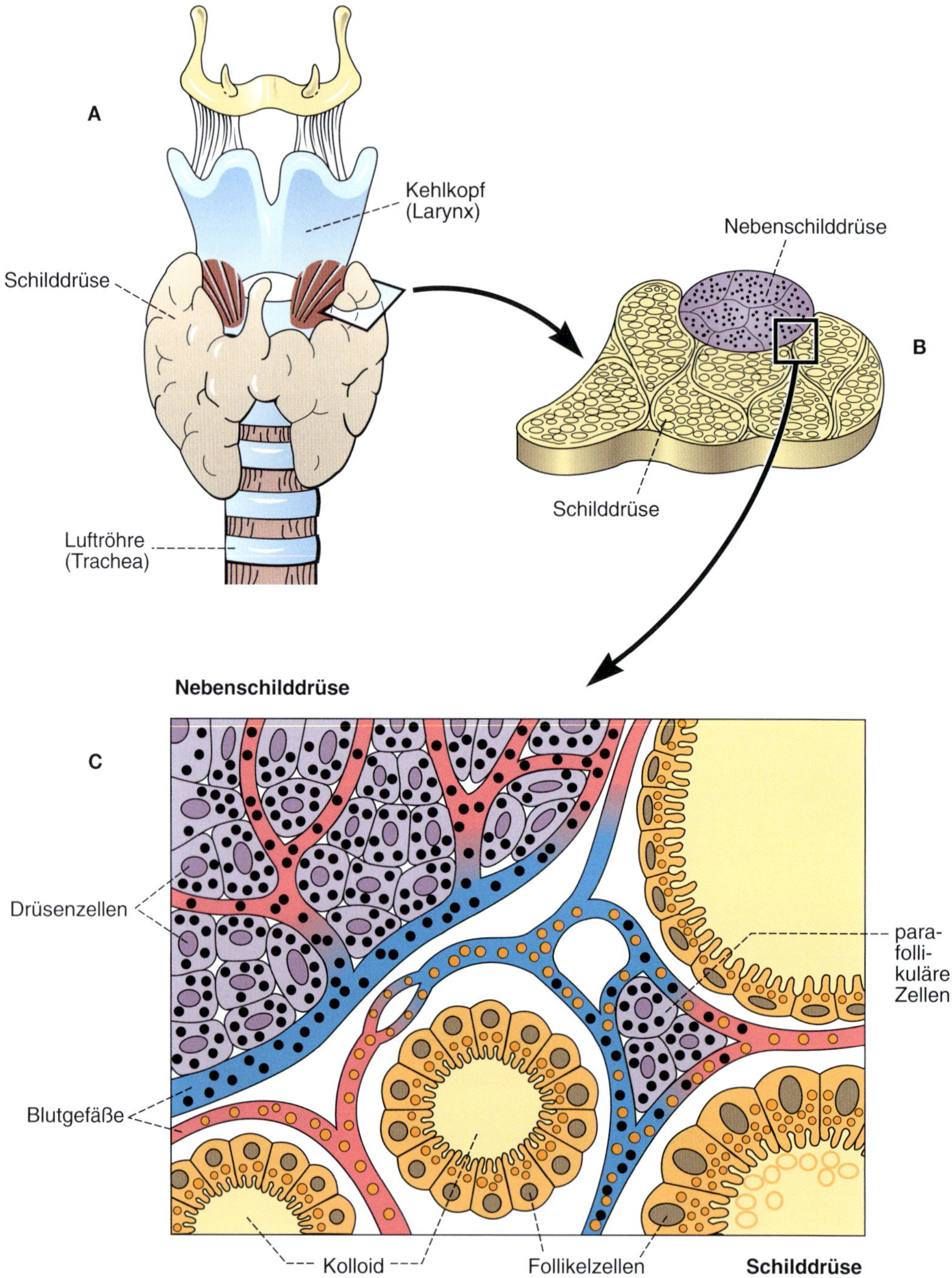

Abb. 13-8 Feinstruktur von Schilddrüse mit Nebenschilddrüse. [L107-R127]
A: Vorderansicht mit Schnittführung.
B und **C:** Darstellung der unterschiedlichen Anordnung der Zellen der Nebenschilddrüse in Schilddrüse und Nebenschilddrüse bei schwacher **(B)** und stärkerer **(C)** Vergrößerung.

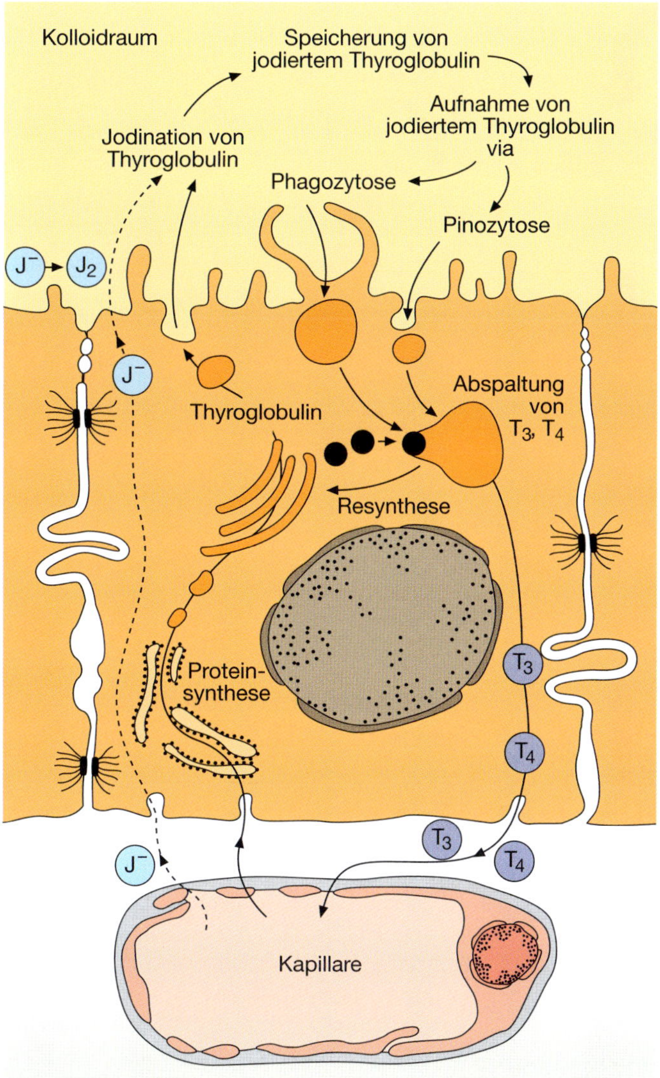

Abb. 13-9 Zelle eines Schilddrüsenfollikels mit angrenzender Blutkapillare und Darstellung der wichtigsten Vorgänge bei Synthese, Speicherung (Kolloidraum), Resorption und Freisetzung der Schilddrüsenhormone in das Blut. [L127-R127]

13-11). So erhält man eine Darstellung der individuellen Lage und Form der Schilddrüse sowie einen Anhalt über die Verteilung der Hormonproduktion in ihr. Außerdem wird der Spiegel von Thyrotropin – evtl. vor und nach intravenöser Gabe des Thyrotropin-releasing-Hormons – im Blut bestimmt.

K Eine **Unterproduktion** von Schilddrüsenhormonen führt zu einer **Hypothyreose.** Es treten durch herabgesetzte Stoffwechselreaktionen Müdigkeit und häufig eingeschränkte geistige Leistungsfähigkeit auf. Gleichzeitig kann durch eine Wassereinlagerung in die Haut ein „sulziges" Ödem (Myxödem) ➜

entstehen. Tritt die Hypothyreose beim Heranwachsenden auf, so kommt eine starke Verzögerung des Wachstums hinzu (Minderwuchs). Eine Hypothyreose kann auf Funktionsstörungen in der Schilddrüse selbst beruhen. Gesenkte Schilddrüsenhormonspiegel können über Rückkopplungsmechanismen (Abb. 13-10) eine vermehrte Thyrotropinfreisetzung und damit eine Vergrößerung der Schilddrüse (Kropf oder Struma) auslösen.
Eine Struma engt nicht selten die benachbarte Luft- und Speiseröhre (Abb. 13-7) ein, so dass Schluck- und Atemstörungen auftreten. Eine Hypothyreose kann auch entstehen, wenn die Aktivität einer der übergeordneten, steuernden Drüsen (Hypophysenvorderlappen, Hypothalamus) vermindert ist.
Eine **Überproduktion** von Schilddrüsenhormonen führt zur **Hyperthyreose.** Häufige Symptome sind Gewichtsverlust, Schweißausbruch und das Verlangen nach kühlen Räumen. Das ist auf eine Steigerung der meisten Stoffwechselreaktionen und auf eine damit verbundene Erhöhung der Wärmeproduktion zurückzuführen. Gleichzeitig ist eine gesteigerte Erregbarkeit des Nervensystems zu beobachten, was sich z.B. in einer Weitstellung der Pupillen und anfallsweisem Herzjagen äußert („Bild des permanenten Schreckens"). Hinzu kommt ein Hervortreten der Augäpfel (Exophthalmus). Die Hyperthyreose kann auf Funktionsstörungen in der Schilddrüse selbst oder in den übergeordneten, steuernden Drüsen beruhen. Wird z.B. vermehrt Thyrotropin freigesetzt, so entwickelt sich – wie bei einigen Hypothyreoseformen – eine Struma.

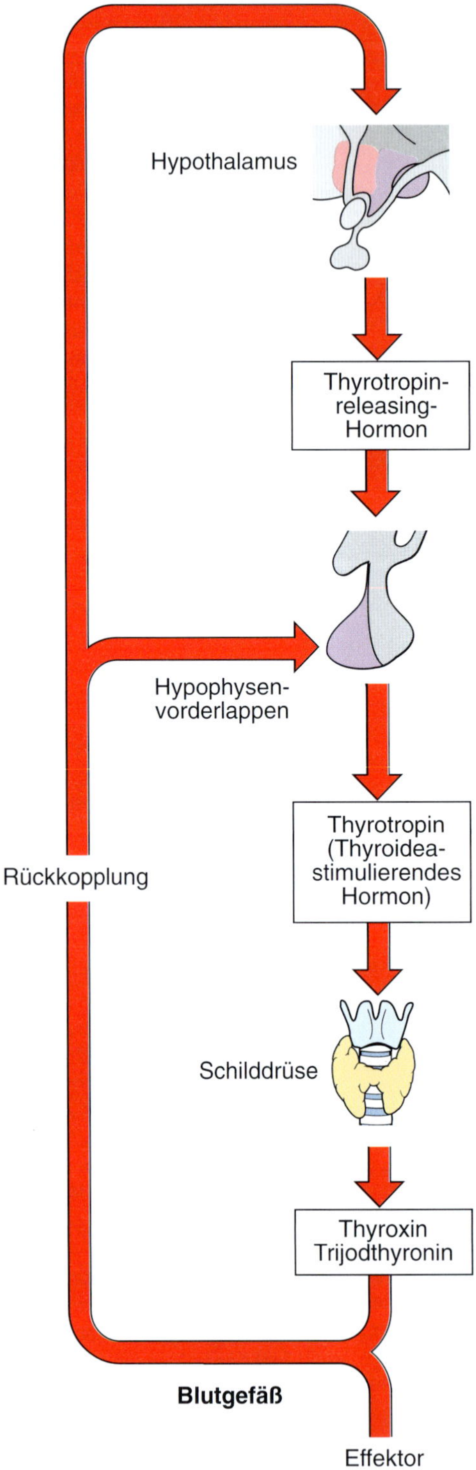

Abb. 13-10 Regelung der Produktion und Ausschüttung von Schilddrüsenhormonen (Thyroxin und Trijodthyronin). [L123-R127]

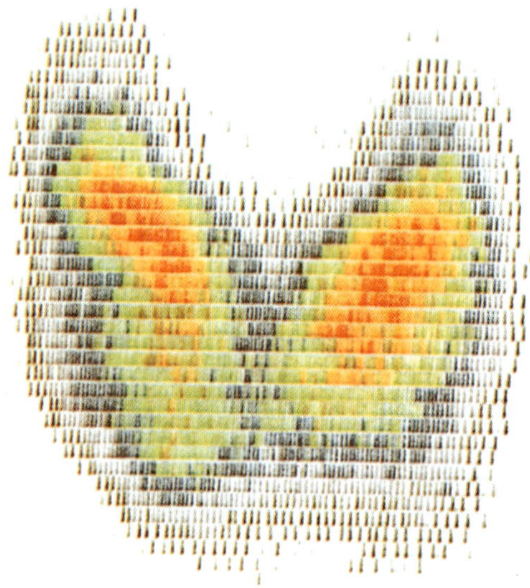

Abb. 13-11 Normales Szintigramm („Strahlungsbild") der Schilddrüse nach Verabreichung von radioaktivem Jod. [S002-3]

13.3.3 Parathormon, Calcitonin, Vitamin D

Parathormon, Calcitonin und Vitamin D (D-Hormon) sind für die Einstellung der **Calciumkonzentration** in Blut und Gewebe wichtig (Abb. 13-12).

Calcitonin (Thyrocalcitonin [TC]) wird in Zellgruppen gebildet, die zwischen den Bläschen (Follikeln) der Schilddrüse liegen (Abb. 13-8). Sie heißen parafollikuläre Zellen oder C-Zellen und machen etwa 20 % der Schilddrüsenzellen aus.

Im Knochen hemmt Calcitonin die Freisetzung von Calcium (Abb. 13-12), dessen Konzentration im Blut dadurch vermindert wird. In der Niere hemmt Calcitonin die Ausscheidung von Calcium (Abb. 13-12). Die Konzentration des Calciums im Blut regelt direkt die Ausschüttung von Calcitonin. Steigt die Calciumkonzentration an, erhöht sich die Calcitoninausschüttung, fällt die Calciumkonzentration ab, vermindert sie sich (Abb. 13-13).

Das **Parathormon** (PTH) wird in den vier linsenförmigen Nebenschilddrüsen (Glandulae parathyroideae; Epithelkörperchen) gebildet, die den Schilddrüsenlappen an der Rückseite unmittelbar anliegen. Die Drüsenzellen bilden Haufen oder Stränge und sind von einem Kapillarnetz umgeben (Abb. 13-8).

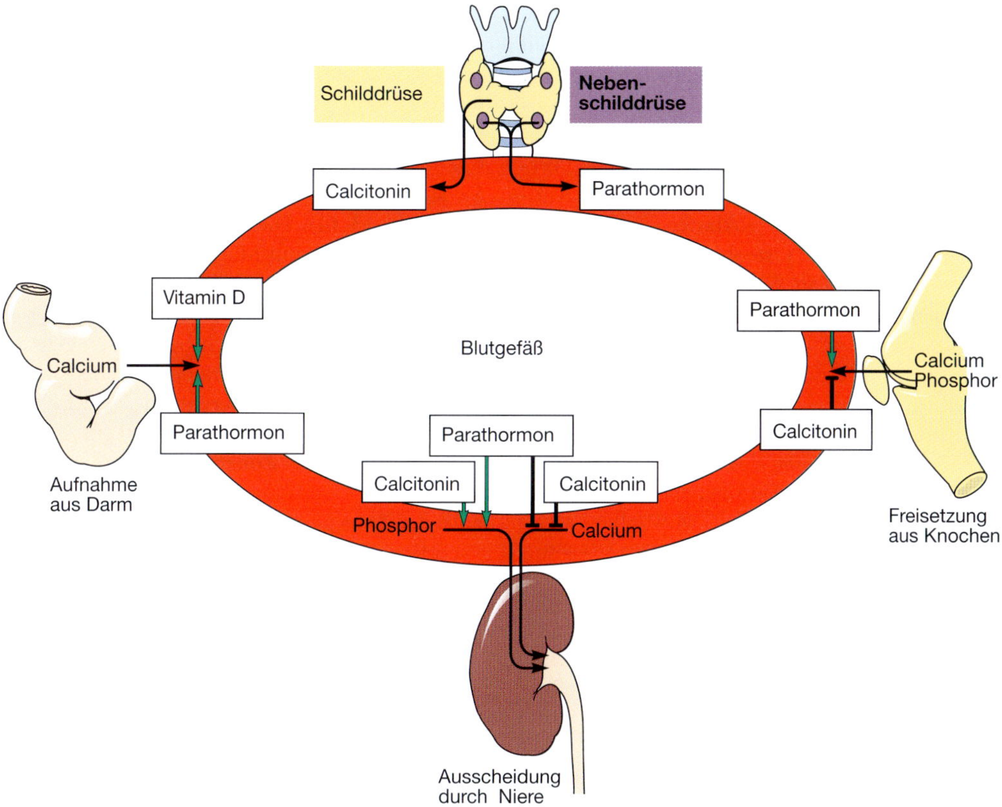

Abb. 13-12 Schematische Darstellung des Zusammenwirkens von Parathormon, Calcitonin und Vitamin D zur Einstellung der Calciumkonzentration im Blut. Stimulierende Hormonwirkungen sind durch grüne Pfeile, hemmende durch Querbalken gekennzeichnet.

In den Knochen stimuliert Parathormon die Freisetzung von Calcium in das Blut (Abb. 13-12). Im Darm führt Parathormon zu einer gesteigerten Calciumaufnahme in den Organismus. Für diese Wirkung ist Vitamin D notwendig (Abb. 13-12). Eine gesteigerte Ausschüttung von Parathormon bewirkt eine Hyperkalzämie. Die Produktion von Parathormon ist direkt abhängig von der Höhe der Calciumkonzentration im Blut. Ein Anstieg des Calciumgehalts unterdrückt die Parathormonausschüttung, ein Abfall dagegen steigert sie (Abb. 13-13).

Die beiden Hormone Calcitonin und Parathormon stellen die Calciumkonzentration des Blutes auf einen weitgehend konstanten Wert ein, der bei 2,5 mmol/l (10 mg/100 ml) liegt (Abb. 13-13). Mit steigender Calciumkonzentration nimmt die Ausschüttung von Calcitonin zu. Dadurch senkt sich der Calciumgehalt des Blutes wieder auf den Normwert. Fällt dagegen der Calciumspiegel des Blutes ab, so steigert sich zunehmend die Produktion von Parathormon, wodurch die Calciumkonzentration wieder bis auf das Normalniveau ansteigt.

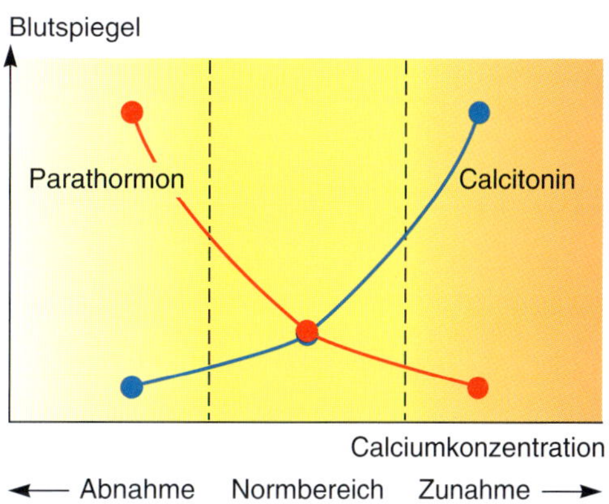

Abb. 13-13 Abhängigkeit der Parathormon- und Calcitoninfreisetzung von der Höhe der Calciumkonzentration im Blut. [L123-R127]

Das **Vitamin D** (D-Hormon) unterstützt die Wirkung von Calcitonin und Parathormon, weil es die Aufnahme von Calcium aus der Nahrung in den Organismus fördert und es für den Knocheneinbau zur Verfügung stellt. Veränderungen der Calciumkonzentration im Blut sind eng verbunden mit dem ständigen Umbau von Knochengewebe durch Osteoklasten (knochenabbauende Zellen) und Osteoblasten (knochenaufbauende Zellen; Kap. 6 „Motorisches System").

Treten in dem beschriebenen Wirkungsgefüge von Parathormon, Calcitonin und Vitamin D Störungen auf, verändert sich die Konzentration des Blutcalciums.

K Eine Verminderung des Blutcalciumspiegels heißt **Hypokalzämie.** Sie kann entstehen, wenn mit der Nahrung zu wenig Calcium zugeführt wird oder die Calciumresorption infolge eines Vitamin-D-Mangels vermindert ist. Bei einer akuten Hypokalzämie stehen Störungen des Nervensystems im Vordergrund, die auf eine gesteigerte Erregbarkeit zurückzuführen sind und als Tetanie (im Kindesalter: Spasmophilie) bezeichnet werden. Die Symptome sind unkontrollierte tonische Muskelkontraktionen (beispielsweise Pfötchenstellung der Hände und Streckkrämpfe der Beine). Spasmen der Bronchialmuskulatur führen zu einer erschwerten Atmung. Die Tetanie kann auch bei einem weitgehend ungestörten Wirkungsgefüge von Parathormon, Calcitonin und Vitamin D auftreten (normokalzämische Tetanie), wenn Calciumionen bei einer Alkalose (Anstieg des pH-Wertes) vermehrt an Bluteiweißkörper gebunden werden und damit für eine dämpfende Wirkung im Nervensystem nicht zur Verfügung stehen. Eine Alkalose tritt z. B. bei einer gesteigerten Atmung (Hyperventilation) auf. Eine chronische Hypokalzämie kann zu Störungen der Knochenverkalkung führen (Osteoporose, Rachitis).
Die Erhöhung der Calciumkonzentration im Blut wird **Hyperkalzämie** genannt. Grund für eine Hyperkalzämie ist meist eine erhöhte Ausschüttung von Parathormon. Bei erhöhtem Calciumspiegel können auch Nierensteine entstehen.

13.3.4 Nebennierenrindenhormone

Die zwei Nebennieren liegen beiderseits dem oberen Pol der Niere an (Abb. 13-14). Sie werden von mehreren Arterien versorgt. Außen liegende Rinde und innen liegendes Mark lassen sich an einem Schnitt deutlich voneinander unterscheiden. Embryonale Entwicklung, Zellcharakteristika und Funktion beider Organabschnitte sind verschieden. Die Rinde ist in drei oberflächenparallel verlaufende Zonen gegliedert:

- Zona glomerulosa
- Zona fasciculata
- Zona reticularis.

Sie stellen jeweils eigenständige Hormondrüsen dar (Abb. 13-14). Die Blutgefäße laufen radiär durch die Rinde zum Mark, wo sich das venöse Blut sammelt.

Aufgrund ihrer typischen Angriffspunkte und Wirkungsweisen lassen sich bei den Nebennierenrindenhormonen Mineralocorticoide, Glucocorticoide und Nebennierenrinden-Androgene unterscheiden. Die Bildung dieser Hormone verteilt sich auf die drei Zonen der Nebennierenrinde:

- In der Zona glomerulosa entstehen Mineralocorticoide.
- In der Zona fasciculata entstehen Glucocorticoide.
- In der Zona reticularis entstehen Nebennierenrinden-Androgene.

Im Folgenden sind nur die Wirkungen der Glucocorticoide berücksichtigt. Die Mineralocorticoide und die Nebennierenrinden-Androgene sind – ihrem Haupteinsatz entsprechend – in Kap. 10 „Nierenfunktion" und Kap. 15 „Fortpflanzung" beschrieben. Im Nebennierenmark werden Wirkstoffe gebildet, die auch an sympathischen Nervenendigungen freigesetzt werden (Adrenalin, Noradrenalin). Daher sind sie in Kap. 12 „Vegetatives Nervensystem" beschrieben.

Das wichtigste Hormon aus der Gruppe der Glucocorticoide ist das **Cortisol,** von dem täglich 20 bis 30 mg ausgeschüttet werden. Die Produktion schwankt deutlich im Tagesrhythmus mit hohen Werten in den frühen Morgenstunden und niedrigen um Mitternacht.

Cortisol beeinflusst fast alle Stoffwechselvorgänge im Organismus. Durch seine Wirkung auf den Kohlenhydratstoffwechsel führt es zu einer Steigerung der Glukosekonzentration im Blut. Im Fettstoffwechsel setzt Cortisol Fettsäuren frei. Unter hohen Konzentrationen kann sich ein erheblicher Fettansatz im Gesicht und am Körperstamm entwickeln. Im Eiweißstoffwechsel fördert Cortisol den Eiweißabbau (katabole Wirkung) und hemmt die Eiweißsynthese (antianabole Wirkung). Im Blut reduziert Cortisol die Anzahl der eosinophilen Leukozyten und der Lymphozyten und steigert die der Erythrozyten

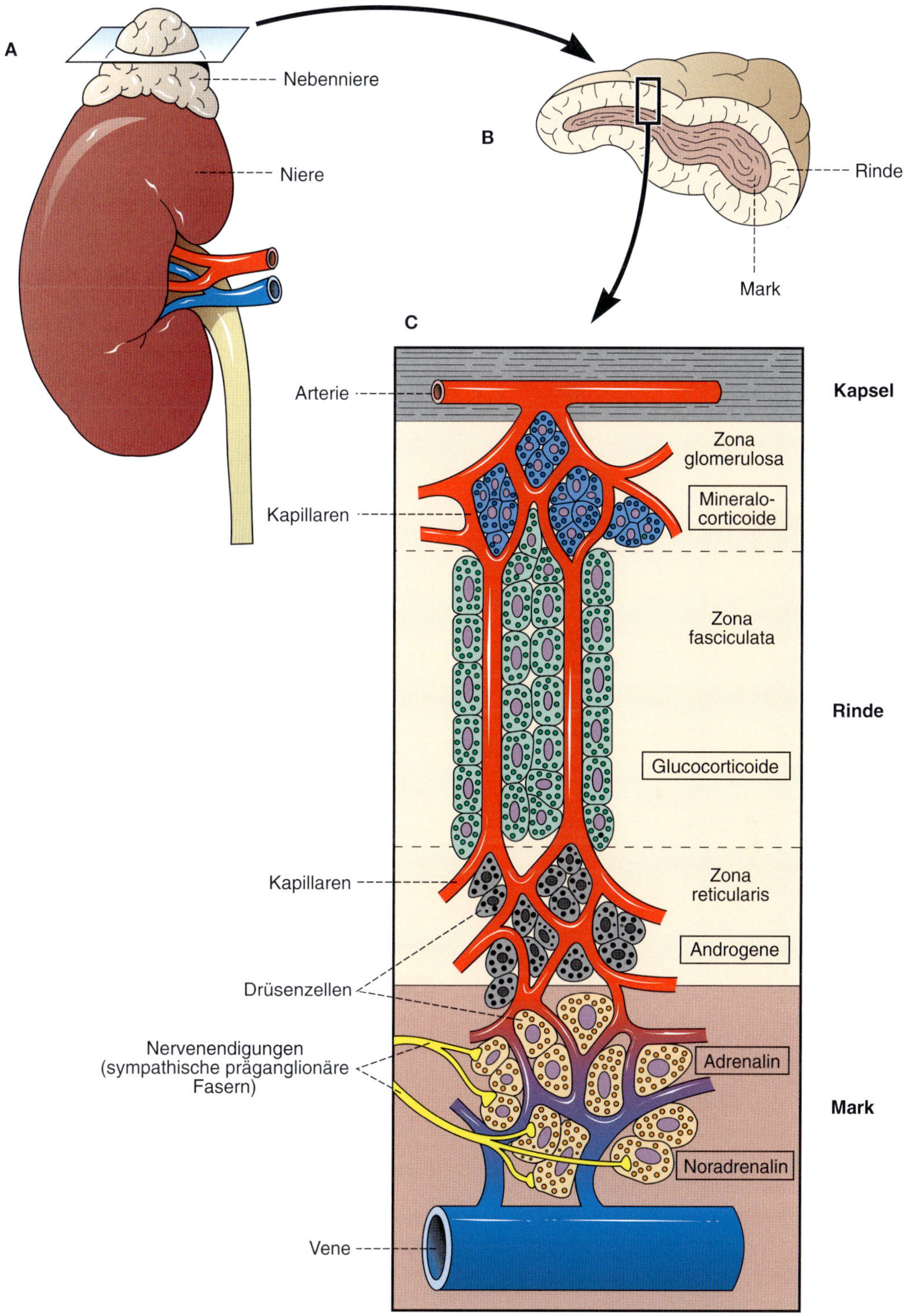

Abb. 13-14 Nachbarschaftsverhältnisse und Feinstruktur der Nebenniere. [L107-R127]
A: Vorderansicht mit Schnittführung. **B:** Rinde und Mark der Nebenniere. **C:** Typische Anordnung der Drüsenzellen in den verschiedenen Zonen der Rinde sowie im Mark bei stärkerer Vergrößerung mit Zuordnung der gebildeten Hormone.

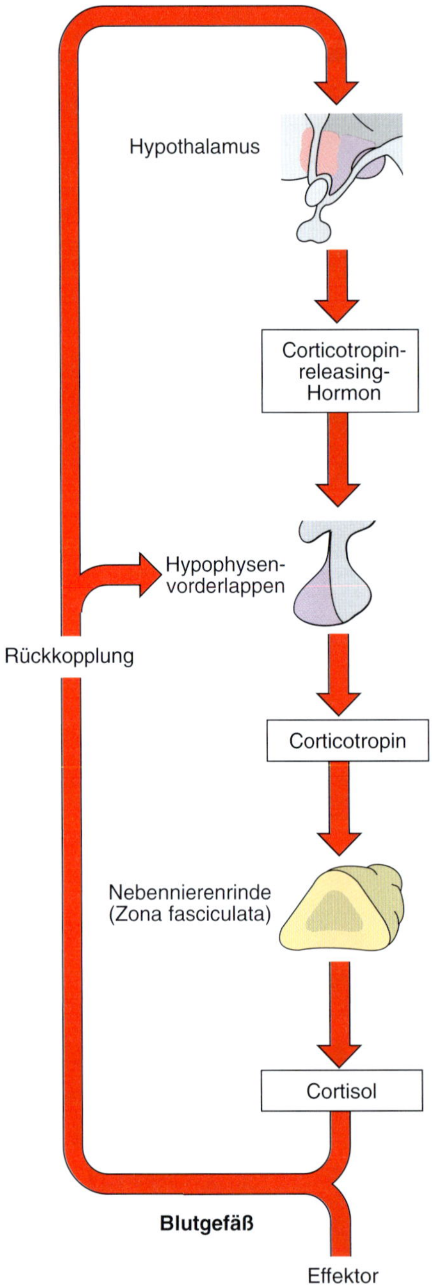

Abb. 13-15 Regelung der Produktion und Ausschüttung des Glucocorticoids Cortisol. [L123-R127]

und Thrombozyten. Gleichzeitig vermindert es die Blutsenkungsgeschwindigkeit.

Aufgrund seiner vielfältigen Angriffspunkte in den verschiedenen Stoffwechselvorgängen des Organismus wendet man Cortisol bei der Therapie zahlreicher Krankheiten an. Es wirkt entzündungshemmend (antiphlogistische Wirkung) und unterdrückt Immunreaktionen (immunsuppressive Wirkung).

> **K** Bei lang anhaltender Therapie kommt es zu einem Abbau von Knochensubstanz (Osteoporose) und durch gesteigerte Bildung von saurem Magensaft zu Entzündungen und Geschwüren in Magen und Darm.

Corticotropin (**a**dreno**c**ortico**t**ropes **H**ormon [ACTH]; nebennierenrindenstimulierendes Hormon) regt die Produktion und Ausschüttung von Cortisol an. Es wird im Hypophysenvorderlappen gebildet. Das hypothalamische Corticotropin-releasing-Hormon (CRH) steigert die Ausschüttung von Corticotropin (Abb. 13-15). Ein Anstieg der Cortisolkonzentration im Blut bremst und ein Abfall fördert die Ausschüttung des Releasing-Hormons und des Corticotropins. So entsteht ein Regelkreis, durch den der Cortisolspiegel im Blut eingestellt wird. Aber auch andere Einflüsse verändern die Cortisolausschüttung. Bei körperlicher Belastung (z. B. durch Hitze, Kälte) und bei psychischer Anspannung nimmt die Releasing-Hormon-Freisetzung und damit die Cortisolausschüttung zu. Die unspezifischen Einflüsse auf den Organismus heißen Stressoren und die dadurch ausgelösten Reaktionen Stress. Unter einer Stresssituation erhöht Cortisol die aktuelle Leistungsbereitschaft der Zellverbände (Organe). Bei einer chronischen Stressbelastung und entsprechend erhöhtem Cortisolspiegel kann es (z. B. durch eine Schwächung des Immunsystems) zu verschiedenen Erkrankungen kommen (Infektanfälligkeit).

> **K** Bei einer **Überproduktion** von Cortisol bilden sich zahlreiche Funktionsstörungen aus **(Hypercortisolismus).** Ein Hypercortisolismus kann dadurch entstehen, dass die Zellen der Zona fasciculata, meist durch einen Tumor bedingt, vermehrt Cortisol freisetzen. Dabei ist die Corticotropin-Ausschüttung vermindert. Auch ein Hypophysentumor, der Corticotropin produziert, führt zu einem Hypercortisolismus (Morbus Cushing). Den beschriebenen Cortisolwirkungen entsprechend führt ein Hypercortisolismus beispielsweise zu einer diabetischen Stoffwechsellage und zu Knochenschwund (Osteoporose). Im äußeren Erscheinungsbild fällt eine typische Fettumverteilung auf (Vollmondgesicht, Stammfettsucht).
> Eine **Unterproduktion** von Cortisol bewirkt einen **Hypocortisolismus.** Dieses Krankheits- ➜

bild kann ausgelöst werden, wenn die Zona fasciculata infolge eines erblichen Enzymausfalls kein Cortisol synthetisieren kann. Meist kommt es dabei zu einem Ausfall der gesamten Nebennierenrinde. Diese Störung geht mit einem Anstieg der Corticotropin-Ausschüttung einher. Ein Hypocortisolismus kann auch dadurch entstehen, dass – bei normalem Leistungsvermögen der Zona fasciculata – die Corticotropin-Produktion durch ein vermindertes Leistungsvermögen des Hypophysenvorderlappens eingeschränkt ist. Beim Hypocortisolismus kommt es zu einem Verfall der Körperkräfte.

13.3.5 Inselzellhormone des Pankreas (Insulin, Glukagon)

Die Bauchspeicheldrüse (Pankreas) besteht als Verdauungsdrüse und Anhangsorgan des Zwölffingerdarms überwiegend aus exokrinem Drüsengewebe, das Verdauungsenzyme bildet und freisetzt (Abb. 13-16). Endokrines Gewebe ist in Form zahlloser Zellgruppen, der Langerhans-Inseln, über das exokrine Gewebe verstreut. Innerhalb der aus Zellsträngen und Zellnestern bestehenden Inseln lassen sich mehrere Zelltypen unterscheiden. Die A-Zellen bilden Glukagon, die B-Zellen Insulin. Beide Hormone wirken hauptsächlich im Kohlenhydratstoffwechsel.

Insulin steigert die Aufnahme von Glukose aus dem Blut in die Zellen. Im Zellinneren fördert es den Abbau von Glukose. Das Insulin senkt also den Blutzucker. Es ist aber auch im Fettstoffwechsel wirksam, indem es den Fettabbau hemmt und den Fettaufbau fördert.

Die Ausschüttung von Insulin hängt direkt von der Höhe des Blutzuckerspiegels ab. Ein Anstieg der Glukosekonzentration im Blut (Hyperglykämie) steigert die Insulinfreisetzung, ein Abfall der Glukosekonzentration (Hypoglykämie) hemmt sie. Durch diese Abhängigkeit kann der Blutzuckerspiegel auf einen konstanten Wert eingestellt werden. Diese Zusammenhänge verdeutlicht Abb. 13-17. Bei einmaliger Glukosegabe steigt zunächst der Blutzuckerspiegel an. Dadurch wird vermehrt Insulin freigesetzt und der weitere Anstieg des Blutzuckers gebremst. Die Insulinausschüttung erfolgt nicht selten so reichlich, dass auf die Hyperglykämie eine Hypoglykämie folgt. Danach pendelt sich der Blutzuckerspiegel auf den Ausgangswert ein. Erfolgt eine zweite Glukosegabe, so ist durch die überschießende Insulinfreisetzung nur noch ein geringer Anstieg des Blutzuckerspiegels zu beobachten. Diese Zusammenhänge sind im sog. Doppelbelastungstest nach Staub-Traugott unmittelbar ersichtlich. Weitgehenden Aufschluss über die Insulinfreisetzung erhält man bereits durch den **oralen Glukosetoleranztest** mit einer einmaligen Gabe von Glukose und der Blutzuckerbestimmung nach 1 und 2 Stunden.

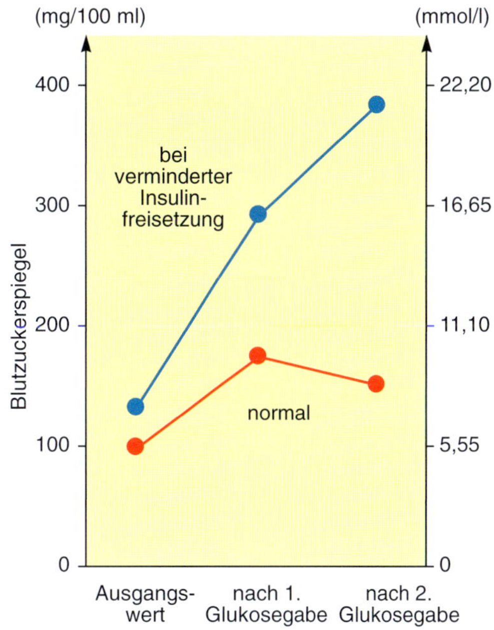

Abb. 13-17 Reaktionen des Blutzuckerspiegels nach zweimaliger Glukosegabe bei normaler und verminderter Insulinfreisetzung. Doppelbelastungstest nach Staub-Traugott. [L112-R127]

Stärkere Abweichungen der Insulinproduktion von der Norm führen zu Funktionsstörungen im Organismus.

K Ein **Insulinmangel** löst das Krankheitsbild des **Hypoinsulinismus**, den **Diabetes mellitus**, aus. Symptome sind ein hoher Blutzuckerspiegel, Ausscheidung von Glukose im Urin (Glukosurie) sowie ein Wasserverlust und ein damit verbundenes Durstgefühl. Eine mangelnde Leistungsfähigkeit der B-Zellen des Pankreas spiegelt sich auch im Verlauf der Blutzuckerkurve nach Glukosegabe wider. Wie aus Abb. 13-17 hervorgeht, steigt nach der ersten Glukosegabe, häufig schon auf einem erhöhten Ausgangswert beginnend, der ➜

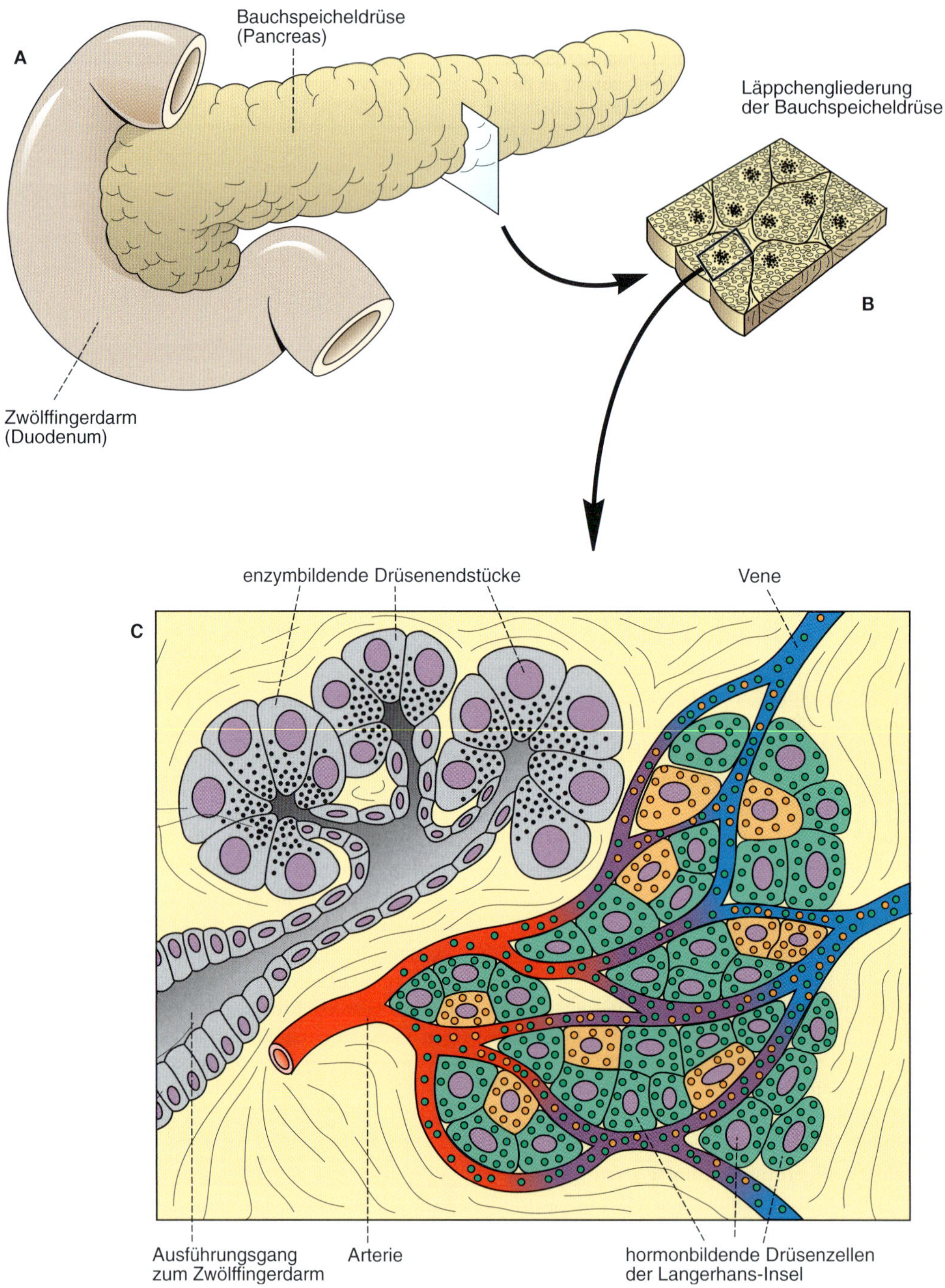

Abb. 13-16 Nachbarschaftsverhältnisse und Feinstruktur der Bauchspeicheldrüse. [L107-R127]
A: Vorderansicht mit Schnittführung.
B und **C:** Darstellung von enzymbildenden Drüsenendstücken (mit Ausführungsgang) und einer Langerhans-Insel mit hormonbildenden Drüsenzellen bei schwacher (B) und stärkerer (C) Vergrößerung.

Blutzuckerspiegel hoch an. Da die Insulinreserven schon durch die erste Glukosezufuhr weitgehend ausgeschöpft sind, führt die zweite Glukosegabe, anders als beim gesunden Menschen, zu einem weiteren Anstieg des Blutzuckerspiegels, der über den ersten hinausgeht. Überschreiten die Stoffwechselstörungen bei einem Hypoinsulinismus eine kritische Grenze, so kommt es zu Funktionsausfällen des Zentralnervensystems mit Bewusstseinsverlust (Coma diabeticum). Ein Diabetes mellitus kann u. a. durch tägliche Insulininjektionen behandelt werden.
Bei einem **Insulinüberschuss** im Blut, z. B. durch einen Inselzelltumor oder durch Insulinüberdosierung, kommt es zum Krankheitsbild eines **Hyperinsulinismus** mit sehr niedrigem Blutzuckerspiegel. Dabei entsteht ein Schwächegefühl, das häufig mit Heißhunger gekoppelt ist. ➜

Werden kritische Werte des Blutzuckerspiegels unterschritten, kommt es zu Störungen in der Aktivität des Nervensystems, die in einen fortschreitenden Funktionsausfall übergehen können (hypoglykämischer Schock).

Glukagon steigert hauptsächlich den Abbau von Glykogen (Speicherform der Glukose) in der Leber. Dadurch löst es einen Blutzuckeranstieg aus. Die Höhe der Blutzuckerkonzentration regelt die Produktion und Ausschüttung von Glukagon. Eine Verminderung des Blutzuckerspiegels steigert, eine Erhöhung hemmt die Glukagonfreisetzung. Für die Glukagonausschüttung und -wirkung liegen also beim Blutzuckerspiegel die umgekehrten Verhältnisse wie beim Insulin vor. Erkrankungen durch alleinige Abweichungen in

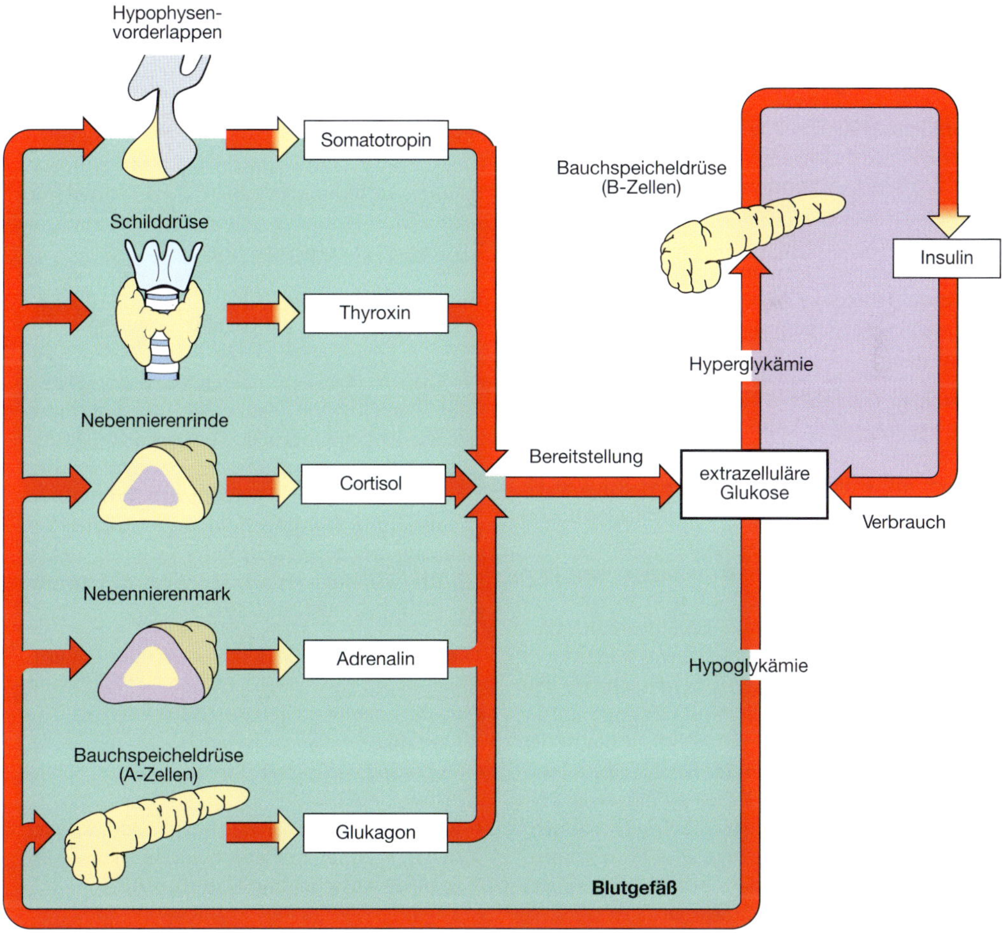

Abb. 13-18 Einstellung der Glukosekonzentration im Extrazellulärraum über die hormonale Regelung des Blutzuckerspiegels. [L123-R127]

der Glukagonproduktion sind bislang nicht bekannt.

An der Einstellung des Blutzuckerspiegels sind neben Insulin und Glukagon zahlreiche Hormone beteiligt. Die wesentlichen hormonalen Aktivitäten sind in Abb. 13-18 zusammengefasst. Für die Senkung eines erhöhten Blutzuckerspiegels ist in erster Linie das Insulin verantwortlich. Eine kritische Verminderung des Blutzuckerspiegels können dagegen mehrere Mechanismen verhindern. Besonderen Einfluss haben Somatotropin, die Schilddrüsenhormone (Thyroxin und Trijodthyronin), die Glucocorticoide mit ihrem Hauptvertreter Cortisol, Adrenalin und schließlich Glukagon. Ein sinnvolles Zusammenspiel ergibt sich, indem diese Hormone Glukose bereitstellen, das durch Insulin in den Zellstoffwechsel eingeschleust wird.

Wiederholungsfragen

1. Beschreiben Sie die prinzipielle Wirkungsweise der Hormone.
2. Erläutern Sie die Funktion des Hypophysenvorderlappens.
3. Welche Funktion erfüllt die Schilddrüse?
4. Der Calciumhaushalt wird hauptsächlich durch Hormone geregelt. Beschreiben Sie diesen Vorgang.
5. Cortisol ist ein bedeutendes Hormon der Nebennierenrinde. Welche Wirkungen hat es?
6. Stellen Sie möglichst genau das System der Blutzuckerregulation im menschlichen Organismus dar.
7. Welche Symptome zeichnen das Krankheitsbild des Diabetes mellitus aus?
8. Wie wird Diabetes normalerweise behandelt?

Auflösung des Fallbeispiels

Verdachtsdiagnose: Hyperthyreose

Krankheitsbild: Das Krankheitsbild der Hyperthyreose wird durch eine vermehrte Ausschüttung von Schilddrüsenhormonen ausgelöst. Dadurch kommt es zu einer Stoffwechselsteigerung (Hypermetabolismus) mit allen Folgen (z. B. Gewichtsabnahme, Neigung zum Schwitzen). Gleichzeitig sind die Wirkungen des Sympathikus gesteigert (z. B. Erhöhung von Pulsfrequenz und Blutdruck).

Ursachen: Die meisten Hyperthyreosen sind auf eine der folgenden krankhaften Veränderung in der Schilddrüse zurückzuführen:

- Immunthyroiditis (Basedow-Hyperthyreose): Der Organismus bildet Antikörper gegen die eigene Schilddrüse (Schilddrüsenautoantikörper). Gleichzeitig üben Immunglobuline eine TSH-Wirkung aus und führen so zu einer gesteigerten Produktion von Schilddrüsenhormonen (Abb. 13-10). Darüber hinaus kann durch eine Volumenzunahme des Gewebes hinter den Augäpfeln ein Exophthalmus auftreten.
- Hyperthyreose bei funktioneller Autonomie der Schilddrüse: Die Zellen der Schilddrüse unterliegen nicht mehr der Regelung durch die Hypophyse (Abb. 13-10). So senken sie bei abnehmender TSH-Ausschüttung ihre Hormonproduktion nicht ab, sondern produzieren weiterhin – autonom – ihre Hormone.

Vorkommen und Häufigkeit: Die Häufigkeit des Auftretens einer Hyperthyreose schwankt in einem weiten Bereich (0,03 bis 1,8 % der Bevölkerung). Frauen sind fünfmal häufiger betroffen als Männer. In Jodmangelgebieten wie Deutschland stellt die funktionelle Autonomie die häufigste Ursache einer Hyperthyreose dar.

Diagnostik: Zum Ausschluss einer Hyperthyreose ist die Bestimmung der Grundkonzentration von TSH im Serum ausreichend (Abb. 13-10). Liegt der TSH-Wert im Normbereich und erfolgt nach Gabe von TRH ein Anstieg der TSH-Konzentration, besteht eine normale Funktionslage (Euthyreose). Zum Nachweis einer Hyperthyreose dient die Bestimmung von Thyroxin und Trijodthyronin im Serum. Zur differentialdiagnostischen Eingrenzung des Krankheitsbildes erfolgen weitere Schritte wie nuklearmedizinische Untersuchungen (Szintigraphie, Abb. 13-11).

Therapie: Folgende Maßnahmen stehen zu Verfügung:

- medikamentöse Therapie (Gabe von sog. Thyreostatika)
- Operation (subtotale Entfernung der Schilddrüse)
- Radiojodtherapie (Radioaktives Jod reichert sich in Bezirken mit Überfunktion an und führt zu einer Ausschaltung dieser Areale.)

14 Temperaturregelung

14.1 Temperaturfelder des Körpers und Körpertemperatur 411

14.2 Wärmebildung und Wärmetransport 412

14.3 Einstellung der Körpertemperatur 413

14.4 Fieber, Hyperthermie und Hypothermie 414

14.5 Akklimatisation 415

Der Stoffwechsel wichtiger innerer Organe ist auf eine konstante Temperatur von etwa 37 °Celsius angewiesen. Um diese Voraussetzung zu schaffen, kontrolliert ein Regelsystem im Körper Bildung und Abgabe von Wärme und stellt so die Körpertemperatur optimal ein. Wird der Sollwert in der Regelung der Körpertemperatur z. B. bei Erkrankungen erhöht, so kommt es zu Fieber.

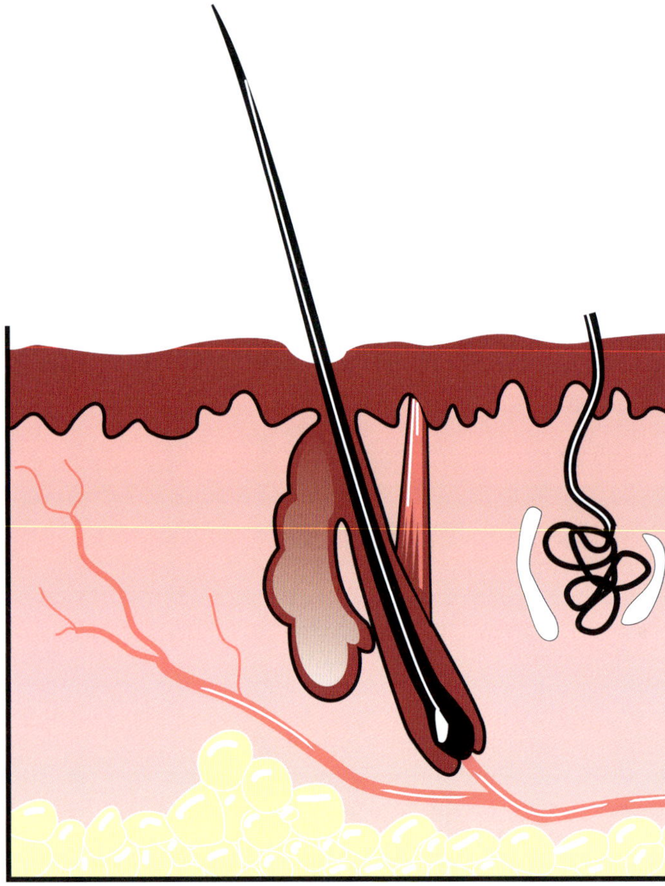

Abb. 14-0 Haut mit Anhangsorganen. [L123-R127]

Die Funktion der Körperzellen ist von der Temperatur abhängig. Die günstigste Temperatur für die Enzyme, die im Stoffwechsel von Bedeutung sind, liegt bei 37 °Celsius (C). Größere Abweichungen von diesem Wert haben einen Funktionsverlust des Körpers zur Folge. Daher muss die Körpertemperatur präzise eingestellt werden, um somit eine Unabhängigkeit von den großen Schwankungen der Umgebungstemperatur zu erreichen. In diesen Vorgang sind zahlreiche Körperfunktionen einbezogen. Sie umfassen die **Wärmebildung,** die **Wärmeabgabe,** die Temperaturmessung und das Zusammenfassen dieser Prozesse zur Temperaturregelung.

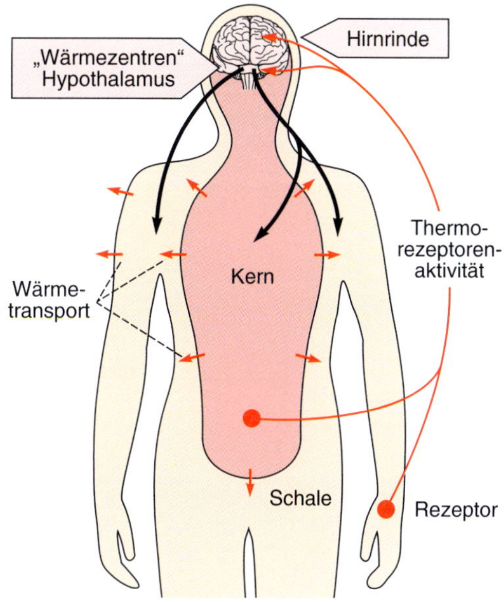

Abb. 14-1 Regelung der Körpertemperatur. [L112-R127]
Durch Temperaturrezeptoren (Thermorezeptoren) wird die Temperatur laufend gemessen und das Messergebnis über Nervenfasern dem Hypothalamus und der Hirnrinde mitgeteilt. Der Hypothalamus stellt mithilfe von Wärmebildung und Wärmetransport im Körperkern und in der Körperschale die Körpertemperatur ein (schwarze Pfeile).

14.1 Temperaturfelder des Körpers und Körpertemperatur

Z Organe im Körperinneren mit gleich bleibender Temperatur (Körperkern) sind von Körperteilen mit wechselnder Temperatur (Körperschale) umgeben. Die Körperkerntemperatur schwankt im Tagesverlauf um etwa 1 °Celsius mit dem Tiefstwert am Morgen und dem Höchstwert am Nachmittag.

Die Einstellung einer konstanten Temperatur von etwa 37 °C ist besonders für die Organe von großer Wichtigkeit, die sich im Inneren der Körperhöhlen befinden. Dazu gehören z. B. Gehirn, Rückenmark, Herz, Leber und Nieren. Diese Organe bilden mit anderen Strukturen den Körperkern, der von der sog. Körperschale umgeben ist. Diese steht in direktem Kontakt mit der Umwelt. In der **Körperschale** können sich im Gegensatz zum **Körperkern** unterschiedliche Temperaturen einstellen. Der Organismus verfügt damit über ein Temperaturfeld mit einem „gleichwarmen" (homoiothermen) Kern und einer „wechselwarmen" (poikilothermen) Schale (Abb. 14-1, 14-2).

P Die Körpertemperatur wird in der Achselhöhle (Axilla), in der Mundhöhle oder im Mastdarm (Rectum) gemessen. Die Messwerte von Mundhöhle und Rectum liegen um etwa 0,5 °C höher als die Werte der Axilla.

Bei einer Entzündung des Darms (z. B. Appendicitis) kann sich dieser Temperaturunterschied erhöhen. Wegen zahlreicher Störfaktoren (z. B. Lage des Thermometers) ist die Axilla zur genauen Messung ungeeignet. Die **Rektaltemperatur** entspricht am ehesten der Kerntemperatur und wird daher als Maß der Körpertemperatur genommen. Als besonders zuverlässiger Messwert hat sich die morgendliche Aufwachtemperatur im Rectum erwiesen. Diese sog. **Basaltemperatur** weist bei der Frau zyklische Schwankungen auf (Kap. 15 „Fortpflanzung").

Die Körpertemperatur zeigt typische Schwankungen im Tagesverlauf. Sie hat ihren Tiefstwert in den frühen Morgenstunden und ihren Höchstwert am späten Nachmittag (Abbildung 14-3). Die Schwankungen betragen etwa 1 °C. Es handelt sich dabei um einen endogenen Rhythmus (Kap. 4.11). Bei Verschiebungen des Schlaf-Wach-Rhythmus, beispielsweise durch Flugreisen, passt sich der endogene Rhythmus durch äußere Zeitgeber wieder an.

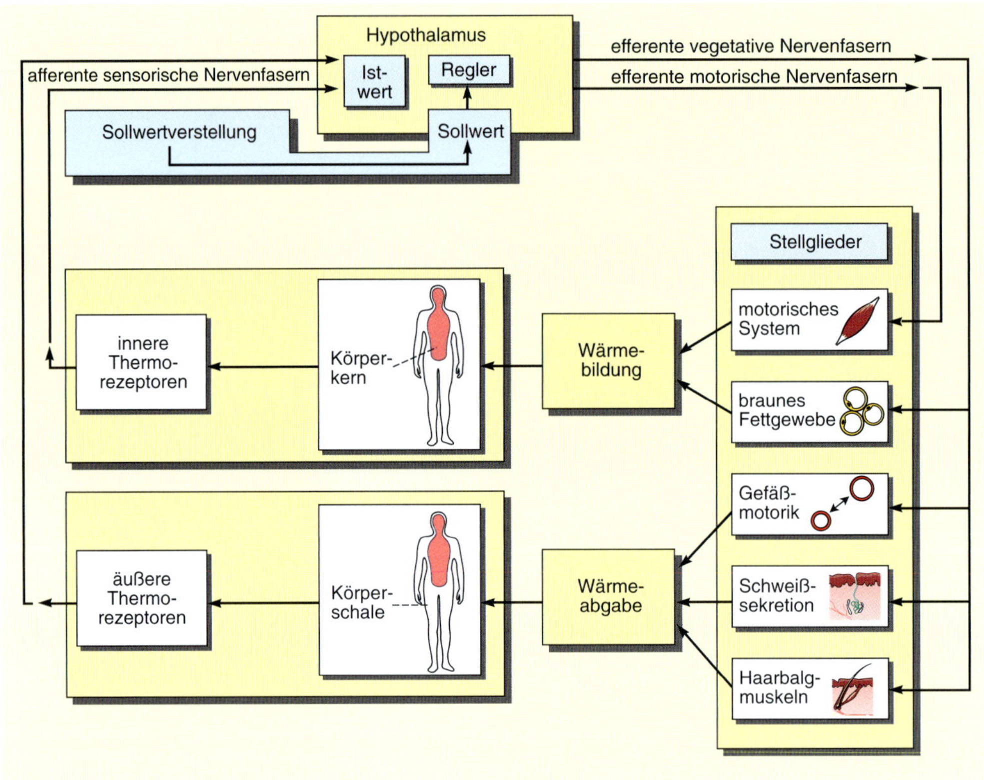

Abb. 14-2 Schaltbild zur unwillkürlichen Regelung der Körpertemperatur. [L123-R127]

14.2 Wärmebildung und Wärmetransport

Z Die Wärmebildung erfolgt durch Stoffwechselvorgänge und Muskelverkürzungen. Der Wärmetransport wird u.a. durch Wärmeströmung (Blutkreislauf) und Wärmeabgabe durch Verdunstung (Schweißabsonderung) vermittelt. Er ist vom Körperkern über die Körperschale zur Umwelt gerichtet. Bildung und Transport von Wärme sind durch das endokrine System sowie durch das vegetative und motorische Nervensystem beeinflussbar.

Die Wärme entsteht im Wesentlichen durch den **Stoffwechsel** der Zellen und durch die Tätigkeit der Skelettmuskeln (Abb. 14-1, 14-2). Im Stoffwechsel wird beim Abbau der Nährstoffe (**„Verbrennung“**) in jedem Fall Wärme freigesetzt. Beim Neugeborenen und in den ersten Lebensmonaten ist das braune Fettgewebe für die Wärmebildung von besonderer Wichtigkeit. Es ist im Gegensatz zum weißen Fett stark mit Blutgefäßen durchsetzt und besitzt eine hohe Stoffwechselaktivität (Kap. 15 „Fortpflanzung“). Aufgrund der beschriebenen Zusammenhänge wird die Wärmeproduktion über gesteigerte oder verminderte Stoffwechselvorgänge kontrolliert. So kann z.B. die Wirkung stoffwechselaktiver Hormone wie der Schilddrüsenhormone oder das vegetative Nervensystem die Wärmeproduktion verändern (Kap. 12 „Koordination spezialisierter Organfunktionen: Vegetatives Nervensystem“ und Kap. 13 „Endokrines System“). Jede Muskelverkürzung ist ebenfalls mit Wärmebildung verbunden. So entsteht Wärme sowohl bei einer Erhöhung der Grundspannung der Muskeln (**Muskeltonus**) als auch bei Bewegungen. Das sog. **„Kältezittern“** ist eine spezielle Form der Muskelverkürzung zur Wärmeproduktion. Da das motorische System alle Kontraktionen der Skelettmuskulatur kontrolliert, unterliegt somit auch die Wärmeproduktion in diesem Bereich dem Einfluss des Nervensystems (Kap. 6 „Motorisches System“). Die Arten der Wärmebildung werden nach ihrem Ursprung als „Zitterthermogenese“

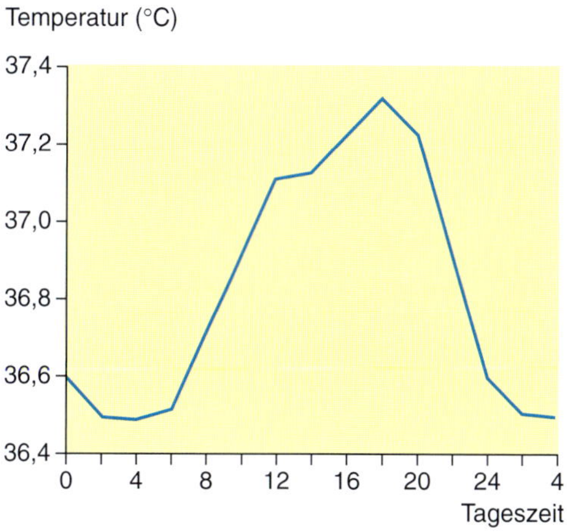

Abb. 14-3 Schwankungen der Körperkerntemperatur im Tagesverlauf. [L112+L123/S130-1]

(Muskelverkürzung) und „zitterfreie Thermogenese" (Stoffwechselsteigerung) voneinander unterschieden.

Der Wärmetransport erfolgt entlang einem Temperaturgefälle, i. d. R. vom Körperkern über die Körperschale in die Umwelt (Abb. 14-1). Mehrere Mechanismen kommen in Betracht:

- **Wärmeströmung** (Wärmetransport durch ein bewegtes Medium, Konvektion).
  Die Wärmeströmung erfolgt z. B. durch die Blutzirkulation im Organismus und durch die bewegte Luft an der Körperoberfläche. Die Grenzschicht der Haut kann durch die Bildung der sog. **Gänsehaut** als Folge einer Kontraktion der Haarbalgmuskeln in geringem Ausmaß verstärkt werden.
- **Wärmeleitung** (Wärmetransport durch ein ruhendes Medium, Konduktion).
  Die Wärmeleitung betrifft die Wärmeabgabe innerhalb der Gewebe des Organismus.
- **Wärmestrahlung** (Wärmetransport über Strahlung).
- **Wärmeabgabe** über Verdunstungsvorgänge, besonders beim Wärmetransport von der Körperschale zur Umwelt. Durch die Absonderung und anschließende Verdunstung von **Schweiß** kann eine beachtliche Wärmemenge abgegeben werden. Für die Praxis ist wichtig, dass es bei starkem Schwitzen zu erheblichen Kochsalz- und Wasserverlusten des Körpers kommt.

Die meisten Mechanismen des Wärmetransports sind durch das Nervensystem, besonders durch das vegetative Nervensystem, kontrollierbar. So kann, um die Wärmeabgabe zu vermindern, die Durchblutung der Haut durch eine Gefäßverengung (Hautblässe) eingeschränkt werden.

Alle Vorgänge, die die Körpertemperatur ein„stellen" (Wärmebildung, Wärmeabgabe), heißen im Sinne der Temperaturregelung „Stellglieder" (Abb. 14-2).

14.3 Einstellung der Körpertemperatur

Z Laufend messen Thermorezeptoren an verschiedenen Stellen des Körpers die Temperatur. Das Messergebnis wird dem Hypothalamus mitgeteilt. Dieser Hirnabschnitt stellt durch Veränderungen von Wärmebildung und Wärmetransport den Körperkern auf eine konstante Temperatur ein. Die dabei beteiligten Strukturen formen einen typischen Regelkreis.

Um die Körperkerntemperatur auf einen weitgehend konstanten Wert einzustellen, ist es zunächst notwendig, die Körpertemperatur laufend zu messen (Abb. 14-1, 14-2). Zum Temperaturmessen stehen im Organismus Temperaturfühler (**Thermorezeptoren**) zur Verfügung, die sich im Körperkern und in der Körperschale befinden. Sie lassen sich je nach Messbereich in **Warm-** und **Kaltrezeptoren** gliedern (Kap. 5.2 „System der somatoviszeralen Sensibilität"). Die Thermorezeptoren stehen über Nervenfasern mit dem Rückenmark und dem Gehirn in Verbindung. Auf diesem Weg werden Empfindungen und Wahrnehmungen wie „kalt" oder „warm" ausgelöst. Gleichzeitig gelangen die Informationen zu den Wärmezentren des Hypothalamus.

Ü Füllen Sie zwei Wassergläser, eines mit kaltem und eines mit sehr warmem Wasser. Stecken Sie nun einen Finger in jedes Glas, und Sie erfahren gleichzeitig die beiden verschiedenen Temperaturwahrnehmungen.

Die Einstellung der Körpertemperatur geschieht mithilfe der Mechanismen der Wärmeproduktion, der Wärmeabgabe, der Temperaturmessung und unter Kontrolle des Hypothalamus. Dabei sind die verschiedenen Körperfunktionen so miteinander verbunden, dass sich ein typischer Regelkreis ergibt (Abb. 14-1, 14-2). Diese Regelschaltung wird bis in Einzelheiten bei modernen Wohnungsheizungen imitiert. Als Regelzentrale dient der **Hypothalamus.** Er empfängt durch die Thermorezeptoren Informationen über die aktuelle Temperatur in den verschiedenen Teilen des Körpers. Aufgrund dieser Messergebnisse leitet der Hypothalamus Reaktionen ein. Da Wärmebildung und Wärmeabgabe durch das neuronale und hormonale System beeinflussbar sind, kann der Hypothalamus die Körpertemperatur auf einen konstanten Wert einstellen, indem er Bildung und Transport von Wärme verändert. Bei einer Senkung der Körperkerntemperatur wird die Wärmebildung (zum Beispiel durch Stoffwechselsteigerung und Anhebung des Muskeltonus) erhöht und der Wärmetransport (beispielsweise durch eine Einschränkung der Hautdurchblutung) vermindert. Bei einem Anstieg der Körperkerntemperatur erfolgen die umgekehrten Maßnahmen.

Die als Regelkreis verschalteten Vorgänge zur Einstellung der Körpertemperatur laufen ohne Beteiligung von Bewusstsein und willkürlichen Handlungen ab. Diese unwillkürliche Temperaturregelung wird häufig durch eine willkürliche Beeinflussung der Körpertemperatur unterstützt. So ändern sich je nach „Wärmeempfinden" bestimmte Verhaltensweisen. Sinkt z. B. die Umgebungstemperatur ab, so wirken Einschränkungen des Wärmetransports durch entsprechende („warme") Kleidung und willkürliche Muskelbewegungen (Armeschlagen) einer Abkühlung entgegen.

Der Körper ist also durch die Mechanismen der unwillkürlichen und willkürlichen Temperaturregelung weitgehend von seiner Umgebungstemperatur unabhängig.

K Versagt die Wärmeabgabe, kann es besonders bei hohen Umgebungstemperaturen zur Wärmestauung im Körper kommen **(Hitzschlag).** Wird zur Steigerung der Wärmeabgabe das gesamte Gefäßgebiet der Haut erweitert und sind gleichzeitig andere Gefäßsysteme des Körpers weit gestellt (beispielsweise die Gefäße der Baucheingeweide nach einer reichhaltigen Mahlzeit), so sinkt der arterielle Blutdruck ab (Kapitel 9 „Herz-Kreislauf-System"). Dadurch kommt es zu einer kritischen Verminderung der Hirndurchblutung mit nachfolgender Ohnmacht **(Hitzekollaps).** Im Unterschied dazu wirkt beim Sonnenstich die Sonnenstrahlung direkt auf den Kopf ein, was unter anderem zu einer Reizung der Hirnhäute führt. Kopfschmerzen, Übelkeit und Erbrechen können die Folge sein.

14.4 Fieber, Hyperthermie und Hypothermie

Z Beim Fieber ist durch die Einwirkung von „Giften", z. B. aus Bakterien, der Wert erhöht, auf den die Körperkerntemperatur eingestellt wird. Hyperthermie und Hypothermie entstehen durch eine Überforderung der Temperaturregelung des Körpers bei starker Wärmezufuhr bzw. bei großem Wärmeentzug.

Der Hypothalamus kontrolliert die Einstellung der Körpertemperatur (Abb. 14-1, 14-2). „Gifte" (sog. **Pyrogene**), z. B. aus Bakterien freigesetzt, wirken auf das temperaturregulierende Zentrum ein. Der Wert, auf den der Hypothalamus die Körpertemperatur einstellen soll (Sollwert), bleibt nicht bei 37 °C, sondern wird auf z. B. 40 °C angehoben (Sollwertverstellung).

Dieser Vorgang ist mit dem Einstellen eines Thermostaten auf eine höhere Temperatur vergleichbar. Unter diesen Bedingungen wirkt die normale Temperatur wie Kälte. Dementsprechend hebt der Körper seine Temperatur auf den neuen Sollwert an. Es entsteht **Fieber,** das häufig mit einer Steigerung der Abwehr einhergeht. Zur Temperatursteigerung wird z. B. die Wärmeabgabe durch Verengung der Hautgefäße herabgesetzt und die Wärmeproduktion durch Kältezittern **(Schüttelfrost)** gesteigert. Gleichzeitig entsteht das Gefühl von Kälte und Frieren.

P Bei der Pflege von Patienten in dieser Fieberphase kann der Anstieg der Körpertemperatur z. B. durch Zudecken und heiße Getränke unterstützt werden. Fiebersenkende Maßnahmen, z. B. Wadenwickel, empfehlen sich erst bei kritischen Anstiegen der Körpertemperatur.

Schließlich ist die Körpertemperatur auf den Fieberwert eingeregelt. Beenden z. B. körpereigene Abwehr (Kap. 11 „Blut und Abwehrsystem") oder Medikamente die Freisetzung von Pyrogenen, kehrt der Sollwert auf seine normale Höhe zurück. Der Körper ist von der Fieberperiode ausgehend dem neuen (normalen) Sollwert gegenüber zu warm. Zur **Temperatursenkung** erweitern sich die Hautgefäße, und die Schweißproduktion steigt (Schweißausbruch; sog. „**Gesundschwitzen**"). Gleichzeitig entsteht ein Gefühl von Hitze.

K Eine von außen aufgezwungene (passive) Überwärmung des Körpers **(Hyperthermie)** setzt erst bei sehr hohen Außentemperaturen ein. In diesem Fall ist im Gegensatz zum Fieber der Sollwert der Kerntemperatur unverändert. Die Temperaturregelung des Körpers jedoch ist der Wärmezufuhr aus der Umwelt nicht gewachsen. Es besteht die Gefahr eines Hitzschlags oder Hitzekollapses. Bei einer Körpertemperatur von etwa 43 °C erfolgt der Hitzetod (Zerstörung der Körpereiweiße).
Eine von außen aufgezwungene (passive) Unterkühlung des Körpers **(Hypothermie)** setzt bei starkem Wärmeentzug ein. Wie bei der Hyperthermie ist der Sollwert unverändert, jedoch die Temperaturregelung überfordert. Bei einer Senkung der Körpertemperatur auf etwa 25 °C erlöschen die Reflexe im motorischen System. Außerdem werden Atmung und Herzfunktion kritisch beeinträchtigt (Atemstillstand, Kammerflimmern). Eine abgestufte und kontrollierte künstliche Hypothermie wird bei lang dauernden chirurgischen Eingriffen angewandt. Unter diesen Bedingungen sind alle Körperfunktionen verlangsamt und der Sauerstoffbedarf von Herz und Gehirn vermindert.

14.5 Akklimatisation

Z Der Körper kann sich über längere Zeiträume an Hitze und Kälte anpassen. Diese Akklimatisation beruht auf einer Umstellung der Wärmeabgabe bzw. der Kälteempfindung.

Die Umstellungen bei der sog. thermischen Akklimatisation des menschlichen Körpers vollziehen sich in einem Zeitraum von Wochen und Monaten.

Bei der Hitzeakklimatisation wird über eine gleichmäßige Absonderung die produzierte Schweißmenge gesteigert. Schweißausbrüche bleiben aus. Gleichzeitig sinkt die Salzkonzentration des Schweißes erheblich. Dadurch wird die Verdunstungsfähigkeit erhöht und der Kochsalzverlust vermindert.

Die Kälteakklimatisation ist weniger ausgeprägt. Bei längerem Aufenthalt in kalter Umgebung lässt die Kälteempfindung nach. Es tritt eine „Gewöhnung an die Kälte" ein.

Wiederholungsfragen

1. Wie und wo bildet der menschliche Körper Wärme?
2. Auf welche Art und Weise kann der Organismus Wärme abgeben?
3. Ein Patient bekommt aufgrund einer Infektion Fieber. Erläutern Sie an diesem Beispiel die Funktion der Körpertemperaturregulation (Regelkreis).

15 Fortpflanzung

15.1 Männliche Geschlechtsorgane 419
15.1.1 Entwicklung der Geschlechtsorgane 419
15.1.2 Geschlechtsdrüsen (Keimdrüsen) 419
15.1.3 Geschlechtswege und akzessorische Geschlechtsdrüsen 421
15.1.4 Äußere Geschlechtsorgane 421

15.2 Weibliche Geschlechtsorgane 424
15.2.1 Entwicklung der Geschlechtsorgane 424
15.2.2 Geschlechtsdrüsen (Keimdrüsen) 424
15.2.3 Geschlechtswege 424
15.2.4 Äußere Geschlechtsorgane 426
15.2.5 Brustdrüse 427

15.3 Ablauf und Regelung der Bildung männlicher und weiblicher Keimzellen 428
15.3.1 Keimzellbildung bei Mann und Frau (Gametogenese) 428
15.3.2 Endokrine Regelung von männlichen und weiblichen Geschlechtsfunktionen 429

15.4 Befruchtung und Keimentwicklung bis zur Implantation 433
15.4.1 Befruchtung 433
15.4.2 Frühembryonale Entwicklung 435
15.4.3 Implantation in die Uterusschleimhaut 435

15.5 Entwicklung des Embryos sowie Ausbildung von Embryonalhüllen und Placenta 435
15.5.1 Entwicklung des Embryos 435
15.5.2 Embryonalhüllen und Placenta 440

15.6 Entwicklung des Feten 443

15.7 Schwangerschaft und Geburt 447
15.7.1 Schwangerschaft 447
15.7.2 Geburt 448

15.8 Entwicklung des Neugeborenen 451

15.9 Vererbung 452
15.9.1 Grundbegriffe der Vererbung 452
15.9.2 Erbkrankheiten 452

Z = Zusammenfassung K = Krankheitslehre G = Gesundheitsvorsorge P = Pflegehinweis Ü = Übung

15

An der Fortpflanzung sind männlicher und weiblicher Organismus mit einem jeweils spezifischen Organsystem beteiligt. In männlichen und weiblichen Keimdrüsen werden mittels hormoneller Regelung Keimzellen gebildet. Ein kindlicher Keim entsteht, wenn sich eine weibliche Keimzelle (Eizelle) mit einer männlichen Keimzelle (Spermium) vereinigt. Der Keim nistet sich in der Schleimhaut der Gebärmutter ein. In den ersten 8 Wochen (Embryonalperiode) entwickeln sich alle Organe. In der nachfolgenden Zeit (Fetalperiode) wachsen sie und erreichen bis zur Geburt ihre funktionelle Reife.

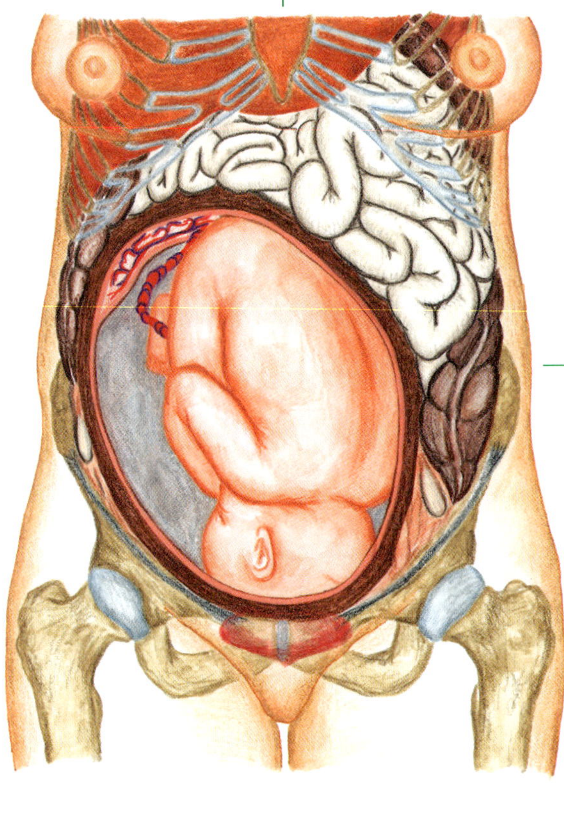

Abb. 15-0 Schwangerschaft im 8.–10. Monat. Bauch- und Beckenorgane sind zu den Seiten und nach oben verdrängt. [L123-R127]

Fallbeispiel

Der Partner einer 24-jährigen Frau verständigt nachts den Notarzt. Seine Frau leide unter einem plötzlich aufgetretenen, einseitigen und schneidenden Unterleibsschmerz sowie unter vaginalen Blutungen. Die Patientin gibt an, dass eine Krebsvorsorgeuntersuchung vor vier Monaten ohne auffälligen Befund durchgeführt worden sei. Die letzte Regelblutung liege ca. sechs Wochen zurück. Sie rechne aber nicht mit einer Schwangerschaft. Da die Patientin blass und kaltschweißig ist, veranlasst der Notarzt den sofortigen Transport in ein Krankenhaus.

Ein menschlicher Keim entsteht, wenn sich eine weibliche Eizelle (Oozyte) und eine männliche Samenzelle (Samenfaden, Spermie) begegnen und vereinigen. Bildungsstätten sind für die Eizelle der Eierstock (Ovar) und für die Samenzellen der Hoden (Testis).

Dass sich Eizellen und Samenzellen begegnen, ermöglichen samenabführende Wege (Samenleiter) und samenübertragendes Organ beim Mann (Harnröhre, Glied) sowie die eileitenden Wege (Eileiter) und samenaufnehmenden Organe der Frau (Scheide).

Die Gebärmutter (Uterus) nimmt schließlich das befruchtete Ei auf und gewährleistet die Entwicklung des Keims.

15.1 Männliche Geschlechtsorgane

Z Die männlichen Keimzellen entstehen in den Samenkanälchen des Hodens. Über die ableitenden Geschlechtswege von Nebenhoden und Samenleiter gelangen die Keimzellen in den Teil der Harnröhre, der von der Vorsteherdrüse umgeben ist. Das Sekret der Anhangsdrüsen (Samenblase und Vorsteherdrüse) wird dem Samen beigemischt. Der weitere Weg des Samens verläuft durch das männliche Glied.

15.1.1 Entwicklung der Geschlechtsorgane

Die Geschlechtsdrüsen (Keimdrüsen, Gonaden) und Geschlechtswege von Mann und Frau entwickeln sich aus einer nicht geschlechtsspezifischen Anlage (Abb. 15-1). Die Keimdrüsenanlage mit den Urkeimzellen entsteht embryonal (4. bis 6. Schwangerschaftswoche) in der hinteren Bauchwand. Erst ab der 7. Schwangerschaftswoche bilden sich die für das männliche und weibliche Geschlecht typischen Merkmale aus. Beim Mann entstehen in der Keimdrüsenanlage (Gonadenanlage) Hodenstränge als Vorläufer der Samenkanälchen, und es differenzieren sich **Leydig-Zwischenzellen,** die bereits vor der Geburt männliches Sexualhormon **(Testosteron)** produzieren. Dieses Hormon ist für die Entwicklung der Geschlechtsorgane wichtig. Die Hodenanlage verbindet sich mit dem Gangsystem der Urniere. Die Urniere, ein Vorläuferorgan der Niere, ist bei der Entwicklung des Menschen nur für die Bildung der samenableitenden Wege von Bedeutung. So entstehen mit den Nebenhodengängen und dem Samenleiter (Ductus deferens) die samenleitenden Geschlechtswege.

In den beiden letzten Schwangerschaftsmonaten – evtl. auch im Lauf des 1. Lebensjahres – wandert der Hoden des Feten von der hinteren Bauchwand über die Leistengegend mit Durchtritt durch den Leistenkanal der Bauchwand in den Hodensack (Descensus testis). Für diese Lageänderung ist das untere Keimdrüsenband notwendig. Es reicht vom unteren Pol des Hodens bis zum Hodensack und gibt die Richtung des Descensus vor.

K Störungen der Hormonproduktion und/oder der Verkürzung des Keimdrüsenbandes können zu einer Fehllagerung des Hodens (Kryptorchismus) führen. Dabei erreicht der Hoden nicht den Hodensack, sondern bleibt in der Bauchhöhle liegen. Wegen der hohen Umgebungstemperatur kann dieser Hoden keine reifen Samenzellen produzieren.
Wenn sich eine während des Descensus ausgebildete kanalartige Verbindung zwischen Bauchhöhle und Hoden nicht zurückbildet, können in diesen Kanal Darmschlingen hineingepresst werden. So entstehen angeborene Leistenbrüche.

15.1.2 Geschlechtsdrüsen (Keimdrüsen)

Der Zellanteil des Samens wird im paarig angelegten **Hoden** (Testis) gebildet, einem ovalen, seitlich abgeplatteten Organ, das von einer kräftigen bindegewebigen Kapsel umschlossen ist (Abb. 15-2). Das in Läppchen gegliederte Innere ist von den stark geschlängelten Samenkanälchen ausgefüllt, in denen unter Mitwirkung der Sertoli-Zellen die **Samenzellen** (Samenfäden, Spermien) entstehen (Abb. 15-3). In den Räumen zwischen den Kanälchen befindet sich lockeres Bindegewebe mit Zellnestern (Leydig-Zwischenzellen), die das männliche Geschlechtshormon (Testosteron) erzeugen. Die Samenzellen besitzen einen elliptischen Kopf mit dem Zellkern, ein Mittelstück, das Mitochondrien für die Energieversorgung des Schwanzes enthält, und einen langen Schwanz, durch dessen schlängelnde Bewegung sie sich fortbewegen (Abb. 15-3).

Die **Samenkanälchen** münden mit ihren Ausführungsgängen in den Kopf des **Nebenhodens**

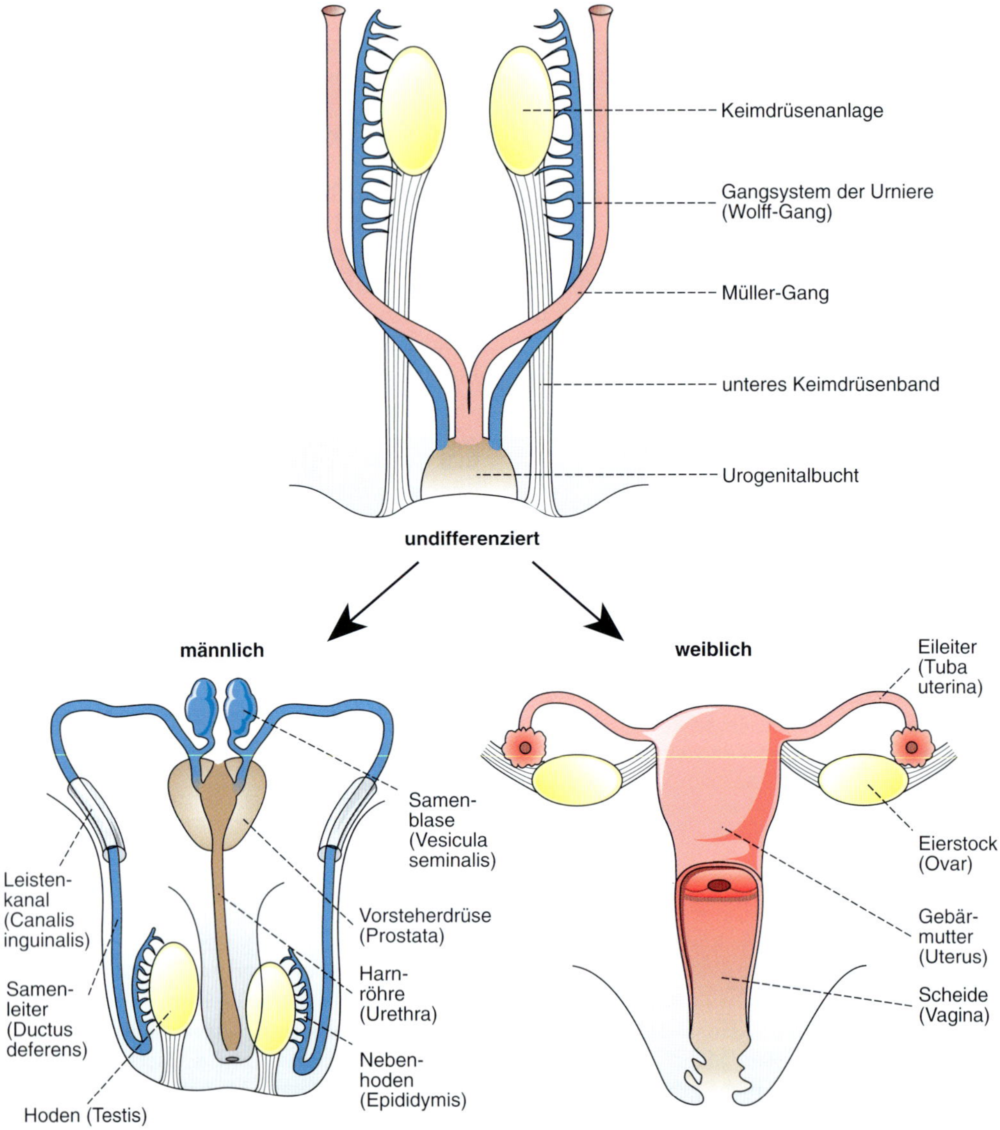

Abb. 15-1 Differenzierung männlicher und weiblicher Geschlechtsorgane vor der Geburt aus einer undifferenzierten (geschlechtsneutralen) Anlage. [L106-R127]

(Epididymis), der direkt neben dem Hoden liegt. Er besteht aus einem vielfach gewundenen Gang und dient als Samenspeicher, der in den **Samenleiter** (Ductus deferens) übergeht. Dieser ist mit einer kräftigen Muskelwand ausgerüstet, mit der er die Samenflüssigkeit fortbewegt.

Hoden, Nebenhoden und erster Abschnitt des Samenleiters befinden sich im **Hodensack** (Scrotum). Aus der Verlagerung während der Entwicklung wird verständlich, dass der Samenleiter des Mannes vom Hoden her kommend im Samenstrang aufwärts zieht und erst durch den Leistenkanal wieder in die Leibeshöhle gelangt (Abb. 15-2, 15-3).

P Beim Legen eines transurethralen Blasenverweilkatheters sollte hygienisch einwandfrei gearbeitet werden, da es durch aufsteigende Keime zu einer schmerzhaften Nebenhodenentzündung kommen kann.

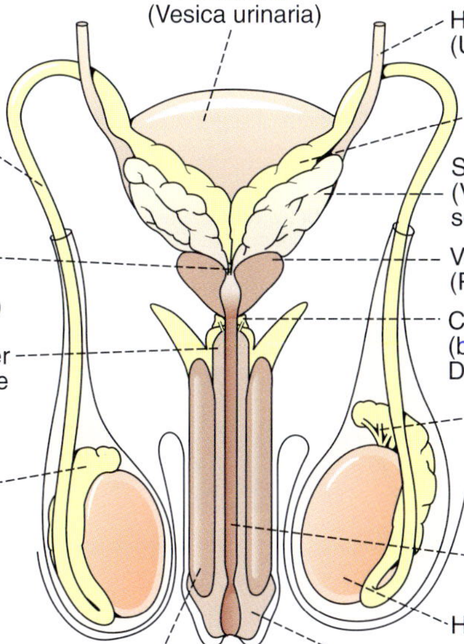

Abb. 15-2 Männliche Geschlechtsorgane in der Ansicht von hinten. Die in den Hoden gebildeten Spermien wandern über die abführenden Hodenkanälchen in den Nebenhoden, wo sie während eines 2–10-tägigen Reifungsprozesses die Fähigkeit zur Fortbewegung erhalten und befruchtungsfähig werden. Über den Samenleiter gelangen sie in dessen erweiterten Abschnitt (Ampulla). Mit den Sekreten der Prostata und der Samenbläschen werden sie durch die Harnröhre ausgestoßen (ejakuliert). [S130-2]

15.1.3 Geschlechtswege und akzessorische Geschlechtsdrüsen

Der vom Nebenhoden kommende Samenleiter (Ductus deferens) verläuft mit Blutgefäßen und Nerven innerhalb des sog. Samenstrangs beiderseits durch den Leistenkanal in den Bauchraum bzw. in die Beckenhöhle (Abb. 15-2). Er zieht zur hinteren Wand der Harnblase, wo er zu einer Ampulle erweitert ist. Dort vereinigt sich der Samenleiter mit dem Ausführungsgang zweier ebenfalls hinter der Harnblase gelegener Drüsen, den **Samenblasen** (Vesicula seminalis). Die samenableitenden Wege durchsetzen dann als **Spritzgänge** (Ductus ejaculatorius) schräg die Vorsteherdrüse **(Prostata)** und münden auf dem Samenhügel in den durch die Prostata ziehenden Teil der **Harnröhre.**

> **K** Über diese Verbindung von Harnröhre und Samenleiter können z. B. bei Patienten mit Blasendauerkatheter Erreger in die Samenwege wandern und zu einer schmerzhaften Entzündung des Nebenhodens und Hodens führen.

Die Prostata gleicht in Form und Größe einer Kastanie (Abb. 15-2). Sie umschließt die aus der Blase austretende Harnröhre. Dabei weist ihre Spitze abwärts. Sie sondert das alkalische **Prostatasekret** ab und ist mit glatten Muskelfasern durchsetzt, die das Sekret während des Samenergusses in die Harnröhre herausdrücken und dem Samen beimischen, der durch die Harnröhre im männlichen Glied (Penis) weitergeleitet wird.

Die schleimbildenden **Bulbourethraldrüsen** (Cowper-Drüsen) liegen hinter dem Harnröhrenschwellkörper im Bindegewebe des Beckenbodens. Ihre Ausführungsgänge münden in die Harnröhre (Abb. 15-2). Das Sekret befeuchtet in der Erektionsphase die Eichel des Gliedes.

Im Alter kommt es häufig zu einer gutartigen Gewebsvermehrung und Vergrößerung vor allem des zentralen Drüsenanteils der Prostata (Prostatahyperplasie, Prostataadenom). Die Folge ist ein allmählicher Verschluss des Blasenausgangs mit Beschwerden beim Wasserlassen und Rückstau des Urins in die Harnblase. Bei über fünfzigjährigen Männern treten nicht selten Krebserkrankungen im Bereich der Prostata auf. Daher gehört die Untersuchung dieses Organs neben der Bestimmung des prostataspezifischen Antigens (PSA) zum Vorsorgeprogramm. Durch ihre Nachbarschaft zum Mastdarm ist die Drüse bei rektaler Untersuchung gut tastbar (Abb. 15-4). Für eine frühe Tastdiagnose des Prostatakarzinoms ist es günstig, dass diese Erkrankung in der Regel im Außenbereich der Drüse beginnt. In diesem Fall sind Beschwerden beim Wasserlassen zunächst nicht vorhanden.

15.1.4 Äußere Geschlechtsorgane

Der **Hodensack** (Scrotum) besteht aus einer dünnen, gerunzelten Haut ohne Unterhautfettgewebe. Die Haut enthält zahlreiche glatte Muskelzellen, die sich bei Kälte zusammenziehen und

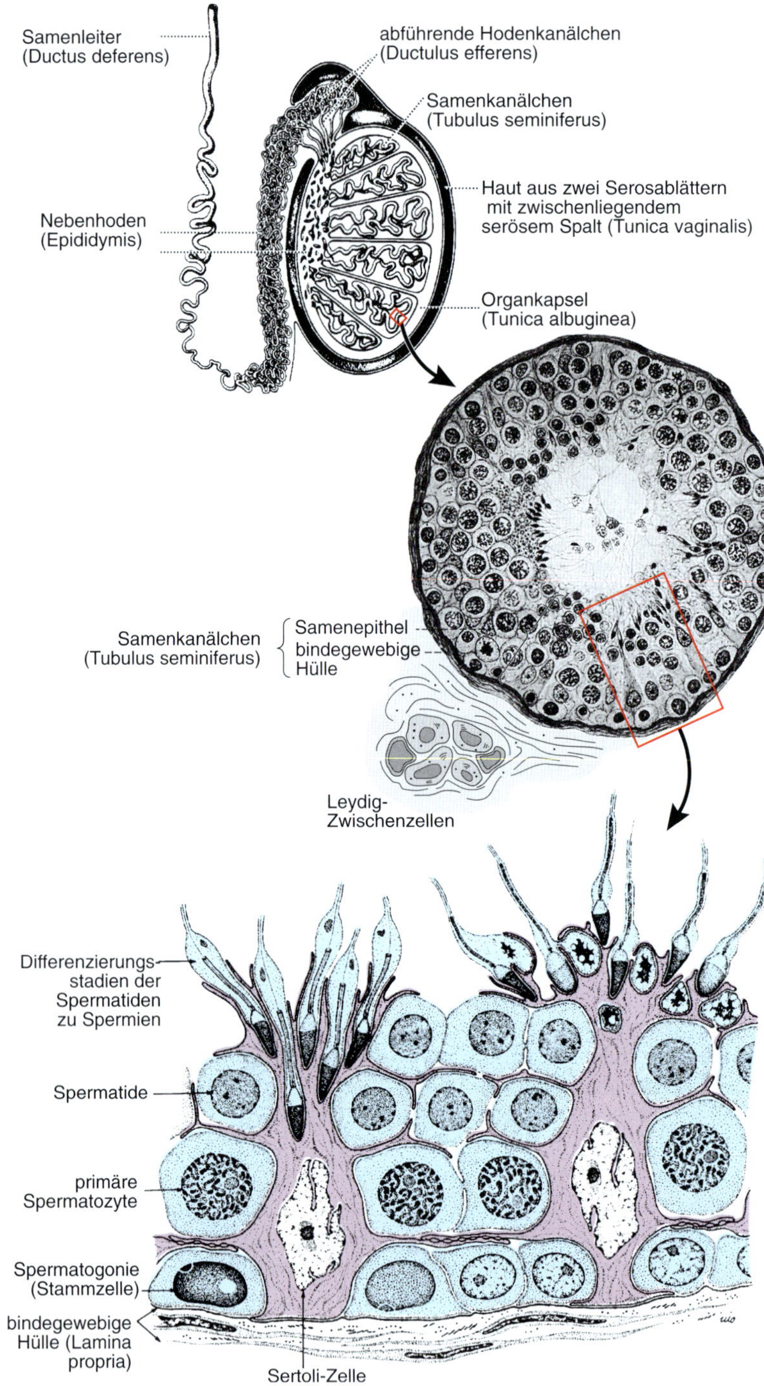

Abb. 15-3 Organstruktur des Hodens.
A: Hoden mit Läppchengliederung und gewunden verlaufenden Samenkanälchen sowie ableitenden Samenwegen. [S134]
B: Querschnitt durch ein Samenkanälchen. [S010-3-8]
C: Ausschnitt aus dem Epithel eines Samenkanälchens mit verschiedenen Stadien der Spermatogenese und der typischen Beziehung zu Sertoli-Zellen. [S134]

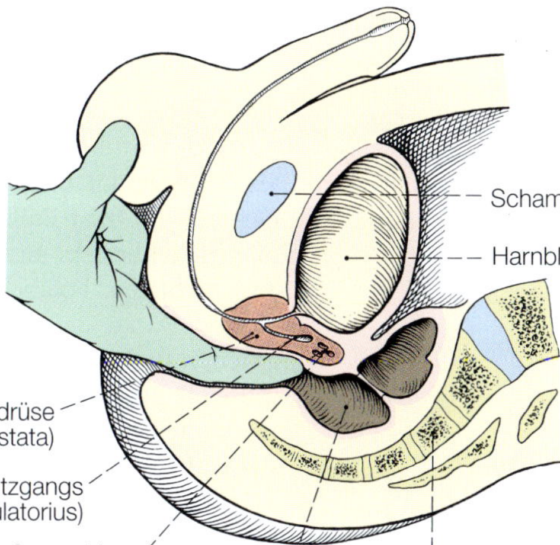

Abb. 15-4 Rektale Untersuchung der Prostata. [S010-2-15]

bei Wärme erschlaffen. Dadurch wirken sie temperaturregelnd. Glatte Muskulatur der Haut sowie Schlingen von quergestreifter Muskulatur (M. cremaster) um Hoden und Nebenhoden ermöglichen, dass der Hoden näher an den Körper herangezogen werden kann. Die **Temperatur** im Hodensack ist um etwa 2 bis 4 °C niedriger als in der Bauchhöhle. Diese niedrige Temperatur ist für die Reifung der Spermien notwendig. Eng anliegende Kleidungsstücke können dazu führen, dass die Hodentemperatur ansteigt und damit die Spermienbildung gestört wird.

Das männliche **Glied** (Penis) ist durch die eingelagerte Harnröhre sowohl der Weg für die Ableitung des Harns als auch Organ der Begattung (Abb. 15-2). Dazu ist das Glied mit **Schwellkörpern** ausgestattet, die ein System dehnbarer Hohlräume zur Blutaufnahme enthalten. Diese füllen sich, indem sich die Arterien der Schwellkörper erweitern, während gleichzeitig der venöse Abfluss weitgehend gedrosselt wird. Dadurch vergrößert sich das Glied, wird steif und richtet sich auf **(Erektion).** In seinem Schaft befinden sich drei Schwellkörper, von denen die **zwei** paarigen **Penisschwellkörper** (Corpus cavernosum penis) auf der Innenseite der Schambeine beiderseits der Symphyse entspringen und befestigt sind. Sie werden durch eine derbe Bindegewebshülle zusammengefasst. Der mittlere **Harnröhrenschwellkörper** (Corpus spongiosum) besitzt an seinem hinteren Ende eine Anschwellung, die Harnröhrenzwiebel (Bulbus penis), und vorne eine zweite Verdickung, die **Eichel** (Glans penis; Abb. 15-2). Durch die Harnröhrenzwiebel treten die beiden Ausführungsgänge der Cowper-Drüsen (Glandula bulbourethralis) in die Harnröhre ein. Das Glied ist mit einer dünnen, verschiebbaren Haut überzogen, die vorne eine Falte bildet. Diese **Vorhaut** (Praeputium) bedeckt die Eichel und kann zurückgezogen werden. Nach unten ist sie mithilfe des Vorhautbändchens (Frenulum praeputii) befestigt. Ist die Vorhautöffnung so eng, dass sich die Vorhaut nicht zurückstreifen lässt, spricht man von Vorhautenge (Phimose), die operativ entfernt werden muss.

Die Erektion ist grundsätzlich ein reflektorischer Vorgang, der unter Beteiligung des vegetativen Nervensystems (Kreuz- und Lendenmark; Kapitel 12 „Vegetatives Nervensystem“) abläuft. Die Erektion steht jedoch auch unter Kontrolle des Gehirns und wird u.a. durch bewusste Gefühle und Stimmungen ausgelöst. Ähnliches gilt für den **Samenerguss** (Ejakulation). Dabei kontrahiert sich die glatte Muskulatur von Nebenhoden, Samenleiter, Samenblase und Prostata. Die Samenflüssigkeit wird in die Harnröhre gedrückt und gleichzeitig mit dem Sekret von Samenblase und Prostata durchmischt. Ruckartige Kontraktionen der Beckenbodenmuskulatur stoßen das Ejakulat aus. Die Samenflüssigkeit eines **Ejakulats** (2 bis 6 ml) enthält etwa 40–100 Millionen Spermien pro ml.

P Männer mit einer Querschnittslähmung können in Bezug auf ihre Erektionsfähigkeit unterschiedlich stark betroffen sein. „Nichts" mehr zu spüren muss nicht mit einem völligem Funktionsverlust verbunden sein. Selbst bei einem sensorischen Ausfall (Gefühlsverlust) kann es möglich sein, eine Erektion des Gliedes auszulösen.

15.2 Weibliche Geschlechtsorgane

Z Die weiblichen Keimzellen entstehen im Eierstock. Im monatlichen Zyklus reift eine Eizelle heran. Sie wird vom Eierstock abgestoßen und von der trichterförmigen Öffnung des Eileiters aufgenommen. Der Eileiter mündet in die Gebärmutter und bildet mit ihr die Geschlechtswege, in denen die Befruchtung und Entwicklung des Keims stattfinden.

15.2.1 Entwicklung der Geschlechtsorgane

Aus der bei beiden Geschlechtern gemeinsamen Keimdrüsenanlage entwickeln sich beim weiblichen Embryo ab der 7. Schwangerschaftswoche die spezifischen Strukturen des Eierstocks (Ovar; Abb. 15-1). Dabei entstehen sog. Rindenstränge. Im Gegensatz zum Hoden kommt es bereits vor der Geburt zu einer Vermehrung der Keimzellen. Weibliche Geschlechtshormone werden in dieser Phase noch nicht gebildet.

Die ableitenden Geschlechtswege entstehen nicht aus Anteilen der Urniere, sondern aus dem sog. Müller-Gang. Aus ihm bilden sich die beiden Eileiter (Tuba uterina) sowie durch Verschmelzung des unteren Abschnitts Gebärmutter und Scheide (Uterovaginalkanal). Ebenso wie der Hoden wird auch der Eierstock nach unten verlagert und liegt dann seitlich im kleinen Becken.

15.2.2 Geschlechtsdrüsen (Keimdrüsen)

Die weiblichen Keimzellen, die Eizellen, bilden sich in den paarig angelegten, kleinen, elliptoid geformten **Eierstöcken** (Ovar; Abb. 15-5), die der seitlichen Wand des kleinen Beckens anliegen. Die Oberfläche des Ovars ist beim Kind glatt, bei der Frau höckerig. In seinem Rindenbereich entstehen innerhalb der Follikelbläschen die **Eizellen.** Sie entwickeln sich hier von ihrem unreifen Stadium im **Primärfollikel** bis zum reifen Stadium im vollständig ausgebildeten Tertiärfollikel (**Graaf-Follikel;** Abb. 15-6). Der Primärfollikel besteht aus der Eizelle und aus dem einschichtigen Follikelepithel, das die Eizelle umgibt. Daraus entsteht beim allmählichen Heranreifen und unter Bildung eines flüssigkeitsgefüllten Raums schließlich ein Bläschen mit einem Durchmesser von 1–2 cm, der vor dem Platzen stehende Graaf-Follikel. Im Hohlraum dieses Bläschens liegt, der Wand eng angelagert, die Eizelle (Abb. 15-6). Sie ist bis 200 µm groß, nimmt aber vom Follikel nur einen ganz kleinen Raum ein.

Im **monatlichen Zyklus**, beginnend mit dem Einsetzen der Regelblutung, reift bei der geschlechtsreifen Frau ein solcher Graaf-Follikel im Eierstock heran. Wird der Follikel größer, reicht er dicht unter die Oberfläche des Eierstocks. Dadurch entsteht eine Vorwölbung der Organoberfläche, die etwa am 14. Tag des 28-tägigen Zyklus zerreißt. Follikelflüssigkeit und Eizelle treten aus. Dieser Vorgang heißt **Eisprung** (Ovulation; Abb. 15-6). Beim Platzen des Follikels in der Mitte des Zyklus kann das Bauchfell gereizt werden und der sog. Mittelschmerz entstehen.

Die Eierstöcke bilden auch die weiblichen Geschlechtshormone **Östrogen** und **Progesteron (Gestagen).**

15.2.3 Geschlechtswege

Der sich an den Eierstock anschließende **Eileiter** (Tuba uterina, Tube) ist ein Muskelschlauch von 14–20 cm Länge (Abb. 15-5). Er besitzt seitlich eine freie, in die Bauchhöhle mündende Öffnung. Hier ist die Tube trichterförmig erweitert und läuft in fransenartige Fortsätze aus (**Fimbrien).** Von diesen Fortsätzen liegt mindestens einer unmittelbar auf dem Eierstock. Vom Trichter zieht der sich verengende Schlauch zur Körpermitte, durchbohrt die seitliche Wand der Gebärmutter und mündet in deren Innenraum. Eine trichternahe Erweiterung, die Ampulle, zeigt eine Schleimhaut mit hohen Falten. Der Fimbrientrichter legt sich jeweils an der Stelle an den Eierstock an, an der sich ein sprungreifer Follikel bildet (Eiabnahmemechanismus). Das aus dem

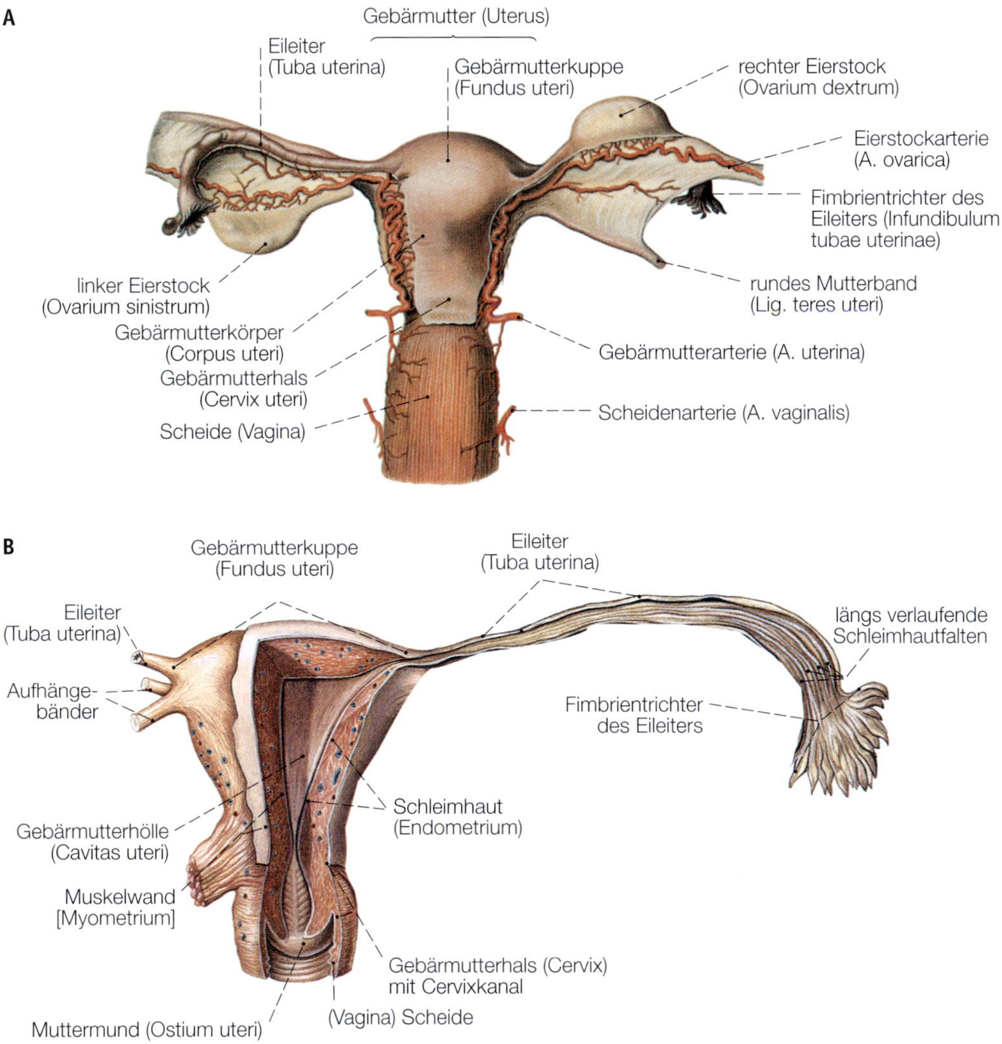

Abb. 15-5 Weibliche Geschlechtsorgane.
A: Uterus, Tube und Ovar mit versorgenden Blutgefäßen in der Ansicht von hinten. [S007-2-20]
B: Weibliche Geschlechtswege mit unterschiedlicher Schnittführung rechts und links. Beachte längs verlaufende Schleimhautfalten des Eileiters und die glatte Schleimhautoberfläche der Gebärmutter. [S007-2-20]

platzenden Follikel frei werdende Ei wird vom Fimbrientrichter aufgenommen und in die angrenzende Ampulle gesaugt. Die innere Epithelauskleidung des Eileiters besteht aus Flimmer- und Drüsenepithel. Der gebärmutterwärts gerichtete Schlag des Flimmerepithels und der dadurch erzeugte Sekretstrom transportieren dann das Ei langsam zur **Gebärmutter.** Die Befruchtung (Zusammentreffen der Eizelle mit den aufwärts wandernden Spermien) erfolgt in der Regel im Eileiter.

K Wird das Ei ausnahmsweise nicht vom Fimbrientrichter aufgenommen, kann sich eine **Bauchhöhlenschwangerschaft** entwickeln.

Die Gebärmutter (Uterus) ist ein birnenförmiges, 7 bis 9 cm langes Organ (Abb. 15-5, 15-26) und liegt im kleinen Becken zwischen Harnblase und Mastdarm. Sie besteht aus dem Körper (Corpus) mit dem Gebärmuttergrund (Fundus uteri) und dem Hals (Cervix uteri), dessen unteres Ende sich als **Muttermund** in die Scheide vor-

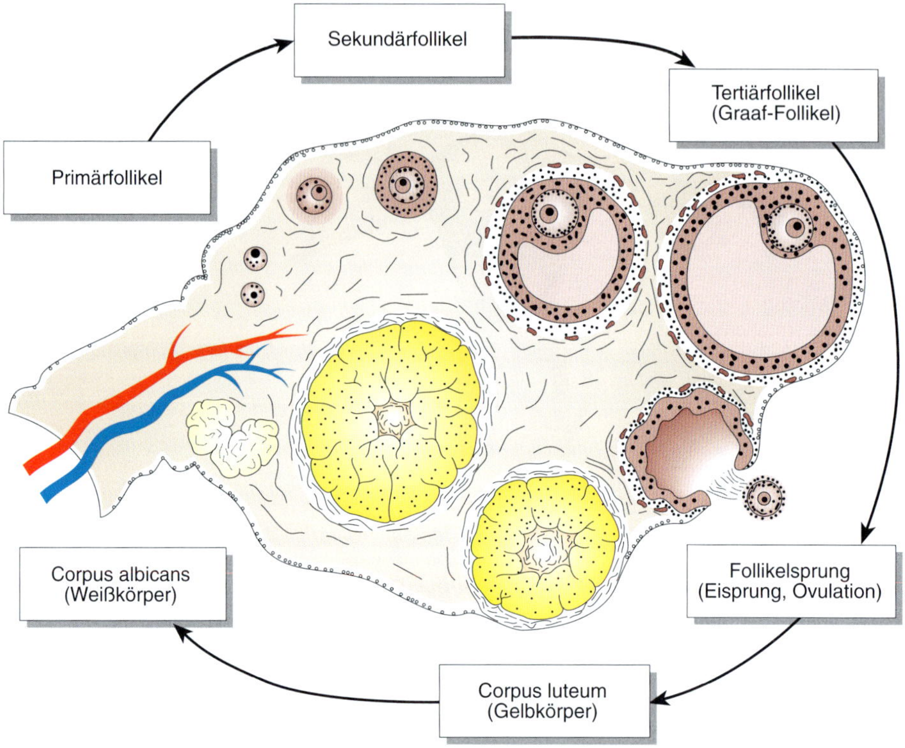

Abb. 15-6 Ovar im Schnitt mit schematisierter Darstellung der Reifungsstadien der Follikel bis zum Follikelsprung und der Entwicklung des Gelbkörpers und Weißkörpers. [L106-R127]

stülpt und öffnet (Portio vaginalis). In der Gebärmutter befindet sich ein dreieckiger mit Schleimhaut ausgekleideter Spaltraum, der im Fundusteil am weitesten ist (Abb. 15-5). Oben münden von beiden Seiten die Eileiter in den Innenraum der Gebärmutter ein. Unten geht das Gebärmutterlumen in einen Kanal (**Cervixkanal**) über, der den Halsteil der Gebärmutter bis zum äußeren Muttermund durchsetzt. Die Wand der Gebärmutter besteht von außen nach innen aus:

- dem Bauchfellüberzug (Perimetrium),
- einer dicken Muskelwand, die aus Geflechten glatter Muskelfasern besteht (Myometrium), und
- der inneren Schleimhautauskleidung der Gebärmutterhöhle (Endometrium).

Die Gebärmutter erfüllt für das befruchtete Ei die Bedingungen für seine Einbettung und Ernährung. In ihr kann sich der Keim entwickeln und heranwachsen.

15.2.4 Äußere Geschlechtsorgane

Die **Scheide** (Vagina) ist ein bindegewebig-muskulärer Schlauch, der schräg von unten nach oben hinter der Harnröhre aufwärts zieht (Abb. 15-5, 15-27). An seinem inneren oberen Ende, dem Scheidengewölbe, umschließt er den Muttermund des Gebärmutterhalses. Das in der Scheide gebildete **Sekret** ist **sauer**, da Glykogen aus abgeschilferten Epithelzellen bakteriell zu Milchsäure abgebaut wird (ein wirksamer Schutz gegen Infektionen). Zusätzlich verhindert ein im Gebärmutterhals sitzender **Schleimpfropf** das Eindringen körperfremder Substanzen in die Gebärmutter.

Am Eingang der Scheide liegt, auf beiden Seiten von den **kleinen Schamlippen** (Labia minora) umschlossen, der Vorhof der Scheide (Vestibulum vaginae). Die Grenze zur Scheide bildet bei Jungfrauen das dünne ringförmige **Jungfernhäutchen** (Hymen). Beide Schamlippen laufen bauchwärts in zwei kleine Falten aus, die sich in der Mitte an der Stelle des **Kitzlers** (Clitoris) treffen. Die Clitoris enthält echte **Schwellkörper,**

A

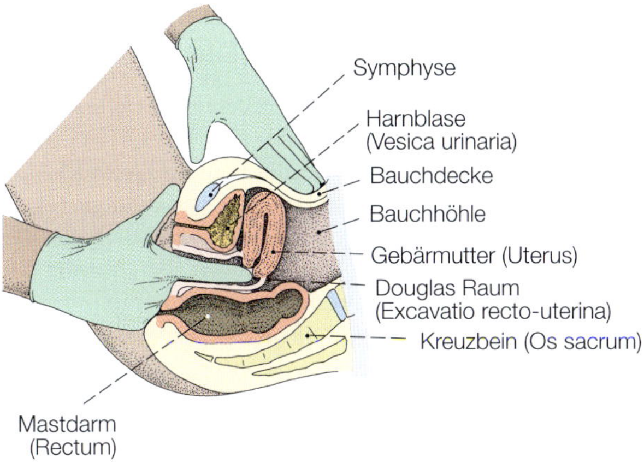

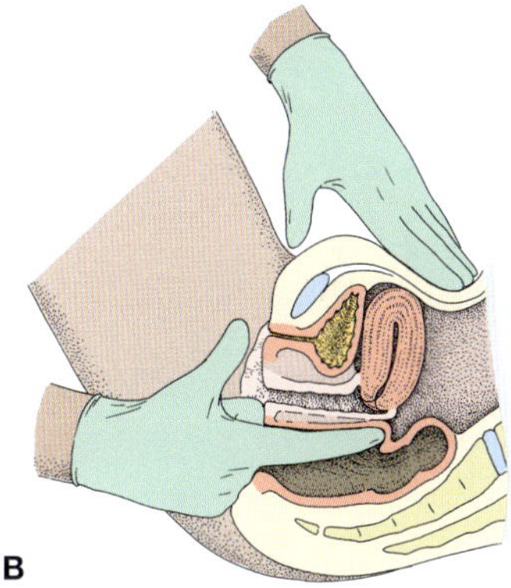

B

Abb. 15-7 Manuelle Untersuchung der Gebärmutter. [A400-190]
A: Vaginale Untersuchung.
B: Rektale Untersuchung.

die den Penisschwellkörpern entsprechen. Auch die kleinen Schamlippen enthalten Schwellkörper. Auf den kleinen Schamlippen münden die Ausführungsgänge der **Bartholin-Drüsen,** die den Scheideneingang anfeuchten. Sie entsprechen den Bulbourethraldrüsen des Mannes. Die **großen Schamlippen** sind zwei mit Fettgewebe gefüllte Hautfalten. Die äußeren Geschlechtsorgane heißen **Vulva.**

K Gebärmutter (Uterus) und Adnexe (Eierstock und Eileiter) sind am besten mithilfe beider Hände zu tasten (Abb. 15-7). Dabei drückt der in die Scheide oder in den Mastdarm eingeführte Finger der einen Hand den Uterus nach oben vorne zur Bauchwand, die andere Hand tastet durch die Bauchdecke dagegen. So lässt sich der Uterus auf Größe, Form, Lage, Beweglichkeit und Gewebsveränderungen, z. B. Tumore aus Muskelfasern (Myome), untersuchen.

15.2.5 Brustdrüse

Die weibliche Brust (Mamma) entwickelt sich verstärkt mit dem Beginn der Geschlechtsreife (Abb. 15-8). Die äußere Form der Brust wird durch die Ausbildung von Binde- und Fettgewebe bestimmt. Darunter liegt der eigentliche Drüsenkörper, der aus etwa **15 bis 20 Läppchen** besteht. Jedes Läppchen hat seinen eigenen Ausführungsgang, der auf der **Brustwarze** mündet. Diese kann durch eingelagerte glatte Muskulatur aufgerichtet und vorgestülpt werden. Ein stark pigmentierter **Warzenhof** umgibt die Brustwarze von allen Seiten.

Während der Schwangerschaft vergrößert sich die Brust durch Wachstum ihres Drüsenkörpers. Nach der Geburt „schießt“ unter hormonalem Einfluss des in der Hypophyse gebildeten **Prolactins** die **Milch** in die Drüse ein. Die Sekretion beginnt zunächst mit Bildung einer stark eiweißhaltigen Flüssigkeit, der **Vormilch** (Kolostrum). Die danach gebildete Milch enthält größere Anteile an Fett, dazu Eiweiß und Kohlenhydrate sowie vom mütterlichen Immunsystem gebildete Antikörper (Abb. 15-9). Bei der Beförderung der Milch zu den Milchsäckchen unterhalb der Brustwarze spielt glatte Muskulatur eine wichtige Rolle. Sie kontrahiert sich unter Einwirkung des hypothalamischen Hormons **Oxytocin.**

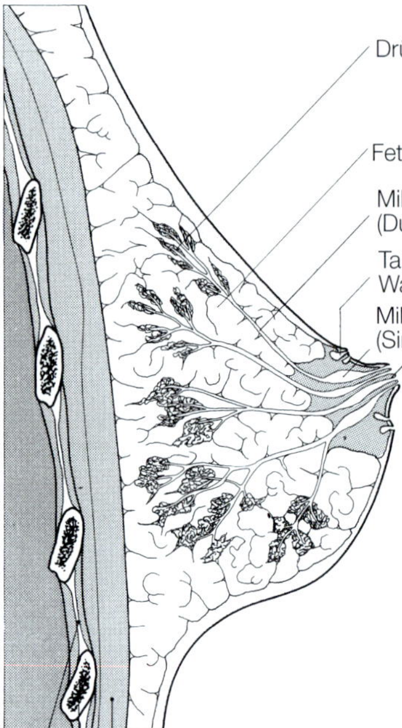

Abb. 15-8 Sagittalschnitt der weiblichen Brust mit typischer Verteilung von inaktivem Drüsengewebe umgeben von Fettgewebe. [S133]

15.3 Ablauf und Regelung der Bildung männlicher und weiblicher Keimzellen

Z Die Keimzellreifung heißt beim Mann Spermatogenese, bei der Frau Oogenese. Gemeinsam ist beiden Vorgängen zunächst eine Vermehrungsperiode (Mitose) der Stammzellen (Spermatogonien, Oogonien), der dann eine Reifeteilung (Meiose) mit zwei Zellteilungen folgt. Bei der Reifeteilung wird der Chromosomensatz halbiert. Verschmelzen männliche und weibliche Keimzelle bei der Befruchtung miteinander, so bildet sich wieder ein vollständiger Chromosomensatz. Spermatogenese und Oogenese sowie die Produktion von Geschlechtshormonen in den Keimdrüsen werden durch Hormone der Hypophyse (Gonadotropine) geregelt.

15.3.1 Keimzellbildung bei Mann und Frau (Gametogenese)

Die Keimzellen entwickeln, vermehren und differenzieren sich beim Mann im **Hoden** (Testis) und bei der Frau im **Eierstock** (Ovar; Abbildung 15-10). Diese Entwicklungsvorgänge unterscheiden sich jedoch wesentlich von der Mitose anderer Zellteilungen, bei der die Mutterzelle ihre Chromosomen (46, diploider Chromosomensatz) zunächst paarweise verdoppelt und dann so teilt, dass jede Tochterzelle wieder den vollen Satz von **46 Chromosomen** erhält (Kap. 3 „Zellen und Gewebe“). Würden bei der Verschmelzung von männlicher und weiblicher Keimzelle beide den vollen Chromosomensatz enthalten, so würde sich mit jeder neuen Generation die Chromosomenzahl verdoppeln. Dies wird dadurch verhindert, dass Samen- und Eizelle vor der Verschmelzung eine sog. **Reifeteilung** durchmachen. Dabei wird die Zahl der Chromosomen in den Keimzellen jeweils auf die Hälfte reduziert (haploider Chromosomensatz; Reduktionsteilung). Auf diese Weise treffen bei der Verschmelzung von Samenzelle und Eizelle nur die halben Chromosomensätze von jeder Keimzelle zusammen und ergänzen sich zu einem vollständigen Chromosomensatz. Vater und Mutter liefern also jeweils das halbe Erbgut für ihr Kind. Der Reifungsprozess bei den Samenzellen (Spermatogenese) und bei den Eizellen (Oogenese) verläuft unterschiedlich:

- Die Samenzellen bilden sich im Epithel der Samenkanälchen (**Spermatogenese**; Abb. 15-3, 15-10). Dabei vermehren sich zunächst Spermatogonien durch mitotische Teilung und reifen dann zu Spermatozyten I. Ordnung heran. Durch zwei Reifeteilungen (Meiose) gehen aus dieser diploiden Zelle vier gleich große Spermatiden hervor, die jeweils nur den halben Chromosomensatz (haploid) besitzen. Sie erhalten dann ihren Schwanz und werden zu selbstbeweglichen Samenzellen (Spermien; Abb. 15-3, 15-10). Die Spermatogenese beginnt erst mit der Pubertät (12.–17. Lebensjahr). Von da an werden fortlaufend bis ins hohe Alter Spermien gebildet.
- Die Eizellen bilden sich im Rindenbereich des Eierstocks (**Oogenese;** Abb. 15-6, 15-10). Dabei steht ebenfalls die mitotische Teilung am Anfang. Die Oogonien vermehren sich jedoch nicht fortlaufend wie die Spermatogonien, sondern nur in der Zeit vor der Geburt. Beim

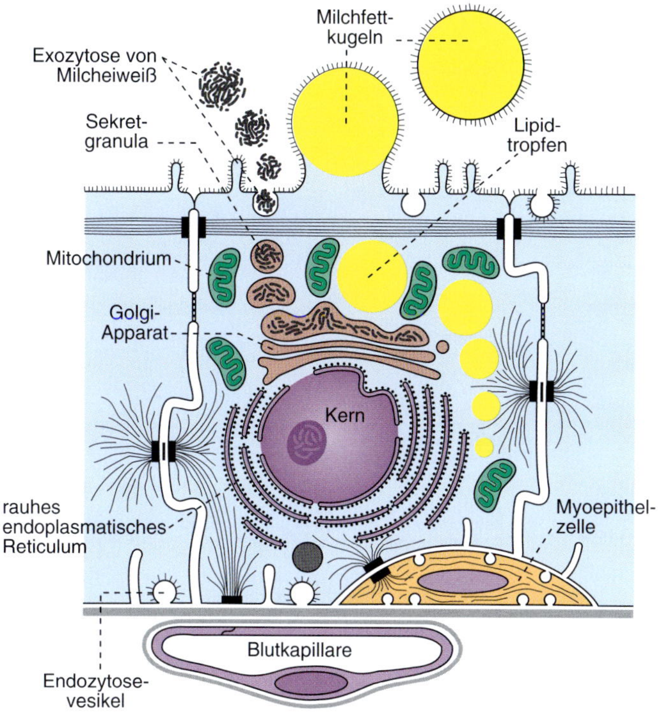

Abb. 15-9 Feinstruktur einer Drüsenzelle der Brust mit verschiedenen Arten der Sekretbildung und Abgabe.
In der Zelle gebildete Fette lagern sich zu größeren Kugeln zusammen und werden von der Zelle in das Lumen abgeschnürt.
Milcheiweiße werden im rauhen endoplasmatischen Reticulum und Golgi-Apparat synthetisiert und durch Exozytose abgegeben.
Die Milch enthält außerdem Immunglobuline, die von Plasmazellen gebildet werden und von den Drüsenzellen aufgenommen und zum Lumen hin transportiert werden. So erhält der Säugling wichtige Antikörper zur Abwehr von Infektionen. [S018]

Beginn der Pubertät enthält jedes Ovar etwa 300 000 Eizellen (Oozyten) im Ruhestadium vor der ersten Reifeteilung. Nur etwa 300 bis 400 davon kommen als reife Eizellen zum Follikelsprung. Die anderen gehen in verschiedenen Stadien der Entwicklung zugrunde (Follikelatresie). Die Eizelle reift in einem dicker werdenden Mantel aus Follikelepithelzellen (Sekundärfollikel; Abb. 15-6, 15-10). Dann entsteht unter schneller Vergrößerung im Innern ein mit Flüssigkeit gefüllter Hohlraum (Tertiärfollikel, Graaf-Follikel). Gleichzeitig läuft die erste Reifeteilung mit Reduktion des Chromosomensatzes ab (Reduktionsteilung). Die eine Chromosomenhälfte (haploid) verbleibt in der Eizelle, die andere wird als erstes Polkörperchen ausgestoßen und degeneriert. Die erste Reifeteilung endet unmittelbar vor dem Follikelsprung. Die zweite Reifeteilung vollzieht sich nach Eindringen eines Spermiums in die Eizelle. Es handelt sich um eine Sonderform der Mitose, bei der das Chromosomenmaterial (Kern) der einen Tochterzelle als zweites Polkörperchen nahezu ohne Plasma aus der Eizelle ausgestoßen wird. Damit verbleibt das Zytoplasma fast ganz bei der anderen Tochterzelle, der Eizelle (Abb. 15-10).

Die Körperzellen von Mann und Frau haben einen unterschiedlichen Chromosomensatz (Kap. 3 „Zellen und Gewebe"). Zu den 22 Paaren von Autosomen kommt ein Paar **Geschlechtschromosomen.** Sie sind bei der **Frau** einander gleich und werden als **XX** bezeichnet. Beim **Mann** sind sie verschieden und heißen **XY.** Vereinigen sich bei der Befruchtung Ei und Samenzelle mit halbiertem Chromosomensatz, so entsteht entweder eine Zelle, die zwei X-Chromosomen enthält (weibliches Geschlecht), oder eine Zelle mit einem X- und einem Y-Chromosom (männliches Geschlecht).

15.3.2 Endokrine Regelung von männlichen und weiblichen Geschlechtsfunktionen

Hypothalamus und **Hypophyse** regeln die Spermatogenese und die Oogenese (Abb. 15-11). Das **follikelstimulierende Hormon** (FSH) des Hypophysenvorderlappens fördert direkt Keimzellbildung und -reifung. Es ist, wie auch die anderen hypophysären und hypothalamischen Hormone, bei beiden Geschlechtern gleich. Ein weiteres auf die Keimdrüsen wirkendes Hormon des Hypophysenvorderlappens ist das **luteinisierende Hormon** (LH). LH und FSH werden als Gonadotropine bezeichnet. Das **Gonadotropin-Relea-**

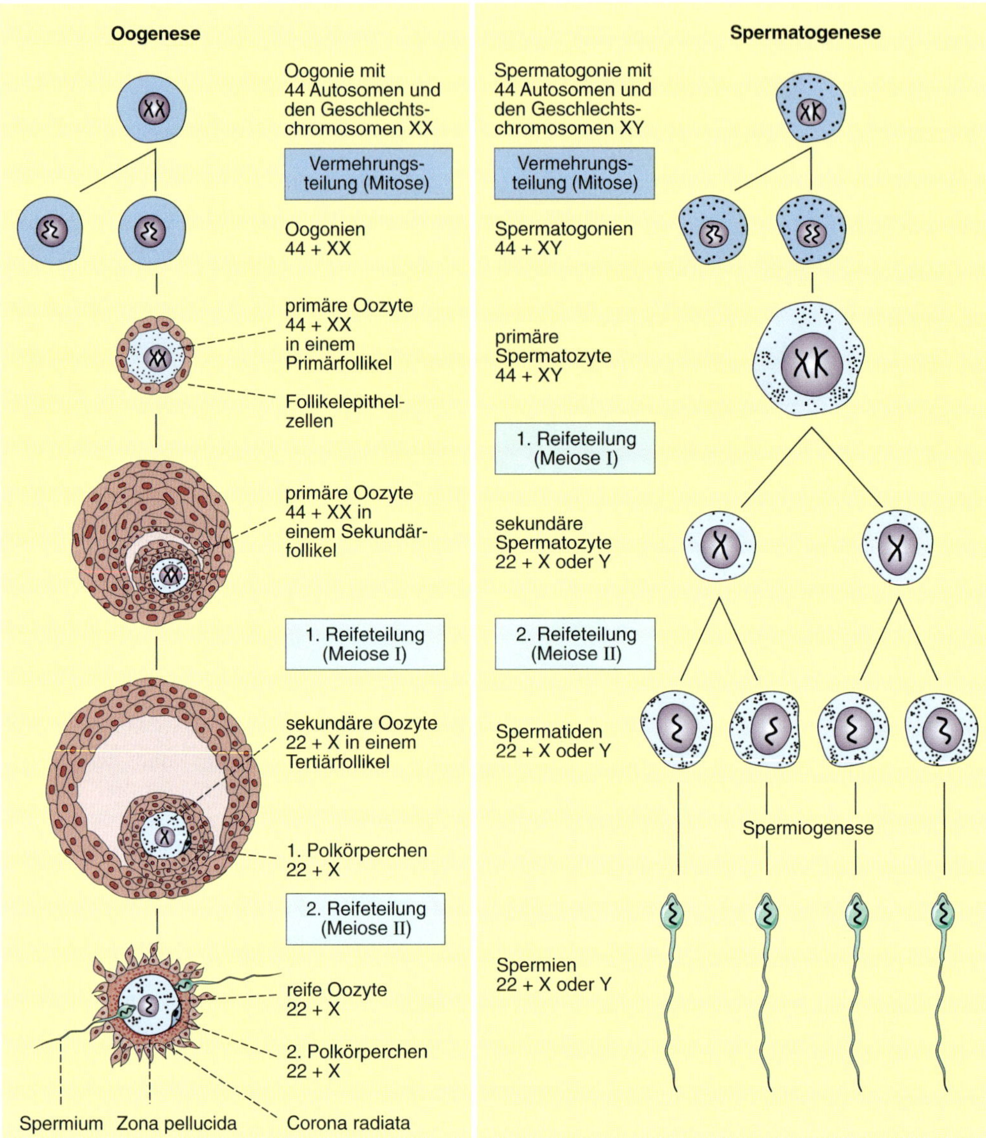

Abb. 15-10 Ablauf und Stadien der Bildung von Spermien (Spermatogenese) und Eizellen (Oogenese). Die Ziffern geben die Chromosomenzahl an, X und Y sind die Geschlechtschromosomen. [L106]

sing-Hormon (GnRH) des Hypothalamus steigert ihre Produktion und Freisetzung.

Beim **Mann** verstärkt das LH die Testosteronbildung durch die Leydig-Zwischenzellen, die als Zellgruppen zwischen den Samenkanälchen liegen (Abb. 15-3). Die Produktion und Freisetzung von Testosteron durch den Hoden erfolgt durch einen Regelkreis mit Hypothalamus und Hypophyse (Abb. 15-11). Dabei werden durch einen Abfall von Testosteron im Blut das Gonadotropin-Releasing-Hormon und die Gonadotropine (LH, FSH) des Vorderlappens vermehrt ausgeschüttet. Testosteron wird außer im Hoden auch in der Zona reticularis der Nebennierenrinde sowie im Eierstock gebildet. Es beeinflusst entscheidend die Entwicklung von primären und sekundären Geschlechtsmerkmalen, die sexuelle Aktivität und hat darüber hinaus anabole Stoffwechselwirkungen (Aufbau von Knochen und Muskulatur).

Bei der **Frau** stimulieren FSH und LH gemeinsam die Produktion der beiden Hormone Östro-

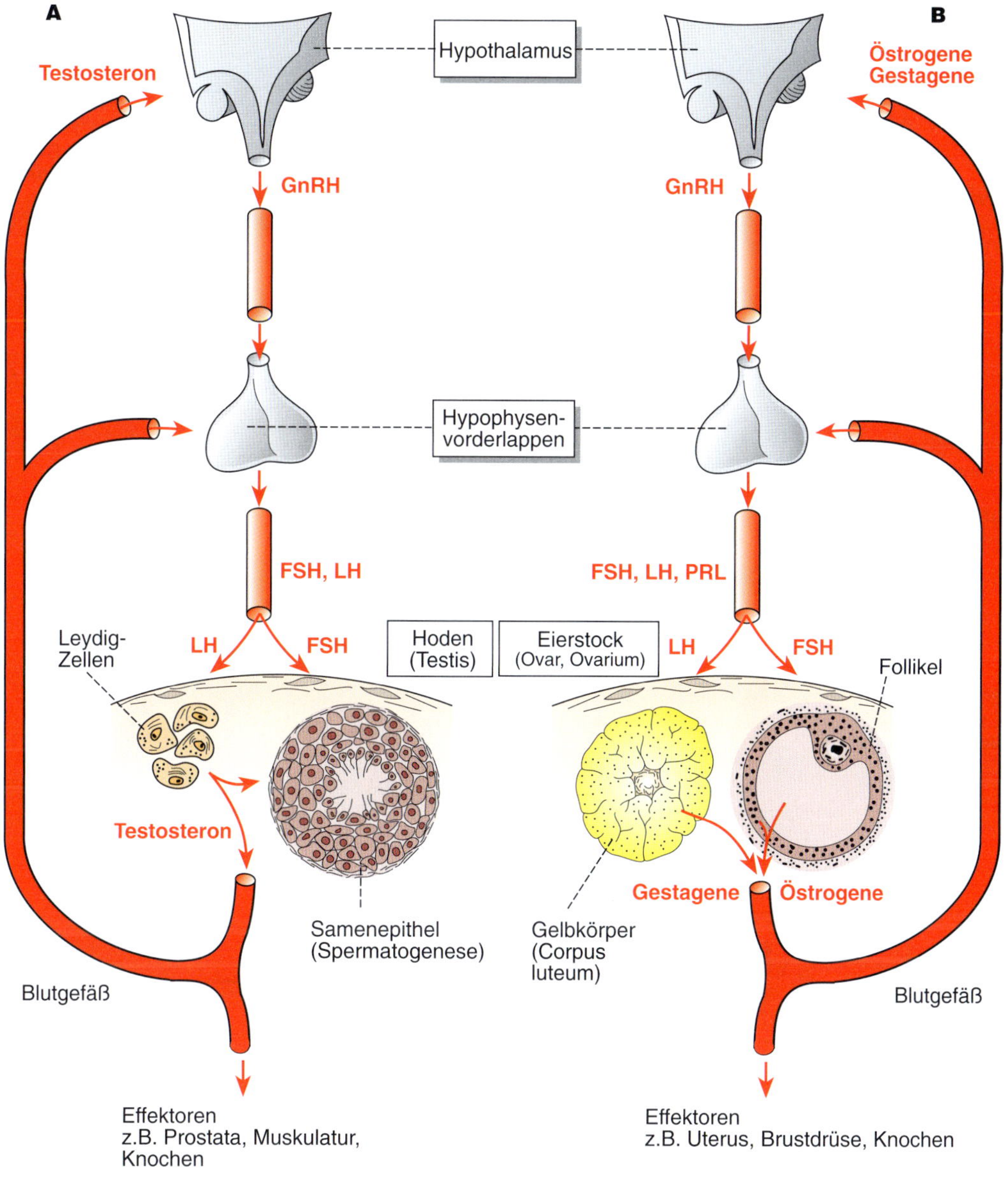

Abb. 15-11 Regelung der Ausschüttung von Sexualhormonen. [L106-R127]
A: Regelung der Ausschüttung von Testosteron und Anregung der Spermatogenese.
B: Regelung der Ausschüttung von Östrogenen und Gestagenen sowie der Oogenese.

gen und Progesteron durch das Ovar (Abb. 15-11, 15-12). Östrogen beeinflusst maßgeblich die Ausbildung der sekundären Geschlechtsmerkmale in der Pubertät. Dazu gehören Wachstum der Brust und die geschlechtsspezifische Verteilung von Unterhautfettgewebe.

Beginnend mit der Pubertät (10. bis 15. Lebensjahr) reifen in den Eierstöcken die ersten Eizellen. Nach dem ersten Eisprung kommt es zur ersten Regelblutung, der Menarche. Häufig werden bei den ersten Zyklen keine Eizellen freigesetzt (anovulatorische Zyklen). Danach stellt sich allmählich ein regelmäßiger Menstrualzyklus von ungefähr 28 Tagen ein. Der erste Tag der monatlichen **Regelblutung** (Menstruation) ist als erster Tag des Zyklus festgelegt. Der Zyklus entsteht durch ein kompliziertes Zusammenspiel verschiedener Hormone und Organe. Er besteht aus:

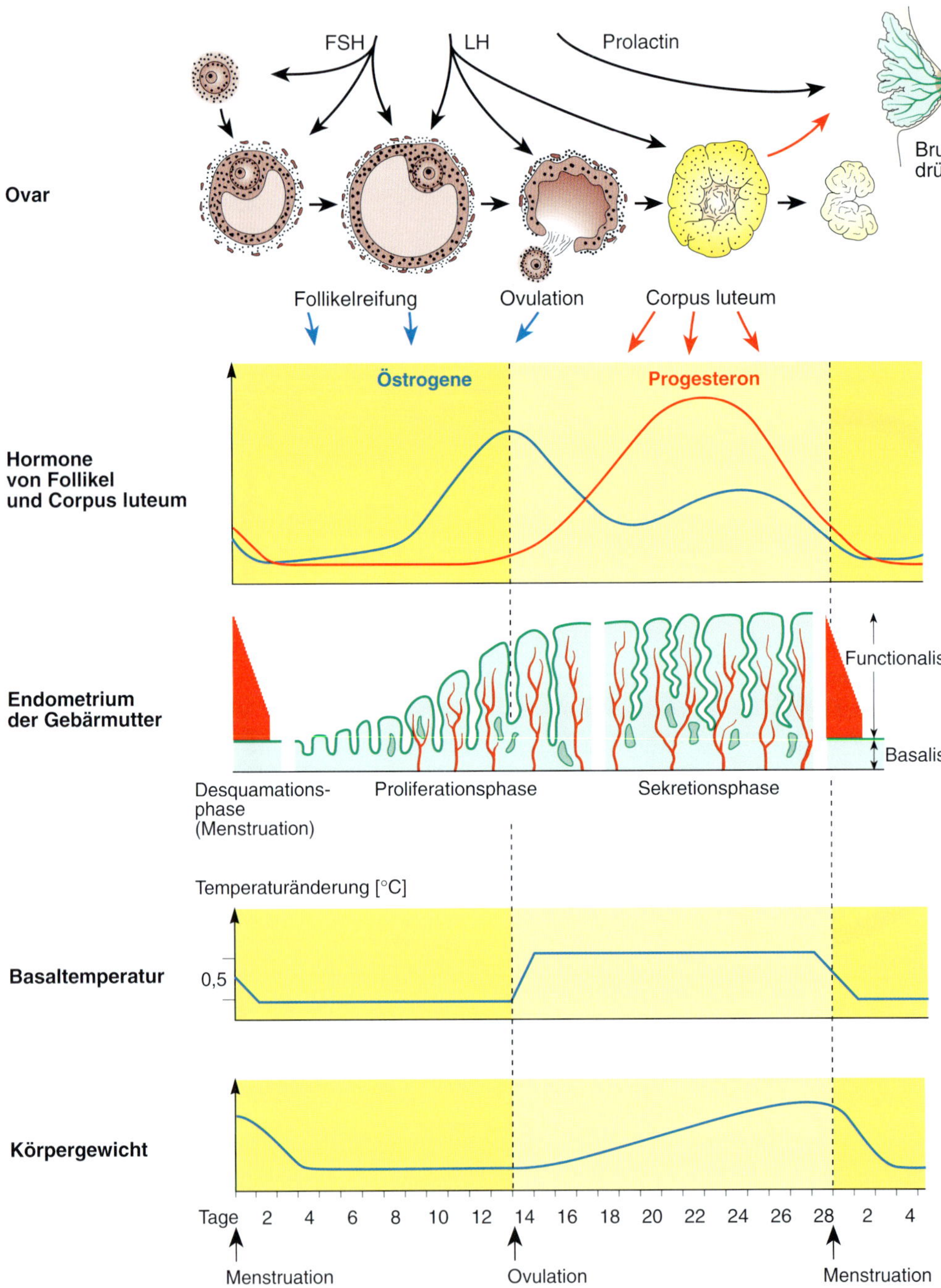

Abb. 15-12 Schematische Darstellung des weiblichen Zyklus: Wirkungen der gonadotropen Hormone (FSH, LH) sowie des Prolactins auf Follikelreifung, Corpus-luteum-Bildung und Brustdrüse; Freisetzung der Sexualhormone (Östrogen, Progesteron); Veränderungen von Endometrium, Basaltemperatur und Körpergewicht. [L106-R127]

- Follikelphase (1. bis 12. Tag)
- Ovulationsphase (13. bis 15. Tag)
- Lutealphase (16. bis 28. Tag).

Jede dieser Phasen ist durch charakteristische Hormonspiegel und Veränderungen verschiedener Organe (insbesondere in Ovar und Uterus) gekennzeichnet (Abb. 15-12).

- **Follikelphase:** Zu Beginn der Follikelphase kommt es zur Menstruation. Diese beruht auf einer Abstoßung (Desquamation) eines großen Teils der Gebärmutterschleimhaut (Endometrium). Sie tritt immer dann ein, wenn die aus dem Eierstock freigesetzte Eizelle nicht befruchtet wird. Zu dieser Zeit steigt die FSH-Ausschüttung der Hypophyse an (Abb. 15-12). Dies führt zu einer Beschleunigung von Follikelreifung und Oogenese im Ovar mit gleichzeitiger Erhöhung der Östrogenproduktion durch die Granulosazellen der Follikel. Dabei reift der Follikel, der am meisten FSH bindet und am meisten Östrogen produziert, zum sprungreifen Follikel (dominanter Follikel) heran. Unter Einfluss von Östrogen regeneriert das Endometrium des Uterus durch Proliferation (Wucherung) von Bindegewebe, Drüsenschläuchen und Gefäßen (Proliferationsphase; Abb. 15-12).
- **Ovulationsphase:** Die in der Follikelphase steigenden Östrogenspiegel unterdrücken die FSH-Freisetzung der Hypophyse und fördern andererseits den LH-Anstieg vor dem Eisprung (Abb. 15-12). In dieser Phase beginnt die Progesteronproduktion durch den Follikel.
- **Lutealphase:** Nach dem Eisprung wandelt sich der zurückbleibende Follikelrest unter Einfluss von LH zum Gelbkörper (Corpus luteum). Er setzt steigende Mengen von Progesteron frei (Abb. 15-6, 15-12). Dieses Hormon verändert die Uterusschleimhaut. Die Drüsenschläuche verlängern sich und beginnen zu sezernieren (Sekretionsphase). Die Schleimhaut wird damit für die Einnistung einer befruchteten Eizelle vorbereitet. Progesteron führt in dieser Phase auch zu einem Anstieg der Körpertemperatur um etwa 0,5 °C (Basaltemperatur; Kap. 14 „Temperaturregelung") sowie durch Wassereinlagerungen zu einer Erhöhung des Körpergewichts (Abb. 15-12). Bleibt eine Befruchtung aus, so kommt es gegen Ende der Lutealphase zu einer Rückentwicklung des Corpus luteum. Der dadurch bedingte Abfall des Hormonspiegels bewirkt, dass die lumenseitige Schicht des Endometriums (Functionalis) abgestoßen wird (Menstrualblutung).

Durch anhaltende Erhöhung der Östrogen- und Progesteronkonzentration lässt sich die Freisetzung von GnRH des Hypothalamus und Gonadotropinen (LH, FSH) der Hypophyse hemmen und damit eine hormonale Kontrazeption (Empfängnisverhütung) bewirken. Unter diesen Bedingungen bleibt die Ovulation aus. Damit kann eine Konzeption verhindert werden (**Ovulationshemmer**). Dazu nimmt die Frau über einen meist 28-tägigen Zyklus Östrogen und Progesteron ein. Anschließend wird die Hormonzufuhr unterbrochen, und es kommt zu einer Abstoßung der zuvor aufgebauten Uterusschleimhaut (Abbruchblutung).

Als **Menopause** bezeichnet man den Zeitpunkt der letzten spontanen Menstrualblutung. Er liegt meist zwischen dem 45. und 50. Lebensjahr und wird von einer verminderten Hormonproduktion des Ovars begleitet. In der nachfolgenden Postmenopause kommt es zu einem weiteren Abfall von Hormonspiegeln, z. B. des Östrogens. Der Übergang in die Postmenopause wird Klimakterium („Wechseljahre") genannt.

15.4 Befruchtung und Keimentwicklung bis zur Implantation

Z Bei der Befruchtung verschmelzen Eizelle und Spermium miteinander. Damit beginnt die Keimentwicklung, die sich in den ersten Tagen meist im Eileiter abspielt und in Zellteilungen über ein Maulbeerstadium zu einem Bläschenstadium führt. In dieser Entwicklungsphase (am Ende der 1. Woche nach der Befruchtung) nistet sich der Keim in die Gebärmutterschleimhaut ein.

15.4.1 Befruchtung

Die Befruchtung findet in der Regel in der Ampulle des Eileiters statt (Abb. 15-13). Die vom Fimbrientrichter des Eileiters bei der Ovulation aufgenommene Eizelle gelangt in diesen Eileiterabschnitt und wird zunächst nicht weitergeleitet. Spermien kommen beim Samenerguss in das hintere Scheidengewölbe. Sie bewegen sich durch den Cervixkanal in das Uteruslumen. Der **Schleimpfropf** im Cervixkanal ist nur während der Ovulation für Spermien **durchlässig.** In dieser Zeit verflüssigt er sich unter dem hohen Östrogenspiegel. Die Spermien wandern durch das Uteruslumen aufwärts und sodann in der Tube gegen den Sekretstrom bis zur Ampulle. Sie können sich in den weiblichen Geschlechtsorganen ein bis zwei Tage lang bewegen. Die

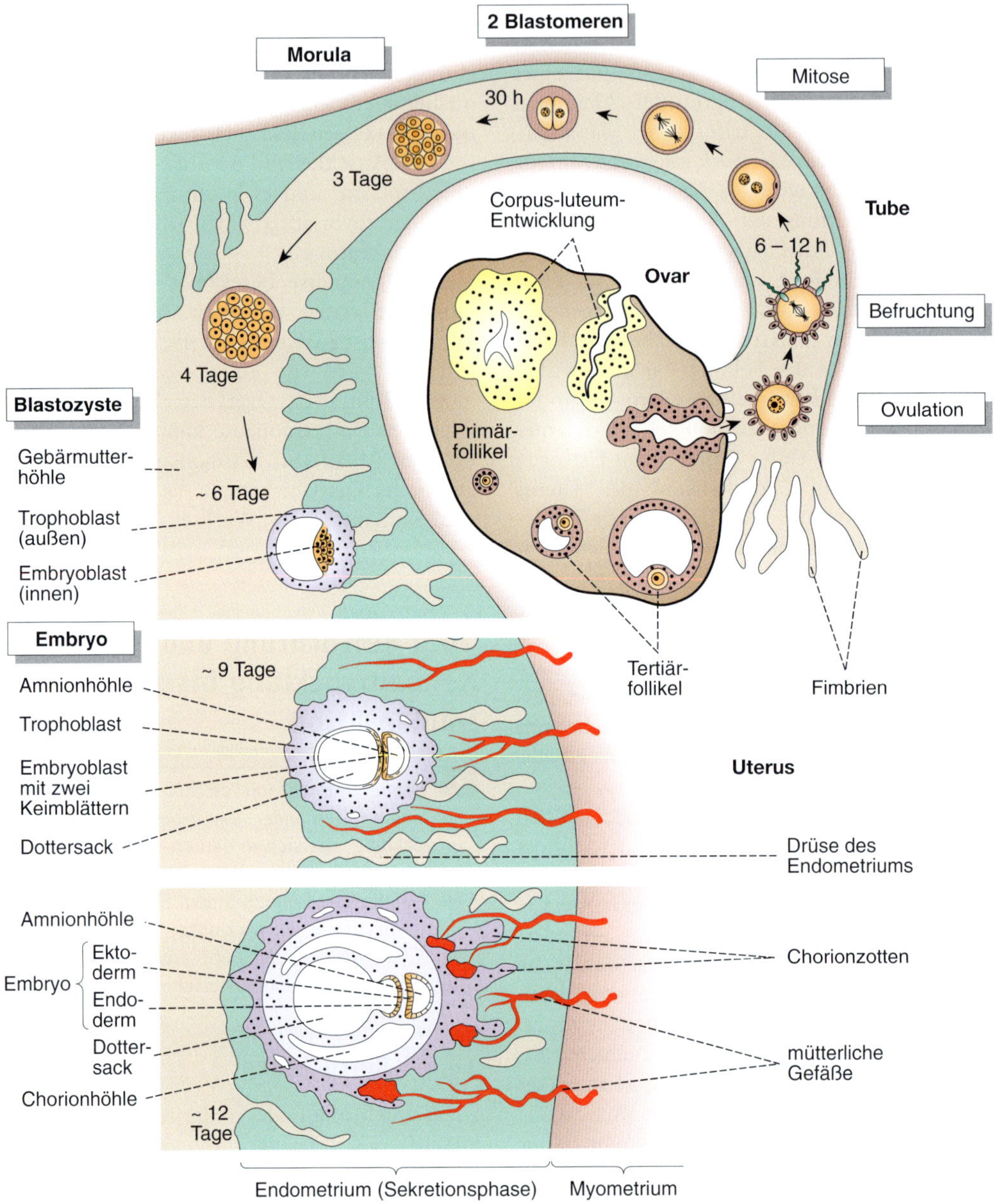

Abb. 15-13 Schematische Darstellung der Vorgänge in Ovar, Tube und Uterus, die unmittelbar vor und bei der Befruchtung sowie in der ersten Woche der Keimentwicklung bis zur Einnistung in die Uterusschleimhaut ablaufen. [L106-E240]

Eizelle ist bis zu 24 Stunden befruchtungsfähig.

Vor der Befruchtung verändern sich Eizelle und Spermium. Spermien reifen während ihrer Wanderung und ändern ihre Membran (sog. Kapazitation), die sich teilweise löst und Enzyme (sog. Akrosomreaktion) freisetzt. Dadurch können die Spermien dann die Eihüllen (Zona pellucida, Zellmembran) durchdringen (Abbildung 15-13). Das Eindringen von Kopf und Halsabschnitt des Spermiums in die Eizelle heißt **Imprägnation.** Gleichzeitig verhindert die nun „aktivierte“ Eizelle das Eindringen weiterer Spermien und schließt ihre Reifeteilung ab, indem sie das zweite Polkörperchen abstößt. Im weiteren Verlauf verdichten sich die Chromosomen der Vorkerne und ordnen sich in der Metaphasenplatte der Teilungsspindel an (Kap. 3 „Zellen und Gewebe"; Abb. 15-13). Die Eizelle ist nun befruchtet und besitzt einen vollständigen (diploiden) Chromosomensatz (Zygote).

15.4.2 Frühembryonale Entwicklung

Die Embryonalentwicklung beginnt mit der Teilung der Eizelle in zwei Tochterzellen, die **Blastomeren** (Abb. 15-13). Es folgen rasch weitere mitotische Teilungen bei kaum veränderter Gesamtgröße. Im Acht-Zellen-Stadium werden die ersten Zellbestandteile nach dem genetischen Muster des neuen Organismus hergestellt. Nach drei Tagen ist der Keim eine kompakte, beerenartige Zellkugel, die als **Morula** bezeichnet wird (Maulbeerstadium). Dann trennen sich innere und äußere Blastomeren. Die inneren bilden den Embryo, die äußeren sorgen für seine Ernährung (Abb. 15-13). Da gleichzeitig im Innern ein Hohlraum entsteht, wird von einem Bläschenstadium gesprochen und der Keim nun **Blastozyste** genannt. Der innere Zellhaufen heißt Embryoblast, die äußere Zellhülle Trophoblast. Inzwischen ist der Keim im Uterus angelangt. Die Uterusschleimhaut ist 6 bis 7 Tage nach der Ovulation für die Einnistung (Implantation) des Keims vorbereitet (Sekretionsstadium der Uterusschleimhaut).

Die Zellen, die bei den ersten Teilungsschritten nach der Befruchtung entstehen, sind die Elemente, aus denen sich der gesamte Organismus entwickelt, also stammt. Sie werden daher sinngemäß als **Stammzellen** bezeichnet. Dabei sind sämtliche Zellen, also jede einzelne, nach den ersten Teilungsschritten noch in der Lage, alle unterschiedlichen Körpergewebe zu bilden (omni- oder totipotente Stammzellen). Mit den nachfolgenden Zellteilungen erlischt die Fähigkeit der einzelnen Zellen, alle Gewebe zu bilden (pluripotente Stammzellen). So sind die Zellen aus dem sog. äußeren Keimblatt (Kap. 15.5) nur noch in der Lage, Oberhaut und Nervensystem zu entwickeln. Auch im erwachsenen Organismus gibt es in den verschiedenen Organsystemen noch Stammzellen. So befinden sich im Knochenmark die Stammzellen zur Bildung der roten und weißen Blutkörperchen (Abb. 11-6). Auch im Gehirn des Erwachsenen liegen Stammzellen vor, aus denen sich Nerven- und Gliazellen bilden können. Sie spielen offensichtlich bei Regenerationsvorgängen eine Rolle. Ein wesentliches Ziel der Stammzellforschung besteht darin, mithilfe von Stammzellen bei Organschäden Regenerationsprozesse zu fördern und somit Funktionen zu erhalten (z. B. Knochenmark-Transplantation).

15.4.3 Implantation in die Uterusschleimhaut

Der Keim nistet sich (Implantation, Nidation) meist im oberen Drittel des Uterus (Fundus uteri; Abb. 15-13) ein. Die außen gelegenen Trophoblasten entwickeln eine Zottenhaut (Chorion). Durch enzymatische Auflösung von mütterlichen Zellen dringt der Keim tief in die Schleimhaut ein. Nach wenigen Tagen ist das Schleimhautepithel über dem eingenisteten Keim wieder geschlossen.

> **K** Bei einer **Eileiterschwangerschaft** (Einnistung in der Tube; Tubargravidität) kann es zu einem Zerreißen der Tube mit lebensgefährlichen Blutungen kommen. Auch eine Einnistung in der Nähe des Uterushalses gefährdet die Schwangerschaft (Placenta praevia).

15.5 Entwicklung des Embryos sowie Ausbildung von Embryonalhüllen und Placenta

> **Z** Bei der Einnistung des Keims in die Gebärmutterschleimhaut lassen sich bereits die Anlage für den Embryo und für die Embryonalhüllen deutlich voneinander unterscheiden. Der Embryo besteht zunächst aus zwei, dann aus drei Keimblättern, aus denen sich in rascher Folge bis zum Ende der 8. Embryonalwoche alle Organsysteme des Körpers entwickeln. In der Embryonalzeit entstehen auch die Embryonalhüllen Amnion und Chorion. Das Amnion umschließt die mit Fruchtwasser gefüllte Höhle, in der der Embryo schwimmt; das Chorion bildet gemeinsam mit der mütterlichen Schleimhaut die Placenta, die den sich entwickelnden Keim versorgt.

15.5.1 Entwicklung des Embryos

In der **2. Woche** der Keimentwicklung entstehen im Embryoblasten zwei Zelllagen, das **äußere** (Ektoderm) und das **innere Keimblatt** (Endo-

Keim-alter	Größe	Stadium (n. Carnegie)	Entwicklungsschritte (nach Keith Moore)	
1. Woche	(Scheitel-Steiß-Länge)	1 2 3 4	Befruchtung 2-Zellen-Stadium, Maulbeerstadium Blastozyste Einnistung in Gebärmutter-schleimhaut beginnt	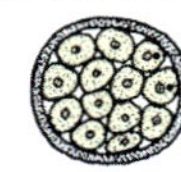 Maulbeerstadium
2. Woche	bis 1 mm	5 6	Einnistung in die Gebärmutter-schleimhaut mit Bildung der Keimscheibe (Ektoderm, Endoderm) sowie Dottersack und Amnionhöhle beginnende Placentabildung	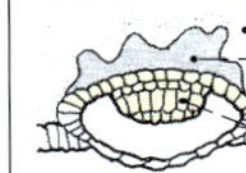 Einnistung in die Gebärmutterschleimhaut mit Bildung der Keimscheibe
3./4. Woche	3. Wo 1,5 mm 4. Wo 4 mm	7 8 9 10 11 12	3. Keimblatt (Mesoderm) entsteht Bildung von Chorda dors. und Neuralrinne, (Anlage des Nervensystems) Somitenbildung (Ursegmente) Neuralrohr faltet sich ab Kreislauf funktionsfähig Gehirnanlage vorhanden Arm- und Beinknospen	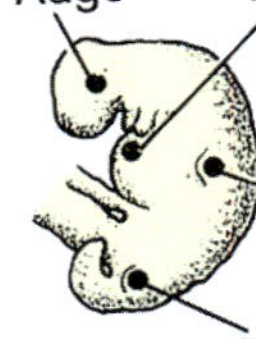 Blutzirkulation beginnt 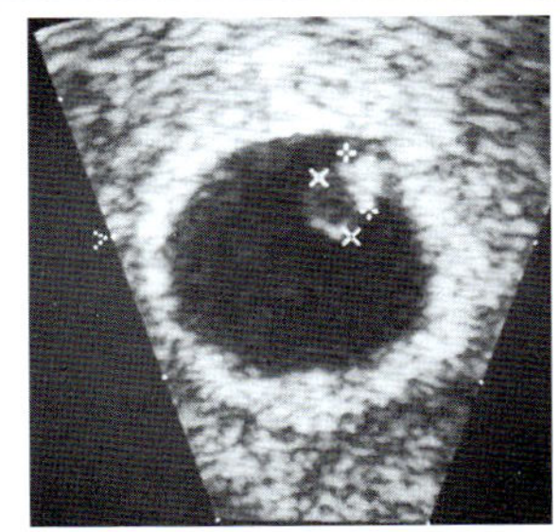 Ultraschallbild von Keim mit Dottersack (durch Kreuze markierte Strukturen) in der 4. Woche; Keimanlage abgeschlossen durch kreisrundes Chorion (weiße Verdichtungszone).

Abb. 15-14 Zeittafel der Entwicklungsschritte des menschlichen Keimes unter besonderer Berücksichtigung der Embryonalzeit (1. bis 8. Woche). [Ultraschallbilder: T186]

Keim-alter	Größe	Stadium (n. Carnegie)	Entwicklungsschritte (nach Keith Moore)		
5./6. Woche	5. Wo 8 mm 6. Wo 13 mm	13 14 15 16	Sinnesorgane (Auge, Ohr ...) entstehen primitive Mundhöhle Handplatten (Paddel) Gesichtswülste Hirnbläschen, Fußplatten Gesichtsbildung Oberlippen- und Gaumenbildung Netzhautbildung	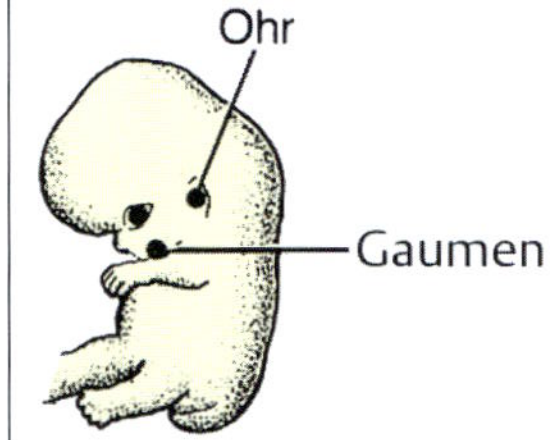 Hand- und Gesichtsentwicklung	
7./8. Woche	7. Wo 18 mm 8. Wo 30 mm	17 18 19 20 21 22	Finger entstehen Augenlider, Zehen entstehen Knochenbildung beginnt Verlängerung und Aufrichtung des Rumpfes Arme in Ellenbogen abgewinkelt, Finger getrennt Genitale erkennbar, aber nicht differenziert Anlage aller wichtigen äußeren und inneren Organe vorhanden erste spontane elektrische Aktivität, muskuläre Reaktion auf äußere Reize	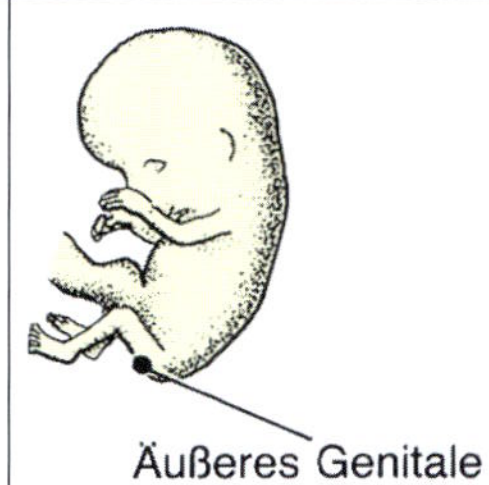 Finger entstanden	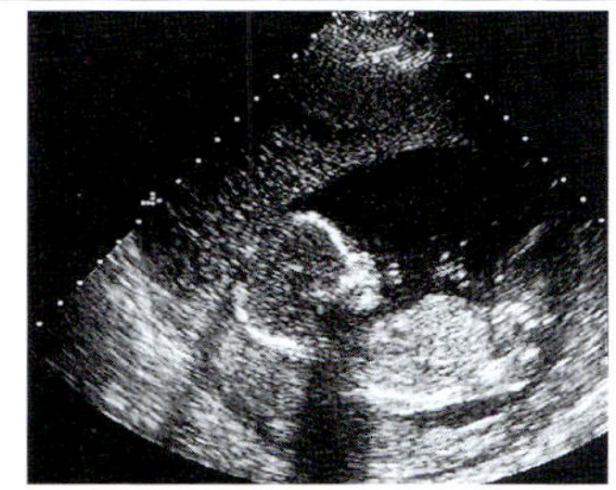 Ultraschallbild eines Feten in der 14. Woche. Profilaufnahme von Kopf und Körper in normal großer Amnionhöhle
↓ Geburt	(Scheitel-Fersenlänge) Lunarmonat: 3 9 cm 4 16 cm 5 25 cm 6 30 cm 7 35 cm 8 40 cm 9 45 cm 10 50 cm		Weitere Differenzierung und Wachstum – morphologische und funktion. Ausreifung der Organe: – Ausbildung der Körperformen 9. Wo: erste spontane Bewegungen (Rückenmarksreifung) 10. Wo: Gesicht zeigt menschl. Profil 12. Wo: Differenzierung des äußeren Genitales 4.-5. Mo: Saug- und Greifreflexe vorhanden, Atemzentrum wird funktionsfähig, Muskel-Sehnenreflexe auslösbar; Reifung des Großhirns beginnt 6. Mo: Sinnesleistungen (Hören, Schmecken, Sehen, Schmerzempfindung) Nachweisbar	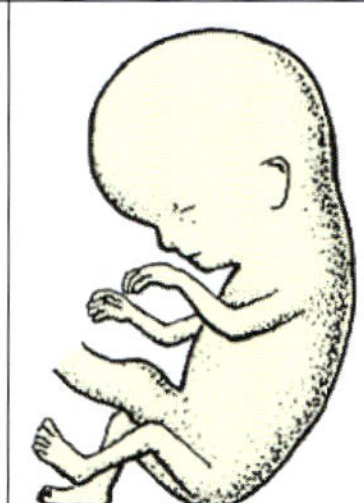 Organentstehung abgeschlossen, 3. Monat	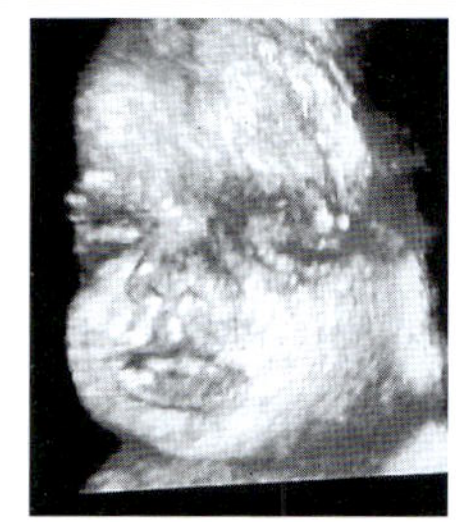 Ultraschallbild des kindlichen Gesichts im 3. Schwangerschaftsdrittel, 3-dimensionale Sonographie-Technik

Abb. 15-14 (Fortsetzung) Zeittafel der Entwicklungsschritte des menschlichen Keimes unter besonderer Berücksichtigung der Embryonalzeit (1. bis 8. Woche).

derm; Abb. 15-13). Vom Ektoderm hebt sich das Amnion ab. Amnion und Ektoderm begrenzen die Amnionhöhle. Auf der Endodermseite liegt der Dottersack als weitere Höhle. So befindet sich die scheibenartige Embryonalanlage aus den zwei Keimblättern zwischen Amnionhöhle und Dottersack.

In der **3.** und **4. Woche** wächst die Keimscheibe und streckt sich zunächst zum Keimschild. Im äußeren Keimblatt erscheinen ein Primitivstreifen und eine Primitivgrube als äußere Zeichen für erhebliche Zellwanderung und Zellvermehrung. Zwischen Ektoderm und Endoderm bildet sich das **mittlere Keimblatt** (Mesoderm). Dabei entsteht ein primitives Achsenorgan (Chorda dorsalis), und die Entwicklung des Nervensystems aus dem Ektoderm beginnt, indem sich eine sog. Neuralrinne bildet (Abb. 15-14, 15-15). Diese wird zum Neuralrohr und als Anlage von Rückenmark und Gehirn unter das Ektoderm verlagert. Aus den drei Keimblättern gehen nun in rascher Folge alle weiteren Organanlagen hervor. Aus dem Ektoderm bilden sich auch die Oberhaut (Epidermis) sowie das Nervensystem und die Sinnesorgane.

Aus dem Endoderm entsteht das Epithel des Atmungstrakts und des Verdauungstrakts mit den Anhangsdrüsen wie Leber und Bauchspeicheldrüse. Aus dem Mesoderm entwickeln sich das gesamte Binde- und Stützgewebe einschließlich Knorpel und Knochen, die Blutzellen und Blutgefäße, aber auch die verschiedenen Arten von Muskulatur (Abb. 15-16).

In der **4. Woche** ändert sich die Gestalt des Embryos erheblich. Durch Abfaltung vom Dottersack entsteht aus dem Embryonalschild die Grundform des menschlichen Körpers mit einem in diesem Stadium überproportional großen Kopf und am Rumpf erscheinenden Arm- und Beinknospen (Abb. 15-16). Am Ende der

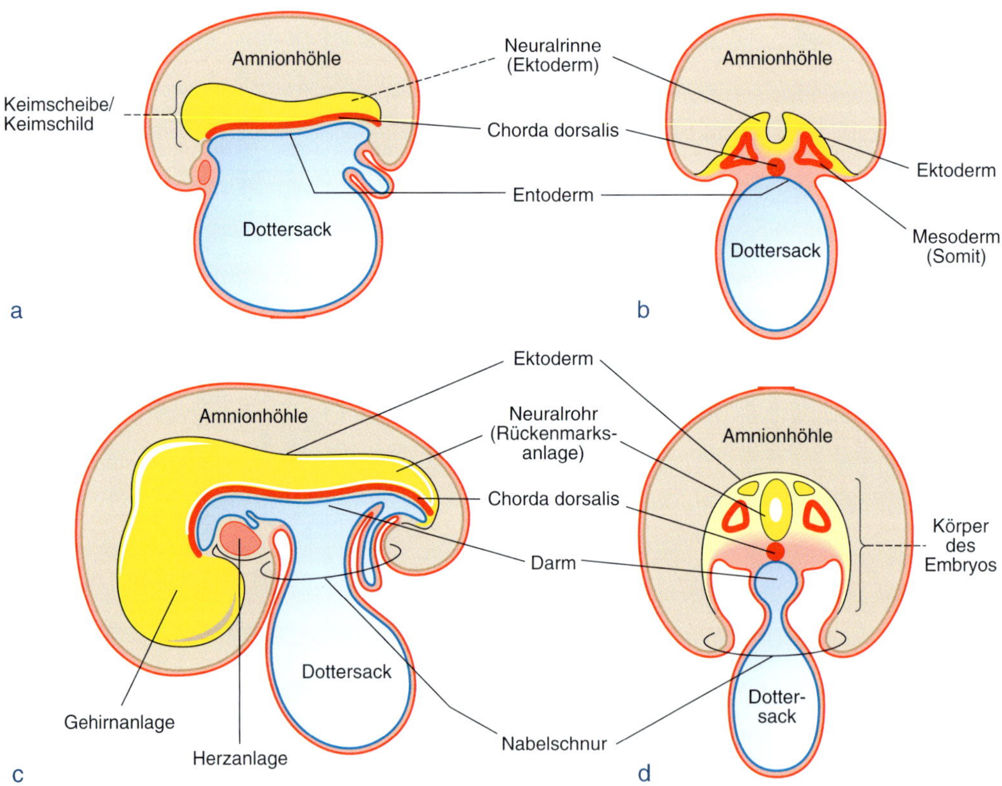

Abb. 15-15 Stadien der Embryonalentwicklung. [L106-S130-3]
a, b) Längsschnitt (a) und Querschnitt (b) der scheibenförmigen Keimanlage am Ende der 3. Woche. Die 3 Keimblätter Ektoderm (gelb), Mesoderm (rot) und Entoderm (blau) sind von Dottersack und Amnionhöhle umgeben.
c, d) Längsschnitt (c) und Querschnitt (d) der Keimanlage nach Abfaltung vom Dottersack am Ende der 4. Woche. Die Bildung des Neuralrohrs ist abgeschlossen, der Darm entwickelt sich, und die Nabelschnur entsteht.

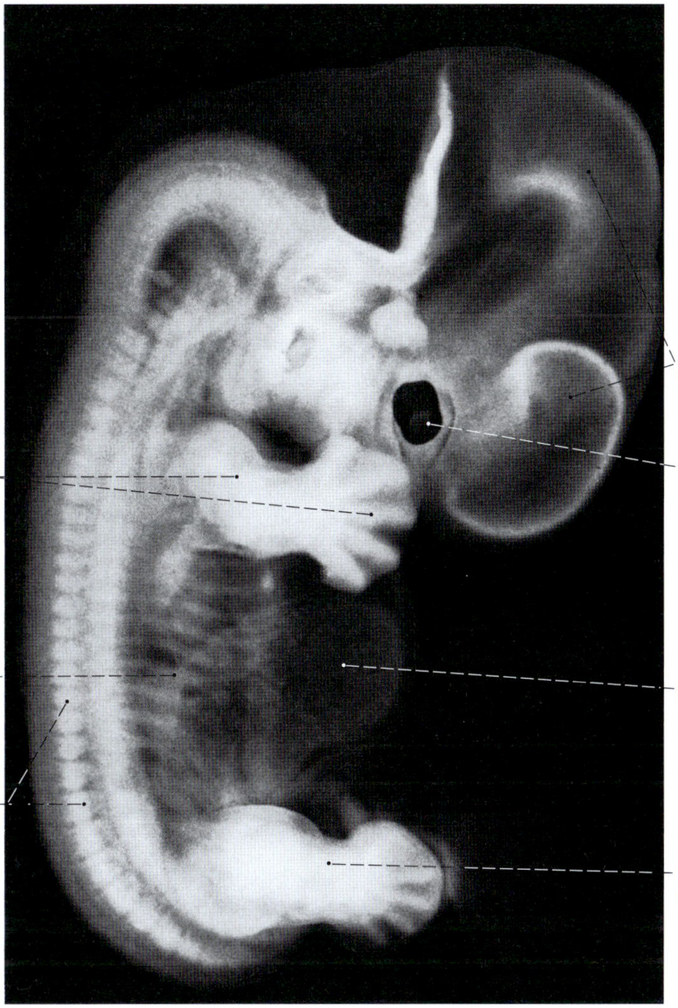

Abb. 15-16 Seitenansicht von Skelett und inneren Organen eines etwa sieben Wochen alten Embryos. Beachte die schnelle und überproportionale Größenzunahme des Gehirns mit Entwicklung des Auges, die knorpeligen Anlagen von Wirbelsäule, Rippen und Extremitäten sowie die Anlage der Leber. [E107]

4. Woche ist der Kreislauf funktionsfähig, und das Herz beginnt zu schlagen. Der Embryo hat nun eine Größe von knapp 0,5 cm.

In der **5. bis 8. Woche** krümmt sich der Embryo mit seinem Nacken-Kopfbereich nach vorne (Abb. 15-16). Durch die Entwicklung des Großhirns ist der Vorderkopf besonders groß. Die Gliedmaßen wachsen aus dem Rumpf, wobei zuletzt Finger und Zehen entstehen (Abb. 15-20, 15-21). Aus Gesichtswülsten bilden sich Nase und Oberlippe sowie der Gaumen. Auge und Ohr entwickeln sich. Die Geschlechtsorgane sind noch nicht klar zu unterscheiden. Haut und Muskulatur werden durch Nerven mit dem Zentralnervensystem verbunden. Am Ende der 8. Embryonalwoche sind alle wichtigen inneren und äußeren Organe vorhanden (Abb. 15-14, 15-16). Die Körpergröße beträgt nun 3 cm.

P Aufgrund der ausgesprochenen Empfindlichkeit des Embryos in den ersten Wochen ist gerade in dieser Zeit die Einnahme z. B. von Medikamenten bedenklich und kann zu erheblichen Komplikationen führen (Beispiel Contergan®).

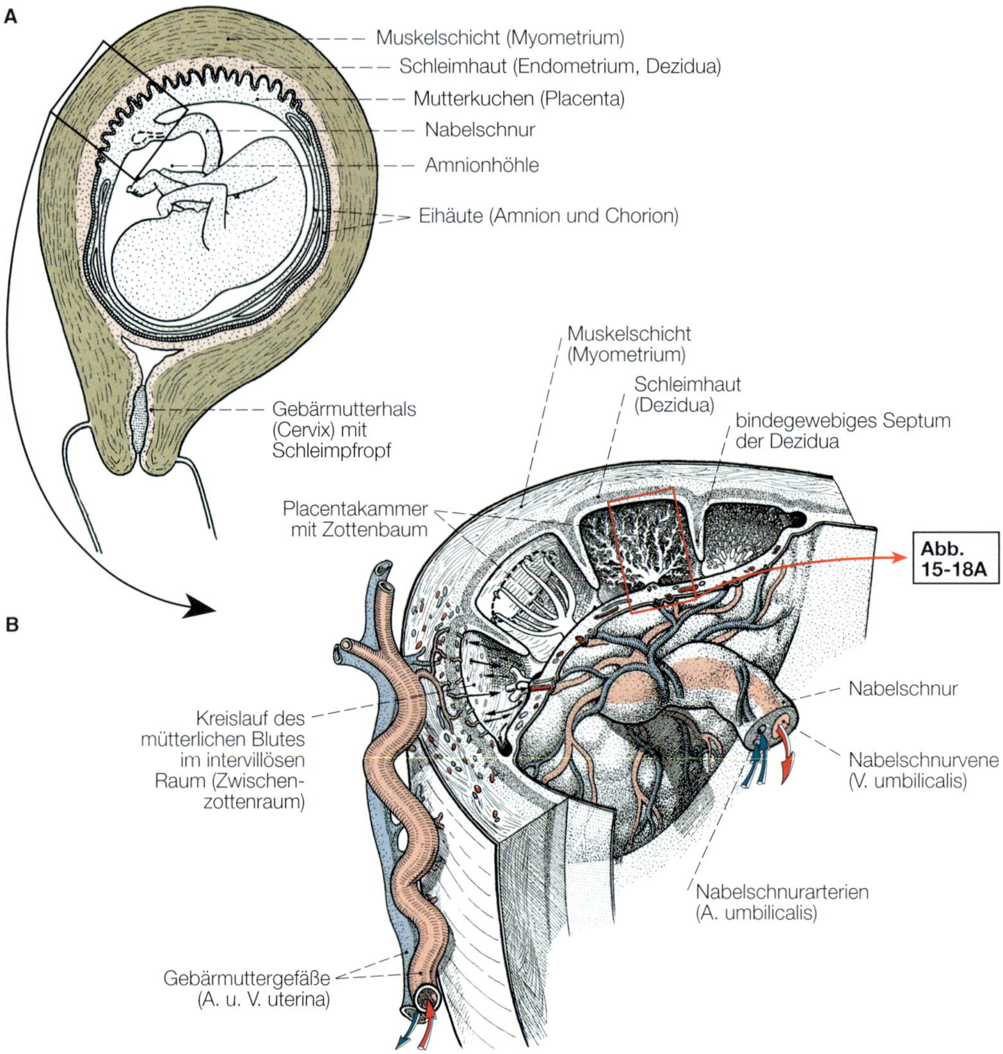

Abb. 15-17 Schematische Darstellung von Entwicklung, Lage und Bau von Amnionhöhle und Placenta. [L106-R127] **A:** Übersicht. **B:** Vergrößerung des in A markierten Ausschnittes.

15.5.2 Embryonalhüllen und Placenta

Nach seiner Abfaltung vom Dottersack wird der Embryo ganz von der **Amnionhöhle** und dem **Amnion** umgeben (Abb. 15-17). Die dünne Wand des Amnions sezerniert die Amnionflüssigkeit, in der der Embryo schwimmt. Dieses **Fruchtwasser** schützt ihn und verhindert Verwachsungen zwischen Embryo und Amnion. Die Menge an Fruchtwasser beträgt am Ende der Schwangerschaft etwa 1000 ml.

Das Fruchtwasser wird alle drei Stunden einmal ausgetauscht. Vom 5. Monat an schluckt der Fetus Fruchtwasser (pro Tag ca. 400 ml) und scheidet gegen Ende der Schwangerschaft einen allerdings schwach konzentrierten Urin in die Amnionhöhle aus. Zur pränatalen (vorgeburtlichen) Diagnostik können die Amnionhöhle punktiert **(Amniozentese)** und die Zellen der Amnionflüssigkeit untersucht werden.

Mit Ausdehnung der Amnionhöhle lagern sich Haftstiel, Rest des Dottersacks und primäre Harnblase (Allantois) aneinander. So entsteht die von Amnion umgebene **Nabelschnur,** die die **Ernährung** des Embryos sicherstellt. Außen ist das Amnion von einer weiteren Embryonal-

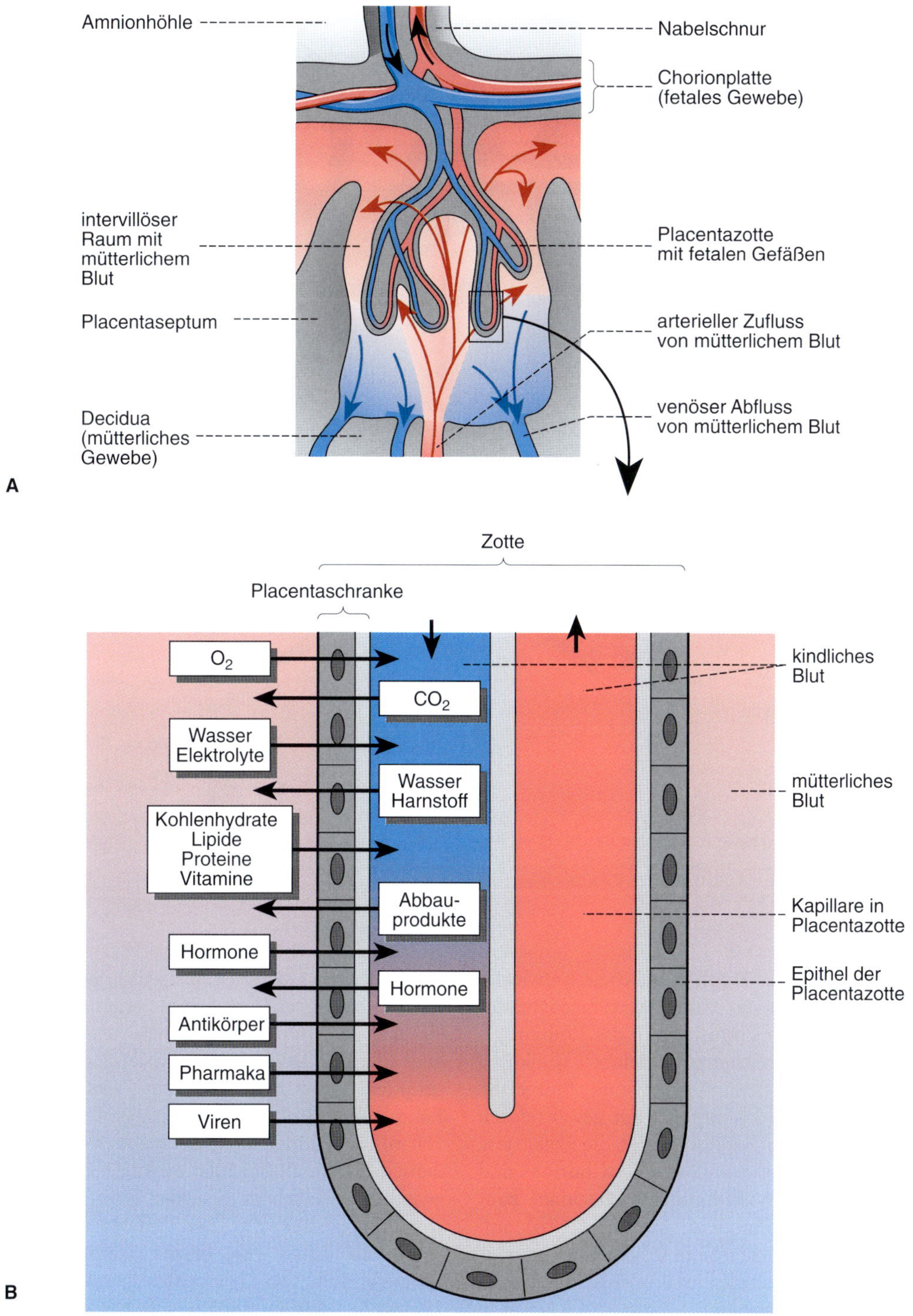

Abb. 15-18 Bau und Funktion der Placenta. [S130-2]
A: Schematische Darstellung von mütterlichem und kindlichem Blutkreislauf.
B: Austauschvorgänge zwischen mütterlichem und kindlichem Blut.

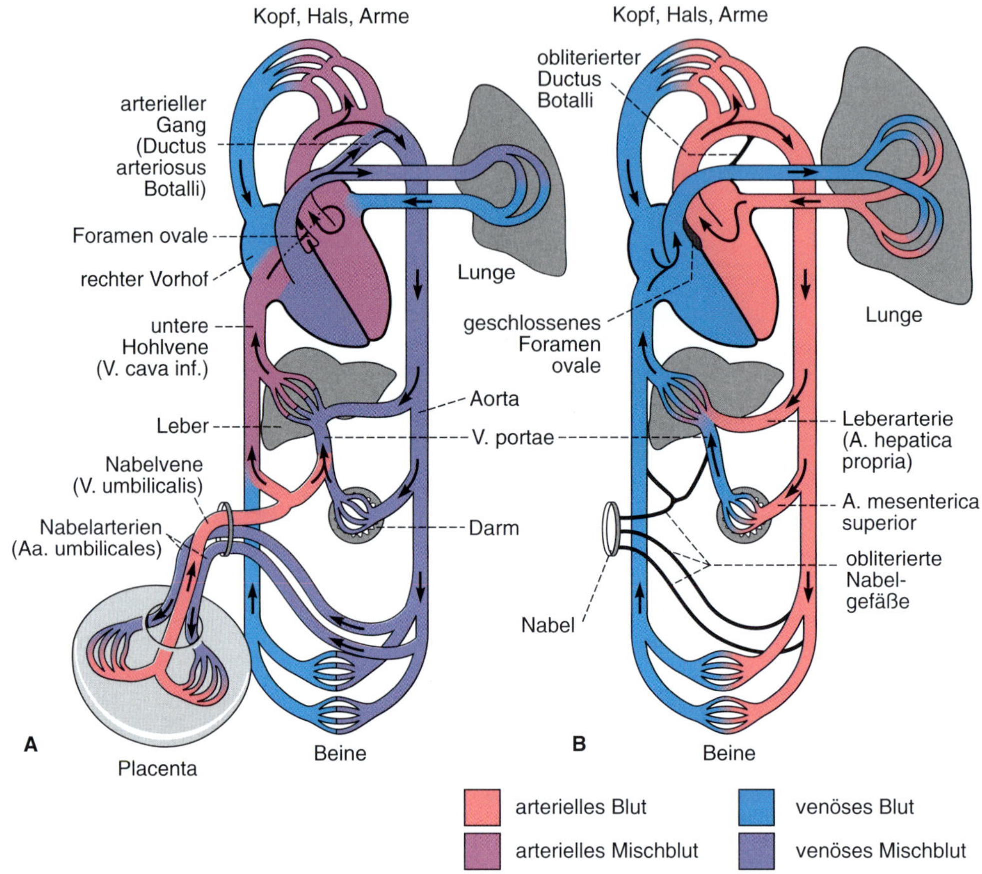

Abb. 15-19 Vereinfachte Darstellung des Blutkreislaufs vor (A) und nach der Geburt (B). Farben zeigen den unterschiedlichen Sauerstoffgehalt, Pfeile die Richtung des Blutstroms an. [E146]

hülle, dem **Chorion** (Zottenhaut), umgeben, das sich aus der Trophoblastschale entwickelt hat. Die Zotten des Chorions (Placentazotte) werden nach der Einnistung in das Endometrium immer zahlreicher und kleiner (Abbildung 15-18). Sie eröffnen Drüsen und Blutgefäße der mütterlichen Schleimhaut und gewährleisten als Zubringer zur Nabelschnur so die Ernährung des Embryos. Aus den Zotten des Chorions und der mütterlichen Schleimhaut (Decidua) baut sich dann die **Placenta** (**Mutterkuchen**) auf. Von der mütterlichen Seite steigen bindegewebige Septen auf und teilen als unvollständige Scheidewände die Placenta in zahlreiche Kammern (Lappen, Cotyledo; Abb. 15-17). Die Zotten des Chorions gehören zum kindlichen Teil der Placenta. Ihre Gesamtoberfläche beträgt bei der reifen Placenta 15 m^2. Sie hat einen Durchmesser von knapp 20 cm und wiegt 500 g.

Die Zotten enthalten kleine Verzweigungen der kindlichen Gefäße (Abb. 15-18). Sie tauchen in drei- bis viermal pro Minute erneuertes Blut ein, das aus Arterien der mütterlichen Schleimhaut (der sog. Decidua) stammt. Aus dem blutgefüllten Zwischenzottenraum (intervillöser Raum mit einem Fassungsvermögen von etwa 150 ml) entnehmen die Placentazotten die erforderlichen Nährstoffe. Eine direkte Verbindung zwischen kindlichem Kreislauf und mütterlichem Blut gibt es nicht. Der Stoffaustausch vollzieht sich durch eine dünne Membran mit Schrankenfunktion (**Placentaschranke;** Abb. 15-18). Aus dem mütterlichen Blut werden zahlreiche Nährstoffe, Sauerstoff, Ionen, Wasser und Hormone aufgenommen und Kohlendioxid sowie andere Stoffwechselendprodukte und Hormone abgegeben. Durch den teilweise aktiven Transport erhält der Fetus auch mütterliche **An-**

tikörper (γ-Globuline), z. B. gegen Diphtherie und Masern, nicht jedoch gegen Windpocken und Keuchhusten. Dieser Antikörperschutz hält bis einige Monate nach der Geburt an („Nestschutz"), bis das Immunsystem des Kindes selbst über die erforderlichen Abwehrmechanismen verfügt. Nur bei Lücken der Placentaschranke können kindliche Blutzellen in das mütterliche Blut übertreten.

Neben den Austauschvorgängen für den Stoffwechsel hat die Placenta noch andere Aufgaben. Sie produziert Eiweiße, speichert Vitamine (A, C, D), synthetisiert Hormone, vor allem Östrogen, Progesteron sowie humanes Choriongonadotropin (HCG) und humanes Placentalactogen (HPL).

Aus der Placenta geht die Nabelschnur hervor (Abb. 15-17). Sie wird 1,5 cm dick, bis zu einem Meter lang und enthält mit den Nabelschnurgefäßen wichtige Anteile des embryonalen Blutkreislaufs (Abb. 15-19). Die Nabelvene (V. umbilicalis) führt sauerstoffreiches Blut aus den Zotten der Placenta zum kindlichen Körper. Dort gelangt es in die Leber bzw. die untere Hohlvene und weiter zum rechten Vorhof des Herzens. Vor der Geburt fließt das Blut durch eine Öffnung in der Scheidewand zwischen den Vorhöfen (**Foramen ovale**) in den linken Vorhof und von dort in die linke Kammer und in die Aorta. Das fetale Blut umgeht damit den Lungenkreislauf. Nur ein kleiner Teil gelangt über die rechte Kammer in die noch funktionslosen Lungen.

Ein weiterer Kurzschluss zur Umgehung des Lungenkreislaufs besteht zwischen Lungenarterie und Aorta (**Ductus arteriosus Botalli**). Die **Nabelarterien** (A. umbilicalis), die das sauerstoffarme Blut des Embryos wieder der Placenta zur Sauerstoffsättigung zuleiten, zweigen von den Beckenarterien (A. iliaca interna) ab und steigen an der vorderen Bauchwand zum Abgang der Nabelschnur auf. Nach der Geburt muss sich der Kreislauf durch die Funktionsübernahme der Lungen völlig umstellen. Die Kurzschlüsse zwischen rechtem und linkem Herzen, Foramen ovale und Ductus arteriosus Botalli, werden verschlossen.

15.6 Entwicklung des Feten

Z Ab dem 3. Schwangerschaftsmonat bis zur Geburt wird der Keim als Fetus bezeichnet. Die vorhandenen Organanlagen wachsen und differenzieren sich zu funktionsfähigen Organen.

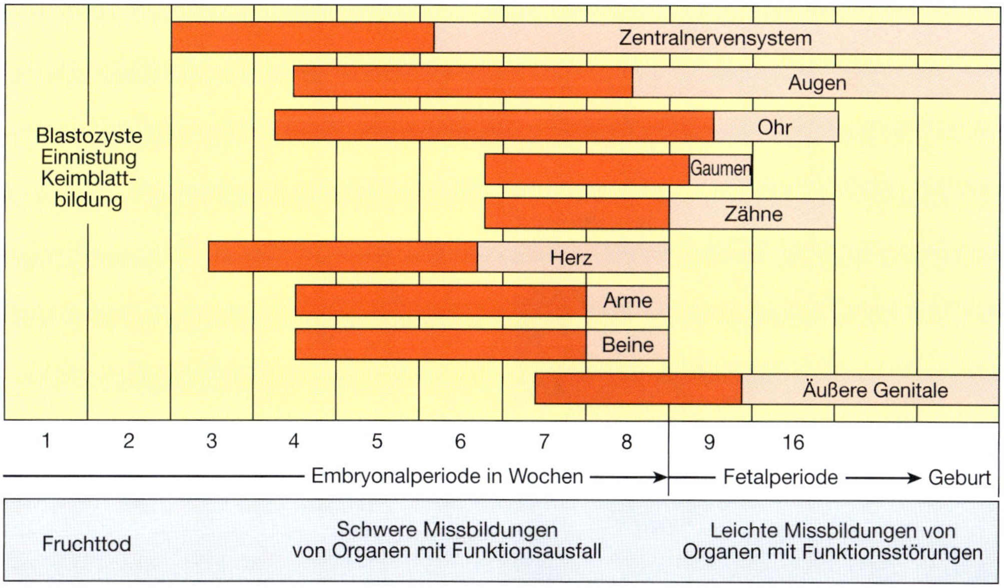

Abb. 15-20 Zeitlicher Ablauf der Organentwicklung und Differenzierung in der Embryonal- und Fetalperiode. Das Ausmaß von Entwicklungsstörungen durch innere (z. B. Chromosomenschäden) und äußere (z. B. Virusinfektionen) Einflüsse nimmt in der Regel mit dem Grad der Reifung ab. [L106]
rot: Periode der Organentstehung
rosa: Periode der Organreifung

Die Schwangerschaft wird in Mondmonate (Lunarmonate) eingeteilt. Ein Lunarmonat hat 28 Tage (4 Wochen). Die Schwangerschaft dauert somit 10 Lunarmonate (280 Tage).

Für das durchschnittliche Längenwachstum des Feten gilt die **Haase-Regel:**

- In den ersten 5 Mondmonaten entspricht die Körperlänge in Zentimeter dem Quadrat der Monate (z. B. Ende des 3. Monats: 3x3 = 9 cm).
- Ab dem 6. Monat errechnet sich die Körperlänge durch Multiplikation des Schwangerschaftsmonats mit fünf (z. B. Ende des 7. Monats: 7x5 = 35 cm; Abb. 15-14).

Im 3. Schwangerschaftsmonat sind alle Organe angelegt (Abb. 15-20). Sie wachsen und reifen zunehmend zu funktionsfähigen Organen aus. Der Fetus nimmt nun außerdem Reize aus seiner Umwelt wahr und reagiert auf sie. Erste Bewegungen in der 9. Woche weisen auf die Reifung des Rückenmarks hin. In der 12. Woche werden die äußeren Geschlechtsorgane erkennbar.

Im 4. Monat ist das Gesicht individuell geprägt (Abb. 15-22, 15-23). Ab dem 4. bis 5. Monat sind Saug- und Greifmotorik vorhanden, das Kind kann Finger und Zehen bewegen und am Daumen lutschen (Abb. 15-14). Die werdende Mutter kann die Bewegungen des Kindes in dieser Zeit bereits spüren. Die Amnionflüssigkeit, in der der Fetus schwimmt, erleichtert die Bewegungen und schützt ihn vor äußeren Einwirkungen. Sinnesleistungen wie Hören, Schmecken, Schmerzempfindung sind ab dem 5. Monat nachweisbar.

Zu den **Reifezeichen bei der Geburt** zählen die Scheitel-Fersen-Länge von 49 bis 51 cm (mindestens 48 cm) und ein Gewicht von 3200 g (weiblich) bzw. 3400 g (männlich). Die Nägel sollen die Fingerkuppen überragen, und das typische fetale Haarkleid (Lanugohaare) sollte verschwunden sein.

K **Vorgeburtliche Schädigungen** des Keimes in der Embryonalperiode werden als **Embryopathie,** Schädigungen oder Missbildungen in der Fetalperiode als **Fetopathie** bezeichnet. Die Schädigungsreize (Noxen) können unterschiedlicher Natur sein. Besonders bekannt und gefürchtet sind Virusinfektionen (Röteln-Virus und andere). Aber auch chemische Stoffe, eine Vielzahl von Arzneimitteln und Röntgenstrahlen, sind keimschädigend.

Regelmäßiger, auch schon mäßiger Alkoholgenuss kann zu schweren Entwicklungsstörungen mit einer verminderten Intelligenz führen (Alkoholembryopathie). Alkohol ist deshalb in der Schwangerschaft nicht empfehlenswert. Nikotin bedingt eine Gefäßverengung, die zu einer Placentainsuffizienz führen kann. Kinder von Raucherinnen sind meistens untergewichtig.

Es ist auch möglich, dass sich Erkrankungen der Mutter (z. B. Diabetes mellitus) schädlich auswirken.

Für das Ausmaß der Embryopathie ist nicht nur ausschlaggebend, wie konzentriert der Schädigungsreiz ist und ob er ungehindert die Placentaschranke passiert, sondern vor allem, zu welchem Zeitpunkt er einwirkt. Grundsätzlich gilt: Je weiter die Entwicklung fortgeschritten ist, →

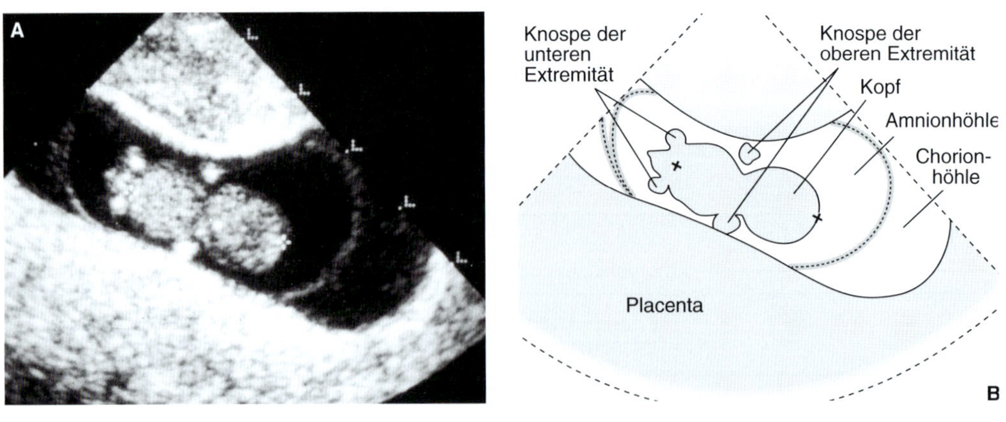

Abb. 15-21 Ultraschalluntersuchung eines Embryos der 6. Woche umgeben von Amnion- und Chorionhöhle.
A: Ultraschallbild. [T186]
B: Umrisszeichnung von A; + : Markierungspunkte zur Messung der Scheitel-Steiß-Lage im Ultraschallbild. [L106-R127]

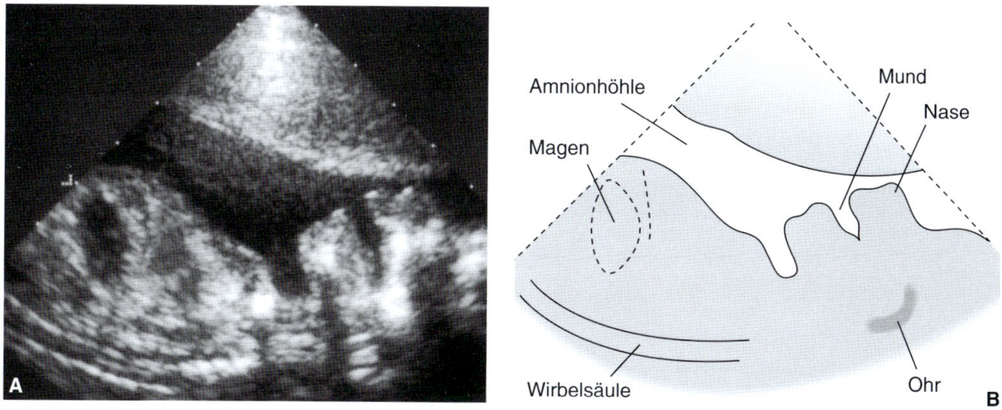

Abb. 15-22 Ultraschalluntersuchung eines Feten (Gesicht, Oberkörper) der 20. Woche.
A: Ultraschallbild. [T186]
B: Umrisszeichnung. [L106-R127]

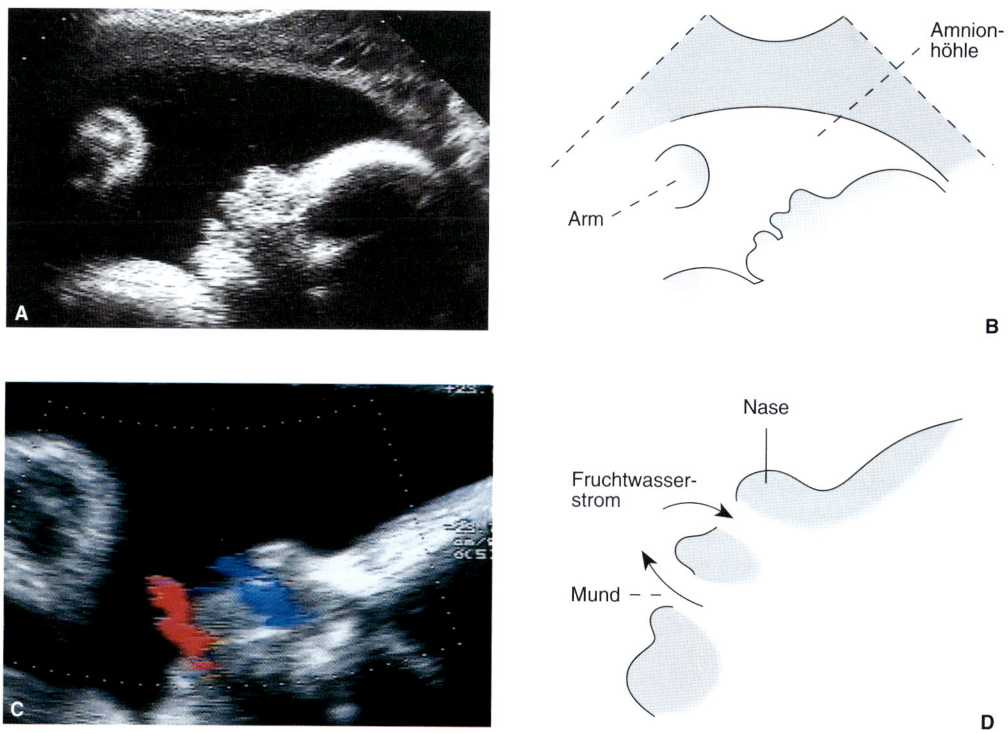

Abb. 15-23 Ultraschalluntersuchung eines Feten der 38. Woche.
A: Ultraschallbild von Kopf, Brust und Arm. [T186]
B: Umrisszeichnung von A. [L106-R127]
C: Ausschnittsvergrößerung von A mit Darstellung des Fruchtwasserstroms zur Vitalitätskontrolle; blau: Einstrom in die Nase; rot: Ausstrom aus dem Mund; Doppler-Sonographie. [T186]
D: Umrisszeichnung von C. [L106-R127]

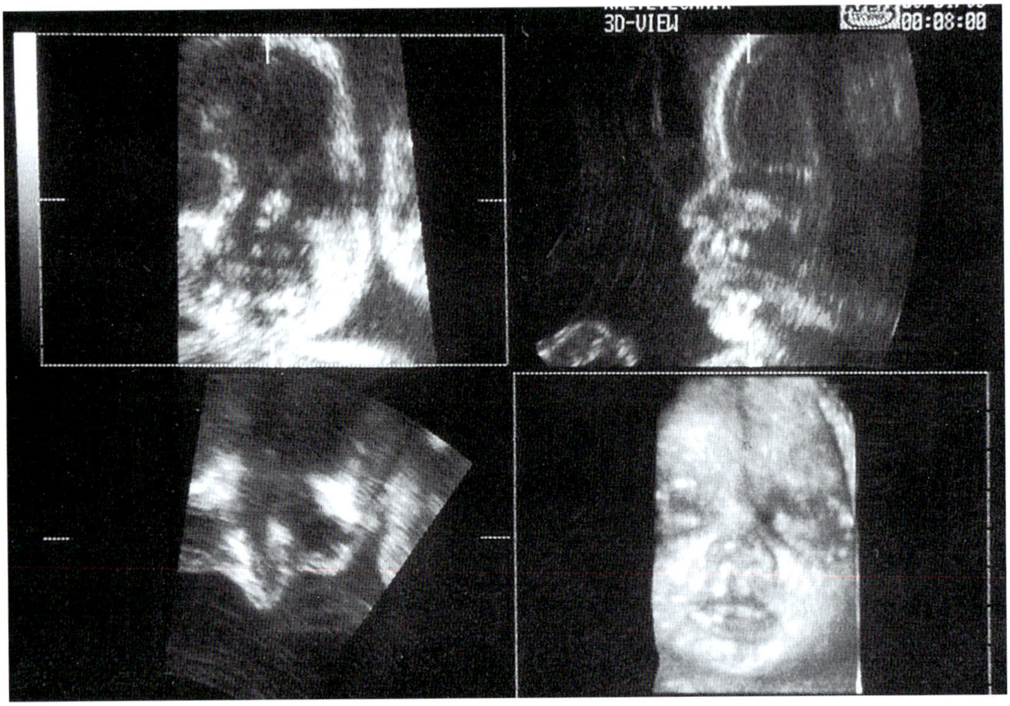

Abb. 15-24 Ultraschallaufnahmetechnik des kindlichen Gesichts mit der sog. 3-D-Sonographie. [T186]
oben links: Ansicht von vorne
oben rechts: Sagittalschnitt
unten links: Horizontalschnitt (durch Nase und Augen)
unten rechts: 3-D-Computerrekonstruktion der Ansicht von vorne.

desto geringer sind die Schädigungsfolgen. So führt eine Noxe in den ersten zwei Wochen häufig zum Absterben des Keims (Abort), in der weiteren Embryonalzeit beobachtet man dann häufiger schwere Fehlentwicklungen (Anomalien) an einzelnen oder mehreren Organen (Abb. 15-20). So kann eine Röteln-Virusinfektion in der 6. Schwangerschaftswoche zu Linsentrübung, eine Infektion in der 9. Woche zu Taubheit führen. Herzmissbildungen treten eventuell bei Erkrankung in der 5. bis 10. Woche auf. In der Fetalzeit nimmt dann der Schweregrad der Erkrankungen erheblich ab.
Auch Veränderungen des Erbguts des Kindes (genetische oder chromosomale Faktoren) können zu Missbildungen führen:

- abnorme Zahl von Autosomen und Geschlechtschromosomen (Trisomie = zusätzliches Chromosom; Monosomie = 1 Chromosom fehlt): z. B. Trisomie 21: dabei unterbleibt die Trennung des Chromosoms 21 während der Meiose. Die daraus folgende Erkrankung wird auch als Down-Syndrom bezeichnet. ➜
- Strukturveränderungen an Chromosomen: z. B. können kleinere Chromosomenstücke fehlen.
- Veränderungen eines einzelnen Gens: Dabei können Stoffwechselanomalien durch Enzymdefekte entstehen.

Die Diagnostik fetaler Erkrankungen bzw. Missbildungen hat in den letzten Jahren große Fortschritte gemacht. Insbesondere wurde die **Ultraschalldiagnostik** so verfeinert, dass die Entwicklung des Keims genau registriert werden kann (Abb. 15-21 bis 15-24). Es ist möglich, die Organgrößen zu messen (Fetometrie) und Fehlbildungen, auch innerer Organe wie des Herzens oder des Gehirns, festzustellen. Dies ermöglicht in vielen Fällen eine pränatal beginnende Therapie oder eine vorzeitige Einleitung der Geburt.

Bei der pränatalen Diagnostik genetischer Erkrankungen ist die **Chorionzottenbiopsie** (Entnahme von Zottenmaterial unter Ultraschallkontrolle) mit anschließender Chromosomenanalyse Methode der Wahl. Diese Untersuchung kann bereits in der Embryonalzeit (7. bis 12.

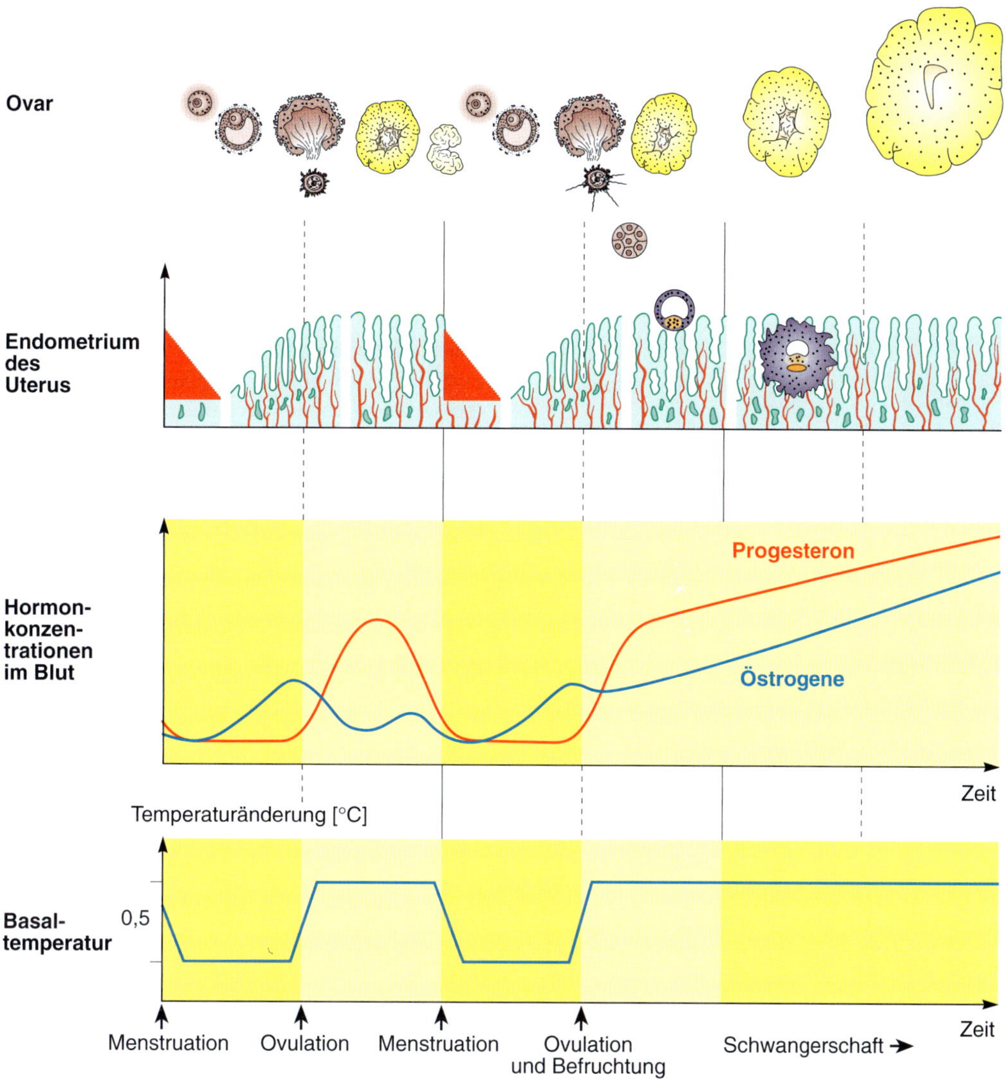

Abb. 15-25 Veränderungen von Gelbkörper im Ovar, Endometrium des Uterus, Hormonkonzentrationen im Blut und Basaltemperatur zu Beginn einer Schwangerschaft. [L106-R127]

Schwangerschaftswoche) vorgenommen werden. Durch diese Methode ist auch zu klären, ob der Keim bei einer Rötelnerkrankung der Mutter Schaden erlitten hat. In späteren Entwicklungsstadien (ab Beginn der Fetalzeit) wählt man zur Diagnostik die **Amniozentese.**

15.7 Schwangerschaft und Geburt

Z Eine Schlüsselrolle bei der Ernährung und Entwicklung des Keims fällt der Placenta zu, → die nicht nur für den Stoffaustausch zwischen Mutter und Kind sorgt, sondern auch durch Hormonproduktion entscheidend zum Erhalt der Schwangerschaft beiträgt. Die Geburt erfolgt in der Regel mit vorausgehendem kindlichen Kopf (Kopflage) und verläuft in mehreren Phasen unter krampfartigen Kontraktionen der Gebärmuttermuskulatur (Wehen).

15.7.1 Schwangerschaft

Mit Beginn der Schwangerschaft (Gravidität) gehen zur Ernährung und Entwicklung des Keims

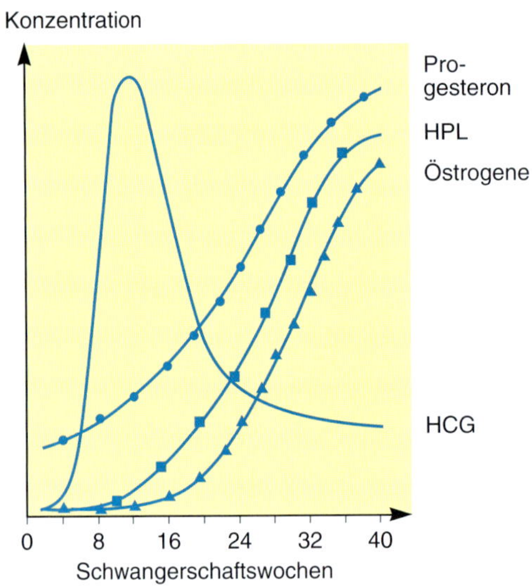

Abb. 15-26 Veränderungen von Hormonkonzentrationen im Verlauf einer Schwangerschaft. HPL: humanes Placentalactogen; HCG: humanes Choriongonadotropin. [L106-R127]

im Körper der Frau tiefgreifende Veränderungen vor. Entscheidend sind dabei die bereits geschilderten Vorgänge in der Gebärmutter mit Bildung der Placenta. Das zyklische Geschehen in Ovar und Uterus wird unterbrochen (Abb. 15-25). Der Keim bildet nach seiner Einnistung in den Chorionzotten der sich entwickelnden Placenta ein Schwangerschaftshormon, das humane **Choriongonadotropin** (HCG; Abb. 15-26). Dieses ist dem LH der Hypophyse sehr ähnlich. Es aktiviert in der Frühphase der Schwangerschaft die Funktion des **Gelbkörpers** (Corpus luteum) und steigert so die Bildung von Progesteron und Östrogen. Im 3. Monat stellt der Gelbkörper seine Funktion allmählich ein, und die Placenta übernimmt die Produktion beider Sexualhormone, die für den Erhalt der Schwangerschaft entscheidend sind.

Schwangerschaftstests beruhen in der Regel auf dem Nachweis von im Harn ausgeschiedenem HCG. Mit einer immunologischen Methode, d. h. mithilfe von Antikörpern gegen das Hormon, wird das HCG nachgewiesen.

Ein weiteres wichtiges Hormon der Placenta ist das **humane Placentalactogen** (HPL), das dem Prolactin und dem Somatotropin der Hypophyse ähnelt (Kap. 13 „Endokrines System"). Es wirkt ausschließlich im mütterlichen Organismus (Abb. 15-26). Hier ist es mit Prolactin an der Differenzierung der Brustdrüse beteiligt und hat darüber hinaus verschiedene Stoffwechselwirkungen, die dem wachsenden Keim, vor allem seiner Versorgung mit Blutzucker, zugute kommen.

In den vielfältigen endokrinen Leistungen der Placenta zeigt sich eine enge Wechselbeziehung zwischen Mutter und Kind. Sie unterdrücken auch Abwehrreaktionen der Mutter gegen das „körperfremde" Kind. HCG und Progesteron haben eine immunsuppressive Wirkung.

Auch die Geburt wird durch die hormonalen Wechselbeziehungen zwischen Mutter und Kind eingeleitet. Nebennierenrindenhormone des Feten setzen offenbar Mechanismen in Gang, die zum Einsetzen der Uteruskontraktionen führen. Stärke und Dauer der **Wehen** sind abhängig von mütterlichem **Oxytocin,** einem Neurohormon des Zwischenhirns, das in der Hypophyse an die Blutbahn abgegeben wird.

Die Schwangerschaft dauert vom Tag der Befruchtung an gerechnet 263 bis 273 Tage. Die Zeit verlängert sich um ca. 15 Tage auf rund 40 Wochen oder 10 Mondmonate, wenn der 1. Tag der letzten Regel als Schwangerschaftsbeginn eingesetzt wird. Errechnet wird der voraussichtliche **Geburtstermin** meistens nach der **Naegele-Regel.** Danach werden vom 1. Tag der letzten Regel 3 Monate zurück- und 7 Tage dazugerechnet.

15.7.2 Geburt

Am Ende der Schwangerschaft nimmt der kindliche Körper eine charakteristische Stellung ein (Abb. 15-27, 15-28). Durch den nach vorne gebeugten Kopf und die an den Leib gezogenen und übereinandergeschlagenen Beine wird er zu einem eiförmigen Gebilde. Entweder ist im mütterlichen Körper der Kopf (**Kopflage** bei über 90 %) oder der Steiß (**Steißlage**) nach unten gerichtet (Abb. 15-28). Der Geburtshelfer muss Lage und Stellung des Kindes feststellen und evtl. auch korrigieren, um eine komplikationslose Geburt vorzubereiten. Ein Geburtshindernis ist z. B. die **Querlage** des Kindes (Abb. 15-29). Ist eine manuelle Drehung des Ungeborenen nicht möglich, muss es durch einen Kaiserschnitt (Sectio caesarea) entbunden werden. Dabei werden Bauchhöhle und Gebärmutter mit einem Schnitt eröffnet (Schnittentbindung). Dies ist auch bei einem für das Kind zu engen Geburtskanal erforderlich. Die Geburt verläuft in drei Phasen (Abb. 15-28):

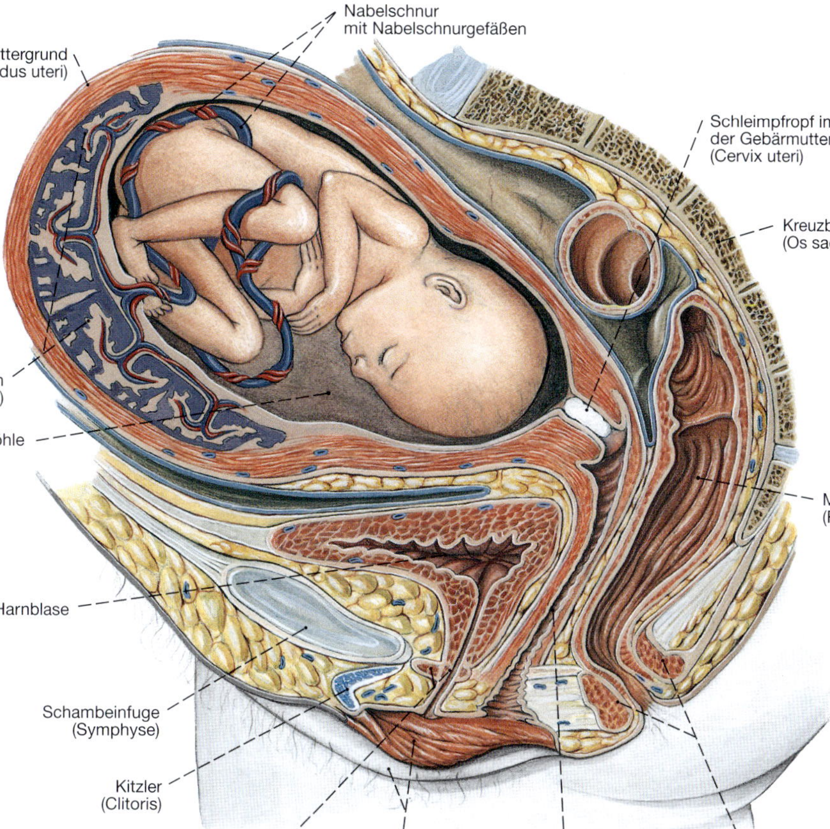

Abb. 15-27 Medianschnitt des weiblichen Beckens bei Schwangerschaft mit räumlichen Veränderungen, wie sie für die 2. Schwangerschaftshälfte typisch sind. [S007-2-20]

- **Eröffnungsphase:** Es kommt zu krampfartigen Kontraktionen der Gebärmuttermuskulatur, den Wehen. Sie treten in immer kürzeren Abständen und mit zunehmender Heftigkeit auf. Die Wehen drücken das Kind in das Becken hinein und dehnen dabei den Halskanal der Gebärmutter. Der Gebärmutterhals wird eröffnet und von der Fruchtwasserblase ausgefüllt, die dem Kopf vorangeht. Unter fortgesetztem Druck platzt diese Fruchtblase, und das Fruchtwasser fließt ab.
- **Austreibungsphase:** Presswehen treiben das Kind durch den erweiterten Geburtskanal nach außen (Abb. 15-28). Die Geburt kann für die Frau durch eine eingeübte Atemtechnik, das Entspannen der Beckenbodenmuskulatur und Mitpressen (Bauchmuskulatur) wesentlich erleichtert werden.
- **Nachgeburtsphase:** Eihäute und Placenta bilden die Nachgeburt. Sie werden nach der Geburt des Kindes ausgestoßen (Abb. 15-28). Dabei entsteht im Uterus eine große Wundfläche. Eine Kontraktion der Uterusmuskulatur verhindert in der Regel stärkere Nachblutungen. Bleibt dieses Zusammenziehen aus (Uterusatonie), so muss es medikamentös herbeigeführt werden.

Mit der Pudendusanästhesie, einer Blockierung des Schamnervs (N. pudendus), kann die Schmerzempfindung im Bereich des äußeren Geburtskanals und der Dammregion ausgeschaltet werden (Abb. 15-28 B). Dies erschwert aber auch die aktive Mitarbeit der Frau bei der Geburt, weil die Empfindung der Presswehen vermindert ist.

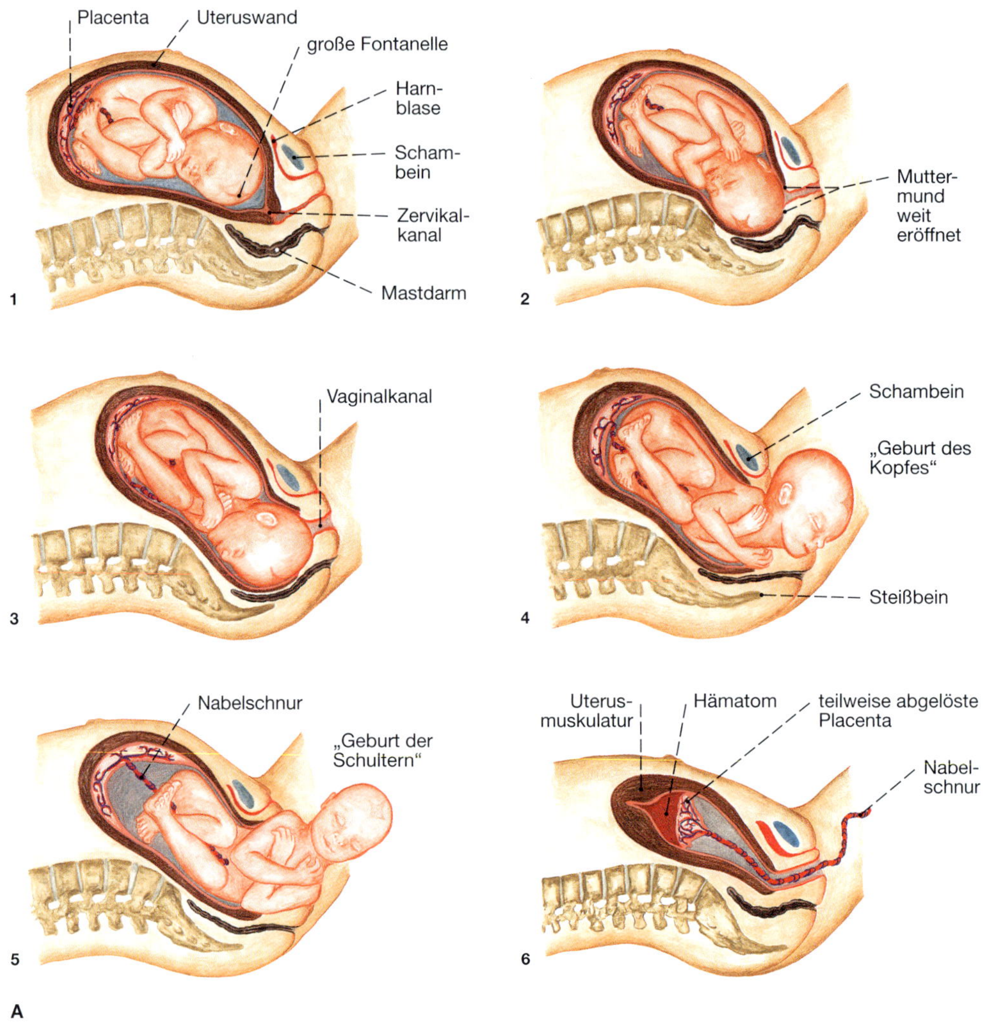

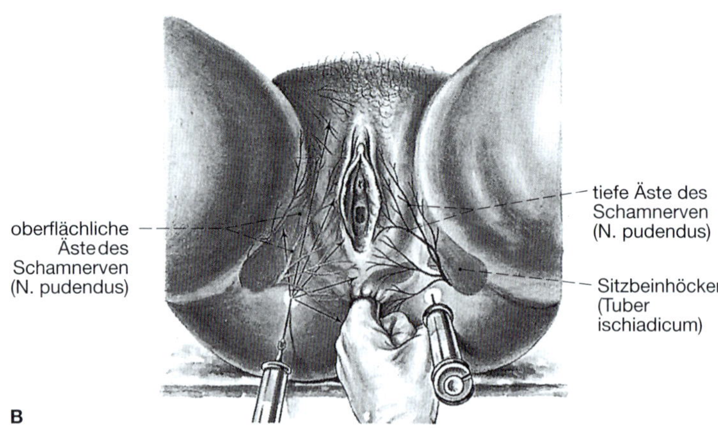

Abb. 15-28 Darstellung des Geburtsvorgangs (A) und Anästhesie der Dammregion (B).
A: 1 und 2: Eröffnungsphase. 3–5: Austreibungsphase. 6: Nachgeburtsphase. [L128-R127]
B: Injektion zur Blockade der Erregungsleitung des N. pudendus (Pudendusanästhesie). [S002-3]

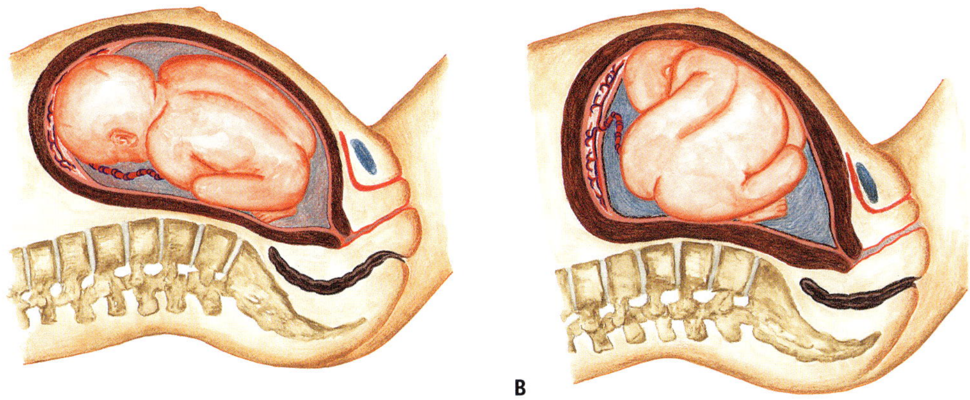

Abb. 15-29 Steißlage (A) und Querlage (B) des Kindes zu Beginn des Geburtsvorgangs. Insbesondere die Querlage zwingt den Geburtshelfer zu rechtzeitigen Eingriffen wie Wendung des Kindes oder Schnittentbindung. [L128-R127]

15.8 Entwicklung des Neugeborenen

Z Die neue Umwelt führt beim Neugeborenen zu einer Reihe von Funktionsänderungen von Organen. So müssen vor allem Lunge und Darm Funktionen der Placenta übernehmen. Die Kreisläufe von rechtem und linkem Herzen werden getrennt. Bei Frühgeburten ergeben sich wegen der noch nicht ausgereiften Organe häufig Anpassungsschwierigkeiten.

Die Geburt stellt nicht nur für die Frau, sondern auch für das Kind eine große Belastung dar. Das Neugeborene muss sich sehr schnell auf eine völlig veränderte Umwelt und Versorgung einstellen. Gleichzeitig übernehmen verschiedene Organe andere Funktionsweisen bzw. neue Funktionen. Dies trifft besonders auf die Lungen zu, die sich mit den ersten Atemzügen (in der Regel mit Schreien verbunden) mit Luft füllen und entfalten. Veränderungen an Herz und Kreislauf folgen (Abb. 15-19). Der Lungenkreislauf ersetzt nun den Placentakreislauf. Die Nabelschnurgefäße schließen sich, die Nabelschnur wird unterbunden und durchtrennt. Veränderte Druckverhältnisse führen zu einem anderen Verlauf der Blutströme im Herzen. Die Kurzschlussverbindungen zwischen beiden Vorhöfen (Foramen ovale) und zwischen Pulmonalarterie und Aorta (Ductus arteriosus Botalli) werden geschlossen (Abb. 15-19). Damit trennen sich die Kreisläufe von rechtem und linkem Herzen sowie die von ihnen versorgten Arterien voneinander.

Das Neugeborene muss nun selbstständig Nahrung aufnehmen, verdauen und die Nährstoffe im Darm resorbieren. Die Regelung der Körpertemperatur wird umgestellt. Je kleiner ein Körper ist, desto größer ist seine Oberfläche im Verhältnis zur Größe. Mit der Vergrößerung der Oberfläche nimmt der Wärmeverlust zu. Deshalb kühlen Frühgeborene bei niedriger Außentemperatur besonders schnell aus. Zwar reagiert auch das Neugeborene bei Kälte mit einer Verengung der Hautgefäße, die „Schale" ist aber noch so dünn, dass nur eine geringe Isolation eintritt. Der Säugling reagiert auf Kälte mit einer erheblichen Umsatzsteigerung, die auf seiner Fähigkeit zur zitterfreien Wärmebildung beruht (Kap. 14 „Temperaturregelung").

P Da Neugeborene sehr schnell auskühlen, muss nach der Geburt für eine warme Umgebung des Neugeborenen gesorgt werden (z. B. vorgewärmte Tücher).

Unter einer Frühgeburt versteht man nach Definition der Weltgesundheitsorganisation (WHO) jedes Neugeborene, das vor Ende der 37. Schwangerschaftswoche geboren wird, und zwar unabhängig vom Geburtsgewicht.

Der Entwicklungsgrad (Reife) ist abhängig vom Gestationsalter (Schwangerschaftsdauer), das aus vorhandenen Reifezeichen bestimmbar ist. Aus dem Verhältnis zwischen Gestationsalter und Geburtsgewicht ergeben sich folgende Einteilungen:

- eutroph (richtiges Gewicht für das entsprechende Alter)
- hypotroph (zu wenig Gewicht für das entsprechende Alter)
- hypertroph (zu viel Gewicht für das entsprechende Alter).

Da die Organe des Frühgeborenen noch nicht ausgereift sind, ergeben sich verschiedene Probleme bei der Anpassung an das Leben außerhalb der Gebärmutter. Komplikationen können vor allem durch eine gestörte Lungenentfaltung (Fehlen von „Surfactant"; Kap. 8 „Atmung"), Hirnblutungen, erhöhte Infektanfälligkeit sowie mangelnde Wärmeregulation auftreten.

15.9 Vererbung

Z Chromosomen sind die Träger der Erbinformationen. Die Vererbung und Ausprägung von Merkmalen vollzieht sich nach bestimmten Gesetzmäßigkeiten. Eine Durchmischung und Neukombination des Erbmaterials während der Bildung der männlichen und weiblichen Keimzellen (Meiose) sowie bei Vereinigung von männlichem und weiblichem Erbmaterial bei der Befruchtung sind die Voraussetzung für Individualität in all ihrer Vielfalt. Andererseits kann es dabei zu ernsthaften Störungen kommen, die z. B. zur Ausprägung von Erbkrankheiten führen.

15.9.1 Grundbegriffe der Vererbung

In seiner Einzigartigkeit ist jeder Mensch geprägt durch die Kombination von Erbinformationen, die beide Eltern ihm mitgegeben haben. Alle diese Informationen sind in den 46 Chromosomen der befruchteten Eizelle gespeichert. 23 dieser Chromosomen stammen vom Vater, 23 von der Mutter (Kap. 15.3). Väterliche und mütterliche Chromosomen bilden jeweils Paare, die sich entsprechen (homologe Chromosomen). Nur beim männlichen Geschlecht finden sich zwei unpaare Chromosomen, ein größeres sog. X-Chromosom, das beim weiblichen Geschlecht doppelt vorkommt, und ein kleineres sog. Y-Chromosom. Diesen **Geschlechtschromosomen** (Gonosomen) stehen 22 Chromosomenpaare gegenüber, die beiden Geschlechtern gemeinsam sind und **Autosomen** heißen (Kap. 3). Die jeweils bei einem Paar von (homologen) Chromosomen einander gegenüberliegenden **Gene** werden als **Allele** bezeichnet. Sind diese Allele einander gleich, so spricht man in Bezug auf dieses Erbmerkmal von reinerbig oder **homozygot,** sind die einander entsprechenden Allele hingegen voneinander verschieden, so wird dies als mischerbig oder **heterozygot** bezeichnet. Die Ausprägung der Merkmale bzw. die Vererbung auf die Nachkommen erfolgt nach bestimmten Gesetzmäßigkeiten: Nicht alle Allele (Genpaare) wirken nämlich in gleicher Weise prägend. So kann ein Gen stärker wirksam sein als das andere. Es wird dann als **dominant,** das schwächere als **rezessiv** bezeichnet. Dominante Gene setzen sich grundsätzlich gegenüber den rezessiven durch. Gleichwertige Allele führen zur Ausprägung beider Merkmale nebeneinander und heißen dann **kodominant.** Beispiele für die genannten Gesetzmäßigkeiten sind bei der Vererbung von Blutgruppen zu finden. Die entsprechenden Gene können in den drei Formen für die Blutgruppen A, B und 0 auftreten. Die Gene für die Blutgruppen A und B sind kodominant. Das Gen für die Blutgruppe 0 hingegen ist rezessiv, so dass beim Kind nur dann die Blutgruppe 0 auftritt, wenn zwei 0-Gene vorhanden sind (homozygote Allele).

15.9.2 Erbkrankheiten

K Eine Reihe von Erbkrankheiten haben ihre Ursache in Störungen der **Meiose** (Kap. 15.3). Um diese besser zu verstehen, werden die entscheidenden Vorgänge der Keimzellbildung (Spermien und Eizelle) kurz zusammengefasst:

- Ziel der Meiose (Reifeteilung) ist zunächst die Halbierung des Chromosomensatzes von diploid (46 Chromosomen) auf haploid (23 Chromosomen). Bei der normalen Mitose (Kap. 3) haben Mutter- und Tochterzellen dagegen in der Regel einen diploiden Chromosomensatz.
- Unmittelbar vor Beginn der beiden Zellteilungen der Meiose verdoppelt sich zunächst wie bei jeder Mitose der Chromosomensatz. Die homologen Chromosomenpaare lagern sich dann besonders eng zusammen und verkleben miteinander. Dies ist eine Voraussetzung dafür, dass Chromosomenstücke ausgetauscht werden und damit eine Umverteilung **(Rekombination)** des genetischen Materials stattfinden kann. Diese Neukombinationen von Genen in den homologen Chromosomen erhöhen die genetische Vielfalt. ➜

- Es folgen die zwei Zellteilungen der Meiose, zuerst die Reduktionsteilung mit Trennung der homologen Chromosomen und dem Ergebnis eines haploiden Chromosomensatzes und sodann eine Äquationsteilung, bei der wie bei einer Mitose die verdoppelten Chromosomen voneinander getrennt werden.

Die für die Meiose charakteristische Neukombination von Genen in den Chromosomen kann zu verschiedenen Fehlbildungen führen:

- Bei einer **nummerischen Chromosomenaberration** findet sich eine ungleiche Verteilung von Chromosomen auf die Keimzellen. Fast alle Veränderungen der Chromosomenzahl, das Fehlen ebenso wie eine Überzahl von Chromosomen, führen zum Tod des Embryos. Mit dem Leben vereinbar sind nur numerische Aberrationen der Geschlechtschromosomen und eine Überzahl **(Trisomie)** dreier spezieller Autosomen. Besonders bekannt ist die Trisomie des Chromosoms 21 **(Down-Syndrom)** mit individuell recht unterschiedlicher geistiger Behinderung und Fehlbildungen verschiedener anderer Organsysteme. Mit schwersten Fehlbildungen gehen Trisomien der Chromosomen 13 und 18 einher. Weitaus geringere Missbildungen hat eine fehlerhafte Verteilung der Geschlechtschromosomen zur Folge. Beispiele sind das Ullrich-Turner-Syndrom bei Mädchen. Hier fehlt ein X-Chromosom und sind vor allem unzureichend ausgeprägte Geschlechtsmerkmale typisch.
  Beim Klinefelter-Syndrom kommt zu den männlichen Geschlechtschromosomen XY ein zusätzliches X-Chromosom. Typisch ist vor allem eine Unterentwicklung der Hoden und ein verminderter Intelligenzquotient.
- Auch **strukturelle Chromosomenaberrationen,** z. B. aufgrund des Verlusts von Chromosomenstücken, können zu geistigen und körperlichen Fehlentwicklungen führen. ➜

- Schließlich kann es zu Veränderungen einzelner Gene kommen. Solche **Genmutationen** können zur Synthese funktionell ungeeigneter Proteine führen und Stoffwechselerkrankungen zur Folge haben. Die **Mukoviszidose,** eine häufige Erbkrankheit, beruht auf einer solchen Genmutation.

Verschiedene Erbkrankheiten gehen auf Gene zurück, die auf dem X-Chromosom lokalisiert sind. Da der Mann nur ein X-Chromosom besitzt, kommt ein krankes Gen in jedem Fall zur Ausprägung. Dies wird z. B. bei der geschlechtsgebundenen Bluterkrankheit (Blutgerinnungsstörung wegen Fehlens von Faktor VIII, Kap. 11) beobachtet. Sie tritt beim Mann, aber nicht bei der Frau auf, da diese mit einem gesunden Gen auf dem zweiten X-Chromosom ausreichend Gerinnungsfaktoren produzieren kann.

Wiederholungsfragen

1. Erläutern Sie die endokrine und die exokrine Funktion des Hodens.
2. Beschreiben Sie die hormonelle Beeinflussung der Ovarien.
3. Skizzieren Sie den Weg einer gesprungenen Eizelle aus dem Ovar.
4. Wie gelangen Spermien zur befruchtungsfähigen Eizelle?
5. Was versteht man unter dem Begriff „Reduktionsteilung“?
6. Beschreiben Sie die zyklusabhängigen Veränderungen der Uterusschleimhaut.
7. Erläutern Sie Aufbau und Funktion der Placenta.
8. Welche Unterschiede bestehen zwischen dem Kreislauf eines Embryos und dem eines Neugeborenen?

Auflösung des Fallbeispiels

Verdachtsdiagnose: Eileiterschwangerschaft (tubare Gravidität/Extrauteringravidität)

Ursache: Verantwortlich für einen unphysiologischen Einnistungsort der befruchteten Eizelle sind Hindernisse des Eileiters, die zu einer Störung des Eitransports in der Tube führen. Eine der häufigsten Ursachen ist eine vorausgegangene Eileiterentzündung. Darüber hinaus wird eine extrauterine Gravidität z. B. durch angeborene Anomalien der Eileiter, Endometriosen und Risikofaktoren wie Zustand nach Sterilisation und höheres Alter begünstigt.

Symptomatik: Wichtigstes Symptom der Extrauteringravidität ist der durch Auftreibung und Dehnung des Eileiters verursachte, plötzlich auftretende Unterleibsschmerz und das vorausgegangene Ausbleiben der Regelblutung. Dabei auftretende Blutungen in die Bauchhöhle führen zur schmerzhaften Bauchfellreizung sowie zum hämorrhagischen Schock.

Diagnose: Eine ausführliche Anamnese gibt meistens erste Hinweise. Bei der Tastuntersuchung ist der Adnexbereich auf der betroffenen Seite schmerzhaft. Oft verhindert die ausgeprägte Bauchabwehrspannung die genaue Beurteilung. Die Ultraschalluntersuchung zeigt in vielen Fällen eine Raumforderung neben dem Uterus. Ein HCG-Schnelltest („Schwangerschaftstest") bestätigt das Vorliegen einer Schwangerschaft. Weitere diagnostische Maßnahmen (z. B. Laparoskopie) werden in Abhängigkeit von der Kreislaufsituation durchgeführt.

Therapie: Zeichen der akuten intraabdominellen Blutung oder des Schocks sind Indikationen für einen operativen Eingriff mit dem Ziel, die Blutung zu stillen. Zur Stabilisierung des Kreislaufs wird über einen venösen Zugang Flüssigkeitsvolumen substituiert. Bei der Operation ist die Erhaltung der Tube anzustreben, besonders bei Frauen mit Kinderwunsch.

16 Kindheit

16.1 Prinzipien der kindlichen Entwicklung: Wachstum und Differenzierung 457

16.1.1 Wachstum 457

16.1.2 Differenzierung 458

16.2 Entwicklungsstadien 459

16.3 Prävention im Kindesalter 462

Die dynamische Entwicklung in Embryonalzeit und Fetalzeit setzt sich auch nach der Geburt fort. Es folgen die verschiedenen Entwicklungsphasen: die Neugeborenen- und Säuglingsperiode, das Kleinkind- und Schulkindalter sowie die Pubertät. In gesetzmäßigem Ablauf sind Reifungs- und Differenzierungsvorgänge der Organe zu beobachten, bei gleichzeitig schneller Zunahme von Länge und Gewicht des Körpers. In den verschiedenen Phasen ist der kindliche Organismus anfällig für charakteristische Erkrankungen und schädigende Umwelteinflüsse. Für eine gesunde Entwicklung des Kindes ist daher eine gezielte Prävention notwendig.

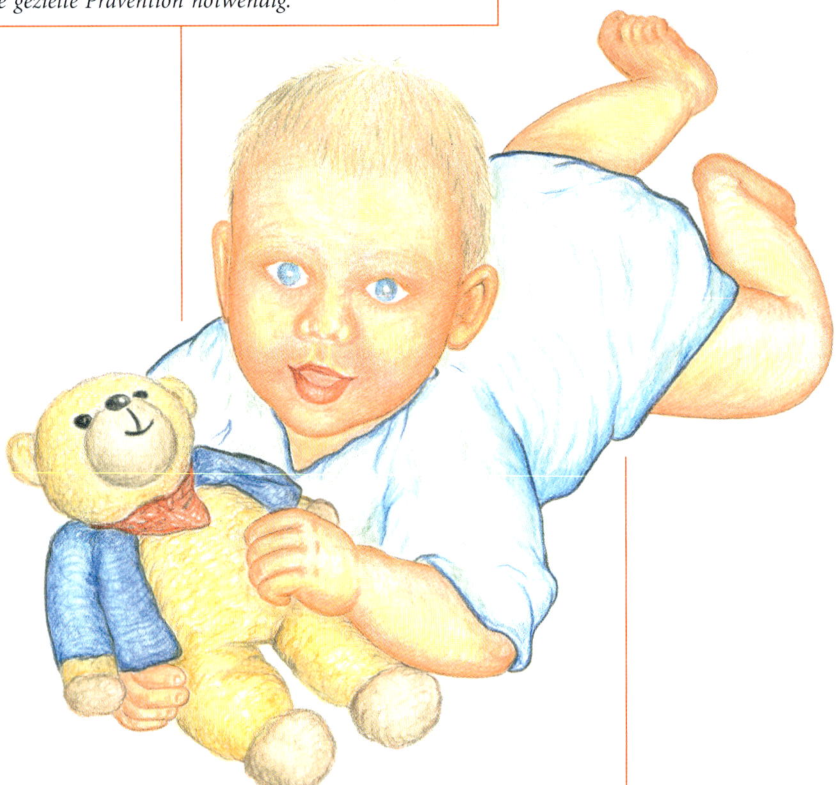

Abb. 16-0 Im Säuglingsalter entwickelt sich ein immer intensiveres Interesse an der Umwelt, mit Aufmerksamkeit für Personen, Licht- und Schallquellen sowie gezieltem Greifen. [L128]

Fallbeispiel

Ein 9-jähriges Mädchen kommt mit seinen Eltern in die Sprechstunde. Diese geben an, ihre Tochter sei in den letzten eineinhalb Jahren kaum noch gewachsen und habe sehr an Gewicht zugenommen. Sie hätten auch den Eindruck, das Mädchen sei körperlich weniger leistungsfähig.

Die Untersuchung durch den Arzt ergibt eine Körpergröße, die knapp unter dem Durchschnitt gleichaltriger Mädchen liegt. Das Körpergewicht übersteigt hingegen den Durchschnitt um 5 kg. Auffallend ist ein gerötetes „Vollmondgesicht" und ausgeprägte Fettsucht, besonders im Bereich des Rumpfes (Stammfettsucht) mit streifenartigen rötlichen Hautveränderungen (Striae).

16.1 Prinzipien der kindlichen Entwicklung: Wachstum und Differenzierung

Die menschliche Entwicklung vor der Geburt ist eine Kette komplexer und schnell aufeinander folgender **Wachstums-** und **Differenzierungsschritte.** Auch nach der Geburt setzt sich der Entwicklungsprozess eines Kindes kontinuierlich fort und führt in einem charakteristischen zeitlichen Muster zur Ausreifung körperlicher und geistiger Merkmale und Fähigkeiten. Dabei spielen neben den individuellen genetischen Anlagen die Umweltbedingungen und das familiäre Umfeld eine erhebliche Rolle. Wachstums- wie auch Differenzierungsvorgänge während der Kindheit lassen sich quantitativ wie qualitativ gut erfassen. Damit sind auch krankhafte Abweichungen von der normalen Entwicklung oft ohne großen Aufwand zu diagnostizieren.

16.1.1 Wachstum

Wachstumsvorgänge, das heißt die Längen- und die Gewichtszunahme, können leicht kontrolliert und im Zeitablauf dokumentiert werden. An diesen Parametern lassen sich auch Umwelt- und Ernährungsbedingungen ablesen. Die Verbesserung dieser Bedingungen insbesondere im letzten Jahrhundert zeigt sich in der Tendenz, dass Kinder von Generation zu Generation größer werden und auch die körperliche Entwicklung schneller abläuft (früherer Pubertätsbeginn).

Das Wachstum verläuft nicht gleichmäßig, sondern in drei **charakteristischen Schüben.** Die außerordentlich schnelle vorgeburtliche Wachstumsgeschwindigkeit verlangsamt sich kontinuierlich bis zum 5. Lebensjahr und verläuft in der weiteren Kindheit gleichmäßig. In der **Pubertät** setzt dann ein **Wachstumsschub** ein, mit maximaler Größenzunahme zwischen dem 12. und 15. Lebensjahr bei Jungen und zwischen dem 10. und 13. Lebensjahr bei Mädchen. Diese Feststellung gilt für den individuellen Verlauf der Wachstumskurve. Nimmt man die Mittelwerte für alle Kinder, so verschleifen sich diese Schübe (Abb. 16-2, 16-3).

Mit dem Wachstum ändern sich die **Körperproportionen.** Liegt das Verhältnis zwischen Körperlänge (Fuß-Scheitel-Abstand) und Kopfhöhe (Kinn-Scheitel-Abstand) beim Neugeborenen noch bei 4:1, so beträgt es beim Erwachsenen 8:1. Das Schambein markiert beim Erwachsenen etwa die Mitte der Körperlänge, beim Neugeborenen liegt sogar der Nabel noch unterhalb der Körpermitte (Abb. 16-1).

> **P** Dies ist ein Grund dafür, warum Neugeborene das Gewicht ihres Kopfes noch nicht kontrollieren können. Darum sollte beim Handling besonders darauf geachtet werden, dass der Kopf stets unterstützt wird und nicht unkontrolliert hin- und her schaukelt.

Perzentilen

Individuelle Körpergröße oder Gewicht können mit Normwerten verglichen werden, die als Tabellen oder **Somatogramme** zur Verfügung stehen (Abb. 16-2 und 16-3). Hier findet man jeweils altersbezogen für Mädchen und Jungen die Durchschnitts- oder Normwerte für Größe

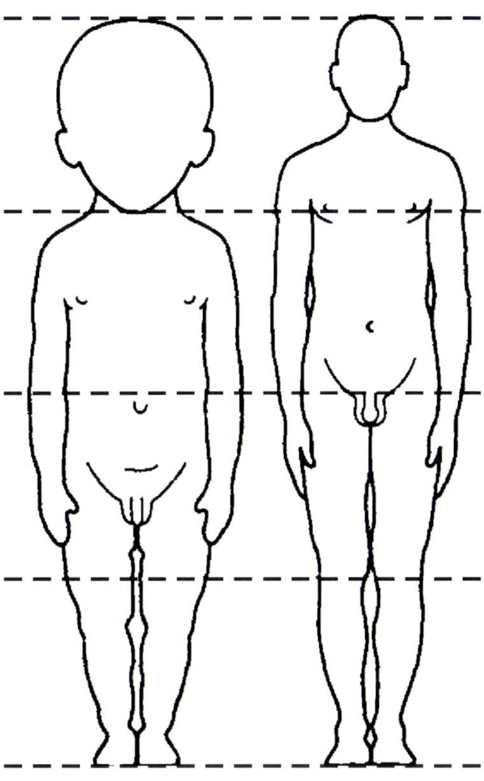

Abb. 16-1 Körperproportionen im Neugeborenen- und Erwachsenenalter. [C181]

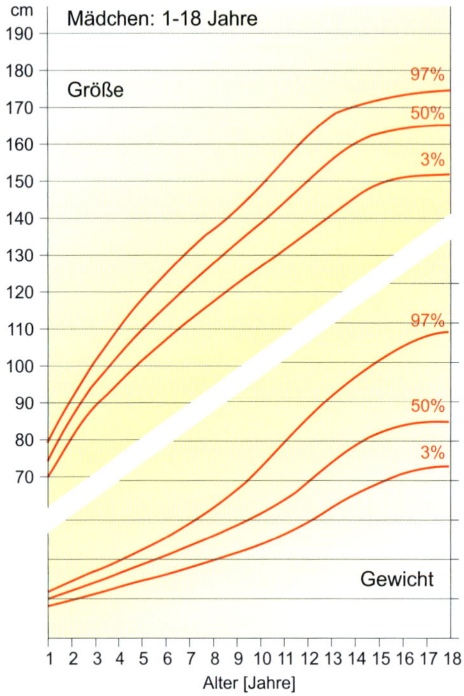

Abb. 16-2 Somatogramm (Perzentilenkurve) von Mädchen bis zum 18. Lebensjahr mit Angabe der 3., 50. und 97. Perzentile. [R137]

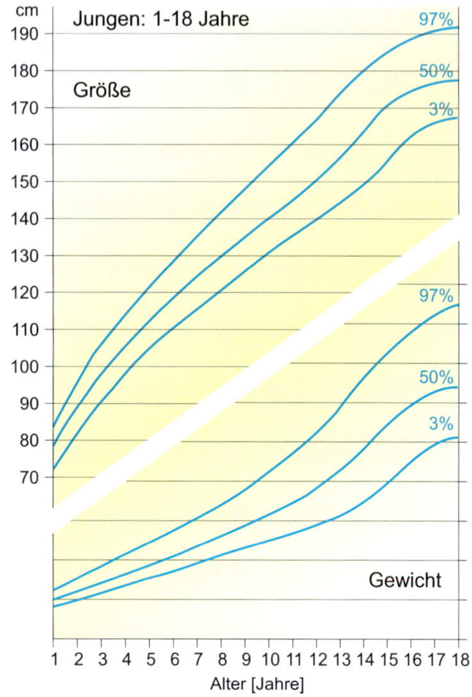

Abb. 16-3 Somatogramm (Perzentilenkurve) von Jungen bis zum 18. Lebensjahr mit Angabe der 3., 50. und 97. Perzentile. [R137]

und Gewicht. Die in den Somatogrammen wiedergegebenen Kurven werden als **Perzentilen** bezeichnet. Sie zeigen den Normbereich für die kindliche Entwicklung von Größe und Gewicht. Er liegt zwischen der 3. und 97. Perzentile. Betrachtet man die 50. Perzentile, bedeutet dies, dass 50 % der Kinder mit ihren Messwerten unterhalb und 50 % oberhalb der Kurve liegen, oder für die 97. Perzentile, dass 97 % kleiner und nur 3 % größer sind. Individuelle Messwerte, die oberhalb der 97 %-Linie oder unterhalb der 3 %-Linie liegen, werden als von der Norm abweichend registriert. Entscheidend ist aber die Verlaufsdokumentation der individuellen Wachstumskurve.

Genetische Zielgröße	
Jungen: $\frac{V + M + 13}{2}$	Mädchen: $\frac{V + M - 13}{2}$
V = Größe des Vaters, M = Größe der Mutter	

Tab. 16-1 Rechnerische Abschätzung der Endgröße eines Menschen. [R135]

K **Wachstumsstörungen** werden durch ein Abweichen von der bisher eingeschlagenen Perzentilenkurve angezeigt. Auch die Abschätzung der zu erwartenden Endgröße auf der Basis der Größe der Eltern kann als Indikator herangezogen werden (Tab. 16-1).

16.1.2 Differenzierung

Funktionelle Veränderungen von Organfunktionen spiegeln sich in zahlreichen Parametern wider. Beispiele sind die **Veränderungen des roten Blutbildes** im Kindesalter (Tab. 16-2) sowie die vom 1. bis zum 16. Lebensjahr stetig **ansteigenden Blutdruckwerte.**

Wachstum und Differenzierung der inneren Organe folgen einem organspezifischen Muster (Abb. 16-4). Dies zeigt sich u. a. in ihrem **unterschiedlichen Gewichtszuwachs.** So erreicht z. B. das **Gehirn** schon in den ersten Lebensjahren nahezu seinen Endwert, während die **Hoden** erst ab dem 9. Lebensjahr zu wachsen beginnen. Umgekehrt verliert der **Thymus** nach einem

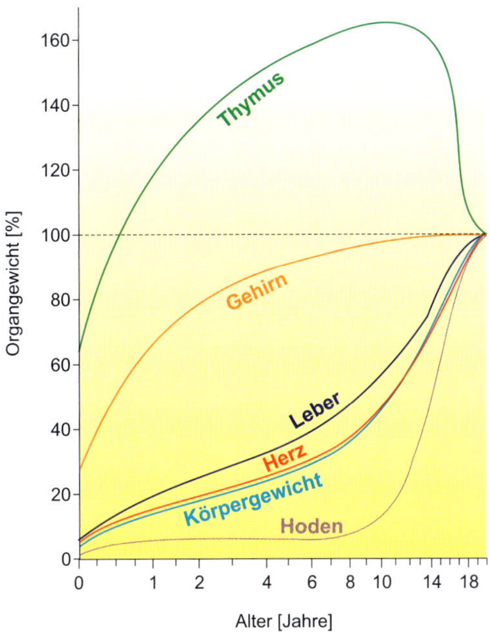

Abb. 16-4 Gewichtsentwicklung verschiedener Organe im Vergleich zum Körpergewicht. Organ- und Körpergewicht im 20. Lebensjahr sind auf 100 % gesetzt. [C181]

überschießenden Wachstum in den ersten 10 Lebensjahren durch Rückbildung wieder an Gewicht.

> **K** Die **Kopfgröße** gibt einen indirekten Hinweis auf die Entwicklung des Gehirns. Deshalb wird im Rahmen der Vorsorgeuntersuchungen der Kopfumfang des Kindes gemessen. Ist er zu klein, so spricht man von **Mikrozephalie,** ist er zu groß, so liegt eine **Makrozephalie** vor. Die Ursachen für solche Abweichungen sind vielfältig und können häufig durch bildgebende Verfahren ermittelt werden.

Die **Skelettreifung** ist mit dem Längenwachstum gekoppelt. Die Wachstumsfugen der Röhrenknochen ermöglichen ihre stetige Verlängerung. Erst mit dem knöchernen Verschluss der Wachstumsfugen kommt dieser Prozess zum Stillstand (Kap. 6). Wachstumsfugen und Knochenkerne von Epiphysen der Röhrenknochen oder von Hand- bzw. Fußwurzelknochen entstehen nach einem verlässlichen zeitlichen Programm (Abb. 16-5). Darauf basierend sind Normtabellen aufgestellt worden, die für die Bestimmung des Skelettalters eines Kindes herangezogen werden. Ist z. B. ein Kind größer als seine Altersgenossen, lässt sich über ein Röntgenbild der Hand klären, ob die gebildeten Knochenkerne der Handwurzelknochen dem Alter des Kindes entsprechen oder ob das Knochenalter dem Lebensalter vorausgeht. Im letzteren Fall ist ein früheres Erreichen der Endgröße zu erwarten.

16.2 Entwicklungsstadien

In der kindlichen Entwicklung lassen sich mehrere **Phasen** unterscheiden, die fließend ineinander übergehen. So nennt man die ersten vier Lebenswochen die **Neugeborenenperiode.** Sie wird von der **Säuglingsperiode** abgelöst, die bis zum Abschluss des ersten Lebensjahres reicht. Das **Kleinkind**- (2. – 6. Lebensjahr) und das **Schulkindalter** (6. – ca. 12. Lebensjahr) schließen sich an. Sie gehen in die geschlechtsabhängig und individuell sehr variable Zeit der **Pubertät** über.

Neugeborenenperiode und Säuglingsalter

In den ersten Lebenswochen muss sich das Kind auf die neue Umwelt einstellen. Dies erfordert eine Übernahme veränderter oder völlig neuer

Parameter	Einheit	1. Tag	7. Tag	3 Monate	12 Monate	4 Jahre	8 Jahre	12 Jahre
Hb (Hämoglobin)	g/dl	19,5	17,5	11,5	12,3	12,7	13,8	14,2
Erys (Erythrozyten)	Mio/µl	5,6	5,2	3,8	4,9	4,7	4,8	4,9
Hämatokrit (Hk)	%	60	55	34	37	38	39	42
MCV (mittleres Volumen des einzelnen Erythrozyten)	fl	108	98	88	77	81	81	85

Tab. 16-2 Durchschnittliche Normwerte des roten Blutbildes im Kindesalter. [R135]

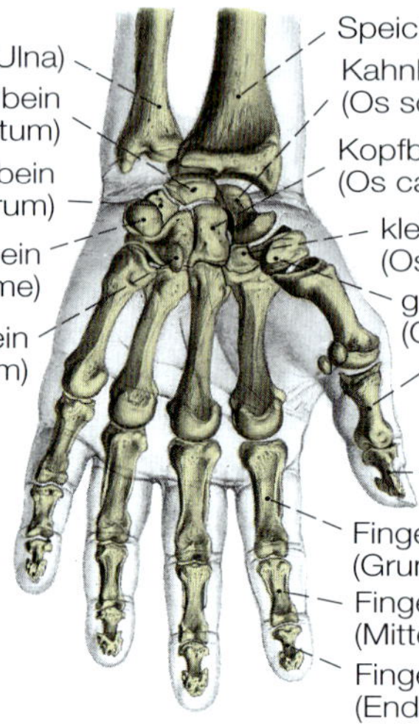

Abb. 16-5 Skelett der linken Hand (Ansicht von der Hohlhandseite = Palmarseite) mit Handwurzelknochen und Angabe der Zeitspanne, in der die Kerne dieser Knochen erstmals im Röntgenbild zu erkennen sind (Lj. = Lebensjahr). [S010-1-15]

Aufgaben durch verschiedene Organe (Kap. 15). Beispielsweise werden die Aufnahme von Sauerstoff und die Abgabe von Kohlendioxid, die vorher zu den Funktionen der Plazenta gehörten, von der bislang funktionslosen Lunge übernommen. Sensorische und motorische Fähigkeiten des Neugeborenen sind schon vorhanden. Dabei sind Tast- und Temperatursinn bereits weiter entwickelt als Sehen und Hören. Die Motorik ist zunächst bestimmt von primitiven Reflexmustern und unkoordinierten Bewegungen.

Im 2. Lebensmonat machen Sehen und Hören Fortschritte. Zuwendung und das Erkennen des Gesichts von Mutter oder Vater löst ein Lächeln des Säuglings aus und markiert die Aufnahme sozialer Kontakte. Das Interesse an der Umwelt wird nun immer intensiver, zugleich mit der Aufmerksamkeit für Licht- und Schallquellen, dem gezielten Greifen, Tasten und dem Zum-Mund-Führen von Gegenständen.

Die motorische Entwicklung zeigt typische Phasen vom Kopfheben, übers Sitzen, Krabbeln, Stehen bis zum Laufen an der Hand mit 1 Jahr (Abb. 16-6). Als geeignete Gradmesser für eine normale motorische Reifung des Nervensystems im 1. Lebensjahr gelten verschiedene phasentypische reflektorische Reaktionen, so z.B. der sog. **Landau-Reflex** (Abb. 16-7). Auch die Feinmotorik macht Fortschritte: zum Ende des 1. Lebensjahres klatscht oder winkt der Säugling, trinkt aus der Tasse oder spielt Ball, schlägt Klötzchen gegeneinander oder wendet den Pinzettengriff an. Die Sprache entwickelt sich über eine Lallperiode und die Imitation von Sprachlauten bis zum gezielten „Pap-pa-“ oder „Mam-ma“-Rufen.

P In den ersten Lebensmonaten ist die Länge der Arme im Verhältnis zum Oberkörper noch recht kurz. Dies führt dazu, dass das Kind das Gewicht des Brustkorbs nur unzureichend kontrollieren kann. Beim Bewegen des Neugeborenen sollte darauf geachtet werden, dass es seine Arme und Beine nutzen kann, um das Gewicht des eigenen Brustkorbs und Beckens auszubalancieren. Dies unterstützt das Kind darin zu lernen, das eigene Gewicht zu kontrollieren.
Ein weiterer wichtiger Aspekt für ein Neugeborenes in dieser Phase ist der Haut- und Körperkontakt, der offensichtlich eine bedeutsame unterstützende Rolle in der kindlichen Entwicklung spielt. Körperkontakt wirkt sich auch positiv auf das Immunsystem des Kindes aus. Insofern unterstützt das Tragen des Kindes am Körper seine Entwicklung.

Kleinkind- und Schulalter

Bis zum 2. Lebensjahr hat das Kind i.d.R. schon Vieles erlernt, z.B. Laufen oder mit dem Löffel essen. Zur Beurteilung der kindlichen Entwicklung ist ebenso wie die Skelettentwicklung auch die **Zahnentwicklung** ein wichtiger Parameter. Dabei ist der Zahnstatus durch Inspektion des Mundes ein sehr einfach zu erhebender Untersuchungsbefund.

Die ersten **Milchzähne** – die unteren Schneidezähne – brechen bereits im Säuglingsalter zwi-

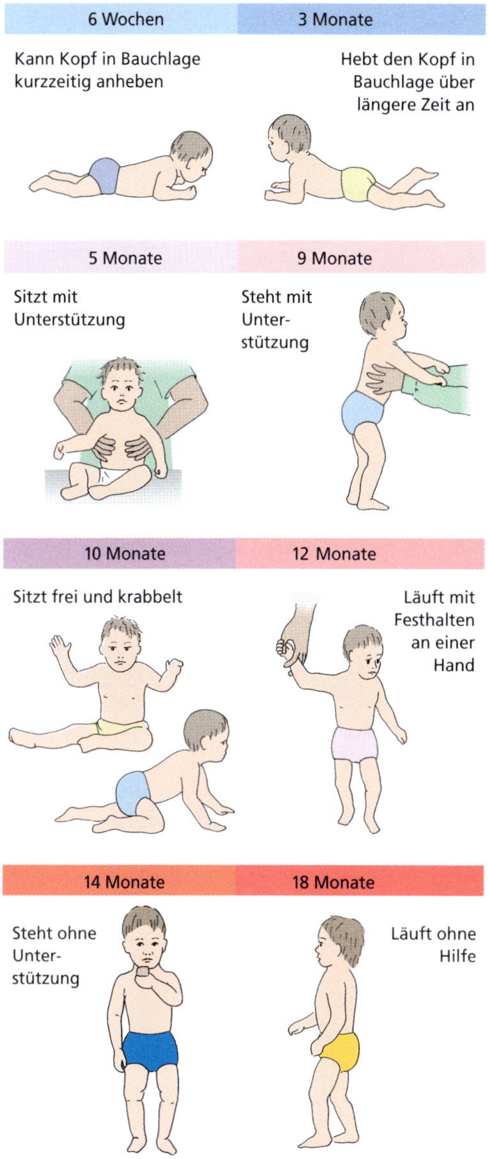

Abb. 16-6 Phasen der motorischen Entwicklung in den ersten Lebensmonaten, mit Angabe der zeitlichen Obergrenzen. [L190-R136]

schen dem 5. und 8. Monat durch. Die weiteren Milchzähne zeigen sich dann in mehrwöchigen Abständen, so dass das Milchgebiss mit 2 Jahren in der Regel komplett ist (Kap. 7, Abb. 7-4). Mit dem Durchbruch der Milchzähne verbinden sich häufig Perioden kindlichen Unwohlseins. Der erste bleibende Zahn ist der 1. Molar. Er bricht mit Beginn des Schulalters etwa im 6. Lebensjahr durch.

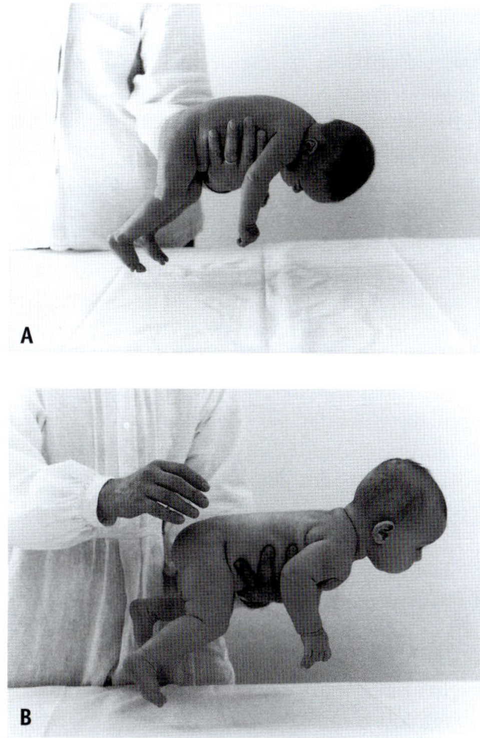

Abb. 16-7 Reaktion von Kopf und Rücken bei schwebend gehaltenem Kind (Landau-Reflex). [R117]
A: 4 Wochen: keine motorische Reaktion.
B: 3 Monate: Reaktion voll ausgereift mit Heben des Kopfes und Überstreckung des Rückens.

P Die Anleitung zur Zahnhygiene sollte bereits im Kleinkindalter erfolgen. Obwohl die Milchzähne ausfallen und ersetzt werden, kann die Zahnhygiene dann im weiteren Verlauf der kindlichen Entwicklung leicht als eine normale und selbstverständliche Handlung eingeübt werden.

Fortschritte in der Grob- und Feinmotorik folgen ebenso einem altersspezifischen Muster wie die Weiterentwicklung von Sprache und sozialen Kontakten. Um den altersgerechten Entwicklungsstand eines Kindes zu prüfen, verwendet der Arzt **Entwicklungsskalen (Denver-Test),** die Auskunft geben über die altersentsprechende Entwicklung von sozialen Kontakten, Grob- und Feinmotorik sowie Sprache. Auf diese Weise lassen sich im 6. Lebensjahr auch wichtige Hinweise für die Schulreife gewinnen.

Pubertät

Unter **Pubertät** („Geschlechtsreife“) versteht man im engeren Sinne die Zeitspanne vom ersten Auftreten sekundärer Geschlechtsmerkmale bis zur ersten Regelblutung (**Menarche**) bzw. Reifung der ersten Spermien (**Spermiogenese** und **Androgenprogenproduktion**). Im weiteren Sinne ist die Periode gleichzeitiger und nachfolgender Veränderungen der Körperproportionen (Gestaltwandel) sowie tief greifender seelischer Entwicklungen auf dem Weg zum Erwachsenwerden mit Reifung der Persönlichkeit hinzuzurechnen. Bei erweiterter Betrachtungsweise beginnt die Pubertät bei Mädchen mit etwa 9 – 10 Jahren und endet mit 17 Jahren, bei Jungen wird die Zeitspanne der Pubertät von 12 – 17 Jahren angegeben.

Beim raschen Längenwachstum des Skeletts in dieser Phase ist in der Regel ein Wachstumsdefizit der Weichteilstrukturen wie Muskeln, Sehnen und Bänder zu beobachten. Daraus ergibt sich typischerweise eine verringerte Gelenkbeweglichkeit und leichte Ungeschicklichkeit (sog. „Pubertätssteife“). Nur etwa 30 % der 12 – 14-jährigen Mädchen und Jungen vermag im Sitzen mit den Fingerspitzen die Fußspitzen der gestreckten Beine zu berühren. Mit Verringerung des Wachstums werden Knochen- und Weichteillänge dann wieder aufeinander abgestimmt. Auch die Bewegungskoordination verbessert sich wieder deutlich.

K Neben dem Längenwachstum von Knochen bilden sich in der Pubertät zahlreiche Knochenkerne (Abb. 6-3), so in der Wirbelsäule und der unteren Extremität, was für die Stabilität des Skeletts von Bedeutung ist. Schnelles Wachstum kann hier zu Störungen der Knochenentwicklung führen, wie z. B. bei **Morbus Schlatter** im Ansatzbereich der Patellarsehne unterhalb des Kniegelenks – mit Schmerzen beim Knieen oder nach dem Sport – oder bei **Morbus Scheuermann** an den Deckplatten der Wirbelkörper – mit Rückenschmerzen und bei schwerer Form mit der Gefahr der Bildung eines Rundrückens. Damit ist die Pubertät für den Bewegungsapparat eine recht kritische Zeit.

16.3 Prävention im Kindesalter

Gesundheit und Wohl von Kindern und Jugendlichen sind für die Zukunft der gesamten Gesellschaft von herausragender Bedeutung. Verbesserte Lebensbedingungen und Fortschritte der Medizin haben einerseits zu einer Verminderung akuter Erkrankungen, z. B. von Infektionskrankheiten, geführt. Andererseits haben chronische Erkrankungen, z. B. Allergien und Erkrankungen, die durch falsche Ernährung verursacht werden, Verhaltensauffälligkeiten, z. B. durch veränderte Familienstrukturen, und psychische Störungen deutlich zugenommen.

Das Programm empfohlener **ärztlicher Vorsorgeuntersuchungen** im Kindesalter beginnt unmittelbar nach der Geburt und sieht insgesamt 10 Termine (U1 – U10) vor, den letzten bei Beginn der Pubertät. Auf diese Weise können frühzeitig Entwicklungsstörungen oder Krankheiten erkannt werden. Diese Vorsorgeuntersuchungen reichen zur Vermeidung von Krankheiten aber nicht aus. Den Gefahren von Fehlentwicklungen und chronischen Erkrankungen ist nur durch eine intensive **Gesundheitserziehung** in Familie und Schule zu begegnen. Präventionsmaßnahmen häufiger Erkrankungen sind z. B.:

- Möglichst früh, d. h. in den ersten Lebenstagen, muss eine **angeborene Hüftgelenksdysplasie** ausgeschlossen werden. Die Behandlungsindikation wird durch Ultraschalluntersuchung festgestellt. Nur bei rechtzeitiger Therapie ist die Herstellung anatomisch und funktionell normaler Gelenkverhältnisse zu erwarten (Kap. 6).
- Im 1. Lebensjahr sind prophylaktische Vitamin D-Gaben erforderlich, um einer **Rachitis** vorzubeugen (Kapitel 7). Ab dem 1. Jahr wird eine **Kariesprophylaxe** durch Fluoridgaben (Kapitel 7) und eine **Prophylaxe von Schilddrüsenerkrankungen** durch Gaben von Jodid (Kapitel 13) empfohlen.
- Der **plötzliche Säuglingstod** (engl. **SIDS, S**udden **I**nfant **D**eath **S**yndrome) ist der unerwartete Tod eines Säuglings im ersten Lebensjahr, bei dem eine Obduktion keine Todesursache ergeben hat. Keine andere Erkrankung bedroht das Leben von Säuglingen (ab dem 8. Lebenstag), so häufig. Die hauptsächlichen Risikofaktoren sind Schlafen auf dem Bauch, Rauchen der Mutter in der Schwangerschaft, Rauchen in Gegenwart des Kindes, Überwärmung des Säuglings.

- **Infektionskrankheiten** treten im Kindesalter besonders häufig auf und gefährden die weitere Entwicklung. **Schutzimpfungen** sind gegenüber Infektionskrankheiten die besten und wirkungsvollsten Vorsorgemaßnahmen (Kapitel 11). In den ersten Lebensjahren ist ein Auftreten zum Teil gefährlicher Kinderkrankheiten zu befürchten.

> **G** Für das 1. Lebensjahr werden in Deutschland Schutzimpfungen gegen Diphtherie, Tetanus (Wundstarrkrampf), Pertussis (Keuchhusten), Haemophilus influenzae Typ B-Infektionen, Hepatitis B (virusbedingte Leberentzündung) sowie Kinderlähmung (Poliomyelitis) empfohlen. Eine Masern-, Mumps- und Röteln-Impfung ist für das 2. Lebensjahr vorgesehen. Routinemäßige Impfungen gegen Tuberkulose (BCG-Impfung) oder Kinderlähmung (Polio-**Schluckimpfung**) werden wegen damit verbundener Risiken nicht mehr angeraten bzw. unter besondere Indikation gestellt. Die durch die Impfung erzielte Immunität nimmt im Laufe der Zeit deutlich ab. Deshalb werden zwischen 9 und 17 Jahren verschiedene Auffrischungsimpfungen nötig, um den weiteren Infektionsschutz zu sichern. Diese Empfehlungen für Auffrischimpfungen werden jedoch häufig nicht befolgt. Daher fehlt bei Jugendlichen oft ein wirksamer Impfschutz gegen Masern, Mumps, Röteln und Hepatitis B.

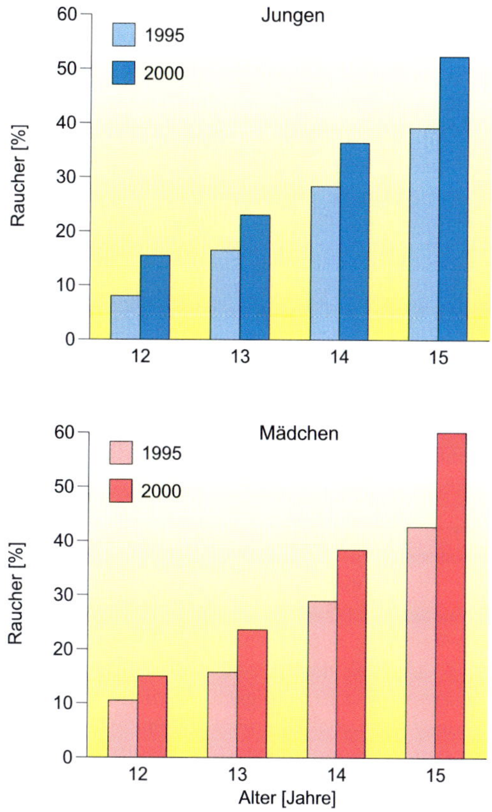

Abb. 16-8 Zunahme des Zigarettenrauchens in den Jahren 1995 bis 2000 bei 12 – 15-jährigen Mädchen und Jungen. [F211]

- Kinder und Jugendliche werden immer dicker, nicht nur in Deutschland, sondern in der ganzen industrialisierten Welt. Um die Entwicklung eines **Übergewichts** zu vermeiden, ist die möglichst frühzeitige Erkennung, z. B. in der Kindergartenzeit, der entscheidende Schritt. Zur Beurteilung des Körpergewichts wird u. a. der **Body Mass Index** (BMI, Kap. 7.1) herangezogen. Von Übergewicht spricht man, wenn der BMI über der 95. Perzentile für Kinder des gleichen Alters und Geschlechts liegt. Zwischen 10 und 20 % aller Schulkinder und Jugendlichen sind danach übergewichtig. Die Ursachen dafür sind vielfältig, Bewegungsmangel und übermäßige Zufuhr von fett- und kalorienreicher Nahrung spielen die Hauptrolle. Das Übergewicht hat einen negativen Einfluss auf die Funktion sämtlicher Organsysteme. Besonders geschädigt werden der Bewegungsapparat (Kap. 6) sowie der Zucker- und Fettstoffwechsel (Hyperglykämie und Hypercholesterinämie). Darüber hinaus kommt es zu psychosozialen Folgen mit niedrigem Selbstwertgefühl und Essstörungen.
- Eine alarmierende Entwicklung zeichnet sich bei den **Rauchgewohnheiten** Jugendlicher ab. Dies sei am Beispiel einer regionalen Studie aus Nordrhein-Westfalen veranschaulicht. Sie dokumentiert die Veränderung der Raucherzahlen von Jugendlichen (12 – 15-jährige Schülerinnen und Schüler) in den Jahren 1995 bis 2000 (Abb. 16-8). Danach hat das Zigarettenrauchen im genannten Zeitraum z. B. bei den 15-jährigen Mädchen um mehr als 15 % zugenommen, und insgesamt raucht inzwischen mehr als die Hälfte der 15-jährigen Jugendlichen.
- Beim **Alkoholkonsum** sind die Zahlen ebenso besorgniserregend wie bei den Rauchgewohnheiten. Mit einer gesteigerten Alkoholzufuhr verbinden sich oft erste Schritte in die Gefahr einer Abhängigkeit von Drogen, z. B. den am weitesten verbreiteten Aufputschmitteln.

Wiederholungsfragen

1. Nennen Sie die Phasen der kindlichen Entwicklung und geben Sie die entsprechenden Zeitspannen an.
2. Welche Bedeutung haben Somatogramme bei der Diagnose von Wachstumsstörungen?
3. Wie lässt sich das Skelettalter (Knochenalter) eines Kindes bestimmen?
4. Beschreiben Sie die wichtigsten Vorsorgemaßnahmen gegen Erkrankungen im Neugeborenen- und Säuglingsalter.
5. Wie ist Übergewicht hinsichtlich der weiteren Entwicklung zu beurteilen?

Auflösung des Fallbeispiels

Cushing-Syndrom

Krankheitsbild: Das Cushing-Syndrom ist auf eine übermäßige Produktion von Kortisol durch einen Tumor der Nebennierenrinde zurückzuführen (Kap. 13).

Symptomatik und Diagnostik: Wachstumsverzögerung mit Gewichtszunahme, die sich typischerweise in Stammfettsucht, Stiernacken und Vollmondgesicht zeigt. Dabei kommt es zu Hautveränderung mit rötlichen Streifen (Striae rubae v.a. der Bauchwand) und Akne sowie Muskelschwund und Kraftlosigkeit (Adynamie). Die Laborwerte ergeben u.a. eine Erhöhung der Kortisolkonzentration und des Zuckerspiegels (diabetogene Stoffwechsellage) im Serum. Tumoren der Nebennieren lassen sich bereits durch Sonographie nachweisen.

Differentialdiagnose: Eine Überfunktion der Nebennierenrinde mit vermehrter Kortisolproduktion kann auch durch eine übermäßige Stimulation seitens der Hypophyse (vermehrte ACTH-Ausschüttung, Morbus Cushing) oder eine Störung im Hypothalamus bedingt sein. Bei der Erstuntersuchung sollte aber zunächst die ungleich häufigere kindliche Fettsucht ausgeschlossen werden. Dabei ist das Wachstum eher beschleunigt, die Fettverteilung beschränkt sich nicht nur auf den Stamm, auftretende Hautstreifen erscheinen blass, und der Kortisolspiegel liegt im Normbereich.

Therapie: Der Tumor der Nebenniere wird chirurgisch entfernt.

17 Alter

17.1 Ursachen des Alterungsprozesses 467

17.2 Veränderungen der Organsysteme 467
17.2.1 Herz-Kreislauf-System 468
17.2.2 Atmung 469
17.2.3 Blut und Abwehrsystem 470
17.2.4 Nierensystem und Wasserhaushalt 470
17.2.5 Verdauungssystem und Resorption 470
17.2.6 Bewegungsapparat 470
17.2.7 Nervensystem und Sinnesorgane 471
17.2.8 Haut 471
17.2.9 Endokrines System 472

17.3 Häufige Erkrankungen und Syndrome im Alter 472

17.4 Lebensweise und Prävention im Alter 472

17.5 Sterben und Tod 474

Z = Zusammenfassung **K** = Krankheitslehre **G** = Gesundheitsvorsorge **P** = Pflegehinweis **Ü** = Übung

Beim Altern handelt es sich um einen lebenslangen Prozess, bei dem Leistungssteigerung und Leistungsminderung nebeneinander stehen. Mit zunehmender Lebensdauer steht die Leistungsminderung im Vordergrund, was sich in charakteristischen Funktionsänderungen zahlreicher Organsysteme äußert, zum Beispiel bei Kreislauf und Atmung. Dadurch entstehen für das Alter typische Problemkreise, die u. a. die Teilnahme am Straßenverkehr, die Durchführung von Fernreisen, die Zusammenstellung der Nahrung sowie das häufigere Auftreten chronischer Erkrankungen betreffen.

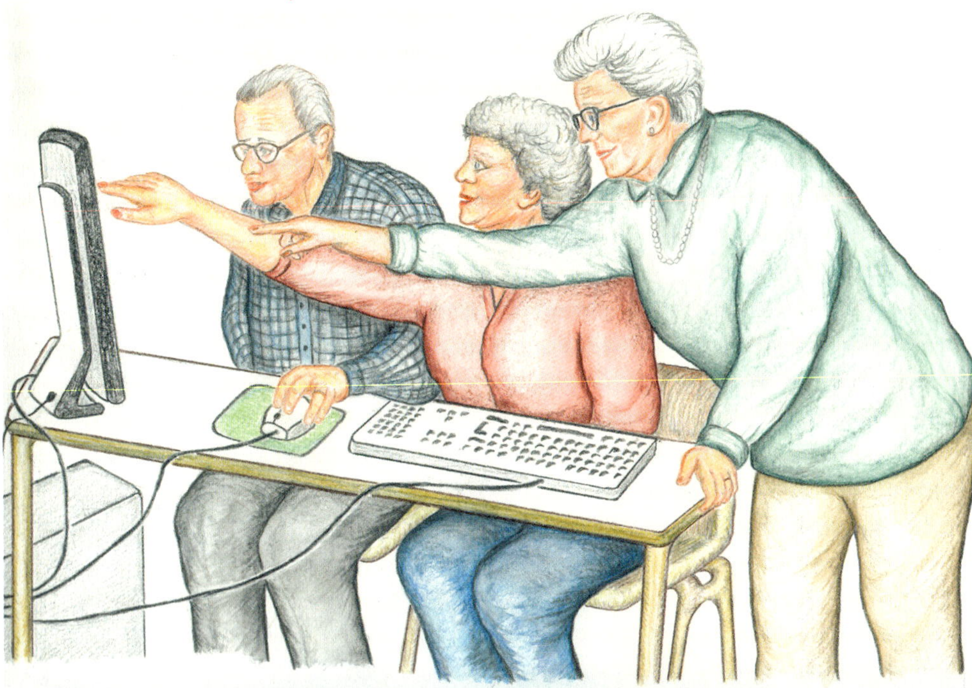

Abb. 17-0 Neue Medien finden auch im Alter bereitwillige Aufnahme und Nutzung. [L128]

Fallbeispiel

Eine 75-jährige Frau verlässt ihr Haus. Beim Herabsteigen über die Vortreppe zum Gehweg stolpert sie, verliert das Gleichgewicht und versucht, sich über das gestreckte rechte Bein abzustützen. Das gelingt ihr jedoch nicht und sie fällt hin. Beim Bestreben, wieder auf die Beine zu kommen, verspürt sie einen starken Schmerz in der rechten Oberschenkel- und Leistengegend, so dass sie sich auf die Treppenstufen setzen muss. Ihr Hilferuf wird von einem Passanten gehört, der nach Schilderung des Unfalls einen Krankenwagen bestellt.

17.1 Ursachen des Alterungsprozesses

Beim Altern handelt es sich um einen lebenslangen Prozess, der bereits mit der Geburt beginnt und von da an fortschreitet. Dabei existieren über lange Zeiträume Mechanismen der Leistungssteigerung und Leistungsminderung nebeneinander. Individuell unterschiedlich nimmt die Leistungsminderung mit der Lebensdauer gegenüber der Leistungssteigerung zu. Dadurch fällt es immer schwerer, eine Belastung aufzufangen. Fallen schließlich alle Kompensationsmöglichkeiten aus, so tritt der Tod ein.

Hinsichtlich der Ursachen des Alterungsprozesses sind **verschiedene Theorien** entwickelt worden:

- **Verschleißtheorie:** Sie geht davon aus, dass auf zellulärer Ebene Verschleißerscheinungen auftreten; diese Theorie lässt jedoch außer Acht, dass Organe über zahlreiche Reparaturmöglichkeiten verfügen.
- **Genetische Determinierung:** Diese Theorie gründet sich vor allem auf die Beobachtung, dass eine höhere Lebenserwartung familiär gehäuft auftritt.
- **Genregulationstheorie:** Sie beinhaltet, dass für verschiedene Lebensabschnitte, so auch für das Altern, unterschiedliche Gene aktiviert werden.
- **Theorie der freien Radikale:** Sog. freie Radikale (Superoxidradikale, Wasserstoffperoxid und Hydroxylradikale) entstehen als giftige Nebenprodukte vor allem bei Stressreaktionen und vielen Stoffwechselprozessen. Sie sind hoch reaktiv und zerstören lebenswichtige Zellbestandteile. Durch Zuführung von Antioxidanzien, beispielsweise die „Radikalfänger" **Vitamin C und E** sowie das körpereigene **Melatonin,** kann eine Entgiftung der Sauerstoffradikale erfolgen.

17.2 Veränderungen der Organsysteme

Mit dem Altern sind vielfältige Prozesse verbunden, die ihren Niederschlag in Veränderungen zahlreicher Organe finden. Eine Auswahl von Leistungen verschiedener Organe im 75. Lebensjahr im Vergleich zum 30. Lebensjahr gibt Abb. 17-1.

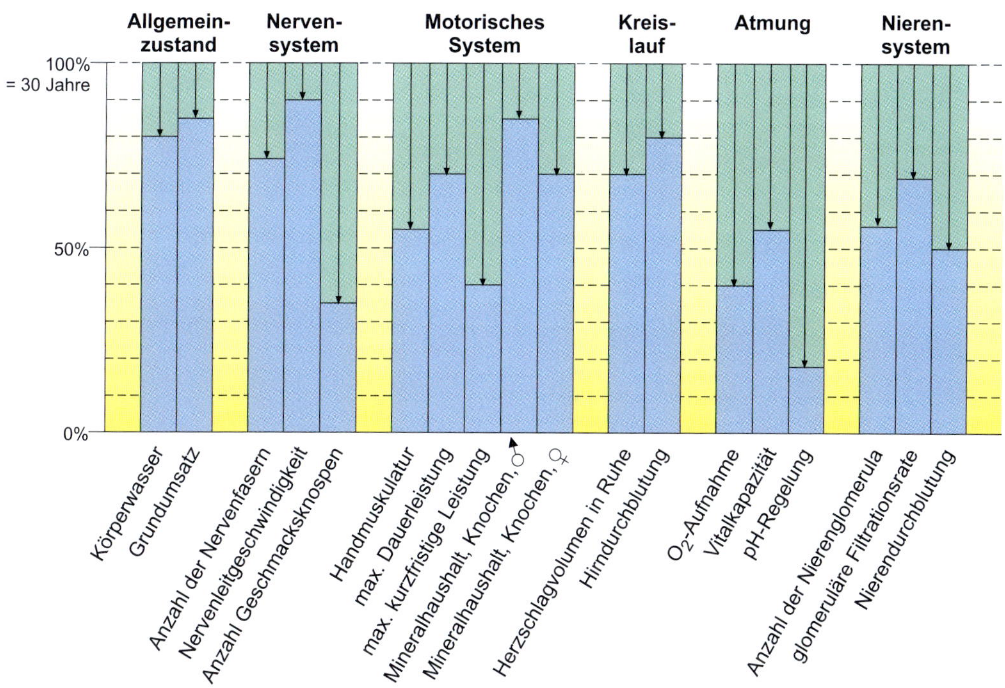

Abb. 17-1 Relative Veränderungen (↓) des Funktionszustandes verschiedener Organe eines 75-Jährigen im Vergleich zu einem 30-Jährigen. [R138]

17.2.1 Herz-Kreislauf-System

Mit fortschreitendem Lebensalter, etwa ab dem 30. Lebensjahr, steigt der allgemeine Widerstand für den Blutstrom in den Gefäßen an. Die betrifft sowohl die Arterien des muskulären Typs als auch die großen elastischen Gefäße wie die Aorta und die A.carotis. Die Folge ist, dass der arterielle **Blutdruck ansteigt** (Abb. 17-2). Über eine Verminderung der Windkesselfunktion der Arterien steigt gleichzeitig häufig auch die Blutdruckamplitude (Differenz zwischen systolischem und diastolischem Blutdruck). Mit dem Blutdruckanstieg vergrößert sich das Herzgewicht aufgrund einer Vermehrung der Muskelmasse (**Herzhypertrophie;** Abb. 17-2).

Diese altersbedingten Prozesse werden durch sog. **Risikofaktoren** beschleunigt. Dazu gehören ein bestehender Bluthochdruck, die Zuckerkrankheit, Übergewicht, Zigarettenrauchen und mangelnde Bewegung. Bei den durch Risikofaktoren verstärkten Gefäßveränderungen steht an erster Stelle die **Arteriosklerose** (Kapitel 9.2.4). Ihre beschleunigte Entwicklung kann an verschiedenen Organen zu katastrophalen Folgen führen, wie. z.B. die Versorgung des Gewebes mit Nährstoffen und Sauerstoff durch Verengung der Gefäßlichtung erheblich eingeschränkt ist oder die Gefässe zerreißen und damit Blutungen auftreten.

- **Herz:** Die Sklerose der Herzkranzgefäße (koronare Herzkrankheit) führt bei körperlicher Belastung auf Grund einer Unterversorgung des Herzmuskels zu Schmerzen, die sich reifenförmig um die Brust legen (**Angina pectoris).** Bei einer weiteren Zunahme der Minderdurchblutung entsteht ein **Herzinfarkt** mit teilweisem oder totalem Funktionsverlust des Herzens (Kap. 9.2.4).
- **Extremitäten:** Bei einer Arteriosklerose in den Beinen (z.B. beim sog. „Raucherbein") ist eine ausreichende Energieproduktion beim Gehen nicht gewährleistet, so dass die Betroffenen immer wieder stehen bleiben müssen, um den Muskeln Erholungspausen zu geben (**Claudicatio intermittens,** auch „Schaufensterkrankheit" genannt).

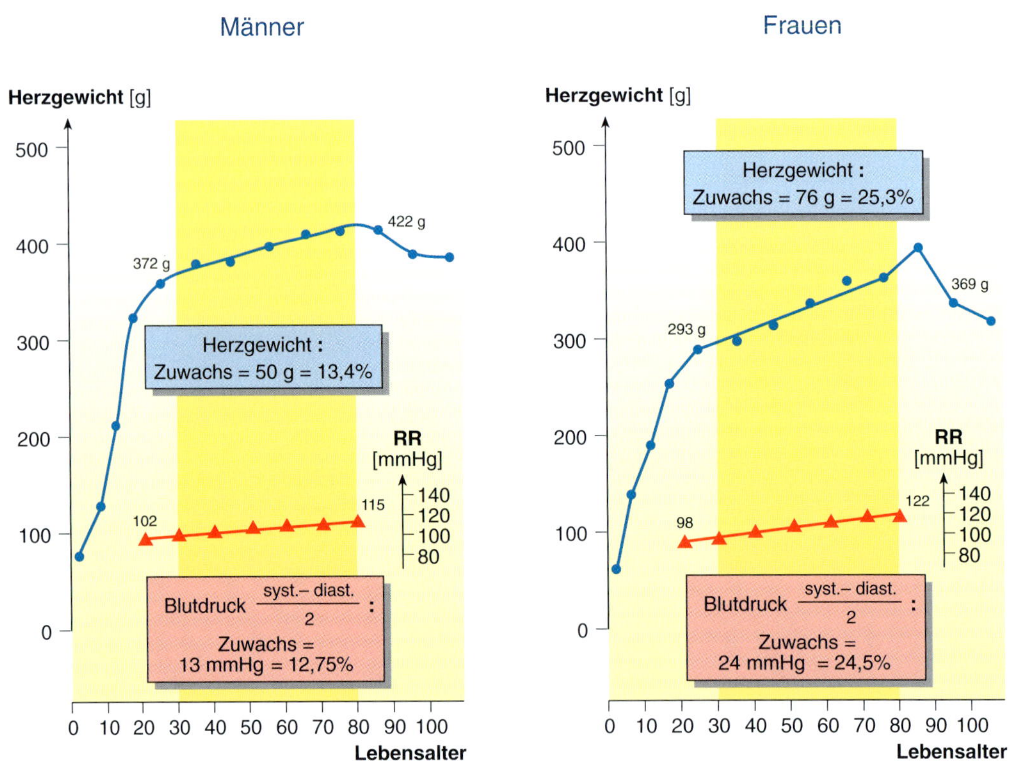

Abb. 17-2 Zunahme des Herzgewichts und des mittleren arteriellen Blutdrucks (errechnet aus der Differenz von systolischem und diastolischem Blutdruck dividiert durch 2) bei Männern und Frauen in Abhängigkeit vom Lebensalter. [S130-3]

- **Gehirn:** Eine Sklerose der Hirngefäße (**Zerebralsklerose**) kann über einen Gefäßverschluss oder durch eine Gefäßruptur mit ausgedehnter Blutung zum Ausfall von Hirngebieten unterschiedlicher Größe führen (**Apoplex;** Kap. 4.8.1). Damit gehen häufig Lähmungen auf der Gegenseite einher. Eine über Jahre bestehende Minderdurchblutung des Gehins führt nicht selten zum Verlust von geistiger Leistungsfähigkeit und Gedächtnis sowie zu Verwirrtheit (Demenz).

17.2.2 Atmung

Mit zunehmendem Lebensalter sinkt die Vitalkapazität (Abb. 17-3) und damit die maximale Aufnahme von Sauerstoff in das Blut (Abb. 17-4). Damit ist ein Rückgang der maximalen Leistungsfähigkeit verbunden.

G Die Geschwindigkeit, mit der sich dieser Prozess entwickelt, ist jedoch vom Trainingszustand und von der anhaltenden körperlichen Betätigung abhängig. So finden sich bei sportlichen 60-Jährigen bessere Werte als bei 40-jährigen Untrainierten (Abb. 17-4). Regelmäßige Bewegung und sportliche Betätigung beugen daher typischen Altersbeschwerden vor und fördern die Lebensqualität im Alter.

Für das tägliche Leben sind die altersbedingten **Veränderungen von Nase und Lunge** von besonderer Bedeutung:

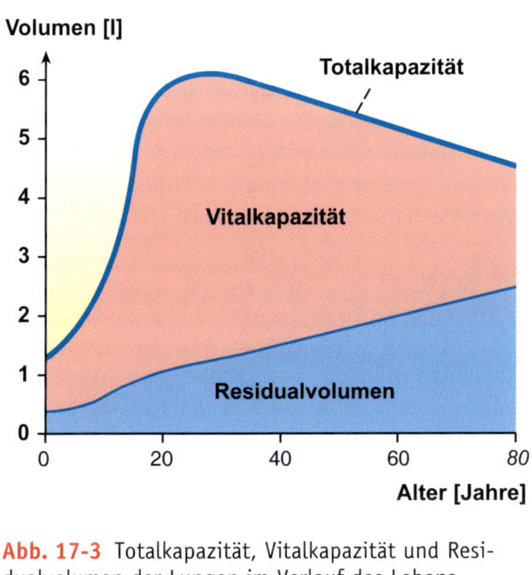

Abb. 17-3 Totalkapazität, Vitalkapazität und Residualvolumen der Lungen im Verlauf des Lebens. [S130-3]

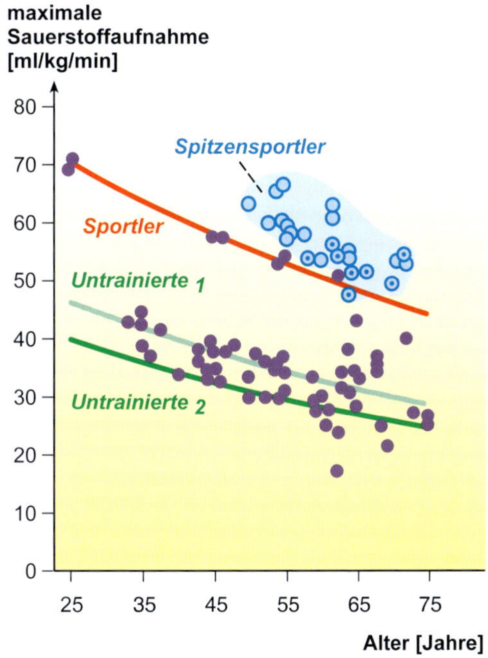

Abb. 17-4 Maximale Sauerstoffaufnahme bei Männern in Abhängigkeit vom Trainingszustand und Lebensalter. Untrainierte 1 und 2: Werte aus zwei verschiedenen Studien. [S130-3]

- **Nase:** Mit einer fortschreitenden **Atrophie der Nasenschleimhaut** geht eine Abnahme der Schleimdrüsenfunktion und der lokalen Durchblutung einher. Die Folge davon ist eine zunehmende Trockenheit der Nasenschleimhaut.
- **Lunge:** In der Lunge findet ein Umbau des Gewebes mit einem Verlust elastischer Fasern statt. Im Bereich der Alveolen kommt es dadurch zur Vergrößerung und zum Zusammenfluss der Lungenbläschen, so dass ein Emphysem entsteht. Dadurch nimmt die Lungenoberfläche und damit der Sauerstoffaustausch erheblich ab. Im Bereich der Bronchialäste bilden sich Aussackungen (**Bronchiektasen).**

P Pneumonieprophylaktische Maßnahmen sind aus diesem Grunde bei älteren bettlägerigen Menschen von besonderer Bedeutung. Dies sind z. B. ausreichende Frischluftzufuhr, Atemübungen und gymnastische Aktivitäten. Auch nach Operationen ist es wichtig, vor allem ältere Patienten so schnell wie möglich zu mobilisieren, damit sich eine längere Bettlägerigkeit, die mit vielen Risiken verbunden ist, gar nicht erst einstellt.

17.2.3 Blut und Abwehrsystem

Obwohl das Volumen des aktiven Knochenmarks, indem es durch Fett und Bindegewebe ersetzt wird, mit fortschreitendem Alter abnimmt, ändert sich das Blutbild (Kap. 11) nicht. Eine **Verminderung der Immunabwehr** ist jedoch für den Alterungsprozess typisch. Man nimmt an, dass die Thymusinvolution (Kap. 11.5.1) und der Funktionsrückgang der T-Lymphozyten damit im Zusammenhang stehen. Die B-Lymphozyten bleiben dagegen im Wesentlichen unverändert. Die reduzierte Immunabwehr wird für die Zunahme von Entzündungskrankheiten und für das vermehrte Auftreten von Karzinomen im Alter verantwortlich gemacht.

G Ältere Menschen sollten daher an Grippeschutzimpfungen teilnehmen. Der verminderten Immunabwehr sollte durch die Zufuhr von Vitamin C und E entgegengewirkt werden. Außerdem werden Kneipp-Anwendungen, behutsames Saunieren und, soweit möglich, reichlich Bewegung in frischer Luft empfohlen.

17.2.4 Nierensystem und Wasserhaushalt

Beginnend mit dem 4. Lebensjahrzehnt nimmt die Zahl der Nephrone allmählich ab. Dadurch kommt es bei einer gleichzeitigen Reduktion der Nierendurchblutung zu einer Verminderung der glomerulären Filtrationsrate. Bedingt durch die große Reservekapazität steigt die Konzentration an harnpflichtigen Substanzen im Blut jedoch nicht an.

Der Anteil des Wassers am Körpergewicht nimmt als Folge einer Verminderung der intrazellulären Flüssigkeit stetig ab. Die häufig bei älteren Menschen beobachtete Abnahme des Durstgefühls erklärt sich durch eine verminderte Ansprechbarkeit des Hypothalamus auf osmotische Reize (Kap. 10.3).

17.2.5 Verdauungssystem und Resorption

Ebenso wie bei der Niere sind auch beim Verdauungs- und Resorptionssystem aufgrund der großen Leistungsreserve beim Alterungsprozess geringe Funktionseinbußen zu beobachten. Insgesamt nehmen jedoch Motilität und Sekretionsleistung der Organe ab:

- **Speiseröhre:** Durch eine Gefügelockerung des Zwerchfells im Bereich des Speiseröhrendurchtritts (Hiatus oesophageus; Kap. 7) kann es zur Verlagerung von Magenanteilen in den Brustkorb kommen (Hiatushernie). Entzündungen der Oesophagusschleimhaut oder Herzbeschwerden wie „Herzdruck“ und „Beklemmung“ können die Folge sein.
- **Magen:** Häufig ist eine Atrophie der Magenschleimhaut mit verminderter Säureproduktion zu beobachten.
- **Dünndarm:** die im Alter verminderte Resorptionsleistung kann, bei gleichzeitiger Abnahme der Zufuhr, zu einem Absinken der Vitaminspiegel im Körper führen.
- **Dickdarm:** Die Abnahme der Motilität macht sich insbesondere am Dickdarm bemerkbar, so dass eine Obstipation (Kap. 7.4.6) entstehen kann. Als Folge können sich kleine Aussackungen (**Divertikel**) der Darmwand bilden (**Divertikulose**). Mit höherem Lebensalter wachsen kleinere Schleimhautwucherungen (**Polypen**). Sie können Darmblutungen auslösen und Vorstufen eines Karzinoms sein.

17.2.6 Bewegungsapparat

Mit zunehmendem Alter ist das Gleichgewicht zwischen Knochenbildung und Knochenabbau gestört. Die Knochendichte nimmt dadurch ab (**Osteoporose**). Bei fortgeschrittener Osteoporose kann sich die Höhe der Wirbelkörper vermindern und bei gleichzeitigem Wasserverlust und damit eingehender Schrumpfung der Zwischenwirbelscheiben eine z. T. erhebliche Reduktion der Körpergröße bedingen. Bewegungsmangel und unzureichende Calciumzufuhr verstärken das Krankheitsbild der Osteoporose.

Die häufigen Gelenkbeschwerden, insbesondere an großen Gelenken, beruhen meist auf einem Verschleiß des Gelenkknorpels (**Arthrose**).

P Regelmäßige Bewegung ist besonders im Alter eine wichtige präventive Maßnahme. Bei Bewegungseinschränkungen können Gehhilfen (Rollator) nützlich sein, damit selbstständige Fortbewegung möglich ist. Im Rahmen der häuslichen Pflege achten die Pflegenden z. B. auf die Gestaltung der Zimmerböden. Teppiche und unregelmäßige Übergänge bei Fußböden sind gefährliche Stolperfallen. Die **Sturzprophylaxe** stellt hier eine wichtige präventiv-pflegerische Aufgabe dar.

17.2.7 Nervensystem und Sinnesorgane

Im Alter ist einerseits mit einem Verlust von Fähigkeiten und Fertigkeiten zu rechnen, andererseits ist in diesem Lebensabschnitt eine Umorientierung und Stabilisierung von Fähigkeiten wahrzunehmen. Damit setzt sich eine zeitlebens existierende Plastizität des Zentralnervensystems fort.

Alterserscheinungen in diesem Körpersystem betreffen:

- **Sensorisches System:** Im **visuellen System** gehört zu dem bekanntesten Alterserscheinungen die **Presbyopie** mit verminderter Elastizität der Linse und, dadurch bedingt, einem Verlust der Akkommodationsfähigkeit (Kapitel 5.3.3). Darüber hinaus treten häufig Trübungen der Linse auf (sog. **grauer Star**). Im **auditorischen System** kommt es durch einen Verlust von Sinneszellen zu einer **Altersschwerhörigkeit (Presbyakusis),** die mit einem Verlust der Wahrnehmung hoher Töne einhergeht. Im Bereich des gustatorischen und olfaktorischen Systems sind Verminderungen der Geschmacksempfindungen **(Hypogeusie und Ageusie)** und der Geruchsempfindungen **(Hyposmie und Anosmie)** nicht selten.
- **Motorisches System:** Die Abnahme der Muskelmasse führt zu einem Nachlassen der Muskelkraft. Dabei sind auch Bewegungs- und Reaktionsgeschwindigkeit beeinträchtigt. Diese Entwicklungen stehen möglicherweise im Zusammenhang mit einer verringerten Nervenleitgeschwindigkeit und einer reduzierten synaptischen Übertragung.
- **Schlaf:** Die Dauer des Schlafes, insbesondere des Tiefschlafes, nimmt mit fortschreitendem Alter kontinuierlich ab (Abbildung 17-5; Kap. 4). Ein alter Mensch kommt mit etwa 6 Stunden Schlaf pro Nacht aus. Auf dem Tiefschlaf entfallen davon oft weniger als 30 Minuten und auch der Anteil des REM-Schlafs an der Gesamtschlafdauer vermindert sich.
- **Gedächtnis und Intelligenz:** Gedächtnisleistungen und Merkfähigkeit nehmen häufig ab. Dabei vermindert sich in der Regel die geistige Beweglichkeit, die als **fluide Intelligenz** bezeichnet wird. Demgegenüber ist die **kristalline Intelligenz** stabiler oder nimmt sogar zu. Unter kristalliner Intelligenz versteht man die Fähigkeit zur inhaltlichen Ausgestaltung von Gedanken. So können tradiertes Wissen und Lebenserfahrungen weitergegeben werden („Weisheit des Alters").

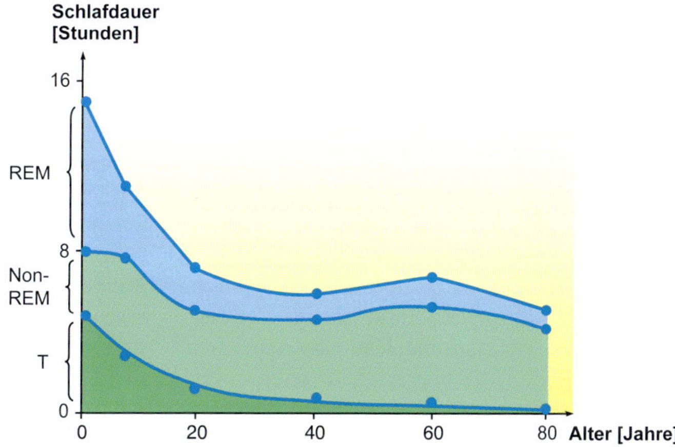

Abb. 17-5 Altersabhängigkeit der Dauer des REM-Schlafes, des Non-REM-Schlafes und des Tiefschlafes (T). [S130-3]

> **P** Im sensorischen Bereich kommt es zu einer nachlassenden Empfindlichkeit der Altershaut für Druck. Dies ist eine Erklärung dafür, warum alte Menschen, die sich selbst nur noch wenig bewegen oder bettlägerig sind, stärker dekubitusgefährdet sind. Der **Dekubitusprophylaxe** wird bei älteren Patienten daher besondere Aufmerksamkeit gewidmet.

17.2.8 Haut

Der Gehalt der Haut an kollagenen und elastischen Fasern nimmt ab. Gleichzeitig vermindert sich der Wassergehalt bei Zunahme der Faltenbildung. Die Anhangsorgane der Haut atrophieren. Damit sinkt die Schweiß- und Talgproduktion (Kap. 5). Es treten braune Hautflecken auf **(Alterspigmentierung).**

> **P** Pflegerisch kann der Hautzustand älterer Patienten durch ausreichende Flüssigkeitszufuhr und Hautpflege mit einer Wasser-in-Öl-Creme/Emulsion (W/O) positiv beeinflusst werden.

17.2.9 Endokrines System

Einschneidende Veränderungen in der Funktion der endokrinen Drüsen treten in der Regel nicht auf. Eine Ausnahme davon bildet das Ovar, dessen Funktionsverlust die Ursache für das Klimakterium darstellt (Kap. 15). Weder bei Frauen noch bei Männern gibt es eine biologische Grenze für sexuelles Interesse und sexuelle Aktivität.

Frauen und Männer die in jüngeren Jahren ein aktives Geschlechtsleben hatten, bleiben meist auch im Alter länger sexuell aktiv als solche, die schon früher ein geringeres sexuelles Interesse zeigten.

17.3 Häufige Erkrankungen und Syndrome im Alter

Besonders häufig sind Erkrankungen des Herzens und des Kreislaufs, wie Hypertonie, koronare Herzkrankheit und Herzinfarkt, Herzinsuffienz und Apoplexie zu finden. Hinzu kommen Osteoporose des Skelettsystems sowie Erkrankungen der Atemwege (Kap. 17.2). Weiterhin spielen die folgenden Erkrankungen im Alter eine große Rolle:

- **Diabetes mellitus:** Ältere Menschen leiden häufiger an Diabetes mellitus (Kap. 13.3.5). Dabei besteht nicht selten ein Zusammenhang mit einem zum Teil beträchtlichen Übergewicht. Eine strenge Einstellung des Blutzuckers ist notwendig, um Folgeerscheinungen, wie Durchblutungsstörungen („diabetischer Fuß"), Nervenschädigungen (Polyneuropathie) und Sehstörungen (Retinopathie) zu vermeiden.
- **Schilddrüsenfunktionsstörungen:** Im Alter treten sowohl Überfunktionen als auch Unterfunktionen der Schilddrüse auf. Insbesondere Zustände der Schilddrüsenunterfunktion sind mit 1 – 4 % der über 60-Jährigen und mit 3 – 6 % der über 80-Jährigen häufig zu finden. Die dabei auftretenden Symptome wie Frieren, Müdigkeit, körperliche und geistige Verlangsamung sowie trockene Haut können leicht als normale Alterungszeichen fehlgedeutet werden. Bei Schilddrüsenüberfunktionen können Herzbeschwerden wie „Herzrasen" im Vordergrund stehen.
- **Schwindel:** Die häufig auftretenden Schwindelerscheinungen können aufgrund ihrer Ursachen grob in zwei Gruppen eingeteilt werden: Solche, die auf Störungen des vestibulären Systems (Kap. 5.6) zurückzuführen sind, und solche, die andere Ursachen haben. Bei der zweiten Gruppe stehen Durchblutungsstörungen bei Herz-Kreislauf-Schwäche im Vordergrund.
- **Inkontinenz:** Unter Inkontinenz versteht man einen unfreiwilligen Harnabgang. Inkontinenz ist die Folge einer gestörten funktionellen Abstimmung zwischen der glatten Muskulatur der Harnblasenwand (M. detrusor vesicae), die für das Auspressen des Harns und damit Entleerung der Harnblase verantwortlich ist, und dem querstreiften ringförmigen Schließmuskel der Harnröhre (Kap. 10). Beide Muskeln werden durch das Nervensystem kontrolliert. So wird einerseits verständlich, dass bei einer sensorisch oder motorisch bedingten Hypoaktivität des M. detrusor eine Inkontinenz entsteht (**Drang-** und **Überlaufinkontinenz**). Andererseits erklärt sich eine Inkontinenz auch durch eine Schwäche der Schließmuskulatur. Dadurch kommt es zum Harnabgang bei Husten, Niesen oder Lachen (**Stressinkontinenz).** In der Mehrzahl der Fälle ist eine konservative oder chirurgische Therapie erfolgreich.

17.4 Lebensweise und Prävention im Alter

Durch die Fortschritte der modernen Medizin und die verbesserten Lebensbedingungen in unserer Gesellschaft steigt der Anteil älterer Menschen in der Gesamtbevölkerung. Heute beträgt der Anteil der 65-Jährigen mehr als 15 %, und ihr Anteil wird bis zum Jahre 2030 auf über 30 % ansteigen. Die meisten Menschen können auch mit fortgeschrittenem Lebensalter gesund und aktiv am gesellschaftlichen Leben teilhaben, so z. B. beim Sport oder im Straßenverkehr. Leistungsminderungen, insbesondere des Zentralnervensystems, die mit verzögerten Wahrnehmungen und Reaktionen einhergehen können, werden nicht selten durch einen großen Erfahrungsschatz und durch eine eingeübte Risikoeinschätzung ausgeglichen.

Altersbedingte Erkrankungen können jedoch einen negativen Einfluss auf Wahrnehmungen und Bewusstseinslage ausüben. Dieser negative

Effekt wird durch eine notwendige medikamentöse Therapie häufig verstärkt.

Medikamentöse Therapie

Mit fortschreitendem Lebensalter nimmt die Wahrscheinlichkeit des Auftretens einer oder mehrerer, oft chronischer Erkrankungen, zu. Das führt dazu, dass eine medikamentöse Therapie im Alter fast alltäglich ist. Dabei ist zu beachten, dass Verteilung und Wirkspiegel von Medikamenten (**Pharmakokinetik**) und die Wirkung von Medikamenten (**Pharmakodynamik**) im Alter zum Teil erheblich verändert sind. Im Hinblick auf die Pharmakokinetik liegt eine Verminderung der Aufnahme (geringere Resorptionsfläche im Darm) und ein langsamerer Abbau (geringere Enzymaktivität der Leber) sowie eine verzögerte Ausscheidung (reduzierte Transportraten in den Nieren) vor. Bezüglich der erniedrigten Pharmakodynamik ist festzustellen, dass ältere Menschen grundsätzlich ähnlich reagieren wie jüngere, es jedoch eine Reihe von Ausnahmen gibt, die speziell zu berücksichtigen sind.

Eine wesentliche Rolle spielen bei älteren Patienten Abweichungen vom Verordnungsplan und vor allem die Nichteinnahme (etwa 50 %), die zusätzliche Selbstmedikamentation (etwa 20 %), Dosierungsfehler (etwa 10 %) und falsche Einnahmezeit. Die Gewohnheiten der Medikamenteneinnahme (Compliance) weichen dabei nicht wesentlich von denen jüngerer Menschen ab.

Ernährung

Ausgewogenheit in der Ernährung zu erreichen, ist mit fortschreitendem Alter häufig ein großes Problem. Eine gesunde Ernährung ist jedoch wesentlich sowohl für die Aufrechterhaltung der Lebensqualität als auch für die Prävention von Erkrankungen. Besonders wichtig ist eine **ausreichende Flüssigkeitszufuhr** von etwa 1,5 l täglich. Die tägliche **Eiweißzufuhr** darf einen kritischen Wert nicht unterschreiten, um beispielsweise einen Abbau der Muskulatur und einen Verlust von Bluteiweißkörpern zu verhindern. Eine Eiweißzufuhr wie bei jüngeren Menschen ist daher wünschenswert (Kap. 7.2.1). Die Aufnahme von **Fetten** ist or allem bei Bewegungsarmut zu kontrollieren, um u. a. einer Adipositas vorzubeugen (Kreta-Diät; Kap. 7.2.1). **Kohlenhydrate** sollten den größten Teil der Nahrungsmittel ausmachen. Die Kombination mit ballaststoffreichen Lebensmitteln wie Vollkornprodukten, Obst und Gemüse beugt unter anderem einer Obstipation vor.

P Häufig führen zum Beispiel degenerative Veränderungen im Zahnstatus oder eine unzureichende Ernährung zu einer Unterversorgung älterer Menschen in Bezug auf Vitamine, Spurenelemente und Mineralstoffe. Diese sollten ggf. zusätzlich eingenommen werden.

Reisen

Reisen, insbesondere Fernreisen, erfreuen sich auch bei älteren Menschen großer Beliebtheit. Damit verbunden sind eine Reihe positiver Effekte wie körperliche und geistige Erholung, Wissenszuwachs und Gewinn neuer Lebensperspektiven. Mehr noch als junge sollten ältere Menschen im Anbetracht einer geringeren Anpassungsfähigkeit des Organismus und möglicherweise bestehender Erkrankungen beim Reisen bestimmte Verhaltensweisen beachten. Insbesondere bei langen Interkontinentalreisen empfiehlt es sich, durch eine ärztliche Untersuchung die grundsätzliche Reisefähigkeit feststellen zu lassen. Ebenso wie bei jüngeren Menschen sind rechtzeitig vor Reiseantritt **Impfungen** je nach Zielgebiet angezeigt. Grundsätzlich und bei bestehenden Erkrankungen empfiehlt sich die Zusammenstellung einer **Reiseapotheke.** Weiter sollten sich ältere Menschen darüber informieren, wie sie sich, besonders im fremdsprachigen Ausland, im Krankheitsfall zu verhalten haben.

P Ein zentrales Problem alter Menschen ist häufig die Einsamkeit. Da Männer meist deutlich früher sterben, sind hiervon statistisch mehr Frauen betroffen. Erhalten sie nur eine kleine Rente, können sie sich auch weniger gesellige Reisen leisten. Insofern ist jeder Kontakt mit einer Pflegenden eine Gelegenheit für ein kurzes Gespräch, eine kleine Abwechslung in der alltäglichen Einsamkeit und Bindeglied zur Welt nach draußen.

17.5 Sterben und Tod

Die Betreuung von Sterbenden stellt eine besondere Herausforderung an die Gesellschaft und das medizinische Personal dar. Vorrangig sollten dabei die Würde und die Selbstbestimmung des Patienten beachtet werden. Neben der medizinischen Behandlung ist eine einfühlende pflegerische und seelsorgliche Zuwendung von entscheidender Bedeutung. Alle Beteiligten sollten bei der Versorgung Sterbender eine Atmosphäre des Aufgehobenseins und der Ruhe schaffen, sei es in der Klinik, im familiären Bereich oder in Hospizen.

K Das Erlöschen der Hirnfunktion, z. B. in Folge eines Kreislaufstillstands, führt in wenigen Sekunden zum Atemstillstand und damit zum Tod. Organe eines Patienten können unter den Bedingungen intensiv-medizinischer Behandlung jedoch eine Zeitlang überleben, auch wenn die Hirnfunktion ausgefallen ist. Der **Hirntod** wird als der Tod des Menschen bestimmt, weil nach weltweiter Übereinstimmung das Gehirn den Persönlichkeitsteil des Organismus darstellt (Kapitel 1). Er wird definiert als Zustand des ➜ irreversiblen Erloschenseins der Gesamtfunktion des Gehirns. Die Hirntoddiagnostik erfolgt nach festen Vorgaben und strikten Kriterien. Nach festgestelltem Hirntod steht die Frage der Möglichkeit einer Organtransplantation im Raum.

Wiederholungsfragen

1. Welche Ursachen werden für den Alterungsprozess verantwortlich gemacht?
2. Erläutern Sie die altersbedingten Funktionsänderungen von Organsystemen am Beispiel des Kreislaufs und der Atmung und leiten Sie daraus pflegerische Maßnahmen ab.
3. Welche Erkrankungen und Syndrome treten im Alter besonders häufig auf?
4. Worauf ist bei der Ernährung im fortgeschrittenen Alter zu achten?
5. Was sollten ältere Menschen bei Fernreisen berücksichtigen?
6. Wodurch ist der Tod des Menschen charakterisiert?
7. Beschreiben Sie vier Präventivmaßnahmen bei alten Menschen.

Auflösung des Fallbeispiels

Schenkelhalsfraktur bei Osteoporose

Krankheitsbild: Bei plötzlicher Belastung des ausgestreckten Beins steigen die Biegungskräfte im Bereich des Oberschenkelhalses sprunghaft an. Zu einer Oberschenkelhalsfraktur kommt es vornehmlich dann, wenn im Rahmen einer Osteoporose ein ausgeprägter Knochenschwund vorliegt und/oder der Winkel zwischen Femurhals und Schaft verkleinert ist.

Vorkommen und Häufigkeit: Ebenso wie die Osteoporose ist die Schenkelhalsfraktur ein häufiges Vorkommnis in höherem Alter (besonders bei Frauen).

Diagnostik: Bei der klinischen Untersuchung fällt häufig eine Abduktion und Außenrotation des Beins auf. Die Röntgenaufnahme in zwei Ebenen ist beweisend.

Therapie: Verkeilte Brüche werden konservativ behandelt. Wird ein operatives Vorgehen notwendig, so stellt eine Kopf- oder Totalendoprothese häufig das Mittel der Wahl dar. Ziel der Behandlung ist die frühest mögliche Mobilisation.

Anhang

A

Glossar

R. Köhling

Adaptation: **D** Anpassung; die physische oder psychische, vorübergehende oder dauernde Anpassung eines Organismus, Organs, Gewebes oder einer Zelle an veränderte Bedingungen. **B** (a) Abnahme der Empfindungsintensität bei fortdauernder Reizeinwirkung gleichbleibender Stärke. Anzutreffen auf der Ebene des Sinnesrezeptors (periphere A.) oder nachgeschalteten Ebenen des Sinneskanals (zentrale A.). (b) Anpassung der Sauerstofftransportkapazität des Blutes an den Aufenthalt in großen Höhen durch Vermehrung der Erythrozytenkonzentration im Blut.

afferent: **D** auf ein Zentralorgan zutragend. **B** (a) aus der Peripherie in das Zentralnervensystem laufend. (b) einem Glomerulus blutzuführendes Gefäß.

Agglutination: **D** „Verklumpung" antigentragender Partikel durch entsprechende Antikörper.

aktiver Transport: **D** transmembranale Passage von Stoffen unter Energieverbrauch durch Vermittlung eines Transportproteins. **E** Beim primär a.T. ist der Energieverbrauch unmittelbar an den transmembranalen Transport des betroffenen Stoffes gekoppelt. Beim sekundär a.T. schafft der Transport eines anderen Stoffes unter Energieverbrauch einen elektrochemischen Gradienten. Dieser Gradient wird für den Transport des betroffenen Stoffes ausgenutzt.

Anabolismus: **D** Aufbaustoffwechsel, Umwandlung von Nahrungsbestandteilen in körpereigene Stoffe.

Anämie: **D** Blutarmut, Verminderung der Zahl und/oder des Volumens oder Hämoglobingehaltes der Erythrozyten. **E** A. hat eine verminderte Sauerstofftransportkapazität des Blutes zur Folge.

Antigene: **D** jede Substanz, die vom Organismus als fremd erkannt wird und eine Immunantwort auszulösen vermag. **E** Die Fremderkennung wird durch Seitenketten von Molekülen (Determinanten) ermöglicht.

Auswärtsstrom: **D** Verschiebung positiver Ladung von intra- nach extrazellulär, i.d.R. durch transmembranale spannungs- oder ligandenoperierte Ionenkanäle an erregbaren Zellen. Entsprechend erscheint ein Strom von negativer Ladung von extra- nach intrazellulär als A. **E** Führt meist zur Vergrößerung des Membanpotenzials. **B** A. von Kaliumionen nach Aktionspotenzial eines Neurons führt zur Repolarisation.

Äquivalent: **D** das Gleichwertige, das Entsprechende.

Catecholamine: **D** Gruppenbezeichnung für die aromatischen Amine Adrenalin, Noradrenalin und Dopamin und deren Derivate (Brenzcatechine).

Chemotaxis: **D** durch chemische Reize ausgelöste, gerichtete Bewegung von Zellen auf die Quelle zu oder Fortbewegen von der Quelle des chemischen Reizes (positive oder negative C.).

Clearance: **D** Entfernen einer bestimmten körperfremden oder -eigenen Substanz aus dem Blut als Leistung eines Ausscheidungsorgans oder aus dem Blut in ein anderes Gewebe. **B** Nierencl.: dasjenige Plasmavolumen, das pro Zeiteinheit durch die Nierenfunktion von einer harnfähigen Substanz befreit wird (Volumenklärrate).

Codierung: **D** Verschlüsselung von Information. **B** (a) Umwandlung der unterschiedlichen Reizeigenschaften wie Intensität, Änderungsgeschwindigkeit und Dauer in Folge von Aktionspotenzialen. (b) Verschlüsselung von Aminosäuresequenzen in Form von Nucleotidtripletts der Desoxyribonucleinsäureketten.

Compliance: **D** (a) Maß für die Nachgiebigkeit eines Gewebes unter Ruhebedingungen. Quotient aus Volumen (l) und Druck (Pa). (b) Bezeichnung für die Bereitschaft eines Patienten, den Anweisungen eines Arztes zu folgen.

Degeneration: **D** Vorgang der Entstehung struktureller Schäden oder Funktionseinbuße von Molekülen, Zellen, Organen und Organsystemen.

Dehydratation: **D** Zustand des Wassermangels des Intra- und/oder Extrazellulärraums eines Organismus. **B** D. kann als Folge einer verminderten Wasseraufnahme oder eines vermehrten Wasserverlustes auftreten.

Depolarisation: **D** Abweichung des Membranpotenzials vom Ruhemembranpotenzial in positive Richtung und damit Verminderung der Potenzialdifferenz zwischen Intra- und Extrazellulärraum als Folge einer natürlich oder künstlich herbeigeführten Ladungsumverteilung an der Membran.

Diffusion: **D** Stoffwanderung ohne Energieverbrauch, i.d.R. aufgrund eines Konzentrationsgradienten. **E** D. führt zu einer gleichmäßigen Verteilung von Molekülen und Ionen im Raum und zum Ausgleich eines Konzentrationsunterschiedes zwischen Kompartimenten des gegebenen Raumes.

Dioptrie: **D** Einheit der Brechkraft eines optischen Systems als Kehrwert der Brennweite. Einheit: 1/m.

Druck: Kraft, die auf eine Fläche einwirkt. Einheit: Pascal (Pa) = Newton (N)/m^2.

Dynamik: **D** Beschreibung des Zusammenhangs von Kraft und Beschleunigung; Analyse der Bewegungsabläufe.

efferent: von einem Zentralorgan wegtragend. **B** (a) vom Zentralnervensystem in die Peripherie laufend. (b) von einem Glomerulus blutabführendes Gefäß.

Elektrolyt: **D** (a) Molekül, das in wässriger Lösung in einen positiv geladenen Molekülanteil (Kation) und einen negativ geladenen Molekülanteil (Anion) zerfällt. (b) fester oder flüssiger Stoff, in dem Elektrizität durch Ionen getragen wird.

Emulgierung: **D** Durchmischung zweier nicht oder nur begrenzt ineinander löslicher Flüssigkeiten. **E** Bei der E. wird eine Flüssigkeit als disperse Phase (innere Phase) sehr fein und gleichmäßig in der anderen, der Emulsionsflüssigkeit (äußeren Phase) verteilt. **B** E. stellt die Voraussetzung der Fettverdauung dar. Hierbei werden Fette als Nahrungsbestandteile unter Vermittlung von bipolaren Molekülen (Emulgatoren, hier: Gallensäuren) als kleinste Fetttröpfchen (Mizellen) im Nahrungsbrei gelöst und so dem enzymatischen Abbau zugänglich gemacht.

endokrin: **D** in den Blutkreislauf Stoffe (i.e.S. Hormone) absondernd. **B** Hormondrüsen.

Endothel: **D** das einschichtige Plattenepithel, das die Herzräume, Blut- und Lymphgefäße auskleidet.

Endozytose: **D** Stoffaufnahme in die Zelle durch örtliche Einstülpung der Zellmembran um den aufzunehmenden Stoff und darauf folgender Abbau des Inhalts des Membranbläschens (Endosoms).

Energie: **D** Fähigkeit eines Körpers oder Systems, Arbeit zu leisten. Einheit: Joule (J).

Epithel: **D** das ein- oder mehrschichtige Deckgewebe, das die äußere Körperoberfläche bedeckt bzw. die Hohlorgane und Körperhöhlen auskleidet. **E** E.-Zellen sind durch ihren funktionell asymmetrischen Aufbau mit einer hohlraum- oder oberflächenzugewandten und einer an das Körperinnere anschließenden Seite gekennzeichnet (s.a. Polarität).

Exozytose: **D** Ausschleusen gespeicherter Stoffe oder von Restkörpern (unverdautem, den Phagolysosomen entstammendem Material) in Bläschenform aus der Zelle (s.a. Endozytose).

extrinsisch: **D** außerhalb eines Systems liegend oder seinen Ursprung nehmend.

Filtration: **D** Durchtritt von Flüssigkeit und eines Teils der darin gelösten Teilchen durch ein poröses Gebilde (z.B. eine Membran) aufgrund eines Druckgefälles. Dabei bestimmt die selektive Permeabilität (Permselektivität) der Membran, welche Teilchen durchtreten können und welche nicht. **B** F. findet bei der Bildung des Primärharns an der Bowman-Kapsel statt.

Frequenzband: **D** die Gesamtheit unterschiedlicher Frequenzen innerhalb zweier Frequenzgrenzen.

Gonaden: **D** Keimdrüsen (Hoden oder Eierstöcke).

Hämolyse: **D** Auflösung roter Blutkörperchen. **B** Ursachen für eine H. sind eine Immunreaktion oder eine thermische, mechanische, bakteriell- oder chemisch-toxische sowie osmotische Schädigung oder angeborene Zelldefekte.

Helix: **D** schraubenförmige Anordung der Polypeptid- oder Polynucleotidketten mit stabilisierenden intermolekularen Disulfid- oder Wasserstoffbrücken als Sekundärstruktur der Eiweißkörper oder Nucleinsäuren. **B** Die Desoxyribonucleinsäureketten liegen in helikaler Struktur vor.

Histokompatibilität: **D** Zustand der gegenseitigen Verträglichkeit zwischen einem Organismus und körperfremdem Gewebe oder Organen. **E** Hohe H. liegt vor bei völliger oder weitgehender Übereinstimmung der H.antigene (d.h. der genetisch vorgegebenen, membran- oder plasmaständigen Strukturen, die eine Immunreaktion auslösen können; s.a. Inkompatibilität).

Homunculus: **D** „Menschlein"; verzerrte Darstellung des menschlichen Körpers. **B** bildliche Veranschaulichung der motorischen bzw. somatosensiblen Repräsentation der einzelnen Körperabschnitte, projiziert auf die Oberfläche der Großhirnrinde im Frontalschnitt.

Hyperhydratation: **D** Zustand des Wasserüberschusses des Intra- und/oder Extrazellulärraums eines Organismus. **B** H. kann als Folge einer überhöhten Wasseraufnahme oder einer verminderten Wasserausscheidung auftreten.

Hyperpolarisation: **D** Abweichung des Membranpotenzials vom Ruhemembranpotenzial in negative Richtung und damit Vergrößerung der Potenzialdifferenz zwischen Intra- und Extrazellulärraum als Folge einer natürlich oder künstlich herbeigeführten Ladungsumverteilung an der Membran.

Hypertonie/Hypertension: **D** Erhöhung eines Drucks oder einer Spannung über die Norm. **B** die dauerhafte Erhöhung des diastolischen arteriellen Blutdruckes über den Wert von 95 mm Hg bzw. des systolischen Wertes über 160 mm Hg (1 mm Hg = 133,322 Pa).

Hypotonie/Hypotension: **D** Verminderung eines Druckes oder einer Spannung unter die Norm. **B** Abnahme des Muskeltonus, des Augeninnendruckes; die dauerhafte Verminderung des diastolischen arteriellen Blutdruckes unter den Wert von 60 mm Hg bzw. des systolischen Wertes unter 105 mm Hg (1 mm Hg = 133,322 Pa).

Information: **D** Grundgröße, die jedem physikalischen oder chemischen Vorgang zugeordnet werden kann. Negativer dualer Logarithmus der Wahrscheinlichkeit für den Eintritt eines Ereignisses. Einheit: bit. **B** In der deutschen Schriftsprache verfügt der Buchstabe E über den geringsten Informationsgehalt, da die Wahrscheinlichkeit seines Auftretens am höchsten ist; fehlt der Buchstabe E, sind Texte mühelos verständlich.

Inkompatibilitat: **D** Unverträglichkeit, fehlende Übereinstimmung; i.e.S. Zustand der gegenseitigen Unverträglichkeit zwischen einem Organismus und einem körperfremden Gewebe oder Organ. **E** I. beruht auf fehlender Übereinstimmung der Histokompatibilitätsantigene (s. Histokompatibilität), so dass durch Immunreaktionen bedingte Abstoßungen ausgelöst werden.

Insuffizienz: **D** Zustand der Leistungseinschränkung eines Organs oder Organsystems. **B** Herz- I.: Verminderte Pumpleistung des Herzens und dadurch bedingter Blutrückstau mit Ödembildung, Kurzatmigkeit und allgemeiner Leistungsverminderung.

intrinsisch: **D** innerhalb eines Systems liegend oder seinen Ursprung nehmend.

Ion: **D** elektrisch geladenes Teilchen, das aus einem Atom oder Molekülen (z.B. Salzen in wässriger Lösung) durch Entzug eines oder mehrerer Elektronen (positives I. = Kation) oder durch Elektronenzufuhr (negatives I. = Anion) entsteht.

Katabolismus: **D** Abbaustoffwechsel, Umwandlung von körpereigener Substanz und Nährstoffen unter Energiegewinnung.

Kinetik: **D** Beschreibung des für eine bestimmte Bewegung oder für einen bestimmten Prozess charakteristischen Ablaufs.

Konditionierung: **D** Verknüpfung eines unbedingten Reizes mit einem bedingten, nicht im Reflexbogen wirksamen Reiz. **E** Der bedingte Reiz vermag nach erfolgter K. die Rolle des unbedingten Reizes zur Auslösung eines Reflexes zu übernehmen. **B** Gleichzeitige Vorgabe eines den Speichelfluss anregenden Reizes (Nahrungsgeruch) und eines Klingelzeichens. Nach mehrmaliger Kopplung der beiden Reize löst auch das Klingelzeichen allein Speichelfluss aus.

Konduktion: **D** Transport in ruhendem Medium. **B** Wärmeleitung, Übertragung von Wärme von Molekül zu Molekül v.a. in festen oder unbeweglichen Stoffen.

Konvektion: **D** Transport in beweglichem Medium. **B** Stoff- oder Energietransport durch Mitführung in Flüssigkeits- oder Gasströmung, z. B. im Luft- oder Blutstrom.

Konvergenz: **D** (a) Prinzip neuronaler Verschaltung, das die Bündelung des Datenflusses von mehreren vorgeschalteten Elementen auf ein nachgeschaltetes Element beschreibt; (b) die Bündelung von Lichtstrahlen als Effekt von Konvexlinsen und Konkavspiegeln.

Konzentration: **D** Mengenangabe eines gelösten Stoffes pro Volumen (l) oder Masse (g) des Lösungsmittels.

Konzentrierung: **D** Steigerung des Gehaltes an gelösten Stoffen in einer Flüssigkeit. **B** Harnkonzentrierung bei Wasserresorption in der Niere.

Korrelation: **D** Wechselbeziehung, Entsprechung, Übereinstimmung; Maß für den Zusammenhang zwischen den entsprechenden Werten zweier Variablen. **B** Generieren zwei Neurone Aktionspotenziale mit festem zeitlichen Abstand, so zeigt ihre Aktivität eine hohe K.

Menge: **D** Stoffmenge; Masse oder Anzahl der Teilchen oder Moleküle (Mol $\approx 6 \times 10^{23}$ Teilchen) eines Stoffes.

Motilität: **D** Bewegungsvermögen, i.e.S. (a) die unwillkürlichen Bewegungsvorgänge verschiedener Organe (z.B. des Magens); (b) Beweglichkeit als Funktion der Skelettmuskulatur.

Nachpotenzial: **D** Membranpotenzialverschiebung in hyper- oder depolarisierende Richtung, die einem Aktionspotenzial folgt. **E** Ein N. ist Folge einer transienten Permeabilitätserhöhung der Membran insbesondere für Kalium-, Calcium- und Chloridionen, die die Aktionspotenzialdauer und -frequenz beeinflussen kann.

Osmose: **D** Diffusion einer Flüssigkeit durch eine semipermeable Membran. **E** O. gleicht die Konzentrationsunterschiede gelöster undiffusibler Teilchen auf beiden Seiten aus.

osmotischer Druck: **D** Druckdifferenz zwischen zwei Kompartimenten, die durch eine semipermeable Membran getrennt sind, die für das Lösungsmittel, aber nicht für gelöste Ionen durchlässig ist. Wird hervorgerufen durch den unterschiedlichen Gehalt an undiffusiblen Ionen. Im Unterschied zum onkotischen Druck wird hier nicht auf den Proteingehalt abgestellt. Einheit: Pascal (Pa = Newton[N]/m^2).

Partialdruck: **D** anteiliger Druck eines Gases am Gesamtdruck eines Gasgemisches. Einheit: Pascal (Pa).

passiver Transport: **D** Stofftransport ohne Energieverbauch, i.e.S. transmembranaler oder -epithelialer Transport durch Diffusion, Osmose oder Konvektion.

Permeabilität: **D** Durchlässigkeit eines porösen Gebildes, insbesondere einer Membran, für Stoffe. **E** Für das Ausmaß der P. sind Poren- und Teilchengröße, Membrandicke und die Dichte und Verteilung elektrischer Ladungen der Membran und der durchtretenden Teilchen ausschlaggebend (s.a. Filtration).

pH-Wert: **D** negativer dekadischer Logarithmus der molaren Konzentration von Wasserstoffionen (Protonen) in einer Flüssigkeit.

Phagozytose: **D** aktive Aufnahme von Partikeln in das Innere einer Zelle. **E** Dient der Beseitigung und Zerstörung von Fremdkörpern oder der Nahrungszuführung durch einfache Aufnahme (Import), Umfließen oder Einstülpung.

Potenzial: **D** (a) Größe für die Energie eines Körpers in einem Kraftfeld; (b) an biologischen Strukturen auftretendes elektrisches Potenzial. Einheit: Volt [V]. **B** Membran-P., das bei asymmetrischer Verteilung von Ladungsträgern beiderseits der Membran als Resultat der unterschiedlichen Permeabilität der Membran für die verschiedenen Ionensorten einerseits sowie der Unterschiede dieser Ionen bezüglich ihres Transports andererseits entsteht (s.a. Potenzialdifferenz).

Potenzialdifferenz: **D** Unterschied zwischen den elektrischen Potenzialen zweier Kompartimente. Wird als elektrische Spannung ausgedrückt.

Projektion: **D** (a) optische Wiedergabe einer Vorlage auf einem Bildschirm. (b) Lokalisierung einer Empfindung im Raum, auf dem und/oder im Körper. (c) Fortleitung nervöser Impulse über entsprechende P.-Bahnen zum zuständigen P.-Feld in der Hirnrinde.

Proliferation: **D** Vermehrung von Gewebe. **B** P. findet meist im Rahmen von Entzündung oder Wundheilung oder zyklischen Auf- und Abbauvorgängen (z. B. am Endometrium) statt.

Pyrogene: **D** (a) endogene P.: aus Leukozyten freigesetzte Substanzen, die unter Vermittlung von Prostaglandinen zu einer schnellen Fieberreaktion führen; (b) exogene P.: hitzebeständige, dialysierbare Oligo-, Poly- und Lipopolysaccharide oder Polypeptide aus apathogenen und pathogenen Bakterien, die bei Eindringen in die Blutbahn über Leukozytenaktivierung und Ausschüttung endogener P. einen Temperaturanstieg bewirken.

Refraktarität: **D** Zustand der vorübergehenden Unerregbarkeit nach erfolgter Erregung. **B** An Neuronen ist die R. bestimmt durch die Phase der Inaktivierung von Natriumkanälen und überdauernde Aktivierung von Kaliumkanälen nach Generierung eines Aktionspotenzials.

Rezeption: **D** Aufnahme von Reizen.

Rezeptor: **D** Reiz- oder substanzaufnehmende Struktur. **B** (a) die für spezifische Reize (z.B. Licht, Vibration, Schall, H^+-Ionen) empfindliche und entsprechend ihrer Funktion und Lokalisation einen besonderen Aufbau besitzende Struktur einer Zelle, eines Organs oder eines Systems; (b) meist membranständiger oder zytoplasmatisch gelegener Proteinkomplex, der bei Kopplung mit einem Botenstoff oder Liganden (Hormon, Transmitter) eine Leitfähigkeitserhöhung der Membran und damit eine Membranpotenzialverschiebung oder die Veränderung zellulärer Stoffwechselprozesse vermittelt.

Rhythmik: **D** mehrmalige periodische Wiederholung eines Vorgangs.

Rückkopplung: Rückwirken des Produktes eines Prozesses auf den laufenden Prozess. **B** (a) hemmende (negative) R. bei Regelung; (b) unterstützende (positive) R. bei kaskadenartiger Aktivierung von spannungsabhängigen Natriumkanälen beim Aktionspotenzial.

Signal: **D** physikalischer oder chemischer Träger von Information.

Somatotopie: **D** der Anordung der Körperoberfläche entsprechende räumliche Ordnung von sensorischen oder motorischen Funktionseinheiten (Modulen) der Großhirnrinde.

Substrat: **D** Substanz. (a) Grundsubstanz, in der ein bestimmter chemischer, physiologischer oder pathologischer Vorgang abläuft; (b) Verbindung, die von einem Enzym verändert wird.

Widerstand: **D** (a) die der Bewegung eines physikalischen Systems entgegenwirkende Kraft; (b) W., den ein stromführender Leiter bei angelegter Spannung dem Stromfluss entgegensetzt. Einheit: Ohm [W]. (c) als Gefäß- bzw. Bronchialwiderstand der der Blut- bzw. Atemgasströmung entgegenwirkende W. als Quotient aus Druckdifferenz (DP in Pa) und Volumenstrom (V in l/s).

Herleitung griechischer Begriffe

α privativum ἀ, ἀν am Anfang eines Wortes bedeuten eine Verneinung (A-synchron, An-ästhesie)
aden ἀδήν = Drüse (Adenom)
aer ἀήρ = Luft (aerob)
agon, agonia ἀγών, ἀγωνία = Kampf (ant-agonistisch)
aisthesis αἴσθησις = Empfindung (An-ästhesie, Par-ästhesie)
akros ἄκρος = äußerst, oberst (Akro-megalie)
akusis ἄκουσις = Hören (Akustik)
algos ἄλγος = Schmerz (An-algesie)
allos ἄλλος = anderer (All-ergie)
ana ἀνά = auf, hinauf (An-ode, Ana-lyse, Ana-tomie, ana-bol)
aner, gen. andros ἀνήρ, ἀνδρός = Mann (Andro-gene)
anthropos ἄνθρωπος = Mensch (Anthropo-logie)
anti ἀντί = gegen (Anti-körper, Anti-drom)
arche ἀρχή = Anfang (Archi-zerebellum)
autos αὐτός = selbst (auto-nom, auto-immun)
auxein, auxanein ἀύξειν, αὐξάνειν = vermehren (auxo-tonisch)
axia ἀξία = Wert (Chron-axie)
barys βαρύς = schwer (Baro-meter)
basis βάσις = Grund, Schritt, Gang (A-basie)
bios βίος = Leben (Bio-logie)
blastos βλάστος = Spross (Erythro-blast)
bradys βραδύς = langsam (Brady-kardie)
chole χολή = Galle (Chole-lithiasis, Chole-sterin)
chondros χόνδρος = Knorpel (Chondro-pathie, Chondro-dys-trophie)
chroma χρῶμα = Farbe (a-chromatisch, hyper-chrom)
chronos χρόνος = Zeit (syn-chron, chrono-trop)
derma δέρμα = Haut (Dermato-logie)
deuteros δεύτερος = der zweite (deuter-an-op)
dia δία = durch, zwischen, auseinander (Dia-pedese, Dia-betes, Diar-rhö)
diabetes διαβήτης = Durchgang
diadochos διάδοχος = aufeinander folgend (Diadocho-kinese)
dis δίς (lat. = bis) = 2-mal (di-phasisch, bi-temporal)
dromos δρόμος = Lauf (dromo-trop, anti-drom)
dynamis δύναμις = Kraft, Energie (dynamisch, A-dynamie)
dys δύς = miss (Dys-funktion, Dys-trophie)
embole ἐμβολή = Einfall, von emballein ἐμβάλλειν = hinwerfen, einfallen (Embolie)
emeein ἐμέειν = erbrechen (Emesis, Anti-emetikum)
endon ἔνδον = innen (Endo-skopie, endo-gen, endo-krin)
enteron ἔντερον = Darm (enteral, Entero-kinase)
epi ἐπί = auf (Epi-thel, Epi-kard)
ergon ἔργον = Arbeit (Syn-ergie, All-ergie)
erythros ἐρυθρός = rot (Erythro-zyt)
eu εὖ = wohl (Eu-pnoe, eu-phorisch)
exo ἔξω = außen (exo-gen, Exo-zytose)
gaster, gen. gastros γαστήρ, γαστρός = Magen (Gastro-skopie, Gastrin)
genos γένος = Abstammung, Gattung (exo-gen, Fibri-no-gen, geno-typisch)
gigas, gen. gigantos γίγας, γίγαντος = Riese (Gigantismus)
glykys γλυκύς = süß (Glukose, Glyko-gen)
gnosis γνῶσις = Erkennung (A-gnosie, dia-gnostisch)
gramma γράμμα = Buchstabe, Pl. Schrift (Elektro-kar-dio-gramm)
graphein γράφειν = schreiben (Oszillo-graph, A-grafie)
haima, gen. haimatos αἷμα, αἵματος = Blut (Hämato-krit, Hämo-lyse, An-ämie)
haptein ἅπτειν = heften, haften (Syn-apse)
hemera ἡμέρα = Tag (Hemeral-opie)
hemi ἡμί = halb, einseitig (Hemi-sphäre, Hemi-plegie)
heteros ἕτερος = anderer (hetero-gen, hetero-log)
hodos ὁδός = Weg (Kat-hode, An-ode)
homoios ὅμοιος = gleich, ähnlich (Homöo-stase, Homöo-pathie)
hydor ὕδωρ = Wasser (hydro-statisch, Kohlen-hydrat)
hyper ὑπέρ = über (Hyper-ämie, hyper-ton)
hypnos ὕπνος = Schlaf (Hypnose)
hypo ὑπό = unter (Hypo-physe, hypo-ton)
ion ἰών = gehend (Ionen)
is, gen. inos ἴς, ἰνός = Muskelkraft, Faser (ino-trop)
isos ἴσος = gleich (iso-metrisch, iso-ton)
kapnos καπνός = Rauch (Hyper-kapnie)
kardia καρδία = Herz (Myo-kard, endo-kardial)
kata κατά = herab (kata-bol, Kat-hode, Katarrh)
kephale κεφαλή = Kopf (Elektro-enkephalo-gramm, kepha-lisch)
keras, gen. keratos κέρας, κέρατος = Horn (Keratin)
kinein κινεῖν = bewegen (A-kinese, Thrombo-kinase)
krinein κρίνειν = absondern (endo-krin)
kyaneos κυάνεος = blau (Zyanose, Zyan-kali)
leukos λευκός = weiß (Leuk-ämie, Leuko-zyten)
lipos λίπος, auch stear στέαρ = Fett (Lipo-lyse, Stearin)
lithos λίθος = Stein (Chole-lithiasis)
lysis λύσις = Lösung (Lysine, Hämo-lyse)
malakos μαλακός = weich (Osteo-malazie)
megas, megalo- μέγας, μέγαλο– = groß (Akro-megalie, Megalo-blast)
melas μέλας = schwarz (Melanom, Melano-zyten)
meli, gen. melitos μέλι, μέλιτος, lat. mel, mellis = Honig (Diabetes mellitus)
men, gen. menos μήν, μηνός = Monat (A-menor-rhö)
metabole μεταβολή = Umsatz, Stoffwechsel (Meta-bolit)
metron μέτρον = Maß (iso-metrisch, Mano-meter)
mikros μικρός = klein (Mikro-skop)
monos μόνος = allein, einzig (mono-phasisch, Mono-saccharid)
morphe μορφή = Gestalt (Morpho-logie, poly-morph)
myein μύειν = Augen schließen, blinzeln (My-opie)
myelos μυελός = Mark, Gehirn (myeloisch, Myelo-grafie)

mys, gen. myos μῦς, μυός = Maus, Muskel (Myo-gramm, Myo-kard, My-algie)
naus ναῦς = Schiff (Nausea)
nomos νόμος = Gesetz (Nomo-gramm, auto-nom); anomalos ἀνώμαλος = von der Regel abweichend (Anomalie)
nyx, gen. nyktos νύξ, νυκτός = Nacht (Nykt-urie)
oidein οἰδεῖν = anschwellen (Ödem)
ophthalmos ὀφθαλμός = Auge (Ophthalmo-skop)
ops, gen. opos ὤψ, ὠπός = Auge (My-opie, Opsin, Optik)
opsis ὄψις = Sehen (Hemi-an-opsie)
orthos ὀρθός = gerade, richtig, aufrecht (Ortho-stase, Ortho-pädie)
osmos ὠσμός = Antrieb (Osmose)
osteon ὀστέον = Knochen (Osteo-malazie, Peri-ost)
para πάρα = neben (Para-thyreoidea, para-krin, par-enteral)
pathos πάθος = Leid (Patho-logie, patho-gen, Koagulo-pathie)
penia πενία = Mangel (Leuko-penie)
peri περί = herum (Peri-ost)
phagein φαγεῖν = essen, fressen (Phago-zyten, Hyper-phagie)
phakos φακός = Linse (A-phakie)
phainein φαίνειν = sichtbar machen (Phänomen)
phasis φάσις = Sprache, Rede (A-phasie)
pherein φέρειν = tragen (Elektro-phorese, eu-phorisch)
philia φιλία = Freundschaft, Liebe, Zuneigung (azido-phil, Hämo-philie)
phobos φόβος = Scheu (Photo-phobie)
phone φωνή = Ton, Schall, Sprache (Mikro-phon, Phono-kardio-gramm)
phos, gen. photos φῶς, φωτός = Licht (Photo-rezeptor, Phos-phor)
phren φρήν = Zwerchfell, Seele (Phrenikus, Phrenologie)
physis φύσις = natürliche Beschaffenheit, Naturordnung (Physio-logie)
pinein πίνειν = trinken (Pino-zytose)
plattein πλάττειν = bilden (A-plasie, Plasmin, Plastik)
plege πληγή = Schlag (Hemi-plegie)
pneuma πνεῦμα = Luft (Pneumo-thorax)
pnoe πνοή = Wehen, Hauchen, Atmung (A-pnoe)
poiein ποιεῖν = bilden (Erythro-poese)
poikilos ποικίλος = veränderlich, bunt (poikilo-therm)
polys πολύς = viel (Poly-saccharid, Poly-urie, poly-morph)
praxis πρᾶξις = Handeln (A-praxie)
presbys πρέσβυς = Greis (Presby-opie)
protos πρῶτος = der erste (Protein, prot-anop)
pseudes ψευδής = falsch (Pseud-arthrose)
psyche ψυχή = Seele (Psycho-logie)
rheein ῥέειν = fließen (Katarrh, Diar-rhö)
rhythmos ῥυθμός = Rhythmus (Ar-rhythmie)
skleros σκληρός = hart (Sklerose)
skopein σκοπεῖν = schauen, besehen (Mikro-skop)
skotos σκότος = dunkel (Skotom)
soma σῶμα = Körper (somato-trop, axosomatisch)
spasmos σπασμός = Krampf (Spasmus)
sphaira σφαῖρα = Kugel (sphärisch, Hemi-sphäre)
sphygmos σφυγμός = Puls (A-sphyxie)
statos στατός = stehend (statisch, A-stasie, Hämo-stase)
stellein στέλλειν = stellen (Sy-stole)
stenos στενός = eng (Stenose, Steno-grafie)
sthenos σθένος = Kraft, Stärke (a-sthenisch)
stereos στερεός = starr, körperlich, räumlich (Stereo-skop, stereo-typ)
stigma στίγμα = Punkt (A-stigmatismus)
syn σύν = zusammen, mit (Sy-stole, Syn-these, syn-ergisch, syn-chron)
tachys ταχύς = schnell (Tachy-kardie, Tachy-pnoe)
taxis τάξις = Ordnung (A-taxie, Chemo-taxis)
teinein τείνειν = spannen (Tetanus)
tele τῆλε = entfernt (Tele-skop)
telos τέλος = Ziel, Zweck (Teleo-logie)
thermos θερμός = warm (Dia-thermie, Thermo-rezeptor)
thesis θέσις = das Setzen, die Aufstellung, Stellung (Hypo-these, Syn-these)
thrombos θρόμβος = Gerinnsel (Thrombo-zyt, Thrombo-se)
thrypsis θρύψις = Zerschlagung, Zerbröckeln, das Zer-reiben (Trypsin)
tome τομέ = Schnitt (Mikro-tom, Ana-tomie, Thym-ek-tomie)
tonos τόνος = Spannung (Tonus, iso-ton)
toxon τόξον = Bogen, toxikon τοξικόν = Gift (toxisch)
treis τρεῖς = drei (tri-phasisch)
trope τροπή = Wechsel, Änderung (chrono-trop, gonado-trop)
trophe τροφή = Nahrung (trophisch, A-trophie)
uron οὖρον = Harn (Di-urese, Urin)
us, gen. otos οὖς, ὠτός = Ohr (Oto-lithen)
xeros ξηρός = trocken (Xero-grafie)
xenos ξηνός = fremd (xeno-gen)

Abbildungsnachweis

A400-157: S. Adler, Lübeck, in Verbindung mit U. Bazlen, T. Kommerell, N. Menche und der Reihe Pflege konkret, Urban & Fischer Verlag, München
A400-190: G. Raichle, Ulm, in Verbindung mit U. Bazlen, T. Kommerell, N. Menche und der Reihe Pflege konkret, Urban & Fischer Verlag, München
C112: Tandler: Anatomie des Herzens. In: v. Bardeleben (Hrsg.): Handbuch der Anatomie des Menschen, Bd. III/1. Gustav Fischer, Jena. 1913
C181: Fehr E.: Lehrbuch der Kinderheilkunde, Gustav Fischer Verlag 1975
E107: Blechschmidt: Die vorgeburtlichen Entwicklungsstadien des Menschen. 1961, S. Karger AG, Basel/ Schweiz
E146: Moore, Embryology, Saunders, Philadelphia 1985
E240: Gray's Anatomy: Churchill Livingstone. Edinburgh, London, Melbourne, New York. 1989
E241: Speckmann: Einführung in die Neurophysiologie. Wissenschaftliche Buchgesellschaft. Darmstadt, 1986
E242: Junqueira, Carneiro: Histologie. 2. Aufl., Springer. Berlin, Heidelberg u. a., 1986
F211: Maziak et al.: Smoking among adolescents in Münster. In: Preventive Medicine 35, 172–176; 2003)
L106: Henriette Rintelen, Velbert
L107: Michael Budowick, München
L112: Mary-Anna Barratt-Dimes
L123: Jonathan Dimes
L127: Jörg Mair, Herrsching
L128: Annette Neumann, Willebadessen
L190: G. Raichle, Ulm
L220: Gerhard Bäuerle
R117: Ambühl/Stamm: Früherkennung der Bewegungsstörungen beim Neugeborenen, 1. Aufl., Urban & Fischer Verlag, München, 1999
R120: Welsch: Sobotta Lehrbuch Histologie, Urban & Fischer Verlag, München, 2003
R126: Klf Dermatologie, 2. Aufl., Urban & Fischer Verlag, München, 2003
R127: Speckmann/Wittkowski: Bau und Funktion des menschlichen Körpers, neu bearb. 19. Aufl., Urban & Fischer, München, 2000
R135: Muntau: Intensivkurs Pädiatrie, 3. Aufl., Urban & Fischer Verlag, München, 2004
R136: Schäffler/Menche: Biologie Anatomie Physiologie, 4. Aufl., Urban & Fischer Verlag, München, 2003
R137: Illing/Claßen: Klinikleitfaden Pädiatrie, 5. Aufl., Urban & Fischer Verlag, München, 2000
R138: Füsgen: Der ältere Patient, 3. Aufl., Urban & Fischer Verlag, München, 2000
S002-3: Lippert: Lehrbuch Anatomie, 3. Aufl., Urban & Schwarzenberg. München, Wien, Baltimore, 1993
S002-5: Lippert: Lehrbuch Anatomie, 5. Aufl., Urban & Schwarzenberg. München, Wien, Baltimore, 1999
S007-1-19: Sobotta: Anatomie, Band 1, Urban & Schwarzenberg. München, Wien, Baltimore, 19. Aufl., 1999
S007-1-20: Sobotta. Atlas der Anatomie des Menschen, Band 1, 20. Aufl., Urban & Schwarzenberg, München, Wien, Baltimore, 1993
S007-2-16: Sobotta/Becher: Atlas der Anatomie des Menschen, Band 2, 16. Aufl., Urban & Schwarzenberg, München, Wien, Baltimore, 1962
S007-2-19: Sobotta: Atlas der Anatomie des Menschen, Band 2, 19. Aufl., Urban & Schwarzenberg, München, Wien, Baltimore, 1999
S007-2-20: Sobotta: Atlas der Anatomie des Menschen, Band 2, 20. Aufl., Urban & Schwarzenberg, München, Wien, Baltimore, 1993
S007-3-16: Sobotta/Becher: Atlas der Anatomie des Menschen, Band 3, 16. Aufl., Urban & Schwarzenberg, München, Wien, Baltimore, 1962
S010-1-14: Benninghoff: Anatomie, Bd. 1, 14. Aufl., Urban & Schwarzenberg. München, Wien, Baltimore, 1990
S010-1-15: Benninghoff: Anatomie, Bd. 1, 15. Aufl., Urban & Schwarzenberg. München, Wien, Baltimore, 1994
S010-1-16: Benninghoff: Anatomie, Bd. 1, 16. Aufl., Urban & Schwarzenberg. München, Wien, Baltimore, 2002
S010-2-13/14: Benninghoff: Anatomie, Bd. 2., 14./15. Aufl., Urban & Schwarzenberg. München, Wien, Baltimore, 1990
S010-2-15: Benninghoff: Anatomie. Makroskopische und mikroskopische Anatomie des Menschen. Bd. 2, 1990
15. Aufl., Urban & Schwarzenberg. München, Wien, Baltimore, 1993
S010-3-8: Benninghoff/Goerttler: Lehrbuch der Anatomie des Menschen, Band 3, Urban & Schwarzenberg, 8. Aufl., 1967
S010-3-14/15: Benninghoff: Anatomie, Bd. 3. 14./15. Aufl., Urban & Schwarzenberg. München, Wien, Baltimore 1990

S017: Schütz/Rothschuh: Bau und Funktionen des menschlichen Körpers, 17. Aufl., Urban & Schwarzenberg, München, Wien, Baltimore, 1982
S018: mod. nach Sobotta: Histologie. 5. Aufl., Urban & Schwarzenberg, München, Wien, Baltimore, 1997
S019: Schütz/Casper/Speckmann: Physiologie. 3. Aufl., Urban & Schwarzenberg, München, Wien, Baltimore, 1982
S020: Primer: Einführung in die Bronchoskopie. Urban & Schwarzenberg, München, Wien, Baltimore, 1978.
S021: Lippert: Anatomie. Text und Atlas. Urban & Schwarzenberg, 5. Aufl., München, Wien, Baltimore, 1989
S022: Ostendorf: Hämatologie. Bd. 8. Innere Medizin der Gegenwart. 1. Aufl., Urban & Schwarzenberg. München, Wien, Baltimore, 1990
S101: Böcker et al.: Pathologie, 1. Aufl., Urban & Schwarzenberg, München, Wien, Baltimore, 1997
S104-4: L. Wicke: Röntgen-Anatomie: Normalbefunde, 4. Aufl., Urban & Schwarzenberg, München 1995
S130-1: Deetjen/Speckmann: Physiologie. 1. Aufl., Urban & Schwarzenberg, München, Wien, Baltimore, 1992.
S130-2: Deetjen/Speckmann: Physiologie. 2. Aufl., Urban & Schwarzenberg, München, Wien, Baltimore, 1994.
S130-3: Deetjen/Speckmann: Physiologie. 3. Aufl., Urban & Fischer, München, 1999
S133: Wheather/Burkitt/Daniels: Funktionelle Histologie, 2. Aufl., Urban & Schwarzenberg, München, Wien, Baltimore, 1987
S134: Weiss: Histology, 5. Aufl., Urban & Schwarzenberg, München, Wien, Baltimore, 1988
S135: Welsch u. a. (Hrsg.), Sobotta: Atlas Histologie. Urban & Fischer. München, 2001
S136: Lippert, H: Anatomie. Text und Atlas. 5. Aufl., Urban & Schwarzenberg, München, Wien, Baltimore, 1989
T003: Anatomisches Institut Münster
T184: Th. Link, Dep. of Radiology at UCSF, San Francisco, USA
T185: O. Schober, Klinik und Poliklinik für Nuklearmedizin, Universität Münster
T186: W. Holzgreve, Universitäts-Frauenklinik, Kantonsspital, Basel/Schweiz

Sachverzeichnis

A

AB0-System 346–347
Abasie 222
Abführmittel 260
Ableitungen
– EEG 85
– EKG 300
Abwehrsystem 350
– Blutzellen 351
– humoral 352, 354
– spezifisch 352
– unspezifisch 351
– Veränderungen im Alter 470
– zellulär 353, 355
Acetylcholin 156, 380, 383
Achillessehne 197, 206, 209, 211–212
Achillessehnenreflex 216
Achselarterie 185
Achselnerv 15, 186
Acromion 175, 179–180, 183
ACTH 404
Actinfilamente 154–155
Adamsapfel 268
Adduktorengruppe 199–200
Adenin 43
Adenosindiphosphat 42–43
Adenosintriphosphat 42–43
Aderhaut 109–110
Adermin 233–234
ADH 334
Adhäsionskontakte 41
Adiadochokinese 221
Aditus laryngis 242
Adnexe 427
ADP 42–43
Adrenalin 382
Adventitia 252, 307, 309
AEP (akustisch evozierte Potenziale) 86
After 195, 253
Afterschließmuskel 195
Ageusie 471
Agnosie
– auditorisch 125
– visuell 115
AIDS 355–356
Akklimatisation
– Temperatur 415
Akkommodation 111
Akkommodationskraft 111
Akromegalie 396
Akrosomreaktion 434
Aktionspotenzial 62, 93–94
– EEG 83
– Entstehung 63
– Herzmuskel 298
– Motoneuron 156
Albumine 341, 343
Aldosteron 332
Alexie 125
Alkalose 283, 335
Alkoholembryopathie 444
Alkoholkonsum
– Kindesalter 463
Allantois 440
Allel 452
Allergie 272
– Typen 355
Alpha-Globuline 343
Alpha-Motoneuron 213–215
Alpha-Wellen
– EEG 84
Alterspigmentierung 471
Altersschwerhörigkeit 471
Alterssichtigkeit 111
Alterungstheorien 467
Alveolarepithel 273
Alveolen 273–274
Alveolus
– dentalis 239
Amboss 121
Aminosäuren 230–231, 258
Ammoniummechanismus 335
Amnesie
– anterograd 141
– retrograd 141
Amnion 438
Amnionhöhle 434, 438, 440
Amniozentese 440, 447
Ampulle
– Vestibularapparat 128
Amylase 256
Amylopektin 256
Amylose 256
Anämie 341, 345, 369
– perniziös 234
Anaphase 47
Aneurin 233
ANF 334
Anfall
– Epilepsie 85
Angina pectoris 293
Angiographie 28
Angström (Einheit) 39
Anomalie
– Farbensehen 115
Anosmie 471
Ansatz
– Muskel 154
anterior 7
antidiuretisches Hormon 334
Antikoagulanzien 367
Antikörper 352
– monoklonal 352
Antiperistaltik
– Dickdarm 259
Antiperniciosafaktor 233–234
Antithrombosestrümpfe 305
Anulus
– fibrosus 171
– inguinalis profundus 176
Anurie 336
Anus 195, 253
Aorta 13, 24, 289–290, 303–304
– abdominalis 322
– ascendens 22
– Windkesselfunktion 310
Aortenbogen 9
Aortenklappe 291–292
Apex
– cordis 289
Aphasie
– motorisch 127, 225
– sensorisch 127
apokrin 49
Apoplex 70, 80
Apoptose 48
Appendix
– epiploica 252
– vermiformis 9, 246, 252
Aquädukt 67, 71, 74
Äquatorialplatte 47
Aqueductus mesencephali 67
Arachnoidea 76
Arcus
– aortae 9
– costalis 174–175
– vertebrae 79, 169
– zygomaticus 162
Arm
– Bewegungen 193
Armarterie 13, 185, 188–189, 304
Armbeuger 187
Armgeflecht 13, 15, 159, 185
Armstrecker, dreiköpfiger 15
Armvene 306
Arteria/Arteriae
– axillaris 185
– basilaris 16, 77
– brachialis 13, 185, 188–189, 192, 304
– bronchiales 271
– carotis communis 9, 13, 21,166, 304
– carotis interna 20, 77, 80–81
– centralis retinae 114
– cerebelli anterior inferior 80
– cerebelli superior 80
– cerebri 79–81
– cerebri media 78
– coronaria dextra 289–290
– dorsalis pedis 208–209
– facialis 164
– femoralis 13, 15, 176, 199–200, 206, 304
– fibularis 212
– gastrica dextra 248
– gastrica sinistra 248
– gastro-omentalis dextra 248
– gastro-omentalis sinistra 248
– hepatica 24
– hepatica propria 246, 248, 307
– iliaca 13
– iliaca communis 304, 322
– iliaca externa 26, 199–200
– intercostals 13, 15
– interlobaris 323
– interlobularis 251
– meningea media 77–78, 81
– mesenteria inferior 248
– mesenteria superior 25, 248
– mesenterica inferior 304
– mesenterica superior 304
– obturatoria 201
– ovarica 425
– poplitea 15, 201, 209, 212
– pulmonalis 272, 290
– radialis 13, 188–189, 192

– renalis 25, 304, 321–322
– renalis accessoria 321
– spinalis 80
– splenica 248, 322, 364
– subclavia 166, 186, 304
– temporalis superficialis 164
– tibialis anterior 15, 208–209, 212
– tibialis posterior 15, 210, 212
– ulnaris 13, 15, 188–189
– umbilicalis 443
– uterina 425
– vaginalis 425
– vertebralis 18, 21, 77, 80
Arterie
– Wandbau 309
Arterienpuls 311
Arteriogramm
– Bauchaorta 322
Arteriole 305
– Wandbau 309
Arteriosklerose 293
– alter Mensch 468
Arthritis 153
Arthrose 153, 470
Arthroskopie
– Kniegelenk 202
Articulatio
– intervertebralis 167
– sacroiliaca 194
Artikulation 127
Ascorbinsäure 233–234
Aspiration 268
Aspirationspneumonie 268
ASR (Achillessehnenreflex) 216
Assoziationsareale 140
Assoziationsbahnen 73
Assoziationsfelder 115, 125, 139
Assoziationssystem 139
– motorisch 224
Astasie 222
Asthma bronchiale 273
Astigmatismus 113
Astrozyt 59
Asynergie
– zerebellar 221
Ataxie 222
Atelektasen 274
Atemkapazitäten 277
Atemmechanik 275
Atemminutenvolumen 280
Atemnot 279
Atemvolumen 276
Atemvolumina 277
– alter Mensch 469
Atemzentrum 275–276, 387
Atemzugvolumen 277
Atlas 18, 168, 170
Atmung 264
– Krankenbeobachtung 274, 283
– Säure-Basen-Haushalt 282
– Veränderungen im Alter 469
ATP 42–43
atrialer natriuretischer Faktor 334
Atrioventrikularklappe 290–291
Atrioventrikularknoten 296, 298
Atrium
– dextrum 289–291
– Herz 288
– sinistrum 289–291
Atrophie 53
Atropin 383
Auditorisches System 92, 119
– Leitungsbahnen 125
Auerbach-Plexus 377
Augapfel 17, 108, 110
Auge 107
– Bildentstehung 111–112
– Ringmuskel 163
Augenabziehnerv 68–69
Augenbewegungsnerv 68–69
Augenhintergrund 115
Augenhöhle 17, 108, 161
– Horizontalschnitt 20
Augenkammer 110
Augenlider 107
Augenmuskeln 17, 109, 117
Augenrollnerv 68–69
Augenspiegelung 114–115
Auricula 121
Ausatmung 276
Außenband 204–205
Austreibungsphase
– Geburt 448, 451
Auswärtsdreher 190
Auswärtsschielen 117
Auswärtswender 188
Autonomie, multifokale 35
Autophagie 41, 43
Autosomen 43, 452
AV-Knoten 296, 298
Axerophthol 233
Axis 168, 170
Axon 57–58
Azidose 283, 335

B

B-Lymphozyten 352, 354
Backenzahn 238
Balken 16, 18, 67, 73
Ballaststoffe 259
Bänder
– Gelenke 151
Bandhaft 149
Bandscheiben 170
Bandscheibensyndrom 143
Bandscheibenvorfall 171
Barorezeptoren 314
Barrierenkontakte 41
Bartholin-Drüsen 427
Basale Stimulation® 142
Basalganglien 19, 73, 222–223
Basalkörperchen 41
Basallamina 40
Basalmembran 49
Basalschicht 99
Basaltemperatur 411
Basensparmechanismus 335
Basilararterie 16, 20, 77
Basilarmembran 122–124
Bauchaorta 25, 304
– Arteriogramm 322
Bauchhautreflex 219
Bauchhöhlenschwangerschaft 425
Bauchmuskel, äußerer schräger 13
Bauchmuskeln 25, 175–176, 178
Bauchorgane
– Ansicht von hinten 9
– Ansicht von vorne 8
– CT 32
– Seitenansicht 10
Bauchspeicheldrüse 9, 24–25, 247, 406
– Hormone 405
Baufett 51
Bauhin-Klappe 249, 251
Beatmung 277
Becken 195
– Knochen 193
Beckenarterie 13, 304
– äußere 26–27
Beckenboden
– Frau 327
– Mann 327
Beckeneingangsebene 195
Beckengürtel 174
Beckenhöhle 196
Beckenknochen 26
Beckenorgane
– Horizontalschnitt 26–27
Beckenvene 306
– äußere 26–27
Befruchtung 433–434
Bein
– Knochen 196
Beinarterie 304
Beinvene 306
Belegzellen 244
Beriberi-Krankheit 233
Beschleunigung 128
– Rezeptoren 130
Beta-Globuline 343
Beta-Wellen
– EEG 84
Bewegungsapparat 160, 470
Bicarbonat 281, 335
Bicarbonatmechanismus 335
Bicepsreflex 216
Bikuspidalklappe 290
Bildentstehung
– Auge 111–112
bildgebende Diagnostik 28
Bilirubin 259
– enterohepatischer Kreislauf 260
– Stoffwechselstörung 260
Bindegewebe 49–51
Bindegewebsscheide
– Blutgefäße 305
Bindehaut 108
Biotin 233–234
bipolar
– EKG-Ableitungen 300
bitter
– Geschmack 132
Blasendreieck 327
Blasenentleerungsstörung 336
Blastomeren 434–435
Blastozyste 434–435
Blattpapillen 132

Blinddarm 8–10, 246, 252
Blut
– Aufgaben 341
– Plasma 341
Blut-Hirnschranke 61
Blutbild
– Kind 458
Blutdruck
– Alter 468
– diastolisch 314
– Entstehung 311
– Messung 314–315
– Regelung 311
– systolisch 314
Bluterkrankheit 367
Blutgefäße 301
– Wandbau 307, 309
Blutgefäßsystem 301
Blutgerinnung 365–366
Blutgruppe 346–347
– Bestimmung 346–347
– Vererbung 452
Blutmauserung 362
Blutplättchen 363
Blutsenkungsgeschwindigkeit 345
Blutstillung 365
Blutungszeit 365
Blutzellen
– Abwehrsystem 351
Blutzuckerspiegel
– Regelung 407–408
BMI 229
Bobath 142
Bobath-Konzept 221
Body-Mass-Index 229
Bogengänge 121–122, 129
Bogengangsorgan 128–130
Bohr-Effekt 280
Boten-RNS 44–45
Bowman-Kapsel 323
Brachioradialisreflex 216
Brechzentrum 256
Bries 357
Broca-Sprechzentrum 127
Bronchialbaum 270, 272
Bronchialdrüsen 271
Bronchialschleimhaut 273
Bronchiektasen 469
Bronchien 270, 272
Bronchiolen 271
Bronchitis 284
Bruchpforte 177
Brücke 18, 67–68, 71, 73–74
Brustaorta 23, 304
Brustbein 22–23, 174–175
Brustdrüse 427–428
Brustkorb 174–175
– siehe Thorax 289
Brustmuskel 175, 178–179
– groß 13, 184
– klein 184
Brustorgane
– Ansicht von hinten 9
– Ansicht von vorne 8
– Seitenansicht 10
Brustwandableitung
– EKG 300
Brustwarze 427–428
Brustwirbel 22, 167–170
BSG (Blutsenkungsgeschwindigkeit) 345
BSR (Bicepssehnenreflex) 216
Bulbourethraldrüse 421
Bulbus 108, 110
– olfactorius 68, 135–136
– penis 423
Burdach-Strang 75
Bursa
– suprapatellaris 205
– synovialis 211
Bürstensaum 41
Bypass-Operation 293

C

C-Zellen 400
Ca-Pumpe 157
Caecum 8–10, 246, 252
Calcaneus 194, 197, 206
Calciferol 233–234
Calcitonin 396, 400–401
Calcium 235
– Regelung 400–401
Calciumantagonismus
– Herzmechanik 299
Canalis
– caroticus 77
– centralis 71
– semicircularis osseus 128
Caninus 238
Capitulum
– humeri 180, 187
Capsula fibrosa renalis 321
Capsula interna 19, 73–74
Caput
– costae 174
– femoris 194, 196
– fibulae 194
– humeri 180
– mandibulae 162
– radii 180–181
Carbaminohämoglobin 281
Carboanhydrase 281
Cardia 244
Carotissinus
– Pressorezeptoren 312
Carpus 180–181
Cartilago
– aritenoidea 269
– arytenoidea 127
– cricoidea 241, 269
– thyoidea 241
– thyroidea 269
– trachealis 269
Caruncula
– lacrimalis 108
Cauda equina 79, 159
Cavitas
– epiduralis 79
– glenoidalis 175
– nasi 266
– oris 235, 266
– subarachnoidalis 79, 82
Cavum tympani 120–121
Cellulae ethmoidales 265–266
Cellulae mastoideae 120
Cementum 237, 239
Centriol 40, 42
Centrum
– anospinale 259, 387
– ciliospinale 387
– genitospinale 387
– vesicospinale 387
Cerebellum 16, 67
– Funktion 221
Cerebrocerebellum 221–222
Cerebrum 66
Cervix
– uteri 425
Chalazion 108
Chemotaxis 352–353
Chiasma opticum 67, 71
Cholecalciferol 233
Cholezystokinin 254
Chorda dorsalis 438
Chorea 223
Chorion 442
Choriongonadotropin 447
Chorionhöhle 434
Chorionzottenbiopsie 446
Choroidea 109–110
Christiansen-Douglas-Haldane-Effekt 282
Chromatin 42
Chromosomen 43, 452
– Aufbau 43
Chromosomenaberration
– nummerisch 453
– strukturell 453
Chromosomensatz 43–44
Chylomikronen 258
Chymotrypsin 258
Chymotrypsinogen 258
Circulus arteriosus 77, 80
Cisterna cerebellomedullaris 82
Claudicatio intermittens 468
Clavicula 13, 166, 175, 179
Clearance, mukoziliare 271, 273
Clitoris 426
CO_2
– siehe Kohlendioxid 281
Cobalamin 233–234
Colibakterien 259
Collum
– anatomicum 180
– chirurgicum 180
– dentis 239
– femoris 194, 196, 198
Colon
– ascendens 8–10, 246, 253
– descendens 9, 11, 246, 253
– sigmoideum 9, 11, 246, 253
– transversum 8, 10–11, 24–25, 246, 253
Compacta 147–148, 150
Computertomographie 28, 32
Concha nasalis 242
– inferior 266–267
– media 266–267
– superior 266–267

Condylus
– humeri 180
– lateralis 194, 196, 204–205
– medialis 194, 196, 204–205
Conjugata vera 195–196
Conjunctiva 108
Connexone 41
Cor 8–11, 288
Corium 97, 99
Cornea 108, 110
Cornu temporale 73
Corona
– dentis 239
Corpus
– albicans 426
– callosum 16, 18, 67, 73
– cavernosum 421, 423
– cavernosum bulbi vestibuli 327
– cavernosum clitoridis 327
– geniculatum laterale 115–116
– geniculatum mediale 124–125
– luteum 426
– – Schwangerschaft 447
– mamillare 67–68
– pineale 67, 71
– spongiosum 421, 423
– spongiosum urethrae 327
– sterni 175
– uteri 425
– ventriculare 244, 246
– vertebrae 79, 169
– vitreum 110
Cortex cerebri 73
Corti-Organ 122–123
Corticalis 147
Corticotropin 404
Cortisol 402
– Regelkreis 404
– Überproduktion 404
– Unterproduktion 404
Costae 23
Cowper-Drüse 421, 423
Crista
– ampullaris 128
– iliaca 194, 199–201
CT 28, 32
Cupula 128–130
Curare 156, 380
Cushing, Morbus 464
Cushing-Syndrom 464
Cutis 97
Cytosin 43

D

D-Hormon 400
Dammmuskel 195
Darmbein 193–195, 198
Darmbein-Lendenmuskel 199–200
Darmbeinkamm 194, 199–200
Darmbeinrippenmuskel 173
Darmbeinstachel 194, 199
Darmnervensystem 377, 379
Darmwand
– Aufbau 247
Darmzotten 246
Dauergedächtnis 140
Daumenabzieher 190–191
Daumenbeuger 190
Daumengrundgelenk 189
Daumenstrecker 190–191
Decidua 442
Deckmembran 122, 124
Defäkation 259
Degeneration 53
Dehnungsrezeptoren 334
– Lunge 275–276
Dehydratation 341
Dekubitus 100
Delta-Wellen
– EEG 84
Deltamuskel 13, 15, 172–173, 178, 183–186
Dendrit 57
Dens axis 170
Dentin 236, 239
Denver-Test 461
Depolarisation 62–63, 93, 156
Depolarisationsblocker 381
Dermatom 71, 103
Dermis 97
Descensus testis 419
Desmodont 238
Desmosom 40, 41
Desoxyribonucleinsäure 43–44
Desquamation 433
Desquamationsphase 432
Dezidua 440
Diabetes mellitus 405
– alter Mensch 472
Diameter
– obliqua 195
– sagittalis 195
– transversa 195
Diaphragma 24, 175–176, 178
– urogenitale 326–327
Diaphyse 147, 150
Diarrhö 260
Diastole 299
Dickdarm 24–25, 251
– absteigend 9, 11, 246, 253
– aufsteigend 8–10, 246, 253
– Doppelkontrast 31
– Funktion 259
– Head-Zone 382
– querlaufend 8, 10–11
– querverlaufend 246, 253
– S-förmig 9, 11, 246, 253
Diencephalon 18–19
Differentialblutbild 350
Diffusion 46
– Lunge 279
Digiti 182
Dilatation
– Herz 294
Dioptrie 111
dioptrischer Apparat 111
Dipeptid 230–231
Disaccharid 230–231
Discus 151
– intervertebralis 170–171
– Kiefergelenk 164–165
Diskozyten 344
Distorsion 153
Divertikulose 470
DNS 43–44
dominant 452
Doppelhelix 43
Doppelkontrast 28
– Dickdarm 31
Dornfortsatz 167–169
Dornmuskel 173
dorsal 7
Dorsalaponeurose 191
Dottersack 434, 438
Down-Syndrom 453
Dranginkontinenz 472
Drehbeschleunigung 128
Drehgelenk 152
Dreieckbein 181–182
Dreieckmuskel 163
Drillingsnerv 68–69
Drosselgrube 179
Drosselvene 18, 21, 80
Druck
– hydrostatisch 328, 331
– osmotisch 328, 331, 343
Druckpuls 311
Druckrezeptoren 314
Drüsen 51
– apokrin 49
– endokrin 391
– exokrin 49
– Haut 99
– holokrin 49
– merokrin 49
Drüsenepithel 49
Ductulus
– efferens 422
Ductus
– alveolaris 274
– arteriosus Botalli 443
– choledochus 24, 246, 249
– cochlearis 123
– cysticus 249
– deferens 420–422
– ejaculatorius 421
– hepaticus 248
– lacrimalis 108
– lactiferi 428
– nasolacrimalis 108, 265, 267
– pancreaticus 247, 249
– parotideus 164, 240
– submandibularis 240
– thoracicus 360
Duftdrüsen 100
Dunkeladaptation 115
Dünndarm 8, 10–11, 25, 246
– Head-Zone 382
Duodenum 9, 246–247
Dupuytren-Kontraktur 192
Dura mater 76–79, 82
Durchfall 260
Dysdiadochokinese 221
Dysmetrie 221
Dysplasie
– Hüfte 199

E

Echinozyten 344
Eckzahn 238
Edinger-Westphal-Kern 117
EEG 83–85
– Ableitung 85
– Schlaf 88
Eichel 421
Eierstock 424–425
Eierstockarterie 425
Eigelenk 152
Eigenmuskulatur 172
Eigenreflex 214, 216
Eigenreflexbogen 213–214
Eileiter 424–425
Eileiterschwangerschaft 435, 454
Einatmung 275
Einfachzucker 230–231
Eingeweide-Reflex 385–386
Eingeweide-Muskel-Reflex 386
Eingeweideschmerz 102
Einnistung 435
Einthoven
– EKG-Ableitung 300
Einwärtsdreher 187–188, 190
Einwärtsschielen 117
Eisprung 424, 426
Eiweiß 230–231
– Blutbestandteil 341
– Verdauung 258
Eizelle 424
Ejakulat 423
Ejakulation 423
EKG 294, 297, 299
– Ableitungen 300
– Herzinfarkt 301
Ektoderm 434–435, 438
Elektroden
– EEG 83, 85
Elektroenzephalogramm 83–85
Elektrokardiogramm 294, 297, 299
– Herzinfarkt 301
Elektrolyte 235
– Blutplasma 343
Elektrolyttransport 332
elektromechanische Kopplung 156
Elektromyogramm 157
Elektrophorese 343
Elektrosmog 86
Elle 179–180
Ellenarterie 13, 188–189
Ellenbogen 180
Ellenbogenfortsatz 181
Ellenbogengelenk 187
– Muskeln 187
Ellennerv 13, 15, 185–186, 188–189, 191
Embolie 367
Embryo 434–435, 439
– Organentwicklung 443
– Ultraschalluntersuchung 444
Embryoblast 434–435
Embryonalentwicklung 436–438
Embryonalhüllen 435
Embryopathie 444
EMG (Elektromyogramm) 157
Emmetropie 111, 113
Emulgierung
– Fettverdauung 257
Enamelum 237, 239
Encephalomyelitis disseminata 63
Endharn 324, 332
Endhirn 66
Endknopf, synaptischer 58, 60
Endoderm 438
Endokard 293, 296
Endokarditis 293
endokrin 49, 51
endokrines System 390–391
– Veränderungen im Alter 472
Endolymphe 121, 123
Endometrium 426
– Schwangerschaft 448
Endoneurium 60
Endosom 42
Endozytose 40, 42–43, 46
Endphalanx 181–182
Endplatte, neuromuskuläre 154–156
Endplattenpotenzial 155–157
Energiebedarf 229
Energiebereitstellung 46
Energiegehalt 232
Engramm 140
enterohepatischer Kreislauf
– Bilirubin 259–260
– Gallensäuren 257
Enterokinase 258
Entoderm 434, 438
Entwicklung
– Kind 457
Entwicklungsstadien
– Kind 459, 461
Epicondylus
– lateralis 180, 187
– medialis 180, 187–188
Epidermis 97, 99
Epididymis 420–422
Epiduralanästhesie 83
Epiduralraum 79
Epiglottis 127, 241–242, 268–269
Epikard 293
Epilepsie 85
– EEG 85
Epineurium 60
Epiphyse 147, 150, 394
Epithelgewebe 48, 50
– Gliederung 50
EPP (Endplattenpotenzial) 155–157
EPSP (exzitatorisches postsynaptisches Potenzial) 65
Erbkrankheiten 452
Erbrechen 256
Erbsenbein 181–182
Erektion 423
– Querschnittslähmung 424
Ergocalciferol 233
Ernährung 230
– alter Mensch 473
Ernährungsreflex 218
Eröffnungsphase
– Geburt 448, 451
Erregung
– Aktionspotenzial 62
Erregungsbegrenzung 138
Erregungsleitung 63–64
– afferent 137
Erregungsleitungssystem 298
– Herz 294, 298
Erregungsübertragung 65
– Synapse 65
Erwachsenengebiss 238, 240
Erythropoetin 344
Erythrozyten 344
– Entwicklung 348
Eustachische Röhre 120
eutroph 450
evozierte Potenziale 86
exokrin 49, 51
Exophthalmus 399
Exozytose 40–42, 46
Exspiration 276
Extrapyramidalbahnen 75
Extrauteringravidität 454
Extremitätenableitung
– EKG 300
extrinsic factor 233–234
exzitatorisch 65

F

Facies
– lunata 195
– poplitea 194
Fadenpapillen 132–133
Faeces 259
Faktorenaktivierung
– Blutgerinnung 365–366
Falx cerebri 78
Färbeindex 345
Farbensehen 114
Fascia
– thoracolumbalis 172
Fasciculus
– cuneatus 75
– gracilis 75
Faserknorpel 52
Faszie 153
Felderhaut 97
Femur 194
Fenestra
– cochleae 120
– ovalis 120
– rotunda 120
– vestibuli 120
Fenster
– oval 120–121
– rund 120–121
Fernakkommodation 112
Fersenbein 194, 197, 206
Fetopathie 444
Fette 230–231
– Verdauung 257
Fettgewebe 51
Fettmark 147–148
Fettsäuren 230–231, 257
Fetus 443
– Organentwicklung 443
Fibrinbildung 366

Fibrinogen 366
Fibrinolyse 368
Fibula 194, 197
Fieber 414
Fila olfactoria 135–136
Filamente 40
Filtration 328–329
Filtrationsrate, glomeruläre 330
Fimbrien 424
Fimbrientrichter 424–425
Finger 182
Fingerbeuger 190
Fingergelenke 189
– Muskeln 189
Fingerknochen 181–182
Fingernägel 99
Fingerrückensehne 191
Fingerstrecker 191
Fissura longitudinalis cerebri 66–67
Flechsig-Strang 75
Fleck
– blinder 110, 114–115
– gelber 110, 115
Flexura duodenojejunalis 247
Flimmerepithel 41, 270, 273
Flügelmuskel 166
Flüssigkeitsbilanz 234
Follikelphase 433
Follikelsprung 426
follikelstimulierendes Hormon (FSH) 429
Folsäure 233–234
Fontanellen 161–162
Fonticulus
– anterior 162
– posterior 162
Foramen
– intervertebrale 171
– ischiadicum majus 195, 198
– jugulare 80
– magnum 77–78
– obturatum 194, 196, 198
– vertebrae 169
Foramen ovale 443
Formatio reticularis 223
Fornix 67, 71
Fortpflanzung 3, 419
Fortsatz
– Nervenzelle 57
Fossa
– infraspinata 179–180
– intercondylaris 194
– interpeduncularis 68
– olecrani 180–181
– supraspinata 179–180
Fovea centralis 110
Fraktur 149
Frau
– Beckenorgane 26
Freie Radikale 467
Fremdreflex 217, 219
Fremdreflexbogen 217–218
Frenulum
– labii inferioris 237
– labii superioris 237
– praeputii 423
Frequenz
– Schall 119
Frischgedächtnis 140
Frontalebene 7
Fruchtwasser 440
Fruchtzucker 230
Fruktose 230, 257
FSH 429, 432
Fundus
– uteri 425
– ventricularis 244, 246
Fuß
– Knochen 197
Fußrückenarterie 208
Fußwurzel 194, 197

G

Galaktose 257
Galea aponeurotica 164
Gallenausführungsgänge 248
Gallenblase 8, 246, 249
Gallenfarbstoff 259
Gallengang 24, 246, 249, 251
Gallensäuren 257
Gamma-Globuline 343
Gamma-Motoneuron 213–215
Gammastrahlen 30
Ganglienblocker 380
Ganglienzelle 57
Ganglion 57, 373, 378
– ciliare 117–118, 374
– coeliacum 374–375, 377
– mesentericum inferius 374–375, 377
– mesentericum superius 374–375
– oticum 374
– spinale 79
– stellatum 374
– vestibuli 122
Gasaustausch 273–274
Gaster 8, 24, 244
gastric inhibitory peptide 254
Gastrin 254
Gastritis 245
Gastroskopie 245
Gaumen 16–17, 235, 237, 241–242
Gaumenbein 163
Gaumenmandel 241–242, 359
Gaumensegel 235, 237, 267
Gebärmutter 26, 425, 440
– Schwangerschaft 450
– Untersuchung 427
Geburt 447
– Phasen 448, 450
Geburtshindernis 447
Geburtstermin 447
Gedächtnis 140–141, 352
– Veränderungen im Alter 471
Gefäßverengung
– Blutstillung 365
Gegenstromverfahren 334
Gehirn 65
– Blutversorgung 77
Gehörgang 120–121, 165
Gehörknöchelchen 121, 123
Gekröse 246
Gekrösearterie, obere 25, 248, 304
Gekrösevenen 250
Gelbkörper 426
– Schwangerschaft 448
Gelbsucht 260
Gelenk 149
– Formen 152
– Funktionsbeurteilung 153
– straff 152
Gelenkfortsatz 167, 169
Gelenkknorpel 147, 151
Gelenkknorren 194, 196
Gelenkschmiere 151
Gen 43, 452
Generatorpotenzial 93
Genetische Determinierung
– Altern 467
Genmutation 453
Genregulationstheorie
– Altern 467
Gentherapie 45
Gerinnungsfaktoren 365
Gerinnungshemmung 367–368
Gerinnungsstörungen 367
Gerstenkorn 108
Geruchsqualitäten 134
Gesäßmuskel 15
– groß 200–201
– klein 200
– mittel 200–201
Gesäßnerv 15, 201
Geschlechtschromosomen 43, 452
Geschlechtsorgane
– Differenzierung 420
– Frau 424
– Mann 419, 421
Geschmack
– Leitungsbahnen 134
Geschmacksknospen 132–133, 240
Geschmacksqualitäten 132
Gesichtsfeld 116
Gesichtsfeldausfall 116
Gesichtsmuskeln 164
Gesichtsmuskulatur 163
Gesichtsnerv 68–69
Gesichtsschädel 161
Gestagen 431
Gesundheitserziehung 462
Gewebe 48
– Veränderungen 52
Gewebsaktivatoren
– Fibrinolyse 368
GFR 330
Gigantismus 396
Gingiva 237, 239
glandotrop 391
Glandula
– bulbourethralis 423
– parathyroidea 398
– parathyroideae 400
– parotidea 164, 240
– sublingualis 240
– submandibularis 240
– thyroidea 241, 396–397
Glans penis 421
Glanzstreifen 296
– Herzmuskelgewebe 52

Glaskörper 110–111
Glaukom 109
Gleichgewicht
– Leitungsbahnen 131
Gleichgewichtssystem 131
Gliazelle 57, 59, 61
Glied 423
– siehe auch Penis 423
Globuline 341, 343
Globus pallidus 73
glomeruläre Filtrationsrate 330
Glomerulonephritis 331
Glomerulus 321, 323, 325, 329
Glomus caroticum 275, 280
Glucocorticoide 402
Glucosurie 332
Glukagon 407
Glukose 230
Glukosetransport 332
Glukosidase 257
Glycerin 230–231, 257
Glykogen 257
GnRH 430
Goldberger
– EKG-Ableitung 300
Golgi-Apparat 40–42
Goll-Strang 75
Gonadotropin-Releasing-Hormon 430
Gonadotropine 429
Gonosomen 452
Gowers-Strang 75
Graaf-Follikel 424, 426
Granulozyten 347, 350
– basophil 348
– eosinophil 348
– neutrophil 348
– segmentkernig 349
– stabkernig 349
Grätengrube 179–180
graue Substanz 72
Grenzstrang 374–375, 377–378
– Sympathikus 373
Griffelfortsatz 162, 180
Großhirn 66, 72–73
Großhirnarterie 79, 81
Großhirnhemisphäre
– Frontalschnitt 18
– Horizontalschnitt 20
Großhirnrinde 75
– Nervenzelle 58
Großzehe 197, 206
Großzehenbeuger 207, 209
Großzehenstrecker 207–209
growth hormone 395
Grundphalanx 181–182
Grundumsatz 229
Guanin 43
Gustatorisches System 92, 131
– Leitungsbahnen 134
Gyrus 67
– postcentralis 66, 78
– prae- und postcentralis 67
– praecentralis 66, 78

H

Haare 99
Haarnadelgegenstromprinzip 334
Haase-Regel 444
Haften 149
Hagelkorn 108
Hakenbein 181–182
Halbdornmuskel 172–173
Hallux 197
Hals
– Muskulatur 166
Hals-Schaft-Winkel 196
Halsarterie 304
Halsgeflecht 159
Halsvene 306
Halswirbel 79, 167–169
Halswirbelsäule 16
Haltemotorik 212
Hämatokrit 341–342
Hämatom
– epidural 81
Hammer 121
Hämoglobin
– Kohlendioxidtransport 281
– Sauerstofftransport 279
Hämophilie 367
Hämorrhoiden 253
Hämostase
– primär 365
– sekundär 365
Hand
– Bewegungen 193
– Sehnenscheiden 191
Handbeuger 188, 190
Handgelenk 189
– Muskeln 189
Handstrecker 190–191
Handwurzel 180–181
Handwurzelknochen 181
– Bestimmung des Knochenalters 460
Harnblase 8, 10–11, 26–27, 326–327, 330
– Entleerung 335
– Head-Zone 382
Harnblasenentzündung 326
Harndrang 336
Harnleiter 9, 321–322, 325, 330
– Engstellen 325
Harnorgane
– siehe auch Nierensystem 320
Harnröhre 326–327, 421
– Engstellen 326
Harnröhrenschwellkörper 327, 421, 423
Harnsäure 332
Harnstoff 332
Hauptbronchus 22, 270, 272
Hauptsignalfluss 137
Hauptzellen 244
Haustren
– Dickdarm 249, 252
Haut 96
– Aufbau 97, 99
– Blutgefäße 100
– Rezeptor 58
– Veränderungen im Alter 471
Haut-Eingeweide-Reflex 386
Haut-Muskel-Reflex 386
Hautanhangsorgane 99
Hautnerven 13, 15
Hautturgor 99
HCG 447
Head-Zonen 380, 382
Helferzellen 353
Helicotrema 122–123
Hemisphärenspalte 66
– Großhirn 66
Henle-Schleife 323–324
Hepar 8–11, 246, 248
Hepatitis 261
Herz 8–11, 22, 288–290
– Druckverlauf 288
– Head-Zone 382
– Horizontalschnitt 23
– Innervation 376
– vegetatives Nervensystem 297
Herz-Kreislauf-System 287
– Risikofaktoren 468
– Veränderungen im Alter 468
– vor der Geburt 442
Herzaktion 302
Herzbasis
– Horizontalschnitt 22
Herzbeutel 288–289
Herzgeflecht 376
Herzgeräusche 301
Herzhypertrophie 468
Herzinfarkt
– EKG-Veränderungen 301
Herzinsuffizienz 317
Herzkatheter 293–294
Herzklappen 290, 292
– Ventilfunktion 299
Herzkranzgefäße 289–290, 292, 304
Herzminutenvolumen 301
Herzmuskelfasern 52
Herzmuskulatur 293, 296
Herzspitze 289
Herzspitzenstoß 288, 301
Herzstillstand
– künstlich 62, 296
Herztöne 301–302
Herzwand 293
Heterochromosomen 43
heterozygot 452
Hexamethonium 380
Hiatus
– semilunaris 267
Hilum
– Lunge 22
Hilus
– Leber 248
– renalis 321
Hinterhauptsbein 160, 162
Hinterhauptsfontanelle 161
Hinterhauptslappen 19–20, 66–67
Hinterhorn
– Rückenmark 70
Hinterwurzel 70, 79
Hirnanhangsdrüse 16, 68, 71, 78, 80, 392
Hirnbasis 68
Hirngefäße
– Erkrankungen 80

Hirngewölbe 67, 71
Hirnhaut 76
Hirnhautarterie 80
Hirnnerven 69–70
– Innervationsgebiete 70
Hirnrinde 73, 75
– motorisch 220
Hirnschädel 160
Hirnsichel 78
Hirnstamm 16, 67, 71, 73
– Frontalschnitt 18
– Horizontalschnitt 20
Hirnstoffwechsel
– PET 36
Hirntod 474
Hirnventrikel 74, 81–82
His-Bündel 298
Histokompatibilitätskomplex 354
Histologie 39
Hitzeakklimatisation 415
Hitzetod 415
Hitzschlag 414
HIV 355–356
Hochdrucksystem 287–288
Hochstetter
– ventrogluteale Injektion 203, 207
Hoden 419, 421–422
– Head-Zone 382
Hodenhochstand 419
Hodenkanälchen 421–422
Hodensack 420–421
Höhenpolyglobulie 345
Hohlhandsehne 188
Hohlvene
– obere 306
– untere 24–25, 250, 306
holokrin 49
homozygot 452
Homunculus 104–105, 220
Hörbahn 125
Hordeolum 108
Hören 119
Hörfeld 124
Hörfläche 126
Horizontalebene 7
Horizontalzelle 114
Hormone 391
– effektorisch 391
– glandotrop 391
– Wirkungen 392
Hornhaut 108, 110
Hornschicht 97, 99
Hörorgan 120
– Bau 121
Hörschleife 124–125
Hörschwelle 126
Hörstrahlung 124–125
Hörzellen 122
Hüftbein 193
Hüftgelenk 198–199, 462
– Bewegungen 210
Hüftknochen 174
Humerus 179–180
Hungerödem 329
Husten 271
hyalin
– Knorpel 52
Hymen 426
Hypercortisolismus 404
Hyperhydratation 341
Hyperinsulinismus 407
Hyperkalzämie 402
Hyperkinese 223
Hyperopie 112–113
Hyperplasie 53
Hyperpolarisation 62
Hyperthermie 415
Hyperthyreose 399, 408
Hypertonie 315
– Nierenkrankheiten 336
hypertroph 450
Hypertrophie 53
– Herzwand 294
Hypervolämie 341–342
Hypocortisolismus 405
Hypogeusie 471
Hypoinsulinismus 405
Hypokalzämie 402
Hypoosmie 471
Hypophyse 16, 67–68, 71, 78, 80, 392, 394
Hypothalamus 68, 71, 387, 392, 394
– Temperaturregulation 411, 413
Hypothermie 415
Hypothyreose 399
Hypotonie 315
hypotroph 450
Hypovolämie 341–342

I

Ikterus 260
Ileum 246–247
Immunglobuline 343
Immunität 355
Immunsystem
– siehe auch Abwehrsystem 350
Implantation 435
Imprägnation 434
Incisivus 238
Incus 121
Infektionskrankheiten
– Kindesalter 463
Infundibulum 68, 392, 394
Inhibine 391
inhibitorisch 65
Injektion
– intramuskulär 205, 207
– ventrogluteal 205, 207
Inkontinenz
– alter Mensch 472
Innenband 204–205
Innenohr 121, 124
Insel
– Großhirn 67
Inspiration 276
Insulin 405
– Mangel 405
– Überschuss 407
Intelligenz
– fluide 471
– kristalline 471
Intentionstremor 221
Interkostalarterien 304
Interkostalnerven 159
Interphase 47
Intestinum
– crassum 251
– tenue 246
Intima 307, 309
intrinsic factor 234
Ionenkanäle 61
Ionenstrom 64
IPSP (inhibitorisches postsynaptisches Potenzial) 65
Iris 109–110
Ischiasnerv 15, 201

J

Jejunum 246–247
Jochbein 161–162
Jochbeinmuskel 163
Jochbogen 162
Jod-123 29
Jodmangel 396
Joule 229
Jungfernhäutchen 426

K

Kahnbein 181–182
– Fuß 194, 197, 206
Kaiserschnitt 447
Kalium 235
Kaliumausstrom 63
Kalkarinafurche 67
Kallusbildung 149
Kälteakklimatisation 415
Kältezittern 412, 414
Kaltrezeptor 102
Kaltrezeptoren 413
Kammer
– Herz 23, 288–291
Kammerscheidewand 290–291
Kammerschenkel 298
Kapazitation 434
Kapillare 305
– Wandbau 309
– Wasseraustausch 327–328
Kapillaren 304
Kapillarknäuel
– Niere 321, 323
Kapsel
– Gelenk 151
Kapsel, innere 73, 81
Kapselbänder 199
Kardioplegie 297
Karies 238
– Prophylaxe 462
Karpaltunnelsyndrom 89, 192
kaudal 7
Kaudruck 166
Kaumuskel 164–165, 240
Kaumuskulatur 164–165
Kehldeckel 127, 241–242, 268–269
Kehlkopf 10–11, 126, 241, 268
– Horizontalschnitt 21
Kehlkopfnerv 376

Kehlkopftasche 127
Keilbein 160, 194, 197, 206
Keilbeinflügel 161
Keilbeinhöhle 16, 163, 265, 267
Keimblatt
- Embryo 435
Keimdrüsen
- Frau 424
- Mann 419
Keimzellbildung 428
Keratinozyten 99
Kerckring-Falten 246, 249
Kernspin 29
KHK 293
Kiefergelenk 164–165
Kieferhöhle 17, 161, 266
Killerzellen 354
Kinästhetik® 142
Kindheit 457
Kinetosom 41
Kinnmuskel 163
Kinozilie 40–41
Kitzler 426
Kitzlerschwellkörper 327
Klangbildung 126
Klappenebene 291–292
Kleinhirn 16, 20, 67, 71–72, 74
- Funktion 221
- Horizontalschnitt 20
Kleinhirnzelt 78
Kleinkindalter 460
Klimakterium 433
Klinefelter-Syndrom 453
Kniegelenk 196, 201, 204–205
- Bewegungen 210
Kniehöcker
- äußerer 115–116
- innerer 124–125
Kniekehlenarterie 15, 201, 212
Kniekehlenvene 201
Kniescheibe 194, 196, 199–200, 204–205
Knöchel 206, 212
Knochen 147
- Entwicklung 149–150
- Wachstum 149–150
Knochenalter 459
Knochenbälkchen 147–148
Knochenbruch 149
Knochengewebe 52
Knochenhaft 151
Knochenhaut 147–148
Knochenmark 147
- gelb 148
- rot 148, 344–345
Knochenmetastasen
- Szintigraphie 29
Knochenszintigramm 29
Knorpelgewebe 52
Knorpelhaft 151
Knorpelspangen
- Trachea 270
Knorpelstadium
- Knochenentwicklung 149–150
Kochsalzlösung, physiologische 343
kodominant 452
Kohlendioxid 280
- Abgabe 281
- Transport 281
Kohlendioxidbindungskurve 282
Kohlenhydrate 230–231
- Verdauung 256
Kokzygealnerven 71
Kolostrum 427
Komedonen 100
Kommissurenbahnen 73
Kommunikationskontakte 41
Komplementreaktion 352–353
- Aktivierung 352–353
Kondensierung
- DNS 47
Konditionierung 142
Konduktion 413
Kontinenz
- Harnblase 336
Kontraktion
- EMG 157
- isometrisch 157
- isotonisch 157
Kontraktur 151
- Dupuytren 192
Kontrastbildung 138
Kontrastmitteluntersuchung 28
Kontrolle
- efferent 137
Konvektion 413
Konvergenz
- Pupillenweite 118–119
Kopf
- Sagittalschnitt 16
Kopfarterie 77
Kopfbein 181–182
Kopfgröße
- Kind 459
Kopflage
- Geburt 447
Kopfwender 21, 166, 172
Kopplung, elektromechanische 156
Kornealreflex 219
Körnerschicht 76, 99
Koronarangiographie 293, 295
koronare Herzkrankheit 293
Koronargefäße 289–290, 292, 304
- Versorgungsgebiete 293
Koronargeflecht 376
Koronarkatheter 293–294
Körper
- Ebenen 7
Körpergewicht 229
Körperkerntemperatur 411
Körperkreislauf 287
- Druckverlauf 288
- Gefäße 303
- Organdurchblutung 316
Körperproportionen
- Kind 457
Körpertemperatur 411
- Regelung 412–413
Krampfadern 212
kranial 7
Kranznaht 161–162
Krause-Endkörperchen 99
Kreatinin 332
Kreislauf 286–287
- Druckverlauf 288
- enterohepatisch 257, 259–260
- vor der Geburt 442
Kreislaufkollaps 314
Kreislaufzentrum 387
Kreuzband 202, 204
Kreuzbein 10, 26–27, 167–170, 174, 193
Kreuzbeingeflecht 159
Kreuzbeinwirbel 167, 170
Kreuzprobe 347
Krummdarm 246–247
Krypten
- Darm 252
- Dünndarm 247
Kryptorchismus 419
Kugelgelenk 152
Kupffer-Zellen 351
Kurvatur
- Magen 244, 246
Kurzsichtigkeit 112–113
Kurzzeitgedächtnis 140
Kyphose 167

L

Labien 426
Labium
- inferius 237
- superius 237
Labyrinth
- häutig 122
- knöchern 121
Lachmuskel 163
Lactoflavin 233
Lagebeschreibung
- Organe 6
Lambdanaht 161–162
Lamina
- basilaris 123
- tecti 67, 71
Landau-Reflex 460–461
Langerhans-Inseln 248, 405–406
Langerhans-Zellen
- Haut 97, 99
Längsband
- Wirbelsäule 171
Längsgewölbe
- Fuß 197
Langzeitgedächtnis 140
Larynx 10–11, 126, 268
lateral 7
Leber 8–11, 24, 246, 248
- Head-Zone 382
- Läppchengliederung 251
Leberarterie 24, 246, 248
Leberläppchen 249, 251
Leberpforte 248, 250
Lebervenen 306
Leberzirrhose 250
Lederhaut 97, 99, 108, 110
Leerdarm 246–247
Leistenband 8, 177–178, 195, 199
Leistenhaut 97
Leistenkanal 177

Leistenring
– innerer 176
Leitungsbahnen
– Mechanorezeptoren 104
– Schmerzrezeptoren 105
– Temperaturrezeptoren 105
Lemniscus lateralis 124–125
Lenden-Kreuzbein-Knick 195
Lendengeflecht 13, 15, 159
Lendenmuskel, viereckiger 199
Lendenwirbel 25, 79, 167–170
Lens 110
Leptin 230
Lernen 140
Leukämie, akute 53
Leukozyten 347
– Differenzierung 349
– Entwicklung 348
Leydig-Zwischenzellen 419, 422
LH 429, 432
Liberine 391
Licht
– Pupillenweite 117
Lichtreaktion 219
Lichtstrahlen 107
Lid 108
Lien 8–9, 25, 360
Ligamentum
– anulare radii 187
– collaterale fibulare 204–205
– collaterale radiale 187
– collaterale tibiale 204–205
– collaterale ulnare 187
– cricothyroideum 269
– cruciatum anterius 204
– cruciatum posterius 204
– deltoideum 206
– flavum 171
– iliofemorale 199
– inguinale 176, 178, 195, 199
– interspinale 171
– ischiofemorale 199
– pubofemorale 199
– sacrotuberale 195
– teres uteri 177, 425
– vocale 126
Linea
– alba 178
– aspera 194
– terminalis 195–196
Linearbeschleunigung 128
Lingua 237, 240–241
Linkstyp
– Herzdurchblutung 293
Linksverschiebung 350
Linse 110–111
Linsenkern 73
Linsenmuskel 110
Lipase 258
Lipide
– Verdauung 257
Lippen 237
Liquor cerebrospinalis 82
Lobus
– frontalis 66–68
– frontalis cerebri 19
– inferior 270
– insularis 67
– medius 270
– occipitalis 66–67
– occipitalis cerebri 19–20
– parietalis 66–67
– superior 270
– temporalis 67–68
– temporalis cerebri 20
Lordose 167
Luftröhre 8, 10–11, 241, 268, 270
Luftröhrenknorpel 269
Luftwege
– obere 265
– untere 268
Lumbalanästhesie 82
Lumbalnerven 71
Lumbalpunktion 82
Lunarmonat 444
Lunge 270
– Druckverlauf 276
– Innervation 376
– Säure-Basen-Haushalt 335
– Segmenteinteilung 270
– Veränderungen im Alter 469
Lungenarterie 22, 272, 289–291
Lungenbläschen 273–274
Lungenfell 274
Lungenflügel 8–11, 23
Lungengeflecht 376
Lungenkreislauf 287
– Druckverlauf 288
Lungensegmente 270
Lungenvenen 272, 290–291
Lutealphase 433
luteinisierendes Hormon 429
Luxation 153
lymphatische Organe 356–357
Lymphfollikel 357, 361
Lymphgefäße 310, 360
– Bauchraum 363
– Brustwand und Achsel 362
– Kopf und Hals 361
Lymphknoten 357, 360–361
– Bauchraum 363
– Brustwand und Achsel 362
– Kopf und Hals 361
– Schwellung 360
Lymphödem 329
Lymphozyten 349
Lysosom 40–43

M

Macula 110, 115
– densa 324
– sacculi 128
– utriculi 128
Magen 8, 24, 244, 246
– Head-Zone 382
– Innervation 375
– Röntgenbild 244
Magen-Darm-Trakt
– Steuerung 255
Magenarterien 248
Magengeschwür 245
Magensaft 254
Magenschleimhaut 244
Magenvenen 250
Magnetresonanztomographie (MRT) 29, 34
– T1-/T2-Wichtung 29
Mahlzahn 238
Major-Test 347
Makrozephalie 459
Makulaorgan 128–129
Makulaorgane 128
Malleolengabel 197
Malleolus
– lateralis 194, 197, 206, 212
– medialis 194, 197, 206, 212
Malleus 121
Mamma 427–428
Mandibula 17, 161–163
– Zähne 237
Mann
– Beckenorgane 27
Mannose 257
Manubrium sterni 175
Mark, verlängertes 18, 67–68, 75
Markhöhle 147
Markpyramiden
– Niere 321
Markscheide 57–58, 60–61
Mastdarm 9–11, 26–27, 246, 253
Maulbeerstadium 435
Maxilla 161–162
– Zähne 237
Meatus acusticus externus 162, 165
Mechanorezeptoren 96, 100
– Leitungsbahnen 104
Media 307, 309
medial 7
Medikamente
– alter Mensch 473
Medulla
– oblongata 18, 67–68
– spinalis 18, 21, 68, 79
Mehrfachzucker 230–231
Meiose
– Keimzellen 430
Meißner-Plexus 377
Meißner-Tastkörperchen 99–100
Melanin 97
Melanozyten 97, 99
Melatonin 394
Membrana
– interossea 181
– thyrohyoidea 269
– tympani 121
Membranpotenzial 40, 61, 63, 94, 155–156
Membranschwelle 62
Menarche 431
Meniscus 151
Menisken
– Kniegelenk 202, 204–205
Meniskusverletzung 202
Menopause 433
Menstruation 431
Menstruationszyklus 424, 432
Merkel-Tastscheiben 100
Merkel-Zellen 99
merokrin 49

Mesencephalon 18, 67
Mesenterium 246
Mesocolon transversum 253
Mesoderm 438
messenger-RNA 44
Metacarpus 180, 182
Metakarpalknochen 182
Metaphase 47
Metaplasie 53
Metatarsus 194, 197
Mikroelektrodentechnik 61
Mikrotubuli 40
Mikrovilli 40–41
Mikrozephalie 459
Miktionsreflex 336
Milchbrustgang 360
Milchgebiss 238, 240
Milchzähne 461
Milz 8–9, 24–25, 248, 360
– Aufbau 364
Milzarterie 24, 248, 364
Milzvene 24–25, 250, 364
Mimik 163
Mineralstoffe 235
Minor-Test 347
Miosis 117
Missbildung
– fetal 446
Mitesser 100
Mitochondrium 40, 42
Mitose 47
– Anaphase 47
– Interphase 47
– Keimzellen 430
– Metaphase 47
– Prophase 47
– Telophase 47
Mitosegift 53
Mitralklappe 290–292
Mittelarmnerv 13, 185, 188
Mittelfuß 194, 197
Mittelfußknochen 206
Mittelhand 180, 182
Mittelhandknochen 181–182
Mittelhirn 18, 20, 67, 74
Mittelohr 120–121
Mittelphalanx 181–182
Mizellen 257–258
Modiolus 121
Molar 238
Molekül
– Aufnahme in die Zelle 42
Molekularschicht 76
Molekülsynthese 46
Momentangedächtnis 140
Mondbein 181–182
Monosaccharid 230–231
Monozyten 349
Morbus
– Cushing 464
– Scheuermann 462
– Schlatter 462
Morula 434–435
Motoneuron 155–156, 213–214, 381
Motorische Einheit 156
Motorisches System 146
mRNA 44–45
MRT 29, 34
Mucosa 247, 252
mukös
– Speichel 241
Müller-Gang 424
Multiple Sklerose 63
Mund
– Ringmuskel 163
Mundbodenmuskeln 166
Mundhöhle 235, 241, 266
Mundpflege 242
Muscularis 247, 252
Musculus/Musculi
– abductor pollicis 191
– abductor pollicis longus 190
– adductor brevis 198
– adductor longus 198
– adductor magnus 198
– arrector pili 99
– biceps brachii 188
– biceps femoris 200–202, 204, 212
– brachialis 187
– brachioradialis 187–188, 190–191
– buccinator 164, 236
– ciliaris 110–111
– corrugator supercilii 163
– cremaster 423
– cricothyroideus 269
– deltoideus 13, 15, 172–173, 178, 184–186
– depressor anguli oris 163–164
– detrusor vesicae 326–327
– digastricus 166
– dilatator pupillae 110, 117
– erector spinae 173
– extensor carpi radialis brevis 190
– extensor carpi ulnaris 190–191
– extensor carpi radialis longus 190
– extensor digitorum 190
– extensor digitorum longus 207–209, 211
– extensor hallucis longus 207–209
– extensor pollicis brevis 190–191
– extensor pollicis longus 190–191
– flexor carpi radialis 188, 190
– flexor carpi ulnaris 190
– flexor digitorum longus 207, 209
– flexor digitorum profundus 190
– flexor digitorum superficialis 190
– flexor hallucis longus 207, 209
– flexor pollicis longus 190
– gastrocnemius 15, 207–209, 212
– genioglossus 241
– geniohyoideus 241
– gluteus maximus 200–201
– gluteus medius 200–201
– gluteus minimus 200
– gracilis 198
– iliocostalis 173
– iliopsoas 199–200
– infraspinatus 172, 185–186
– intercostales 175–176, 179
– interosseus 191
– latissimus dorsi 15, 172, 178–179, 184–186
– levator ani 195
– levator palpebrae superioris 108–109
– longissimus 173
– masseter 164–165, 240
– mentalis 163
– mylohyoideus 166, 240
– obliquus externus abdominis 172, 176–179
– obliquus inferior 117
– obliquus internus abdominis 176–177
– obliquus superior 117
– occipito frontalis 163
– orbicularis oculi 108–109, 163–164, 240
– orbicularis oris 163
– palmaris longus 188, 190
– pectineus 198
– pectoralis major 13, 178–179, 184
– pectoralis minor 179, 184
– peroneus brevis 207–209, 211
– peroneus longus 207–209, 211
– pronator quadratus 187–188, 190
– pronator teres 187–188, 190
– pterygoideus lateralis 166
– pterygoideus medialis 166
– quadratus lumborum 199
– quadriceps femoris 13, 199–200
– rectus abdominis 176–178
– rectus inferior 109, 117
– rectus lateralis 109, 117
– rectus medialis 109, 117
– rectus superior 109, 117
– rhomboideus major 172, 184
– rhomboideus minor 172, 184
– risorius 163
– sartorius 202
– scalenus 176
– scalenus anterior 166–167
– scalenus medius 166–167
– scalenus posterior 166–167
– semimembranosus 201, 212
– semispinalis capitis 172–173
– semitendinosus 201, 206, 212
– serratus anterior 178–179, 184
– soleus 207, 209, 212
– sphincter ani 195
– sphincter ani externus 253
– sphincter ani internus 253
– sphincter pupillae 110, 117–118
– sphincter pylori 245
– sphincter urethrae 326–327, 330
– spinalis 173
– splenius capitis 172–173
– sternocleidomastoideus 21, 164, 166, 172, 178
– sternohyoideus 166
– sternothyroideus 166
– subclavius 184
– subscapularis 185–186
– supinator 188, 190
– supraspinatus 172, 185–186
– temporalis 164–165
– tensor fasciae latae 199
– teres major 172, 183, 185–186
– teres minor 185–186
– thyrohyoideus 166
– tibialis anterior 207–209, 211
– tibialis posterior 207, 209
– transversus abdominis 176–177

– transversus perinei 195
– trapezius 15, 166, 172, 184
– triceps brachii 15, 183, 185–187
– triceps surae 207, 212
– vocalis 126
– zygomaticus 163–164
Musikantenknochen 189
Muskarin-Vergiftung 388
Muskel 153
– Aufbau 153
– siehe auch Skelettmuskel 153
Muskelatrophie 158
Muskelfaser 153–154
– Bau 155
Muskelgewebe 50, 52
Muskelhautnerv 185
Muskelhypertrophie 158
Muskelpumpe 211, 305, 308
Muskelrelaxanzien 60
Muskelspindel 213–215
Muskulatur 13
– mimisch 13
Mutterkuchen
– siehe Placenta 442
Muttermilch
– Bildung 429
Muttermund 425
Myasthenia gravis 226
Mydriasis 117
Myelinscheide 57
Myofibrillen 154–155
Myokard 293, 296
Myometrium 426
Myopie 112–113
Myosinfilamente 154–155
Myotom 71
Myxödem 399

N

Nabelschnur 440, 443
Nachgeburtsphase 448, 451
Nachtblindheit 115
Naegele-Regel 447
Nägel 99
Nahakkommodation 112
Nährstoffgehalt 232
Nase 265–266
– Veränderungen im Alter 469
Nasenatmung
– Vorteile 266
Nasenbein 161, 163
Nasenflügelatmung 279
Nasengang 108
Nasenheber 163
Nasenhöhle 17, 20, 135, 241–242, 266
Nasenhusten 268
Nasenmuschel 108
Nasenmuscheln 17, 242, 266–267
Nasennebenhöhlen 163, 265–266
Nasenscheidewand 17, 241–242, 266
Nativdiagnostik 28
Natrium 235
Natriumeinstrom 63
Nebenhoden 419, 421–422
Nebenniere 9, 24, 321, 403
– Hormone 402
Nebennierengeflecht 377
Nebenschilddrüse 398, 400
Nebenzellen 245
Nekrose 48, 53
Nephritis, interstitielle 331
Nephron 324
– Funktion 329, 331
Nerv
– peripher 60
Nervenendigung, freie 100
Nervenfaser 57–58
Nervengewebe 50, 52
Nervensystem 57
– motorisch 158
– vegetativ 372–374, 387
Nervenwurzelreizsyndrom
– lumbales 143
Nervenzelle 57, 59
– Grundfunktionen 61
Nervus/Nervi
– abducens 68–69
– accessorius 68–69
– auriculo temporalis 164
– axillaris 15, 186
– cochlearis 122
– cutaneus femoris post. 15
– facialis 68–69, 164
– femoralis 13, 199, 201
– fibularis communis 201, 206, 208–209, 211–212
– fibularis profundus 208–209, 211
– fibularis superficialis 208, 210–211
– glossopharyngeus 68–69
– glutaeus 15
– gluteus inferior 201
– gluteus superior 201
– hypoglossus 68–69
– intercostales 13, 15
– ischiadicus 15, 159, 201, 207
– laryngeus recurrens 376
– laryngeus superior 376
– mandibularis 165, 237
– maxillaris 165, 237
– medianus 13, 89, 185, 188–189
– musculocutaneus 185
– obturatorius 201
– occipitalis major 164
– occipitalis minor 164
– oculomotorius 68–69
– olfactorius 68–69
– ophthalmicus 165
– opticus 20, 68–69, 78, 80, 109–110, 116
– pelvinus 378
– peroneus communis 15, 201, 206, 208–209, 211–212
– peroneus profundus 13, 208–209, 211
– peroneus superficialis 13, 208, 210–211
– phrenicus 178
– pudendus 378
– radialis 13, 15, 185–186, 188–189, 191
– saphenus 13, 199
– spinales 70
– spinalis 79
– suralis 15
– tibialis 15, 201, 206, 210, 212
– trigeminus 13, 68–69, 237
– trochlearis 68–69
– ulnaris 13, 15, 185–186, 188–189, 191
– vagus 68–69, 166, 375–377
– – Blutdruckregelung 312, 314
– vestibularis 122, 129, 131
– vestibulocochlearis 68–69, 121–122, 124–125
Nestschutz 443
Netzhaut 109–110, 113
– Aufbau 114
– Augenspiegelung 115
– Bildentstehung 111–112
Neugeborenenperiode 460
Neugeborenes 449
Neuralrinne 438
Neuralrohr 438
Neurit 57–58
Neuron 57
Neutralnullstellung 153
Nexus 41
Niacin 233–234
Niacinamid 233–234
Nidation 435
Niederdrucksystem 287–288
Niere 9–11, 25, 321
– Blutfluss 330
– Filtration 330
– Head-Zone 382
– Mark 321, 323
– Resorbtion 330
– Rinde 321, 323
– Säure-Basen-Haushalt 335
– Sekretion 330
– Veränderungen im Alter 470
Nierenarterie 25, 304, 321
Nierenbecken 321–323, 325
Nierenbeckenentzündung 326
Niereninsuffizienz, chronische 337
Nierenkanälchen 323, 329
Nierenkapsel 321
Nierenkelch 321–323
Nierenkörperchen 323
– Funktion 329, 331
Nierenpapille 321–322
Nierensystem 320
Nierenvene 25, 321
Niesen 271
Niesreflex 265
Nikotin 381
Nikotinsäure 233–234
Nissl-Scholle 57
Nodus
– atrioventricularis 298
– sinuatrialis 298
Non-REM-Schlaf 88
Noradrenalin 382
Normalsichtigkeit 111, 113
Normoblasten 344
Nozirezeptoren 96
Nozizeptor 102
Nucleolus 40
Nucleus 57
– caudatus 73
– lentiformis 73
– niger 222–223

– pulposus 171
– ruber 74, 222–223
– solitarius 134
– suprachiasmaticus 87
Nuklearmedizin 29
Nutritionsreflex 218
Nystagmus 222

O

O_2
– siehe Sauerstoff 279
Oberarm-Ellengelenk 187
Oberarm-Speichen-Muskel 187–188, 190–191
Oberarm-Speichengelenk 187
Oberarmbein 179–180
Oberarmknorren 187
Oberarmköpfchen 187
Oberarmkopf 180
Oberarmmuskel
– dreiköpfig 185–187
– zweiköpfig 187–188
Oberbauchorgane
– Horizontalschnitt 24
Oberbauchsonographie 33
Oberflächensensibilität 96, 102–103
Obergrätenmuskel 172, 185–186
Oberhaut 97, 99
Oberkiefer 161–162
– Zähne 237
Oberkieferbein 161
Oberkieferhöhle 265
Oberschenkel 194
Oberschenkelarterie 13, 15, 200
Oberschenkelhals 194, 196, 198
– Fraktur 197
Oberschenkelknochen 196
Oberschenkelknorren 201, 204–205
Oberschenkelkopf 194, 196
Oberschenkelmuskel
– vierköpfig 13, 199–200, 204
– zweiköpfig 200–201, 212
Oberschenkelnerv 13
Oberschenkelvene 13
Obstipation 260
Ödem
– Entstehung 329
Oesophagus 22–23
Ohnmacht 314
Ohr 120–121
Ohrmuschel 120–121
Ohrspeicheldrüse 164, 240
Ohrtrompete 120–121, 267
Okulomotoriuskern 118–119
Olecranon 180–181
Olfaktorisches System 92, 134
Oligodendroglia 57, 61
Oligopeptid 230
Oligozythämie 342
Oligurie 336
Oogenese 428, 430
– Regelung 429, 431
Opposition
– Daumen 189
Orbita 108
Organdurchblutung 310, 315–316
Organe
– Lagebeschreibung 6
Organentwicklung
– Kind 458
Organismus 2
– Persönlichkeitsteil 2
– Versorgungsteil 2
Organsysteme
– Veränderungen im Alter 467
Os/Ossa
– capitatum 181–182
– coccygis 168, 170, 195
– coxae 174, 193
– cuboideum 194, 197
– cuneiforme 194, 206
– digiti 181–182
– digiti pedis 194
– ethmoidale 161, 163
– frontale 160–162
– hamatum 181–182
– hyoideum 176, 241, 269
– ilii 193–195, 198
– ischii 194, 198
– lacrimale 161, 163
– lunatum 181–182
– metacarpale 181–182
– metatarsale 197, 206
– nasale 161, 163
– naviculare 194, 197, 206
– occipitale 160, 162
– palatinum 163
– parietale 160–162
– pisiforme 181–182
– pubis 194, 198
– sacrum 10, 26–27, 168, 170, 174, 193
– scaphoideum 181–182
– sphenoidale 160–161
– temporale 160–162
– trapezium 181–182
– trapezoideum 181–182
– triquetrum 181–182
– zygomaticum 161–162
Osmorezeptoren 334
Osmose 46
Ösophagus 9, 241, 243
– Engstellen 243
Ösophagusvarizen 250
Osteoblasten 148
Osteoklasten 149
Osteoporose 474
Osteozyten 52, 149
Östrogen 431
Otolithenmembran 128–130
Ovar 424–425
Ovulation 424, 426, 432, 434
Ovulationshemmer 433
Ovulationsphase 433
Oxidation, biologische 42
Oxytocin 447

P

P-Übergang 95–96
Palatum
– durum 241
– molle 242
Pallidum 222–223
Palmaraponeurose 188
Pankreas 9, 24–25, 247
Pankreasgang 249
Pantothensäure 233
Papilla/Papillae
– foliatae 132
– fungiformes 132
– vallatae 132
Papillarmuskel 291
Papillen
– Lederhaut 99
– Zunge 132–133
Parasympathikolytika 383
Parasympathikomimetika 383
Parasympathikus 372, 374–376
– Blutdruckregelung 312, 314
– Erregungsübertragung 383, 385
– Herzaktion 297
– Organwirkung 384
– Wirkungsantagonismus 383
Parathormon 400–401
Parkinsonismus 223
Parodontitis 238
Parodontose 238
Parotis 240
Patella 194, 196, 199–200, 204–205
Patellarsehne 199, 204–205
Patellarsehnenreflex 216
Paukenhöhle 120–121
Paukentreppe 121–122, 124
PD-Übergang 95–96
Pelvis renalis 321, 323
Penis 423
Penisschwellkörper 421, 423
Pepsin 258
Pepsinogen 258
Peptidasen 258
Perfusion 287
Perfusionsdruck 287, 314
Perikard 288–289, 293
Perikaryon 57
Perilymphe 121–122
Perimetrium 426
Perineurium 60
Periodontium 239
Periost 147–148
Peristaltik
– Speiseröhre 253
Permeabilität
– selektiv 62
Peroneusgruppe 208–209, 211
Peroneuslähmung 211
Perspiratio insensibilis 234
Perzentile 458
PET 28–29, 36
Pfeilgift 156
Pfeilnaht 161–162
Pferdeschweif 79, 159
Pflugscharbein 163
Pfortader 24–25, 246, 250, 306
Pfortadersystem 249
Pförtner 244, 246
Pfötchenstellung 402
pH-Wert

– Regulierung 334
Phagozytose 41, 43, 46, 351, 353
Phantomschmerz 107
Pharmakotherapie
– alter Mensch 473
Pharynx 9–11, 242, 267
Phimose 423
Phonation 126
Phosphatmechanismus 335
Photorezeptoren 113
Pia mater 76
Pilzpapillen 132
Pilzvergiftung 388
Placenta 440–442
– Hormonproduktion 443
– praevia 435
Placentaschranke 441–442
Plantaraponeurose 209
Plasmaaktivatoren
– Fibrinolyse 368
Plasmaelektrophorese 343
Plasmaersatzflüssigkeit 343
Plasmazellen 352
Plasmin 368
Plasminogen 368
Plastizität
– Nervensystem 142
Plattenepithel 49
Platysma 178
Pleura
– parietalis 274
– visceralis 274
Pleuraerguss 274
Pleuraspalt 274
– Druckänderung 276
Pleuritis 274
Plexus
– brachialis 13, 15, 159, 185–186
– cardiacus 376
– cervicalis 159
– choroideus 71, 81–82
– coeliacus 377
– hypogastricus inferior 378
– hypogastricus superior 374, 378
– lumbalis 13, 15, 159
– myentericus 377, 379
– pulmonalis 376
– sacralis 159, 378
– submucosus 377, 379
– suprarenalis 377
Plica
– aryepiglottica 269
– vestibularis 127, 269
– vocalis 127, 241, 268–269
Plicae semilunares
– Dickdarm 249
Pneumothorax 276
Podozyten 324–325
Polarisation 62
Polyglobulie 341, 345
Polypen
– Dickdarm 470
Polypeptid 230–231
Polysaccharid 230–231
Polyurie 336
Polyzythämie 342, 345
Pons 18, 67–68, 71, 73
Portio
– vaginalis 426
Positronenemissionstomographie (PET) 28–29
– Hirnstoffwechsel 36
Positronenstrahlen 30
posterior 7
Potenzial, evoziertes 86
PQ-Zeit 297
Praeputium 423
Prämolar 238
Prävention
– Alter 472
– Kindesalter 462
Presbyakusis 471
Presbyopie 111, 471
Pressorezeptoren 314
– Carotissinus 312
Presswehen 449
Primärfollikel 424, 426
Primärharn 323, 330
Processus
– articularis 167, 169
– condylaris 163–164
– coracoideus 179–180
– coronoideus 162–164
– coronoideus ulnae 180, 187
– mastoideus 161–162
– spinosus 167, 169
– styloideus 162
– styloideus radii 180–181
– styloideus ulnae 180–181
– transversus 167, 169
– xiphoideus 175
Projektionsbahnen 74
Projektionsfelder, primäre 115, 139
Projektionsgebiete 104
Prolactin 432
Proliferationsphase 432–433
Promontorium 195
Pronation
– Unterarm 187
Prophase 47
Prostata 327, 421
– Hyperplasie 421
– rektale Untersuchung 423
Proteinkanäle 41
Proteinsynthese 45
Prothrombin 367
PSR (Patellarsehnenreflex) 216
PTT 367
Pubertät 457, 462
Pudendusanästhesie 449, 451
Pulmo 270
Pulmonalklappe 291–292
Pulpa 236
– rot 362
– weiß 362
Pulpahöhle 236, 239
Puls 311
Pupille 109–110
– Weitenregelung 117
Pupillenreflex 219
Pupillenstarre 119
Purkinje-Fasern 296, 298
Putamen 73
Pyelitis 326
Pyelonephritis 326
Pyknose 48
Pylorus 244, 246
Pylorusstenose 245
pyramidales System 219
Pyramide 68
Pyramidenbahn 18, 73, 158, 220
Pyramidenschicht 76
Pyridoxin 233–234
Pyrogene 414

Q

QRS-Dauer 297
Quadricepsreflex 216
Quercolon
– siehe Colon transversum 24
Querfortsatz 167–169
Quergewölbe
– Fuß 197
Querlage
– Geburt 447, 452
Querschnittslähmung
– Erektionsfähigkeit 424
Querstreifung
– Muskel 52
Quick-Test 367

R

Rabenschnabelfortsatz 179–180
Rachen 9–11, 241–242, 267
Rachenmandel 241–242, 267, 359
Rachenring, lymphatischer 242–243, 359
Rachitis 234
– Prophylaxe 462
Radgelenk 152
Radiatio acustica 124–125
Radiatio optica 116
Radikale, freie
– Altern 467
Radiologie
– diagnostisch 28
Radionuklide
– Szintigraphie 29
Radius 180
Radius-Periost-Reflex 216
Radix
– dentis 239
– dorsalis 79
– ventralis 79
Ramus/Rami
– circumflexus 292
– communicans 79
– communicans albus 373
– dorsalis 79
– interventricularis anterior 289, 292
– ventralis 79
Ranvier-Schnürring 57
Rauchen
– Jugendliche 463
Raucherbein 468
Rautenmuskel 172, 184
Rechtstyp

- Herzdurchblutung 293
Rectum 9–11, 26–27, 246, 253
Reflex
- bedingt 141–142
- kuti-motorisch 386
- kuti-viszeral 386
- viszero-motorisch 386
- viszero-viszeral 385–386
Reflexbogen 381
- vegetatives Nervensystem 380, 385
refraktär 62
Refraktionsanomalien 112
Regelblutung 431
Regenbogenhaut 109–110
Regeneration 46, 53
Regio olfactoria 135, 267
Regurgitation 256
Reifeteilung
- Keimzellen 430
Reifezeichen
- Geburt 444
Reisen
- alter Mensch 473
Reissner-Membran 123
Reiz 93
- Weiterleitung zum Gehirn 103
Reizverschlüsselung 94
Rekombination 452
Rektaltemperatur 411
Release-inhibiting-Hormone 391, 393
Releasing-Hormone 391, 393
REM-Schlaf 88
Ren 9–11, 25, 321
Renin 332
Renin-Aldosteron-Mechanismus 332
Renshaw-Zelle 213–214
Replikation 44
Repolarisation 62
Reservevolumen
- in- bzw. exspiratorisch 277
Residualvolumen 277
- alter Mensch 469
Resorption 328–329
Resorptionsepithel 49
Retikulärformation 140
Retikulozyten 344
Retikulum, endoplasmatisches 40–41
Retina 109–110
Retinaculum
- extensorum 191, 208, 209
- flexorum 191
Retinol 233
Rezeptor 93–94
- Haut 58, 99
- Schmerz 102
- Typen 96
Rezeptor-Faser-Einheit 94
Rezeptorpotenzial 93
rezessiv 452
Rhesus-Inkompatibilität 347
Rhesus-System 347
Riboflavin 233
Ribonucleinsäure 43
Ribosom 40, 45
Richtungsbezeichnung 7
Riechbahn 136
Riechfäden 135–136
Riechkolben 68
Riechnerv 68–69
Riechschleimhaut 135, 267
- Sinneszelle 58
Riechstrang 68
Riemenmuskel 172–173
Rima glottidis 127, 269
Ringbänder
- Trachea 270
Ringknorpel 241, 268–269
Ringmuskel
- Auge 240
Rippen 23, 25, 174
Rippenbogen 174–175
Rippenfell 274
Risikofaktoren
- Herz-Kreislauf-Erkrankungen 468
Riva-Rocci
- Blutdruckmessung 314
RNS 43
Röhrenknochen 147
- Bau 147
Rolle
- Oberarm 180
Rollhügel
- groß 194–196, 198
- klein 194, 196
Röntgenbild
- konventionell 28, 31
- nativ 28
Röntgendiagnostik 28
Röntgenröhre 31–32
Röntgenstrahlen 28
Röteln
- Embryopathie 446
RPR (Radius-Periost-Reflex) 216
RR (Riva-Rocci) 314
Rücken-Lenden-Faszie 172
Rückenbeschwerden 173
Rückenmark 16, 18, 21, 23–25, 68, 70–72, 75, 79–80, 82
- Bahnen 75
- Blutversorgung 77
- Dermatome 103
Rückenmuskel, breiter 15, 172, 184
Rückenstrecker 173
Ruhemembranpotenzial 61
Ruhetonus
- EMG 157
Ruheumsatz 229
Rumpfmuskeln 171
Rundmuskel
- groß 185–186
- klein 185–186

S

Sacculus 122, 128–129
Saccus
- lacrimalis 108
Sacroiliakalgelenk 198
Sägemuskel 178, 184
Sagittalebene 7
Sagittalnaht 161
Sakralnerven 71
saltatorisch 63
Salze 235
salzig
- Geschmack 132
Salzsäure 258
Samenblase 421
Samenerguss 423
Samenkanälchen 419, 422
Samenleiter 420–422
Samenzellen 419
Sammellinse 113
Sammelrohr
- Niere 323–324
sauer
- Geschmack 132
Sauerstoff
- Aufnahme 278–279
- Medikament 280
- Transport 278
Sauerstoffaufnahme, maximale 469
Sauerstoffbindungskurve 279–280
Sauerstoffsättigung 278
Säuglingsalter 460
Säuglingstod, plötzlicher 462
Säure-Basen-Haushalt
- Atmung 282
- Lunge 335
- Niere 335
Scala
- tympani 121–122, 124
- vestibuli 121–122, 124
Scapula 174, 179–180
Schädel 160–162
- Neugeborenes 162
Schädelbasis 160
Schädeldach 160
Schädelgrube
- hintere 160
- mittlere 160
- vordere 160
Schädelhöhle 78
Schädelkalotte 17, 77, 160
Schädelnähte 161
Schaft
- Knochen 147
Schalenkern 73
Schall 119
Schallkopf 33
Schallübertragung 123
Schallwelle 119
Schambein 194–195, 198
Schambeinfuge 194–195
Schamlippen 426
Scharniergelenk 152
Schaufensterkrankheit 468
Scheide 425–426
Scheidenarterie 425
Scheitelbein 160–162
Scheitellappen 66–67
Schenkelhalsfraktur 474
Scheuermann, Morbus 462
Schienbein 194, 197, 206
Schienbeinarterie 13, 208, 212
Schienbeinmuskel 207–209, 211
Schienbeinnerv 212
Schilddrüse 8, 10–11, 21, 241, 397, 399

Schilddrüse
– alter Mensch 472
– Hormone 396
– Szintigramm 400
– Szintigraphie 29, 35
Schildknorpel 8, 21, 241, 268–269
Schlaf 88
– EEG 88
– Funktionsveränderungen 88
– Veränderungen im Alter 471
Schlaf-Wach-Rhythmus 87
Schläfenbein 18, 160–162
Schläfenlappen 20, 66–68
Schläfenmuskel 164–165
Schläfennerv 164
Schlaflabor 88
Schlafspindeln 88
Schlafstadien 88
Schlaganfall 70, 80
Schlatter, Morbus 462
Schleimbeutel 151
Schleimhaut 99
Schluckakt 253–254
Schlund 242
Schlundschnürer 243, 267
Schlüsselbein 13, 166, 175, 179
Schmecken 132
Schmelz 239
Schmerz
– Leitungsbahnen 105
– projiziert 106–107
– Rezeptor 102
– Typen 103, 107
Schmerzschwelle 126
Schnecke, knöcherne 121
Schneckengang 123
Schneidezahn 238
Schnittentbindung 448
Schollenmuskel 207, 212
Schulalter 460
Schulreife 461
Schulterblatt 174, 179–180
Schulterblattheber 184
Schultergelenk 182–183
– Bewegungen 183
Schultergürtel 174, 179, 182
Schulterhöhe 175, 179–180
Schuppennaht 161
Schüttelfrost 414
Schutzepithel 49
Schutzimpfung
– aktiv 355
– passiv 355
Schutzimpfungen
– Kindesalter 463
Schutzreflex 218
Schwangerschaft 447, 450
– Hormonveränderungen 448–449
Schwangerschaftstest 447
Schwann-Zelle 57, 61
Schwarz-Weiß-Sehen 114
Schweifkern 73
Schweißdrüsen 99
Schwellkörper
– Clitoris 427
– Penis 423
Schwertfortsatz 175
Schwindel
– alter Mensch 472
Sclera 108, 110
Scrotum 420–421
Sectio caesarea 447
Seelenblindheit 115
Seelentaubheit 125
Segelklappe 290, 292
Sehbahn 115–116
Sehen 107
– Bildentstehung 111–112
Sehfeld 115
Sehloch 109–110
Sehne 153
Sehnen 154
Sehnengewebe 51
Sehnenhaube 164
Sehnenorgan 213–215
Sehnenscheiden 152
– Hand 191
Sehnerv 20, 68–69, 78, 80, 109–110, 116
Sehnervenkreuzung 67, 71, 115
Sehnervenpapille 110, 114–115
Sehrezeptoren 113
Sehstrahlung 115–116
Sehstrang 116
Seitenband 206
Seitenfurche 66–67
Seitenventrikel 18–19, 73–74, 81–82
Sekretin 254
Sekretionsepithel 49
Sekretionsphase 432–433
Sekundärfollikel 426
Sekundärharn 324
Semilunarklappe 291
semipermeabel 40
Sensibilität
– somato-viszeral 96
Sensorisches System 92
SEP (somatosensorisch evozierte Potenziale) 86
Septum
– Herz 290
– interalveolare 274
– nasi 241–242, 266
– pellucidum 71
serös
– Speichel 242
Sertoli-Zellen 419, 422
Sexualhormone
– Regelung 431
SIDS (Sudden Infant Death Syndrome) 462
Siebbein 161, 163
Siebbeinzellen 20, 163, 265–266
Signalfluss
– Kontrolle 137
Single-Photo-Emissionscomputertomographie 293, 295
Sinnesorgane
– Veränderungen im Alter 471
Sinneszelle 58
Sinus
– cavernosus 78
– frontalis 16, 77, 265–267
– maxillaris 17, 265–266
– renalis 321, 323
– sagittalis superior 16, 78
– sigmoideus 78
– sphenoidalis 265, 267
– transversus 78
Sinusknoten 296, 298
Sinusoide
– Leber 251
Sitzbein 198
Sitzbeinhöcker 174, 194–195
Skelettmuskel 153
Skelettmuskelfasern 52
Skelettreifung 459
Skoliose 167
Skorbut 234
SMI-Trainer 277
Soma 57
somato-viszerale Sensibilität 92, 96
Somatogramm 457–458
Somatoliberin 395
Somatostatin 395
Somatotropin 395
Sonnenbrand 97
Sonnenstich 414
Sonographie 29, 33
SPECT 293, 295
Speiche 179–180
Speichel 240
Speicheldrüsen 236, 240–241
Speichen-Ellengelenk 187
Speichenarterie 13, 188–189
Speichenkopf 180
Speichennerv 13, 15, 185–186, 188–189, 191
Speicherfett 51
Speisebrei 253
Speiseröhre 9, 22–23, 241, 243
– Engstellen 243
– Head-Zone 382
Spermatogenese 422, 428, 430
– Regelung 429, 431
Spermien
– siehe auch Samenzellen 419
Sphärozyten 344
spikes and waves
– EEG 85
Spina
– iliaca 194
– iliaca anterior superior 194, 199
– iliaca posterior superior 194, 201
– ischiadica 194, 196
– scapulae 180
Spinalanästhesie 82
Spinalganglion 79
– Nervenzelle 58
Spinalnerven 70, 79, 159
Spindelapparat 47
Spinnwebenhaut 76
Spinocerebellum 221–222
Spiral-CT 28
Spiralganglion
– Hörnerv 122
Splen 360
Spongiosa 147–148
Spontandepolarisation
– Herzmuskel 296
Sprechen 125

Sprechmuskulatur
– Steuerung 127
Sprechzentrum
– motorisch (Broca) 127
Spritzgang 421
Sprungbein 194, 197, 206
Sprunggelenk 206, 208
– Bewegungen 210
Spüldrüsen
– Zunge 133
Spurenelemente 235
Stäbchen 113–114
Stabilisationsblocker 380
Stachelzellschicht 99
Stammzellen 435
Stapes 121
Star, grüner 109
Statine 391
Stauungsödem 329
Stechapfelform
– Erythrozyt 344
Steigbügel 121
Steißbein 168, 170, 195
Steißbeinwirbel 167
Steißlage
– Geburt 447, 452
Stellknorpel 127, 268–269
Sterben 474
Sterkobilin 259
Sternoklavikulargelenk 179
Sternum 22–23, 174–175
STH (somatotropes Hormon) 395
Stimmbänder 126–127, 268
Stimmbandmuskel 126
Stimmfalte 127
Stimmlippe 241, 269
Stimmritze 21, 126–127, 268–269
Stirnbein 160–162
Stirnfontanelle 161
Stirnhöcker 162
Stirnhöhle 16, 77, 163, 265–267
Stirnlappen 19, 66–68
– Frontalschnitt 17
Stirnmuskel 163
Strabismus
– convergens 117
– divergens 117
Stratum
– corneum 97
Streckreflexe 216
Stressinkontinenz 472
Striatum 222–223
Strompuls 311
Struma 396, 399
Stuhl 259
Stuhldrang 259
Stützgewebe 49–50
Stützmotorik 212
Stützzellen 122
Subarachnoidalraum 18, 79, 82
Subcutis 97, 99
Submucosa 247, 252
Subokzipitalpunktion 82
Substantia
– alba 71
– compacta 147
– grisea 71
– nigra 73
– spongiosa 147
Sulcus 67
– calcarinus 67
– centralis 66–67
– lateralis 66–67
– parieto-occipitalis 67
Supination
– Unterarm 187
Suppressorzellen 354
Surfactant 274
süß
– Geschmack 132
Sutura
– coronoidea 162
– lambdoidea 162
– sagittalis 162
Sylvius-Spalte 67
Sympathikolytika 383
Sympathikomimetika 383
Sympathikus 372–376
– Blutdruckregelung 313–314
– Erregungsübertragung 380, 385
– Herzaktion 297
– Organwirkung 384
– Wirkungsantagonismus 383
Symphyse 194–195, 198
Synapse 57, 60, 65
– erregend 59–60
– hemmend 59–60
Synovia 151
Synovialmembran 151
Systole 299
Szintigramm
– Schilddrüse 400
Szintigraphie 29, 35
Szintillationskamera 35

T

T-Helferzellen 353, 355
T-Lymphozyten 353
– HIV (AIDS) 356
T-Suppressorzellen 354
T_3 396
T_4 396
Talgdrüse 99
Talgdrüsen 100
Talus 194, 197, 206
Tänien
– Dickdarm 249, 251
Tarsus 108, 194, 197
Taschenfalte 127, 268
Taschenklappe 291–292
Tegmentum 74
Telophase 47
Temperatur
– siehe auch Körpertemperatur 411
Temperaturrezeptoren 96
– Leitungsbahnen 105
Tentorium cerebelli 78
Tertiärfollikel 426
Testis 419, 421
Testosteron 419, 430–431
Tetanie 63, 402
Tetrajodthyronin 396
Thalamus 71, 73
Thermorezeptoren 96, 101, 411, 413
Theta-Wellen
– EEG 84
Thiamin 233
Thorakalnerven 71
Thorax 174
– Röntgenbild 289
Thrombolyse 368
Thrombopenie 365
Thromboplastinzeit, partielle 367
Thrombose 367
Thrombozyten 363
– Entwicklung 348
Thrombusbildung 366
Thymin 43
Thymopoetin 357
Thymus 357–358
Thyreoidea 8
Thyrocalcitonin 396, 400
Thyroidea 10–11
Thyrotropin 396
Thyroxin 396, 400
Tibia 194, 197, 206
Tiefenschmerz 102–103
Tocopherol 233–234
Tod 474
Tomographie 6
Tonsilla
– lingualis 242, 359
– palatina 241–242, 359
– pharyngea 359
– pharyngealis 241–242, 267
Topographie 6
Totalkapazität 277
– alter Mensch 469
Totraumatmung 277
tPA 368
Trachea 8, 10–11, 241, 268
Tractus
– corticospinalis 75
– iliotibialis 200–201
– olfactorius 68, 136
– opticus 116
– spinocerebellaris 75
– spinothalamicus 75
– vestibulospinalis 131
Tränenbein 161, 163
Tränendrüse 108
Tränennasengang 108, 265, 267
Tränenwege 108
Transfer-RNS 44–45
Transkription 44–45
Translation 44
Transmitter 60
Transport
– intraaxonal 64
Trapezmuskel 15, 166, 172, 184
Traubenzucker 230
Trendelenburg-Lage 305
Treppenmuskel 176
Treppenmuskeln 167
Triceps-surae-Reflex 216
Tricepsreflex 216
Trigeminusdruckpunkte 165

Trigonum vesicae 326–327
Trijodthyronin 396, 400
Trikuspidalklappe 290–292
Trisomie 453
tRNA 45
Trochanter
– major 194–196, 198
– minor 194, 196
Trochlea
– humeri 180, 187
Trommelfell 120–121, 123
Tröpfcheninfektion 267
Trophoblast 434–435
Truncus
– coeliacus 246, 248
– pulmonaris 289, 291
Trypsin 258
Trypsinogen 258
TSH 396
TSR (Tricepssehnenreflex) 216
Tuba auditiva 120–121, 267
Tubargravidität 435
Tube 424–425
Tuber
– frontale 162
– ischiadicum 174, 194–196
Tuberculum
– costae 174
– intercondylare 197
– majus 180
– minus 180
Tuberositas
– radii 180–181
– tibiae 194, 197, 204
– ulnae 180
Tubulus
– Funktion 331
– renales 323, 329
– seminiferus 422
Tubulussystem
– Funktion 331, 333
Tunneleiweißmolekül 62
Tunnelproteine 41

U

Übererregbarkeit
– Tetanie 63
Übergewicht
– Kindesalter 463
Überlaufinkontinenz 472
Überträgerstoff 60
Ulcus ventriculi 245
Ullrich-Turner-Syndrom 453
Ulna 179–180
Ultraschall 29
Ultraschalldiagnostik
– Schwangerschaft 446
Umwelt 2
Umwelteinflüsse 93
unipolar
– EKG-Ableitungen 300
Unterarmmuskeln 191
Untergrätenmuskel 172, 185–186
Unterhaut 97, 99
Unterkiefer 17, 161–163, 241
– Zähne 237
Unterkieferdrüse 240
Unterschlüsselbeinmuskel 184
Unterschulterblattmuskel 185–186
Unterzungendrüse 240
Unterzungennerv 68–69
Ureter 9, 321–322, 325, 330
Urethra 326, 421
Urobilin 259
Urobilinogen 259
Ursprung
– Muskel 154
Uterus 26, 425
– Schwangerschaft 450
Uterusatonie 449
Utriculus 122, 128–129
Uvula 235, 237, 242

V

Vagina 425–426
Valva
– atrioventricularis dextra 291–292
– atrioventricularis sinistra 291–292
– ileocaecalis 249, 251
– mitralis 291–292
– semilunaris arteriae pulmonalis 291
– tricuspidalis 291–292
Varikosis 212
Varizenblutungen 250
Vater-Pacini-Körperchen 99–100
Vater-Papille 247
Velum palatinum 237, 267
Vena/Venae
– axillaris 192
– azygos 306
– basilica 192
– brachialis 192, 306
– brachiocephalica 306
– bronchiales 271
– cava inferior 24, 250, 289, 291, 305–306
– cava superior 290–291, 305–306
– cephalica 192
– cerebri media profunda 81
– facialis 164
– femoralis 13, 176, 199, 206, 306
– hepaticae 306
– iliaca communis 306
– iliaca externa 26, 199, 201
– interlobaris 323
– interlobularis 251
– jugularis interna 80, 166, 307
– mediana cubiti 192
– mesenterica inferior 250
– mesenterica superior 250
– perforantes 211
– poplitea 201
– portae 24, 246, 250, 306
– pulmonales dextrae 290
– pulmonales sinistrae 290
– pulmonalis 272
– pulmonaris 291
– renalis 25, 306, 321
– saphena 13
– saphena magna 199, 211
– saphena parva 13, 15, 211–212
– splenica 250, 364
– subclavia 166, 186, 306–307
– temporalis superficialis 164
– umbilicalis 443
Vene
– Wandbau 309
Venenkatheter 305, 307
Venole 305
– Wandbau 309
Ventilebene 291–292
ventral 7
Ventriculus 244
– dexter 289–290
– laryngis 127
– lateralis 73, 81
– quartus 67, 71
– sinister 289–290
– tertius 67
Ventrikel
– Herz 288
Ventrikelseptum 291
VEP (visuell evozierte Potenziale) 86
Verdauung 253
Verdauungssystem
– Veränderungen im Alter 470
Verdauungstrakt 228, 235
– Blutversorgung 248
– Gliederung 236
– Motorik 253
– Steuerung 255
– Wandaufbau 252
Vererbung 450
Verknöcherung 149–150
Vermis cerebelli 67
Verrenkung 153
Verschleißtheorie
– Altern 467
Verstauchung 153
Verstopfung 260
Vertebra 23
Vertebra prominens 170
Vertebrae
– cervicales 167
– coccygeae 167
– lumbales 167
– sacrales 167
– thoracicae 167
Vesica
– biliaris 246
– urinaria 330
Vesica urinaria 326
Vesicula
– seminalis 421
Vestibuläres System 92, 128
Vestibularapparat 121
Vestibulariskerne 131
Vestibulocerebellum 221–222
Vestibulum 121
– oris 237
Vieleckbein
– groß 181–182
– klein 181–182
Vierhügelplatte 67–68, 71, 74, 124–125
Viren
– intraaxonaler Transport 64
Virushepatitis 261

Visuelles System 92, 107
- Leitungsbahnen 116
Vitalkapazität 277
- alter Mensch 469
Vitamine 232
- Vit. A 233
- Vit. B_1 233
- Vit. B_2 233
- Vit. B_6 233–234
- Vit. B_{12} 233–234
- Vit. C 234
- Vit. D 233–234, 400–401
- Vit. E 233–234
- fettlösliche 233
- Vit. H 234
- Vit. K 233–234, 367
- wasserlöslich 233
Vomer 163
Vorderhorn
- Rückenmark 70
Vorderwurzel 71, 79
Vorhaut 423
Vorhof
- Herz 22–23, 288–291
- Innenohr 121
Vorhof-Schnecken-Nerv 68–69
Vorhofsäckchen 121–122
Vorhoftreppe 121–122, 124
Vormilch 427
Vorsorgeuntersuchungen
- Kind 462
Vorsteherdrüse 327, 421

W

Wachstum
- Kind 457
Wachstumsfuge
- Knochen 149–150
Wachstumshormon 395
Wachstumskurve 458
Wachstumsstörung 458
Wadenbein 194, 197
Wadenbeinarterie 212
Wadenbeinmuskel 207–209, 211
Wadenbeinnerv 13, 201, 208, 211
Wadenmuskel 209
- dreiköpfig 212
- zweiköpfig 207–208, 212
Wadenmuskel, zweiköpfiger 15
Wallpapillen 132–133
Wangenmuskel 236
Wärmeabgabe 413
Wärmebildung 412
Warmrezeptor 102, 413
Warzenfortsatz 18, 161–162
Warzenkörper 67–68
Wasseraustausch
- Kapillaren 327–328
Wasserbilanz 235
Wasserhaushalt 234, 332
- Veränderungen im Alter 470
Wasserresorption 332
Wechseljahre 433
Wehen 449
weiße Substanz 71–72
Weißkörper 426
Weitsichtigkeit 112–113
Wernicke-Areal 125
Willkürmotorik 219
Wilson
- EKG-Ableitung 300
Wimpern 108
Windkesselfunktion 311
- Aorta 310
Wirbel 23
- Aufbau 167
Wirbelarterie 18, 21, 77, 80
Wirbelbogen 79, 167, 169
Wirbelkanal 171
Wirbelkörper 79, 167–169
Wirbelloch 167, 169
Wirbelsäule 167–168
Würfelbein 194, 197
Würgreflex 256
Wurmfortsatz 9, 246, 252
Wurzelhaut 238–239

X

X-Chromosom 43

Y

Y-Chromosom 43

Z

Zahnalveole 239
Zahnbein 236, 239
Zähne 236–237
- Aufbau 239
- Erwachsener 238–239
- Kind 238–239
Zahnentwicklung
- Kind 460
Zahnfleisch 237, 239
Zahnhals 237, 239
Zahnkrone 237, 239
Zahnmark 236
Zahnschmelz 237
Zahnwurzel 236, 239
Zäpfchen 235, 237, 242
Zapfen 113–114
Zehen 194, 197, 206
Zehenbeuger 207, 209
Zehennägel 99
Zehenstrecker 207–209, 211
Zelle 39
- Funktionen 46
Zellkern 40, 42
Zellkontakte 41
Zellmembran 40
Zellprodukte
- Synthese 42
Zellskelett 42
Zellteilung 46
Zelltod 48
Zellverband 38
Zellverdauung 41
Zement 237, 239
Zentralfurche 66–67
Zentralkanal 71, 75
Zentralkörperchen 42
Zentralnervensystem 65
- Gliederung 67
Zentralvene
- Leberläppchen 251
Zentralwindung
- vordere und hintere 66–67
Zerebralsklerose 469
Zerstreuungslinse 113
Zervikalnerven 71
Zielmotorik 217
Zigarettenrauchen
- Jugendliche 463
Ziliarkörper 109–111
Ziliarmuskel 110, 112
Zilien 108
Zirbeldrüse 67, 71, 394
Zivilisationskrankheiten 232
Zona
- fasciculata 402
- glomerulosa 402
- pellucida 434
- reticularis 402
Zonula occludens 40–41
Zonulafasern 110–112
Zotten
- Dünndarm 246, 252
Zottenhaut 442
Zunge 16–17, 235, 237, 240–241
- Geschmacksknospen 133
Zungen-Rachen-Nerv 68–69
Zungenbein 176, 241, 269
Zungenbeinmuskeln 165–166, 176
Zungenmandel 133, 242, 359
ZVK 307
Zweifachzucker 230–231
Zwerchfell 24, 175–176, 178
- Head-Zone 382
Zwerchfellkuppel 8–9
Zwergwuchs, hypophysärer 396
Zwischenhirn 18–19, 67, 71, 74, 81
Zwischenknochenmuskel 191
Zwischenneuron 217–218
Zwischenrippengefäße 13, 15
Zwischenrippenmuskeln 175–176, 179
Zwischenrippennerven 13, 15, 159
Zwischenwirbelgelenk 167, 171
Zwischenwirbelloch 168, 171
Zwischenwirbelscheiben 170, 171
Zwölffingerdarm 9, 25, 246–247
- Röntgenbild 244
Zyklus, weiblicher, siehe auch Menstruationszyklus 424, 432
Zystitis 326
Zytologie 39
Zytolyse 352
Zytoskelett 42

Griechisches Alphabet

α Α	β Β	γ Γ	δ Δ	ε Ε	ζ Ζ	η Η	θ Θ	ι Ι	κ Κ	λ Λ	μ Μ
Alpha	Beta	Gamma	Delta	Epsilon	Zeta	Eta	Theta	Jota	Kappa	Lambda	My
ν Ν	ξ Ξ	ο Ο	π Π	ρ Ρ	σ Σ	τ Τ	υ Υ	ϕ Φ	χ Χ	ψ Ψ	ω Ω
Ny	Ksi	Omikron	Pi	Rho	Sigma	Tau	Ypsilon	Phi	Chi	Psi	Omega

Bezeichnungen und Symbole der SI-Basiseinheiten

Basisgröße	Basiseinheit	Symbol
Länge	Meter	m
Masse	Kilogramm	kg
Zeit	Sekunde	s
elektrische Stromschläge	Ampere	A
thermodynamische Temperatur	Kelvin	K
Lichtstärke	Candela	cd
Stoffmenge (Substanzmenge)	Mol	mol
Frequenz	Hertz	Hz
Kraft	Newton	N
Druck	Pascal	Pa
Energie	Joule	J
Leistung	Watt	W
Elektrizitätsmenge/elektrische Ladung	Coulomb	C
elektrische Potenzialdifferenz (Spannung)	Volt	V
elektrischer Widerstand	Ohm	Ω

Maße und Einheiten

Länge		1 Meter	1 m
	1 hundertstel Meter	1 Zentimeter	1 cm
	1 tausendstel Meter	1 Millimeter	1 mm
	1 millionstel Meter	1 Mikrometer	1 µm
	1 milliardstel Meter	1 Nanometer	1 nm
Volumen	Das Volumen ist eine von der Länge abgeleitete Einheit. 1 Liter entspricht dem Volumen eines Würfels von je 10 cm Länge, Breite und Tiefe.		
		1 Liter	1 l = 1000 cm^3
	1 zehntel Liter	1 Deziliter	1 dl = 100 cm^3
	1 tausendstel Liter	1 Milliliter	1 ml = 1 cm^3
	1 millionstel Liter	1 Mikroliter	1 µl = 1 cm^3
	1 milliardstel Liter	1 Nanoliter	1 nl
Masse	1000 Gramm	1 Kilogramm	1 kg
		1 Gramm	1 g
	1 tausendstel Gramm	1 Milligramm	1 mg
	1 millionstel Gramm	1 Mikrogramm	1 µg

Volumen- und Massenkonzentration

Die Konzentration ist der Volumen- oder Massenanteil eines Stoffes in 1 Liter (oder Milliliter) Lösungsmittel.

1 ml/l	1 Milliliter pro Liter	Volumenkonzentration
1 g/l	1 Gramm pro Liter	Massenkonzentration
1 g/dl	1 Gramm pro Deziliter	Massenkonzentration
1 mg/dl	1 Milligramm pro Deziliter	Massenkonzentration
1 µg/l	1 Mikrogramm pro Liter	Massenkonzentration

Umrechnungsbeziehungen zwischen einigen alten Einheiten und SI-Einheiten

Größe	Umrechnungsbeziehungen					
Kraft	1 dyn	=	10^{-5} N	1 N	=	10^{5} dyn
	1 kp	=	9,81 N	1 N	=	0,102 kp
Druck	1 cm H_2O	=	98,1 Pa	1 Pa	=	0,0102 cm H_2O
	1 mm Hg	=	133 Pa	1 Pa	=	0,0075 mm Hg
	1 atm	=	101 kPa	1 kPa	=	0,0099 atm
	1 bar	=	100 kPa	1 kPa	=	0,01 bar
Energie		=	10^{-7} J	1 J	=	10^{7} erg
(Arbeit)		=	9,81 J	1 J	=	0,102 mkp
(Wärmemenge)	1 cal	=	4,19 J	1 J	=	0,239 cal
Leistung	1 mkp/s	=	9,81 W	1 W	=	0,102 mkp/s
	1 PS	=	736 W	1 W	=	0,00136 PS

Vorsilben und Symbole einiger Zehnerpotenzwerte

Zehnerpotenz	Vorsilbe	Symbol
10^6	Mega- (millionenfach)	M
10^3	Kilo- (tausendfach)	k
10^2	Hekto- (hundertfach)	h
10^1	Deka- (zehnfach)	da
10^{-1}	Dezi- (zehntel)	d
10^{-2}	Zenti- (hundertstel)	c
10^{-3}	Milli- (tausendstel)	m
10^{-6}	Mikro- (millionstel)	µ
10^{-9}	Nano- (milliardstel)	n

Stoffmengenkonzentration

Gibt die Zahl der Teilchen (Moleküle) an, die in 1 Liter Lösungsmittel (z. B. Blutserum) enthalten sind.

1 mol/l	1 mol pro Liter
1 mmol/l	1 tausendstel mol pro Liter

Umrechnungsbeziehungen zwischen alten Konzentrationseinheiten (mg%; g%) und SI-Einheiten

Stoff	alte Einheit	SI-Einheit
Glukose	1 mg%	0,0555 mmol/l
Harnstoff	1 mg%	0,1660 mmol/l
Harnsäure	1 mg%	59,48 µmol/l
Creatinin	1 mg%	88,40 µmol/l
Bilirubin	1 mg%	17,10 µmol/l
Cholesterin	1 mg%	0,0259 mmol/l
Plasmaeiweiß	1 g%	10 g/l

Blut-, Harn-, Liquor-Normalwertetabelle

Die hier angegebenen Referenzwerte geben nur einen Anhaltspunkt. Da Referenzbereiche u. a. von den angewendeten Analysemethoden abhängen, ist im Zweifelsfall immer der vom untersuchenden Labor angegebene Referenzbereich relevant.

Anmerkung: Die genannten Werte gelten für Erwachsene.

m = male (= männlich); f = female (= weiblich)

Kleines Blutbild

Hämoglobin	
m	14–18 g/dl
f	12–16 g/dl
Erythrozyten	
m	4,6–6,2 Mio/µl
f	4,2–5,4 Mio/µl
Hämatokrit	
m	40–52 %
f	35–47 %
MCV	85–98 fl
MCH	31–36 g/dl
Retikulozyten	5–20 ‰
Leukozyten	4300–10000/µl
Thrombozyten	150000–440000/µl

Differentialblutbild

	rel. %	absolut
Stabkernige	3,0	bis 700/µl
Segmentkernige	56	1800–7000/µl
Eosinophile	2,7	bis 450/µl
Basophile	0,5	bis 200/µl
Lymphozyten	34	1000–4800/µl
Monozyten	4,0	bis 800/µl
BSG	1 h	
m	≤ 15	
f	≤ 20	

Gerinnungsparameter

Thromboplastinzeit (Quick)	70–120 %
INR = International Normalized Ratio	um 1
partielle Thromboplastinzeit (PTT)	30–45 sec
Thrombinzeit (TZ)	17–24 sec
Blutungszeit (Duke)	2–5 min
Gerinnungszeit	5–7 min
Fibrinogen	250–500 mg/dl

Enzyme

alk. Phosphatase	bis 130
GOT m/f	bis 38/32 U/l
GPT m/f	bis 41/31 U/l
LDH	120–240 U/l
Gamma-GT	
m	bis 60
f	bis 40
Cholinesterase	5,3–12,9 kU/l
Lipase	13–60 U/l
CK m/f	bis 190/170 U/l
CK-MB	bis 25 (und unter 6 % der CK)

Säure-Basen-Blutgase

pH (art.)	7,37–7,45
pH (ven.)	7,35–7,43
Standardbikarbonat	21–26 mmol/l
O_2-Sättigung (art.)	94–98 %
(ven.)	65–80 %
pO_2 (art.)	71–104 mmHg
pCO_2 (art.)	35–46 mmHg
(ven.)	37–55 mmHg
art.-ven. O_2-Diff.	4,5–5,5 Vol.%
BE	–2,3 bis +3 mmol/l

Blutfette

Cholesterin	
erhöht	ab 200 mg/dl
HDL-Cholesterin	
m	≥ 35 mg/dl
f	≥ 45 mg/dl
LDL-Cholesterin	≤ 150 mg/dl bzw. Zielwerte unter Therapie abhängig vom kardiovaskulären Risiko
Triglyzeride	≤ 150 mg/dl

Kl. Chemie/Elektrolyte	
Natrium	137–148 mmol/l
Kalium	3,5–4,8 mmol/l
Calcium	2,2–2,7 mmol/l
Magnesium	0,8–1,1 mmol/l
Chlorid	94–111 mmol/l
Kupfer	70–150 µg/dl
Eisen	
m	40–150 µg/dl
f	60–140 µg/dl
Phosphor (anorg.)	0,8–1,5 mmol/l
Bilirubin	bis 1,1 mg/dl
Harnstoff	10–50 mg/dl
Harnsäure	
m	3,5–7,0 mg/dl
f	2,5–5,7 mg/dl
Kreatinin	
m	0,6–1,1 mg/dl
f	0,5–0,9 mg/dl
Kreatinin-Clearance	altersabhängig / bis 30 J
m	≥ 110 ml/min
f	≥ 95 ml/min

Proteine/Immunglobuline	
Gesamteiweiß	6,6–8,3 g/dl
Albumin	3,6–5,0 g/dl
CRP	< 0,6 mg/dl
a_1-Antitrypsin	0,9–2,0 g/l
Coeruloplasmin	0,2–0,6 g/l
Haptoglobin	0,3–2,0 g/l
IgA	0,7–4,0 g/l
IgG	7–16 g/l
IgM	0,4–2,3 g/l
CEA	< 5,0 µg/l
AFP	< 10,0 µg/l
Transferrin	2,0–3,6 g/l
Transferrin-Sättigung	16–45 %
Ferritin	20–300 µg/l

Glukose	
kapillär	60–100 mg/dl
venös	70–110 mg/dl
Belastung	nach 1 h < 200 mg/dl
mit 75 g (OGTT)	nach 2 h < 140 mg/dl
HbA_{IC}	< 5,7 % ≥ 6,5 % Diabetes

Hormone	
TSH	0,3–4,5 mU/l
3 h nach oralem TRH	bis 30 mU/l
freies Thyroxin (FT_4)	0,8–2,0 ng/dl
freies Trijodthyronin (fT_3)	2,0–4,4 pg/ml
Cortisol (8.00 Uhr)	5–25 µg/dl
(24.00 Uhr)	0–5 µg/dl

Urin	
spezifisches Gewicht	1,016–1,022
nach H_2O-Zufuhr/-Karenz	1,002–1,030
Volumen	1,0–1,6 l/die
pH-Wert	5,5–7,0
Sediment, vereinzelt	
Erys	< 5/µl
Leukos	< 10/µl
Glukose	bis 30 mg/dl
Eiweiß	bis 10 mg/dl bis 150 mg/die
Porphobilinogen	< 2,0 mg/die
Uroporphyrine (ges.)	20–60 µg/die

Liquor	
pH-Wert	7,4–7,5
spez. Gewicht	1,006–1,008
Glukose	40–75 mg/dl
Eiweiß	15–45 mg/dl
IgG	bis 4 mg/dl
Lactat	11–19 mg/dl
Zellen	bis 5/µl
Druck (liegend)	70–220 mm H_2O = 5–15 mmHg